出版说明

为了贯彻《中共中央、国务院中国教育现代化2035》"加强创新型、应用型、技能型人才培养规模"的战略任务要求，落实《国务院办公厅关于加快医学教育创新发展的指导意见》，紧密对接新医科建设对医学教育改革的新要求，满足新时代医疗卫生事业对人才培养的新需求，中国医药科技出版社在教育部、国家药品监督管理局的领导下，通过走访主要院校对2016年出版的全国普通高等医学院校护理学类专业"十三五"规划教材进行了广泛征求意见，有针对性地制定了第2版教材的出版方案，旨在赋予再版教材以下特点。

1.立德树人，融入课程思政

把立德树人贯穿、落实到教材建设全过程的各方面、各环节。课程思政建设应体现在知识技能传授中厚植爱国主义情怀，加强品德修养、增长知识见识、培养奋斗精神灌输，不断提高学生思想水平、政治觉悟、道德品质、文化素养等。医学教材着重体现加强救死扶伤的道术、心中有爱的仁术、知识扎实的学术、本领过硬的技术、方法科学的艺术的教育，培养医德高尚、医术精湛的人民健康守护者。

2.精准定位，培养应用人才

体现《国务院办公厅关于加快医学教育创新发展的指导意见》"立足基本国情，以服务需求为导向，以新医科建设为抓手，着力创新体制机制，分类培养研究型、复合型和应用型人才"的医学教育目标，结合医学教育发展"大国计、大民生、大学科、大专业"的新定位，注重人才培养应从疾病诊疗提升拓展为预防、诊疗和康养，以健康促进为中心，服务生命全周期、健康全过程的转变，精准定位教材内容和体系。教材编写应体现以医疗卫生事业需求为导向，以岗位胜任力为核心，以培养医工、医理、医文学科交叉融合的高素质、强能力、精专业、重实践的本科护理人才培养目标。

3.适应发展，优化教材内容

教材内容必须符合行业发展要求：体现医疗机构对护理人才在临床实践能力、沟通交流能力、服务意识和敬业精神等方面的要求；体现临床程序贯穿于教学的全过程，培养学生的整体临床意识；体现国家相关执业资格考试的有关新精神、新动向和新要求；注重吸收行业发展的新知识、新技术、新方法，体现学科发展前沿，并适当拓展知识面，为学生后续发展奠定必要的基础；满足以学生为中心而开展的各种教学方法的需要，充分发挥学生的主观能动性。

4.遵循规律，注重"三基""五性"

教材内容应注重"三基"（基本知识、基础理论、基本技能）、"五性"（思想性、科学性、先进性、启发性、适用性）；"内容成熟、术语规范、文字精炼、逻辑清晰、图文并茂、易教易学"；注意"适用性"，即以普通高等学校医学教育实际和学生接受能力为基准编写教材，满足多数院校的教学需要。

5.创新模式，提升学生能力

在不影响教材主体内容的基础上要保留"案例引导""学习目标""知识链接""目标检测"模块，去掉"知识拓展"模块。进一步优化各模块的内容，培养学生理论联系实践的实际操作能力、创新思维能力和综合分析能力；增强教材的可读性和实用性，培养学生学习的自觉性和主动性。

6.丰富资源，优化增值服务内容

搭建与教材配套的中国医药科技出版社在线学习平台"医药大学堂"（数字教材、教学课件、图片、视频、动画及练习题等），实现教学信息发布、师生答疑交流、学生在线测试、教学资源拓展等功能，促进学生自主学习。

本套教材凝聚了省属院校高等教育工作者的集体智慧，体现了凝心聚力、精益求精的工作作风，谨此向有关单位和个人致以衷心的感谢！

尽管所有参与者尽心竭力、字斟句酌，教材仍然有进一步提升的空间，敬请广大师生提出宝贵意见，以便不断修订完善！

儿科护理学

（第2版）

（供护理、助产类专业用）

主　编　张　瑛　赵秀芳
副主编　沈　曲　张晓丽　陈红涛　成茹芳
编　者　（以姓氏笔画为序）

　　　　万峰静（海南医学院）

　　　　马晶晶（四川大学华西第二医院）

　　　　王　茜（蚌埠医学院）

　　　　尹　斐（哈尔滨医科大学大庆校区）

　　　　石　云（长治医学院）

　　　　成茹芳（长治医学院）

　　　　朱丽丽（新乡医学院）

　　　　孙　鹏（承德医学院）

　　　　李　玲（西南医科大学附属中医医院）

　　　　李艳静（贵州中医药大学）

　　　　李雪娇（安徽中医药大学）

　　　　沈　曲（厦门大学）

　　　　张　瑛（长治医学院）

　　　　张小宁（徐州医科大学）

　　　　张晓丽（滨州医学院）

　　　　陈红涛（湖南中医药大学）

　　　　赵秀芳（四川大学华西第二医院）

　　　　贾晓慧（温州医科大学附属第二医院育英儿童医院）

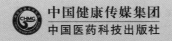
中国健康传媒集团
中国医药科技出版社

内 容 提 要

本书是"普通高等医学院校护理类专业第二轮教材"之一，为适应护理学科发展趋势，着眼新时代医疗卫生事业对人才培养的新要求，在对第一版教材进行全面、充分调研基础上，严格遵循本科层次护理职业目标、教学大纲要求、密切结合临床护理实践和初级护师资格考试特点修订而成。

全书共分为十八章，绪论、生长发育、儿童健康促进、住院患儿护理及其家庭支持、儿科常用护理技术、新生儿疾病的护理、儿童营养及营养障碍性疾病患儿的护理、各系统疾病患儿的护理等内容。本书设有"学习目标""案例引导""知识链接"及"目标检测"等模块，体现教与学的规律，增强了教材内容的丰富性和可参考性。本教材为书网结合教材，即纸质版教材有机融合电子教材、教学配套资源（PPT、微课、章节联系题、图片等）、题库系统、数字化教学服务（在线教学、在线作业、在线考试），使教学资源更加多样化、立体化。

本教材主要供全国高等医学院校护理、助产类专业本科师生及在职护士学习使用，也可作为从事各层次护理专业教学人员参考用书。

图书在版编目（CIP）数据

儿科护理学/张瑛，赵秀芳主编. —2 版. —北京：中国医药科技出版社，2022.10
普通高等医学院校护理学类专业第二轮教材
ISBN 978 – 7 – 5214 – 3223 – 7

Ⅰ. ①儿…　Ⅱ. ①张…　②赵…　Ⅲ. ①儿科学 – 护理学 – 医学院校 – 教材　Ⅳ. ①R473.72

中国版本图书馆 CIP 数据核字（2022）第 081548 号

美术编辑　陈君杞
版式设计　友全图文

出版　**中国健康传媒集团**｜中国医药科技出版社
地址　北京市海淀区文慧园北路甲 22 号
邮编　100082
电话　发行：010 – 62227427　邮购：010 – 62236938
网址　www.cmstp.com
规格　889mm×1194mm $^1/_{16}$
印张　22
字数　805 千字
初版　2016 年 8 月第 1 版
版次　2022 年 10 月第 2 版
印次　2022 年 10 月第 1 次印刷
印刷　三河市万龙印装有限公司
经销　全国各地新华书店
书号　ISBN 978 – 7 – 5214 – 3223 – 7
定价　**69.00 元**

获取新书信息、投稿、为图书纠错，请扫码联系我们。

普通高等医学院校护理学类专业第二轮教材

建设指导委员会

李惠萍（安徽医科大学）

肖洪玲（天津中医药大学）

张　瑛（长治医学院）

张春玲（贵州中医药大学）

陈　廷（济宁医学院）

罗　玲（重庆医科大学）

周谊霞（贵州中医药大学）

房民琴（三峡大学第一临床医学院）

赵　娟（承德医学院）

赵春玲（西南医科大学）

钟志兵（江西中医药大学）

洪静芳（安徽医科大学）

徐旭东（济宁医学院）

郭先菊（长治医学院）

龚明玉（承德医学院）

梁　莉（承德医学院）

董志恒（北华大学基础医学院）

雷芬芳（邵阳学院）

魏秀红（潍坊医学院）

杨　渊（湖南医药学院）

宋维芳（山西医科大学汾阳学院）

张凤英（承德医学院）

张银华（湖南中医药大学）

武志兵（长治医学院）

金荣疆（成都中医药大学）

单伟颖（承德护理职业学院）

孟宪国（山东第一医科大学）

赵秀芳（四川大学华西第二医院）

柳韦华（山东第一医科大学）

钟清玲（南昌大学）

徐　刚（江西中医药大学）

徐富翠（西南医科大学）

黄文杰（湖南医药学院）

章新琼（安徽医科大学）

彭德忠（成都中医药大学）

蒋谷芬（湖南中医药大学）

潘晓彦（湖南中医药大学）

数字化教材编委会

主　编　张　瑛　赵秀芳

副主编　沈　曲　张晓丽　陈红涛　成茹芳

编　者　（以姓氏笔画为序）

万峰静（海南医学院）

马晶晶（四川大学华西第二医院）

王　茜（蚌埠医学院）

尹　斐（哈尔滨医科大学大庆校区）

石　云（长治医学院）

成茹芳（长治医学院）

朱丽丽（新乡医学院）

孙　鹏（承德医学院）

李　玲（西南医科大学附属中医医院）

李艳静（贵州中医药大学）

李雪娇（安徽中医药大学）

沈　曲（厦门大学）

张　瑛（长治医学院）

张小宁（徐州医科大学）

张晓丽（滨州医学院）

陈红涛（湖南中医药大学）

赵秀芳（四川大学华西第二医院）

贾晓慧（温州医科大学附属第二医院育英儿童医院）

儿科护理学是一门从整体护理观念出发，研究儿童从新生儿期至青春期的生长发育、健康保健、疾病预防和临床护理的护理专业课程。本教材是以护理本科生的培养目标为依据，以培养学生能力为重点，以提高学生素质为核心，为培养专业型儿科护理人才而编写的一本儿科护理学教材。编写团队结合我国护理实践，继续坚持"三基、五性、三特定"的编写原则，以整体护理为理念，融合多学科的现代化护理知识，探究国内外先进护理技术，对教材内容进行了精选、修订和增加新知识，力求全方位为儿童提供全程的关心和照顾，保障和促进儿童身心健康。

本教材在总结上版教材编写经验基础上，依据学科发展趋势，坚持"以儿童健康为中心"的护理理念，在编写体例上，以护理程序为编写框架，体现儿童护理的连续性、整体性、系统性。重点疾病采用经典案例导入与思考的方式，引导学生建立护理专业的临床思维方法，提高观察、分析、解决问题的能力，营造学生运用护理知识解决临床实际问题的氛围，培养适应当代儿科护理学专业发展需要的专科人才；文中增设"知识链接"模块，引导学生对护理领域的研究热点、最新研究成果、学科前沿趋势等进行更深层次地思考，带动学生主动学习，鼓励学生发散思维；章后设置目标检测题，题干与初级护师资格考试相结合，保证教学与初级护师资格考试和实践应用的接轨，提高学生学习的动力和兴趣。此外，本教材同时配二维码网络增值服务，为学生创造了更加丰富多彩的学习空间。本书体现了护理专业教材特色，在各系统疾病护理部分，仍传承上版教材的编写风格，按照完整护理程序进行论述，引导学生理解整体护理的科学内涵，并能够运用护理程序的方法对患儿实施整体护理。

本教材力求内容新颖，理论联系实际，段落层次清楚、文字结构严谨，语句精炼通顺，但限于编写团队水平，虽经过多次修改及审校，书中难免仍存在缺点和不当之处，恳请广大师生和读者给予批评、指正。

编 者
2022 年 5 月

目 录 CONTENTS

1　第一章　绪论
1　第一节　儿科护理学概述
1　一、儿科护理学的任务
1　二、儿科护理学的范围
1　三、儿童的特点
2　四、儿童护理的一般原则
3　第二节　儿童年龄分期及各期特点
3　一、胎儿期
3　二、新生儿期
4　三、婴儿期
4　四、幼儿期
4　五、学龄前期
4　六、学龄期
4　七、青春期
4　第三节　儿科特点及儿科护理原则
4　一、儿科特点
5　二、儿科护理原则
6　第四节　儿科护士的角色与素质要求
6　一、儿科护士的角色
6　二、儿科护士的核心能力要求
7　第五节　儿科护理学的发展与展望

10　第二章　生长发育
10　第一节　生长发育的规律及其影响因素
10　一、生长发育概念
10　二、生长发育的规律
11　三、影响生长发育的因素
12　第二节　儿童生长和发育
12　一、体格生长常用指标及测量方法
14　二、体格生长评价
16　第三节　与体格生长有关的各系统的发育
16　一、骨骼发育
17　二、牙齿发育
18　三、肌肉与脂肪组织发育
18　四、生殖系统发育
19　第四节　儿童神经心理行为的发育
19　一、感知的发育

20　二、运动的发育
20　三、语言的发育
21　四、社会行为的发展
22　五、神经心理发育的评价
26　第五节　儿童发展理论
26　一、弗洛伊德的性心理发展理论
27　二、艾瑞克森的心理社会发展理论
28　三、皮亚杰的认知发展理论
28　四、科尔伯格的道德发展理论
29　第六节　儿童发展中的常见问题
29　一、体格生长偏离
29　二、心理行为异常

33　第三章　儿童健康促进
33　第一节　各年龄期儿童特点及保健
33　一、胎儿的特点及保健
34　二、新生儿及其家庭的保健
35　三、婴儿及其家庭的健康促进
36　四、幼儿特点及保健
37　五、学龄前期儿童特点及保健
38　六、学龄期儿童特点及保健
38　七、青春期儿童特点及保健
39　第二节　社区、集体机构儿童保健
39　一、社区儿童的保健
40　二、集体机构儿童保健
41　第三节　儿童游戏
41　一、游戏的功能
42　二、不同年龄阶段游戏的特点
42　第四节　儿童体格锻炼
42　一、户外活动
42　二、皮肤锻炼
43　三、体育运动
43　四、小儿体格锻炼原则及注意事项
44　第五节　意外伤害预防
44　一、窒息与异物吸入
44　二、中毒
45　三、外伤

45　四、溺水与交通事故
45　第六节　儿童计划免疫
46　一、免疫方式及常用制剂
46　二、免疫程序
48　三、免疫接种的注意事项
48　四、预防接种的反应及处理

51　**第四章　住院患儿护理及其家庭的支持**
51　第一节　儿童医疗机构的设置特点与护理管理
51　一、儿科门诊
52　二、儿科发热门诊
52　三、儿科急诊
53　四、儿科病房
53　第二节　住院儿童的心理反应及护理
54　一、住院儿童的心理反应
54　二、护理应对策略
54　三、各年龄阶段儿童对住院的心理反应及护理
56　第三节　住院儿童家庭的护理
56　一、疾病的社会心理类型
56　二、疾病主要发展阶段
57　三、住院对儿童家庭的影响
57　四、住院儿童家庭的应对及护理
58　第四节　儿童姑息治疗
58　一、住院患儿的临终关怀及对临终患儿家庭的情感支持
59　二、安宁疗护
59　第五节　与儿童及其家庭的沟通
60　一、儿童沟通的特点
60　二、不同年龄阶段患儿的沟通技巧
60　三、与儿童家长的沟通
61　第六节　儿童疼痛管理
61　一、儿童疼痛概述
61　二、儿童疼痛评估
62　三、儿童疼痛的护理
63　第七节　儿童用药特点及护理
63　一、儿童用药特点
64　二、儿童药物选用及护理
67　三、儿童药物剂量计算
68　四、儿童给药方法
71　第八节　儿童健康评估

71　一、健康史采集
71　二、身体评估
73　三、发育评估
73　四、家庭评估
74　五、营养评估
74　第九节　儿童体液平衡的特点及液体疗法
75　一、儿童体液平衡特点
76　二、常见水、电解质和酸碱平衡失调
79　三、液体疗法

83　**第五章　儿科常用护理技术**
83　第一节　儿童基础护理
83　一、更换尿布法
84　二、婴儿沐浴法
85　三、婴儿抚触
85　第二节　儿童喂养技术
85　一、母乳喂养技术
86　二、配方奶喂养技术
87　三、管饲喂养技术
88　第三节　约束保护法
88　第四节　静脉输液法
88　一、留置针的使用
89　二、经外周静脉置入中心静脉导管使用和维护
91　第五节　儿童动静脉穿刺法
91　一、股静脉穿刺法
91　二、桡动脉穿刺法
92　第六节　外周动静脉同步换血法
93　第七节　婴幼儿灌肠法
94　第八节　温箱使用法
94　第九节　光照疗法

97　**第六章　新生儿及新生儿疾病患儿的护理**
97　第一节　新生儿分类
98　第二节　正常足月儿和早产儿的特点及护理
98　一、正常足月儿的特点和护理
100　二、早产儿的特点和护理
102　三、早产儿视网膜病的管理
104　第三节　小于胎龄儿及大于胎龄儿的护理
104　一、小于胎龄儿及其护理
105　二、大于胎龄儿及其护理
106　第四节　新生儿重症监护及护理
108　第五节　新生儿窒息

112 第六节 新生儿缺氧缺血性脑病
113 第七节 新生儿颅内出血
115 第八节 新生儿呼吸窘迫综合征
116 第九节 新生儿黄疸
119 第十节 新生儿溶血病
120 第十一节 新生儿肺炎
120 一、吸入性肺炎
121 二、感染性肺炎
122 三、新生儿肺炎的护理
122 第十二节 新生儿脐炎
123 第十三节 新生儿败血症
124 第十四节 新生儿寒冷损伤综合征
126 第十五节 新生儿坏死性小肠结肠炎
127 第十六节 新生儿低钙血症
128 第十七节 新生儿糖代谢紊乱
128 一、新生儿低血糖症
128 二、新生儿高血糖症
129 第十八节 新生儿先天性梅毒

132 **第七章 儿童营养及营养性障碍性疾病患儿的护理**
132 第一节 能量与营养需求
132 一、能量的需要
133 二、营养素的需要
135 第二节 儿童喂养与膳食安排
135 一、婴儿营养与喂养
141 二、幼儿膳食安排
141 三、儿童和青少年膳食安排
142 第三节 儿童营养状况评估
142 第四节 蛋白质－能量营养障碍
142 一、蛋白质－能量营养不良
146 二、儿童单纯性肥胖症
147 第五节 营养性维生素 D 缺乏性疾病
147 一、营养性维生素 D 缺乏性佝偻病
152 二、维生素 D 缺乏性手足搐搦症
153 第六节 维生素 A 缺乏症
156 第七节 微量元素缺乏
156 一、锌缺乏症
156 二、碘缺乏症

159 **第八章 呼吸系统疾病患儿的护理**
159 第一节 儿童呼吸系统解剖生理特点
162 第二节 急性上呼吸道感染

164 第三节 急性感染性喉炎
164 第四节 急性支气管炎
165 第五节 肺炎
165 一、概述
168 二、几种不同病原体所致肺炎的特点
169 三、支气管肺炎患儿的护理
170 第六节 支气管哮喘

175 **第九章 消化系统疾病患儿的护理**
175 第一节 儿童消化系统解剖生理特点
176 第二节 口炎
176 一、鹅口疮
176 二、疱疹性口腔炎
176 三、溃疡性口炎
177 四、口炎护理
177 第三节 胃食管反流
179 第四节 婴幼儿腹泻
185 第五节 肠套叠
186 第六节 先天性巨结肠
187 第七节 便秘患儿饮食管理

190 **第十章 循环系统疾病患儿的护理**
190 第一节 儿童循环系统解剖生理特点
190 一、心脏的胚胎发育
190 二、胎儿血液循环及出生后的改变
191 三、正常各年龄期儿童心脏、心率、血压的特点
191 第二节 先天性心脏病
191 一、概述
192 二、临床常见的先天性心脏病
198 三、先天性心脏病患儿的护理
200 四、心导管检查及介入治疗患儿的护理
200 第三节 病毒性心肌炎
202 第四节 心内膜弹力纤维增生症
204 第五节 心律失常
204 一、期前收缩
205 二、阵发性室上性心动过速
206 三、室性心动过速
207 四、房室传导阻滞
208 五、心律失常患儿的护理

210 **第十一章 血液系统疾病患儿的护理**
210 第一节 儿童造血和血液特点

210　一、造血特点

211　二、血液特点

211　第二节　儿童贫血

211　一、概述

212　二、营养性缺铁性贫血

215　三、营养性巨幼细胞贫血

216　第三节　出血性疾病

216　一、免疫性血小板减少症

217　二、血友病

219　第四节　急性白血病

225　**第十二章　泌尿系统疾病患儿的护理**

225　第一节　儿童泌尿系统解剖生理特点

227　第二节　急性肾小球肾炎

231　第三节　肾病综合征

235　第四节　泌尿道感染

239　**第十三章　神经系统疾病患儿的护理**

239　第一节　儿童神经系统解剖生理特点及检查

239　一、儿童神经系统解剖生理特点

240　二、神经系统检查

241　第二节　化脓性脑膜炎

244　第三节　病毒性脑炎

245　第四节　儿童癫痫

247　第五节　脑性瘫痪

249　第六节　急性感染性多发性神经根神经炎

250　第七节　注意缺陷多动障碍

253　**第十四章　内分泌系统疾病患儿的护理**

253　第一节　概述

253　一、内分泌器官

254　二、神经内分泌轴

254　第二节　先天性甲状腺功能减退症

257　第三节　生长激素缺乏症

259　第四节　儿童糖尿病

263　第五节　性早熟

268　**第十五章　免疫缺陷病和风湿性疾病患儿的护理**

268　第一节　儿童免疫系统特点

268　一、非特异性免疫

268　二、特异性免疫

269　第二节　原发性免疫缺陷病

271　第三节　继发性免疫缺陷病

271　一、概述

272　二、获得性免疫缺陷综合征（艾滋病）

274　第四节　风湿性疾病

274　一、风湿热

276　二、幼年特发性关节炎

278　三、川崎病

280　四、过敏性紫癜

285　**第十六章　遗传代谢性疾病患儿的护理**

285　第一节　概述

285　一、医学遗传基础

286　二、遗传病的临床分类

287　三、遗传病的诊断

287　四、遗传病的治疗

287　五、遗传病的预防

288　第二节　21 – 三体综合征

290　第三节　苯丙酮尿症

293　第四节　糖原贮积症

296　**第十七章　感染性疾病患儿的护理**

296　第一节　麻疹

299　第二节　水痘

300　第三节　流行性腮腺炎

301　第四节　流行性乙型脑炎

302　第五节　手足口病

304　第六节　传染性单核细胞增多症

306　第七节　猩红热

307　第八节　中毒性细菌性痢疾

308　第九节　结核病

308　一、概述

310　二、原发型肺结核

311　三、结核性脑膜炎

314　**第十八章　急危重症患儿的护理**

314　第一节　惊厥

317　第二节　急性颅内压增高

319　第三节　急性呼吸衰竭

322　第四节　充血性心力衰竭

325　第五节　急性肾衰竭

327　第六节　儿童急性中毒

329　第七节　脓毒性休克

332　第八节　儿童心跳呼吸骤停

338　**参考文献**

第一章 绪 论

学习目标

知识要求：

1. **掌握** 不同年龄阶段小儿的特点及其护理要点。
2. **熟悉** 儿科护理学的定义及研究范围，儿科护士的角色和素质要求，儿科特点及儿科护理的原则。
3. **了解** 儿科护理学的发展。

能力要求：

具有以儿童及其家庭为中心实施整体护理的能力。

素质目标：

具有良好的专业素养、扎实的专业技术、关爱儿童及青少年健康的职业精神。

第一节 儿科护理学概述

儿科护理学（pediatric nursing）是研究儿童生长发育规律及其影响因素、健康保健、疾病防治与护理，以促进儿童身心健康的一门专科护理学。儿科护理学的服务对象是自胎儿至青春期的儿童，他们具有不同于成人的特征和需要。

一、儿科护理学的任务

儿科护理学的任务是适应现代医学模式的转变，从体格、智能、行为和社会等各方面来研究和保护儿童，充分利用先进的医学、护理学和相关学科的理论与技术，为儿童提供综合性、广泛性的护理，以达到增强儿童体质、降低儿童发病率与死亡率、提高儿童疾病治愈率、保障和促进儿童身心健康、提高人类整体健康素质的目的。

二、儿科护理学的范围

儿科护理学的范围很广，凡涉及儿童时期健康和卫生的问题都属于儿科护理学的范围，包括正常儿童生长发育和身心方面的保健、儿童疾病的防治和护理，并与产科学、儿童心理学、流行病学、社会学、教育学、医学统计学等多门学科有着广泛的联系。因此，多学科的协作是儿科护理发展的必然趋势。

随着现代医学模式和护理模式的转变，儿科护理学的任务、范围也不断拓展。儿科护理已由过去单纯的疾病护理发展为以儿童及其家庭为中心的身心整体护理；由单纯的患儿护理逐渐扩展为包括所有儿童的生长发育、疾病防治与护理及促进儿童身心健康的研究；由单纯的医疗保健机构承担其任务逐步发展为全社会共同来承担儿童疾病的预防、护理和保健工作任务。因此，要达到保障和促进儿童健康的目的，儿科护理工作者必须树立整体护理理念，不断学习新理论、新知识和新技术，将科学育儿知识普及到每一个社区和家庭，并取得社会各方面的支持，以适应儿科护理学的飞速发展。

三、儿童的特点

儿童不是成人的缩影，与成人的差异不仅仅是体格上的大小，儿童有别于成人的最大特点是具有成长性。儿童从出生到发育成熟，是一个连续的、具有明显阶段特征的生长过程，不仅包括全身各系统、器官及组织体积及重量的不断增加，更重要的是在生长过程中其功能的不断发育成熟。基于上述差异，了解儿童的特点，掌握儿童护理的一般原则，有助于儿童护理工作的开展和护理措施的正确实施。

（一）生理、解剖及免疫特点

1. 生理特点 不同年龄的儿童有不同的生理、生化正常数值，如：心率、呼吸、血压等随年龄的增长有所变化，血清和其他体液的生化间差值也随年龄的增长而发生改变。儿童年龄越小，生长发育的速度越快，因此，儿童所需营养物质和能量相对比成人多。此外，不同年龄阶段儿童的各系统、器官、组织的功能变化也有所不同，如：婴儿期代谢旺盛，但消化功能及肾功能较差，容易发生消化功能紊乱，较成人更容易发生水、电解质紊乱；年幼儿营养需求相对较高，但胃肠吸收功能相对不成熟，很容易发生腹泻；婴幼儿神经系统发育不成熟，高热易引起惊厥；儿童时期发生贫血时容易出现髓外造血的表现。因此，护士只有熟悉这些生理生化特点，对患儿做出准确的评估，才能给予正确的护理措施。

2. 解剖特点　儿童外观随着体格的生长发育不断发生变化，身长、体重、头围、胸围、坐高和身体各部分比例逐渐发生变化。各器官的发育也具有一定的规律性，如：骨骼发育、牙齿萌出、各器官的大小及位置等均随着年龄的增长而变化。儿童各器官在解剖结构方面的特殊性，对护理工作也提出了特殊要求，护士应熟悉儿童的生长发育规律及生长发育过程中的特殊现象，如新生儿及婴儿头部比例相对较大，而颈椎发育相对迟滞同时颈部力量较弱，因此，抱起新生儿及婴儿时应注意保护其头部及颈部，以免发生损伤；又如儿童髋关节附近的韧带较松弛，容易发生脱臼及损伤，护理操作中动作应轻柔，避免过度牵拉等。

3. 免疫特点　儿童的皮肤、黏膜薄嫩，免疫系统发育不成熟，防御能力差。新生儿可从母体获得 IgG，但 3～5 个月后逐渐下降，而自行合成 IgG 的能力一般要到 6～7 岁时才能达到成人水平；母亲 IgM 不能通过胎盘，故新生儿血清 IgM 浓度低，易患革兰阴性细菌感染；婴幼儿期 SIgA 也分泌不足，易患呼吸道及胃肠道感染。因此，在护理过程中应做好各种消毒隔离措施，同时做好儿童计划免疫的宣教及管理也十分重要。

（二）心理－社会特点

儿童时期是心理行为能力发展的重要时期。儿童身心未成熟，心理发育如感知觉、情绪、记忆、思维、意志和个性等方面的发展均与成人不同，依赖性较强，缺乏适应能力，合作性差，需特别的保护和照顾；儿童好奇、好动、缺乏经验，容易发生各种意外，同时儿童心理发育过程也受家庭、环境的影响，家庭、社会的关注和正确引导对儿童的身心健康发展极为重要。在护理中应依据不同年龄阶段儿童的心理发展特征，采取合适的护理措施。

（三）临床特点

1. 病理特点　儿童疾病的种类、病理变化往往与成人有着很大的区别。甚至同一致病因素的临床表现也不尽相同。不同年龄的儿童及成人之间的病理改变和疾病过程也有相当大的差别，如同为维生素 D 缺乏，婴幼儿表现为佝偻病，而成人表现为骨软化症；同样是肺炎链球菌感染所致的肺炎，婴幼儿常为支气管肺炎，而青少年及成人表现为大叶性肺炎。

2. 疾病特点　不同年龄阶段的儿童，疾病的临床表现也不相同。如颅内压增高时，婴儿多表现为前囟隆起、颅缝增宽、脑性尖叫等不典型症状；而年长儿则常出现头痛、喷射性呕吐、惊厥等典型症状。婴幼儿的先天性、遗传性和感染性疾病较成人多见，且患病后的临床表现与成人也

有所不同，如婴幼儿急性感染性疾病起病急、来势凶，易发生水、电解质紊乱及多器官功能衰竭等严重表现，因此，儿童患病时应密切观察、及时处理。

3. 预后特点　儿童正处于生长发育时期，组织修复再生能力强，虽然起病急、来势猛、变化快，但如果诊治及时、有效，护理得当，疾病往往迅速好转，较成人来说后遗症较少。若患儿年幼、体弱、病情危重或治疗不及时，容易出现病情突变，死亡率较高。因此，年幼、体弱、病情危重患儿应严密监护，积极做好抢救准备。

4. 预防特点　很多儿童疾病是可以预防的，如开展计划免疫和加强传染病管理，已使麻疹、脊髓灰质炎、白喉、破伤风、伤寒、乙型脑炎等儿童传染病的发病率和病死率得到明显控制。同时，应当宣传科学育儿法，重视儿童保健，提倡科学合理喂养，定期健康检查，可使营养不良、腹泻、贫血、肺炎等常见病、多发病的发病率和死亡率明显下降。做好胎儿、围生期和新生儿筛查，及早发现先天性、遗传性疾病以及视觉、听觉和智能异常，加以矫治训练，防止发展为严重伤残。现已发现很多成年后出现的疾病常常源于儿童时期，可见儿童时期的疾病预防及健康促进已成为儿童疾病护理工作的重点。

四、儿童护理的一般原则

1. 以儿童及其家庭为中心　家庭对儿童的成长与健康起着十分重要的作用。以家庭为中心的护理模式将儿童及其家庭看作一个整体，儿科护士必须理解、鼓励、支持并提升家庭的功能，与儿童及其家庭建立信任、尊重的合作关系，在促进儿童健康的同时，重视家庭对儿童心理和社会功能的影响。让父母参与到医疗护理决策和护理计划的制定中来。儿童时期具有很大的可塑性，生活中的任何经历包括生病、住院等，对儿童的心理发展都会造成影响，儿科护士应根据儿童不同年龄段的生理、心理、行为发育特征和需求，为儿童及其家庭提供有针对性的专业照顾及健康指导，从而建立医护人员和患儿、家庭长期合作、尊重与支持的关系。

2. 多学科协作　儿童护理涉及多个学科，需要多学科间共同协作，除了需满足儿童的生理需要和维持已有的发育情况，还需要维护和促进儿童心理行为的发展和精神心理的健康，关心儿童机体各器官系统功能的协调平衡，重视环境的影响，使儿童的生理、心理活动状态与社会环境相适应，实现保护和促进儿童健康的目标。

3. 无创性照护　对儿童来说，大多数诊疗护理操作都是会造成疼痛的，使儿童感到恐惧与不安。因此，儿科医护人员在诊疗护理过程中，应从场所选择、人员安排、干预措施设计等方面着手，尽量预防并减少各项操作造成的

创伤与疼痛，并减少儿童与家庭成员的分离，帮助其家庭建立把握感和控制感。提供无创性照护，使儿童在心理和生理上均得到满足，既可提高患儿及其家庭对护理工作的满意度，又可提升儿童家庭治疗依从性，取得较好的社会效益和经济效益。

4. 遵守法律和伦理道德规范　儿科护士应自觉遵守相关法律和伦理道德规范，尊重儿童的人格和尊严，保障儿童的权利。儿科医护人员在开展各项诊疗护理操作时，应充分了解其中可能产生的各种法律关系以及法律后果，自觉在工作中按要求执行各种规章制度，在保证儿童及其家庭合法权益的同时，切实做好以儿童及其家庭为中心的护理，使其能够获得满意且安全的医疗服务，促进儿童身心健康成长。

⊕ 知识链接

健康中国行动（2019—2030 年）

党的十九大作出了实施健康中国战略的重大决策部署，充分体现了对维护人民健康的坚定决心。《健康中国行动（2019—2030 年）》中提到：妇幼健康促进行动，妇幼健康是全民健康的基础，新时期妇幼健康面临新的挑战；出生缺陷不仅严重影响儿童的生命健康和生活质量，而且影响人口健康素质；儿童早期发展亟需加强，儿童健康状况在城乡之间、区域之间还存在差异，儿童健康服务供给能力有待提高；实施儿童健康促进行动，是保护儿童健康权益，促进儿童全面发展、维护儿童健康的重要举措，有助于从源头和基础上提高国民健康水平。

第二节　儿童年龄分期及各期特点

儿童处于不断生长发育的动态变化过程中，各系统组织器官逐渐长大和发育完善，功能也愈趋成熟。儿童在整个生长发育过程中，其解剖、生理和心理等功能在不同的年龄阶段表现出与之年龄相关的规律性，因此，根据不同阶段儿童解剖、生理和心理特点，将儿童年龄划分为 7 个时期，即胎儿期、新生儿期、婴儿期、幼儿期、学龄前期、学龄期和青春期。各期之间既有区别、又有联系，我们应以整体、动态的观点来考虑小儿的健康问题，并采取相应的护理措施。

一、胎儿期

从受精卵形成至胎儿娩出止为胎儿期（fetal period），此期在母体子宫内约 40 周（图 1 - 1）。胎儿周龄称胎龄。临床上将胎儿期分为 3 个阶段。①妊娠早期：受精卵从输卵管移行到宫腔着床，受精卵细胞不断分裂增长，迅速完成各系统组织器官的形成，此期为 12 周。妊娠早期是胎儿生长发育十分重要的时期，如受感染、放射线、化学物质或遗传等不利因素影响，胚胎发育受阻，可导致流产或各种先天畸形，甚至胎儿夭折。②妊娠中期：13～28 周（共 16 周），此期胎儿各器官迅速成长，功能也渐成熟。至 28 周时，胎儿肺泡基本发育完善，已经具有气体交换功能，在此胎龄以后出生者大多可以存活。③妊娠后期：29～40 周（共 12 周）。此期胎儿以肌肉发育和脂肪积累为主，体重增加快。

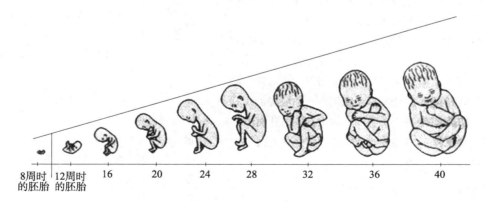

8周时的胚胎　12周时的胚胎　16　20　24　28　32　36　40

图 1 - 1　胎儿发育

胎儿完全依靠母体生存，孕母的营养、健康、情绪等状况对胎儿的生长发育影响极大，应加强并重视孕期保健和胎儿保健。

二、新生儿期

新生儿期（neonatal period）是自胎儿娩出脐带结扎至生后满 28 天。出生不满 7 天的阶段称为新生儿早期。按年龄划分，新生儿期实际包含在婴儿期内，但由于新生儿期儿童在生长发育等方面具有非常明显的特殊性，因此将婴儿期中的这一特殊时期单列为新生儿期。

新生儿期是儿童生理功能进行调整以逐步适应外界环境的阶段，此期儿童脱离母体开始独立生活，体内、外环境发生巨大变化，但由于儿童生理调节和适应能力还不够成熟，因此发病率高，死亡率也高，约占婴儿死亡率（infant mortality）的 1/3 ~ 1/2，尤以新生儿早期为甚。为此，新生儿期应特别加强护理，如保温、喂养、清洁卫生、消毒隔离等。

胎龄满 28 周至出生后 7 足天，称围生期（perinatal period），包括妊娠后期、分娩过程和新生儿早期 3 个阶段。此期是儿童经历巨大变化和生命遭到最大危险的时期，死亡率最高，因此应重视优生优育，做好围生期保健。围生期死亡率也是反映一个国家卫生水平的重要指标之一。

三、婴儿期

出生 28 天后到满 1 周岁之间为婴儿期（infant period），是儿童出生后生长发育最迅速的时期。此期儿童对能量和营养素尤其是蛋白质的需要量相对较大，但其消化吸收功能尚未完善，易发生消化紊乱和营养不良，提倡母乳喂养，指导合理营养，及时添加辅食十分重要。婴儿 6 个月后来自母体的免疫抗体逐渐消失，而自身免疫功能还尚不成熟，易患各种感染性疾病，因此，需要有计划地预防接种，完成基础免疫程序，并应重视培养卫生习惯和注意消毒隔离。

四、幼儿期

自满 1 周岁到 3 周岁为幼儿期（toddler age）。此期儿童生长发育速度较前减慢，生理功能日趋成熟，乳牙逐渐出齐，饮食已从乳汁逐渐过渡到成人饮食，但消化功能较弱，容易引起消化不良，需注意防止营养缺乏和消化紊乱。儿童活动范围渐广，接触周围事物的机会增多，智能发育较前突出，语言、思维和社会适应能力逐渐增强，儿童自主性和独立性不断发展，但对危险的识别能力和自我保护能力却不足，因此，应注意防止意外创伤和中毒。幼儿期儿童由于接触外界较广，而自身免疫力仍低，传染病发病率仍较高，防病仍为保健重点。

五、学龄前期

自满 3 周岁到 6 ~ 7 岁为学龄前期（preschool age）。此期儿童体格发育速度较前进一步减慢，达到稳步增长；智能发育更趋完善，好奇、多问、好模仿，求知欲较强，并开始具有很多抽象概念，语言和思维能力也进一步发展，语言逐渐丰富，自理能力增强。由于此期儿童具有较大的可塑性，应加强早期教育，积极培养其良好的道德品质和

生活自理能力，为入学作好准备。同时，此期儿童防病能力虽有所增强，但因接触面广，危险的识别能力仍不足，仍可发生传染病和各种意外，也易患急性肾炎、风湿病等免疫性疾病，应根据这些特点，做好预防保健工作。

六、学龄期

自 6 ~ 7 岁（入小学）到进入青春期前为学龄期（school age）。此期儿童体格生长继续稳步增长，除生殖系统外各器官发育已接近成人水平；智能发育较前更成熟，且理解、分析、综合能力逐步增强，并已能逐渐适应学校、社会环境。此期是儿童长知识、接受科学文化教育的重要时期，也是其心理发展上的一个重大转折时期，因此，应注重加强教育，促进儿童德、智、体、美、劳全面发展。此外，学龄期儿童感染性疾病的发病率较前降低，但要注意预防近视眼和龋齿，端正坐、立、行姿势，安排有规律的生活与学习，保证充足的营养和睡眠，加强体格锻炼，防治精神、情绪和行为等方面的问题。

七、青春期

以性发育为标志进入青春期（adolescence），一般女孩从 11 ~ 12 岁开始至 17 ~ 18 岁，男孩从 13 ~ 14 岁开始至 18 ~ 20 岁，为中学学龄期，开始与结束年龄可相差 2 ~ 4 岁。此期儿童体格生长再次加速，出现第二个生长高峰，同时生殖系统发育加速并趋于成熟，至青春期末各系统发育已成熟，体格生长逐渐停止。与其他年龄组相比，此期儿童的患病率和死亡率相对较低，但由于接触社会增多，外界环境对其影响越来越大，常出现心理、行为和精神方面的问题。因此，此期除了要供给充足营养以满足生长发育加速所需、加强体格锻炼和注意充分休息外，还应及时进行生理、心理卫生和性知识的教育，使之树立正确的人生观和价值观，养成良好的道德品质，建立健康的生活方式。

第三节 儿科特点及儿科护理原则

儿童从生命开始直到长大成人，都处在不断的生长发育过程中，在解剖、生理、病理、免疫、疾病诊治和心理社会等方面均与成人不同，且不同年龄期的儿童之间也存在显著差异，在护理上有其特殊之处。因此，学习儿科护理学时绝不可将儿童视为成人的缩影。

一、儿科特点 🅔微课

（一）儿童解剖生理特点

1. 解剖特点 儿童从出生到长大成人，外观上不断变化，各器官的发育也遵循一定的规律。如体重、身高

（长）、头围、胸围和臂围等的增长，身体各部分比例的改变，骨骼的发育，牙齿的萌出以及神经系统的发育等均随年龄增加而发生变化。因此，只有熟悉儿童的解剖特点和正常发育规律，才能做好儿童的保健护理工作。如：新生儿与小婴儿头部相对较大，而颈部肌肉和颈椎发育相对滞后，抱婴儿时须注意保护头部；小儿骨骼较柔软且富有弹性，不易折断，但长期受压则容易变形；小儿髋关节附近的韧带较松，臼窝较浅，易脱臼及损伤，护理时动作应轻柔，避免过度牵拉。

2. **生理生化特点** 儿童生长发育快，代谢旺盛，对营养物质（特别是蛋白质和水）与能量的需要量相对较多，但其胃肠消化功能未趋成熟，故极易发生营养缺乏、消化紊乱和腹泻；婴儿期代谢旺盛而肾功能较差，容易发生水和电解质代谢紊乱。不同年龄的儿童，生理生化正常值不同，如心率、呼吸、血压、周围血象、体液成分等。因此，熟悉儿童这些生理生化特点才能作出正确的判断与处理。

3. **免疫特点** 儿童免疫系统发育尚不成熟，特异性免疫和非特异性免疫能力均差。新生儿虽可从母体获得IgG，但3～5个月后便逐渐下降，而自行合成的IgG一般要到6～7岁时才能达到成人水平；母体IgM不能通过胎盘，故新生儿血清IgM浓度低，易患革兰阴性细菌感染；且婴幼儿期SIgA常缺乏，易患呼吸道和胃肠道感染。因此，护理中应特别注意消毒隔离以预防感染。

（二）儿童心理社会特点

不同年龄阶段的儿童心理特征也不同。儿童身心未成熟，依赖性较强，合作性差，缺乏适应和满足需要的能力，且儿童好奇、好动、缺乏经验，容易发生各种意外，需要特别的保护及照顾；同时儿童心理发育过程也受家庭和环境的影响，因此，在护理中应以儿童及其家庭为中心，与儿童父母、幼教工作者、学校教师等共同合作，根据不同年龄阶段儿童的心理发育特征及心理需求，提供相应措施，促进其心理健康发展。

（三）儿科临床特点

1. **病理特点** 由于儿童各系统发育不够成熟，对同一致病因素的病理反应往往与成人有所不同。如维生素 D 缺乏时，婴儿可患佝偻病，成人则表现为骨软化症；肺炎球菌所致的肺部感染，婴儿常表现为支气管肺炎，而年长儿和成人则表现为大叶性肺炎。

2. **疾病特点** 儿童患病种类和临床表现与成人有很大差别。如婴幼儿先天性疾病、遗传性疾病和感染性疾病较成人多见；儿童肿瘤以白血病多见，成人则以肺癌、肝癌、食管癌、乳腺癌为多；心血管疾病中，儿童以先天性心脏病多见，成人则以冠心病多见。儿童患感染性疾病时，由于机体抵抗力差，缺乏自限能力，往往起病急、来势凶，故易发

败血症，常引起循环衰竭；新生儿及体弱儿患严重感染性疾病时往往表现为各种反应低下，如体温不升、拒食、表情呆滞等，而缺乏典型的症状与体征。此外，儿童病情发展过程易反复、波动、变化多端，护理人员需密切观察才能及时发现问题，并给予及时的处理。

3. **诊治特点** 不同年龄阶段儿童患病有其独特的临床表现，故在临床诊断中更应重视年龄因素。以惊厥为例，在新生儿期首先考虑产伤、缺血缺氧性脑病、颅内出血等；在婴儿期首先考虑手足搐搦症或热性惊厥；但在年长儿的惊厥则要想到癫痫或其他神经系统疾病。年幼儿因不能主动反映和准确诉说病情，常由家长或其照顾者代述，其可靠性与代述者的既往经验和与患儿的亲密程度相关；学龄儿虽能简单陈述病史，然而他们的时间和空间知觉尚未发育完善，陈述的可靠性降低；还有部分儿童可能因害怕打针、吃药而隐瞒病情，少数儿童则为逃避上学而假报或夸大病情，使健康史可靠性受到干扰。因此，在诊治过程中，除了应向家长等详细询问病史外，还须严密观察病情并结合必要的辅助检查，才能早期作出确切的诊断及处理。

4. **预后特点** 儿童患病时虽起病急、来势猛、变化多，但若诊治及时、有效，护理得当，度过危险期后，往往好转恢复也快。儿童新陈代谢和生命力旺盛，各脏器组织修复和再生能力较强，后遗症一般较成人也少。但年幼、体弱、危重病患儿病情变化迅速，应严密监护、积极抢救，如估计不足，延误治疗与抢救的最佳时机，则易造成患儿死亡。

5. **预防特点** 加强预防措施是儿科护理工作的特点，也是使儿童发病率和死亡率下降的重要环节。由于开展计划免疫和加强传染病管理，已使许多儿童传染病的发病率与病死率显著下降；由于重视儿童保健工作，也使营养不良、肺炎、腹泻等儿童常见病和多发病的发病率与病死率明显降低。及早筛查和发现先天性、遗传性疾病以及视觉、听觉障碍和智力异常，并加以干预与矫治，可防止发展为严重伤残；注意合理营养，积极进行体育锻炼，可防止儿童肥胖症，并可对成年后出现的高血压、高脂血症、脑血管疾病和糖尿病等起到预防作用。由此可见，儿童时期的预防工作极为重要，不仅可增强儿童体质，使其少生病、不生病，还可促进儿童各方面的健康。因此，儿科护理人员应将照顾的焦点从疾病的护理转为疾病的预防和健康的促进上来。

二、儿科护理原则

1. **以儿童及其家庭为中心** 家庭是儿童生活的中心，儿科护理工作者必须积极鼓励、支持、尊重并提高家庭的功能，重视不同年龄阶段儿童的特点，同时关注儿童家庭

成员的心理感受及服务需求,与儿童及其家长建立伙伴关系,并为他们创造机会和途径来展示照顾儿童的才能,使之获得对家庭生活的把握感。儿科护理人员还应为儿童及其家庭提供预防保健、健康指导、疾病护理及家庭支持等服务,让他们将健康信念和健康行为的重点放在疾病预防和健康促进上。

2. 实施身心整体护理 儿科护理工作者不仅要满足儿童的生理需要和维持已有的发育状况,还要维护和促进儿童心理行为的发展和精神心理的健康;除关心儿童机体各系统器官功能的协调平衡外,还应使儿童的生理、心理活动状态和社会环境相适应,并重视环境带给儿童的影响。

3. 减少创伤和疼痛 对于儿童来说,大多数的治疗手段是有创的、疼痛的、令他们害怕的。因此,儿科护理工作者应充分认识疾病本身及其治疗和护理过程对儿童及其家庭带来的影响,安全地执行各项护理操作,尽量防止或减少儿童的创伤和疼痛,并积极采取有效措施防止或减少儿童与家庭的分离,帮助儿童及其家庭建立把握感和控制感。

4. 遵守法律和伦理道德规范 儿科护理工作者应自觉遵守法律和伦理道德规范,尊重儿童的人格,保障儿童的权利,促进儿童身、心方面的健康成长。

第四节 儿科护士的角色与素质要求

一、儿科护士的角色

随着医学模式的转变和护理学科的不断发展,护士的角色有了更大范围的扩展。儿科护士作为一个有专门知识的独立的实践者,被赋予了多元化角色。

1. 专业照护者(caregiver) 护理人员是提供各种护理措施的执行者,尤其是对各系统和器官的功能发育尚未完善、生活尚不能自理或不能完全自理的儿童更是如此。儿科护士最重要的角色是在帮助儿童促进、保持或恢复健康的过程中,充分发挥自己的专业特长,为儿童及其家庭提供直接的专业照护,如营养的摄取、感染的预防、药物的给予、心理的支持和健康的指导等,以满足儿童身、心方面的需要。

2. 护理计划者(planner) 为促进儿童身、心健康发展,儿科护士需运用专业的知识与技能,收集儿童生理、心理和社会状况等方面的资料,全面评估儿童的健康状况以及儿童家庭在面临疾病与伤害时所产生的反应,找出儿童及其家庭现存的或潜在的健康问题,并根据儿童不同阶段生长发育的特点,制订系统、全面和切实可行的护理计划,采取有效的护理措施,以减轻儿童的痛苦,帮助儿童适应医院、社区、家庭的生活。

3. 健康教育者(educator) 在护理儿童的工作中,儿科护士应依据各年龄段儿童的智力发展水平,向他们解释疾病的治疗和护理过程,帮助他们建立自我保健意识,并培养他们良好的生活习惯,纠正其不良行为。同时儿科护士还应向家长宣传科学育儿的知识,帮助家长了解诊断与治疗过程,为儿童及其家庭介绍相关的医疗保健机构和组织,促使他们采取健康的态度和行为,以达到预防疾病、促进健康的目的。

4. 健康协调者(coordinator) 儿科护士需联系并协调与有关人员及机构的相互关系,维持一个有效的沟通网,以使诊断、治疗、救助及相关的儿童保健工作得以互相协调和配合,以保证儿童获得最适宜的整体性医护照顾。如:护士需与医生联系,讨论有关治疗和护理的方案;需与营养师联系,讨论有关膳食的安排;还需与儿童及其家长进行有效的沟通,让家庭共同参与儿童的护理过程,以保证护理计划的贯彻执行。

5. 健康咨询者(consultant) 儿科护士通过倾听患儿和家长的倾诉、关心儿童及家长在医院环境中的感受、触摸和陪伴小儿、解答他们的问题、提供与治疗有关的信息、给予健康指导等,解除儿童和家长对疾病及与健康有关问题的疑惑,使他们能够以积极有效的方式去应对压力,并找到能满足生理、心理和社会需要的最习惯、最适宜的方法。

6. 儿童及其家庭代言人(advocate) 儿科护士是儿童和其家庭权益的维护者。在儿童不会表达或表达不清自己的要求与意愿时,护士有责任解释并维护儿童和其家庭的权益不受侵犯或损害。此外,护士还需评估有碍儿童健康的问题与事件,提供给医院行政部门予以改进,或提供给卫生行政单位作为拟定卫生计划和政策的参考。

7. 护理研究者(researcher) 儿科护士还应积极进行护理研究工作,通过研究来验证、扩展护理理论与知识,发展护理新技术,指导及改进护理工作,从而提高儿科护理质量,促进儿科专业的发展。同时,护士还需积极探讨隐藏在儿童症状及表面行为下的真正问题,以能更实际深入地帮助他们。

二、儿科护士的核心能力要求

(一)核心能力的概念

2003年国际护士协会综合多个国家和地区的情况,发布了具有全球指导性的国际通科护士核心能力概念,即:护士在临床实践中有效应用知识、技能和判断的表现水平。这种能力是以护理专业起点为基础,接受并完成基本护理教育课程，并在国家相应法律法规许可范围内从事护理工作，有能力并能自主地在所有照顾患者机构中参与三级保健工作。2003年12月我国教育部办公厅和原卫生部办公厅联合发文，在《三年制高等职业教育护理专业领域技能型紧缺人才培养指导方案》中第一次提出中国护士核心能力概念，即：掌握规范的护理基本操作技能，对护理对象实施整体护理的能力，对常见病、多发病病情和用药反应的观察能力，对急危重症患者进行应急处理和配合抢救的能力，具备社区护理、老年护理等专业的护理能力。核心能力在护士个人职业能力结构中占有重要地位，是护士从事临床工作必须具备的综合能力。至此，护士核心能力逐渐被引用到我国护理专业领域。

（二）儿科护士需具备的核心能力和素质要求

1. **专业素质** 热爱护理事业，有高度的责任感和严谨细致的工作作风，爱护儿童，具有为儿童健康服务的奉献精神。

2. **社会心理素质** 具有诚实的品格、较高的慎独修养、高尚的道德情操。以理解、友善、平等的心态，为儿童和其家庭提供帮助。

3. **职业规划素质** 具有正视现实及面向未来的目光，追求崇高的理想，忠于职守，廉洁奉公，救死扶伤，实行人道主义。

4. **科学文化素质** 具备一定的文化素养及自然科学、社会科学和人文科学等多学科的知识；掌握一门外语和现代科学发展的新理论、新技术。

（三）评判性思维

护理中的评判性思维是指主观能动性思考临床护理问题，以科学的原理和方法作为基础，依据实际情况作出判断，有目的、有意义地调整判断过程。评判性思维包括临床观察及预见能力、应变能力、评估及评价能力、分析综合能力四大方面。儿科患儿的相对特殊性，要求儿科护士在实际工作中具备较强的判断力、应变力及解决问题的能力，在紧急情况下能迅速做出反应，有效处理临床突发事件，能对问题医嘱提出质疑，对已存在的护理服务问题提出改进方案。对于无法表达病情的患儿能够密切观察病情，能运用护理知识和临床经验及时对病情进行评估、分析，对变化趋势做出判断，并尽早给予有效干预。加强儿科护士的评判性思维的培养不但有助于护理质量的提高，同时也有利于激发儿科护士在护理工作中的创新性。

（四）专业知识素养

1. 具有合理的知识结构、系统完整的专业理论知识和较强的实践技能，操作准确，动作轻柔、敏捷。专业发展能力主要包括职业规划及自我学习能力、知识整合能力、科研及循证能力、教学能力等。

2. 具有敏锐的观察力和综合分析判断能力，具有与儿童及其家庭良好沟通的能力，能树立整体护理观念，并应用护理程序解决儿童的健康问题。需要护士能为个人职业发展做出规划，定期对专业知识进行整合、分析，提炼出更科学更合理的知识，能熟练运用循证护理方法，检索、评价护理相关文献，充分利用各种途径学习科研方法、撰写论文。同时不断提高临床带教水平，能够组织教学，指导实习生、低年资护士的临床学习。

3. 具有开展护理教育与护理科研的能力，勇于创新、积极进取。护理科研循证能力是推动护理学科发展的重要基础，目前尚有较大的提升空间。护理管理者应围绕提升科研循证能力系统性地开展工作，促进儿科护士科研能力的提升，将护理科研成果的新理论、新技术应用于临床实践来达到改善护理质量的目的。

（五）身体心理素质

1. 具有健康的身体和心理，良好的言行举止，乐观、开朗、稳定的情绪，宽容豁达的胸怀。

2. 具有较强的适应能力，良好的忍耐力和自我控制力，灵活敏捷，善于应变。

3. 具有强烈的进取心，不断努力求取知识，丰富和完善自己。

4. 具有与儿童成为好朋友和与儿童家长建立良好人际关系的能力，同事间相互尊重，团结协作。

（六）疾病及信息管理能力

疾病及信息管理能力主要包括疾病管理能力和信息管理能力两方面内容，它要求儿科护士能够根据患儿病情轻重缓急，合理分配护理资源，根据患儿及其父母的需求开展健康教育，帮助其规范健康行为，同时能够熟练使用医院信息系统处理医嘱、办理出入院、收集及上报疾病相关信息，因此，疾病及信息管理能力是儿科护士应具备的基本能力，不容忽视，它既保证了医疗安全，也保证了患儿个人信息及隐私的安全。

第五节 儿科护理学的发展与展望

祖国医学在儿童疾病的防治与护理方面具有丰富的经验。早在公元前5~公元6世纪前，祖国传统医学中就已有关于儿童疾病的描述。在祖国医学发展史和丰富的医学典籍及历代名医传记中，经常可见到有关儿童保健和疾病预防等方面的记载，如我国现存最早的医学经典著作《黄帝内经》已对儿科病症进行了记录；唐代杰出医学家孙思邈所著的《备急千金要方》，比较系统地解释了儿童的发育过程。19世纪下半叶，西方医学传入我国并逐渐发展。各国传教士相继在我国开办了教会医院并附设了护士学校，医院中设立了产科、儿科门诊与病房，护理工作重点主要放在对住院患儿的生活照顾和护理上，由此逐渐形成了我国的护理事业和儿科护理学。

（一）持续深化"以家庭为中心"的优质护理服务

2010年，原卫生部在全国范围内开展"优质护理服务示范工程"活动，同年在全国儿科护理学术交流大会上，儿科专业委员会首次提出在儿科医院开展"以家庭为中心"的优质护理服务，努力为患儿提供安全、优质、满意的护理服务，并迅速在全国各大医院得到贯彻与落实，在临床实践中取得显著成果。儿科"以家庭为中心"的优质护理，其工作内容和评价指标有别于成人的"加强基础护理和减少陪护率"。儿科护士须促进来自患儿家庭的陪伴，并为其提供完整的医疗、护理信息，让家庭有效地参与到医疗护理决策中，才能使家庭对儿童健康成长的正性作用得到有效发挥和维护，同时也为患儿出院后的持续照顾创造有利条件。为认真落实2020年国家卫生健康委员会办公厅《关于进一步加强医疗机构护理工作的通知》中提出的持续深化优质护理的要求，儿科护理同仁须挖掘本专业领域内的各项资源和优势，不断拓展"以家庭为中心"的优质护理服务内涵，全面提升儿科临床护理工作水平，把支持和促进儿童身心健康作为儿科护士的责任和目标，并不断为儿童患者提供优质、无缝隙的护理服务，真正做到让患儿及其家庭满意、社会满意、政府满意。

（二）加快儿科专科护士培养

随着医学分科的细化和现代护理模式的转变，护理专科化已成为全球临床护理发展的策略和方向，建立和发展儿科专科护士培训与使用制度是提高儿童护理专业技术水平和促进儿童护理专业发展的重要方略之一。随着我国二胎政策的放开，社会对儿童健康的关注度逐渐提升，尤其是近年来高龄孕产妇逐渐增多，早产儿、高危儿在婴儿死亡中所占的比例逐年上升，儿科医疗及护理面临着极大的挑战。《"健康中国2030"规划纲要》对儿科医疗护理水平提出了具体的要求：婴儿死亡率由2015年8.1‰，降低至2020年7.5‰，2030年降至5.0‰；5岁以下儿童死亡率由2015年10.7‰，降低至2020年9.5‰，2030年降低至6.0‰；2030年消除新生儿及5岁以下儿童可预防的死亡。由此可见，培养高素质的儿科专科护士已成为儿童护理实践发展的策略和方向。2017年在中华护理学会儿科护理专业委员的积极呼吁下，我国儿科专科护士的培训工作正式开始。但目前对儿科专科护士的培训工作尚处于初始

阶段，在开展专科护理培训的层次、培训专业领域、培训内容、课程设置、再认证等方面还处于探索阶段，不能保证儿科专科护士同质化的培训效果，因此，结合儿童护理发展的现状，为提高儿童护理的质量，在全国范围内建立统一、规范的儿科专科护士培训体系是当务之急。随着儿童医疗专科领域发展的专业化，临床不仅需要高水平、技术过硬的儿科专科护士，在一些专业性强的领域，更需要亚专业的儿科专科护士，如：新生儿、急救、重症等。因此，为满足专业工作和发展需求，儿科专科护士培养可以分层次、分专业领域开展。

（三）构建儿科护理敏感质量指标评价体系

1998年美国护士协会（ANA）提出护理质量敏感指标的概念：其是评估护理服务的程序和结果，定量评价和监测影响患者结果的护理管理、临床实践等各项功能的质量，指导护士照护、患者感知及组织促进的监测评价标准。护理敏感质量指标是对护理质量的数据化测定，是客观评价临床护理质量及护理活动成效的科学工具。因此，开发并有效应用护理敏感质量指标，对提升护理质量管理水平，改善护理服务质量有着重要的意义。从2005年开始，国内已经陆续出现关于儿科护理敏感性质量指标评价体系的探索与研究，但是指标的研究与应用范围仅限于医院内部，尚缺乏全国性的统一指标，有些医院已经在尝试使用开发出来的指标进行管理，但尚缺乏规范的指标收集、分析、反馈渠道。2016年8月，原国家卫生和计划生育委员会医院管理研究所护理中心组织出台《护理敏感质量指标使用手册（2016版）》，在此通用护理敏感指标基础上，结合儿科护理质量管理需求及专科护理发展趋势，构建基于Donabedian"结构—过程—结果"理论的、全国统一的儿科护理敏感质量指标评价体系是一个亟待解决的问题。借助护理信息化的发展，建立国家儿童护理敏感质量指标数据库，收集各医疗机构的护理敏感质量指标，并在全国层面进行汇总、分析，借此研究共性问题，对推进我国儿童优质护理服务的纵向发展及护理质量的提升必将产生深远的意义。

（四）推进儿科循证护理实践

循证护理（evidence - based nursing, EBN）意为"遵循证据的护理学，是护理人员在计划护理活动过程中，审慎地、明确地、明智地将科研结论与临床经验、患者愿望相结合，获取证据，作为临床护理决策依据的过程。目前儿科循证护理实践已涉及专科疾病护理、专科护理技术、护理管理及护理教学等几乎所有的领域。循证护理实践是持续提高临床护理质量的有效途径。在循证护理实践过程中，护士会展现更多的理性思考，寻求更多的科学证据，这对提高儿科护理质量及患儿和家长的就医感受无疑起到

极大的推动作用。目前国内儿科领域的循证实践大多缺乏科学、规范的循证护理实践程序，临床一线的儿科护士开展循证护理实践的能力仍然存在很大的提升空间，如文献检索不全面、研究结果的评价缺乏或不规范、没有形成明确的推荐意见等。在未来的循证护理实践中，临床护理人员应积极与大学院系、循证资源中心合作，实现"上游"证据输出，"下游"证据应用的有效衔接，研究机构与临床的联合或许是共同推动循证护理实践发展的研究方向。

（五）加强护理信息化建设

在过去的二十年里，伴随着护理信息化的飞速发展，儿童护理也正在发生着深刻的变革，面临着前所未有的机遇。护理信息化在儿童护理领域中应用的深度和广度在无限拓展，与信息技术的融合也愈加深入。《全国护理事业发展规划（2016—2020年）》明确提出要"借助云计算、大数据、移动互联网、物联网等信息技术的快速发展，大力推进护理信息化建设，积极探索，创新优化护理流程和护理服务形式，强化移动医疗设备等护理应用信息体系，提高护理服务效率和质量"。2018年国家卫生健康委员会印发《关于促进护理服务业改革与发展的指导意见》，鼓励医院充分利用信息技术，创新护理服务模式，提高护理效率和管理效能，推动全方位、全周期护理服务的实现。《健康儿童行动计划（2018—2020年）》中强调推进"互联网+妇幼健康"，促进儿童健康服务信息化，开展儿童健康远程医疗服务，改善患儿及家长的就医体验。在"健康中国"的背景下，以大数据、云计算、物联网、移动互联网等信息技术为依托，大力推进护理信息化建设，提高护理效率和管理效能已成为儿童护理专业适应社会发展需求的必然趋势。优质护理持续发展任重而道远，近年来出现的"互联网+护理"、智慧医院、智慧护理等创新服务形式必将助推长效机制的形成，为儿童护理专业发展提供更大的空间，为患儿及其家庭带来更多的福祉。

⊕ 知识链接

"互联网+护理服务"

"互联网+护理服务"是为满足人民群众多样化护理需求的新兴产物，也是互联网时代的必然产物。2019年国家卫生健康委员会发布《关于开展"互联网+护理服务"试点工作的通知》及《"互联网+护理服务"试点工作方案》，明确"互联网+护理服务"是指医疗机构依托互联网等信息技术，使注册护士通过"线上申请、线下服务"模式为出院患者或罹患疾病且行动不便的特殊人群提供的护理服务。护理服务项目涉及基础护理、慢病性管理、康复护理、居家养老、母婴护理、新生儿护理、心理疏导、专项护理及临终关怀等诸多服务。"互联网+护理服务"为护理学科发展带来了新机遇，实现了将护理服务从医院延伸到社区、家庭，弥补我国护士从业人数与社会需求间的较大缺口，但"互联网+护理服务"模式仍处于探索阶段，运行中存在着诸如职业安全性风险、收费标准欠规范、服务质量参差不齐等问题，需要在今后的发展中逐步完善。如何对现有资源进行有效整合，构建符合我国国情的"互联网+护理服务"体系，发挥互联网在社会资源配置中的优化和集成作用是今后的研究方向。

（张　瑛）

书网融合……

本章小结

微课

题库

第二章 生长发育

生长发育是儿童区别于成人的重要特点，与儿童健康密切相关。儿童生长发育过程复杂，受多种因素的影响，异常的生长发育可能是某些疾病的特点，因此监测和促进儿童生长发育是儿科工作者的重要职责之一。

第一节 生长发育的规律及其影响因素

一、生长发育概念

儿童生长发育是指个体从受精卵到青春期的整个过程。生长（growth）是指儿童身体各器官、系统的长大，主要指形态变化，表现为"量"的改变；发育（development）是指细胞、组织及器官的分化与功能上的成熟，表现为"质"的改变。生长与发育两者紧密相关，不能截然分开。生长是发育的物质基础，生长的"量"的变化可在一定程度上反映身体器官、系统的成熟状况，而发育成熟状况又反映在生长的"量"的变化上。

二、生长发育的规律

生长发育在总的速度或器官、系统的发育顺序上遵循一定的规律。认识生长发育规律对儿童生长发育状况的评价具有重要的指导意义。

（一）生长发育的顺序性

生长发育遵循由上到下、由近到远、由粗到细、由低级到高级、由简单到复杂的顺序或一般规律。由上到下：先抬头、后抬胸，再会坐、立、行；由近到远：先抬肩、后伸臂，再用手取物；先控制腿，后控制脚；由粗到细：先全手掌抓握，后手指取物；由简单到复杂：先画直线，后画圆圈、图形；由低级到高级：先会看、听，后感觉、认识事物，再发展到记忆、思维、分析、判断事物。

（二）生长发育的连续性和阶段性

整个儿童时期生长发育不断进行，呈现连续性，各年龄阶段生长速度不同，呈现阶段性。一般年龄越小，体格增长速度越快。例如，1岁以内为生后的第一个生长高峰，尤其前3个月，体重、身长增加很快；1岁以后生长速度逐渐减慢，至青春期又迅速加快，出现第二个生长高峰。

（三）各器官系统生长发育的不平衡性

人体各个器官系统的发育遵循一定的规律，各器官系统发育有先有后，与其不同年龄阶段的生理功能有关。如神经系统发育较早，在生后2年内发育较快，6～7岁基本达成人水平，表现为先快后慢；生殖系统发育较晚，青春期前尚处于幼稚期，青春期开始迅速发育直至成熟，表现为先慢后快；淋巴系统在儿童时期迅速生长，于青春期前达高峰，以后逐渐下降到成人水平，表现为先快而后回缩；其他如心、肝、肾、肌肉等的发育基本与体格生长相平行，各系统器官发育的不平衡性致生长发育速度曲线呈波浪式（图2-1）。

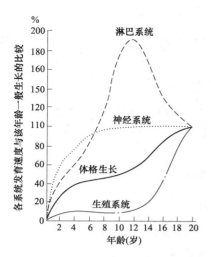

图 2-1 各器官系统生长发育不平衡

（四）生长发育个体差异性

儿童生长发育虽然按照一般规律发展，但在一定范围内受遗传、环境等因素的影响，存在着较大的个体差异，生长的"轨迹"不完全相同。如同性别、同年龄儿童的生长速度、生长水平和体型匀称程度等均不完全相同。因此，所谓的正常值不是绝对的，评价儿童的生长发育水平应在一定的正常范围内，同时必须考虑各种因素对个体的影响，并进行连续动态的观察，才能做出正确的判断。

三、影响生长发育的因素

遗传因素和环境因素是影响儿童生长发育的两个最基本因素。遗传决定了机体生长发育的潜能，而这种潜能又受环境等因素的影响，两者相互作用、相互调节，决定了儿童的生长发育水平。

（一）遗传因素

父母双方的遗传因素共同决定儿童生长发育的"轨迹"或特征、潜力、趋势、限度等。种族、家族的遗传信息影响深远，如皮肤的颜色、毛发的颜色和形态、面部特征、体型的匀称程度、青春期的早晚、对营养素的需求量及对疾病的易感性等均与遗传因素有关。此外，儿童的性格、气质也受遗传因素的影响。与遗传因素直接有关的遗传代谢性疾病、内分泌障碍、染色体畸形等，严重影响儿童的生长发育。

（二）环境因素

1. 孕母情况　孕母生活环境、营养状况、健康状况及情绪等因素影响胎儿的生长发育。如妊娠期母亲生活环境舒适、营养丰富、健康状况良好、心情愉悦，胎儿生长发育良好。此外，如妊娠早期母亲感染巨细胞病毒、风疹病毒、带状疱疹、弓形虫等，易导致胎儿先天畸形；孕母严重营养不良可引起流产、早产和胎儿体格及脑的发育迟缓；

孕期接受药物、放射线照射、毒物和精神创伤等，可导致胎儿生长发育受阻。

2. 生活环境　包括自然环境和社会环境。良好的自然环境如舒适的居住条件、充足的阳光、新鲜的空气、清洁的水源等可促进儿童生长发育，反之，则不利于儿童生长发育。社会环境包括政治、经济、文化、教育、卫生、福利等大环境和家庭环境。教育、医疗卫生、福利等的供应直接影响儿童的生长发育，而文化、价值观、风俗习惯等则通过影响家庭起作用。健康的生活方式、完善的教育体制和医疗卫生服务体系、良好的教养、科学的护理、适当的体格锻炼等都是儿童达到最佳生长发育状态的重要因素。而早期的母婴接触、家庭的和睦及父母的关爱等对小儿性格和品德的形成、情绪的稳定和神经精神的发育都有深远的影响。

3. 营养　合理的营养是儿童生长发育的物质基础，年龄越小受营养的影响越大。充足的营养素供给和适宜的生活环境，可使儿童的生长发育达到最佳状态。儿童的生长发育包括宫内胎儿生长发育和出生后体格生长发育，如宫内营养不良，胎儿的体格生长迟缓，严重时神经系统的发育也会受到不利影响；生后特别是生后第 1～2 年的营养不良，不仅影响儿童体格和神经系统的发育，使免疫、内分泌、神经系统等功能低下，还可影响认知、心理和社会适应能力的发展。长期能量的摄入超过机体的消耗，脂肪过度积聚，导致肥胖症，将增加胰岛素抵抗、糖尿病、动脉粥样硬化、高血压等的发生概率。肥胖症对儿童的心理也会造成影响，如自卑、不合群等。儿童缺铁性贫血可有注意力不集中、记忆力减退及性格的改变。缺锌可影响儿童的智力。缺碘可致甲状腺功能低下，影响儿童体格和神经系统的发育。

⊕ 知识链接

DOHaD 理论

DOHaD（development origins of health and disease）理论，又称健康与疾病发育起源学说，下丘脑 - 垂体 - 肾上腺轴、氧化应激和表观遗传学是该理论的主要发生机制。DOHaD 理论认为宫内营养缺乏、过度营养、营养摄入不均衡等均可能通过上述机制影响胎儿的远期健康。反映胎儿宫内营养状况的出生体重与成年糖尿病、肥胖症、心血管疾病等慢性疾病的发生呈"U"型关系，过低或过高的出生体重均会增加成年后慢性疾病的发生风险。

因此，医务人员需全面重视孕妇的各种营养问题，监测孕期体重的增长，利用孕妇营养学校、科普读物、媒体等教育手段，提倡孕期合理补充微量营养元素，进行适当的运动，积极干预，提高儿童生存质量和智力发育水平，降低成人后慢性疾病的发生风险，努力提高整个社会的健康水平。

4. 疾病和药物　疾病对儿童的生长发育有明显的影响，如急性肺炎、腹泻等感染性疾病亦导致儿童体重下降，长期慢性疾病同样影响儿童体重、身高等生长发育，如甲状腺功能低下等内分泌系统疾病常引起骨骼生长和神经系统发育迟缓。神经系统的感染性疾病有时可留有不同程度的后遗症，包括智能迟缓；癫痫反复发作如不能及时控制亦对智能有影响。先天性疾病如先天性心脏病经常伴随生长发育迟缓，21 - 三体综合征对儿童体格和神经系统发育、心理发展的影响则更大。药物也可影响儿童的生长发育，如长期使用肾上腺皮质激素可减慢身高的增长速度，较大剂量或长期使用链霉素、庆大霉素可致儿童听力减退甚至耳聋。细胞毒性药和抗甲状腺药物均可直接或间接地影响儿童生长发育。

综上所述，了解儿童生长发育的规律及遗传、环境等因素对生长发育的影响，可使医护人员根据不同年龄阶段儿童生长发育的特点，创造和利用有利条件，预防和规避不利因素，促进儿童生长发育；同时，正确评价儿童生长发育的状况，及时发现偏离，给予正确的护理指导和健康教育，可促进儿童正常的生长发育。

第二节　儿童生长和发育

⊃ 案例引导

案例　一家长带孩子来医院进行体格检查，体格检查结果：体重 10.5kg，身长 80cm，前囟已闭，出牙 12 颗，胸围大于头围。

讨论：

1. 衡量儿童营养状况的最佳指标有哪些？

2. 该儿童最可能的年龄是多少？

3. 该儿童能完成哪些粗细运动？语言发育水平如何？

在儿童阶段，由于机体处于旺盛的新陈代谢和快速的生长发育阶段，身体形态和比例均会发生较大变化。要想准确评估儿童在生长发育中存在的问题，必须充分了解儿童生长发育的规律和特点，而评估对于干预和治疗有非常重要的作用。

一、体格生长常用指标及测量方法

体格生长应选择易于测量、有较好人群代表性的指标来表示。常用的体格生长指标有体重、身高（长）、坐高（顶臀长）、头围、胸围、上臂围、皮下脂肪厚度等。

（一）体重

体重（weight）是身体各器官、组织及体液的总重量，以骨骼、肌肉、内脏、体脂、体液为主要成分，因体脂、体液变化较大，体重在体格生长指标中最易波动，但其易于准确测量，因此，将体重作为反映儿童体格生长，尤其是营养状况的最常用指标。在临床中常用其计算奶量、药量、输液量等。

新生儿出生体重与胎龄、性别、胎次及宫内营养状况等有关。我国第五次全国儿童体格发育调查结果显示，男婴出生体重平均为（3.33 ± 0.39）kg，女婴出生体重平均为（3.24 ± 0.39）kg，男婴一般比女婴重 100g。

出生后体重增长应为胎儿宫内体重生长的延续。新生儿生后数天内，由于摄入不足、胎粪排出、水分丢失等因素，体重会发生暂时性下降，这一过程称为"生理性体重下降"（physiological weight loss）。一般体重下降范围为原有体重的 5%~10%，多在生后 3~4 日达最低点，以后逐渐回升，第 7~10 日恢复到出生时的水平。如儿童体重下降超过原有体重的 10% 或至第 2 周体重仍未恢复至出生水平，应考虑喂养不足或病理原因。早产儿体重恢复相对较慢。出生后及早合理喂养可减轻或避免生理性体重下降的发生。出生时体重与宫内因素密切相关，出生后则主要受营养、疾病等因素的影响。

随年龄的增加儿童体重的增长逐渐减慢。年龄越小，体重增长越快。生后第 1 年是儿童体重增长最快的时期，为"第 1 个生长高峰"。生后前 3 个月体重增长最快，生后第 1 个月体重增长可达 1 ~ 1.7kg，3 个月末时体重约为出生体重的 2 倍。生后第 1 年后 9 个月体重的增长值约等于前 3 个月体重的增长值，即 1 岁时婴儿体重约为出生时的 3 倍（9.5 ~ 10.5kg）。生后第 2 年体重增加 2.5 ~ 3kg，2 岁时体重约为出生时的 4 倍（12 ~ 13kg）。2 岁后至青春前期体重增长减慢，年增长为 2 ~ 3kg，青春期后体重增长再度加快，男性平均每年增长 5kg，女性增长 4kg，为"第 2 个生长高峰"。

儿童体重为非匀速增长，且存在个体差异，因此不宜以儿童生长发育指标测量所得的"正常值"作为"标准值"，只能作为儿童体重参考值。评价某一儿童的体重，应以其自己体重增长变化为依据，连续定期监测体重，发现体重增长异常，如体重增长过速或增长停滞时，须及早干预，追寻原因。当无条件测量体重时，为便于医务人员计算儿童用药量、液体量等，可用以下公式估算体重（表 2 - 1）。

表 2 - 1　正常儿童体重、身高（长）估算公式

年龄	体重（kg）	年龄	身高（长）（cm）
12 个月	10	12 个月	75
1 ~ 12 岁	年龄（岁）×2 + 8	2 ~ 12 岁	年龄（岁）×7 + 75

（二）身高（长）

身高（长）（height/recumbent length）指从头顶到足底的垂直距离，3 岁以下儿童立位测量不准确，应仰卧位测量，称身长；3 岁以后为立位测量，称身高。立位比仰卧位测量值一般少 1 ~ 2cm。

身高（长）的增长规律与体重的增长相似，也是年龄越小，增长越快。生后第 1 年身长增长最快，出现"第 1 个生长高峰"。出生时身长平均约为 50cm，生后第 1 年身长平均增长 25cm，其中前 3 个月增长最快，为 11 ~ 13cm，后 9 个月的增长值约等于前 3 个月的增长值，故 1 岁时身长约 75cm。1 岁以后增长速度减慢，平均为 10 ~ 12cm，2 岁时身长为 86 ~ 89cm。2 岁以后身高（长）稳步增长，每年增长 5 ~ 7cm，青春期出现"第 2 个生长高峰"。2 ~ 12 岁身高（长）的估算公式见表 2 - 1。青春期是出现身高增长的第 2 个高峰期，12 岁以后不能再按上式推算。此时女孩身高可较同龄男孩为高，但男孩进入青春期后身高一般超过女孩身高。

身高（长）包括头部、躯干（脊柱）和下肢的长度。三部分生长发育速度并不相同，头部发育较早、下肢较晚，1 岁以内头部生长发育最快，躯干次之，青春期身高增长以下肢为主。因此，有时临床上判断某些疾病需要测量并比较上部量和下部量，上部量主要反映脊柱的增长，下部量主要反映下肢的增长。新生儿上部量占 60%，下部量占 40%，中点在脐上；1 岁时中点在脐下；6 岁时中点移至脐与耻骨联合上缘之间；12 岁时上、下部量相等，中点在耻骨联合上缘（图 2 - 2）。

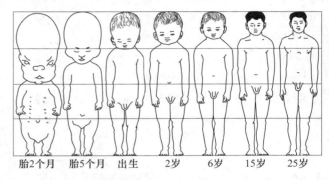

| 胎2个月 | 胎5个月 | 出生 | 2岁 | 6岁 | 15岁 | 25岁 |

图 2 - 2　不同年龄阶段身体比例

身高（长）的个体差异比体重更大，遗传、种族、营养、运动、内分泌和疾病等因素影响儿童身高（长），如生长激素分泌异常、甲状腺功能减低、骨及软骨的发育异常、长期严重营养不良等导致明显身材异常。短期的疾病与营养波动不会明显影响身高（长）。

⊕ 知识链接

我国第五次全国儿童体格发育调查

全国儿童体格发育调查每 10 年开展一次，至今已历时 40 年。2015 年，国家卫生和计划生育委员会开展了第五次儿童体格发育调查，调查采用分层随机整群抽样方法，共调查九市城乡 7 岁以下健康儿童 161774 人，男女各半，调查得出如下主要结果：40 年来，儿童体格发育状况变化显著，7 岁以下儿童体格发育水平显著提高，城乡儿童身高体重差别也逐渐缩小。从体重、身高的增长情况看，城区 3 岁以前儿童变化不大，3 岁后有不同程度增长，并且随年龄增长增幅逐渐增大，体重增长范围为 0.05 ~ 1.18kg，身高增长范围为 0.5 ~ 1.8cm。此外，2015 年我国九市城乡 7 岁以下各年龄组儿童体格发育水平均已明显超过 WHO 颁布的儿童生长标准。我国儿童体格发育水平不断提高，儿童健康状况显著改善，得益于我国社会经济持续快速发展、人民生活水平显著提高，得益于群众健康意识不断增强、健康素养持续提升。

（三）坐高（顶臀长）

坐高（顶臀长）（sitting height/crown – rump length）指头顶至坐骨结节的垂直距离，反映头颅与脊柱的生长。3 岁以下儿童采用仰卧位测量，称顶臀长；3 岁以后采用坐位测量，称坐高。出生时坐高为身高的 67%，由于下肢增长速度快，到 14 岁时坐高占身高的百分数降至 53%，显示了身体上、下部比例的改变，反映了身材的匀称性。因此，此百分数比坐高绝对值更有意义。甲状腺功能低下、软骨营养不良等疾病可影响下肢的生长，可使坐高（顶臀长）与身高的比例停留在幼儿时期。

（四）头围

头围（head circumference，HC）指自眉弓上缘经枕骨结节绕头一周的长度，是反映脑和颅骨的生长发育的一个重要指标。3 岁以内常规测量头围。胎儿期脑在全身各系统中生长发育最快，故出生时头围相对较大，平均 33～34cm。1 岁以内头围增长较快，前 3 个月增长等于后 9 个月增长 6～7cm，因此，婴儿 3 个月时头围约为 40cm，1 岁时头围约为 46cm。1 岁以后头围增长减慢，2 岁时约为 48cm，青春期头围 54～58cm，接近成人。2 岁以内头围的测量最有价值。婴幼儿连续定期测量比一次测量更为重要，头围大小与遗传有关，头围过小常提示脑发育不良，头围过大或增长过快常提示脑积水或脑肿瘤。

（五）胸围

胸围（chest circumference，CC）指自乳头下缘经肩胛下角绕胸一周的长度，反映肺和胸廓的发育。出生时胸围 32～33cm，比头围小 1～2cm；1 岁时胸围约等于头围；1 岁以后胸围大于头围，1 岁至青春期，胸围 = 头围 + 年龄（岁） - 1。1 岁时头围与胸围在生长曲线上形成交叉，交叉出现的时间与儿童营养、胸廓的生长发育等有关。肥胖儿因胸部皮下脂肪厚，交叉出现的时间较早，3～4 个月胸围可暂时超过头围；而营养状况不良的小儿由于胸部肌肉和脂肪的发育差，胸围超过头围的时间较晚，可推迟到 1.5 岁以后，交叉的时间也较晚。

（六）上臂围

上臂围（upper arm circumference，UAC）指沿肩峰与尺骨鹰嘴连线中点绕上臂一周的长度，反映上臂骨骼、肌肉、皮下脂肪和皮肤的生长发育状况，常用作评估儿童的营养状况，可用左侧上臂围普查 5 岁以下儿童营养状况。儿童 1 岁内上臂围增长迅速，1～5 岁增长缓慢。评价标准：>13.5cm 为营养良好；12.5～13.5cm 为营养中等；<12.5cm 为营养不良。

二、体格生长评价

儿童新陈代谢旺盛，生长发育快速，身体形态及各部分比例变化较大。充分了解儿童生长发育的规律、特点，准确评估各年龄阶段生长发育状况，及时发现问题，给予科学的指导与干预，对促进儿童的健康成长非常重要。

（一）体格生长评价常用方法

1. 均值离差法 正常儿童生长发育状况呈正态分布，常采用均值离差法描述，又称标准差法。采用大规模人群横断面调查，根据不同的年龄和性别分组，计算均值（$\bar{x}$）和标准差（SD），以均值（$\bar{x}$）±标准差（SD）表示。通常以（$\bar{x}$）±2SD（包含 95% 的总体）为正常范围。68.3% 的儿童生长水平在 $\bar{x}$ ±1SD 范围内；95.4% 的儿童生长水平在 $\bar{x}$ ±2SD 范围内；99.7% 的儿童生长水平在 $\bar{x}$ ±3SD 范围内。将儿童体格生长指标的实测值与同年龄、性别发育的均值比较，即可确定和评价儿童发育等级，国内最常用五等级评价标准（表 2-2）。

表 2-2　五等级评价标准

等级	离差法	百分位数法
上	$> \bar{x} + 2SD$	$> P_{97}$
中上	$\bar{x} + (1SD \sim 2SD)$	$P_{75} \sim P_{97}$
中	$\bar{x} \pm 1SD$	$P_{25} \sim P_{75}$
中下	$\bar{x} - (1SD \sim 2SD)$	$P_3 \sim P_{25}$
下	$< \bar{x} - 2SD$	$< P_3$

2. 百分位数法 将一组变量值按大小顺序排列，求出某个百分位的数值。以第 50 百分位（P_{50}）为中位数，其余百分位数为离散距，常用 P_3、P_{10}、P_{25}、P_{50}、P_{75}、P_{90}、P_{97}。当测量值呈非正态分布时，采用百分位数法能更准确地反映所测数据的分布情况。当大量数据呈正态分布时，P_{50} 相当于均值离差法中的均数 $\bar{x}$，P_3 相当于 $\bar{x} - 2SD$，P_{97} 相当于 $\bar{x} + 2SD$。通常以 $P_3 \sim P_{97}$（包含 94% 的总体）为正常范围。百分位法进行体格生长分级评价见表 2-2。

3. 中位数法 当测量值呈偏态分布时，用平均值表示则对个别变量值影响大，故选用中位数作为中间值。

4. 指数法 用两项指标间的相互关系进行比较，常用于判断体型、营养状况等。①体重指数（body mass index，BMI），即体重（kg）/身高²（m²），反映体型的匀称程度，与皮脂厚度、上臂围具有相关性，BMI 正常值通常为 18.5～24kg/m²，可将儿童体重分为消瘦、正常、超重及肥胖。②Kaup 指数，又称身体质量指数，为单位面积的体重值，即体重（kg）/身高²（m²）×10⁴，用于评价儿童体格发育水平和营养状况，是评价学龄前儿童体格和营养状况的一种方法。③劳雷尔（Roherer）指数：即［体重（kg）/身高³（cm³）］×10⁷，用于评价学龄期儿童和青少年体格发育状况。

5. 生长曲线（growth chart）评价法 将同性别、各年龄组儿童某项体格生长指标按离差法或百分位数法的等级绘制成的曲线（图2-3）。将定期连续测量的个体儿童身高（长）和体重值根据月龄绘成生长曲线，与标准曲线进行对比，可了解该儿童的生长发育趋势和生长速度，可进一步划分为生长发育趋势正常、平坦（不增）、向下（增长不足、下降）或向上（增长加速）。生长曲线图是监测儿童生长发育的重要技术之一，可用作动态评价，及时发现偏差，分析原因予以干预。

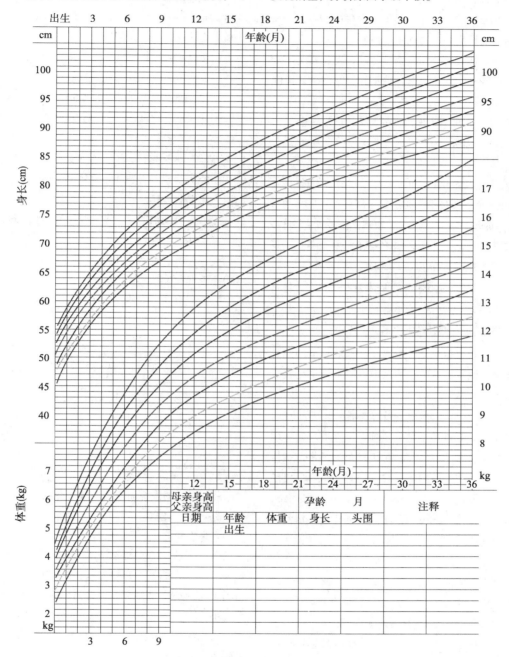

图2-3　生长曲线

（二）体格生长评价内容

体格生长评价包括三个方面，即生长水平、生长速度及匀称程度。

1. 生长水平（growth level）　将儿童某一年龄阶段某一项体格生长指标（如体重、身高、头围、上臂围等）的测量结果与参照人群进行比较（横向观察），得到该儿童该项体格生长指标在同质人群中所处的位置，即为该儿童生长的现实水平，通常以等级表示，生长水平评价简单、易于掌握。对群体儿童生长水平评价可了解该群体儿童的体格生长状况；对个体儿童评价仅表示该儿童现在已达到的生长水平，不能说明过去存在的问题，也不能预示其生长趋势。

2. 生长速度（growth velocity） 定期连续测量儿童某项体格生长指标（纵向观察），获得该项生长指标在某一年龄阶段的增长值，即为该儿童该项指标的生长速度。以生长曲线图来表示最为简单、直观，可发现个体儿童的"生长轨迹"，动态观察个体儿童的生长规律，了解其生长状况。还可预示生长趋势，发现生长偏差。因此，生长速度较生长水平能更真实反映儿童生长状况，生长速度正常的儿童体格生长基本正常。根据月龄不同，儿童生长速度测量的时间和频率不同，通常建议：儿童6个月内（1次/月），6~12个月（1次/2个月），1~2岁（1次/3个月），3~6岁（1次/6个月），6岁以上（1次/年）。高危儿适当增加观察次数。

3. 匀称程度（proportion of body） 评估儿童体格发育各项指标间的关系。①体型匀称：以身高（长）所得的体重（weight for length，W/L）与参照人群值比较，即一定身高（长）的相应体重增长范围，反映体型生长的比例关系，结果常以等级表示。②身材匀称：以坐高（顶臀高）/身高（长）的比值与参照人群比较，反映儿童下肢发育状况，评价身材是否匀称。结果以匀称、不匀称表示。

（三）体格生长评价注意事项

在进行体格生长数据统计分析时，应选取规范的测量工具，掌握正确的测量方法，从而获取准确的体格生长指标［如体重、身高（长）、头围、胸围、上臂围等］数据。在进行体格生长评价时，应采用适当的体格生长评价方法，选择合适的体格生长标准参照值。目前，国际上普遍应用的是世界卫生组织（WHO）于2006年发布的正常儿童体格生长标准，推荐使用年龄别体重（weight for age）、年龄别身高（height for age）和身高别体重（weight for height）多种指标综合评价儿童生长发育水平。我国正常儿童参考标准通常依据卫生部于2009年6月2日发布的《中国7岁以下儿童生长发育参照标准》。

早产儿体格生长较为落后，有一允许的"落后"年龄范围，应矫正胎龄至40周（足月）后再对早产儿进行生长水平评级。一般头围矫正至18月龄、体重矫正至24月龄、身长矫正至40月龄。此外，儿童体格生长呈动态变化趋势，生长水平、生长速度和体型匀称程度随着年龄增长不断变化，单凭一次体格生长检查结果不能代表该儿童体格生长发育水平，因此应定期、连续地纵向监测儿童体格生长指标，了解儿童的动态生长趋势。同时，应将儿童体格生长测量值与全面体格检查、实验室检验数据、生活状况等结合起来综合分析，才能较为准确的评价儿童生长发育状况。

⊕ **知识链接**

世界卫生组织儿童生长发育标准（2006年版）

世界卫生组织（WHO）推荐采用年龄别体重（weight for age）、年龄别身高（height for age）和身高别体重（weight for height）综合评价儿童生长发育水平。评价方法如下。

营养不良：

（1）低体重 轻度：$\bar{x}-2SD \leq$ 年龄别体重 $\leq \bar{x}-SD$；中度：$\bar{x}-3SD \leq$ 年龄别体重 $\leq \bar{x}-2SD$；重度：年龄别体重 $< \bar{x}-3SD$

（2）生长发育迟缓 年龄别身高 $< \bar{x}-2SD$

（3）消瘦 身高别体重 $< \bar{x}-2SD$

超重和肥胖：

（1）身高别体重 $> \bar{x}+2SD$ 的儿童，进行体重指数（BMI）计算

（2）计算公式 BMI = 体重（kg）/身高（长）的平方（m^2）

（3）评价 超重：$BMI > P_{85}$；肥胖：$BMI > P_{97}$

第三节 与体格生长有关的各系统的发育

一、骨骼发育

（一）颅骨的发育

颅骨随脑的发育而增长，故颅骨的发育先于面部骨骼（包括鼻骨、下颌骨）。根据头围大小、骨缝及前后囟闭合时间来评价颅骨的发育。颅骨缝出生时通过产道略有分离，生后2~3个月时颅骨缝逐渐闭合。前囟为顶骨与额骨边缘形成的菱形间隙（图2-4），其对边中点连线长度在出生时1.5~2.0cm，后随颅骨发育而增大，6个月后逐渐骨化而变小，1~1.5岁闭合，最迟不超过2岁，一般2岁时96%的儿童前囟闭合。后囟为顶骨与枕骨边缘形成的三角形间隙，出生时已很小或已闭合，最迟于生后6~8周闭合。

前囟检查非常重要，前囟的大小及张力的变化可提示某些疾病的可能，如前囟早闭或头围变小见于脑发育不良、小头畸形等；前囟闭合延迟或过大见于甲状腺功能减退症、佝偻病等；前囟张力增加常提示颅内压增高，前囟凹陷常提示脱水或重度营养不良。

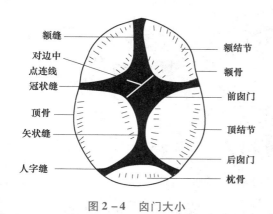

图 2-4　囟门大小

额缝
对边中
点连线
冠状缝
顶骨
矢状缝
人字缝
额结节
额骨
前囟门
顶结节
后囟门
枕骨

（二）脊柱的发育

脊柱的生长反映脊椎骨的发育。生后第 1 年脊柱生长快于四肢，以后四肢生长快于脊柱。出生时脊柱无弯曲，仅轻微后凸。婴儿 3 ~ 4 个月抬头，颈椎前凸，为第 1 个生理弯曲（颈曲）；6 ~ 7 个月能坐，胸椎后凸，为第 2 个生理弯曲（胸曲）；1 岁开始行走，腰椎前凸，为第 3 个生理弯曲（腰曲）。6 ~ 7 岁韧带发育完善，将 3 个脊柱生理弯曲固定。生理弯曲的形成与直立姿势有关，是人类的特征，可加强脊柱弹性，缓解运动压力，有利于加强脊柱韧性和维持身体平衡。儿童坐、立、行走姿势不正确，以及骨骼病变等均可导致脊柱发育异常或脊柱畸形。因此，正确的姿势，选择合适的桌椅，有利于保持儿童脊柱的正常形态。

（三）长骨的发育

长骨的生长自胎儿开始，直到成年期才结束。主要由干骺端软骨骨化、骨膜下成骨，使长骨增长、增粗，干骺端骨骺融合后，长骨即停止生长。随着年龄的增长，长骨干骺端的软骨次级骨化中心按一定顺序及骨解剖部位有规律的出现，骨化中心的多少反映长骨的成熟程度。通过 X 线测定不同年龄儿童长骨干骺端次级骨化中心的出现时间、数目、形态的变化，并将其标准化，即为骨龄（bone age）。出生时腕部尚无骨化中心，其出现次序为：头状骨、钩骨（3 ~ 4 个月）；下桡骨骺（约 1 岁）；三角骨（2 ~ 2.5 岁）；月骨（3 岁左右）；大、小多角骨（3.5 ~ 5 岁）；舟骨（5 ~ 6 岁）；下尺骨骺（6 ~ 8 岁）；豆状骨（9 ~ 10 岁）；10 岁时出齐，共 10 个；1 ~ 9 岁腕部骨化中心的数目为儿童的年龄（岁）加 1。出生时股骨远端及胫骨近端已出现骨化中心，因此，婴儿早期可摄膝部 X 线骨片，年长儿摄左手腕部 X 线骨片，以判断长骨的生长。动态观察儿童骨龄变化可评价生长状况及内分泌系统疾病的疗效。如甲状腺功能减退症、生长激素缺乏症等骨龄明显落后，骨骼发育明显迟缓；性早熟、先天性肾上腺素皮质增生症等骨龄超前。但正常骨化中心出现的年龄个体差异较大，诊断骨龄延迟要慎重，需结合临床综合分析。

二、牙齿发育

牙齿的发育与骨骼生长有一定的关系，但因胚胎来源不完全相同，牙齿与骨骼的发育不完全平行。人的一生共有两副牙齿，包括 20 颗乳牙（deciduous teeth/primary teeth）和 32 颗恒牙（permanent teeth）。

（一）乳牙的发育

胚胎 2 个月时乳牙胚已发生，5 ~ 6 个月时钙化，出生时颌骨中已有骨化的牙龈覆盖的乳牙牙胞，生后 4 ~ 10 个月乳牙开始萌出，3 岁前出齐（共 20 颗），2 岁以内乳牙的数目为月龄减 4 ~ 6，13 个月后仍未萌出者为乳牙萌出延迟。乳牙萌出时间及出牙顺序与遗传、内分泌、食物性状等因素有关，个体间差异较大。乳牙萌出顺序一般为先下颌后上颌、自前向后（图 2-5）。

（二）恒牙的发育

新生儿期恒牙即开始骨化，6 岁左右萌出第一颗恒牙即第一磨牙，在第 2 乳磨牙之后，又称 6 龄齿；6 ~ 12 岁乳牙按萌出顺序逐个被同位恒牙替换，其中第 1、2 前磨牙代替第 1、2 乳磨牙；12 岁左右萌出第二磨牙；18 岁左右萌出第三磨牙（智齿），也有终生不萌出第三磨牙者，恒牙一般于 20 ~ 30 岁出齐（共 32 个）。第一磨牙对于牙齿的排列及颌骨的形态发育非常重要，第二乳磨牙扶持前者的位置，因此，要注意对乳磨牙的保护。恒牙萌出时间及顺序见表 2-3。

表 2-3　恒牙萌出顺序

牙	出牙年龄（岁）		牙	出牙年龄（岁）	
	上颌	下颌		上颌	下颌
第一磨牙	6 ~ 7	6 ~ 7	尖牙	11 ~ 12	9 ~ 11
中切牙	7 ~ 8	6 ~ 7	第二前磨牙	10 ~ 12	11 ~ 13
侧切牙	8 ~ 9	7 ~ 8	第二磨牙	12 ~ 13	12 ~ 13
第一前磨牙	10 ~ 11	10 ~ 12	第三磨牙	17 ~ 30	17 ~ 30

出牙为生理现象，1 ~ 2 岁时随着牙齿的萌出，面骨生长发育加快，加之出现的咀嚼动作，鼻、面骨变长，下颌骨向前突出，额面比例发生变化，由婴儿期的圆胖脸型逐渐变为儿童期面部增长的脸型。此外，个别儿童出牙时可出现低热、流涎、睡眠不安及烦躁等症状。牙齿的生长与蛋白质、钙、磷、氟、维生素 D 等营养素、食物的咀嚼及甲状腺激素等有关。佝偻病、长期慢性消耗性疾病、较严重的营养不良、甲状腺功能减低症、21-三体综合征等可引起出牙延迟、牙釉质差等。

对于形成正确的性别行为和道德观念十分重要，如未得到顺利发展，常导致性别认同困难或其他道德问题。

4. 潜伏期（latent stage，6～12岁）　此期儿童早期的性冲动被压抑到潜意识，精力投入到身体及智力活动上，儿童将局限于自己身体的兴趣转移到周围事物，通过对外界环境的体验获得愉快感。这一阶段喜欢与同性别的儿童游戏、活动，如能得到健康发展，可获得较好的人际交往经验，促进自我发展，如发展不顺利，易导致强迫性人格。

5. 生殖期（genital stage，12岁以后）　随着青春期的到来，深藏于潜意识中的性欲冲动开始涌现。此期儿童对异性产生兴趣，注意力由父母转移到所喜爱的性伴侣，有了与性别有关的职业计划及婚姻理想。如此期发展不顺利，易导致严重的功能不全或病态人格。

弗洛伊德认为，性心理的发展如不能顺利地进行，停滞在某一阶段，即发生固着；或受到挫折后从高级发展阶段倒退到某一低级发展阶段，即产生退行，就可能出现心理及情绪问题，成为各种神经症和精神病产生的根源。

性心理发展理论发现了潜意识及其在人类行为中所发挥的作用。人们在日常生活中往往忽视潜意识，因此无法分辨出一些影响人们情绪及支配人们行为的真正动因。该理论有助于护士认识潜意识对情绪和行为的支配作用，使护士正确理解和评估不同年龄段儿童的各种不良情绪（焦虑、紧张、愤怒等）和反常行为所反映出来的内心深处的需要和期望，及时采取有效的护理措施，并通过对家长的健康教育指导，促进儿童健康人格的发展。

二、艾瑞克森的心理社会发展理论

美籍丹麦裔心理学家艾瑞克森，将弗洛伊德的理论扩展至社会方面，形成心理社会发展理论（theory of psychosocial development）。艾瑞克森的理论强调文化、社会对人发展的影响。他将心理社会发展分为8个阶段（前5个阶段与儿童的心理－社会发展有关）。每个阶段都有一个特定的发展问题或中心问题，这些问题即是儿童健康人格的形成和发展过程中所必须遇到的挑战或危机。成功地解决每一个发展阶段的中心问题，就可健康地进入下一阶段；反之，将导致不健康的结果而影响下一阶段的发展。

1. 婴儿期（0～1岁）　主要的心理－社会发展问题：信任对不信任（trust vs mistrust）。信任感是发展健全人格最初且最重要的因素。婴儿期的发展任务是与照顾者（父母）建立起信任感，学习爱与被爱。良好的照料是发展婴儿信任感的基本条件。婴儿的喂养、抚摸等需要均须其照顾者给予满足，如果需要能满足，则婴儿的感受是愉快的和良好的，其对照顾者的信任感就得以建立。信任感的发展结果是乐观、对将来有信心，形成有希望的品质（virtue of hope）。与此相反，如果儿童经常感受到的是痛苦、危险和无人爱抚的，婴儿会将对外界的恐惧、怀疑等情绪带入以后的发展阶段。

2. 幼儿期（1～3岁）　主要的心理－社会发展问题：自主对羞怯或怀疑（autonomy vs shame or doubt）。这一阶段儿童通过各种身体活动和语言技能探索周围的世界，将明确独立与依赖的区别，意识到自己的行为对周围环境产生影响，形成独立自主感。幼儿开始独立的探索，通过模仿他人的动作和行为来学习，会反复说"我""我的"来表示自我，同时由于缺乏社会规范的概念，幼儿的任性行为达到高峰，喜欢说"不"来满足其独立自主的需要。当儿童自我实现得到满足，自主性发展较好，如照顾者对其独立行为缺乏耐心，否定和斥责，儿童易产生羞愧，对自己的能力产生怀疑，易停止各种尝试和努力。这一阶段的干预措施包括照顾者支持和鼓励儿童的自主行为，避免过度干预，温和、适当的方式约束儿童，使其适应社会规则。此期顺利发展的结果是自我控制和自信，形成有意志的品质（virtue of will）。

3. 学龄前期（3～6岁）　主要的心理－社会发展问题：主动对内疚或罪恶感（initiative vs guilt）。随着语言和身体活动的发展，探索范围逐渐扩大，这一阶段的儿童开始敢于主动、有目的地探索、影响及改变周围环境，并能以现实的态度评价个人行为。如果对他们的好奇和探究给予积极鼓励和正确引导，有利于儿童主动性发展，否则儿童易出现缺乏自信、态度消极、产生内疚感、过于限制自己的活动等表现。这一阶段顺利发展的结果是儿童能建立方向感和目标感，形成有目的的品质（virtue of purpose）。

4. 学龄期（6～12岁）　主要的心理－社会发展问题：勤奋对自卑（industry vs inferiority）。这一阶段是儿童成长过程中的决定性阶段，是儿童学习知识和技能的关键时期。儿童求知欲强，学会遵守规则，能从完成任务的过程中获得乐趣。如果在这个时期儿童能出色地完成任务并受到鼓励和表扬，儿童可发展勤奋感；反之，如果无法顺利完成父母或老师指定的任务，遭受挫折和指责，则易产生自卑感。这一阶段顺利发展的结果应是学会与他人竞争，求得创造和自我发展，形成有能力的品质（virtue of competence）。照顾者有责任帮助儿童发掘其自身勤奋潜力。

5. 青春期（12～18岁）　主要的心理－社会发展问题：角色认同对角色混淆（identity vs role confusion）。这一阶段儿童随着身体的不断变化，开始关注并探究自我。他们尤为重视别人对自己的看法，并与自我概念进行比较，既要适应自己必须承担的社会角色，同时又想扮演喜欢的新潮形象，因此，他们为追求个人价值观和社会观念的统一而困惑和奋斗。正常的心理－社会发展主要来自于建立其独立自主的人生观念，并完善自己的社会能力和发展自身的潜能，形成忠诚的品质（virtue of fidelity）。否则易导致角色混淆，缺乏自控能力及安全感。

心理－社会发展理论可帮助护士认识儿童发展过程中所面临的问题或矛盾，并认识到疾病会引起这些矛盾的激化，进而影响和改变儿童的心理社会发展。因此，护士能更好地理解儿童的行为，更深入地发现护理问题，采取有效的护理措施。如鼓励照顾者参与护理活动，经常抚摸儿童，有利于儿童产生信任感；鼓励儿童自己完成力所能及活动，让儿童参与日常物品的准备与整理，有利于儿童产生成就感；耐心解答儿童提出的各种问题，有利于儿童主动探索、思维能力的发展。

三、皮亚杰的认知发展理论

皮亚杰，瑞士心理学家，基于对儿童行为的长期观察，提出了儿童认知发展理论（theory of cognitive development）。皮亚杰认为儿童的智力源于其动作或行为，智力的发展是儿童与经常变化着的、要求其不断做出新反应的外部环境相互作用的结果。医务人员了解不同阶段儿童思维和行为模式，可促进儿童认知发展活动。皮亚杰的认知发展理论包括4个阶段，每个阶段的发展由于环境等因素的影响具有一定的差异性。

1. 感觉运动期（sensorimotor stage，0~2岁）　此期儿童通过与周围环境的感觉运动性接触来认识世界，经历6个阶段，主要特征是形成自主协调运动，能区分自我及周围环境，构成自我概念的雏形，开始出现心理表征，将事物具体化，对空间有一定的概念，并具有简单的思考能力，形成客体永久概念，即意识到物体是永远存在而不会消失的。

2. 前运思期（preoperational stage，2~7岁）　此期儿童通过语言、象征性游戏等途径表达外部事物。思维特点是以自我为中心、单维、不可逆，即从自己的角度去考虑、看待事物，不能理解他人的观点，只注意事物的单一方面，不能理解事物之间的转化或逆向运动，能将事物依次连接，但缺乏正确的逻辑推理能力。

3. 具体运思期（concrete operational stage，7~11岁）　此期儿童能比较客观地看待周围环境，学会从他人角度去看问题，不再以自我为中心，能理解事物的转化，并能凭借具体形象的支持，进行逻辑推理活动，形成守恒概念，即能认识客体外形的变化，能进行可逆性思维。

4. 形式运思期（formal operational stage，12岁以上）　此期儿童思维开始接近成人水平，不仅能思考具体的（现存的）事物，也能思考抽象的（可能发生的）情境，并具有综合性的思维能力、逻辑推理能力及决策能力。

认知发展理论有助于护士了解不同发展阶段儿童的思维和行为方式，刺激和促进儿童活动发展，并采取适宜的语言和方式与儿童沟通交流，根据不同年龄阶段儿童智力发展水平，选择治疗性的玩具、图书、画片或阅读材料等，以有效地开展治疗和护理工作，普及健康保健的方法，提高护理质量。如可以运用生动形象的图片、模型、事例等帮助儿童理解常见的护理活动，锻炼儿童的逻辑推理能力，进而使儿童能自觉配合和参与护理活动。

四、科尔伯格的道德发展理论

美国儿童发展心理学家科尔伯格，基于对儿童及成人道德发展的研究，提出3期6阶段的道德发展理论，认为道德发展是指个体在社会化过程中，随年龄增长而逐渐学会的是非判断标准，以及按照该标准所表现的道德行为。

1. 前习俗期（preconventional stage，1~6岁）　此期儿童固守家长和其他权威人物的教导，道德对于他们来说是外来概念，当面对道德两难情境，进行好坏、对错判断时，儿童往往根据外界对其的限制，而不能兼顾行为后果是否符合社会习俗或道德规范。此期又分为两个阶段。①惩罚－顺从导向阶段：儿童根据行为的结果而非行为本身，在回避惩罚的基础上判断是非，因害怕惩罚，他们无条件地遵从规则，服从父母、老师或其他权威人士，他们没有语言和行为一致的概念。②相对功利导向阶段：儿童以自我为中心，是非观念建立在满足自身需要的基础上。儿童认为正确的行为指与自己需求一致的行为，虽有公平、回报、共享的概念，但这些概念是很实际的、具体的，并没有真正理解公正、感激、忠诚的含义。

2. 习俗期（conventional stage，6~12岁）　此期是儿童道德观念开始形成的时期，以社会习俗或规范为准则，行为动机主要为符合父母、家庭以及社会的需要，能遵守社会道德及法规，具有忠诚和服从的概念。习俗期包括两个阶段。①好孩子导向阶段：儿童的思维和行为都集中在他人的反应上，一切行为均为了得到他人的认可，儿童希望通过好的表现赢得表扬，在理解他人基础上，达到照顾者和他人的希望。②社会秩序导向阶段：儿童的思维、行为遵守社会习俗和法规，明确社会需求，服从团体规则，尊重法律权威，有责任心、义务感，有一定的法制概念。

3. 后习俗期（postconventional stage，12岁以后）　此期儿童将社会道德规范内化，形成个人道德理想和良心，能全面地进行自我约束，具备个人和团体利益的道德观念和原则。当面对道德的两难情境时，儿童可以根据自己的良心及个人价值观，进行是非判断，不局限于传统习俗或社会规范。在符合社会利益基础上，寻找适合的道德规范。医务人员可根据道德发展理论指导儿童及其家长，促进儿童道德发展。此期也分为两个阶段。①社会契约导向阶段：儿童尊重法规，认为人生目标是对社会负责，保证大众利益。②普遍道德原则导向阶段：儿童将社会道德规范内化，根据良心判断是非，追求平等、博爱的人生原则，如公平、正义、尊重人格等。

在医疗护理过程中，护士可应用此理论指导儿童及其家长，促进儿童道德的发展。如教育儿童养成良好的道德观念，首先应教育其遵守社会规范，行为举止规范；学龄期儿童可应用好孩子导向，向他们说明规章制度，多鼓励赞赏其行为，使他们能够按照规章制度严格指导自己的行为，有利于儿童道德观念的形成和发展，同时也有利于儿童服从治疗护理方案。

第六节　儿童发展中的常见问题

一、体格生长偏离 微课

体格生长偏离（growth deviation）指儿童体格生长偏离正常的轨迹，是儿童生长发育过程中的常见问题，主要包括体重生长偏离和身高（长）生长偏离。儿童体格生长偏离的原因较为复杂，遗传因素、代谢性疾病、内分泌系统疾病等均可引起儿童体格生长偏离。此外，部分体格生长偏离与神经心理因素有关，但多为后天营养和疾病的影响。

（一）体重生长偏离

1. 低体重（underweight）　儿童体重低于同年龄、同性别儿童正常体重参照值的均值减 2 个标准差（$< \bar{x} - 2SD$），或第 3 百分位数以下（$< P_3$）。如在儿童生长发育监测过程中发现与同年龄儿童体重水平相比，体重增长速度减慢呈低平或下降趋势时，应注意低体重的可能，积极寻找原因，做到早期干预。低体重常见原因包括：能量和蛋白质摄入不足，主要由喂养不当、摄入过少、偏食挑食、神经心理压抑等因素导致；急慢性疾病常导致消化吸收障碍和代谢消耗增加。应注意补充营养物质，积极治疗原发疾病，培养良好的饮食习惯，去除有关心理因素。

2. 体重过重（overweight）　儿童体重超过同年龄、同性别儿童正常体重参照值的均值加 2 个标准差（$> \bar{x} + 2SD$），或第 97 百分位数以上（$> P_{97}$）。体重过重的常见原因包括：营养物质摄入过多、活动量减少；病理性体重增加等。应注意减少热能性食物的摄入，增加活动量从而增加机体的能量消耗，积极治疗原发疾病。

（二）身高（长）生长偏离

1. 身材矮小（short stature）　儿童身高（长）低于同年龄、同性别儿童身高（长）正常参照值的均值减 2 个标准差（$< \bar{x} - 2SD$），或第 3 百分位数以下（$< P_3$）。儿童身材矮小的原因较为复杂，主要包括：遗传因素如父母身材矮小，或宫内营养不良，生长激素缺乏症、甲状腺功能减低症等内分泌系统疾病，21 - 三体综合征、Turner 综合征、黏多糖病、糖原累积症等遗传性疾病，以及精神、心理障碍等，长期喂养不当、慢性疾病及严重畸形仍是最常见原因。应注意身高（长）的纵向监测，尽早发现身材矮小征象，分析原因，积极进行早期干预。

2. 身材过高（tall stature）　儿童身高（长）高于同年龄、同性别儿童身高（长）正常参照值的均值加 2 个标准差（$> \bar{x} + 2SD$），或第 97 百分位数以上（$> P_{97}$）。身材过高常见于正常家族性身材过高、真性性早熟、垂体性肢端肥大症等内分泌系统疾病以及马方综合征等结缔组织性疾病。

二、心理行为异常

心理行为异常指儿童的心理行为发展偏离正常规律或轨道的现象，是儿童生长发育过程中常见的心理健康问题，主要包括儿童行为问题（如屏气发作、遗尿症、攻击性行为、破坏性行为等）、注意缺陷多动障碍、学习障碍、孤独症谱系障碍等。因此，应定期监测，及早发现问题，早期干预。

（一）儿童行为问题

心理行为问题在儿童生长发育过程中较为常见，对儿童身心健康的影响较大。研究表明我国儿童行为问题的发生率为 13.97% ~ 19.57%。儿童行为问题多表现在日常生活中，易被家长忽略，或被过分估计，因此，采取合适的测量工具及时发现异常的儿童行为十分必要。

儿童行为问题与父母对子女的教养、期望、生活环境等因素显著相关，可分为：①生物功能行为问题，如遗尿、多梦、夜惊、睡眠不安、过分挑剔饮食、食欲不佳等。②运动行为问题，如吸吮手指、咬指甲、磨牙、儿童擦腿综合征、活动过多等。③社会行为问题，如说谎、破坏、攻击、偷窃等。④性格行为问题，如胆怯、惊恐、社交退缩、易激动、烦闹、嫉妒、发脾气、违拗、要求注意、过分依赖等。⑤语言问题，如口吃等。男孩的心理行为问题多于女孩，男孩多表现为运动行为问题和社会行为问题，女孩多为性格行为问题，多数儿童的行为问题可在发育过程中自行消失。

1. 屏气发作　指呼吸运动暂停的一种异常行为现象，又称呼吸暂停征，多见于 6 ~ 18 个月的婴幼儿，常在悲伤、发怒、恐惧、剧痛、剧烈叫喊等情绪急剧变化时出现。发作时常表现为过度换气，呼吸中枢抑制，哭喊时屏气，因脑血管扩张、缺氧导致晕厥、意识丧失、口唇发绀、躯干及四肢挺直，甚至四肢抽动，持续 0.5～1 分钟后呼吸恢复，症状缓解，唇指泛红，全身肌肉松弛而清醒。随着儿童语言表达能力的增强，剧烈哭闹现象的减少，3～4 岁以后屏气发作逐渐缓解，一般 6 岁以后不再发作。屏气发作与惊厥发生无关。婴幼儿性格多暴躁、任性、好发脾气。父母的焦虑、过度保护，可增加屏气发作的发生风险。因此，应加强父母养育方式指导，避免粗暴打骂以及过度保护，此外应尽量不让孩子有哭闹、发脾气的机会。屏气发作时，应注意保持儿童呼吸道通畅，防止异物吸入和意外受伤。

2. 吮拇指、咬指甲癖　3～4 个月婴儿生理上的吸吮要求，尤其是吸吮拇指以安定自己，这种行为多在安静、寂寞、饥饿、疲乏时和睡前出现，随年龄增长而消失。儿童心理需要得不到满足，如精神紧张、恐惧、焦虑或未获得父母充分的爱，同时缺少玩具、音乐、图片等视听觉刺激，便吮指或咬指甲自娱，渐成习惯，直到年长时尚不能戒除吮拇指或咬指甲的行为。长期吮拇指、咬指甲可影响牙齿、牙龈及下颌发育，致下颌前突、齿列不齐，妨碍咀嚼。因此，要多关心和爱护吮拇指、咬指甲癖的儿童，消除其抑郁、孤独心理，出现该行为时应分散儿童注意力，鼓励儿童改正吮拇指和咬指甲的坏习惯，切勿打骂讽刺或在手指上涂抹苦药等。大多数儿童入学后受同学的影响会得到纠正或自然放弃此不良习惯。

3. 儿童擦腿综合征　儿童通过摩擦动作引起兴奋的一种运动行为障碍，常在入睡前、睡醒后或独自玩耍时发作。发作时，儿童双腿伸直交叉夹紧，手握拳或抓住物品使劲，女孩可伴外阴充血，喜坐硬物，手按腿或下腹部；男孩可有阴茎勃起，多伏卧在床上、来回蹭，制止会引起不满和哭闹反抗，可持续反复发生。有研究认为儿童擦腿综合征是因外阴局部受刺激引起后渐成习惯，持续反复发生。有研究认为发作时儿童有性激素水平紊乱。因原因不明，治疗意见亦不统一，但使儿童生活轻松愉快，解除儿童心理压力，鼓励其参加各种游戏活动等心理行为治疗是公认的必要措施。应注意保持儿童会阴部清洁卫生，除每日清洗外，婴幼儿白天玩耍时也应使用尿布或纸尿裤，尽早穿封档裤以保护会阴皮肤、避免感染，衣裤、被褥避免太厚、太紧；在发作时以有趣事物分散其注意力，睡前安排适当活动使之疲劳易于入睡，睡醒后立即穿衣起床以减少发作机会；鼓励儿童参加各种游戏和活动，使其生活轻松愉快。此习惯动作多随年龄增长而逐渐自行缓解。

4. 遗尿症　正常儿童 2～3 岁已能控制膀胱排尿，如 5 岁后仍发生不随意排尿即为遗尿症（enuresis），发生在夜间熟睡时称夜间遗尿症。遗尿症可分为原发性和继发性两类。原发性遗尿症多有家族史，男多于女，男女发生比例为 2∶1～3∶1，无器质性病变，多因控制排尿的能力迟滞所致，常于夜间发生，频率不一，有时 1～2 次/周，有时 1 次/夜甚至 1 夜数次不等。健康状况不良、劳累、紧张、情绪波动等可使症状加重，症状可自行减轻或消失，亦可复发。大约 50% 的儿童可于遗尿症发作的 3～4 年内逐渐缓解，可以自愈，但也有部分儿童可持续发作至青春期甚至成人期，常导致严重的心理负担，影响正常生活和学习。继发性遗尿症多见于尿崩症、糖尿病、智力低下、神经精神创伤、泌尿道畸形、感染，尤其是膀胱炎、尿道炎、会阴部炎症等全身性疾病或泌尿系统疾病，原发性疾病缓解后症状即可消失。

遗尿症儿童问诊时应详细询问健康史，排除全身性或局部性疾病，了解儿童生活环境，了解照顾者训练儿童排尿的过程；进行激励性行为矫正、正强化的行为干预，避免责骂、讽刺、处罚儿童，帮助儿童建立正常排尿的信心；指导家长合理安排儿童生活环境，坚持对儿童进行膀胱功能训练，逐渐延长排尿间隔时间，帮助儿童建立排尿条件反射；睡前适当减少饮水量，避免兴奋性活动，睡前排尿，熟睡后父母可在其经常发生遗尿时间之前唤醒，使儿童在觉醒时养成主动排尿的习惯，亦可采用警报器协助训练；必要时采取药物治疗、针灸推拿、中药秘方等治疗。

5. 攻击性行为　游戏时儿童表现出攻击性行为，他们屡次无缘无故地咬、抓或打伤其他儿童。攻击性行为的原因较为复杂，可受成人行为的影响，如父母争吵、打架等行为的影响；或儿童遭受父母的惩罚、他人的讥讽等挫折，好嫉妒的儿童也可能通过伤害其他儿童获得父母或老师的关注；此外，父母的过度溺爱、保护也可导致儿童出现攻击性行为。主要的干预措施包括不体罚儿童，在儿童攻击性行为发作时及时制止，带儿童到安静的地方，了解儿童发作的原因，让其学会自己反省，学会控制自己；应尊重、理解儿童，帮助儿童使用适当的方式发泄情绪，培养他们的同情心和助人为乐，同时帮助他们获得团体的认同。

6. 破坏性行为　儿童因好奇、取乐、显示自己的能力或精力旺盛无处宣泄等原因，无意中破坏物品；部分儿童因无法控制自己的愤怒、嫉妒或无助的情绪而有意采取破坏行为。主要的干预措施包括仔细分析原因，给予正确引导和行为治疗，避免斥责和体罚儿童。

（二）注意缺陷多动障碍

注意缺陷多动障碍（attention deficit hyperactivity disorder，ADHD）也称多动症，是一种发展性自我控制障碍，是儿童常见的一种行为障碍，多发于儿童期，学龄期儿童患病率偏高，患儿男性多于女性，男女比例为 2：1。ADHD 主要表现为躁狂、多动、易冲动，无法长期集中注意力于某一事物，随时随地可能表现出异于同龄人的冲动情绪或冲动言行。患儿情绪极易不稳定，经常伴随不同程度的认知障碍。此外，ADHD 还在学习方面给儿童带来一些困扰，如识记困难、阅读障碍等，而且儿童经常会重复相同的犯错。ADHD 病因和发病机制尚不明确，多数研究认为是遗传、社会心理、神经心理和环境因素等协同作用引起。主要依据病史和具体行为表现等综合观察与评定进行临床诊断，目前临床常用评定量表有 Conners 注意力缺陷多动障碍儿童行为量表、Vanderbilt 注意力缺陷多动障碍儿童行为量表等。ADHD 的干预治疗主要包括药物干预疗法和心理疗法两大类，目前已知药物干预疗法的副作用较大且可能导致部分儿童身体不适，基于此，心理疗法干预对 ADHD 儿童的预后非常重要，需要医院、学校、家庭等多方协作，对 ADHD 儿童心理行为治疗。

（三）学习障碍

学习障碍（specific learning disorder，SLD）是特殊的发育障碍，指获得和运用听、说、读、写、计算、推理等特殊技能上有明显困难，表现出相应的多种障碍综合征，以学龄期儿童多见，小学 2~3 年级为高峰时期，男孩多于女孩。临床上常把智力低下、多动、情绪和行为问题、特殊发育障碍等引起的学业失败统称为学习困难。学习障碍的原因有遗传、产伤、窒息、脑发育不全及周围环境刺激或心理问题等。中枢神经系统的功能障碍也会导致学习困难。表现为学习能力的偏异，如操作或语言能力；协调运动障碍，如眼手协调差、绘画等精细运动技能不能完成；听觉辨别能力弱，如分不清近似音，影响听、说和理解；理解和语言表达能力缺乏，听与阅读时易遗漏或替换，不能正确诵读，构音障碍，交流困难；知觉转换和视觉障碍，如听到"狗"时不能就想到"狗"，立即写出"狗"字；视觉-空间知觉障碍，辨别能力差，如分不清 6 与 9，b 与 d 等，影响阅读能力等。学习障碍的儿童不一定智力低下，但由于其认知特性导致患儿不能适应学校学习和日常生活。在拒绝上学的儿童中有相当部分是学习障碍儿童，应仔细了解情况，分析原因，采取特殊教育训练，并取得家长的理解和密切配合。

（四）孤独症谱系障碍

孤独症谱系障碍（autism spectrum disorder，ASD），简称孤独症，又称为自闭症，是一种神经发育性障碍性疾病，临床表现主要为社会交往障碍、语言交流障碍、兴趣和活动范围狭窄以及重复刻板行为。ASD 病因复杂，目前尚不

明确，遗传因素是最常见的风险因素。此外，孕期感染、机体免疫力差、营养状态不良等环境因素亦是 ASD 的风险因素。ASD 有两种主要的发病模式，即早发型（early onset）通常在 1 岁前发病；倒退型（regressive onset）通常在 2 岁左右发病。最新研究数据显示全球 ASD 发病率略低于 1%，我国 ASD 发病率为 1/142。目前 ASD 尚无特殊的药物治疗，但在早期尤其是 2 岁以前若能及时发现和干预，能有效改善 ASD 个体的语言、社交沟通等能力的发展轨迹并影响长期结果。常用的筛查量表有孤独症行为量表（ABC）、改良婴幼儿孤独症量表（M-CHAT）和克氏孤独症行为量表（CABS）。ASD 干预方法主要包括应用行为分析疗法（ABA）、人际关系发展干预疗法、孤独症以及相关障碍儿童治疗教育课程（TEACCH）训练等。此外，药物辅助治疗可以一定程度地改善患儿情绪不稳、冲动行为、注意力缺陷和多动等情绪和行为症状，提高训练和教育效果。

（张小宁）

目标检测

答案解析

一、选择题

A1 题型

1. 关于小儿生长发育规律的描述，下列错误的是
   A. 在整个小儿时期生长发育是不断进行的
   B. 各年龄阶段生长发育是等速进行的
   C. 年龄越小，体格生长越快
   D. 各系统器官的发育并不平衡
   E. 生长发育遵循由下到上、由远到近、由细到粗的规律

2. 新生儿出生时身长平均为
   A. 42cm　　　　B. 46cm
   C. 50cm　　　　D. 52cm
   E. 55cm

3. 关于头围，下列错误的是
   A. 头围的大小与脑的发育密切相关
   B. 新生儿头围约34cm
   C. 1 岁时小儿头围约46cm
   D. 2 岁时小儿头围约48cm
   E. 头围过大见于脑发育不良

4. 某小儿能独坐站，会叫"爸爸""妈妈"，能模仿成人的动作，会用手指抓勺子，可能的年龄是
   A. 4~5 个月　　　B. 6~7 个月
   C. 8~9 个月　　　D. 10~11 个月

E. 18 个月

5. 最能反映婴儿营养状况的体格发育指标是

　A. 头围　　　　　　　B. 牙齿数

　C. 前囟的大小　　　　D. 体重

　E. 胸围

A2 题型

6. 一健康男孩，体重 10.5kg，身长 80cm，出牙 12 枚，前囟已经闭合，胸围大于头围，其月龄约是

　A. 9 个月　　　　　　B. 12 个月

　C. 18 个月　　　　　D. 24 个月

　E. 30 个月

7. 一健康男孩，身长 88cm，体重 12.5kg，胸围大于头围，前囟已闭，乳牙 18 枚，可能的年龄是

　A. 9 个月　　　　　　B. 12 个月

　C. 18 个月　　　　　D. 24 个月

　E. 30 个月

8. 某女婴，前囟 0.8cm×1cm，头围 43cm，乳牙 4 枚，她所具动作、语言和应物能力，下列不可能的是

　A. 能发出"爸爸"等复音

　B. 能听懂自己的名字

　C. 会扶着栏杆站起来

　D. 能认识和指出身体各部分

　E. 能独自摇摆小物体

二、思考题

1. 小儿生长发育的一般规律有哪些?

2. 小儿体格生长常用测量指标有哪些?

书网融合……

本章小结　　　　　微课　　　　　题库

第三章　儿童健康促进

PPT

学习目标

知识要求：

1. **掌握**　计划免疫、主动免疫、被动免疫的概念。
2. **熟悉**　不同年龄阶段儿童保健特点、健康促进措施；我国儿童计划免疫程序的具体内容。
3. **了解**　儿童常用的体格锻炼方法、儿童游戏的功能；儿童常见意外伤害的类型、预防与护理措施。

技能要求：

1. 熟练掌握新生儿家庭访视的程序和内容，儿童预防接种的方法，指导家长正确处理预防接种的反应。
2. 指导儿童家长选择适合孩子的玩具、游戏，进行适当体格锻炼。

素质目标：

综合运用所学知识为儿童提供健康保健指导，提升儿童健康水平和生命质量，体现护理专业价值和护士职业价值。

儿童是祖国的未来，儿童健康是全民健康的基础。近30年来，世界范围内儿童的健康问题发生了很大的变化，遗传性疾病、出生缺陷、新生儿疾病、感染和寄生虫病、营养不良等依然存在，神经发育障碍和心理行为问题、伤害与暴力、肥胖及代谢性障碍、儿童意外伤害、青少年物质滥用、新发传染病等成为新的健康威胁。因此，从生命孕育开始，对儿童生命历程的各个阶段采取干预措施，对维护和促进儿童健康具有重要现实意义。

儿童健康促进（child health promotion）研究儿童各年龄阶段生长发育规律及其影响因素，依据预防为主、防治结合、群体干预和个体保健相结合的原则，对住院儿童、社区儿童采取有效的预防保健措施，维护和促进儿童身心健康和社会能力发展。

第一节　各年龄期儿童特点及保健

案例引导

案例　某6月龄婴儿，偏瘦，混合喂养，父母带其到儿童保健门诊进行体检并进行预防接种。

讨论：

1. 该婴儿处于哪一个生长发育阶段？其特点是什么？
2. 应重点从哪些方面对其父母进行保健指导？

一、胎儿的特点及保健　微课1

（一）胎儿的特点

从受精卵开始，胎儿在母体子宫内经过约40周生长发育后娩出。因此，胎儿健康状况与孕母身体健康、营养程度、生活环境及心理健康状况等密切相关。若孕母受到生物因素、物理化学因素、营养障碍、疾病等影响，均可影响胎儿的生长发育，严重者甚至导致胎儿发生死亡、早产或出生缺陷等严重不良后果。《素问·奇病论》曾对"胎病"有记载，说明我国古代已认识到如果不注意胎儿护养可造成小儿先天性疾病。

（二）胎儿的保健措施

胎儿保健（fetal health care）是指保护胎儿在母体子宫内健康发育以及最终安全娩出的措施，以孕母保健为重点。自2005年起，我国将9月12日定为"中国预防出生缺陷日"，旨在引导和动员全社会共同努力、积极行动，全面加强胎儿期孕母保健，防治出生缺陷，切实维护和保障妇女儿童健康，不断提高出生人口素质，促进经济社会可持续发展。

1. 产前保健

（1）预防遗传性疾病和出生缺陷　孕母在婚前进行遗传咨询，禁止近亲结婚；孕前和孕早期进行优生优育检查，特别是孕母确诊或怀疑遗传性疾病者、家族连续发生不明疾病者、家族有与遗传相关的出生缺陷或智力低下者；孕期接触不良环境因素者（病毒感染、辐射、药物和毒物等）、孕期患有慢性病者（心肾疾病、糖尿病、甲状腺功能亢进、结核病等）；35 岁以上高龄孕妇或婚后多年不孕者等，应积极开展产前筛查和产前诊断，加强观察；出现异常情况，应及时就诊，必要时终止妊娠。

（2）保证孕母充足营养　胎儿成长发育所需的营养物质完全依赖孕母供给，孕母在孕期不同阶段营养障碍可影响胎儿此期主要器官的发育。如孕母孕早期缺乏叶酸会影响胎儿脑发育；孕晚期缺乏钙、铁、锌及维生素可影响儿童出生后生长发育速度；孕期严重营养不良可引起胎儿流产、早产或宫内发育迟缓。因此，应鼓励孕母充分摄入营养丰富的物质，并注意各种营养素的搭配，但也应防止营养摄入过剩而导致胎儿异常。

⊕ 知识链接

"增补叶酸预防胎儿神经管缺陷"项目

神经管缺陷是一组严重影响胎儿大脑和脊索发育的先天畸形，主要有无脑畸形、脊柱裂、脑膨出三种畸形，是造成流产、死胎、死产的重要原因之一，也是导致婴幼儿和患者终身残疾的主要原因之一，危害严重。

现代医学已证实叶酸缺乏可导致无脑儿、脊柱裂等神经管缺陷发生率增加。为减少神经管缺陷的发生，根据《中共中央国务院关于深化医药卫生体制改革的意见》（中发〔2009〕6 号）和《国务院关于医药卫生体制改革近期重点实施方案（2009—2011 年）》（国发〔2009〕12 号）确定的重点工作，决定从 2009 年开始实施增补叶酸预防神经管缺陷项目，国家为农村地区育龄妇女在怀孕前 3 个月和怀孕后 3 个月免费增补叶酸。

该项目的实施，有效地降低了我国神经管缺陷发生率，提高出生人口素质。

（3）保证孕母良好的生活环境　保持轻松愉快的情绪，聆听舒缓愉悦的音乐进行适宜的胎教，鼓励孕母做好优生准备。

（4）健康教育　指导孕母定期产前检查，动态监测胎儿发育状况，避免或减少孕期有害因素对胎儿的影响。妊娠末期，指导孕母为即将出生的新生儿做好心理准备和物品准备，进行有关新生儿喂养、保暖和预防疾病等健康指导，为新生儿得到健康护理做准备。

⊕ 知识链接

"孕妇外周血胎儿游离 DNA 检测（NIPT）"项目

NIPT 技术始于 1997 年，研究发现孕妇的外周血，即骨髓之外的血液中含有少量来自胎儿胎盘滋养层细胞的游离 DNA，提取后通过 NGS 等测序技术即可有效地检测出胎儿是否有患染色体疾病的风险。

NIPT 即无创产前基因检测，是目前最敏感的 21-、18-以及 13-三体综合征产前筛查技术，可以在不同年龄人群中替代传统的染色体非整倍体综合筛查方法，能有效预防出生缺陷，提高出生人口素质。

2. 产时保健　以安全分娩为重点，预防产伤及产时感染。由护士或助产士帮助孕母选择合理的分娩方式和分娩时机，鼓励开展专业陪伴分娩和药物分娩镇痛服务。注意当出现胎膜早破、羊水污染、宫内窒息、胎粪吸入、脐带脱垂、产程延长、难产等情况时，胎儿感染机会增加，可预防性使用抗生素，避免感染的发生。

二、新生儿及其家庭的保健

（一）新生儿的特点

新生儿从母体娩出后，其身体各组织和器官发育尚不成熟，对外界环境变化的适应性和调节性差、抵抗力弱，发病率高、病情进展快、死亡率高。据世界卫生组织（WHO）统计报道，2019 年新生儿死亡占 5 岁以下儿童死亡总数的 47%，其中，近四分之三在出生后第一周内死亡，约三分之一在生命最初 24 小时发生死亡。因此，新生儿保健（neonatal health care）是儿童保健的重点，而生后 1 周内新生儿保健是重中之重。

（二）新生儿的保健及家庭健康促进措施

1. 产后 24 小时保健　新生儿娩出后，应预防并及时处理新生儿缺氧、窒息、低体温、低血糖、低血钙及颅内出血等情况。迅速清除口、鼻腔黏液，保持呼吸道通畅；严格消毒，结扎脐带；准确记录出生时 Apgar 评分、体温、呼吸、心率、体重、身长等情况；及时眼部用药，防止感染性眼病；产房温度以 25~28℃、湿度 55%~60% 为宜。经初步评估正常儿可母婴同室，尽早指导母乳喂养；早产儿、低体重儿、宫内及产时异常等高危儿送入新生儿重症监护室，进行特殊监护和积极处理。

2. 新生儿疾病筛查　是指在新生儿期对严重危害新生儿健康的先天性、遗传性疾病施行专项检查，提供早期诊断和治疗的母婴保健技术。我国自 2009 年 6 月 1 日起，开始实施《新生儿疾病筛查管理办法》，规定全国新生儿疾病筛查病种包括先天性甲状腺功能减低症、苯丙酮尿症等新生儿遗传代谢病、听力障碍、先天性髋关节脱位等。卫生健康部门根据需要对全国新生儿疾病筛查病种进行调整，推进出生缺陷防治服务，提高出生人口素质。

3. 家庭访视（home visit） 指社区卫生服务中心护理人员应在新生儿出院后至28天内到其家中进行居家健康护理和指导，根据访视时间分为初访、周访、半月访和月访，一般访视2～4次。低出生体重、早产、双胎、多胎或有出生缺陷的新生儿，根据实际情况增加访视次数。访视内容可概括为一询问、二观察、三检查、四处理、五指导和六记录。

（1）询问 新生儿出生情况、预防接种、喂养情况、大小便及睡眠情况，了解新生儿是否进行新生儿疾病筛查等。

（2）观察 新生儿生后环境和新生儿面色、哭声、呼吸和反应情况，重点观察新生儿有无黄疸、出生缺陷、皮肤和脐部感染等。

（3）体格检查 包括头颅有无畸形、前囟大小、心肺、腹部及四肢有无异常、外生殖器发育等；测量体重、身长、头围；评估生命体征等。

（4）处理 及时处理异常，问题严重者应立即就诊。

（5）健康指导 根据新生儿的具体情况，有针对性地对家长进行母乳喂养、保暖、沐浴、脐部护理、预防接种和常见疾病预防指导。

（6）记录 及时填写家庭访视记录单。

4. 合理喂养 鼓励母乳喂养，指导母亲采用正确的哺乳方法和技巧；若母乳充足，新生儿哺乳后安静入睡，体重增长正常，大小便正常；母亲可有乳汁溢出浸湿胸前衣服或乳房胀痛现象；低出生体重儿，吸吮力强者，可按正常新生儿的喂养方法进行，按需哺乳，吸吮力量弱者可将母乳挤出，用滴管喂哺，一次量不宜过大，以免吸入气管。某些药物可通过乳汁分泌，如异烟肼、氯霉素、氨基糖苷类等，母亲应在医师指导下用药。母乳不足或无法进行母乳喂养者，应指导母亲采用科学的人工喂养方法，在喂养中注意小儿的大便性状及颜色变化。

5. 保暖 新生儿居室应阳光充足，通风良好，温度以20～22℃为宜，湿度以55%～60%为宜。冬季温度过低时新生儿（尤其是低出生体重儿）容易体温不升，影响代谢和循环，严重者导致寒冷损伤综合征。因此，应指导家长学会正确使用安全保暖方式。夏季避免室内温度过高、衣物包被过厚，警惕发生新生儿捂热综合征。

6. 日常护理 指导家长观察新生儿的精神状态、肤色、呼吸、哭声、体温及大小便等情况。为新生儿选择柔软、浅色、吸水性强的棉质衣服、被褥和尿布，衣物应宽松、易穿脱，不妨碍肢体活动。注意脐部护理，保持脐带残端的清洁和干燥。保持皮肤清洁，避免损伤，尿布应及时更换，每次大便后用温水清洗臀部，以防臀红。新生儿包裹不宜过紧，以保证新生儿活动自如及双下肢的屈曲状态，以利于髋关节的发育。存放新生儿衣物的衣柜不宜放置樟脑丸，以免诱发新生儿溶血。新生儿一天睡眠时间最好达20小时，不要枕头，建议仰卧位睡姿以防止窒息。鼓励母亲多与新生儿交流，轻柔的抚摸及颜色鲜艳的玩具均可促进新生儿感知觉和运动的发育，WHO对早产儿尤其推荐袋鼠式护理，也就是出生后，新生儿与父母之间，皮肤与皮肤直接接触的照护方式，这种简单的方式对促进婴幼儿发育有重要意义，也适用于足月儿。

⊕ 知识链接

袋鼠式护理

袋鼠式护理指新生儿母（父）亲以类似袋鼠等动物照顾幼儿的方式，将新生儿直立贴在母（父）亲胸口，皮肤接触皮肤，提供新生儿所需温暖及安全感。有文献研究显示，袋鼠式护理可为早产儿提供适宜的生长发育环境，消除各种可能诱发神经发育障碍的因素，促进早产儿神经系统的发育。同时，袋鼠式护理还可以促进神经递质的分泌，刺激触觉间的联系，促进免疫系统、神经系统和内分泌系统的发育，促进生长。

7. 预防疾病和事故 新生儿食具专用并及时消毒；尽量减少过多外来人员接触；按计划接种卡介苗和乙型肝炎疫苗；出生后应及时补充维生素D，预防佝偻病；防止因包被蒙头过严、哺乳姿势不当堵塞新生儿口鼻等造成窒息。

三、婴儿及其家庭的健康促进

（一）婴儿的特点

此阶段是生长发育最为迅速的阶段，对能量和营养素尤其是蛋白质的需要量相对较多，但消化和吸收功能发育尚不完善，故易出现消化功能紊乱和营养不良等疾病。此外，随着月龄的增长，婴儿从母体获得的免疫力逐渐消失，而自身后天的免疫力尚未产生，故易患肺炎等感染性疾病和传染病。

（二）婴儿的保健及家庭健康促进

1. 科学喂养 倡导6个月内婴儿纯母乳喂养，6～24个月的婴幼儿在科学进行食物转换的同时，鼓励母亲继续进行母乳喂养。部分母乳喂养儿或人工喂养儿首选配方奶粉。强化婴幼儿食物转换的原则，补充婴儿生长发育所必需的营养素，但应防止发生消化不良和腹泻。指导家长在婴儿10～12个月时，可把握时机断奶，一般秋季是母乳喂养儿最佳断奶时机。

2. 生活护理

（1）个人清洁卫生　指导家长为孩子做好面部、眼睛、口鼻、臀部等清洁护理。每日早晚为小儿洗脸、洗脚和臀部，勤换衣裤。有条件者定时为婴儿进行沐浴和抚触，促进情感交流。沐浴后要及时擦干皮肤褶皱处，如颈部、腋下、腹股沟等部位。婴儿头部前囟及周围易形成鳞状污垢或痂皮，可涂植物油，待痂皮软化后，用婴儿专用洗发液和温水洗净，不可强行剥脱，以免引起皮肤破损和出血。

（2）大小便训练　婴儿会坐后可以练习大小便坐盆，每次3～5分钟，训练定时大便。

（3）加强婴儿口腔保健　第一颗乳牙萌出后即开始用指套牙刷或干净的纱布为婴儿清洁牙齿；避免口含奶瓶睡觉，以预防奶瓶龋病；注意吸吮奶嘴的正确姿势和习惯，防止牙颌畸形。指导家长关注婴儿牙齿发育状况，保护儿童牙齿、促进骨骼健康发育。

3. 户外活动　家长应坚持每日带婴儿进行户外活动，呼吸新鲜空气、晒太阳，以空气浴和日光浴为主，以增强体质、预防佝偻病的发生。家长还应为婴儿提供活动的空间和机会，如让婴儿洗澡时练习踢腿，俯卧时抬头，鼓励爬行和行走，做被动体操等。

4. 促进感知觉发育，增进亲子依恋　对3个月以下的小婴儿，指导家长选择颜色鲜艳、能够发声的玩具吸引婴儿注意力，播放悦耳柔和的音乐、与婴儿进行目光交流和触摸，促进亲子感情的建立。3～6个月婴儿，适当用温柔的声音表示赞许和鼓励，用严厉的声音表示批评和禁止，培养婴儿分辨声调好坏的能力。对6～12个月的较大婴儿引导其观察周围事物，提高其注意力。

5. 预防疾病和意外

（1）定期体格检查并做好生长发育监测，6个月以内的婴儿每1～2个月检查1次，7～12个月的婴儿每3个月检查1次，高危儿、体弱儿应适当增加检查次数。应用生长发育监测图评价婴儿的生长和营养状况，及时发现婴儿营养不良、营养性缺铁性贫血、佝偻病、微量元素缺乏等疾病并予以及时的干预和治疗。

（2）婴儿对传染病普遍易感，应指导按计划免疫程序完成基础免疫。

（3）婴儿处于口欲期，应注意预防异物吸入及常见的意外伤害如窒息、烫伤、中毒等。

四、幼儿特点及保健

（一）幼儿的特点

幼儿体格生长发育速度较婴儿减慢，但神经、心理发育迅速，运动和语言能力增强，与外界环境接触机会增多，好奇心增强，随着自主性和独立性不断发展，活动范围增加。但该年龄段小儿免疫功能仍不健全，且对危险事物的识别能力差，故感染性和传染性疾病发病率及意外事故发生率仍较高。因此，幼儿期保健重点是预防疾病和意外事故。

（二）幼儿的保健措施

1. 合理安排膳食　普及科学育儿知识和技能，增强家庭的科学育儿能力。幼儿断奶后，指导家长应注意供给种类丰富食物，满足幼儿每日所需的能量和营养素；同时应注意断奶后仍要进行人工喂养，乳类供能不低于总能量的三分之一；每日5～6餐适宜。食物烹饪上应做到细软、易于消化吸收，做到多样化和色、香、味兼顾，增进幼儿食欲。

2. 日常护理　主要为培养幼儿良好的生活习惯。

（1）饮食习惯　鼓励幼儿独立进食、不吃零食、按时进食，进食时不玩耍、不挑食、不剩食。适当培养幼儿进餐礼仪，如吃饭时不讲话，不将自己喜欢的饭菜拿到自己面前等，家长可给予及时的表扬和鼓励。

（2）排便习惯　训练幼儿自己控制排便，如选择合适的坐便器，衣裤应易脱卸等，家长及时鼓励和表扬。

（3）睡眠习惯　培养幼儿睡眠习惯，一般每晚10～12小时，白天1～2次，在睡觉前先关上门，拉上窗帘，创造安静的环境，睡眠前给予陪伴，或让其带一个喜欢的玩具上床，增加其安全感，睡前避免剧烈的活动或阅读紧张的故事。

（4）加强口腔卫生清洁　家长可用指套牙刷或小牙刷帮助幼儿刷牙，早晚各1次，指导幼儿养成饭后漱口的习惯，逐步学会自己刷牙；教导幼儿少吃含糖量高的食物，防止龋齿的发生；尽量避免喝着牛奶或果汁入睡；带幼儿定期做口腔检查。

（5）培养良好的卫生习惯　培养幼儿定时洗澡，勤换衣裤、勤剪指甲、饭前便后洗手的习惯；养成不喝生水、不吃掉在地上的食物及未洗净的瓜果、不随地吐痰及大小便、不乱扔垃圾等习惯。

（6）培养幼儿自我照顾的能力和热爱劳动的习惯　如自己穿脱衣服、收拾玩具、帮助大人拿递东西等，为适应幼儿园生活做准备。

3. 促进动作发育及各种能力发展　幼儿1岁逐步学会走路，1岁半后在走稳的基础上培养跑、跳、攀登等能力；通过玩积木、穿珠子、折纸、系纽扣等逐步培养精细动作的发展。指导家长重视与幼儿的语言交流，讲故事、唱歌等促进幼儿语言发育。幼儿期也是孩子心理行为发育的关键期，父母一方面要给予正确引导，另一方面还需要注意自己的言行，给孩子树立一个良好的榜样。

4. 预防疾病和意外

（1）按照计划免疫程序完成有关疫苗的加强免疫，预防传染性疾病。

（2）每6个月为幼儿健康体检、监测生长发育，预防营养不良、缺铁性贫血、单纯性肥胖、龋病和视力异常等疾病。

（3）幼儿喜动，好奇心强，但缺少生活经验，容易发生意外事故，故幼儿接触的环境中应避免有致其异物吸入、烫伤、触电、溺水等危险因素，不宜让幼儿独自留在家中或外出。

五、学龄前期儿童特点及保健

（一）学龄前期儿童的特点

学龄前期是儿童智力发展、特长塑造的关键时期，儿童理解力逐渐增强，好奇多问，模仿能力强，但缺乏经验，容易出现意外事故。儿童从家庭过渡到幼儿园集体生活，面临饮食、休息、活动等生活方式改变，应注意口腔卫生和用眼卫生，以及良好的坐立行等生活习惯的养成。虽然此期儿童的抵抗力稍增强，但因集体生活，一旦发生传染病，则极易蔓延。因此，学龄前期儿童保健应重点注意培养良好的思想品德、行为习惯、防治感染性疾病等。

（二）学龄前期儿童的保健措施

1. 合理营养　饮食种类接近成人，但食品制作要多样化，并做到粗、细、荤、素搭配，补充优质蛋白，保证营养摄入充足且均衡，每日4~5餐；培养儿童按时进食、不挑食及良好就餐礼仪；注意食品卫生和安全就餐。

2. 日常护理　培养学龄前期儿童自理能力。指导家长

帮助儿童学会简单的洗脸、刷牙、进食及穿衣等动作，此过程中儿童可能动作缓慢、笨拙，容易出现脾气暴躁，家长应耐心鼓励儿童自理。

3. 促进心理社会发育

（1）培养兴趣和意志品质　适当安排儿童学习手工制作、绘画、弹奏乐器、唱歌和跳舞等，培养他们多方面的兴趣和想象、思维能力，陶冶情操。陪伴儿童参加幼儿园组织的运动会、参观动物园、植物园和博物馆等集体活动，培养儿童关心集体、遵守纪律、团结协作、热爱劳动等好品质。

（2）促进智力发展　学龄前期儿童好学好问，家长应因势利导，耐心回答孩子的问题，并尽可能参与孩子搭积木、绘画、剪贴等复杂性和技巧性游戏、"过家家"等模仿秀游戏，培养孩子的动手能力和思维能力。

（3）塑造性格　学龄前期儿童开始产生道德感、美感和理智感，性格与情绪也进一步形成，家长应注意通过自己的言行举止对孩子进行潜移默化的影响，使之形成良好的心理素质和道德品质。同时及时观察孩子是否有吸吮指甲、遗尿、攻击性和破坏性行为，及时引导和纠正。

3. 预防疾病和意外伤害

（1）坚持体格锻炼　通过游戏和体育活动，增强儿童体质。

（2）定期体格检查　继续监测生长发育情况，完成加强性的预防接种，防止传染性疾病，特别是水痘、手足口病、细菌性痢疾等。重视视力检查和口腔保健，技术筛查与矫治先天性远视、近视等，防止儿童龋病。及时发现儿童某些生理缺陷如语言不清、口吃等，及时纠正，防止儿童出现自卑等心理。

（3）开展安全教育　儿童活动范围增加，自我防卫能力差，意外事故发生率高。儿童保健工作者、托幼机构应对家长和儿童开展各种形式的安全教育宣传，并采取相应措施，防止发生溺水、中毒、交通等意外事故。

> ⊕ **知识链接**
>
> #### 0~6岁儿童眼保健及视力检查服务
>
> 2021年国家卫生健康委员会颁布的《0~6岁儿童眼保健及视力检查服务规范（试行）》规定，根据不同年龄段正常儿童眼及视觉发育特点，结合0~6岁儿童健康管理服务时间和频次，为0~6岁儿童提供13次眼保健和视力检查服务。主要由乡镇卫生院、社区卫生服务中心等基层医疗卫生机构承担。
>
> 其中，新生儿期2次，分别在新生儿家庭访视和满月健康管理时；婴儿期4次，分别在3、6、8、12月龄时；1~3岁幼儿期4次，分别在18、24、30、36月龄时；学龄前期3次，分别在4、5、6岁时。

六、学龄期儿童特点及保健

（一）学龄期儿童的特点

学龄期儿童神经发育迅速，大脑皮质功能发育更加成熟，接近成人。此期是儿童接受科学文化教育的重要时期，对事物具有一定的认知、分析、理解和控制能力，综合能力有所提升。学龄期儿童的机体抵抗力增强，但同伴、学校和社会环境对其影响较大。社会、学校和家庭应密切配合，注意保护学龄儿童的身心健康，培养新时代"有理想、有道德、有文化、有纪律"的四有少年。

（二）学龄期儿童的保健措施

1. 培养健康的生活方式

（1）正确的坐、立、行姿势　学龄期是骨骼生长发育的重要阶段，儿童时期骨骼的可塑性很大，不良姿势如写字读书时弯腰、趴在桌面、走路习惯性驼背等，会影响胸廓和脊柱的发育，造成骨骼畸形。因此，儿童站姿、坐姿应挺直，背书包要双肩背，以避免驼背、脊柱侧弯等疾病。

（2）预防近视　注意用眼卫生，读书、写字时光线要充足，姿势要正确，长时间用眼应远眺缓解视力疲劳，积极开展眼保健操活动。一旦儿童发生近视，要及时到医院检查治疗，规范佩戴近视眼镜。

（3）预防龋齿　学龄期儿童的龋齿发生率较高，要注意口腔卫生，睡前饭后养成刷牙的习惯，注意饮食卫生。

2. 合理营养　学龄期儿童体格生长、心理和智力发展，需要均衡营养。应提供给儿童多样化食物，鼓励多吃蔬菜、水果和薯类，增加牛奶、鱼、瘦肉、蛋等含铁丰富食物的摄入，避免发生缺铁性贫血。养成良好的饮食习惯，定时定量地进餐，不挑食、不偏食、不贪食、不吃过多的糖类。重视学龄期儿童的早餐质量，可用上午课间加餐的方式来弥补早餐的不足，以保证其生长发育，有利于保持学习注意力。

3. 加强户外活动　学龄期儿童应加强户外体格锻炼。参加学校体育课的系统体育锻炼如跑步、球类等活动，寒暑假在家长带领下适当进行游泳、爬山等活动，但应注意安全。体格锻炼不仅促进儿童体力、耐力的发展，也可清醒头脑、缓解身体疲劳。长期坚持，能够培养学龄儿童的坚强的意志，提升儿童身体素质。少年强则国强，儿童青少年体质健康是保持我国旺盛生命力的基石。

4. 重视学龄期儿童心理卫生问题　父母和教师要注意提高孩子学习兴趣，培养优秀的学习习惯。尊重儿童的意见，给孩子正确地引导，既要发挥他们的主动性和独立性，又要及时克服其幼稚性和冲动性。另外，部分学龄儿童会对学校不适应，表现为焦虑、恐惧或拒绝上学，家长应及时查明原因，采取相应措施。教师应按照师德师风要求，关心关爱学生成长。

5. 预防疾病和意外伤害

（1）定期进行健康检查，一般每年体检 1 次，测量身高、体重等生长发育指标，检查牙齿、视力、听力及心理发育有无异常。

（2）学龄期儿童最常发生的意外伤害包括溺水、交通事故以及在活动时的外伤、骨折等，应告知其交通规则和意外事故的防范知识，并通过国家安全学习平台宣传教育，以减少意外的发生。

（3）根据当地防疫要求和传染病发病情况，进行预防接种。

七、青春期儿童特点及保健

（一）青春期儿童的特点

青春期是由儿童过渡到成年的时期，是一生中决定性格、体质、心理、智力发育和发展的关键时期。在身心发育方面具有以下明显特征：①体格生长迅速，是生长发育的第二个高峰期，并呈现明显的性别差异，生殖系统逐渐发育成熟，性激素分泌增加，第二性征明显；②记忆力强，思维能力不断提高，是学习科学文化知识及人生观、世界观形成的关键时期；③心理与社会适应能力发展相对缓慢，容易出现叛逆与依赖、自信与自卑、闭锁与开放等矛盾心理和行为；④由于性成熟，他们对同龄异性产生好奇与渴望，但受升学压力和传统观念的约束，使他们不能公开因而产生压抑心理。因此，此期健康促进应保证充足的营养，加强青春期生理和心理卫生教育，促进其身心健康发展。

（二）青春期儿童保健措施

1. 合理营养　青少年脑力劳动和体力运动对营养的需求增加，而且生长发育迅速，因此需要增加蛋白质、维生素及矿物质（如钙、铁、锌和维生素 A）等营养物质的摄入。鼓励食用新鲜水果、蔬菜、瘦肉和鱼油，保持营养素均衡。青春期应培养良好的饮食习惯，减少依赖零食和"垃圾食品"等高热量、高糖、高盐和高饱和脂肪的摄入，防止肥胖，降低日后患动脉粥样硬化性心脏病的风险。

2. 培养良好的习惯

（1）保证充足的睡眠　起居有时，睡眠充足，以满足此期迅速生长的需要，并保持精力充沛，提高学习效率。家长应起到榜样示范作用，避免在青少年面前有晚上熬夜、早上不起等不良习惯。

（2）坚持体育锻炼　适量体育运动能促进生长发育、改善心肺功能，可以根据体育测试要求进行跑步、跳绳、跳远、仰卧起坐、游泳等体育活动，早晚各一次，每次 1 小时左右，锻炼身体耐力，提高运动速度，注意运动安全。

3. 重视性教育　家长、学校和保健人员都有责任对青少年进行性知识和性道德教育，如生殖器官的结构与功能、第二性征、月经和遗精等知识，告知青少年如何与异性正确交往，抵制黄色书刊、录像及网站的恶性影响，对其不良行为给予正面引导。用科学的方法与态度对青少年进行性教育，消除此时对性的好奇心与神秘感，减轻恐惧、苦恼等心理冲突与压力。防止发生早恋早婚、荒废学业，甚至触犯法律，走上犯罪道路。

4. 心理行为问题

（1）吸烟、酗酒和滥用药物 属于物质成瘾性健康危险行为，近年来发生率在国内外都有显著增长趋势。家长、教师、保健工作者应使用多种方法大力宣传吸烟、酗酒、吸毒和药物滥用的危害，通过榜样力量、师长言传身教，强调和教育青少年要开始对自己的生活方式和健康负责。

（2）青春期情绪问题 如青春期焦虑症、抑郁症、强迫症、睡眠障碍等，多属神经官能症，程度轻重不等。家庭、学校、社区应创造宽松、和谐的治疗环境。

（3）饮食障碍 包括神经性厌食症和神经性贪食症。神经性厌食症指个体通过节食等手段，有意造成并维持体重明显低于正常标准为特征的一种饮食障碍，往往伴随体重明显下降、身体虚弱和闭经等症状，还可能出现一些精神症状；神经性贪食症是指反复发作和不可抗拒的摄食欲望及暴食行为，产生情绪抑郁。反复呕吐和导泻可出现食管以及胃部的撕裂伤、低钾血症等。

5. 预防疾病和意外伤害 青少年时期应重点防治结核病、风湿病、近视、肥胖、神经性厌食等疾病。一般每年健康体检1次。由于青少年神经内分泌调节不稳定、学业压力较大，容易出现痤疮、高血压、自主神经功能紊乱等。注意预防意外事故如运动创伤、交通事故、溺水、校园欺凌等，尤其是校园欺凌现象，儿童保健工作者、学校和家长应帮助青少年们了解了校园欺凌的特点及危害，加强安全教育和自护自救教育，预防与控制伤害发生。

第二节 社区、集体机构儿童保健

一、社区儿童的保健

社区儿童保健是社区卫生服务人员对7岁以下的儿童，根据其不同时期的发育特点和生长发育需求采取的卫生保健措施。随着传统的生物医学模式向现代的生物-心理-社会医学模式转变，儿童保健服务需求也发生了显著的变化。社区儿童保健工作坚持保健与临床相结合、个体与群体相结合、中医与西医相结合，因地制宜，改革创新，努力为儿童提供连续、全面的儿童健康服务。

（一）构建覆盖城乡的儿童健康服务体系

建立完善以区县妇幼保健机构为龙头，乡镇卫生院、社区卫生服务中心为枢纽，村卫生室为基础的基层儿童保健服务网络，每所乡镇卫生院、社区卫生服务中心至少配备1名提供规范儿童基本医疗服务的全科医生，至少配备2名专业从事儿童保健的医生。完善儿童急救体系。加快儿童医学人才培养，提高全科医生的儿科和儿童保健专业技能，提高儿科医务人员薪酬待遇。

（二）普及儿童健康生活方式，提高儿童健康素养

1. 儿童体格生长发育监测 生长发育监测是社区儿童保健工作最基本的内容。我国7岁以下儿童的生长发育监测采用4：2：1的模式，即出生第一年内每3个月随访1次，生后第二年每半年随访1次，此后每年随访1次直至7岁，监测指标包括体重、身高（身长）、头围等，可以观察儿童生长速度，筛查、管理发育异常的高危儿童。

2. 营养与喂养指导 母乳是婴儿最适宜的食物，同时有利于增强婴儿的免疫力，因而社区儿童保健人员要大力提倡母乳喂养，为婴儿母亲提供喂养指导。除喂养问题外，家长还面临许多其他营养问题，包括食物转换及营养素的科学搭配等。儿童保健人员应通过生长监测和营养评估，根据儿童的饮食习惯以及营养状况制订适宜的喂养方案，帮助家长实现喂养方式的顺利过渡。

3. 心理和行为发育评估 婴幼儿期的心理行为发育包括感知觉发育、运动发育、语言发育和个人-社会能力发育四个部分，它们的发育和以后认知、智能和心理的发育密切相关。社区儿童保健人员应指导家长掌握适合儿童年龄和行为发育水平的早期教育方式，及时纠正存在的误区，通过渗透于日常生活中的教育给儿童一个良好的生命开端，为他们日后独自面对社会打下坚实的身体和心理基础。

4. 口腔保健、眼保健和耳保健 随着生活方式的改变和生活水平的提高，社区儿童近视、弱视、龋齿、听力障碍等发生率日渐增高。因此，儿童保健工作者应加强宣传教育，提倡预防为主，开展早期筛查，以便早发现、早干预。

（1）口腔保健 宣传基本的口腔卫生常识，如避免用奶瓶抵压上颌，避免婴儿含奶瓶入睡，在牛奶与饮料中尽量不加糖，多吃对牙齿保健有益的食品等。3岁以上儿童应学会自己刷牙，培养每天早晚刷牙的习惯。定期进行口腔检查，每半年或1年检查一次。积极治疗已发现的各种口腔疾病。其中，正确刷牙是预防儿童龋齿非常有效的手段。

（2）眼保健 宣传眼保健知识，如室内应光线充足，不在光线过强或过暗的环境下看书、画画。培养儿童良好

的看书、画画姿势。眼与书本之间距离保持 30~35 厘米，书与桌面应成 30°~40°。看电视时应相距屏幕大于其对角线 5~7 倍的距离，连续看电视时间不宜超过半小时。儿童的玩具和毛巾要经常清洗消毒，教育儿童不用脏手揉眼睛。发现眼病及时治疗，预防传染性眼病在家庭中蔓延。同时确保儿童安全的生活环境，防止眼外伤的发生。指导家长定期带孩子进行视力检查，特别是 0~6 岁孩子。

（3）耳保健　婴幼儿听力损失直接影响其语言的形成，主要表现为发音不清，甚至可以导致耳聋性哑巴，严重影响孩子的生活和学习。新生儿在出生 48 小时以后，要接受初次听力筛查；如儿童有脑膜炎、麻疹、腮腺炎等传染病史；反复发作的中耳炎，曾用过耳毒性药物等听力高危因素，需要定期进行听力监测。

5. 加强儿童传染病和常见病健康促进　以肺炎、腹泻、手足口病等儿童常见疾病为重点，采取"预防为主、防治结合"的原则，减少疾病发生。按照国家免疫规划，规范开展儿童预防接种。坚持常规和应急结合，加强突发公共卫生事件中儿童医疗救治，保障儿童必要应急物资储备，做好新型冠状病毒肺炎等新发传染病疫情防控中儿童健康评估与干预。加强儿童碘缺乏病的防控工作，开展定期监测，消除碘缺乏危害并保障儿童碘营养水平适宜。

6. 创建利于儿童健康成长的环境　儿童是最脆弱、最易受伤的群体，因此儿童保健工作者应和社会、家长联手为儿童创建一个安全、健康和幸福的成长环境。呼吁社会重视卫生环境和改造陈规陋习，防止家庭暴力和家庭环境对儿童造成的身体和心理伤害，合理避免儿童意外伤害。

（三）加大儿童健康知识宣传普及力度

强化父母或其他监护人是儿童健康第一责任人的理念，依托家庭、社区，加大科学育儿、预防疾病、及时就医、合理用药、合理膳食、应急避险、心理健康等知识和技能宣传普及力度，促进儿童养成健康行为习惯。构建全媒体健康知识传播机制。发挥健康科普专家库和资源库作用。推进医疗机构规范设置"孕妇学校"和家长课堂，鼓励医疗机构、医务人员、相关社会组织等开展健康科普活动。预防和制止儿童吸烟（含电子烟）、酗酒，保护儿童远离毒品。

二、集体机构儿童保健

集体机构儿童保健是指对在托儿所、幼儿园（简称托幼机构）等集居的儿童应重点实施的保健措施。托儿所是收托 3 岁以内幼儿的集体机构，幼儿园是招收 3~6 岁儿童的集体机构。

托幼机构中的儿童处于体格、认知、情感、社会适应及语言等方面的综合发展阶段，但由于各器官的生理功能尚不够完善，机体免疫功能低下，加上年幼、适应外界环境的能力较差，在集居地条件下相互接触密切，极易引起疾病的传播和流行。因此，集体机构儿童保健的关键任务是卫生保健和教育相结合，保障和促进幼儿的身心健康。

（一）集体机构儿童保健任务

1. 建立合理的生活制度，加强生活护理和教养，促进入园（托）儿童身心健康。

2. 重视营养管理，提供合理的膳食，防止儿童营养缺乏性疾病的发生。

3. 建立定期健康检查制度，监测儿童生长发育状况，并做好常见病的预防，发现问题及时处理。

4. 严格执行计划免疫工作，预防传染病的发生，做好传染病的管理。

5. 根据不同年龄开展与其相适应的体格锻炼，增强儿童机体免疫力。

6. 制订各种安全措施，保障儿童人身安全，防止意外事故发生。

7. 安排适合儿童发育程度的游戏活动，选择适合儿童身心发育和健康的玩具。

8. 为幼儿营造安全、整洁、舒适、优美的环境，并为孩子提供安全的游戏场所。

9. 对儿童进行健康教育，学习自我保健知识及技能，培养良好的生活习惯。

（二）集体儿童机构保健制度

1. 入园（所）前的体格检查制度　儿童入园（所）前应在当地妇幼保健机构或当地卫生行政部门进行健康检查，经检查证明身体健康且近期内无传染病接触史者方可入园（所）。

2. 定期体格检查　通过对儿童的定期体格检查，全面了解在园（所）儿童的生长发育及健康情况。定期评估儿童体格发育水平，干预不利于儿童生长发育的因素，及时对体检中所发现的疾病及缺陷进行治疗，对体弱儿建立专门档案加强管理。

3. 全日检查制度　托幼机构应做好每日晨间检查。晨检内容包括询问儿童在家有无异常情况，观察精神状况、有无发热和皮肤异常，检查有无携带不安全物品等。发现问题及时处理，晨检应由有经验的卫生保健人员认真执行。保健人员每日午、晚间再巡视各班级 1 次，并向各班保育员和教养员了解儿童的精神、饮食、睡眠、大小便等情况。发现患病儿童应尽快与家长联系，及时到医院诊治。

4. 清洁卫生消毒制度

（1）环境卫生　定期进行清洁大扫除，经常保持室内空气流通、阳光充足，保持玩具、图书等物体表面的清洁卫生，保持厕所清洁通风、无异味。建立室内外环境卫生清扫和检查制度，每周全面检查 1 次并记录，为儿童提供整洁、安全、舒适的环境。

（2）个人卫生 工作人员应当保持仪表整洁，注意个人卫生。饭前便后和护理儿童前应用肥皂、流动水洗手；上班时不戴戒指，不留长指甲；不在园（所）内吸烟。儿童专用的茶杯、毛巾、餐巾等个人生活用品应单独使用，按时消毒。

（3）预防性消毒 儿童活动室、卧室每日至少开窗通风 2 次，每次至少 10～15 分钟。在不适宜开窗通风时，每日应当采取其他方法对室内空气消毒。儿童接触的餐桌、餐具、便盆、栏杆等使用符合国家标准或规定的消毒器械和消毒剂进行消毒。

5. 安全制度 定时检查房屋设备，及时维修。室内阳台、门窗等应有防护措施，电器、热水瓶、刀具等应妥善放置。

（三）集体儿童机构保健内容

1. 生活制度的合理安排 根据儿童的年龄特点，合理安排其生活作息。同时应考虑儿童的生理、心理特点、季节交替的规律及家长接送的需要等，恰当安排儿童进食、游戏、睡眠等时间，掌握保教结合、动静交替、灵活多变等原则。

2. 加强儿童膳食管理 儿童营养管理是托幼机构卫生保健工作的重要内容。正确分配食物数量、合理安排就餐时间是确定膳食制度的两个基本问题。良好的营养可促进体格生长和智力发育，而营养不良则可导致生长迟缓甚至发生营养障碍和缺乏。因此，托幼机构应根据儿童对营养的生理需要，合理安排儿童的营养膳食。

根据膳食计划制订带量食谱，1～2 周更换 1 次。食物品种要多样化且合理搭配。在主副食的选料、洗涤、切配、烹调的过程中，方法应当科学合理，减少营养素的损失，符合儿童清淡口味，达到营养膳食的要求。烹调食物注意色、香、味、形，提高儿童的进食兴趣。托幼机构至少每季度进行 1 次膳食调查和营养评估。

3. 积极开展体格锻炼

（1）托幼机构应当根据儿童的年龄及生理特点，每日有组织地开展各种形式的体格锻炼，掌握适宜的运动强度，保证运动量，提高儿童身体素质。

（2）利用日光、空气、水和器械，有计划地进行儿童体格锻炼；做好运动前的准备工作。运动中注意观察儿童面色、精神状态、呼吸、出汗量和儿童对锻炼的反应，若有不良反应要及时采取措施或停止锻炼；加强运动中的保护，避免运动伤害；运动后注意观察儿童的精神、食欲、睡眠等状况。

（3）全面了解儿童健康状况，患病儿童停止锻炼；恢复期的儿童运动量要根据身体状况予以调整；体弱儿童的体格锻炼进程应当较健康儿童缓慢，时间缩短，并要对儿童运动反应进行仔细的观察。

4. 传染病预防与控制 督促家长按免疫程序完成儿童预防接种。配合疾病预防控制机构做好托幼机构儿童常规接种、群体性接种或应急接种工作。发现传染病疫情或疑似病例后，应当立即向属地疾病预防控制机构（农村乡镇卫生院防保组）报告。发生传染病期间，托幼机构应当加强全日健康观察，并采取必要的预防隔离措施，保护易感儿童。卫生保健人员定期对儿童及其家长开展预防接种和传染病防治知识的健康教育，提高其防护能力和意识。患传染病的儿童隔离期满后，凭医疗卫生机构出具的痊愈证明方可返回园（所）。根据需要，来自疫区或有传染病接触史的儿童，检疫期过后方可入园（所）。

5. 常见病防治与管理 托幼机构应当通过健康教育普及卫生知识，培养儿童良好的卫生习惯，加强体格锻炼，提高对疾病的抵抗能力。定期开展儿童眼、耳、口腔保健，发现视力异常、听力异常、龋齿等问题进行登记管理，督促家长及时带患病儿童到医疗卫生机构进行诊断及矫治。对贫血、营养不良、肥胖等营养性疾病儿童进行登记管理，对中重度贫血和营养不良儿童进行专案管理，督促家长及时带患病儿童进行治疗和复诊。对先心病、哮喘、癫痫等疾病儿童进行登记，加强日常健康观察和保育护理工作。开展儿童心理卫生知识的宣传教育，发现心理行为问题的儿童及时告知家长到医疗保健机构进行诊疗。

6. 意外伤害预防 托幼机构的各项活动应当以儿童安全为前提，建立定期全园（所）安全排查制度，落实预防儿童伤害的各项措施。应当建立重大自然灾害、食物中毒、火灾等突发事件的应急预案，如果发生重大伤害时应当立即采取有效措施，并及时向上级有关部门报告。托幼机构应当加强对工作人员、儿童及监护人的安全教育和突发事件应急处理能力的培训，定期进行安全演练，普及安全知识，提高自我保护和自救的能力。

第三节 儿童游戏

游戏是儿童生活中的一个重要组成部分，是儿童生理和心理社会发育状况的反映。通过游戏儿童能够识别自我及外界环境，发展智力及动作的协调性，初步建立社会交往模式，是儿童与他人沟通的一种重要方式。

一、游戏的功能

1. 促进儿童感觉运动功能的发展及体格发育 通过捉迷藏、骑车、踢足球等游戏，儿童的视、听、触、走、跑、跳等感觉功能及运动能力得到大力发展，动作的协调性越来越好，复杂性越来越高。同时，这些游戏增加了儿童的活动量，促进儿童体格发育。

2. 促进儿童智力的发展　通过游戏，儿童可以学习识别特别的颜色、形状、大小、质地及用途，理解数字的含义；了解空间及时间等抽象概念，增加语言表达能力及技巧，获得解决简单问题的能力。

3. 促进儿童的社会化及自我认同　通过一些集体游戏，儿童学会与他人分享，关心集体，认识自己在集体中所处的地位，并能适应自己的社会角色；儿童在游戏中还能测试自己的能力并逐渐调整自己的行为举止，遵守社会所接受的各种行为准则，如公平、诚实、关心他人等，建立一定的社会关系，并学习解决相应的人际关系问题。婴幼儿还通过游戏探索自己的身体，并把自己与外界环境分开。

4. 促进儿童的创造性　在游戏中儿童可以充分发挥自己的想象，发明新的游戏方法，塑造新的模型，绘制新的图案等。不论成果如何，成人如果对儿童在游戏过程中的想法或试验经常给予鼓励，将有助于儿童创造性的发展。

5. 治疗性作用　对于住院患儿来说，游戏还有一定的治疗作用。一方面，患儿可以通过游戏发泄不良情绪，同时缓解紧张心理，减轻压力；另一方面，其为护理人员提供了观察患儿病情变化，了解患儿对疾病的认识程度及向患儿进行健康教育的机会。

二、不同年龄阶段游戏的特点

1. 婴儿期　多为单独性游戏。婴儿往往把自己的身体作为游戏的主要内容，玩手脚、翻身、爬行和学步等身体动作带给他们极大的乐趣，喉部发出的各种声响也使他们无比兴奋。父母可采取多种方式让婴儿看、听、感知和运动，并在母亲喂乳时与婴儿进行目光的交流和触摸动作，促进其认知发展。

2. 幼儿期　多为平行性游戏，即幼儿与其他小朋友一起玩耍，但没有联合或合作性行动，玩伴之间极少进行语言沟通，主要是自己单独玩耍，如搭积木，奔跑等。

3. 学龄前期　多为联合性或合作性游戏，许多儿童共同参与一个游戏，彼此能交换意见并相互影响。但由于游戏团体没有严谨的组织性，每个儿童都可以按照自己的意愿表现。这个时期儿童想象力非常丰富，模仿性强，复杂性和技巧性明显增强。

4. 学龄期　多为竞赛性游戏，儿童在游戏中制订一些规则，彼此遵守，并进行角色分工，以完成某个目标。此期儿童游戏的竞争性和合作性高度发展，同时儿童希望有更多的时间与同伴一起玩耍。

5. 青春期　青少年的游戏内容因性别不同而有很大的差异，女孩一般对社交活动感兴趣，男孩则喜欢运动中的竞争及胜利感，对机械和电器装置感兴趣。此期的儿童对同龄朋友的依赖增加，更愿意与朋友在一起，而对父母的依赖减少。

第四节　儿童体格锻炼

体格锻炼是促进小儿生长发育、增强体质、增进健康的积极措施。《3~6岁儿童学习与发展指南》指出"良好的身体、愉快的情绪、强健的体质、协调的动作、良好的生活习惯和基本生活能力是幼儿身心健康的重要标志，也是其他领域学习与发展的基础"。小儿体格锻炼可采取多种形式，应根据其生理解剖特点，结合儿童所处年龄阶段、体质状况和周围环境等选择最恰当的体格锻炼方式，宜充分利用阳光、空气、水等自然因素进行锻炼。

一、户外活动

一年四季均可进行。婴儿出生后应尽早进行户外活动，接触新鲜空气，积极适应外界环境。活动时间应循序渐进，由开始的每日1~2次，每次10~15分钟，逐渐延长到1~2小时。冬季户外活动需注意保暖，但不可过多。年长儿除恶劣天气外，应多进行户外活动。儿童户外活动，可增强体温调节功能，刺激感觉器官，有助于生长发育和认知交往能力的发展，提高儿童适应外界的能力；适当的日光照射可增强机体抵抗力，预防佝偻病，促进骨骼发育。户外运动时不宜穿着过多，厚薄适宜。

二、皮肤锻炼

（一）三浴锻炼

1. 空气浴　空气浴是一种简单易行的方法，不受地区、季节和物质条件的限制。新鲜空气含氧量高，能促进新陈代谢，利用空气与人体皮肤表面温度之间的差异形成刺激，使机体对气温变化具有更高适应能力。空气浴可根据地域和季节进行安排，要从夏季开始过渡到冬季，先从室内开始过渡到室外。锻炼每日1~2次，开始时2~3分钟，以后可逐渐延长至夏季2~3个小时，冬季25~30分钟。开始锻炼时气温要在20~24℃以内，以后每隔4~5天下降1℃，体弱儿不可低于15℃。空气浴可结合游戏或体育活动进行，随时观察儿童反应，遇有寒战感觉时停止，如遇大风、天气过热、过冷、气候剧烈变化，锻炼不宜进行。

2. 日光浴　日光中有两种对人体有益的光线，一种是红外线，可扩张血管，加速血液循环，增强新陈代谢，促进儿童的生长发育；另一种是紫外线，除杀菌作用外，可提高皮肤的防御能力，可使皮肤中的 7 - 脱氢胆固醇转变为维生素 D，促进机体对钙磷的吸收，预防佝偻病的发生，还可以刺激骨髓造血，防止贫血。夏季适宜在上午 8～9 时，冬季可在上午 10～12 时。时间长短要依据小儿年龄和耐受情况来定。日光浴时气温最高为 30℃（阴凉处的气温），最低为 24℃。日光照射时间原则上由短到长。小儿先仰卧，后俯卧。选择清洁、空气流通但避开强风的地方，尽量露出婴儿皮肤，但要避免阳光直射眼睛。第一次日光浴时间仰卧 1 分钟，然后俯卧 1 分钟；以后每隔 2 天增加仰、俯卧照射时间各 1 分钟。最后，婴儿及小幼儿可延长到 10～15 分钟，较大幼儿可延长到 20～30 分钟。冬季在室内做日光浴要开窗，日光浴后，最好做擦浴和淋浴。

3. 水浴 水浴是利用水的温差和水的机械作用来锻炼身体。通过水的刺激，使皮肤血管收缩或舒张，促进血液循环，增强机体体温调节机能反应能力。常见的水浴有温水浸浴、擦浴、淋浴和游泳等。可根据儿童的不同年龄和体质选择不同的水浴方法。

（1）温水浸浴 适合于新生儿及婴儿。脐带脱落后即可进行，室温 24～26℃ 时，水温 35～37℃，每次浸泡时间 5～10 分钟。对于较大的婴儿，最初水温可为 33～35℃，然后逐渐降低至 28～30℃。浸浴的方式是用一个较大的盆盛水，婴儿半卧于盆中，让婴儿颈部以下身体全部浸入水中，浸浴后，立即用大毛巾包裹好擦干，皮肤以轻度发红为宜，每天如此锻炼 1 次。

（2）擦浴 用于 6 个月以上婴幼儿，体弱儿也可适用。室温在 20℃ 以上，开始水温 35℃，以后每隔 2～3 天降 1℃，婴儿可降至 26℃，幼儿可降至 24℃，学龄前儿童可降至 22～20℃，室温不低于 16～18℃。选择吸水性强、软硬适合的毛巾或连指手套浸到温度适宜的水中，拧成半干，按照上肢—胸背—下肢的顺序，做向心方向擦浴，擦毕随即用干毛巾摩擦，至皮肤微红为止。

（3）淋浴 适用于 2 岁以上的儿童。室温在 20℃ 以上，水温开始为 33～35℃，待儿童适应后，可逐渐将水温降至 26～28℃，年长儿可降至 24～26℃。淋浴可使全身绝大部分皮肤同时受到冷水的作用，除水温刺激外，还有水流机械压力的按摩作用，对机体的锻炼作用较强。淋浴时要先冲背部，后冲淋两肋、胸部和腹部，勿冲洗头部，每次冲淋时间为 20～40 秒，浴后用干毛巾擦干，穿好衣服。

4. 婴儿抚触 抚触有利于呼吸、循环、消化及肢体肌肉的放松与活动。抚触一方面给婴儿以愉快的刺激，另一方面也能促进婴儿与父母的眼神及情感交流。一般在婴儿洗澡后进行。操作时房间温度适宜，力度适中，每次 10～15 分钟，每日 1～2 次。

三、体育运动

（一）体操

1. 婴儿被动操 适合于 2～6 个月婴儿，在成人的帮助下进行四肢伸、屈运动，可促进婴儿大运动的发育，改善全身血液循环。婴儿饥饿和饱食时不宜做操，最好在哺乳后 1 小时、清醒状态下进行。动作要轻柔，如婴儿有对抗力量时，可以稍等一会，待肢体放松后再做。

2. 婴儿主动操 7～12 个月的婴儿可在成人的扶持下有部分主动动作，主动操可扩大婴儿的视野，促进智力的发展。

3. 幼儿体操 18 个月至 3 岁的幼儿模仿性强，可配合儿歌或音乐进行有节奏的运动。3～6 岁的儿童可进行广播体操和健美操的锻炼，以增进动作的协调，有益于肌肉、骨骼的发育。

4. 儿童体操 3～6 岁的儿童可进行广播体操和健美操，有益于骨骼的发育。

（二）各种游戏、田径、球类活动

玩滑梯、骑木马、坐转椅、摇旱船等游戏，能锻炼小儿的攀登及平衡运动能力。各种球类活动（如乒乓球、篮球、足球）、滑冰、赛跑、投掷等，有助于锻炼小儿的动作灵活性和协调性。

四、小儿体格锻炼原则及注意事项

1. 循序渐进，持之以恒 根据幼儿的生理特点，逐步提高各种因素对人体的刺激强度，逐步延长锻炼时间，锻炼的方式由简单到复杂，使人体各器官逐渐产生良好适应。

2. 结合年龄，注意个体差异 不同健康状况的小儿选择锻炼的方法、时间、强度应有所区别。如体弱儿的体格锻炼应较健康儿缓慢，时间应短并要仔细观察。

3. 保证营养供给 体格锻炼会增加热能的消耗，因此，体格锻炼期间应适当增加各种营养素的摄入。注意锻炼强度要符合小儿的年龄特点，时间要有所控制。

4. 要有准备和整理活动 开始做适当的准备活动，运动量逐渐增加，使心血管系统有足够的时间提高其活动水平，同时消除肌肉、关节的僵硬状态，以减少外伤的发生。锻炼后的整理活动可使神经系统由紧张恢复到安静，以防止"运动性休克"的发生。观察儿童对锻炼的反应，如出现不适应及时采取措施，进行相应调整。

第五节　意外伤害预防

意外伤害是指生活中突然发生的对人的健康和生命产生威胁的危险事件，如窒息、异物吸入、中毒、跌落伤、切割伤、烧（烫）伤、溺水、交通事故等。

儿童意外伤害是指由于意想不到的原因所造成的儿童损伤或死亡。2018 年世界卫生组织和联合国儿童基金会报告显示，全球每天有 2000 多名儿童死于伤害，有数以千计的儿童因伤害而致残，已成为 0～14 岁儿童伤残和死亡的首位原因，严重威胁着儿童的健康和生命。家中是伤害发生最多的场所，创建儿童安全环境，树立儿童伤害可防可控意识，是减少儿童意外伤害的发生，降低致残率的重要举措。

一、窒息与异物吸入 🅴微课2

（一）原因

3 个月以内的婴儿以冬天意外窒息多见。包裹过严、毛巾或被褥等物品遮盖住婴儿口鼻、母婴同床捂住婴儿头面部或夜间侧卧喂奶、婴儿溢奶后误吸或呛奶等情况极易引起婴儿发生窒息。儿童异物吸入常发生于 5 岁以下儿童。这一时期儿童好奇心强且缺乏安全意识，易将小物品如硬币、纽扣、玻璃球、豆类等塞入口腔或鼻腔。此外，由于幼儿牙齿发育不全，不能嚼碎坚果类食物，如花生、豆类、瓜子等，而喉的保护性反射功能也不健全，当进食此类食物，嬉笑、哭闹、跌倒都易将食物吸入气道。

（二）症状

异物吸入梗阻时，患儿立即出现剧烈呛咳、面红耳赤、喉鸣、气促、呼吸不畅。若异物较小，会贴于气管壁，症状可能暂时缓解，但会随呼吸在气管内上下移动，有时也会发生呛咳。若异物较大，可以引起呼吸困难，甚至窒息而死亡。

（三）预防与护理措施

1. 提升看护人对婴幼儿有效照护能力　家长禁忌将婴儿包裹过于严实，切勿喂奶后将婴儿置于母亲腋下睡眠，提倡母婴分被睡眠；尽量给婴儿选用轻柔的被子，避免颜面被遮挡，造成呼吸不畅引起窒息。

2. 选择适宜安全的食物和玩具　在婴幼儿牙齿还未完全萌出前，不宜喂易吸入气道中的食物，如瓜子、花生等坚果类及带刺、带核的食品等。3～6 岁的儿童，不让其单独玩易进入口鼻腔的硬币、纽扣、玻璃球等物品。6 岁以上儿童，不要让儿童吞食学习用具，如笔头、笔帽等，防止造成误吸。

3. 培养良好的饮食习惯　儿童进食时不可逗笑、责骂或恐吓，避免食物吸入气管。家长应帮助儿童建立良好的饮食习惯，细嚼慢咽，进餐时保持安静，勿追赶打闹，防止含在嘴里的东西吸进气管内。

4. 正确引导儿童服药　儿童拒抗口服药物时，不可采取强行硬灌的方式，易引起药物误入气管，可通过鼓励或者物质奖励等方式引导服药。

5. 及时采取措施或就医　家长应学会识别儿童发生气管异物的症状表现，应及时到医院就诊将异物取出，禁止用喝水、噎食、扒抠等方式，强行将异物取出，以免引起哭闹吸入气管。如为呼吸道完全梗阻的儿童，家长应立即采取海姆立克急救法（Heimlich maneuver），借助胸腔内压力将异物排除。

> **🌐 知识链接**
>
> ### 海姆立克急救法
>
> 海姆立克急救法也叫腹部冲击法。作为气道梗阻应急处理的方法，简单实用。
>
> 具体操作：家长从背后环抱儿童，双手一手握拳，抵住其肋骨下缘与肚脐之间，另一手紧握拳的手，从腰部突然向其上腹部施压。利用突然冲击腹部的压力，使膈肌抬高，使肺部残留空气形成一股向上的气流，快速冲入气管/喉部，从而将异物排出。一次无效可反复多次进行，直至异物排出。3 岁以下婴幼儿，可采取改良版的海姆立克急救法。首先将婴幼儿身体置于救护者前臂，头部朝下，救护者用手支撑住婴幼儿头部及颈部；用另一手掌掌根在婴幼儿背部两肩胛骨之间连续拍击 5 次。如异物仍未排出，将婴幼儿置于仰卧位，救护者取坐位，并使婴幼儿平躺于救护者两侧腿上，将手的中指和示指置于婴幼儿剑突与脐之间，并快速向下按压，连续 5 次，直至异物排出。

二、中毒

（一）原因

中毒是儿童意外伤害的常见原因之一，以年幼儿童多见。幼儿期以误服药物或毒物为主，学龄前期以服食有毒食物为主，冬季多发生一氧化碳中毒，是儿童 5 岁以内意外死亡的主要原因之一。常见的引起儿童中毒的物品包括食物、有毒动植物、药物、化学药品及金属等。

（二）症状

毒物进入人体后，与体液、组织相互作用可引起一系列中毒症状，组织代谢和器官功能障碍，常见有胃肠道症状、周围循环灌注不良、呼吸节律及气味异常、意识障碍等症状，严重者可致儿童残疾或死亡。

（三）预防与护理措施

（1）加强宣传教育，提高安全意识，从而减少中毒的发生。应鼓励父母定期清理家中危险品。将药物、日常使用的洗涤制品、灭虫、灭蚊、灭鼠等剧毒物品放置在儿童触不到的地方，使用时充分考虑儿童的安全。家长喂药前要仔细核对药品名称、保质期、用量及用法，切勿给儿童服用变质、标签不清的药物。经常提醒教育儿童勿随便采摘不明植物及野果，不触碰有毒的动物，避免将采摘与捡拾的物品放入口中。生吃的水果与蔬菜要清洗干净。

（2）冬季室内使用燃气、煤炉等取暖设施时，注意保持室内通风。定期检查取暖设备是否有漏气及管道阻塞现象；避免将儿童单独放置取暖家中。

（3）儿童发生中毒，应立即送往医院急救。急性中毒儿童，家长应争分夺秒，第一时间送儿童至医院开展抢救，降低儿童致残率和死亡率。

三、外伤

（一）原因

因儿童活动范围大，缺乏安全意识和自我防护措施，父母监督保护不到位等因素，易发生外伤。儿童常见的外伤类型有跌落伤、切割伤、烧灼伤、电击伤及宠物咬伤，其中跌落伤最为常见。

（二）症状

外伤常见有软组织损伤、骨折、烧灼伤及头部、胸部、腹部损伤等，常出现肿胀、淤血、疼痛，严重者可出现脑震荡、脑挫伤、颅内出血等；从高空跌落也可造成闭合性胸部或腹部损伤，累及重要脏器，危及生命。

（三）预防与护理措施

1. 居家安全的防护设施　在阳台、门窗、楼梯、睡床等处加装防护设施，防止发生坠床或跌落。家具边缘安置护角，减少撞伤。室内电源、电器应安放防止触电的保护装置，避免儿童触电。指导家长正确使用热水袋。洗澡时，应先放置冷水，再加热水，检测水温。

2. 户外活动时应加强监护　儿童户外活动如玩滑梯、跷跷板、秋千、攀爬时，家长应在一旁看护，做到放手不放眼，必要时在儿童运动时使用护具。

3. 妥善保管危险物品　将尖刀利器、热水壶、热锅等放在儿童触及不到的地方，避免发生切割伤和烫伤。儿童最好远离厨房，避免开水、热油、热汤等烫伤。

4. 增强儿童危险识别能力　家长应通过绘本阅读、填色卡、标识认识、情景再现游戏等方式，让孩子了解自救

和安全技能。教育儿童不接近和招惹不熟悉的动物，加强对儿童看护，避免宠物咬伤或抓伤儿童。

5. 教会家长简单的家庭急救方法　如简单实用的止血方法、包扎方法、伤口消毒与简单处理等。

四、溺水与交通事故

（一）原因

溺水是夏秋季节常见的儿童意外伤害，包括儿童失足落水或游泳时因身体疲劳、心理紧张、游泳技术不佳、水势较深等意外而导致的溺水。交通事故伤是我国 2~17 岁儿童常见的死亡原因，常见原因有违规乘坐交通工具，如让儿童坐副驾驶位，不使用相应年龄的儿童安全座椅、不佩戴电动车头盔、不遵守交通规则等。

（二）症状

溺水最主要的表现是窒息。程度轻者出现面色苍白、头痛、咳嗽、咳粉红色泡沫痰、呼吸急促、胸痛。严重者则有昏迷、面色青紫、颜面肿胀、眼球充血、口腔和鼻腔充满血性泡沫样液体或泥污、四肢冰冷、烦躁不安或抽搐。交通事故伤害因损伤轻重程度不同，表现也存在差异，交通事故中撞击受力易造成儿童头部等重要器官严重损伤，严重者可致死亡。

（三）预防与护理措施

1. 树立安全意识，教育儿童应远离公路、河塘，以免发生交通事故和溺水。农村房屋周边的水缸、粪池应加盖，以免儿童不慎跌入。夏季应穿好救生衣，在家长陪同下游泳，且不可擅自到不安全水域游泳、玩耍。指导家长加强对小婴儿的监护，不可单独留在洗澡盆中。

2. 教育家长安全驾驶，保护儿童安全。12 岁以下儿童乘坐机动车时，应使用儿童安全座椅或系好安全带。教育儿童遵守交通规则，走人行道，勿在马路上玩耍。

3. 溺水或交通事故发生后及时采取抢救措施。溺水后应及时清除口鼻中的水和泥沙，保持呼吸道通畅，立即采取措施清除胃和肺内的积水。若伤者呼吸、心跳停止，应立即进行心脏胸外按压和口对口人工呼吸，并且及时拨打 120 急救电话，送往医院进行急救。

第六节　儿童计划免疫

计划免疫（planned immunization）是指根据免疫学原理、儿童免疫特点及国家对传染病疫情监测情况，按照规定的免疫程序，有计划、有目的地将生物制品接种到儿童体内，以提高机体免疫水平，达到预防、控制乃至最终消灭相应传染病的目的。其核心是预防接种，以主动免疫为主，被动免疫为辅。

一、免疫方式及常用制剂

（一）免疫方式

1. 主动免疫（active immunization）　指给易感者接种特异性抗原，刺激机体产生特异性抗体，从而产生相应的免疫能力。主动免疫是预防接种的主要内容，其特点是起效慢，作用时间长。主动免疫制剂在接种后需经过一段时间才能产生抗体，一般可维持 1~5 年，故基础免疫完成后还要适时加强免疫，以更好地巩固免疫效果。

2. 被动免疫（passive immunization）　指未接受主动免疫的易感者在接触传染源后，被给予相应的抗体，而立即获得免疫力。其特点是起效快，但作用时间短。被动免疫所产生的抗体在机体停留的时间较为短暂，一般为 1~3 周，主要用于紧急预防和治疗。

（二）常用免疫制剂

1. 主动免疫制剂　统称为疫苗（vaccine），按其生物性质可分为以下几种。

（1）灭活疫苗　是细菌、病毒或立克次体的培养物，经化学或物理方法灭活制成，使之失去致病力而保留抗原性，如脊灰灭活疫苗、白破疫苗、甲肝疫苗、乙脑灭活疫苗等。

（2）减毒活疫苗　指病原体经过各种处理后，发生变异，毒性减弱，但仍保留其免疫原性，病原体可在机体内生长繁殖，引发机体免疫反应，起到获得长期或终生保护的作用。如卡介苗、二价脊灰减毒活疫苗、麻腮风疫苗等。

（3）类毒素疫苗　通过取出病原体的毒素，削弱毒性或进行无毒化处理的疫苗，如破伤风类毒素疫苗、白喉类毒素。

（4）组分疫苗（亚单位疫苗）　从细菌或病毒培养物中，以生物化学和物理方法提取纯化有效特异性抗原制成的疫苗，如流感疫苗。

（5）基因重组疫苗　用基因工程方法或分子克隆技术制成疫苗，使其成为不带毒力相关基因的基因缺失疫苗，如乙肝疫苗。

2. 被动免疫制剂　此类制剂来源于动物血清，注射后易引起过敏反应或血清病，重复使用时需谨慎注意。包括特异性免疫球蛋白、抗毒素及抗血清。

二、免疫程序

免疫程序是指国家卫生健康管理部门按照某一特定人群（如儿童）需要预防针对传染病接种疫苗的种类、时间、次数、间隔、剂量、部位及有关要求所作出的相关规定。在我国，国家对儿童实行规划内疫苗免费预防接种制度，医疗机构、疾病预防控制机构与儿童的监护人应当相互配合，保证儿童按时接种。2021 年，国家卫生健康委员会对《国家免疫规划疫苗儿童免疫程序及说明（2016 年版）》进行修订，在此基础上形成了新的儿童计划免疫程序见表 3-1。

⊕ 知识链接

我国儿童计划免疫发展史

1974 年，世界卫生组织（WHO）以决议的形式提出"扩大免疫规划"（expanded program on immunization），简称为"EPI"。这项决议为各国改善疫苗运输和接种提供指南和支持，目的是使儿童都能接种疫苗。

1978 年，卫生部下发《关于加强计划免疫的通知》，我国正式进入计划免疫的时代，将卡介苗、脊灰疫苗、百白破疫苗、麻疹疫苗纳入了国家免疫规划，俗称为"4 苗防 6 病"。

1986 年，经国务院批准，成立全国儿童计划免疫工作协调小组和每年 4 月 25 日开启全国儿童预防接种日活动。

2000 年，我国消灭脊髓灰质炎，进入无脊灰时代。

2007 年，卫生部下发《扩大国家免疫规划实施方案》，通过普及儿童免疫，由 4 苗防 6 病扩大到 14 苗防 15 病。

2016 年 5 月 1 日，全国实施新的脊髓灰质炎（脊灰）疫苗免疫策略：停用三价脊灰减毒活疫苗（tOPV），用二价脊灰减毒活疫苗（bOPV）替代 tOPV，并将脊灰灭活疫苗纳入国家免疫规划。

目前，我国将国家免疫规划内、公民有义务接种的疫苗作为一类疫苗，由政府免费提供。同其他国家相比，暂时没有纳入国家免疫规划、公民自费并且自愿受种的其他疫苗作为二类疫苗。

表 3-1　儿童计划免疫程序

可预防疾病	疫苗名称	接种月（年）龄	接种部位	接种途径
乙型病毒性肝炎	乙肝疫苗	0、1、6 月	上臂三角肌	肌内注射
结核病	卡介苗	出生时	上臂三角肌中部略下处	皮内注射
脊髓灰质炎	脊灰灭活疫苗	2、3 月	上臂三角肌	肌内注射
	脊灰减毒活疫苗	4 月、4 岁		口服

续表

可预防疾病	疫苗名称	接种月（年）龄	接种部位	接种途径
百日咳、白喉、破伤风	百白破疫苗	3、4、5、18 月	上臂外侧三角肌	肌内注射
	白破疫苗	6 岁	上臂三角肌	肌内注射
麻疹、风疹、流行性腮腺炎	麻腮风疫苗	8、18 月	上臂外侧三角肌下缘	皮下注射
流行性乙型脑炎	乙脑减毒活疫苗	8 月、2 岁	上臂外侧三角肌下缘	皮下注射
	乙脑灭活疫苗	8 月（2 剂次）、2 岁、6 岁	上臂外侧三角肌下缘	肌内注射
流行性脑脊髓膜炎	A 群流脑多糖疫苗	6、9 月	上臂外侧三角肌	皮下注射
	A 群 C 群流脑多糖疫苗	3、6 岁	上臂外侧三角肌	皮下注射
甲型病毒性肝炎	甲肝减毒活疫苗	18 月	上臂外侧三角肌	皮下注射
	甲肝灭活疫苗	18 月、2 岁	上臂外侧三角肌	肌内注射

1. 重组乙型肝炎疫苗（乙肝疫苗，HepB） 利用现代基因工程技术，由重组酵母表达的乙型肝炎病毒表面抗原（HBsAg），经纯化加佐剂吸附后制成。按"0～1～6 个月"程序共接种 3 剂次，每剂次 10μg，肌内注射。即其中第 1 剂在新生儿出生后 24 小时内接种，第 2 剂在 1 月龄时接种，第 3 剂在 6 月龄时接种。乙肝疫苗引起的不良反应很少，个别儿童可有低热或局部轻度红肿、疼痛，一般可不予处理。注意：HBsAg 阳性产妇所生新生儿，可按医嘱肌内注射 100 国际单位乙肝免疫球蛋白（HBIG），同时在不同肢体接种第 1 剂乙肝疫苗。

2. 卡介苗（BCG） 用无毒牛型结核杆菌悬液制成不加防腐剂的活菌苗，用于预防结核病。出生时接种，皮内注射 0.1ml。严禁皮下或肌内注射。早产儿胎龄大于 31 孕周且医学评估稳定后，可以接种 BCG。胎龄小于或等于 31 孕周的早产儿，医学评估稳定后可在出院前接种。2 个月以上儿童接种前应做结核菌素试验，阴性反应者可接种卡介苗，阳性反应者不能接种。注意：接种卡介苗后，2 周左右可出现局部红肿，6～8 周显现结核菌素试验阳性，8～12 周后结痂。如出现化脓，形成小溃疡，腋下淋巴结肿大，可局部处理以防感染扩散。

3. 脊髓灰质炎（脊灰） 灭活疫苗（IPV）、二价脊灰减毒活疫苗（脊灰减毒活疫苗，bOPV）共接种 4 剂，其中 2 月龄、3 月龄各接种 1 剂肌内注射 IPV 0.5ml，4 月龄、4 周岁各接种 1 剂口服 bOPV。注意：①口服用少量冷开水融化，服前、服后半小时至 1 小时不能喝热水或吃母乳。②免疫缺陷病或接受免疫抑制剂治疗期间，发热、腹泻（>4 次/日）、急性传染病期暂不服用。③<4 岁儿童未达到 3 剂，应补种完成 3 剂；≥4 岁儿童未达到 4 剂，应补种完成 4 剂。补种时遵循先 IPV 后 bOPV 的原则。两剂次间隔不小于 28 天。对于补种后满 4 剂次脊灰疫苗接种的儿童，可视为完成脊灰疫苗全程免疫。

4. 百白破疫苗（DTaP）、白破疫苗（DT） 百日咳菌苗及白喉、破伤风类毒素，主要预防百日咳、白喉及破伤风。共接种 5 剂次，每剂次 0.5ml，肌内注射。其中 3、4、5、18 月龄各接种 1 剂 DTaP，6 周岁接种 1 剂 DT。注意：因 4 岁后幼儿患百日咳机会减少。破伤风类毒素和白喉类毒素为吸附剂，即在制品中加入磷酸铝或氢氧化铝等吸附剂，使其吸收慢，刺激时间长，免疫效果好。但要注意注射间隔期。

5. 麻疹腮腺炎风疹联合减毒活疫苗（麻腮风疫苗，MMR） 可用于预防麻疹、流行性腮腺炎、风疹。共接种 2 剂次，每剂次 0.5ml，皮下注射。8 月龄、18 月龄各接种 1 剂。注意：①注射免疫球蛋白者应间隔不小于 3 个月接种麻腮风疫苗，接种麻腮风疫苗后 2 周内避免使用免疫球蛋白；②开展针对麻疹疫情应急接种时，可根据疫情流行病学特征考虑对疫情波及范围内的 6～7 月龄儿童接种 1 剂含麻疹成分疫苗，但不计入常规免疫剂次。

6. 乙型脑炎减毒活疫苗（乙脑减毒活疫苗，JE－L） 乙脑减毒活疫苗主要是利用乙脑病毒所得的一种疫苗，是预防流行性乙型脑炎的有效手段。共接种 2 剂次，每剂次 0.5ml，皮下注射。8 月龄、2 周岁各接种 1 剂。注射免疫球蛋白者应间隔不小于 3 个月接种乙脑减毒活疫苗。

7. 乙型脑炎灭活疫苗（乙脑灭活疫苗，JE－I） 预防流行性乙型脑炎。共接种 4 剂次，肌内注射。8 月龄接种 2 剂，间隔 7～10 天；2 周岁和 6 周岁各接种 1 剂。注射免疫球蛋白者应间隔不小于 1 个月接种乙脑灭活疫苗。

8. A 群流脑多糖疫苗（MPSV－A）、A 群 C 群流脑多糖疫苗（MPSV－AC） 属于病毒活疫苗，用于预防 A 群脑膜炎，流行性脑脊髓膜炎。接种 2 剂次，皮下注射。MPSV－A 6 月龄、9 月龄各接种 1 剂；MPSV～AC 接种 2 剂次，3 周岁、6 周岁各接种 1 剂。注意：①两剂次 MPSV－A 间隔不小于 3 个月；②第 1 剂 MPSV－AC 与第 2 剂

MPSV－A，间隔不小于12个月；③两剂次 MPSV－AC 间隔不小于3年，3年内避免重复接种；④24 月龄以下儿童，如已按流脑结合疫苗说明书接种了规定的剂次，可视为完成 MPSV－A 接种剂次；⑤儿童3周岁和6周岁时已接种含 A 群和 C 群流脑疫苗成分的疫苗，可视为完成相应剂次的 MPSV－AC 接种。

9. 甲型肝炎灭活疫苗（甲肝灭活疫苗，HepA－I） 主要用于预防甲肝。共接种2剂次，肌内注射，18 月龄和24 月龄各接种1剂。注意：①如果接种2剂次及以上含甲肝灭活疫苗成分的联合疫苗，可视为完成甲肝灭活疫苗免疫程序；②出生且未接种甲肝疫苗的适龄儿童，如果使用甲肝灭活疫苗进行补种，应补齐2剂甲肝灭活疫苗，接种间隔不小于6个月。

10. 甲型肝炎减毒活疫苗（甲肝减毒活疫苗，HepA－L） 18 月龄接种1剂。皮下注射 0.5ml 或 1.0ml。注射免疫球蛋白后应间隔不小于3个月接种 HepA－L。

三、免疫接种的注意事项

1. 严格执行计划免疫程序 严格查对预防接种证，核对儿童接种时间、间隔及次数。接种活疫苗后需间隔4周，接种灭活疫苗后间隔7～10天，可接种其他疫苗。及时做好记录与预约下次接种时间。

2. 严格执行查对制度与无菌操作 严格查对姓名、年龄、疫苗名称、剂量、有效期、疫苗储存方式、用药途径及疫苗瓶有无破损和裂痕，疫苗有无变质等。接种过程中，严格无菌操作，活疫苗仅用75%乙醇消毒，以免活疫苗被碘酊杀死。严格按规定剂量注射。疫苗瓶开启后，应2小时内用完，剩余活疫苗应烧毁。

3. 掌握预防接种的禁忌证 包括急性传染病的潜伏期、前驱期、发病期及恢复期。发热或患严重的慢性消耗性疾病，心、肝、肾疾病，活动性结核病、化脓性皮肤病，过敏体质，免疫功能不全，神经系统疾患如癫痫、脑病、癔症、脑炎后遗症等，应在医生的指导下，谨慎接种疫苗。某些疫苗还有特殊的禁忌证，接种疫苗时要严格参考说明书执行，如发热或1周内每日腹泻达到4次的小儿禁用脊髓灰质炎疫苗；有抽搐史者禁用百日咳菌苗；近1个月内注射过丙种球蛋白者，不能接种活疫苗。

4. 预防接种后留观 接种后应在观察室留观满30分钟后，无不良反应再离开。若发生不良反应，应及时处置与抢救。

四、预防接种的反应及处理

疫苗在诱导人体免疫系统产生对特定疾病的保护力时，由于其生物学特性和人体的个体差异（如健康状况、过敏性体质、免疫功能不全、精神因素等），有少数接种者会发生不良反应。

（一）一般反应

是由疫苗固有特性引起的一过性生理功能障碍，又分为局部反应和全身反应。

1. 局部反应 主要为一过性反应，部分儿童接种疫苗后数小时至24小时内接种部位发生局部红肿浸润，并伴有轻度肿胀和疼痛。一般红肿平均直径在 0.5～2.5cm 称为弱反应，2.6～5.0cm 称中反应，5.0cm 以上称强反应。个别儿童除红肿外，可能有局部淋巴结肿大或淋巴结炎，但肿胀的红晕直接不超过 5.0cm 但伴有淋巴结炎或淋巴管炎也属强反应。此种反应一般 24～48 小时消退，很少持续 3～4 天。皮内接种卡介苗后2周左右局部出现红肿，4～5 周出现直径 0.5cm 以下的浅表溃疡及同侧腋下淋巴结肿大，直径在 1.0cm 以下，一般在2个月左右结痂。

一般不需要任何处理，适当休息即可恢复正常。较重的局部炎症可用毛巾湿热敷，每日数次，每次 10～15 分钟可消肿，减少疼痛。卡介苗局部反应不可热敷。

2. 全身反应 属于迟发性反应，部分儿童于接种灭活疫苗后数小时或24小时左右出现体温升高，一般持续 1～2 天。体温在 37.1～37.5℃ 称弱反应，37.6～38.5℃ 称中反应，38.6℃ 以上称强反应。注射减毒活疫苗后，发热反应时间出现稍晚，个别接种麻腮风疫苗或口服脊髓灰质炎减毒活疫苗后 5～7 天会出现短暂的发热，但消失很快。除发热外，部分儿童可能出现头痛、眩晕、乏力或周身不适等毒性反应，一般持续 1～2 天。也有少数儿童接种当天出现胃肠道症状。

加强观察，一般不需任何处理，适当休息，多喝开水，注意保暖。全身反应严重者可对症处理，高热、头痛给予解热镇痛药；恶心、呕吐给予维生素 B_6，慎用硫酸阿托品。高热不退或伴有其他并发症者，则应密切观察病情，必要时送医院观察治疗。

（二）异常反应

合格的疫苗在实施规范接种过程中或接种后造成受种者机体组织器官、功能损害，相关各方均无过错的药品不良反应称为预防接种异常反应。异常反应的发生率极低，病情相对较重，多需要临床处置。绝大多数的异常反应经过临床治疗后不留永久性损害。

1. 过敏性休克 注射后数分钟至30分钟内（个别可达 1～2 小时）出现眩晕、全身发痒，全身红疹或水肿，随后出现胸闷、气急、面色苍白、呼吸困难，甚至喉头水肿、四肢发冷、脉搏细速、血压下降、昏迷等，如救治不当可致死亡。

抢救措施：应立即将患儿平卧，置于头低位，安静、注意保暖。立即皮下注射 1：1000 肾上腺素，如 15～30 分钟后血压仍不升高者可静脉注射地塞米松，或静脉注射阿托品，必要时每隔 15～30 分钟后重复应用，呼吸困难者给予氧气吸入，病情稍稳定后，应迅速转至医院抢救。

2. 过敏性皮疹　以荨麻疹最为常见，一般接种后数小时至数天内发生，皮疹大小不等，色淡红或深红，皮疹周围呈苍白色，压之褪色，边缘不整齐。皮疹反复或成批出现，此起彼伏，速起速退，消退后不留痕迹。严重者融合成片，剧烈痒感。过敏性皮疹大多预后良好，使用抗过敏药物可治愈。轻症者可口服抗组胺药如扑尔敏、盐酸西替利嗪。重症者静脉给予 1：1000 肾上腺素，吸氧。也可使用肾上腺皮质激素，同时使用维生素 C 和葡萄糖酸钙。

3. 过敏性紫癜　预防接种后，机体对某些致敏物质（生物制剂）发生以小血管炎为主要病变的Ⅱ型变态反应，引起毛细血管通透性和脆性增加。一般于接种疫苗后 1～7 天在接种部位发生紫癜，多维对称性分布，以双下肢、双膝关节以下多见，也可见于双上肢、臀部。紫癜分批出现，多于 1～4 周自然消退。给予大剂量维生素 C，改善血管脆性。可应用糖皮质激素。严重者联合应用糖皮质激素和免疫抑制剂治疗。

4. 全身感染　有严重原发性免疫缺陷或继发性免疫功能遭受破坏者，接种活疫苗后可扩散为全身感染，如接种卡介苗后引起全身散播性结核。

（三）偶合症

偶合症是指受种者正处于某种疾病的潜伏期，或存在尚未发现的基础疾病，接种后巧合发病（复发或加重）。偶合症的发生与疫苗本身无关。疫苗接种率越高、品种越多，发生偶合症的概率越大。

（朱丽丽）

目标检测

答案解析

一、选择题

A1 型题

1. 新生儿保健的重点应放在
   A. 生后第 1 周　　　　B. 生后 8 天内
   C. 生后第 2 周　　　　D. 生后第 3 周
   E. 生后第 4 周

2. 当您去托幼机构指导时，有人提出以下几项有关儿童保健的重点内容。以下您认为不正确的是
   A. 合理安排生活制度
   B. 完成各项计划免疫程序
   C. 教看图识字
   D. 定期健康检查及体格测量
   E. 营养指导

3. 儿童体格锻炼正确的是
   A. 活动量应大
   B. 从幼儿期开始
   C. 锻炼宜空腹进行
   D. 锻炼方式要多样化
   E. 每年春秋两季锻炼

4. 儿童中毒事故发生率最高的年龄是
   A. 1 岁以内　　　　　B. 1～3 岁
   C. 3～5 岁　　　　　D. 5～7 岁
   E. 7～10 岁

5. 麻疹疫苗初种的月龄是
   A. 新生儿　　　　　　B. 2 个月
   C. 4 个月　　　　　　D. 6 个月
   E. 8 个月

A2 型题

6. 以下不是预防接种的禁忌证的是
   A. 不伴发热的上呼吸道感染
   B. 免疫功能缺陷
   C. 严重营养不良
   D. 感染性腹泻
   E. 近一个月内使用被动免疫制剂

X 型题

7. 学龄前期儿童保健重点为
   A. 提倡母乳喂养，合理添加辅食
   B. 重视早期教育
   C. 预防意外伤害
   D. 定期体格检查
   E. 指导断奶，重视安排断奶后饮食

8. 计划免疫程序中 6 个月小儿应接种的疫苗有
   A. 卡介苗
   B. 脊髓灰质炎减毒活疫苗
   C. 麻疹减毒活疫苗
   D. 百白破三联混合制剂
   E. 乙脑疫苗

9. 婴儿意外窒息常见的原因是
   A. 捏鼻子灌药
   B. 母亲搂着小婴儿同睡
   C. 呼吸系统发育不良
   D. 婴儿溢乳后吸入气管
   E. 婴儿包裹过严

二、名词解释

计划免疫

三、简答题

预防接种的反应有哪些？应如何处理？

书网融合……

本章小结　　　　微课1　　　　微课2　　　　题库

第四章 住院患儿护理及其家庭的支持

PPT

学习目标

知识要求：

1. **掌握** 儿童的健康评估；儿童用药特点及护理。

2. **熟悉** 住院患儿的心理反应及护理；与儿童及其家庭的沟通；儿童疼痛管理。

3. **了解** 儿童医疗机构的设置特点与护理管理；住院儿童家庭的护理；儿童临终关怀。

技能要求：

1. 具备不同年龄阶段患儿疼痛评估技能。

2. 具备儿童健康评估技能。

素质目标：

培养学生树立以人为本的护理理念，增强学生的人文关怀意识，渗透以家庭为中心的人性关爱理念。

患病和住院不仅会给儿童身体上带来痛苦，对其心理也会产生不良刺激，同时对儿童家庭来讲也是一种危机，若处理不当不仅不利于儿童的康复，且会对儿童及其家庭造成不良影响。因此，儿科护士应了解不同年龄阶段住院儿童对住院的心理反应、住院儿童家庭对住院的反应，运用专业知识和技能为儿童及其家庭提供全面的支持。住院期间，儿童需接受各项诊疗操作，因此对其进行准确的健康评估、正确及时的用药及认真细致的护理是保证安全、促进疾病康复的重要措施。

第一节 儿童医疗机构的设置特点与护理管理

目前我国儿童医疗机构大体上分为三类。第一类是专门针对儿童的医疗机构，如：儿童医院；第二类是妇幼保健院，设有产科和儿科；第三类是综合医院内的儿科。不同的医院设置与布局必然有所不同，其中儿童医院的设置最为全面，包括儿科门诊、急诊和儿科病房等。

一、儿科门诊

儿科门诊与一般门诊设置类似，设置有测体温处、预检分诊处、挂号室、缴费室、候诊区、诊查室、治疗室、配液室、输液室、采血室、化验室等，根据医疗机构的规模，儿科门诊的设置可缩减合并，但儿科由于就诊对象的特殊性，部分场所的设置具有儿科的独特性。

（一）儿科门诊的设置

1. 预检分诊处

（1）物品。免洗手消毒液、登记本、体温枪、口罩。

（2）儿童病情变化快，年龄跨度大，预诊可帮助识别急重症患儿，尽快安排急诊就诊，赢得抢救危重患儿的时机。

（3）对于传染病患儿，及时隔离，减少交叉感染。

（4）协助家长选择就诊科别，节省就诊时间。

（5）预诊处设在儿科门诊的入口处，并设有两个出口，一个通向门诊候诊室，一个通向隔离诊室。预诊护士一般由年资高、经验丰富、临床判断能力强的人员担任，采取"一问、二看、三检查、四分诊"的简单扼要评估方式，在短时间内迅速做出判断，如发现危重患儿立即护送到儿童急诊室进行抢救。

2. 候诊区

（1）儿科门诊由于陪伴就诊人员多，人员流动量大，候诊区应宽敞、明亮、空气流通，有足够的候诊椅。

（2）设叫号系统，患儿就诊有序。

（3）设母婴室，方便家长给宝宝更换尿布、哺乳、冲奶、更换衣被，提供热水等具有儿科特点的便民设施。

（4）室内装饰和摆设可尽量生活化，可设置儿童娱乐的场地，以减轻患儿的陌生感和恐惧感。

（5）候诊大厅内应设有儿童玩具，疾病宣传手册，卫生保健知识及微信公众号等的二维码，供家长获取健康教育知识渠道。

3. 隔离诊室 应根据疾病传播途径设置多个隔离诊室，配备专门的隔离设备，在没有确诊传染病病种之前，要单人单间。隔离诊室要配备洗手池、一次性干手纸、一次性口罩、N95口罩、隔离衣、防护服、一次性面屏、护目镜、听诊器、手电筒、压舌板、吸引器、吸氧装置、抢救箱、空气循环消毒机等，并设有单独的出入口以免交叉感染。

（二）护理管理

1. 环境 儿科门诊人员流动量大，陪伴的家长多，而且患儿家长的焦虑程度往往大于其他科别的就诊人员，应安排专业的工作人员进行分诊及人员疏通，合理、耐心做好家长及患儿的指引、沟通协调工作，必要时陪同他们到相应的诊查室。做好就诊前的准备、诊查中的协助及诊后的解释工作，合理安排患儿就诊，保证就诊有条不紊。有条件的医院，可以利用智能化的网络信息管理平台，结合预约诊疗工作，开展先线上后现场的两次预检分诊。如开通医院 APP、公众号等，方便家长在手机上就能快速完成挂号、缴费等程序，缩短就诊时间，提高就诊速度和质量。

2. 人员管理

（1）严格落实标准预防 进入儿科门诊的各类人员均应当正确选择和佩戴口罩、正确进行手卫生。医务人员在诊疗活动中坚持标准预防，在标准预防的基础上，根据诊疗操作的风险高低进行额外防护。医务人员在门诊从事一般性诊疗活动时要采取二级防护，在发热门诊从事诊疗活动时要采取三级防护。

（2）密切观察患儿病情变化 儿童病情变化快，在预检分诊处测量体温、候诊过程中，护士应经常巡视，一旦发现病情变化者立即与医生联系，若情况紧急，送至急诊室抢救。

3. 预防交叉感染 严格执行各项消毒隔离制度，发现传染病患儿或可疑对象，及早采取隔离措施。有条件的医疗机构可结合预约诊疗工作，开展先线上后现场的两次预检分诊。发热门诊应当建立健全，医务人员应该严格遵守并执行各项规章制度、岗位职责和相关诊疗技术规范、操作规程，保证医疗服务质量及医疗安全。发热门诊实行24小时接诊，严格实行首诊负责制，医生不得拒诊、拒收患儿。所有到发热门诊就诊的患儿及家属，必须出示"健康码"，并进行核酸检测。发热门诊就诊患者采取全封闭就诊流程，原则上挂号、就诊、交费、检验、影像检查、取药等诊疗活动全部在该区域完成。

4. 防止差错事故 儿科门诊应根据门诊量合理安排人力资源，所有操作都应严格执行查对制度，杜绝差错事故发生。

5. 加强健康宣教 儿科门诊是进行健康宣教的重要场所，门诊护士可开展形式多样的健康教育，提供儿童生长发育、儿童喂养及常见病的预防和识别等相关知识。对慢性病患儿要了解其平时用药、营养、生长发育等情况，给予正确的健康指导。在候诊过程中，可选用公众号、小程序等工具进行宣传。

二、儿科发热门诊

儿科发热门诊应分区设置，满足"三区两通道"设置要求。清洁区主要包括医护休息区，应当有独立的出入口；缓冲区主要包括污染防护用品的脱卸区，可设置消毒物资储备库房或治疗准备室；污染区主要包括独立的挂号、收费、药房、候诊、诊室、治疗室、抢救室、输液观察室、标本采集室、隔离观察室、检验科、放射科、卫生间、污物间等医疗功能区，医疗功能区应当充分利用信息化手段和自助便捷服务技术，设置自助挂号、缴费机，或有条件医疗机构利用手机平台挂号缴费等，实现患者自助服务，闭环就诊，减少诊疗环节交叉感染的风险。

三、儿科急诊

（一）儿科急诊的设置

儿童起病急、来势凶猛、病情变化快，且许多疾病早期临床表现不典型，未等典型症状出现即可危及生命，因此儿科急诊承担的工作极其重要。医院的儿科急诊需设分诊处、抢救室、观察室、手术室等。与一般急诊类似，各室应备有抢救床、抢救仪器设备和药物、远红外辐射床等，考虑到儿童年龄和体格差异，儿科急诊应备有适合各年龄段儿童的医疗设备和药品，如不同规格的简易呼吸器及不同型号的气管插管、喉镜等，及时准确地为患儿进行诊治。工作人员对各室所备的抢救设备及药品应规范管理，保证抢救设备的正常运行及抢救物资的充足。

（二）护理管理

1. 急诊室的任务 对危急重症患儿进行迅速、准确的诊疗与救治。

2. 急诊室护士的素质要求 急诊室的护士必须具有高度的责任心、敏锐的观察及判断能力，扎实的急救理论知识，过硬的急救技能，才能迅速、敏捷地配合医生抢救。

3. 设备及物资的管理要求 根据儿童的特点做好急救仪器、器械、药品的补充和保管，使各种仪器设备随时处于良好备用状态，急救药品充足。

4. 建立并执行儿科常见急诊的抢救护理常规 儿科急诊护士应坚持学习，巩固已掌握的各种常见疾病的抢救程序、护理要点，更新知识和程序，总结经验，不断提高抢救效率。

5. 患者管理和防护

（1）非发热患者 进入普通急诊室，戴口罩就诊，做到一人一诊室环境，常规诊疗，告知注意事项和相关健康知识。

（2）发热患者 带入儿科发热门诊诊室，应戴口罩就诊，做到一人一诊室，测体温，仔细询问有无传染性疾病相关流行病学史，尤其是新型冠状病毒肺炎相关流行病学史，并按相应的传染病防控措施处理。对于轻症患者，应立即启动"发热患者诊疗预案"，迅速原地隔离，向患者说明情况取得配合，同时做好其他患者、家长以及医护技人员自身防护工作，及时上报相关部门。患者离开后立即对诊室及途经通道进行终末消毒，并如实详细登记患者相关信息。危重患者应立即启动可疑患者隔离抢救流程，将患者送入急诊隔离抢救室，工作人员做好三级防护后进行抢救，安排发热门诊及传染病专家组会诊。

四、儿科病房

儿科病房可分为普通病房和重症监护病房，重症监护病房还可分为新生儿重症监护室（neonatal intensive care unit，NICU）、儿科重症监护室（pediatric intensive care unit，PICU）和普通病房的监护室。

（一）儿科病房的设置

1. 普通病房设置　病室内光线宜采用自然光，有适宜的温、湿度（表4-1）。护士站应设在病房中央，重症及较小的婴儿应尽量安排在靠近护士站的病房内。儿童床应设床栏，栏高以患儿不能跨越为宜，每张床占地至少2.2m，床间距、床与窗台相距各1m。每个病室应设有卫生间，其洗手池、便池、沐浴用具应适合患儿的年龄特点，以防意外发生。

病室墙壁可装饰成色彩鲜明、儿童喜爱的各种图案，使病室气氛轻松、欢快。病房的设备应尽可能家庭化、儿童化，减少患儿的陌生感。分别设置入院处置室、治疗室、检查室、游戏室、配餐室等，游戏室内可布置适合儿童特征的小桌、小椅及不同年龄儿童玩具、画册、图书等，专人管理。

表4-1　不同年龄阶段患儿适宜的温、湿度

年龄	室温（℃）	相对湿度（%）
早产儿	24~26	55~65
足月新生儿	22~24	55~65
婴幼儿	20~22	55~65
年长儿	18~20	50~60

2. 重症监护室设置　除具有普通病房的功能外，重症监护室还必须具有抢救危重患儿的功能。监护室的床位设计可为集中式或分散式。集中式是将床位集中在一个大房间内；分散式是将床位分散在小房间内，用透明玻璃隔开，方便观察，防止交叉感染且较安静。监护室内必须备有各种抢救器材和监护设备。护士站及医生办公室设在病房中央，靠近监护室，便于观察和抢救。治疗室分清洁区和污染区。清洁区又称无菌治疗室。

3. 护理管理

（1）环境管理　病区干净整洁、定期消毒、温湿度适宜、物品合理放置。环境符合儿童生理、心理特点。

（2）加强病房管理　制定严格的陪护、探视制度。加强优质护理服务，必须陪护或探视的，应当严格限制陪护、探视人员数量和时间，并做好预防感染的措施，减少人员聚集。

（3）生活管理　患儿的衣服应采用棉布制作，样式简单可爱，图案、花色均适合儿童，经常换洗，保持整洁。根据患儿的病情决定其活动与休息的时间。对长期住院的学龄期患儿病情允许的情况下要适当安排学习时间，形成规律的作息生活，减轻或消除学业上的压力与焦虑。

（4）院内感染防控　病区设置要合理，不同病种的患儿尽量分室收治。还应设置感染病室，将非感染性或传染性疾病患儿与感染性或传染性疾病患儿应分开安置，并严格执行消毒隔离制度，避免交叉感染。

（5）安全管理　儿童病房安全管理的范围广泛，内容繁杂。无论设施、设备还是日常护理的操作，都要考虑患儿的安全问题，防止跌倒、坠床、撞伤、烫伤、窒息、丢失等，防止用药差错、误饮误服。病区消防设施、照明器材应专人管理，定期检查，科室所有人员应知晓放置位置和使用方法，安全出口要保持通畅，每个病房贴有"紧急疏散图"，发生紧急情况按图中指示疏散。窗台上严禁放置物品，以防高空坠物；电源应设计在患儿不易触及之处。

第二节　住院儿童的心理反应及护理

住院儿童的心理反应是指住院会引起患儿的各种心理问题，患儿会沉默、哭泣、抵触各种治疗和护理程序，甚至拒绝配合治疗等。疾病导致的住院，会给儿童生理和心理造成很大的影响。儿童正处于生长发育的动态变化中，身心均未成熟，自身功能易受外界环境的影响而发生改变。儿童来到一个陌生的环境，面对陌生人，加上住院期间服药及各种治疗操作，使患儿产生恐惧；尤其是与父母的分离，使患儿产生焦虑不安等一系列的情绪改变。因此，治疗期间不仅需要精湛的医疗技术，高质量的护理服务，更需要良好的心理护理。不同年龄阶段的儿童对疾病和住院的理解各不相同，所以，护士在进行入院评估时，应掌握不同年龄儿童的生理及心理特点，运用多学科和循证知识，全面、准确、科学收集资料，为护理计划的制订和实施奠定良好的基础。

一、住院儿童的心理反应

（一）分离性焦虑

分离性焦虑是指儿童在与家人，尤其是母亲分离时，出现的极度焦虑反应。分离性焦虑多见于婴儿中期至学龄前期的小儿，尤其是6个月至2.5岁的婴幼儿，分离性焦虑可分为三个阶段。

1. 反抗阶段 患儿对于父母的分离表现出侵略性和攻击性的反应，此阶段可持续几小时至几天。较大婴儿的反应包括哭闹不止，连续呼喊妈妈或者长期照护并有安全感的照护者，抓住父母不放，避开和拒绝陌生人。幼儿的反应有口头攻击，对陌生人的身体攻击，如踢、打、咬等，寻找父母，拒绝他人的劝阻、照顾。

2. 失望阶段 患儿因找不到父母而悲伤、沮丧，停止哭泣，对周围事物失去兴趣。部分患儿出现退化行为，如吸吮手指或咬指甲、尿床等。这是小儿逃避压力常采用的一种行为方式。此阶段的持续时间因人而异。

3. 否认阶段 长期与父母分离者可通过压抑对父母的感情，建立新的、浅显的关系来应对失落和痛苦情绪。这种行为只是一种无可奈何接受或忍受与父母分离的结果，而不是获得满足的表现。一旦进入否认阶段，将对儿童产生难以扭转的不利影响。

（二）失控感

住院常导致患儿在陌生的环境下身体被束缚及日常生活规律、行为习惯被打乱，被强迫地依赖于他人等，从而使儿童感到失去了对身体的控制感，如强制性的上床休息、使用轮椅或拐杖、必须按照食谱进食等。同时，各种积极的感官刺激较少，而医院的装修环境，物品、设备，住院患儿的哭声、身体侵入性刺激等，使患儿产生压抑、抑郁、敌意以及挫败感。

（三）身体伤害与疼痛反应

几乎所有的患儿对身体的损伤会产生恐惧，如害怕躯体外形被改变、无行动能力以及死亡等。不同年龄段的患儿对疼痛的反应有所不同，护理人员应全面评估，并采取相应措施避免和减轻疼痛。

二、护理应对策略

对于住院患儿出现的心理行为反应，护理人员要满足住院患儿的发展性需求。

（一）遵循的护理原则

1. 倾听孩子讲话，真诚地与其谈话，态度积极，耐心、细心、暖心。尊重孩子作为一个独立个体的思想、感知、行为以及价值。提供情绪支持，允许孩子获得控制感，尊重患儿的隐私。

2. 提供必要的信息支持，如向孩子解释治疗或操作过程。

3. 提供值得信任的照护，安排相对固定的护理人员照顾孩子。

4. 切勿用成人世界的规范与规则去过分限制患儿的行为。

（二）与患儿建立良好的关系

可以通过叙事疗法、游戏疗法和艺术表达等方法，利用一些实物媒介与患儿建立关系，运用评估患儿心理活动或进行心理辅导的专业方法。

1. 叙事疗法 讲故事是一种对孩子复杂性感知和情绪的同时具有探索和协助表达双重功效的应对机制。它能帮助我们捕捉到孩子在想什么，感受到什么，让孩子抓住故事中的直观信息，并应用到孩子现实生活中。

2. 游戏疗法 与孩子一起玩游戏，在游戏活动中，孩子能够获得掌控感、成就感、愉悦感，对于经验和能力形成是非常有帮助的。护理人员可以通过各种游戏激发孩子的力量。

3. 艺术表达 有些儿童不善言辞，他们喜欢通过艺术或音乐或舞蹈来表达自己的感受。听音乐、演奏乐器、画画、写诗、写日记以及表演戏剧是比较有效的舒缓情绪的方式。许多人从这些活动中获得安慰。婴儿和低龄患儿听到柔和的音乐会感到安全。绘画创作、积木或诗歌创作的过程以及结果都具有治疗性。

4. 环境配备 儿科住院病区可配备儿童绘本、安全玩具、绘画材料、电视等物品，护理人员通过学习并掌握叙事疗法、游戏治疗和表达性艺术的理论与技术，可提升在临床心理照护的成效。

三、各年龄阶段儿童对住院的心理反应及护理

（一）婴儿期

1. 住院的心理反应 1~6个月的婴儿对母亲的依恋性很强，将母亲视为自己的一部分，与母亲的分离会导致分离性焦虑，表现出哭泣、害怕、不安、面部表情呆滞等，害怕陌生人，过度依赖母亲。6个月后的婴儿就能意识到与父母或照顾者的分离，住院导致的分离性焦虑常表现为明显的哭闹行为。此期患儿已能通过简单的表情、姿势等逐渐学会对外部世界的控制，住院的诊疗活动特别是侵入性的诊疗活动会使患儿产生不信任感和不安全感。

2. 护理

（1）鼓励母亲陪护照顾患儿，参与护理过程，使患儿有安全感。

（2）护士应与患儿多接触，可采取非语言交流方式，如抚摸、搂抱、打手势等，建立信任感。

（3）给患儿玩适合的玩具、积木等，使患儿对护士产生好感，减少陌生感和恐惧感。

（4）满足患儿的生理需要，治疗护理完成后予以安抚。

（二）幼儿期

1. 住院的心理反应　此期患儿语言、动作、心理方面发育较快，有了自我认识，对住院的陌生环境会感到害怕，其心理活动的产生分为以下3个阶段。

（1）反抗阶段　幼儿的语言沟通能力有限，住院后常采取哭闹、侵略性、攻击性行为。

（2）退化性行为　行为倒退到过去的发展阶段，如尿床、吮吸奶嘴、要抱、过度依赖等。

（3）孤独感和无安全感　分离性焦虑、对医院环境不熟悉，生活不习惯，缺乏安全感；幼儿会误认为住院是对自己的惩罚，对回家找父母感到没希望，孤独、绝望。

2. 护理

（1）鼓励其自主性表达　允许患儿表达其反抗情绪，接受其退化性行为，并让其父母尽可能保持家中的习惯，如睡眠、进食及沐浴等。不过分限制患儿的活动，病情允许的情况下鼓励其表达自主性，不要过分限制儿童的活动，允许其有自行选择的机会。

（2）陪护　条件允许时，应鼓励父母和照顾者对住院患儿进行陪护，同时应尽量满足陪护者的生活需求，体现以家庭为中心的护理理念。

（3）环境　制造温馨、融洽的气氛，改变就医环境，比如：在儿童病房墙上张贴各种儿童喜欢的卡通画、贴纸等。为患儿提供适当的游戏、看电视、讲故事等活动，使儿童有机会表达情感，发泄恐惧和焦虑情绪。同时，还可以进行健康教育。

（4）减轻和消除患儿紧张的恐惧心理　根据患儿的不同年龄、个性特点、不同的治疗方法和要求，进行说服引导，对年龄小的患儿则以逗引为主，使其产生亲切感或采用分散注意力的方法。

（三）学龄前期

1. 住院的心理反应　住院带来的应激和压力主要来自于与父母的分离，父母不在身边感到失望和孤独。学龄期患儿由于进入一些日托机构接受学前教育，日常生活中对父母或照顾者的依恋不及婴幼儿期表现明显，但在疾病和住院影响下，患儿往往希望获得陪伴和安慰，患儿常表现为偷偷哭泣，拒绝配合治疗，可能将情绪、欲望等转移到环境中的其他事物上。故意出现敌对，忽视及否认引起疼痛经验的想法或感觉；怀疑被父母遗弃和受惩罚，惧怕身

体完整性受到破坏。

2. 护理

（1）争取父母在医院做短暂的停留，减少分离的不适，接受患儿恐惧焦虑及退化性行为，当患儿情况转好时，协助转移其退化反应。

（2）给予患儿游戏的机会，其目的主要如下：①治疗性游戏中，使患儿明白疾病和住院治疗不会对自己的身体构成威胁，确信住院不是惩罚。②在游戏中尽量使患儿表达情感、发泄恐惧和焦虑情绪，树立自信心。③在游戏中落实健康教育。重视入院宣教，使之尽快熟悉环境，消除陌生感。提供适当的活动，如绘画、看电视、讲故事等；使患儿有机会表达自己的情感，忘记痛苦。

（3）减轻和消除患儿紧张怕痛的恐惧心理　根据患儿的不同年龄、个性特点、不同的治疗方法和要求，进行说服引导。对年龄稍大和大多数男患儿，一般有表现坚强、勇敢行为的心理，故注意激发其自尊心；对有好强心的患儿给以鼓励；对荣誉心强的患儿应不断地给予表扬；对女孩则赞扬她的美丽等。

（四）学龄期

1. 住院的心理反应　此期患儿智力和理解、分析、综合能力增强，是接受文化教育进行学习的时期，由于学校生活和同学朋友在其日常生活中所占位置越来越重要，与学校同学的分离会使他们感到孤独，担心学业落后，担心自己会变成残废或死亡；害怕医生，害怕治疗；因害羞不配合体检等。此期患儿已能较好地处理住院和诊疗活动导致的限制和挫折，但对死亡、残疾和失去同学朋友的恐惧会导致失控感。

2. 护理

（1）在日常生活中，应鼓励父母、教师等对孩子进行医院作用和功能的简单介绍，注意引导孩子对医院的印象，禁止用住院或者诊疗行为恐吓孩子，使其对住院和诊疗行为产生恐惧，有条件的情况下可组织参观医院，学习简单的健康知识，有利于患儿理解住院的目的。护士要经常与儿童进行心理交流，疏通情感，使患儿不感到孤独、焦虑、恐惧、紧张，而获得安全感。做入院介绍要热情周到，提高患儿对医疗环境的认知能力。

（2）鼓励患儿与家长交流，允许同伴、同学们来院探视，和同学们交流学习进展，以减轻焦虑。治疗完后，可组织患儿看书、做作业、游戏等活动；安排爱心学校老师为患儿上课。进行各种操作时，应考虑患儿的隐私和自尊需要，给患儿一定自主选择权。根据患儿的需要和理解能力，提供疾病知识的健康教育；鼓励患儿参与自我护理。

（3）提倡亲属陪伴，患儿亲属的心理护理不容忽视。住院儿童离开家人后常感到孤独，没有安全感、沉闷、想

家等。患儿亲属的各种心理反应直接影响着患儿，由于孩子患病，父母心理会产生许多压力，从而影响家庭生活。有研究表明：社会支持对心理健康具有积极的作用，所获得的社会支持越多，心理障碍的症状越少。如果亲属心理健康，给患儿很好的心理支持，配合治疗，对患儿恢复健康有益。

（五）青春期

1. 住院的心理反应 此期患儿可能因丧失自我控制力而感到不安或困扰，缺乏安全感。可能对疾病的细节深究，避免讨论真正的问题；可能拒绝治疗，甚至是过去曾接受过的治疗；可能会因目标未达成而转为对医护人员的愤怒；可能借着疾病或疼痛，过分要求以维护自我的控制权。此期患儿独立意识增强，住院和诊疗活动常使其感到对自己身体和生活的控制受到威胁，感到挫折和愤怒，很难接受诊疗引起的外表和生活方式的改变，从而导致对治疗的抵触和不依从。

2. 护理

（1）以成人的方式对待，尊重其看法；治疗和护理前给予解释。

（2）保护隐私，鼓励与朋友保持联系；提供个别化的学业指导。

（3）可与其讨论健康状况及住院的感受。

⊕ 知识链接

沙盘游戏治疗

沙盘游戏治疗也称为"箱庭疗法"，是一种以荣格精神分析学原理为基础的心理治疗方法。在沙盘游戏营造的"自由和保护空间"气氛中摆弄沙子、沙具和水。一个系列的沙盘意象，反映了游戏者内心深处的意识和无意识之间的对话与沟通，以及由此而激发的治愈过程和人格发展。在游戏过程中，儿童以独特的非语言方式将无意识心象以三维图画的形式在外观世界显现出来，有利于治疗师把握儿童存在的心理问题，也可以使儿童的无意识和意识逐渐整合。

第三节　住院儿童家庭的护理

住院儿童家庭的护理是指专业医护团队为住院有医护需要的儿童家庭，提供专业的健康照护服务，以促进、恢复和保持儿童的健康功能。儿童患病，尤其是因病住院治疗，会使患儿家庭处于应激状态，家长们因此而出现紧张、焦虑、恐惧的心理，不良情绪及应对的结果会直接影响患

儿疾病的治疗、康复，也会影响患儿的心理健康，同时由于患儿的语言表达受限，患儿主诉不能准确反馈足够的信息，护理沟通的重要对象是住院患儿的父母或其他（如祖父母、外祖父母）主要照顾者。从某种程度上来说，父母是自己孩子的"专家"，与此同时，因为照顾生病住院的孩子，家庭成员的分工会发生变化，尤其遇到住院周期长、疾病威胁患儿生命的情况，对家庭而言这种经历可能是一次重大危机，固有的家庭文化、信仰、经济、沟通方式等因素会综合影响他们对于危机的应对策略、医患关系与疾病康复。因此住院患儿家庭支持显得尤为重要，因此，护士应帮助患儿家庭应对危机，维持正常、健康的家庭功能。

一、疾病的社会心理类型

（一）疾病的发生

疾病划分为两类。一是急性发作，如高热惊厥，这种急性发作的疾病会在短时间内对儿童及家长的情感产生剧烈冲击，要求家庭迅速发挥他们处理危机的能力。二是慢性发作，如肌萎缩侧索硬化。这些疾病都要求家长能灵活转换角色、高效解决问题、善用外界资源来处理。

（二）病程

慢性病的病程分为渐进、持续、复发。渐进型疾病，如肌萎缩侧索硬化，对于家庭而言就是要照顾一位终身伴有残障且病情逐渐恶化的患儿。家庭需要面对疾病发展过程中患儿逐渐失去社会功能的事实，照顾任务会越发繁重，以至于父母会觉得筋疲力尽。持续型疾病如心肌炎，会使孩子有明显的生理缺陷。复发型疾病如儿童哮喘，轻度症状与病情加重，再度复发的不确定性，危机和非危机交替的频率，都是使家庭处于紧张状态的因素。

（三）结果

疾病究竟是缩短儿童的寿命还是导致死亡，结果本身带有深远的社会心理影响，关键在于疾病诊断初期家庭是否能预先知道结果。有些疾病不会缩短寿命，如过敏或关节炎；有些明显是威胁生命的，如癌症；还有介于两者之间的、更加不可预测的，如心脏病和那些会造成猝死的疾病（如血友病）。

（四）失能

疾病可能伴随认知障碍、感觉障碍、行动障碍、体能丧失、外形损毁以及背负着社会歧视等。

二、疾病主要发展阶段

疾病是会随着时间的推进而动态演进的。阶段的概念让护理人员和家庭能够纵向地考虑和理解，慢性疾病是有标志性的进行过程，有过程的转换和需求的变化等，每一

阶段都有特别的社会心理需求和发展任务，见表4-2。

表4-2　疾病阶段的家庭发展任务

阶段	家庭发展任务
危机阶段	家庭在系统中理解自己 疾病的社会心理层面的认知 家庭成员善用发展观（个人、家庭、疾病生命周期）
危机重组	创造提升家庭控制权和能力的意义 挑战应该是"我们"一起面对 接受与疾病或残疾常伴的事实 在罹患慢性疾病前识别出家庭的哀伤 满怀希望的同时应认识到更多丧失可能发生 适应和满足不断发展的疾病社会心理需求 学着与疾病症状相处 适应治疗和医疗机构 与医疗机构专业服务人员建立功能性的合作关系
慢性阶段	将所有受到疾病限制的家庭成员的自主权最大化 平衡联络与分离之间的关系 将关系的不对称性最小化 注意对家庭以及个人生命周期的现阶段和将来发阶段可能产生的影响
终末阶段	完成处理预期悲伤和未解决的家庭事务 支持疾病终末期的家庭成员 在剩余时间里尽可能帮助幸存者与临终患者充分地相处 开始进入家庭重组阶段

护理人员在照顾住院患儿时，先要了解他们疾病的社会心理类型，再在疾病发展时间轴中判断家庭所需要的社会支持是什么，给予适当的专业意见与建议。

三、住院对儿童家庭的影响

（一）患儿住院后父母出现的心理反应

1. 否认和质疑　在患儿生病和住院初期，家庭处于震惊中，如果患儿的疾病较为严重，父母常常会对患儿的确诊表示质疑，甚至难以接受。

2. 自责和内疚　患儿父母通常会去寻找疾病的原因，如有任何信息提示是由于父母的行为或原因导致患儿患病及病情加重，父母常会感到深深的自责与内疚。

3. 不平和愤怒　患病后，父母可能会感到不平和愤怒，有时会向其他家庭成员和护士发泄，引发矛盾和冲突。

4. 痛苦和无助　在陪伴患儿忍受病痛和接受诊疗的过程中，家长也会感到痛苦和无助。尤其是如果未将父母纳入对患儿的医疗护理计划和过程，父母会倍感挫折。

5. 焦虑、悲伤和抑郁　若患儿疾病预后不良，家庭成员会更加焦虑、担忧和预期性悲伤，严重时会产生心理障碍，以至于影响生理功能。

（二）患儿住院对其家庭功能的影响

1. 确诊疾病和住院的初期　患儿住院使家庭完整性发生了改变，家庭成员的角色改变，家庭成员的生活方式改变，同时家庭经济负担增加。确诊和住院这一时期，家庭

为了应对危机，会作出调整和妥协，例如家庭成员会更关注家庭事务，放弃工作或个人爱好去照顾患儿，家庭中其他子女可能承担部分家务。疾病可能会帮助家庭暂缓一些家庭所面临的危机，也有可能加剧矛盾，导致家庭成员对立和家庭的分裂。

2. 患病和住院的延续期　随着患儿住院时间的延长，患儿的家庭功能又再次发生变化，家庭的重心将不会一直放在患儿身上，家庭成员逐渐恢复部分日常生活，如若患儿疾病持续恶化，家庭成员可能会因此而感到筋疲力尽。

四、住院儿童家庭的应对及护理

儿科护理强调以家庭为中心，护士应与患儿家庭合作，帮助家庭应对危机，维持正常的家庭功能。

（一）为家庭成员提供情感支持

陪伴和倾听患儿家长的感受，安排充足的时间与家长沟通，提供机会让其表述其失控、愤怒、内疚的感受，并为他们提供宣泄的机会，减轻家长内心的压力。安排家庭成员轮换陪护照顾患儿，使父亲或母亲能得到休息、活动和摄取足够的营养，以保持身体健康。

（二）为家庭成员提供物质支持

帮助患儿家长寻找社会支持，寻求各方面的经济援助等。

（三）为家庭成员提供信息支持

组织住院患儿的父母座谈，分享患儿住院后的感受和

经验，互相提供支持。指导父母参与对患儿的照顾。提供医院的电话和联系方式，在父母有疑问的时候可以与医院联系。向父母介绍医院的环境、工作人员，讲解疾病的知识，解释患儿的情况，用药的目的等，帮助患儿父母缓解患儿住院带来的无措感。

（四）增强健康信念

护理人员应成为协助患儿及家庭对抗疾病的重要资源。通过专业知识的指导与支持，帮助家庭提升照顾住院患儿的能力，从而树立健康的信念。护理人员也可以通过开展家庭支持小组，让患儿家庭分享经验与观点，并以积极乐观的视角关注家庭的力量去积极应对疾病、解决问题。

（五）积极对待疾病的治疗

强调身心统一性提升家庭对于疾病的控制感。尊重患儿及其家庭的宗教、文化信念。如藏族患儿对饮食、服饰、仪式均有特殊要求。

（六）缩短患儿、家庭成员与专业医护人员之间观念差异

护理人员能协调、协助家庭坦诚沟通，患儿、家庭成员与医疗团队达成共识，医疗团队也能尊重家庭决策。从而缩短患儿、家庭成员与专业医护人员之间观念差异，达到高质量救治患儿。

第四节　儿童姑息治疗

姑息治疗是将患有现代医学尚无法治愈的、各种严重的、致命性疾病的患者，通过早期识别、全面评估和治疗躯体症状、精神心理症状并提供多学科团队协作（multiple disciplinary team，MDT）模式的整体帮助，以提高患者生活质量，同时为患者的家庭成员和照护者提供整体关怀的专业。姑息治疗的开展要求护理人员不仅要掌握姑息护理知识，更重要的是要具备积极的姑息护理态度，护理人员对姑息护理的态度直接影响其给予病人姑息护理的质量。姑息治疗的宗旨是为个人和家庭提供全面照护，而非单纯的疾病治疗，关注的中心是人而不只是疾病本身。职责侧重于症状控制和提高患者的生活质量。

一、住院患儿的临终关怀及对临终患儿家庭的情感支持

临终关怀是指对终末期患儿和家庭提供照顾及支持，工作的重点为缓解患儿的痛苦，提高生活质量以及协助家庭成员为患儿的死亡做好准备，对其进行心理辅导。每个家庭在面对患儿死亡时的反应和需求都会有所差异，护士应注意评估患儿和家庭的个性化要求，给予针对性护理。对

临终患者进行护理的同时，护理人员也要建立起自己的支持系统，参与支持团体，与同事分享经验，互相支持。

（一）儿童临终关怀的特征

儿童临终关怀与成人临终关怀基于同样的原则，然而当患儿遭受疾病和死亡威胁时，其自身及家庭所面临的问题和存在的需求也会有所不同。儿童和青少年正处于生理、情感、认知和精神的发展过程，他们对疾病、死亡的理解也取决于自身认知的发展程度，并且任何宗教、文化、信仰、生病的经历及以往的死亡经历等因素都会影响一个患儿对死亡的理解。儿童是家庭、社区和学校等众多社会团体中的重要成员。这些社会团体的持续作用，应纳入临终患儿垂死的旅程。

（二）儿童的临终关怀

1. 各年龄阶段患儿对死亡的理解和认识

（1）婴幼儿期　婴幼儿把死亡看作是可逆的、暂时的，不能区分"死亡"与"暂时分离"的差别，可产生强烈的分别后不良情绪，如哭闹、寻找、不能安睡等。

（2）学龄前期　此阶段儿童将死亡看作是可逆的，他们理解死亡是躺着不动，常将死亡与睡眠、旅游联系在一起，不少孩子会关注死者是否感到冷、饿、痛。

（3）学龄期　学龄期儿童开始认识死亡，能理解死亡是不可逆和无法改变的，但有时会对死亡充满幻想和魔术性思考，相信自己的想法和行动会导致死亡，如有些孩子相信死亡是由于不良行为和思想导致的，是一种的惩罚。

（4）青春期　青春期患儿逐渐懂得死亡是生命的终结，是不可逆的、普遍和必然的，自己也不例外，对死亡有了和成人相似的概念，有时会想象死亡是"英雄式"或"悲剧式"，较难接受自己死亡。

除不同年龄的儿童对死亡的理解不同外，儿童对死亡的理解和认识还受诸多因素的影响。例如，与儿童第一次接触到死亡的年龄和经验，父母是否愿意与孩子讨论有关死亡的主题和事例，是否有宗教信仰，传播媒体图书和不同的文化有关。

2. 临终患儿的护理

（1）营造家庭式氛围。病房环境应安静、舒适、室内的陈设应尽量贴近生活，给父母和亲人更多的时间和空间陪伴患儿，参与患儿的日常护理，耐心细致地照护临终患儿。病房环境应安静、舒适，室内的陈设应尽量贴近生活，给父母和亲人更多的时间和空间陪伴患儿，允许父母更多的参与患儿的日常护理。耐心细致地照护临终患儿。

（2）减轻躯体的痛苦。临终患儿往往经历了较多的疼痛和身体不适，护士应积极采取各项措施尽量缓解患儿的痛苦，满足患儿的生理需要。评估患儿对疼痛的反应以及原因，给予适当的措施缓解疼痛，除了药物，还可以用父

母的陪伴、拥抱、听故事等非药物方法减轻疼痛。保持患儿身体整洁，如洗澡、洗头，保持皮肤干燥、口腔湿润。临终患儿可能因身体器官功能衰竭而食欲差，应尊重患儿的选择，无食欲时无需强迫进食。

（3）减轻心理的痛苦。父母本能地想保护自己的孩子，会对患儿隐瞒病情。实际上，患儿很容易感觉到周围人群的悲伤情绪，并会因此而感到孤独和不安。这些对孩子而言可能比死亡更可怕。根据情况护士可鼓励父母循序渐进地、与年龄相适应地告知患儿实情，父母和护士应经常询问和聆听患儿的需求和想法，并针对患儿的心理状态进行支持、尽可能坦诚的交流、允许患儿尽可能做出选择、多加陪伴，有持续而强烈的反常情绪行为表现者，提供心理咨询。患儿和家人的情绪健康也应被评估，临终关怀团队应询问患儿和家人的具体想法、感觉、希望、愿望、恐惧和记忆，培养患儿和家庭的心理期望、需求、个性、情绪状态、应对策略、文化信仰以及任何存在的心理状况。

（4）临终关怀团队应考虑患儿的发展阶段和家庭的文化信仰，支持患儿和家庭对亲密、隐私、连接和身体接触的渴望。还要考虑到患儿自身的恐惧感、负担感，以及患儿和家庭的悲伤情绪，如孤独、愤怒、绝望等。

（5）临终关怀团队在家庭的哀伤期间应提供心理照顾服务。

（三）对临终患儿家庭的情感支持

在临终时，患儿父母承受着极大的心理负担，同时也担负着无可替代的作用，因此，对父母的情感支持是临终关怀不可忽视的部分。

1. 临终前 在患儿临终前，父母常会感到痛苦、无助和内疚等，护士应为父母提供更有用的信息，让他们知道患儿现在最需要什么，帮助他们合理安排与患儿相处的剩余时间。例如：临终患儿，常常陷入昏迷，父母在这时常常显得无所适从、不知所措。护士可以指导父母通过语言和肢体的接触与患儿交流。尊重患儿、家长和照护者的宗教和文化需求，对患儿、家长和照护者解释关怀计划，对父母一些过激的行为予以谅解。医护人员应保持沟通，对患儿情况的解释应保持一致，避免家长产生疑虑和不信任。护患之间应加强沟通交流。护士应充分理解患儿父母的处境和心情，尊重患儿及其父母的意愿，对于患儿父母提出的一些合理要求，应尽量予以满足。

2. 死亡后 患儿死亡后，父母通常会发生一系列心理反应，由于父母总是预期孩子会比自己活得长久，患儿的死亡是对自然生命秩序的颠覆，所以与成人去世相比，失去患儿的父母悲伤持续的时间更长。护士应理解患儿死亡后父母的心理反应，对悲伤流泪的父母，护士可在一旁静静陪同，此时的悲伤者最需要的是一位能够理解，而且具

同情心的"听众"，可轻握其手或轻抚其肩背等以安抚情绪，鼓励他们哭泣，不要压抑其内心的悲痛，并及时提供纸巾。

二、安宁疗护

（一）安宁疗护的概述

儿童安宁疗护是指在病重儿童逝世前的一段时间内，着重关注减轻症状、延缓疾病发展，并优化患儿及家属的情绪和生活质量，满足其多样化、多层次的健康服务需求而提供的照护。安宁疗护是姑息治疗的终末期重要组成部分，在为临终患者和家庭成员服务的过程中，侧重于充分尊重患者和家庭成员的意愿，在不刻意的缩短患者生存时间的前提下，全力确保患者在临终过程中的舒适和尊严。

（二）安宁疗护服务范围

安宁疗护实践以临终患者和家庭成员为中心，以 MDT 模式进行，主要内容包括疼痛及其他症状控制，舒适照护，心理、精神及社会支持等。世界各国及地区对接受安宁疗护服务人群的预生存期有所不同，因此，一般认为预生存期不超过 6 个月或 1 年的患者适合接受安宁疗护服务；预生存期超过 1 年及以上的患者较适合接受姑息治疗，在改善临床症状的基础上，还可适当的延长生存时间。

（三）安宁疗护服务模式

MDT 是指针对安宁疗护患者的病理、心理、社会环境以及影响因素，由安宁疗护专科医师、其他临床专科医师、护士、药师、心理治疗师、营养师、康复治疗师、社会工作者、志愿者、患者本人及其家庭成员和照护者组成的多学科团队对患者实施全面的医学检查、身心功能评估、征询患者及其家庭成员和照护者的需求，针对患者的问题和需求达成全面的、一致性的解决方案。MDT 模式能够有效推动对安宁疗护患者进行综合性的躯体、精神心理症状改善和人文关怀，帮助患者提高生活质量，确保生命终末期的舒适和尊严。

第五节　与儿童及其家庭的沟通

沟通是人与人之间、人与群体之间思想与感情的传递和反馈的过程，以求思想达成一致和感情的通畅。沟通是一切人际关系的前提和基础，良好的沟通是一门艺术，是护理人员与患者及家属之间的润滑剂，有效的沟通能让护理工作事半功倍。儿科护士面对的多是不能完全或完全无法表达自己思想情感的特殊患者，因此护士与患儿及家属或监护人之间的沟通技巧显得尤为重要。

一、儿童沟通的特点

儿童对住院的反应受到许多因素的影响，与患儿的年龄、住院经历、对疾病的了解程度以及家庭的支持、亲子间的关系等多种因素有关。对儿科护士来说，运用良好的沟通技巧，包括语言与非语言的沟通，与患儿进行良好的沟通，可以帮助护士建立良好的护患关系，解决患儿的心理健康问题，使患儿积极配合治疗。儿童在 8 岁前，语言沟通能力差，抽象思维发育不成熟，不能用语言正确表述自己的想法，但在非语言沟通方面，儿童已经能够熟练的通过他人的面部表情、着装、语调、手势等获取正确的信息，例如患儿看到身穿白色衣服、手持注射器的人，能很快联想到注射导致的疼痛，因而产生恐惧和哭闹。3 岁以上儿童，不仅通过语言，还可借助肢体动作表达，但表达缺乏条理性及准确性。另外，儿童对事物的认识、理解、判断、分析和综合能力有限，容易受环境、人为因素的干扰，对沟通效果产生影响。

二、不同年龄阶段患儿的沟通技巧

（一）与婴儿的沟通

婴儿时期多以不同声调、不同时间的哭声表示身心需要；与婴儿的沟通应语调柔和，可用微笑和轻柔的音乐去感染婴儿。婴儿对陌生人常会感到恐惧，护士初次接触时，可以从询问患儿喜爱的玩具或物品入手，逐渐让患儿接纳自己，在患儿病情允许的情况下，护理人员应经常抱着患儿，抚摸其背及四肢等部位。增加患儿的安全感，可以对患儿进行全身或局部的有效触摸缓解其紧张及恐惧的情绪。

（二）与幼儿的沟通

1～3 岁幼儿愿意用语言表达需要，但吐字不清、用词不准、重复描述；满足此年龄段儿童被尊重的需要，关注患儿的需要和兴趣。与之交谈时应目光接触，与患儿的视线保持水平，必要时可坐下或蹲下；护理及治疗前的解释和指导应使用儿童能理解的词汇及句子。

（三）与学龄前期儿童的沟通

学龄前期儿童的主要活动是游戏，好奇心强、易受暗示、模仿性强。护士可根据此期儿童的特点，予以正面鼓励，进行暗示性语言，还可以与患儿进行治疗性游戏如体检、给模型娃娃注射等，在游戏中向患儿解释治疗和护理。可与学龄前儿童谈论他喜欢的玩具、动物或动画片，称赞他的鞋子、衣服等，这些举动能使患儿产生亲切感，沟通效果更好。

（四）与学龄期儿童的沟通

该期的小儿已具备一定的抽象思维能力，对疾病的真实原因有一定的认识，护士与患儿交流时，应避免欺骗患儿；不要随意向患儿许诺，承诺的事一定要实现，以免破坏护患之间的信任。护士可针对患儿感兴趣的事物给予简单的解释和说明，鼓励患儿表达自己的想法。

（五）与青春期少年的沟通

对青春期患者，则应注意尊重其想法和隐私，以客观而不加批判的态度与其交流。护士应尊重青春期少年的自主意识，不强迫他们，认真对待他们的讲述与表达，满足他们的被认同感，注重健康教育，在进行治疗前，要给予充分的解释，争取取得患儿的配合。

总之，与患儿进行沟通时，应采用适合患儿年龄和发育水平的沟通方式；注意给予患儿平等尊重；保持诚信；可使用游戏作为护患沟通的桥梁。

三、与儿童家长的沟通

与患儿家长进行有效的沟通，有助于护士取得患儿家长的信任，使医护人员获得准确的病史资料，减少医患纠纷。为使与患儿及家长沟通舒适、有效，儿科护士沟通技巧包括建立良好的第一印象、使用开放性问题鼓励交谈、处理恰当的冲突、掌握倾听技巧、注意行为方式等。

1. 建立良好的第一印象　护士在与患儿家长接触时，应积极热情，关心患儿健康状况，耐心倾听患儿家长的观点和想法，了解患儿和患儿家庭面临的问题和困难，建立患儿家长的信任。

2. 使用开放性问题鼓励交谈　护士应尽量使用开放性问题鼓励家长交谈，并注意倾听和观察语言和非语言信息，注意对谈话主题进行引导和限制，避免与患儿家长的交流偏离目标和主题。并且在与患儿家长交谈中，要注意语言艺术，即避免大声、急速、没经过思考说话。

3. 处理恰当的冲突　由于担忧患儿的病情，患儿家长易产生怀疑，表现得挑剔、易怒。护士应换位思考，理解患儿家长的心情，针对家长的问题给予解答，不可搪塞应付、使用家长难以理解的医疗术语。进行各项操作时应给予耐心细致的解释，表现对患儿的关心爱护。

4. 掌握倾听技巧　耐心倾听家长的观点和想法，谈话中切忌心不在焉，不要随意中断家长的话题，要聚精会神，重视信息的反馈。比如身体适当前倾，与家长交流目光，适当点头或做一些手势。

5. 注意行为方式　在与患儿家长沟通过程中行为方式起到很大的促进融合作用。一个搀扶的动作、一个拍肩膀的鼓励、一个真诚的眼神都会拉近与患儿及其家长的距离，增进情感，提升患儿及家长对护士的信任，获得理解与支持，减少纠纷的发生。

第六节 儿童疼痛管理

一、儿童疼痛概述

疼痛（pain）是组织损伤或潜在组织损伤所引起的不愉快的感觉和情感体验，伴有一系列的生理变化及心理行为反应。由于年龄较小的患儿在经历疼痛时无法用语言表达，他们的疼痛容易被忽略、低估，疼痛不能得到有效的控制，因此，医护人员应与患儿父母一起共同解决患儿的疼痛问题。

（一）疼痛的分类

1. 按病程分类

（1）急性疼痛 突然发生，有明确的开始时间，持续时间较短，以数分钟、数小时或数天之内居多，用镇痛方法一般可以控制。

（2）慢性疼痛 疼痛持续3个月以上，具有持续性、顽固性和反复性的特点，临床上较难控制。

2. 按疼痛程度分类

（1）微痛 似痛非痛，常无其他感觉复合出现。

（2）轻痛 疼痛程度轻微，范围局限，个体能正常生活，睡眠不受干扰。

（3）甚痛 疼痛明显、较重，合并痛反应，如心跳加快、血压升高，睡眠受干扰。

（4）剧痛 疼痛程度剧烈，痛反应剧烈，不能忍受，睡眠受到严重干扰，可伴有自主神经紊乱或被动体位。

3. 按疼痛性质分类

（1）钝痛 酸痛、胀痛、闷痛等。

（2）锐痛 刺痛、切割痛、灼痛、绞痛、撕裂样痛、爆裂样痛等。

（3）其他 如跳痛、压榨样痛、牵拉样痛等。

4. 按疼痛原因分类

（1）伤害感受性疼痛 与组织损伤有关，例如躯体的损伤（疼痛或刺痛，容易局限），内膜损伤（钝痛，范围更广），黏膜炎，外科手术后等。

（2）神经病理性疼痛 由神经损害引起，例如化疗或放疗，通常用烧灼感、电击和（或）刺痛感描述疼痛感。

（3）两类混合性疼痛。

（二）疼痛影响

1. 对生理的影响 导致肾上腺素和去甲肾上腺素分泌增加，蛋白质需求增加，对氧气需求增加，产生更多二氧化碳；白细胞的功能和活性降低等。

2. 对心理的影响 会产生习得性无助感、沮丧、焦虑等。

（三）儿童疼痛管理障碍

专业人员对疼痛概念和疼痛管理的误解、专业人员对未缓解疼痛危害的意识缺乏、疼痛评估的复杂性（尤其是以非语言表达为主的儿童）以及不正确的儿童疼痛知识引起的误解等是导致儿童疼痛管理障碍的因素。

二、儿童疼痛评估

随着延伸护理的发展，儿童疼痛日益受到关注。不同年龄阶段的儿童对疼痛的体验和反应有所不同。年龄越小，对疼痛的认知及表达能力越弱。因此，运用恰当的评估工具，对临床评估小儿疼痛至关重要。

（一）疼痛评估原则

1. 疼痛应作为"第五生命体征"被测量，以增加专业人员疼痛评估的意识。

2. 疼痛是感观和情绪的体验，需用多种评估策略进行定性和定量的疼痛评估。

（二）疼痛评估方式

1. 询问儿童

（1）是否有疼痛 儿童语言表述是最可靠的疼痛指标，但是年幼儿童可能不知道"疼痛"的意思，因而需要帮助其用熟悉的当地语言描述疼痛，例如"哇哇""呜呜"等，有时可借助玩偶询问小孩这个"宝宝"的感受；年长儿童能用简单语言描述疼痛。

（2）疼痛部位 可以通过询问让儿童指出疼痛部位；年幼儿童可借助图画对疼痛部位进行标记或涂色，也可借助玩偶标识"宝宝"疼痛部位。

（3）疼痛经历 询问父母，包括描述您孩子曾经经历的任何疼痛；您孩子通常对疼痛的反应；您孩子在受伤时是否会告知您或其他人；您如何知晓您孩子有疼痛；您孩子受伤时您是如何安抚其不适的；您孩子受伤时是如何缓解其疼痛的；哪个方法最有效减少或消除其疼痛；关于您孩子和疼痛，还有什么特别的要告知。询问儿童，包括告诉我什么是疼痛；告诉我曾经经历过的受伤；受伤时你通常做什么；受伤时是否告知别人；受伤时希望别人为你做什么；什么最能帮助你消除疼痛；关于你受伤，还有什么特别的要告诉我。

（4）询问时注意点 儿童可能否认疼痛，因为害怕注射止痛药或认为疼痛是犯错后的惩罚；儿童可能对陌生人否认疼痛，却对父母表达疼痛，这种行为会被认为是为了吸引父母注意，因而其疼痛表达可能会被否认。

2. 观察与临床检查 主要观察患者疼痛时的生理、行为和情绪反应。护士可以通过患者的面部表情、体位、躯体紧张度和其他体征帮助观察和评估疼痛的严重程度，疼痛与活动、体位的关系。观察患者身体活动可判断其疼痛的情况。①静止不动：即患者维持某一种最舒适的体位或姿势，常见于四肢或外伤疼痛者；②无目的乱动：在严重疼痛时，有些患者常通过无目的地乱动来分散其对疼痛的注意力；③保护动作：是患者对疼痛的一种逃避性反射；④规律性动作或按摩动作：为了减轻疼痛的程度常使用的动作，如头痛时用手指按压头部，内脏性腹痛时按揉腹部等。此外，疼痛发生时，患者常发出各种声音，如呻吟、喘息、尖叫、呜咽、哭泣等。应注意观察其音调的大小、快慢、节律、持续时间等。音调的变化可反映出疼痛患者的痛觉行为，尤其是无语言交流能力的患儿，更应注意收集这方面的资料。临床检查主要包括：检查患者疼痛的部位、局部肌肉的紧张度，测量脉搏、呼吸、血压及动脉血气有无改变等。

三、儿童疼痛的护理

疼痛管理的目标是控制疼痛，以最小的不良反应缓解最大限度的疼痛。而有效的护理措施是实现疼痛管理目标的重要保证。

（一）减少或消除引起疼痛的原因

首先应设法减少或消除引起疼痛的原因，避免引起疼痛的诱因。如外伤所致的疼痛，应酌情给予止血、包扎、固定、处理伤口等措施；胸腹部手术后，患者会因咳嗽或呼吸引起伤口疼痛，术前应对其进行健康教育，指导术后深呼吸和有效咳嗽的方法，术后可协助患者在按压伤口后，进行深呼吸和咳痰。

（二）非药物性疼痛干预

疼痛通常和害怕、焦虑、压力有关联，一些非药物干预技巧能通过提供适应性策略，帮助降低疼痛感知，提高对疼痛的耐受，降低焦虑，增强止痛药药效或减少其需要剂量。同时，这些技巧亦减少了来自疼痛的感知威胁，提供控制感，强化舒适，并促进休息和睡眠。

1. 常规措施 非药物干预并不能替代药物干预。其主要用于轻度疼痛以及使用止痛药进行了合理控制的疼痛。

（1）建立信任关系　和孩子及家庭建立一个互相信任的关系。对任何疼痛相关的报告表示关注，并积极寻找有效的疼痛管理策略。

（2）操作准备　帮助孩子准备潜在致痛性操作，但避免给孩子植入痛苦的想法，例如不说"这会是或可能是个疼痛的过程"，而使用"有时候有挤压、推、捏的感觉，有时候却没有难受感觉，告诉我你的感觉像什么"；尽可能使用不包含"痛"的词语去做描述，例如使用"热的感觉"替代"烧灼痛"，能避免描述疼痛，并让孩子能描述

对于疼痛的反应，这将对孩子的感知觉产生影响；避免评价性陈述或描述，例如"这是个痛苦的操作"或"这个真得非常痛"。

（3）陪伴　在疼痛性操作过程中陪伴儿童。如果孩子和父母愿意可以让父母陪在孩子身边，鼓励父母温柔地与儿童说话并贴近孩子的头部；鼓励父母参与非药物干预策略，并在使用时支持孩子。

（4）使用玩偶　在长时间疼痛控制中，可以给孩子一个玩偶代替患儿，对孩子进行的任何操作，孩子都可以用在玩偶身上；有时"洋娃娃在用药后感觉好多了！"可以强化疼痛控制效果。

（5）健康教育　对孩子和家庭进行相关操作的指导。尤其是当适当的解释可以缓解焦虑的时候（例如，术后可能出现疼痛，并不意味着出了什么问题，更不是孩子的错）。

2. 特殊措施

（1）分散注意力　主要有两种方式，即被动型和主动型。两种类型都有较好的效果，并且简便易行。应鼓励患儿家人的积极参与，使用时应先创造舒适的物理环境和轻松友好的气氛。

（2）放松　针对患儿，采取舒适体位、轻柔的话语，年龄较大的小孩可教其深呼吸、听音乐、玩游戏等放松技巧。

（3）引导想象　指导孩子确认一些真实或假装的非常愉快的经历；指导孩子记录或录音感知的一切；鼓励孩子当痛苦时将注意力集中在快乐事情上，通过阅读或听录音找回具体细节来加强想像；可结合放松和节律性呼吸一起应用。

（4）积极的自语　指导孩子疼痛时使用积极的陈述（例如"我感觉很快会好起来"，"当我回家，我会好起来，然后我们可以一起吃冰淇淋"）。

（5）思维停顿　识别疼痛事件中的积极因素；识别可靠信息（例如"如果我想别的事情就不会这么疼"）；将积极、可靠的事实凝练至孩子的信念语句。

（6）皮肤刺激　冷敷可减轻水肿，缓解疼痛；热敷可促进血液循环，加强新陈代谢；也可采用物理疗法，促进伤口愈合，减轻疼痛。

（7）行为契约　非正式的契约可用于4~5岁的孩子，用彩色贴纸或牌子作为奖励；给不配合或拖延的孩子（尤其在创伤性操作中）一个限定时间（使用可视的计时器）去完成操作；如果孩子依从性差可根据需求进行操作；如果在规定时间点内完成操作，可适当奖励以鼓励其配合。

3. 药物性疼痛干预 使用药物控制疼痛需要做到四个

"正确"：正确的药物、正确的剂量、正确的途径、正确的时间。虽然护理人员不开药物处方，但有关这些药物控制原则的知识能促进合理的止痛药使用，并能促成和其他专业人士商讨可能的策略，以提升疼痛控制效果。另外，观察药物副作用，并在给药时使用支持性措施，均是重要的护理干预。

⊕ 知识链接

自控镇痛（PCA）

PCA 是通过计算机控制的微量泵持续向患儿体内给予合适的低剂量镇痛药物，在发生突发性疼痛时，患儿可自行给予一次预先设定好的既定剂量的镇痛药以缓解疼痛。其优点是变患儿被动承受痛苦为主动按需使用镇痛药物，满足个性化给药需求，增加患儿控制疼痛的信心。PCA 可以通过静脉、皮下以及硬膜外等途径给药。

第七节　儿童用药特点及护理

药物疗法是防治疾病综合措施中的一个重要环节，有些药物有杀灭或抑制致病微生物生长的作用，但这些药物对人体也可能产生许多副作用，甚至可能成为某些疾病的病源。因为儿童的体质、年龄不同，对药物的反应是不同的，同一药物的敏感性或耐受量也各异。生长发育中的儿童对某些药物较成人更敏感，且儿童疾病大多危重多变，因此儿童治疗中选择药物必须谨慎、准确，特别是婴幼儿用药更需审慎。

危重急症要及时用相应的药物抢救，一般病症能用口服药达到治疗目的就尽量避免应用注射剂，以减少患儿的痛苦及其家长的负担，节约人力、物力。治疗慢性病需要持久用药时，切忌延缓与疏忽。

因此，儿童用药时，必须严格掌握药物的性能、作用机制、药代动力学特性、毒副作用、适应证、不良反应及禁忌证，权衡药物疗效与副作用，同时还要精确计算剂量，选择适当的用药方法。以下就儿童用药特点、药物剂量计算法及给药方法等分别叙述。

一、儿童用药特点 🔲微课

由于儿童的解剖、生理和生化功能与成人都有很大的差异，尤其是肝、肾、神经和内分泌功能，其药效学和药动学有其自身规律。而且由于儿童处于生长发育阶段，各年龄段体内的生理生化过程有所不同，同一药物在儿童体内的吸收、分布、代谢及排泄过程不仅与成人不同，而且在儿童各年龄阶段也有所不同。儿童在疾病发生的种类、临床表现及预后与成人不尽相同。总之，儿童用药具有特异性，要考虑以下特点。

（一）儿童血-脑屏障功能不完善，药物容易通过血-脑屏障到达中枢神经系统

药物进入儿童体内后，与血浆蛋白结合较少，游离药物浓度较高，易通过血-脑屏障引起中枢神经症状，因此使用中枢神经系统药物应慎重。如儿童对吗啡类药物特别敏感，易产生呼吸中枢抑制，使用洛贝林可引起婴儿运动性烦躁或一时性呼吸暂停等。

（二）儿童肝肾功能及某些酶系发育不完善，对药物的代谢和解毒功能较差

儿童尤其是新生儿和早产儿肝脏酶系统发育不成熟，延长了药物的半衰期，增加了药物的血药浓度，毒性作用增加。肾功能不完善，药物排泄缓慢，药物及其分解产物也会在体内滞留更长的时间，从而加重药物的毒副作用。如氯霉素在体内与肝内葡萄糖醛酸结合后排除，但新生儿和早产儿的肝葡萄糖醛酸含量较少，使体内呈游离状态的氯霉素较多而导致"灰婴综合征"。庆大霉素、巴比妥类药物也可因儿童肾功能不成熟，延长药物在体内滞留的时间，从而增加药物的毒副作用。

（三）儿童易发生电解质紊乱

年龄越小、体液占体重的比例越大，药物分布在体液中的比例也越高，又因电解质的调节功能较差，使得儿童对于影响水盐代谢和酸碱代谢的药物特别敏感，比成人更易中毒。应用利尿剂后极易发生低钠血症或低钾血症。

（四）小儿免疫系统发育不完善，易发生营养紊乱性疾病

小儿处于快速生长发育中，其免疫系统发育不完善，易发生营养紊乱性疾病，这些疾病反过来又影响机体抵抗微生物的能力和对药物代谢耐受能力。

（五）母孕期用药对胎儿和新生儿的影响

孕妇用药时，药物通过胎盘屏障，进入胎儿体内循环。对胎儿的影响与胎龄（孕周）及其成熟度有关。用药剂量越大、时间越长、越易通过胎盘的药物，到达胎儿的血药浓度越高、越持久，影响越大。母孕期用药对胎儿的发育具有重要的影响，孕妇用药不但可能影响胎儿发育，甚至可能发生畸形。在新生儿出生缺陷中，2%～3%是由于药物引起，还有一半以上原因不明的出生缺陷儿可能与药物和疾病的相互作用有关。药物对胎儿的不良影响可以是可逆的，如暂时的凝血功能改变，也可以是不可逆的，如使胚胎早期死亡或畸形。

（六）哺乳期用药对新生儿的影响

哺乳期用药的母亲，是否继续母乳喂养，其重要原则就是母乳喂养对婴儿和母亲的益处大于乳汁中药物对婴儿产生的不良反应。药物的不良反应是决定哺乳期用药益处和风险比的重要因素。即使存在严重不良反应（如心律失常），如果用来治疗严重疾病，哺乳期使用该药也是可以接受的。在评估哺乳期的母亲用药风险和益处时应考虑：母亲用药的必要性、药物对泌乳量的影响性、药物分泌到母乳的量、药物口服吸收的程度和对婴儿潜在的不良影响。此外，婴儿年龄也是一个重要因素，哺乳期用药的不良反应多发生于 2 个月以下的婴儿，很少超过 6 个月。随着基因学的进展，将来药物基因学也可能为个性化的决策提供重要指导。

二、儿童药物选用及护理

儿童药物选择必须根据儿童的年龄、病种、病情以及儿童对药物的特殊反应有针对性的选择，不可滥用，用药时还应考虑药物之间的配伍禁忌及药物对患儿的远期影响。

（一）抗菌药物的应用及护理

抗菌药物是指能杀灭或抑制引起人体感染的细菌、支原体、衣原体、立克次体、螺旋体、真菌等病原微生物的药物，包括抗菌药物、化学合成抗菌药、植物来源抗菌药以及抗厌氧菌药、抗真菌药等。

应用抗菌药物治疗感染性疾病，应注意机体、病原微生物和抗菌药物三者在防治疾病中的辨证关系。抗菌药物主要通过抑制或杀灭病原菌而起作用，但在某些条件下微生物可产生抗药性而使药物失去抗菌效果。但抑菌药物的应用，只是暂时性抑制微生物的生长，很大程度上仍需依赖于被感染机体的自身免疫防卫功能。在治疗中，药物的作用是主要方面，但使用不当时，药物可产生不良反应，影响患儿的健康。因此，需要综合考虑。

1. 抗菌药物的合理使用 合理使用抗菌药物，遵循抗菌药物治疗性应用的基本原则。①抗菌药物应用必须具有明确适应证。由细菌、真菌、结核分枝杆菌、非结核分枝杆菌、支原体、衣原体、螺旋体、立克次体及部分原虫等所致感染，具备指征时可使用抗菌药物，病毒性感染不能使用抗菌药物。②根据细菌药物敏感试验选择抗菌药物。危重患者等可先给予抗菌经验治疗，获得敏感试验结果后再调整给药方案。③根据抗菌药物特点应用。根据抗菌药物的药效学、人体药代动力学和适应证选择相应抗菌药物。④根据患者病情、病原菌种类及抗菌药物特点制订抗菌治疗方案，包括品种选择、给药剂量、给药途径、给药次数、疗程和联合用药等。

滥用抗菌药可能影响诊断和延误治疗。例如，高热患儿先用抗菌药物，就有可能掩盖了症状，给诊断增加了困难。小婴儿化脓性脑膜炎常因此而影响诊断，造成严重后遗症。滥用抗菌药所引起的过敏反应，如皮疹、药物热、血管神经性水肿、哮喘或过敏性休克，增加患儿不必要的痛苦，甚至可能导致死亡。滥用抗菌药物也可带来严重的毒性反应，如氯霉素引起再生障碍性贫血，氨基糖苷类抗菌药物易损害肾组织而致肾功能不全，而链霉素、庆大霉素、卡那霉素和新霉素等可能引起永久性耳聋等，造成患儿终身残疾，甚至死亡。大量长期使用广谱抗菌药时，由于体内敏感细菌被抑制，未被抑制的菌种大量繁殖，发生菌群紊乱，因而常在用药过程中出现白色念珠菌、耐药性葡萄球菌或革兰阴性杆菌的二重感染。白色念珠菌大量繁殖，引起口腔及胃肠道真菌感染，甚至成为白色念珠菌病；耐药金黄色葡萄球菌在肠道繁殖可致金黄色葡萄球菌肠炎。这些病原菌对常用抗菌药物往往普遍耐药，加以患儿抵抗力显著降低，因此对二重感染常难以控制而致较高的病死率。长期应用抗菌药还可抑制肠道中有助于消化和制造维生素 K 的非病原菌的生长和繁殖，从而引起消化不良、腹泻和凝血酶原减低而致出血等症状，给患儿造成不应有的痛苦及危险。

2. 抗菌药物的联合应用 联合应用要有明确指征：单一药物可有效治疗的感染，不需联合用药，仅在下列情况时有指征联合用药。原因尚未查明的严重感染，包括免疫缺陷者的严重感染；单一抗菌药物不能控制的需氧菌及厌氧菌混合感染，2 种或 2 种以上病原菌感染；单一抗菌药物不能有效控制的感染性心内膜炎或败血症等重症感染；需长程治疗，但病原菌易对某些抗菌药物产生耐药性的感染，如结核病、深部真菌病。由于药物协同抗菌作用，联合用药时应将毒性大的抗菌药物剂量减少，如两性霉素 B 与氟胞嘧啶联合治疗隐球菌脑膜炎时，前者的剂量可适当减少，从而减少其毒性反应。联合用药时宜选用具有协同或相加抗菌作用的药物联合，如青霉素类、头孢菌素类等其他 β-内酰胺类与氨基糖苷类联合，两性霉素 B 与氟胞嘧啶联合。联合用药通常采用 2 种药物联合，3 种及 3 种以上药物联合仅适用于个别情况，如结核病的治疗。此外必须注意联合用药后药物不良反应将增多。

3. 常用抗菌药物的应用及护理
【青霉素类】
对青霉素敏感的主要细菌是革兰阳性球菌，如 β 溶血性链球菌 A 组及 B 组、肺炎链球菌、葡萄球菌等。此外，青霉素对革兰阳性杆菌如破伤风杆菌、白喉杆菌、炭疽杆菌及产气荚膜杆菌；对螺旋体如钩端螺旋体、回归热及梅毒螺旋体等；以及对放线菌都有强大的抗菌作用。但青霉素对革兰阴性细菌除淋球菌和脑膜炎双球菌外，很少有杀菌作用。

青霉素分为天然青霉素和半合成青霉素。

（1）天然青霉素　包括青霉素 G、普鲁卡因青霉素、苄星青霉素（长效青霉素）、青霉素 V。其中青霉素 G 是最普遍应用的抗菌药物，其对组织毒性极微，除鞘内注射外，其他用药途径包括局部、口服、肌内、静脉、胸腹腔及关节腔内给药，均无毒性反应。其缺点是局部外用易致过敏，口服用药大部分被胃酸和消化酶破坏，疗效不肯定，可迅速由肾脏排出和抗菌谱过窄，而且细菌耐药问题亦日趋严重。配成水溶液不稳定，遇酸、碱等易破坏，且不耐热，室温中 24 小时后抗菌效能大部分消失，因此，配成水溶液后要及时使用。

（2）半合成青霉素　包括①半合成的耐酶青霉素，如甲氧西林、苯唑西林、氯唑西林等，这一组药物具有耐葡萄球菌 β-内酰胺酶的特点，主要用于耐药性金黄色葡萄球菌感染。②半合成广谱青霉素，如氨苄西林、阿莫西林、哌拉西林等。氨苄西林临床常用于治疗伤寒、副伤寒、革兰阴性杆菌败血症、泌尿系感染等。在处理严重感染时，与氨基糖苷类抗菌药物联合使用对肠球菌有协同作用；治疗新生儿期感染时，与氯唑西林合用可控制革兰阴性和阳性细菌感染，如肺部感染、胆道感染，以及肺炎链球菌、脑膜炎双球菌和流感杆菌所致的脑膜炎。氨苄西林毒性较小，主要用于肌内注射或静脉注射，口服时可有轻度胃肠道反应，皮疹发生率可高达 7%～26%。阿莫西林口服较氨苄西林吸收好，杀菌作用快而强，且血、尿浓度较口服同量的氨苄青霉素高 2～3 倍。国内外临床报告均认为阿莫西林治疗肺炎链球菌所致下呼吸道感染疗效高。其不良反应同氨苄西林。哌拉西林为一新型半合成青霉素，对革兰阳性菌抗菌作用较弱，对革兰阴性菌，沙门菌、志贺菌、大肠埃希菌、变形杆菌、脆弱拟杆菌、肺炎杆菌、部分沙雷杆菌、克雷伯菌及铜绿假单胞菌等有较强抗菌活性。

近年来，国外研制成功的新一代青霉素药物正不断在临床应用。如羧苄西林、替卡西林、美洛西林、阿洛西林等，类同氨苄西林的性质，并有抗假单胞属等细菌的作用。如替卡西林抗菌谱与哌拉西林类似，对铜绿假单胞菌、变形杆菌、肠杆菌较敏感，但铜绿假单胞菌易对本品耐药。半合成青霉素较天然青霉素抗菌谱大为提高。

青霉素类药的毒性极微，除新型青霉素口服可能有轻微胃肠道症状外，一般无毒性反应。但用做鞘内注射时，剂量太大或浓度过高，可引起头痛、颈强直、呕吐、发绀、麻痹及惊厥等青霉素脑病症状。其不良反应以变态反应为最重。轻者仅发生红斑疹、荨麻疹、血管神经性水肿；中度者可见血清病型反应，如面部潮红、气喘、呼吸困难或晚发的过敏现象，如剥脱性皮炎；重者则可立即发生危及

生命的过敏性休克。因此，在询问病史时，发现对青霉素类有过敏史的患儿，不必再做过敏试验，应改用其他药物治疗。一般在青霉素已停用 3 日后，如需继续使用，应再行皮内试验，阴性后方可给药；用药过程中更换药品批号时，也应另做过敏试验。

【头孢菌素类】

头孢菌素类是以冠头孢菌培养而得的天然头孢菌素 C 为原料，经半合成而制成的一种抗菌药物，又称头孢霉素，常用者达 30 种，按其研发年代及抗菌性能差异分第一、二、三、四代。

（1）第一代头孢菌素（又称先锋霉素类）　其敏感的细菌主要有 β-溶血性链球菌、肺炎链球菌、葡萄球菌、嗜血流感杆菌、大肠埃希菌、克雷伯菌、沙门菌及志贺菌。但对革兰阴性菌的 β-内酰胺酶抵抗力较弱，易于产生耐药性。某些品种因有明显肾毒性目前已基本不用，现临床常用有：头孢氨苄（又称先锋霉素Ⅳ）、头孢唑啉（先锋Ⅴ）、头孢拉定（又称先锋霉素Ⅵ）、头孢羟氨苄、头孢克洛。

（2）第二代头孢菌素　对革兰阳性菌抗菌作用与第一代相近。由于本代头孢菌素具有抗革兰阴性菌产生的 β-内酰胺酶的能力，故对大肠埃希菌、嗜血流感杆菌、奈瑟菌等耐第一代头孢菌素的菌株也常可奏效。现临床常用有头孢呋辛、头孢替安、头孢丙烯等。

（3）第三代头孢菌素　对革兰阳性菌的抗菌作用低于第一代，而对革兰阴性菌的作用较第二代头孢菌素更强，而且对多种 β-内酰胺酶稳定，副作用低，在临床上应用较多。临床常用的第三代头孢菌素有头孢噻肟、头孢曲松、头孢哌酮、头孢他啶、头孢唑肟。

（4）第四代头孢菌素　是 20 世纪 90 年代后期才逐渐应用于临床，包括头孢匹罗以及头孢吡肟等。其对革兰阳性及革兰阴性菌的作用，均优于三代头孢。

【碳青霉烯类】

碳青霉烯类是另一组新型的 β-内酰胺类抗菌药物。它的特点是抗菌谱广。对革兰阳性菌、革兰阴性菌、厌氧菌、需氧菌都有很强的抗菌作用，而且对 β-内酰胺酶稳定。目前主要用于严重细菌感染，特别是耐药感染，常用于恶性肿瘤及免疫低下的危重患者，不属于首选抗菌药物。常见的品种有：亚胺培南、帕尼培南、美罗培南、厄他培南。

【大环内酯类抗菌药物】

大环内酯类是由链霉菌产生的一种弱碱类抗菌药物。因分子结构都含有一个较大的内酯环（临床常用主要是 14 元、15 元、16 元环）而得名。属于 14 元环的抗菌药物有红霉素、竹桃霉素、克拉霉素、罗红霉素、地红霉素；属

于 15 元环的有阿奇霉素；属于 16 元环的有吉他霉素、交沙霉素、螺旋霉素等。

【其他用于革兰阳性球菌感染的抗菌药物】

（1）林可霉素类　是从链丝菌的发酵液中提取的林可胺类碱性抗菌药物，临床常用有林可霉素、克林霉素。

（2）糖肽类　属于糖肽类抗菌药物的有万古霉素、替考拉宁，两者均只对革兰阳性菌有效。

（3）其他　利奈唑胺为全合成的噁唑烷酮类抗菌药，用于治疗革兰阳性球菌引起的感染，包括由 MRSA 引起的疑似或确诊院内获得性肺炎（HAP）、社区获得性肺炎（CAP）、复杂性皮肤或皮肤软组织感染（SST）以及耐万古霉素肠球菌（VRE）感染。可口服或注射，但对小于 3 个月婴儿及中枢神经系统感染的患儿目前缺乏临床资料，不推荐使用。

夫西地酸对葡萄球菌等革兰阳性菌有强大良好抗菌活性，与其他抗菌药间无交叉耐药，毒性低微。

【氨基糖苷类】

氨基糖苷类是一类由氨基糖与氨基环醇的苷键相结合易溶于水的碱性抗菌药，按其来源分为两类。第一类由链霉菌产生；第二类由小单胞菌产生。

氨基糖苷类药物由于其水溶性好，性质稳定，抗菌谱广，价格较廉，已在临床广泛应用。但氨基糖苷类药物具肾毒性、耳毒性（耳蜗、前庭）和神经肌肉阻滞作用，因此用药期间应监测肾功能，听力功能，观察神经肌肉阻滞症状。一旦出现不良反应先兆时，需及时停药。肾功能减退患者应用本类药物时，需根据其肾功能减退程度减量给药，并应进行血药浓度监测调整给药方案。新生儿、婴幼儿、老年患者应尽量避免使用本类药物。临床有明确指征需应用时，则应进行血药浓度监测，根据监测结果调整给药方案。

【抗真菌药物】

（1）制霉菌素　对各类真菌如白色念珠菌、新型隐球菌、曲菌、荚膜组织胞浆菌以及阴道滴虫等均有抑制作用。对各种细菌则无效。念珠菌对本品不易产生耐药性。主要用于口腔、胃肠道、泌尿生殖系等真菌感染。还可用于长期大量服用广谱抗菌药物时预防及治疗二重感染。口服较大剂量可引起轻度恶心、呕吐、腹胀、腹泻等。注射可致严重毒性反应，不宜应用。

（2）氟胞嘧啶（5 - Fluorocytosine，5 - FC）　对念珠菌、隐球菌及地丝菌有良好抑制作用，对部分曲菌以及引起皮肤霉菌病的分支孢子菌也有作用。临床上用于念珠菌和隐球菌感染。

（3）氟康唑　为氟代三唑类抗真菌药，能高度选择抑制真菌的细胞色素 P450，对新型隐球菌、白色念珠菌及黄曲菌、荚膜组织胞浆菌等有抑制作用，对曲霉菌无抗菌活性。常见不良反应有恶心、呕吐、腹痛、腹泻、胃肠胀气等，还有皮疹、头痛、肝、肾功能异常等。

（4）克霉唑　又名三苯甲咪唑，为人工合成的广谱抗真菌药物。对深部真菌的作用与两性霉素 B 相似，对皮肤癣菌类和灰黄霉素相似。临床用于各种真菌病的疗效较显著，如肺部、胃肠道、泌尿系等感染，以及脑膜炎、败血症等，对体癣、手足癣也有较好的作用，但对头癣无效。真菌对此药不易产生抗药性。

（二）肾上腺皮质激素类药物的应用及护理

肾上腺皮质激素是由肾上腺皮质分泌的所有激素的总称，其化学结构与胆固醇相似，故又名皮质类固醇、类固醇或甾体类激素。

1. 替代疗法

（1）长期替代　适用于原发或继发性肾上腺皮质功能减退症，用氢化可的松 4 ~ 8mg/（kg·d），根据昼夜分泌的节律性，一般用 2/3 量于清晨服，1/3 量于午后服，长期维持。

（2）应激替代　适用于肾上腺危象时抢救用。

（3）抑制替代　用于先天缺乏 21 - 羟化酶等疾病，不能使 17 - 羟孕酮转变为皮质醇，同时合成过多的雄激素。应用外来皮质醇替代不足的内生皮质醇，同时抑制促皮质醇的分泌和减少雄激素的合成，称为抑制替代疗法。

2. 大剂量短程疗法　适用于感染、变态反应等病程不长的疾病，如感染性休克、过敏性休克、严重支气管哮喘持续状态、急性溶血危象、中枢性高热、低血糖昏迷、神经血管性水肿、喉水肿、维生素 D 中毒伴急性高血钙等。所需激素疗程一般不长，几日至几周，不超过 1 个月，常用氢化可的松静脉点滴，剂量为 4 ~ 8mg/（kg·d），能达到迅速退热和减轻中毒症状，一旦病情转危为安，如用药仅几天剂量，可立即停用，不需逐步减量。

3. 较长期一般剂量疗法　适用于风湿热、类风湿关节炎、血小板减少性紫癜、肾病综合征、系统性红斑狼疮、溶血性贫血、皮肌炎等。多选用泼尼松，用量为 1 ~ 2mg/（kg·d），待出现满意效果后，一般为 4 ~ 8 周后逐渐减量，以探求能控制症状的最小维持量。疗程一般为 6 ~ 12 个月，必要时可延长至 2 年。

4. 间歇疗法（或称隔日疗法）　为既有效而又安全的激素治疗方案。用于需长期大剂量治疗的各种族病，可保证疗效，减少引起机体应激性降低的危险及不良反应。其理论根据是在正常情况下激素分泌呈昼夜波动变化的规律性，以早晨 6 ~ 9 时血浓度最高，午夜 1 ~ 2 时最低，如此周而复始，可以避免对丘脑 - 垂体 - 肾上腺轴的抑制而减少副作用。隔日疗法即将 2 日的总量于隔日早晨 1 次给予，此时恰好在正常分泌的高峰过后，对肾上腺皮质的功能抑制较小。目前多主张先用连日疗法，待症状缓解后，再改为隔日疗法。也可用间歇方法给药，如每周总量于 3 或 4 天服完，然后停 4 或 3 天。

5. 大剂量冲击疗法　适用于顽固性肾病综合征、急性颅内压升高、器官移植后抗排斥反应、严重血小板减少性紫癜及其他自身免疫性疾病，常用甲基泼尼松龙 15 ~ 30mg/（kg·d），一般用 1 ~ 3 天，观察疗效，应密切注意用药后可能引起的急性高血压及循环系统的症状。

6. 糖皮质激素使用注意事项

（1）详细了解病情，全面衡量应用激素对病人的利弊。

（2）注意禁忌证。

（3）需要长期使用激素的患者应做相应检查，如摄 X 线胸腹片等以排除结核病，或摄骨片以排除骨质疏松等。

（4）可用激素局部治疗的，就不用或少用口服或注射给药，例如支气管哮喘患儿可先用气雾吸入制剂，局限性风湿性关节炎可首选激素关节内注射。

（5）需用激素较大剂量及长期治疗的患者应进行适当体力活动，食物中应多给蛋白质、蔬菜、水果、维生素 B、维生素 C 等。

（6）注意联合用药问题，如青霉素过敏性休克可先注射肾上腺素，然后用激素或其他药物；肾病综合征、系统性红斑狼疮等病可联合应用激素及其他免疫抑制剂如环磷酰胺、硫唑嘌呤等，以减少各自的用量及副作用。

（7）在应用激素的过程中，应密切观察副作用及其并发症，特别要注意防止肾上腺皮质功能减退和感染。经常注意激素维持量的调整，尽可能减至最小的有效量以及掌握适当用药时间，从逐渐减量以至停用。

（8）药物选择首先以口服为主，选择价格低廉、安全性高、疗效明确的，同时要考虑药源供应是否充足等因素。

总之，使用皮质激素治疗各种性质不同的疾病，其剂量大小和疗程长短，取决于病变的性质、病情的轻重、疾病自然过程的长短、治疗的效果和反应，单独或与其他药物联合应用，以及治疗目的等因素。

（三）退热药的应用及护理

1. 2 月龄以上儿童体温≥38.5℃伴明显不适时，可采用退热剂；高热时推荐应用对乙酰氨基酚或布洛芬，不推荐安乃近、乙酰水杨酸、保泰松、羟基保泰松、吲哚美辛、阿司匹林、赖氨匹林、尼美舒利、氨基比林等其他药物作为退热药应用于儿童，反对使用糖皮质激素作为退热剂应用于儿童退热。用药后注意观察体温和出汗情况，及时补充液体。

2. 哮喘患儿应在对其病情进行全面评估后根据病情判断是否可以使用退热药。

3. 肝功能异常伴发热时可选用布洛芬；肾功能损伤中度及以上异常或肾功能不全患儿伴发热时禁用布洛芬，必要时可选用对乙酰氨基酚。

4. 退热剂可反复使用，但要注意间隔时间，且剂量不能过大，用药后要密切观察患儿的体温、出汗的情况及精神状态，及时补充液体。

（四）镇静、止惊药的应用及护理

儿童发生高热、烦躁不安、惊厥等等情况时，使用镇静药，可以使其得到休息，以利于病情的恢复。常用的药物有苯巴比妥、氯丙嗪、异丙嗪、地西泮、水合氯醛等，使用中应特别注意观察呼吸情况，以免发生呼吸抑制。婴儿禁止使用阿司匹林，以免发生 Reye 综合征。

（五）止泻药和泻药的应用及护理

对腹泻患儿不主张用止泻药，多采用调节饮食和补液等方法，因使用止泻药可减少肠蠕动，虽能够暂时缓解腹泻，但加重了肠道毒素吸收甚至发生全身中毒症状。儿童便秘时多采用饮食调节和通便法，如开塞露、清洁灌肠等。

（六）镇咳、祛痰、平喘药的应用及护理

婴幼儿呼吸道狭窄且不会咳痰，痰多时易发生梗阻性呼吸困难，因此，婴幼儿一般不用镇咳药，多用祛痰药或雾化吸入，使分泌物稀释后便于咳出；哮喘患儿常用氨茶碱平喘药，但新生儿及小婴儿使用氨茶碱时应严格掌握剂量。

（七）乳母用药的应用及护理

有些药物可通过乳汁传递给婴儿，因此乳母在哺乳期应慎用药物。能不用药最好不用药，如需要用药，确定乳母用药指征，选择进入乳汁量少对新生儿影响小、半衰期短、疗效好的药物。选择用药途径最好是口服或局部。

三、儿童药物剂量计算

由于小儿的年龄、体重逐年增加，体质各不相同，用药的适宜剂量也就有较大的差别，同一年龄也可因治疗目的或用药途径的不同导致剂量相差较大。儿童处于生长发育阶段，在生理及药物代谢上和成人都有很大的差异，药物清除率低，因此儿童用药需谨慎。常用药物剂量计算方法如下。

（一）根据小儿体重计算

1. 根据药品说明书推荐的儿童剂量按儿童体重计算：

每天（次）剂量＝患儿体重（kg）×每天（次）每千克体重所需药量

此法是最常用、最基本的计算方法。多数药物已计算出每千克体重、每天或每次的用量，按已知的体重计算比较简便易行，已广泛推广使用。

2. 若不知患儿准确体重，实际称量又有困难时，可按下列公式推算：

1~12 岁剂量＝年龄（岁）×2＋8

（二）根据体表面积计算

此法计算药物剂量较其他方法更为准确，被认为科学性强，既适用于成人，又适用于各年龄小儿。但是，在婴幼儿时期按体表面积计算对某些药物的剂量较依体重有较大的悬殊，尤其是新生儿时期差异大，由于新生儿肝肾功能的发育较差，因此，按体表面积计算药量并不适合于新生儿及小婴儿。

每日（次）剂量＝儿童体表面积（m²）×每日（次）每平方米体表面积所需药量

儿童体表面积也可按以下公式计算：

体重≤30kg，儿童体表面积（m²）＝体重（kg）×0.035＋0.1

体重＞30kg，儿童体表面积（m²）＝［体重（kg）－30］×0.02＋1.05

（三）根据成人剂量折算

儿童剂量＝成人剂量×儿童体重（kg）/50

此方法仅用于未提供儿童剂量的药物，所得剂量一般偏小，故不常用。

（四）按儿童年龄计算

有时只能得到成人剂量参数，但不知每千克体重用量时，可采用以下方法计算给药剂量。

1. 1 岁以内剂量＝0.01×（月龄＋3）×成人剂量

1 岁以上剂量＝0.05×（年龄＋2）×成人剂量

2. Fried 公式 婴儿剂量＝月龄×成人剂量/150

3. Young 公式 儿童剂量＝年龄×成人剂量/（年龄＋12）

此方法在临床中并不太实用，但对于某些剂量不要求十分精确的药物，如止咳化爽药、助消化药，可根据年龄计算剂量，如复方甘草合剂，一般每次每岁用 1ml，最多每次 10ml。

以上的药物计算方法各有优点与不足，由于年龄不同、药物不同，患儿对各种药物的吸收、代谢及排泄亦各不相同，所以很难用一个固定方式计算决定剂量。在实际应用时，可以用这些计算方法作为参考。对某些药物使用剂量还须根据患儿的病情、药品使用说明书及临床经验作出科学、正确的决定。

四、儿童给药方法

给药途径关系到药物的吸收、分布以及发挥作用的快慢、持续时间，还关系到儿童对药品的依从性。给药方法应以保证用药疗效为原则，根据儿童年龄、疾病、病情选择给药途径、剂型、时间、剂量、疗程，以保证药效，减少不良反应。

（一）内治给药法

内治给药法指使药物直接进入体内的疗法。内治给药法以口服给药法作为主要给药途径，常用方法包括注射、灌肠、鼻饲等。

1. 口服法 口服法是最常用的给药方法。喂药时最好将婴儿抱起或略抬高头部，可借助喂药器将药液慢慢送入宝宝口内，切莫捏鼻子喂药，更不可在宝宝哭闹时强迫喂药，以免呛咳。等咽下后再继续喂，3 岁以上可训练其自动吞服药片。

（1）口服液体药 液体药口服制剂包括口服液、糖浆剂、合剂、酊剂、乳剂、露剂、煎膏剂等，液体药一般服药量小，味道可口，药物溶解吸收较快，易为儿童所接受，又因其药物显效快、疗效高，这使液体药在儿科的研制和应用日益广泛，在儿科剂型中常被选用。

（2）口服汤剂法 汤剂，又称煎剂，是在中医学理论指导下，将中药有机地进行配伍，加水顺煮或浸泡，滤渣取汁饮服的给药方法。汤剂可以根据每个患儿的不同病情辨证、灵活、有效地组方用药，因而最能符合辨证论治、辨证施药的要求。药代动力学研究表明，汤剂的生物利用度高，达到吸收高峰的时间快，血药浓度高，持续高血药浓度的时间长。因此，汤剂服药后有吸收快、作用强、见效速、用途广的优点。

（3）口服固体药 固体口服药包括传统的散剂、丸剂、曲剂、糕剂、胶剂、胶囊剂、片剂、颗粒剂（又称冲剂、冲服剂）等。固体药一般性质较稳定，有效期较长，便于运输和保管。其中的散剂、糕剂、曲剂在儿科脾胃病中常用。固体颗粒剂中药量较小者在儿科应用也很方便，服用时用开水冲化，待温度降至温水时，将药摇匀后送服。为吞咽固体类制剂的患儿备药时，应将其磨成粉状，按药量分配，服前用温开水溶化后送服，味道特别苦涩的药物，如清热解毒类中药、黄连素等，可加适量糖或用少量糖浆拌后同服。如同服多种药物时应将苦味药留于最后喂服，服药后再给 1～2 匙糖浆冲淡留在口中的苦味。

不论中药，还是西药，一般不要混于乳汁中同时喂服。给婴幼儿喂药时，若用小药匙喂药，可从婴儿的口角处顺口颊方向慢慢倒入药液，带药液咽下后方将药匙拿开，以防患儿将药液吐出，每次喂药不超过 1ml。给药后应观察患儿的反应，如将药物吐出应立即处理，清除呕吐物，并保持舒适、安静，必要时隔一时间再予以补服。口服给药时要注意药物的作用与服药时间的关系。空腹时服用奏效快、无胃肠刺激性的药物；饭前服用健运脾胃之药，以促进脾胃的受纳运化功能，增进食欲；饭后服用或与食物混合后服用胃黏膜刺激性强，易产生恶心、呕吐等胃肠道反应的药物，以减轻其刺激性；睡前服用催眠类、安神类和缓泻类药物；肠溶剂、时间缓释片、胶囊等不可研磨碎或打开服用，以免破坏药效。

2. 鼻饲法　鼻饲法主要用于内服药物患儿昏迷、不能吞咽的情况，鼻饲给药要保证胃管在胃内。所要给的药物可以稀释后用针筒抽吸自鼻饲管注入胃内。散剂、煎膏等须稀释后方可鼻饲，避免堵塞。但通过鼻饲法给药给食均不可过久，以免导管留置食道内时间过长造成损伤。

3. 灌肠法　灌肠法常用于便秘、降温、溃疡性结肠炎、肾功能衰竭等疾病，以及无法口服药物的患儿。灌肠时所用的肛管在插入前要先用凡士林润滑肛管末端，根据儿童年龄及疾病情况，选择插入肠道内长度。

4. 注射法　注射给药法是将无菌药液注入体内以达到预防和治疗疾病目的的方法。注射给药法具有药物吸收快、血药浓度升高迅速、进入体内的药量准确等优点，适用于需要药物迅速发生作用或因各种原因不能经口服药的病人。但注射给药法也会造成一定程度的组织损伤，引起疼痛及潜在并发症。另外，因药物吸收快，某些药物的不良反应出现迅速，处理也相对困难。常用的注射给药法包括皮内注射、皮下注射、肌内注射、静脉注射及穴位注射。肌内注射或静脉注射给药，使用便捷，给药准确，作用迅速，是儿科比较理想的一种给药方法。

（1）皮内注射　皮内注射法是将少量药液或生物制品注射于表皮与真皮之间的方法。用于儿童进行药物过敏试验，以观察有无过敏反应。预防接种，如卡介苗、局部麻醉的起始步骤。

（2）皮下注射　皮下注射法是将少量药液或生物制剂注入皮下组织的方法。用于儿童注入小剂量药物及不宜口

服给药而需在一定时间内发生药效时，如胰岛素注射、预防接种、局部麻醉用药。新生儿皮下注射药物可损害周围组织且吸收不良，一般不用。

（3）肌内注射　肌内注射法是将一定量药液注入肌肉组织的方法。注射部位一般选择肌肉丰厚且距大血管及神经较远处。此法奏效快，但由于对儿童刺激大，肌内多次注射可造成臀肌挛缩，影响下肢活动，切忌频繁采用。肌内注射一般选用臀大肌外上方，对不合作患儿，宜"三快"，即进针快、注药快、拔针快。其中最常用的部位为臀大肌，其次为臀中肌、臀小肌、股外侧肌及上臂三角肌。

1）臀大肌注射法：臀大肌起自髂后上棘与尾骨尖之间，肌纤维平行向外下方止于股骨上部。坐骨神经起自骶丛神经，自梨状肌下孔出骨盆至臀部，在臀大肌深部，约在坐骨结节与大转子之间中点处下降至股部，其体表投影为自大转子尖至坐骨结节中点向下至腘窝。注射时应注意避免损伤坐骨神经，臀大肌注射的定位方法如下。

十字法：从臀裂顶点向左侧或向右侧划一水平线，然后从髂脊最高点作一垂线，将一侧臀部分为四个象限，其外上象限并避开内角（从髂前上棘至股骨大转子连线），即为注射区。

连线法：从髂前上棘至尾骨作一连线，其外 1/3 处为注射部位。

2）臀中肌、臀小肌注射法：以示指尖和中指尖分别置于髂前上棘和髂嵴下缘处，在髂嵴、示指、中指之间构成一个三角形区域，其示指与中指构成的内角为注射区。

3）股外侧肌注射法：大腿中段外侧，此处大血管、神经干很少通过，且注射范围较广，为 2 岁以下儿童肌内注射的首选注射部位，可供多次注射。

（4）静脉注射　静脉注射法是指从静脉注入药液的方法。此法药效作用迅速，不仅用于给药，还可补充水分及营养、供给能量。常用的静脉如下。①四肢浅静脉：上肢常用肘部浅静脉（贵要静脉、肘正中静脉、头静脉）、腕部及手背静脉；下肢常用大隐静脉、小隐静脉及足背静脉。②头皮静脉：小儿头皮静脉极为丰富，分支甚多，互相沟通交错成网且静脉表浅易见，易于固定，方便患儿肢体活动，故患儿静脉注射多采用头皮静脉。③股静脉：股静脉位于股三角区，在股神经和股动脉的内侧。

静脉推注多在抢救时应用，推注速度要慢，并观察患儿的反应，切忌药液外渗。静脉滴注应根据年龄大小、病情调节滴速，避免短时间内进入过多液体，同时应防止药物渗出引起组织坏死。

（二）药物外治疗法

儿童药物外治疗法常用雾化吸入疗法、穴位贴敷疗法、熏洗疗法、滴药疗法、佩戴疗法、吹药疗法、热熨疗法、涂敷疗法、透皮疗法等。

1. 雾化吸入给药法 雾化吸入给药法是应用雾化装置将药液分散成细小的雾滴，经鼻或口吸入呼吸道，达到预防和治疗疾病的目的。吸入药物除了对呼吸道局部产生作用外，还可通过肺组织吸收而产生全身性疗效。雾化吸入用药具有奏效较快、药物用量较小、不良反应较轻的优点，临床应用泛。临床常用的小容量雾化器主要分为3种，即压缩气体雾化器、超声雾化器、振动筛孔雾化器。使用时根据病人本身的基础疾病状态、药物性质、吸气流速、气道阻塞程度、病人的认知和配合能力来选择雾化器。目前，有雾化剂型的药品主要有吸入性糖皮质激素、支气管舒张剂和祛痰药。

2. 穴位贴敷给药法 穴位贴敷是在中医理论的指导下，将中药制成丸、散、膏、丹、糊等剂型，贴敷于皮肤、孔窍、腧穴及患病处，通过药物吸收与经络腧穴共同作用达到预防和治疗作用，是一种较常用的中医外治法。"小儿穴位贴敷"是融经络、穴位、药物为一体的复合性治疗方法，是药物通过对特定穴位的持续性刺激，经过经络、气血达到疏风清热、止咳平喘，或畅通经络、平衡阴阳，或温补肺脾肾、调和脏腑的功效。因小儿皮肤角化层比成人薄，穴位贴敷药物在辛香走窜药物导引下很容易穿过表皮屏障达到真皮层而进入体内，达到治疗目的。利用药物贴敷穴位不仅能够治疗疾病，而且可以增强孩子体质，抵抗外邪，预防疾病的发生。

（1）敷脐给药法 是中医外治的重要组成部分，是运用中医理论选用适当药物，制成一定剂型（粉、糊、丸、膏、饼）填敷脐中或在脐部进行敷、贴、填熨或熏、灸、按摩、拔罐等刺激以达到治疗疾病目的的方法。它是通过经络的联络作用，内达脏腑，调节人体的阴阳平衡，从而达到治疗疾病的目的。

（2）三伏、三九节气穴位贴敷给药法 本着中医"冬病夏治""春夏养阳""治未病"的思想，在三伏、三九节气采用对皮肤有刺激性的药物贴敷于穴位或患处，使其局部皮肤自然充血、潮红或发泡的治疗方法。通过选用特定穴位进行贴敷，通过经络气血直达患处，起到扶正祛邪、调整人体阴阳平衡，增强免疫力的作用。

3. 熏洗疗法 熏洗疗法是将药物煎成药液，熏蒸、浸泡、洗涤、沐浴患者局部或全身的一种治疗方法。利用煮沸的药液蒸气熏蒸皮肤是熏蒸法，药液温度降为温热后浸泡、洗涤局部是浸洗法，以多量药液沐浴全身则是药浴法。包括熏蒸法及熏洗法，具有疏风散寒、解肌清热、发表透疹，改善局部组织营养和全身功能，抗过敏的作用。熏洗疗法用于局部及全身的多种疾病。熏蒸法用于麻疹、感冒的治疗及呼吸道感染的预防等，有疏风散寒、解肌清热、发表透疹、消毒空气等功效。药浴法用于新生儿高胆红素血症、感冒。熏洗疗法可促进人体血液及淋巴液的循环，提高白细胞吞噬功能而抗炎灭菌，改善局部组织营养和全身功能，并可通过皮肤吸收而发挥全身的药理效应。

4. 滴药疗法 滴药疗法是将药液或新鲜药汁点滴于耳、鼻、眼等患处治疗疾病的方法。本疗法具有清热解毒、消肿散结、活血定痛等功效。滴药疗法多用于儿童鼻渊、鼻室、乳蛾等。

5. 佩戴疗法 佩戴疗法是将药物研末装袋，给儿童佩挂或做成枕头、肚兜的外治法。用于呼吸道感染、腹泻、腹胀、呕吐、厌食等症状，具有防疫辟秽、增强免疫、祛风燥湿、促进睡眠、调节胃肠蠕动、促进肠道吸收等作用。

6. 吹药疗法 吹药疗法是将药物研成粉末，用喷粉器或自制工具（细竹管、纸筒等），将药末吹入孔窍等处的治疗方法。具有清热解毒、凉血消肿、利气通窍、熄风解痉等作用。

7. 热熨疗法 热熨疗法是采用药物、器械或适用的材料经加热处理后，对机体局部进行熨敷的治疗方法。热熨疗法常用于腹痛、泄泻、积滞、哮喘等病症，具有温中驱寒、理气止痛、通阳利尿、温经通络等功效。

8. 涂敷疗法 涂擦疗法是将药物制成药液，或调制成药糊、药泥等剂型，涂抹、湿敷于体表局部或穴位处的治疗方法。包括药液涂擦法、药液涂敷法、药糊涂敷法、药泥涂敷法。具有清热解毒、温中止泻、活血消肿、燥湿收敛等作用。

9. 透皮给药疗法 透皮给药也是常用的胃肠道外给药方式，除作为皮肤患处的局部给药以外，还可以作为全身性给药。药物经皮吸收，具有清热解毒、温中止泻、活血消肿、燥湿收敛等作用。药物可直接由皮肤透入皮下，进入毛细血管，经体循环分布于全身。透皮给药具有方便、简单和药效持久、副作用小等优点。

总之，小儿用药护理的方法要因人、因时、因地制宜，辨证施护，方能为患儿接受，并达到较好的治疗效果。

2020 年版《中华人民共和国药典》（以下简称《中国药典》）经第十一届药典委员会执行委员会全体会议审议通过，正式发布，自 2020 年 12 月 30 日起实施。

2020 年版《中国药典》新增品种 319 种，修订 3177 种，不再收载 10 种，品种调整合并 4 种，共收载品种 5911 种。一部中药收载 2711 种，其中新增 117 种、修订 452 种。二部化学药收载 2712 种，其中新增 117 种、修订 2387 种。三部生物制品收载 153 种，其中新增 20 种、修订 126 种；新增生物制品通则 2 个、总论 4 个。四部收载通用技术要求 361 个，其中制剂通则 38 个（修订 35 个）、检测方法及其他通则 281 个（新增 35 个、修订 51 个）、指导原则 42 个（新增 12 个、修订 12 个）；药用辅料收载 335 种，其中新增 65 种、修订 212 种。

2020 年版《中国药典》的颁布实施，将有利于整体提升我国药品标准水平，进一步保障公众用药安全，推动医药产业结构调整，促进我国医药产品走向国际，实现由制药大国向制药强国的跨越。

第八节 儿童健康评估

一、健康史采集

健康史一般由患儿家长或其他照顾者提供，年龄较大的儿童可自己表述病情。

（一）病史采集的注意事项

1. 儿童不能准确表达者，可由家长或照顾者代述，但需判断他们所提供的资料是否可靠；年长儿自己表述病情时可能因惧怕打针、住院等说谎，需综合判断。

2. 问病史应选择适当的时间、地点，询问过程中态度和蔼、语言温和，认真倾听记录。

3. 重要信息反复确认，切忌以暗示的语气对家长进行引导，勿使用责问语气，以免家长不愿说出实情。

4. 用通俗易懂的语言，少用医学术语。

5. 病情危急时，应先询问现病史，最好边体检边询问，以免耽误抢救，待病情稳定后再详细询问。

（二）主要内容

1. 一般项目 姓名、性别、年龄、民族、出生日期、家长姓名、职业、年龄、住址、联系电话等。新生儿年龄要求精确到天数，甚至小时数、分钟数；婴儿要求精确到月数；>1 岁写明几岁几个月。

2. 主诉 即用患儿或其父母的语言，简要概述患儿来院就诊的主要症状或体征及发病持续时间，如"发热 4 天"。

3. 现病史 各种症状的发生、发展、轻重、伴随症状，接受过何种处理，主要的阳性症状及起病后全身状况改变等。此次患病的详细情况，包括发病时间、主要症状、病情发展、严重程度及接受过何种处理等。还应了解有无伴随症状以及合并其他疾病等。

4. 个人史

（1）出生史 胎次、产次、胎龄、孕期情况、是否顺产、出生体重、生后有无窒息、产伤、Apgar 评分等。新生儿及婴幼儿应详细了解。

（2）喂养史 生后开奶时间、乳品种类、喂养方法，添加辅食情况。年长儿还应询问有无偏食、特殊饮食习惯等。婴幼儿或营养缺乏症患儿，应详细询问。

（3）生长发育史 体重、身长（高）增长情况、出牙月龄，抬头、独坐、独走、说话等的时间；学龄儿童还应了解其学习情况、性格、心理、与同学的关系等。

（4）预防接种史 是否按计划进行预防接种，有无不良反应。

（5）既往健康史 包括预防接种史、患病史、住院史、用药史及过敏史。

5. 既往史

（1）既往一般健康状况 既往健康还是多病。

（2）急性传染病史 是否患过儿童常见传染病，如麻疹、水痘、百日咳等，患病时间及治疗情况。

（3）食物或药物过敏史 何时对何药物或食物过敏，具体表现是什么。

6. 家族史 询问父母及其他家庭成员的年龄、健康状况，有无家族性或遗传性疾病，父母是否近亲结婚，母亲历次妊娠及分娩情况，家庭其他成员的健康状况等。

7. 心理-社会状况 患儿的性格特征，患儿及其家庭对住院的反应、父母与患儿的互动方式、患儿与同伴之间的相处方式，患儿父母的年龄、职业、文化程度及健康状况等，家庭经济状况、居住环境，有无宗教信仰等。

二、身体评估

（一）体格检查的注意事项

1. 环境舒适 安静、光线充足、温馨；温湿度适宜，冬天注意保暖，年长儿还要顾及其自尊心及保护隐私。

2. 方法得当 根据患儿的年龄采取不同的交流方式，新生儿及小婴儿以安抚为主；幼儿及学龄前儿童应先与其交谈，必要时用玩具哄逗，检查过程中鼓励、表扬患儿。检查时体位不必强求，婴幼儿可让家长抱着检查，安静即可。

3. 检查顺序灵活　视患儿配合程度、灵活处理。容易受哭闹影响的项目趁儿童安静时检查，如测呼吸、脉搏，心脏听诊、腹部触诊等。刺激较大的项目如口咽部、眼部检查留在最后。病情危重、需紧急抢救的患儿应先检查重要生命体征及抢救所需项目。

4. 隔离保护和尊重患儿　检查前后洗手，听诊器应消毒。避免早产儿、小婴儿及免疫低下的患儿感染。婴幼儿检查后拉好床栏，防止坠地，保证患儿安全。对于学龄期患儿和青少年要注意保护隐私，尽量避免暴露与检查无关的部位，照顾其害羞心理和自尊心，尊重儿童自主权。在检查异性、畸形患儿时，态度要庄重。

5. 建立良好关系　开始检查前要与患儿交谈、微笑、叫患儿的名字或小名、乳名，或用玩具逗引片刻，用鼓励表扬的语言或用手轻轻抚摸他，消除患儿紧张心理，获得其信任与合作；同时，也可借此观察患儿的精神状态，对外界的反应及智力情况。对年长儿，可说明要检查的部位，有何感觉，使患儿能自觉配合。

6. 技术熟练　检查尽可能迅速，动作轻柔，并注意观察患儿病情的变化。检查过程中既要全面仔细，又要注意保暖，不要过多暴露身体部位以免着凉，冬天检查者双手及听诊器胸件等应先温暖。

（二）主要内容和方法

1. 一般状况　可在患儿不注意时望诊，观察患儿发育营养状况、精神状态、面部表情、皮肤颜色、体位、步态，评估哭声强弱、语言及活动能力、对周围事物的反应、亲子关系等。

2. 一般测量

（1）体温　根据年龄和病情选择测温方法，如测腋温、口温、肛温、耳温。

（2）呼吸、脉搏　在患儿安静时测量，不同年龄儿童呼吸、脉搏正常值见表4－3。

表4－3　不同年龄阶段呼吸、脉搏正常值

年龄	呼吸（次/分）	脉搏（次/分）	呼吸：脉搏
新生儿	40～45	120～140	1：3
1岁以下	30～40	110～130	1：3～1：4
1岁～	25～30	100～120	1：3～1：4
4岁～	20～25	80～100	1：4
8～14岁	18～20	70～90	1：4

（3）血压　选择合适的血压计袖带，袖带宽度为上臂长度的1/2～2/3较适宜，长度应至少等于上臂围的80%。

过宽测得值较实际低，过窄较实际高，常规测量坐位右上臂肱动脉血压。儿童血压随年龄增长而升高。对于心血管疾病的患儿应测量四肢血压。

3. 皮肤及皮下组织　在光线充足的情况下观察皮肤色泽，有无苍白、潮红、黄疸、皮疹、瘀点、瘢痕、色素沉着等；触诊时感觉皮肤弹性和温度、皮下脂肪厚度、有无水肿、硬肿及皮下结节等。

4. 浅表淋巴结　检查头、颈部、枕后、耳后、腋窝、腹股沟等处浅表淋巴结的大小、数量、质地、边界、活动度等。

5. 头部

（1）头颅及面部　观察头颅大小、形态、头发；婴幼儿检查前囟大小、张力、膨隆或凹陷，是否有枕秃、颅骨缺损及特殊面容等；新生儿是否有产瘤、血肿等。

（2）眼、耳、鼻　观察眼睑有无肿胀、下垂，眼球有无突出、斜视，结膜有无充血及分泌物，角膜有无混浊或溃疡，巩膜有无黄染等；检查双侧瞳孔大小、形状及对光反射；检查外耳道有无分泌物，提耳是否疼痛；有无鼻翼扇动、鼻腔分泌物、鼻塞等。

（3）口　观察口唇是否湿润，唇色苍白或发绀、干燥、口角糜烂、疱疹，有无张口呼吸，硬腭；颊黏膜有无充血、溃疡、鹅口疮等；腮腺开口处有无红肿及分泌物；牙的数目及位置，有无龋齿；检查舌的大小、舌质和舌苔情况；咽部是否充血，扁桃体是否肿大。

6. 颈部　观察有无斜颈、短颈等畸形，是否有颈抵抗，颈动脉搏动是否对称有力，能否触及甲状腺，气管是否居中等。

7. 胸部

（1）胸廓　检查有无鸡胸、漏斗胸、肋骨串珠、郝氏沟（Harrison groove）等。观察胸廓是否对称，有无凹陷、增宽、变窄及其他畸形，有无"三凹征"。

（2）肺　注意呼吸频率、节律、深度的改变，有无呼吸困难；触诊有无语颤改变；胸壁叩诊有无浊音、鼓音等；听诊呼吸音是否正常，有无啰音等。

（3）心　注意心前区是否膨隆，心尖冲动范围及是否移位；触诊有无震颤；叩诊心界大小；听诊心率、心音、有无杂音等。

8. 腹部　尽量避免哭闹时检查腹部，检查者的手应温暖，手法轻柔；检查有无压痛时主要看儿童的表情及反应；新生儿检查还应观察脐部有无出血、炎症、渗出物或脐疝等。触诊腹壁紧张度，有无压痛、反跳痛。正常婴幼儿肝可在右肋缘下1～2cm触及，6～7岁后不应摸到；婴儿期偶可摸到脾边缘。注意有无肠型，新生儿注意脐部是否有分泌物、出血或炎症，有无脐疝；叩诊时有无移动性浊音；

听诊肠鸣音是否亢进。腹水患儿应测腹围。

9. 脊柱及四肢 观察脊柱、四肢有无畸形，关节有无红肿、活动受限，有无躯干和四肢的比例失调等。如脊柱侧弯；四肢有无"O"形或"X"形腿，手镯、足镯征等佝偻病体征；有无杵状指、有无多指（趾）畸形等。

10. 肛门及外生殖器 注意有无畸形，如无肛、尿道下裂、假两性畸形等。女孩注意有无阴道分泌物，男孩注意有无隐睾、腹股沟疝、包皮过紧、包皮过长、阴囊鞘膜积液等。

11. 神经系统

（1）**一般检查** 观察神志、精神状况、面部表情、反应灵敏度、语言能力，有无异常行为，四肢活动能力和肌张力等。

（2）**神经反射** 新生儿及小婴儿需检查该年龄时期一些特有的神经反射，如觅食反射、吸吮反射、握持反射、拥抱反射等是否正常。新生儿和小婴儿提睾反射、腹壁反射可引不出或很弱，2 岁以下儿童 Babinski 征可为阳性，但如若一侧阳性应引起重视。

（3）**脑膜刺激征** 检查有无颈抵抗、Kernig 征及 Brudzinski 征是否阳性。婴幼儿不易一次检查准确，有时需反复多次检查。

三、发育评估

异常的生长发育可能是某些疾病的主要临床表现，因此，进行儿童健康评估时除评估体温、呼吸、脉搏、血压这些基本生命体征及身体状况外，还应评估儿童的发育情况。

1. 体重 测量时脱去衣裤、鞋袜，不能脱去时减去衣服鞋袜的重量，晨起空腹排尿后或进食后 2 小时测量最佳。称量时不可接触其他物体或摇晃，测量前必须矫正调零。

2. 身高（长） 3 岁以下卧位测身长，脱帽、鞋袜、外衣，仰卧在量板中线上，扶正头部，使其头顶接触头板，按直膝部，下肢伸直，移动足板使其紧贴两侧足底。当量板两侧数字相等时，读数至小数点后一位。3 岁以上可将皮尺钉在平直的墙面上测量或用身高计，脱鞋、帽，直立，背靠墙壁或身高计，两眼正视前方、抬头挺胸、收腹，两臂自然下垂，并拢手指，脚尖分开约 60°，脚跟靠拢，枕后结节、两肩胛、臀部、两足后跟紧贴测量杆或墙壁，移动身高计头顶板与儿童头顶呈水平接触，读数至小数点后一位。

3. 坐高（顶臀长） 3 岁以下卧于量板上测量，一手握住小腿使膝关节屈曲，骶骨紧贴底板，大腿与底板垂直，移动足板紧压臀部，当量板两侧刻度相等时，读数至小数点后一位；3 岁以上用坐高计测量，儿童坐于坐高计凳子

上，骶部紧靠量板，挺身坐直，大腿并拢紧贴凳面与躯干呈直角，两脚平放于地面，膝关节屈曲成直角，移下头板与头顶接触，读数至小数点后一位。

4. 头围 取立位或坐位，测量者用左手拇指将软尺 0 刻度固定于头部右侧眉弓上缘，同时左手中、小指固定软尺与枕骨粗隆，手掌固定患儿头部，右手将软尺紧贴头皮绕枕骨结节最高处及左侧眉弓上缘回至 0 刻度，读数至小数点后一位。头围测量在 2 岁前最有价值。

5. 胸围 取卧位或立位（3 岁以上），两手自然平放或下垂，测量者一手将软尺 0 刻度固定于一侧乳头下缘，一手将软尺紧贴皮肤，经过背部两侧肩胛骨下缘回到 0 刻度，记录平静呼、吸气时的平均数，保留至小数点后一位。

6. 皮下脂肪 用皮折卡钳或带有百分表的 harpendena 式量具进行测量（钳板面积为 0.6cm×1.5cm，压强为 $15g/mm^2$），使用前调整指针至"零"。测量时左手拇指及示指在测量部位 3cm 的距离捏起皮肤，右手握卡钳，从捏皮折的两旁下伸钳住皮褶两面，读数准确至 0.5mm。腹部测量时，在锁骨中线上平脐处，皮褶方向与躯干长轴平行；背部在肩胛下角下，稍偏外侧，皮褶从下侧至上中方向，与脊柱成 45°；二头肌部在二头肌上面，上臂前面，肩峰与桡骨连线中点的水平位置，皮褶方向与上臂长轴平行，指法和测法同上。

四、家庭评估

家庭评估是儿科健康评估的重要组成部分，患儿与其家庭成员的关系直接影响患儿的身心健康及疾病恢复。

（一）家庭结构评估

家庭结构评估包括家庭的组成，以及与家庭成员有关的社会宗教、文化特点，家庭与社区环境等。

1. 家庭组成 应包括整个家庭支持系统。评估中应涉及父母目前的婚姻状况。是否有分居离异及死亡等情况。同时应了解患儿对家庭危机事件的反应。

2. 家庭成员的职业情况及教育情况 父母的职业包括目前所从事的工作种类、强度、满意度、工作地离居住地的距离以及是否暴露于危险环境等，还包括家庭的经济状况、医疗保险情况等。父母的教育状况是指教育经历、所掌握的技能等。

3. 文化及宗教特色 此方面的评估应注重家庭育儿观念、保健态度、饮食习惯等。

4. 家庭及社区环境 包括住房类型、居住面积、房间布局、安全性等。社区环境包括邻里关系、学校位置、上学交通状况、娱乐空间和场所、环境中潜在的危险因素等。

（二）家庭功能评估

家庭功能评估涉及家庭成员之间的影响力及相互关系，

包括家庭成员之间的关系与角色、家庭中的权威与决策方式、家庭中的沟通交流方式及家庭的卫生保健功能。

1. 家庭成员的关系及角色 成员之间是否亲近相互关心，有无偏爱、溺爱、冲突、紧张状态等。

2. 家庭中的权威及决策方式 评估父母的权力分工对家庭的影响，因文化背景不同而异。传统上，母亲在照顾家人生活和健康上承担更多责任，父亲在家庭重大事项的决策上起主导作用。

3. 家庭的沟通交流 评估父母是否鼓励孩子与他们交流，孩子是否耐心倾听父母的意见，家庭是否具有促进患儿生理、心理和社会性成熟的条件；与社会的联系情况，是否能从中获得支持。

4. 家庭卫生保健功能 评估家庭成员有无科学育儿的一般知识、家庭用药情况、对患儿疾病的认识、护理照顾患儿的能力等；同时，应了解家庭其他成员的健康状况。

五、营养评估

儿童营养状况评估是指对儿童每日平均所摄取的营养物质与其生理需要之间是否合适的评价。通过营养评估可以及时发现患儿的营养问题，纠正不良饮食，使儿童健康成长。

（一）健康史询问

详见本节"健康史收集"。

（二）膳食调查

1. 调查方法

（1）称重法 称重调查对象 1 日每餐食物的重量，根据食物的生熟比例，计算出实际摄入量，再根据国家制定的《食物成分表》计算出该日所摄取的食物中各种主要营养素的量，并制成表格。该法比较准确，但耗费人力和成本，多用于科研调查。

（2）询问法 通过问答方式向儿童了解膳食情况，询问儿童每天食物的种类、量，同时还要了解儿童餐具的容量规格等，调查期限常为 1~3 天。此法简单，但不十分精确。多用于散居儿童。

（3）记帐法 根据每日准确的账目和进餐人数，计算出每人每日进食各类食物的量，换算成各类营养素和能量，计算各类营养素的平均供给量。此法简单，但准确性较差。多用于集体儿童的膳食调查。

2. 调查结果评价 将膳食调查结果与全国推荐量比较，从而分析儿童的营养状况。

（1）营养素摄入 当能量摄入低于推荐供给量的 70% 为能量摄入不足，>85% 为足够；蛋白质摄入 <70% 为不足，>80% 为足够；矿物质、维生素摄入应在 80% 以上。

（2）蛋白质的供给质量评价 动物蛋白质最好能占 1/ 3 以上，或从优质蛋白质如动物肉类、乳、蛋及植物豆类中摄取的蛋白质占 1/3~1/2 总量。

（3）脂肪来源评价 儿童必需脂肪酸的供给不应低于 2%~3% 总脂肪量。

（4）产能营养素之间的平衡 三种供能营养素之间应取得平衡（表 4-4）。

表 4-4 三种供能营养素的比例

分类	蛋白质	脂肪	碳水化合物
婴儿	15%	35%	50%
幼儿	12%~14%	20%~30%	60%~70%

（三）实验室检查

测定血、尿、体液中的营养素及代谢产物的水平，可反映儿童的近期营养状况，了解食物中营养素的吸收利用情况，及早对疾病做出判断。

⊕ 知识链接

常用于营养状况评估的指数

（1）体重指数 体重指数（BMI）= 体重（kg）/ [身高（m）]^2。该指数及反映一定体积的重量，也能反映机体组织的密度，是评估婴幼儿营养状况较好的指标。

（2）身高胸围指数 身高胸围指数 = [胸围（cm）/身高（cm）] × 100。新生儿约为 64.3，3 岁时约为 53。

（3）身高坐高指数 身高坐高指数 = [坐高（cm）/身高（cm）] × 100，此指标表明上下长度的比例，肢体发育与躯干发育不正常者此项指标异常。

第九节 儿童体液平衡的特点及液体疗法

人体内所含液体称体液，体液是人体的重要组成部分，保持体液平衡是维持生命的重要条件。体液不断与外环境进行物质交换，即新陈代谢，但又通过机体的各种生理调节，始终保持体液的相对稳定。体液平衡包括维持水、电解质、酸碱度和渗透压的平衡，其依赖于神经、内分泌系统及肺、肾等器官的正常调节。外环境变化及消化道、呼吸、肾及内分泌等疾病，均可影响体液平衡，当体液紊乱超过机体调节能力时，即可引起体液平衡紊乱，这时就需要进行液体疗法纠正体液紊乱。儿童尤其是婴幼儿新陈代谢旺盛，机体调节能力差，比成人更易引起体液平衡失调。儿童体液占体重的比例较大，加之器官功能发育不完善、体液平衡调节功能差等，极易受疾病和外界环境的影响而发生体液失衡。因此，体液疗法是儿科治疗中的重要内容。

一、儿童体液平衡特点

（一）体液及其分布

体液包括细胞内液和细胞外液，细胞外液由血浆和间质液组成。体液总量与年龄相关，年龄越小，身体所含体液量相对较多。足月新生儿体液约占体重的78%。随着年龄增长，体液所占比例逐渐下降，至1岁时，体液降至占体重的65%，已接近成人55%~60%水平，以后这一比例相对稳定。因为女童身体含脂肪量相对比男童高，而脂肪中几乎不含水，用包含脂肪的体重来计算体液所占的百分比，青春期女童体液仅占体重的50%~55%，这样其值显然要低一些。同样道理各年龄的肥胖儿童，其体液占体重的百分比也比正常儿童略低。而青春期男童肌肉增加多，肌肉含水较多，体液仍保持在体重的60%。

体液可分为两部分，细胞内液及细胞外液。新生儿细胞外液相对较多，约占总体液的近一半，随着年龄增长，细胞外液所占比例逐渐下降，细胞内液相对增加，至1岁以后这一比例才趋于稳定，已接近成人水平。细胞内液占体重的35%~40%，即350~400ml/kg，细胞外液占20%~25%，即200~250ml/kg。细胞外液分布在两个区，即血浆区和组织间液区（包括淋巴液）。血浆区容量占体重的5%，组织间液区（包括淋巴液）占15%~20%。另外，骨、软骨及致密结缔组织中尚有占体重8%的体液存在，由于其与总体液间的相互交换十分缓慢，在维持体液平衡中影响甚微，临床上常可忽略不计。脑脊液、胸膜、腹膜、关节腔、眼球及消化道、泌尿道的分泌液中有占体重2%的液体存在，在生理状态下，这部分液体量很少，且较稳定，并不影响体液平衡大局。但在病理情况下，如胸、腹腔大量积液时，腹泻或肠梗阻时肠腔积液较多时，均可明显影响体液平衡。一般认为胃肠道内的液体已不属体液，因它实际存在于体外，只是流经消化道。但这个部分液体不断与体液进行交换，即消化腺不断分泌大量液体进入消化道，其量可达饮食量的3~4倍，而又将其绝大部分与饮食一起重新吸收入体内，只剩少量液体经粪便排出体外。因此，从体液平衡角度，可将其视为体液的一部分。

（二）体液的成分与渗透压

体液由溶液组成，其溶剂是水，溶质主要为电解质，以及少量非电解质。细胞内、外液所含溶质有很大差异，细胞内液主要成分为有机磷酸盐、蛋白质、K^+、Mg^{2+}等。细胞内的有机阴离子分子量较大，不易通过细胞膜，使细胞内液溶质保持相对恒定。细胞外液的主要成分是Na^+及

其相应的阴离子Cl^-、HCO_3^-。细胞内外液之所以能保持其溶质有很大差异，除了细胞膜对各种溶质具有不同的通透性外，也与溶质转运方式各异及细胞生理活动有关。例如细胞膜上的Na^+、K^+-ATP酶，即钠泵，可主动将进入细胞内的Na^+泵出至细胞外，以与细胞外液中的K^+进行交换，使细胞内液的K^+浓度为细胞外液的25~30倍，细胞外液Na^+浓度为细胞内液的10倍。

溶液渗透压与该溶液单位体积中所含溶质的颗粒数多少相关，而与溶质种类无关。每一毫摩尔电解质离子或非电解质分子，在溶液中所产生的颗粒数是相等的，其所产生的渗透压也相等。将1mmol电解质离子或非电解质分子所产生的渗透压称为1毫渗透分子。各部分体液的溶质成分保持相对稳定，而水却可迅速地通透细胞膜及毛细血管壁，流动方向取决于渗透压及毛细血管内的流体静力压。细胞内外液间，水由渗透浓度低的一方流向高的一方，直至各部分渗透压达平衡。毛细血管中的血浆蛋白所产生的胶体渗透压，使组织间液水流向血管内，而血管内的流体静力压（来自心脏泵血压）使水流向组织间液。在毛细血管动脉端，流体静力压高于血浆蛋白胶体渗透压，使水从毛细血管流向组织间液，而静脉端正相反，其流体静力压低于胶体渗透压，使水又回到血管中，最终使血浆区与组织间液保持渗透压平衡。由此可见，各部分体液的溶质量的差异是保持其各自容量稳定的必要条件，Na^+是保持细胞外液容量的主要溶质，K^+是保持细胞内液容量的主要溶质，血浆蛋白是维持血浆容量的主要溶质。尿素能自由通过细胞膜及毛细血管壁，均匀分布于各种体液中，因此虽能产生渗透压，但不影响体液容量的分布。由于各部分体液的渗透压最终达平衡，因此测定血浆渗透压，即可反映全身体液的渗透压。

（三）体液的电解质组成

1. 细胞外液的电解质以Na^+、Cl^-、HCO_3^-为主，其中Na^+对维持细胞外液的渗透压起主要作用，与之相应的Cl^-及HCO_3^-阴离子一起所形成的渗透浓度，可占血浆渗透浓度的90%以上。临床上常可通过测定血钠来估算血浆渗透压，故根据血浆Na^+浓度用以下公式可大致推算出体液的渗透压：体液渗透压（mOsm/L）= Na^+（mmol/L）×2+10。

2. 细胞内液的电解质以K^+、Ca^{2+}、Mg^{2+}、HPO_4^{2-}及蛋白质为主，K^+大部分处离解状态，维持细胞内液的渗透压。除新生儿出生数日后，血钾、氯、磷和乳酸偏高，血钠、钙和碳酸氢盐偏低外，儿童体液的电解质组成与成人相似。

（四）水代谢特点

正常人体不断通过皮肤，呼吸蒸发水分，出汗及排尿

和粪丢失一定量的水和电解质，为了维持体液水与电解质平衡，丢失必须及时予以补充。正常水的来源有两种，饮食中所含水及代谢食物或机体自身的糖、脂肪、蛋白所产生的水。皮肤、呼吸蒸发所失水分称为不显性丢失，不含电解质，对体液失衡不能起调节作用，是机体必不可少的丢失，失水量与体表面积成正比，早产儿体表面积较大，故不显性丢失比婴儿及儿童多，同理儿童丢失要多于成人。另外，体温、呼吸频率及环境温度、湿度、空气对流情况均可影响不显性丢失液量，这些因素在计划液体疗法时，均应估计在内。

1. 儿童水的需要量大，交换率高 儿童由于新陈代谢旺盛，排泄水的速度也较成人快，年龄愈小，出入水量相对愈多，因此水的需要量相对愈大（表4-5）。成人每天水的交换量为细胞外液量的1/7，而婴儿为1/2，故婴儿体内水的交换率比成人快3~4倍。此外，正常情况下水通过肾脏排出体外，其次通过皮肤和肺脏的不显性失水排出，由于小儿体表面积相对较大，呼吸频率快，不显性失水较多（表4-6），因此对缺水的耐受力差，在病理情况如呕吐、腹泻时则容易出现脱水。

表4-5 儿童每日需水量

年龄（岁）	需水量（ml/kg）
<1	120~160
1~3	100~140
4~9	70~110
10~14	50~90

表4-6 儿童每日不显性失水量

年龄分期	不显性失水量 [ml/(kg·d)]
早产儿或足月新生儿	
750~1000g	82
1001~1250g	56
1251~1500g	46

续表

年龄分期	不显性失水量 [ml/(kg·d)]
早产儿或足月新生儿	
>1500g	26
婴儿	19~24
幼儿	14~17
儿童	12~14

2. 体液平衡调节功能不成熟 肾是调节体液平衡的重要器官，为了排泄每天体内所产生废弃物，机体必须每天排出一定量的尿液。正常情况下，水分排出的多少主要靠肾浓缩和稀释功能调节，由于新生儿及婴儿尿浓缩能力差，排出同量溶质所需水量较成人多，当摄水量不足或失水量增加时，易发生代谢产物滞留和高渗性脱水；儿童肾功能不成熟，体液调节功能较差，因此易出现水、电解质代谢紊乱。

二、常见水、电解质和酸碱平衡失调

（一）脱水

脱水又称失水，是指机体因摄入不足或丢失过多，超过机体生理调节能力时所致的体液容量不足，首先是细胞外液减少的病理现象。儿童比成人更容易发生脱水，尤其是婴幼儿。这是因为儿童新陈代谢旺盛，对水、电解质平衡调节能力差。

1. 脱水程度 指累积的体液丢失量占体重的百分比。临床主要根据患儿病后出入量、病史及脱水时的体征来诊断。脱水时组织间液减少，可表现为前囟、眼窝下陷，皮肤弹力差（捏起皮肤再松开，皮肤展平时间延迟）；血液循环不足，组织灌注不良，可表现有脉搏增快、减弱，血压下降，尿量减少，肢端凉，精神萎靡、嗜睡；细胞内脱水表现为口黏膜干燥、眼泪减少，烦躁及肌张力增高等。不同性质的脱水其临床表现各有不同，根据脱水程度可将脱水分为轻、中、重三度。等渗性脱水的临床表现及分度见表4-7。

表4-7 等渗性脱水的临床表现与分度

脱水程度	轻度	中度	重度
失水占体重比例（ml/kg）	<5%（30~50）	5%~10%（50~100）	>10%（100~120）
精神	稍差、略烦躁	萎靡、烦躁	淡漠、昏迷
皮肤	稍干	干燥、苍白、弹性差	干燥、花纹、弹性极差
口腔黏膜	稍干	干燥	极干燥或干裂
前囟和眼窝	稍凹陷	凹陷	明显凹陷
眼泪	有	少	无
口渴	轻	明显	烦渴
尿量	稍少	明显减少	极少或无尿
四肢	温	稍凉	厥冷
周围循环衰竭	无	不明显	明显

2. **脱水性质**　由于脱水患儿所丢失的液体，并不总是等渗液。病后所摄入液体所含电解质各不相同，加上机体对渗透压的调节，最终均可影响体液的渗透压平衡。钠是决定细胞外液渗透压的主要成分，其正常值为 130 ~ 150mmol/L。所以临床根据血清钠的水平将脱水分为等渗性脱水、低渗性脱水和高渗性脱水（表 4 - 8），其中以等渗性脱水最常见，其次为低渗性脱水，高渗性脱水少见。

表 4 - 8　不同性质脱水的鉴别要点

脱水性质	等渗性	低渗性	高渗性
主要原因	呕吐、腹泻	营养不良伴慢性腹泻	补高钠液过多
水、电解质丢失比例	水、电解质成比例丢失	电解质丢失＞水丢失	电解质丢失＜水丢失
血钠（mmol/L）	130 ~ 150	＜130	＞150
渗透压（mmol/L）	280 ~ 320	＜280	＞320
主要丧失液区	细胞外液	细胞外液	细胞内脱水
神经系统症状	萎靡	嗜睡、昏迷	烦躁、易激惹惊厥

（二）常见酸碱平衡紊乱

正常人可以保持体液的酸碱平衡，机体能通过代偿使体液维持在正常范围内，即 pH 在 7.35 ~ 7.45。当体液酸过多或碱减少使 pH 有所下降（pH＜7.35）的过程称为酸中毒。当体液碱过多或酸减少使 pH 有所升高（pH＞7.45）的过程称为碱中毒。维持酸碱平衡的正常，主要通过体液的缓冲系统以及肺、肾的调节作用。在体液缓冲系统中，最主要的是 HCO_3^- 和 H_2CO_3，两者比值为 20∶1 时，pH 为 7.4。如某种原因使两者的比值发生变化，pH 值也随之变化，即出现酸碱平衡紊乱。如果机体能通过调节使血 pH 值保持在正常范围内，称为代偿性酸中毒或代偿性碱中毒，反之称为失代偿性酸中毒或碱中毒。由于代谢因素引起代谢性酸中毒或碱中毒，由于肺部排出 CO_2 减少或过多引起的称为呼吸性酸中毒或碱中毒。临床具体患儿也可有同时存在酸、碱中毒的情况，称为混合性酸碱失衡。体液酸碱平衡失调，尤其是酸血症或碱血症时，可影响全身各组织器官的正常功能，甚至导致死亡，故临床需重视酸碱平衡的诊治。

1. **代谢性酸中毒**　代谢性酸中毒是儿童最常见的酸碱平衡紊乱类型，因细胞外液中 H^+ 增加或丢失 HCO_3^- 所致。

（1）常见原因　①呕吐、腹泻丢失大量碱性物质；②摄入热量不足引起体内脂肪分解增加，大量酮体产生；③血容量减少，血液浓缩，血流缓慢，组织灌注不良、缺氧、乳酸堆积；④肾血流量不足，尿量减少，酸性代谢产物堆积体内。

（2）临床表现　根据血 HCO_3^- 的测定结果，酸中毒分为轻度（18 ~ 13mmol/L）、中度（13 ~ 9mmol/L）、重度（＜9mmol/L）。轻度酸中毒本身轻症可无特异的临床症状，较重时，体液 pH 降低可刺激呼吸中枢，使患者呼吸加深、加快，有的可表现为频繁呕吐，机体可通过排出胃酸以减轻酸中毒。严重酸中毒，尤其酸血症时，可致精神萎靡、嗜睡甚至昏迷、惊厥等神经症状，也可降低心肌收缩力及周围血管阻力，引起低血压、心力衰竭、肺水肿，并容易诱发心室纤颤，危及生命。慢性代谢性酸中毒可引起厌食、生长停滞、肌肉张力低下及骨质疏松等。新生儿及小婴儿则表现为面色苍白、拒食、精神萎靡等，而呼吸改变并不典型。

（3）治疗要点　治疗要点是纠正引起代谢酸中毒的原发病，尽早恢复肾循环。积极去除病因，治疗缺氧、组织灌注不足、腹泻等原发病。中、重度酸中毒或经补液后仍有酸中毒症状者，应补充碱性液体，一般主张 pH＜7.3 时用碱性药物，首选 5% 碳酸氢钠，应用时一般应加 5% 或 10% 葡萄糖液稀释 3.5 倍成等张液体（1.4% 碳酸氢钠）。在抢救酸中毒时可不稀释而直接静脉注射，但不宜过多使用。酸中毒纠正后，血清钾降低，游离钙也减少，故应注意补钾、补钙。

2. **代谢性碱中毒**　代谢性碱中毒主要是由于从胃黏膜或肾小管上皮丢失 H^+ 过多引起体内产生 HCO_3^- 过多，或从体外摄入 HCO_3^- 过多所致。

（1）常见原因　①胃酸大量丢失：长期呕吐，如幽门肥大性狭窄，或鼻胃管引流，引起胃酸大量丢失；②利尿剂：长时间或反复使用呋塞米或噻嗪类利尿药；③外源性摄入过多碱性溶液：静脉输入或口服过多碱性溶液；④盐皮质激素过多：见于原发性醛固酮增多症，肾动脉狭窄，Batter 综合征（肾素分泌过多症），Cushing 综合征及服用甘草过量等造成盐皮质激素过多；⑤细胞外液丢失 Cl^- 过多：如先天性失氯性腹泻导致细胞外液丢失 Cl^- 过多，引起代谢性碱中毒；⑥呼吸性酸中毒纠正过于迅速：呼吸性酸中毒时血 HCO_3^- 代偿性升高，如肺通气经人工或自然呼吸迅速改善，使血 PCO_2 降至正常，而 HCO_3^- 增高尚未被纠正，也可引起代谢性碱中毒。

（2）临床表现　患儿可表现为呼吸浅慢、头痛、烦躁、手足麻木、血清游离钙降低而导致手足搐搦、腱反射亢进。合并低钾血症时，可表现为肌张力减低。患儿常伴有脱水，但原发性与继发性醛固酮增多症所引起的代谢性碱中毒，多无脱水症状，且常伴有高血压。

（3）治疗要点 虽治疗原发病是治疗的根本，但与代谢性酸中毒不同，单治疗原发病常不能纠正代谢性碱中毒，需另予纠治。轻症可用 0.9% 氯化钠溶液，严重者可给予 0.9% 氯化铵 3ml/kg 治疗。暂不能根治原发病前，为减轻病情，除适当补充氯化钾治疗外，可采用螺内酯或阿米洛利治疗。需监测血钾以指导治疗，防止发生高钾血症。盐酸、氯化铵或盐酸精氨酸等酸性药物，仅适用于重症代谢性碱中毒需快速纠正时，或伴有充血性心力衰竭或肾衰竭的患儿，但这些药副作用较多，一般不主张采用。必要时可用血透析治疗。

3. 呼吸性酸中毒 呼吸功能发生障碍，体内所产生的 CO_2 不能及时、充分被排出体外，H_2CO_3 增高，即可致呼吸性酸中毒。

（1）常见原因 中枢性呼吸衰竭（脑部炎症、外伤或药物抑制）；呼吸道阻塞（气管异物、支气管痉挛、喉水肿、溺水等）；肺部疾患（肺炎、肺水肿、气胸、新生儿肺透明膜病等）；呼吸肌麻痹；胸廓创伤，吸入空气中的 CO_2 含量过高及呼吸机管理不善等。

（2）临床表现 患儿多有鼻翼扇动、三凹征等缺氧症状，皮肤潮红，颅内血流增多，头痛，偶致颅内压增高；PCO_2 中度增高时，可引起血压略升高，PCO_2 继续增高时，血压反可下降。呼吸性酸中毒持久且严重，可引起乏力、神志恍惚、烦躁、震颤、嗜睡、昏迷及视神经乳头、眼球结膜水肿，也可诱发心室纤颤。

（3）治疗要点 主要治疗原发病，改善通气和换气功能，解除呼吸道阻塞，恢复有效通气，必要时，可进行人工机械通气。患儿缺氧时，应给氧吸入。设法改善患儿的通气、换气，排出体内蓄积的 CO_2 也是治疗慢性呼吸性酸中毒的主要措施，虽其原发病常难以完全恢复，但祛痰、解除支气管痉挛、应用呼吸兴奋药、控制肺部炎症及充血性心力衰竭等，常能使某些患儿情况有所改善。

4. 呼吸性碱中毒 各种原因所致的肺换气过度，使体内所产生的 CO_2 排出过多，H_2CO_3 下降，即可引起呼吸性碱中毒。

（1）常见原因 呼吸中枢受刺激引起呼吸深快，如缺氧、高热、疼痛、颅内病变及水杨酸制剂中毒等；肺炎因缺氧所致的呼气过度、哮喘早期、肺梗死、剧烈运动及心力衰竭肺水肿等；癔症性呼吸过度，患儿长时哭喊；人工呼吸机通气过度。

（2）临床表现 除原发病症状外，患儿可表现为口周、四肢发麻，肌肉痉挛疼痛，偶有耳鸣。低碳酸血症可引起脑血管痉挛，使脑血流减少，头晕、头痛、兴奋、幻觉、晕厥及脑电图缺氧改变。高碳酸血症可引起血管扩张，颅内出血、颅内血流增加，致头痛及颅内压增高。

（3）治疗要点 主要是治疗引起通气过度的原发病。短期吸入含 3% 二氧化碳的气体可能有帮助。患儿发生手足搐搦时，可静脉缓慢注射葡萄糖酸钙。对伴有其他电解质紊乱者应采取相应措施予以纠正。

5. 混合性酸碱平衡紊乱 同一患儿同时发生两种或两种以上酸碱紊乱分别作用于呼吸或代谢系统时称为混合性酸碱平衡失调。呼吸性酸中毒合并代谢性酸中毒是混合性酸中毒中较常见者，此时既有 HCO_3^- 降低，又有 CO_2 潴留，血 pH 明显下降。治疗时应积极去除病因，保持呼吸道通畅，必要时使用呼吸机加速 CO_2 的排出。

（三）钾代谢异常

人体内钾主要存在于细胞内，正常血钾浓度为 3.5～5.5mmol/L，血钾浓度低于 3.5mmol/L 时为低钾血症，高于 5.5mmol/L 时为高钾血症。但应注意排除由于标本溶血所造成的高钾误差。

1. 低钾血症

（1）常见原因 ①钾摄入不足：长期不能进食；②钾丢失过多：消化道丢失或肾脏排钾过多，如呕吐、腹泻、胃肠引流、酸中毒、利尿剂应用等；③钾异常分布：碱中毒、胰岛素治疗时钾向细胞内转移等。

（2）临床表现 ①神经肌肉兴奋性降低：表现为精神萎靡、全身无力、反应低下、腱反射减弱或消失、腹胀、肠鸣音减弱或消失等；②心血管症状：心肌收缩无力、心音低钝、血压降低。心电图改变：S－T 段下降，T 波低平、增宽，甚至双向或倒置、出现 U 波及 QT 间期延长；③肾脏损害：肾浓缩功能降低，出现多饮、多尿、夜尿、口渴等。

（3）治疗要点 积极治疗原发病及补充钾盐。补钾时，既要设法迅速消除低钾造成的如呼吸肌麻痹、严重心律失常等危险，又要求防止发生高钾血症。轻中度低钾可采用口服 10% 氯化钾溶液，剂量每天 200～300mg/kg，分 4～6 次，每 4～6 小时 1 次。当患儿吸收难、口服难或低钾症状严重时可采取静脉补钾，静脉滴注时须严格掌握浓度，浓度不超过 0.3%（新生儿 0.15%～0.2%），禁忌直接静脉推注，以免造成心肌抑制而导致死亡。缓慢静脉点滴，速度不宜超过每小时 0.5mmol/kg，每日补钾总量静脉滴注时间不应少于 6～8 小时；一般需要持续给钾 4～6 天。患儿有尿后再补钾，有利于防止高钾血症的发生。病情好转可改口服。

2. 高钾血症

（1）常见病因 ①钾摄入过多：如患儿肾功能良好，

尿量充足，口服或静脉滴注钾盐过多时，一般不引起或只引起血钾一过性增高。但若高浓度迅速从静脉注入钾盐，如将氯化钾针剂误认作其他针剂注射，可致血钾急剧升高。静脉输入大剂量青霉素钾盐引起严重高血钾。②排钾减少：常是引起高钾血症的根本原因，如肾衰竭、长期使用潴钾利尿剂。各种肾小管疾病也可影响钾排出而致高钾血症。③钾分布异常：组织细胞损伤如缺氧、外伤、大范围手术、急性溶血、内脏器官出血、严重感染及采用细胞毒药物（如抗癌药、免疫抑制剂）治疗时等，细胞内钾大量释放至细胞外液。如同时有肾排钾障碍，即可引起较严重高钾血症，较典型的例子是挤压综合征。

（2）临床表现 除引起高钾的原发病表现外，主要表现如下。

1）神经、肌肉症状：下肢骨骼肌常最早受累，而后上升到上肢及躯干，但一般不累及呼吸肌。患儿也可有腹胀、肌肉酸痛、皮肤感觉异常及腱反射减弱或消失。

2）心电图异常及心律紊乱：由于心肌除极、复极异常，心电图早期表现为 T 波高耸、变窄，血钾进一步增高，可引起 R 波幅降低，S 波变深，ST 段降低，QRS 增宽，PR 及 QT 间期延长；继之可出现 P 波低平、增宽。心律紊乱的发生与血钾增高程度并不完全平行，一般急性高血钾易诱发严重心律紊乱。高钾可引起窦性心动过缓、窦性停搏、房室传导阻滞、室性心动过速及室颤。

（3）治疗要点 限制钾摄入，减少钾吸收：立即停用含钾的食盐代用品或药物。需输血的患儿可用洗涤红细胞。伴急性肾功能衰竭时，需限制含钾的饮食，仅采用不含钾的糖及脂肪满足患儿基础热量需要，以防止自身组织细胞增强分解代谢，将钾外释至细胞外液。一般可用 10% 葡萄糖酸钙溶液 0.2 ~ 0.5ml/kg，缓慢静脉注射（2 ~ 10 分钟以上），并用心电图作监护，一旦出现心动过缓，立即停止注射。如高钾心电图改变无改善，5 分钟后可再重复 1 次。对于血钾很高，心电图改变明显或虽经治疗细胞内钾仍继续大量外渗的患儿，则采用腹膜或血液透析对治疗高血钾有良好的疗效。

（四）低钙和低镁血症

由于进食少、吸收不良和腹泻、呕吐丢失钙、镁，体内多有钙、镁减少，尤其是长时间腹泻、营养不良或有活动性佝偻病的患儿更多见。当脱水和酸中毒被纠正时，大多数有钙缺乏，少数可有镁缺乏。低血钙或者低血镁时表现为手足抽搐、惊厥，经静脉缓注 10% 葡萄糖酸钙后症状仍不见好转者，应考虑有无低镁血症，应深部肌内注射 25% 硫酸镁。

三、液体疗法

（一）常用溶液

1. 非电解质溶液 常用饮用水及 5% ~ 10% 葡萄糖溶液，5% 葡萄糖溶液为等渗液，10% 葡萄糖溶液为高渗液。葡萄糖输入体内后很快被氧化成二氧化碳和水，失去其渗透压的作用，主要用于补充水分和部分热量，输液时被视为无张力溶液。

2. 电解质溶液 用于补充所丢失体液、电解质，纠正水、电解质和酸碱平衡紊乱。

（1）0.9% 氯化钠溶液为等渗溶液。含 Na^+ 及 Cl^- 各 154mmol/L，Na^+ 含量与血浆相似（142mmol/L），但 Cl^- 的含量较血浆浓度（103mmol/L）高，当输入过多可使血氯过高，有造成高氯性酸中毒的危险。因此，临床上常以 2 份生理盐水和 1 份 1.4% 碳酸氢钠混合，使其钠与氯之比为 3 : 2，与血浆中钠、氯之比相近。

（2）碱性溶液 用于快速纠正酸中毒。常用的有：①碳酸氢钠溶液：纠正酸中毒的首选药物。5% 碳酸氢钠溶液为高渗液，可用 5% 或 10% 葡萄糖稀释 3.5 倍，使之成为等渗液，即 1.4% 的碳酸氢钠溶液。②乳酸钠溶液：需在有氧情况下，经肝脏代谢而起作用，显效缓慢。1.87% 乳酸钠为等渗液；11.2% 乳酸钠为高渗液，稀释 6 倍为等渗溶液。

（3）氯化钾溶液 用于纠正低钾血症。常用 10% 氯化钾溶液。钾是细胞内的主要电解质，钾进入细胞内需要一定时间，短时快速由静脉给钾，可致心跳骤停，必须绝对禁止。

3. 混合溶液 临床应用液体疗法时，常将几种溶液按不同比例配置成混合溶液，以满足不同病情的需要。常用混合溶液的成分和配制见表 4 - 9。

表 4 - 9 几种常用混合液的简便配制

溶液种类	加入溶液（ml）			张力
	5% 或 10% 葡萄糖	10% 氯化钠	5% 碳酸氢钠	
2 : 1 含钠液	500	30	47	等张
1 : 1 含钠液	500	20	—	1/2 张
1 : 2 含钠液	500	15	—	1/3 张
1 : 4 含钠液	500	10	—	1/5 张
2 : 3 : 1 溶液	500	15	24	1/2 张
4 : 3 : 2 溶液	500	20	33	2/3 张

注：加入的各液体量均为整数，配成的溶液是近似浓度。

4. 口服补液盐（ORS） ORS 是世界卫生组织 WHO 推荐用以治疗急性腹泻合并脱水时的口服溶液。其配方是：

氯化钠 3.5g，碳酸氢钠 2.5g，氯化钾 1.5g，葡萄糖 20g，加温开水至 1000ml 即配制成口服补液盐，其电解质的渗透压为 220mmol/L，为 2/3 张液。1984 年推出 ORSⅡ号，其配方中用枸橼酸钠 2.9g 取代原配方中的碳酸氢钠。2002 年推出减渗 ORS，其配方为：氯化钠 2.6g，枸橼酸钠 2.9g，氯化钾 1.5g，无水葡萄糖 13.5g，加温开水至 1L 即配制成口服补液盐。目前，临床上使用 ORSⅢ，其配方为：氯化钠 0.65g，枸橼酸钠 0.725g，氯化钾 0.375g，无水葡萄糖 3.375g，加温开水至 250ml 溶解，随时口服。ORS 具有纠正脱水、酸中毒及补钾的作用，对轻、中度脱水患儿补充累积损失有明显疗效，但新生儿慎用。

（二）液体疗法

液体疗法的目的是纠正脱水、电解质和酸碱平衡紊乱，恢复机体生理功能，是儿科护理的重要组成部分。补液应做到三定、三先、两补的原则。三定是指输液前应先确定补液的总量、性质、速度，即定量、定性、定速。同时遵循三先即先盐后糖、先浓后淡（指电解质浓度）、先快后慢；两补即见尿补钾、抽搐补钙。液体疗法包括补充累积损失量、继续损失量和生理需要量三部分（表 4 - 10）。

表 4 - 10　液体疗法的定量、定性和定速

		累积损失量	继续损失量	生理需要量
定量	轻度脱水	30 ~ 50ml/kg	10 ~ 40ml/kg（30ml/kg）	60 ~ 80ml/kg
	中度脱水	50 ~ 100ml/kg		
	重度脱水	100 ~ 120ml/kg		
定性	低渗性脱水	2/3 张	1/3 ~ 1/2 张	1/4 ~ 1/5 张
	等渗性脱水	1/2 张		
	高渗性脱水	1/3 ~ 1/5 张		
定速		于 8 ~ 12 小时内输入（每小时 8 ~ 10ml/kg）	在补完累积损失量后的 12 ~ 16 小时内输入 [5ml/（kg·h）]	

1. 补充累积损失量　累积损失量是指发病后已损失的水、电解质总量。

（1）定输液总量（定量）　根据脱水程度估计，轻度脱水 30 ~ 50ml/kg，中度脱水 50 ~ 100ml/kg，重度脱水 100 ~ 120ml/kg。

（2）定输液的种类（定性）　根据脱水性质而定，等渗性脱水补充 1/2 张液（2∶3∶1 液），低渗性脱水补充 2/3 张液（4∶3∶2 液），高渗性脱水补充 1/3 ~ 1/5 张液（1∶2 ~ 1∶4 液）。若临床判断脱水性质有困难，可按等渗性脱水补给。

（3）定输液速度（定速）　原则为先快后慢，累积损失量在 8 ~ 12 小时之内补足。伴有周围循环不良或休克的重度脱水者，应先行扩容，用开始应输入等渗含钠液，按 20ml/kg，总量不超过 300ml。于 30 ~ 60 分钟内静脉输入，输液速度每小时 8 ~ 12ml/kg。

2. 补充继续损失量　指治疗过程中，因继续呕吐、腹泻胃肠引流等继续损失的液体量，原则上为丢多少补多少。一般腹泻丢失的液体量按 10 ~ 40ml/kg 估算。应选择 1/3 ~ 1/2 张液，在补足累积损失量后 12 ~ 16 小时内均匀输入，约每小时 5ml/kg。

3. 补充生理需要量　生理需要量指基础代谢所需要的量。年龄越小需水量相对越多，可根据体重计算。一般每天为 60 ~ 80ml/kg。这部分液体尽量口服补充，口服困难者可给予 1/4 ~ 1/5 张液。在生理需要量和继续损失量一同于补完累积损失量后 12 ~ 16 小时内均匀输入。

综合上述三部分的内容，第 1 天的补液总量为轻度脱水 90 ~ 120ml/kg，中度脱水 120 ~ 150ml/kg，重度脱水 150 ~ 180ml/kg。第 2 天以后的补液，一般只补继续损失量和生理需要量，于 12 ~ 24 小时内匀速输入，能口服者尽量口服。

（三）液体疗法的护理

1. 补液前的准备

（1）评估　患儿一般情况包括患儿的年龄、性别、病史、病情、体征、静脉血管、必要的化验结果、综合分析水电解质紊乱程度和性质。

（2）解释　向患儿及家长解释补液目的及注意事项，告知患儿及家长输入液体种类、成分和配制，消除患儿及家长的恐惧心理，取得患儿及家长的合作。对不合作的患儿可以适当加以约束或给予镇静剂。

2. 输液中的操作

（1）根据患儿病情，遵医嘱全面安排 24 小时的液体总量，并遵循"补液原则"有计划分期分批输入。

（2）严格掌握输液速度，明确每小时应输入量，计算出每分钟输液滴数，防止输液速度过快或过缓。最好使用输液泵或注射泵，以便精确地控制输液速度。

3. 密切观察病情

（1）密切观察生命体征，警惕输液量过多或者输液速度过快，引起心力衰竭和肺水肿的发生。

（2）保持输液管道通畅，及时巡视，避免输液药物渗出、药物外渗、药物外溢、输液管或留置针堵塞、患儿输液部位肿胀等情况。

（3）观察脱水情况及尿量，比较治疗前后脱水状况，判断有无改善。注意患儿的神志状态，有无口渴、皮肤、口腔黏膜干燥程度，眼窝及前囟凹陷程度，尿量、呕吐、腹泻次数及量等。

（4）观察纠正酸中毒情况，注意患儿面色、呼吸改变、血气结果，注意纠正酸中毒以后有无低钙惊厥。补充碱性液体时要注意：输液勿漏出血管外，要一边输液一边抽回血，保证穿刺针在血管内，以免引起局部组织坏死。

（5）观察低血钾情况，注意患儿的面色及肌张力改变，有无心音低钝或心律不齐，有无腹胀、腱反射减弱或消失等，补钾需按照补钾原则进行，要严格掌握补钾的浓度、速度、时间，见尿才能补钾，绝不可静脉推注。

4. 记录 24 小时出入量

（1）入量包括静脉输液量；口服液体量；食物中含水量。

（2）出量包括尿量；呕吐量；大便；不显性失水；各种引流液。

（3）婴幼儿大小便不易收集，可用"秤尿布法"计算液体排出量。

（李艳静）

目标检测

答案解析

一、选择题

A1 型题

1. 间质液分布最高的年龄阶段是（ ）

   A. 足月新生儿   B. 1 岁

   C. 1～3 岁   D. 3～6 岁

   E. 成人

2. 减渗口服补液盐成分为（ ）

   A. 氯化钠 2.9g，枸橼酸钠 2.9g，氯化钾 1.5g，无水葡萄糖 13.5g，加温开水至 1L

   B. 氯化钠 2.6g，枸橼酸钠 2.9g，氯化钾 1.0g，无水葡萄糖 13.5g，加温开水至 1L

   C. 氯化钠 2.6g，枸橼酸钠 2.0g，氯化钾 1.5g，无水葡萄糖 13.5g，加温开水至 1L

   D. 氯化钠 2.6g，枸橼酸钠 3.0g，氯化钾 1.5g，无

水葡萄糖 13.5g，加温开水至 1L

   E. 氯化钠 2.6g，枸橼酸钠 2.9g，氯化钾 1.5g，无水葡萄糖 13.5g，加温开水至 1L

3. 关于口服补液盐配方的注意事项，正确的是（ ）

   A. 腹泻时脱水预防；用于轻、中度脱水而无明显周围循环障碍患儿；新生儿不宜用

   B. 所有患儿腹泻时脱水预防；用于轻、中度脱水而无明显周围循环障碍患儿

   C. 腹泻时脱水预防；用于重度脱水而无明显周围循环障碍患儿

   D. 腹泻时脱水预防；用于重度脱水且有明显周围循环障碍患儿

   E. 心肾功能不全或其他并发症者也可使用

4. 液体疗法实施中，补液的原则是（ ）

   A. 先快后慢、先糖后盐、先浓后淡、见尿补钾、见惊补钙、见酸补碱

   B. 先快后慢、先盐后糖、先浓后淡、见尿补钾、见惊补钙、见酸补碱

   C. 先慢后快、先盐后糖、先浓后淡、见尿补钾、见惊补钙、见酸补碱

   D. 先快后慢、先盐后糖、先淡后浓、见尿补钾、见惊补钙、见酸补碱

   E. 先快后慢、先糖后盐、先淡后浓、见尿补钾、见惊补钙、见酸补碱

5. 液体疗法实施中第一天补液总量为（ ）

   A. 累积损失量、继续丢失量

   B. 累积损失量、生理需要量

   C. 继续丢失量、生理需要量

   D. 累积损失量、继续丢失量、心理需要量

   E. 累积损失量、继续丢失量、生理需要量

6. 重度脱水应扩容，扩容阶段以 20ml/kg 计算，用 2 : 1 等渗含钠液，在半小时或 1 小时内输入，最多不超过（ ）

   A. 100ml   B. 200ml

   C. 500ml   D. 300ml

   E. 400ml

7. 小儿较成人容易发生脱水的原因是（ ）

   A. 水代谢旺盛   B. 体表面积相对小

   C. 消化功能差   D. 尿量多

   E. 细胞外液相对少

8. 对于中度脱水患儿，累积损失量、继续损失量、生理需要量的计算量为（ ）

   A. 50～100ml/kg，10～40ml/kg，60～80ml/kg

   B. 50～100ml/kg，10～40ml/kg，80～100ml/kg

C. 100～150ml/kg，10～40ml/kg，60～80ml/k。

D. 30～50ml/kg，10～40ml/kg，60～80ml/kg

E. 30～50ml/kg，50～100ml/kg，60～80ml/kg

9. 对于中度脱水患儿，累积损失量为（ ）

  A. 50～100ml/kg   B. 150～200ml/kg

  C. 100～150ml/kg   D. 30～50ml/kg

  E. 10～30ml/kg

10. 根据血 HCO_3^- 的测定结果，中度酸中毒分为（ ）

  A. 18～13mmol/L   B. 13～9mmol/L

  C. <9mmol/L   D. <10mmol/L

  E. >13mmol/L

A2 型题

女孩，6 个月。2020 年 7 月 5 日，因"吐泻 3 天"入院。大便 10～15 次/日，呈蛋花汤样，有腥臭气味，尿量极少，前囟、眼窝凹陷，皮肤弹性极差，脉细弱，四肢厥冷，大便偶见白细胞，血清钠 125mmol/L。最可能的诊断是（ ）

  A. 中度低渗性脱水   B. 重度等渗性脱水

  C. 中度等渗性脱水   D. 重度低渗性脱水

  E. 重度高渗性脱水

二、思考题

患儿，男，8 个月。因"腹泻伴发热 2 天"入院，2 天前无明显诱因出现腹泻，呈蛋花汤样便，每日 10 余次，伴发热、呕吐、咳嗽、流涕。入院前 4 小时排尿 1 次，量少。体格检查：T39℃，精神萎靡，皮肤干燥，弹性差，前囟和眼眶明显凹陷，口腔黏膜干燥，口唇呈樱桃红色，咽红，双肺（－），心音低钝，腹稍胀，肠鸣音 2 次/分，四肢稍凉，膝腱反射减弱。生化检查：血钠 120mmol/L，血钾 3.0mmol/L，血 HCO_3^- 12mmol/L。

（1）请判断该患儿脱水程度和性质。

（2）请判断该患儿酸碱平衡紊乱的类型及程度。

（3）给患儿输液过程中，护理应注意哪些问题？

书网融合……

本章小结   微课   题库

第五章　儿科常用护理技术

PPT

学习目标

知识要求：

1. 掌握　更换尿布、婴儿沐浴、婴儿抚触、母乳喂养、头皮静脉输液、留置针使用、温箱使用法及光照疗法等技术。

2. 熟悉　配方奶喂养、管饲喂养、约束保护法、儿童动静脉穿刺法及婴幼儿灌肠法等技术。

3. 了解　中心静脉导管使用和维护、外周动静脉同步换血法等。

技能要求：

1. 学会配方奶喂养技术、约束保护法、头皮静脉输液法、婴幼儿灌肠法、光照疗法的操作。

2. 具备婴儿沐浴、温箱使用、更换尿布、婴儿抚触的技能。

3. 指导母亲进行正确的母乳喂养。

素质目标：

培养真学、真懂、真信，具有人文关怀、尊重和保护患儿权利的素质及预防医疗事故发生的意识。

儿科护理学是一门实践性很强的学科，儿科护士不仅需要有扎实的理论基础，还必须具备娴熟的操作技能。由于儿童处于生长发育阶段，很多护理操作技术和成人不同，每一项操作都需要多观察、勤练习。本章将对 15 种儿科常用护理技术进行介绍。

第一节　儿童基础护理

一、更换尿布法

【目的】

1. 保持臀部皮肤清洁、干燥、舒适。

2. 预防尿布皮炎（diaper dermatitis）的发生。

3. 使原有的尿布皮炎逐渐痊愈。

【评估和准备】

1. 评估　婴儿年龄、精神状况、饮食、臀部皮肤情况；是否需要留取两便标本；是否需要记录 24 小时出入量。

2. 准备

（1）环境准备　室内温度、湿度适宜，避免对流风。

（2）用物准备　尿布、尿布桶、棉签、毛巾或湿纸巾、温水、护臀霜或鞣酸软膏、平整的操作平台。

（3）护士准备　操作前洗手。

（4）婴儿及家长准备　向婴儿家长做好解释工作。

【操作步骤】

将婴儿放置在平整的台面上，解开包被。

1. 解开污湿的尿布，操作者一手握住婴儿两脚并轻轻提起露出臀部，另一手用尿片的前半部分较洁净处从前向后擦拭婴儿的会阴部和臀部，盖在污湿部分后垫在臀下。

2. 用小毛巾浸湿温水或湿纸巾擦净婴儿会阴及臀部，从前往后清洗擦净，注意清洁腹股沟及男孩阴囊下部。

3. 擦干臀部，轻提婴儿双腿，取下污湿的尿布。

4. 将预防尿布皮炎的护臀霜或鞣酸软膏涂于臀部，注意涂抹易于接触排泄物或皮肤发红的部位。

5. 将清洁尿布一端垫于腰下，放下婴儿双腿，另一端罩住会阴部、臀部后粘贴好，大小松紧适宜。

6. 整理衣物，做好保暖。

7. 观察排泄物的颜色、性状、量，或根据需要称尿布。

8. 整理用物、洗手、记录。

【注意事项】

1. 用物携带齐全，避免操作中离开婴儿，操作中防止婴儿翻滚坠落。

2. 更换尿布时，动作轻柔、迅速，尽量少暴露婴儿身体，注意保暖。

3. 选择透气性好、吸水性强的尿布，不用塑料布或者橡皮布包扎。

4. 擦拭及清洗臀部时，注意从前往后；不用肥皂清洗臀部。

5. 新生儿脐带未脱落时，可将尿布前部上端向下折，保持脐带残端处于暴露状态。

6. 更换尿布的过程中要注意观察大、小便的量及性状，有无尿布皮炎的发生，发现异常及时处理。

7. 勤换尿布，婴儿每2～3小时更换尿布1次，保持纸尿裤区域皮肤清洁、干燥，每天暴露臀部30～60分/次，每日3次，注意保暖。

8. 及时发现婴儿排便信号，如喂完奶后半小时、睡前、醒后、睡梦中突然扭动身体或玩耍时突然发呆等为排便信号。婴儿哭闹时还应查看是否有大小便，如有立即更换。

🔵 知识链接

尿布皮炎的分度及处理

尿布皮炎又称尿布疹、红臀，主要原因是由于尿布更换不勤，细菌分解尿液后产生较多的氨刺激皮肤引起。临床根据皮肤受损的程度分为3度。Ⅰ度局部皮肤潮红，表皮未破损；Ⅱ度表皮点样破损，有红疹和水泡；Ⅲ度表皮破损，面积较大，伴有渗血。轻者局部暴露或外用5%鞣酸软膏、40%氧化锌油；重者可外用复方糖皮质激素制剂，如合并细菌感染，可外用抗生素或配合局部理疗。

二、婴儿沐浴法

【目的】

1. 保持婴儿皮肤清洁、舒适。

2. 促进血液循环，协助皮肤排泄和散热。

【评估和准备】

1. **评估** 患儿生命体征、病情、喂养、肢体活动度及皮肤情况。是否留置静脉留置针、PICC导管等。是否有尿布皮炎。

2. **准备**

（1）环境准备 室温26～28℃，关闭门窗。

（2）用物准备 浴盆、水温计、热水、婴儿沐浴液、大小毛巾、尿布、婴儿衣服、包被、棉签、碘伏、护臀霜或鞣酸软膏、磅秤、弯盘，根据需要准备石蜡油、指甲剪等。

（3）护士准备 操作前洗手。

【操作步骤】

1. 操作台上按使用顺序摆好浴巾、衣服、尿布、包被等。

2. 浴盆内备温热水（2/3满），水温冬季38～39℃，

夏季37～38℃，备水时水温稍高2～3℃，另备50～60℃热水备用。

3. 核对婴儿身份，抱婴儿至沐浴处脱衣，用大毛巾包裹全身，测体重并记录。

4. 抱起婴儿，用左手托住头颈部，拇指和中指分别将婴儿双耳廓折向前方，轻轻按住，堵住外耳道口，左臂及腋下夹住婴儿臀部及下肢，将头移至盆边。

5. 用小毛巾从内眦向外眦擦拭眼睛，然后擦洗面部。

6. 擦洗头部（图5-1），右手取沐浴液洗头，清水冲洗干净，并用大毛巾擦干头发。

7. 左手握住婴儿左肩及腋窝处，使其头颈部枕于操作者左前臂，右手握住婴儿左腿靠近腹股沟处，轻放于水中（图5-2）。

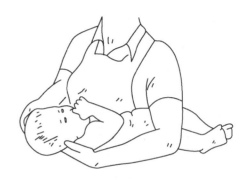

图5-1 婴儿洗头法

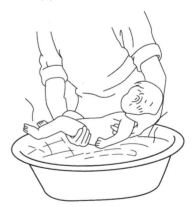

图5-2 婴儿出入浴盆法

8. 保持左手的握持，用右手取沐浴液按顺序洗颈下、胸、腹、腋下、臂、手、会阴、臀部、腿、脚。在清洗过程中，操作者左手始终将婴儿握牢，边洗边冲净。

9. 用右手从前方握住婴儿左肩及腋窝处，使其头颈部俯于操作者右前臂，左手取沐浴液清洗婴儿后颈及背部，用水洗净。

10. 洗毕，将婴儿依照放入水中的方法抱出，迅速用大毛巾包裹全身并将水分吸干，对全身各部位从上到下按顺序检查，给予相应的处理。

11. 特别注意脐部、臀部、耳、鼻等处的清洁，脐带未脱落者，用碘伏消毒脐带残端和脐周。

12. 穿衣、垫尿布，必要时修剪指甲。

13. 核对手腕带、姓名、登记号、床号，放回婴儿床。

14. 整理用物，洗手，记录。

【注意事项】

1. 注意保暖，避免受凉；注意水温，防烫伤；不可将婴儿单独留在操作台上，防止坠落伤。

2. 婴儿沐浴于喂乳前或喂乳后 1 小时进行，以免呕吐和溢乳。

3. 病情危重需要特殊治疗或皮肤破损有感染者不能沐浴，予擦拭。

4. 沐浴中注意水或沐浴液不得进入耳、眼内。

5. 若婴儿头顶部皮脂结痂不易清洗，不可用力清洗，可用液体石蜡浸润，待痂皮软化后予以清洗。

6. 沐浴后需注意用毛巾擦干婴儿皮肤皱褶处。

7. 沐浴过程中注意观察全身皮肤及肢体活动情况，如发现异常及时报告医生；注意观察面色、呼吸，如有异常，立即停止操作。

三、婴儿抚触

【目的】

1. 促进婴儿神经系统发育，提高免疫力。

2. 促进食物消化吸收。

3. 减少婴儿哭闹，促进睡眠。

4. 促进婴儿与父母的情感交流。

【评估和准备】

1. **评估**　婴儿身体情况。

2. **准备**

（1）环境准备　室温 26~28℃，关闭门窗。

（2）用物准备　平整的操作台、润肤油、衣服、尿布、包被。

（3）护士准备　操作前洗手。

（4）婴儿准备　避免在饥饿或进食后 1 小时内进行。

【操作步骤】

1. 解开婴儿包被和衣服。

2. 婴儿仰卧，抚触者将润肤油倒在手上，双手揉搓温暖后操作。

（1）头部抚触　两拇指指腹从额头中央向两侧推至发际；两拇指指腹从下颌中央向两侧上滑，让上下唇形成"微笑"状；双手四指指腹从前额向发际向后推至耳后，避开囟门，中指在耳后乳突处轻轻压一下。

（2）胸部抚触　两手掌分别从胸部外下方，靠近两侧肋下缘处向对侧外上方滑动至婴儿肩部，避开乳头和新生儿肿胀的乳腺，交替进行。

（3）腹部抚触　双手指按顺时针方向由右下腹—右上腹—左上腹—左下腹滑动，避开脐部和膀胱。

（4）上肢抚触　双手握住婴儿手臂，从上臂至手腕轻轻挤捏和搓揉；两拇指指腹由手腕推至手指根部；捏提手指各关节。

（5）下肢抚触　双手握住婴儿下肢，从股根部至踝部轻轻挤捏和搓揉；两拇指指腹由足跟推至足趾根部；捏提足趾各关节。

（6）背部抚触　婴儿俯卧，以脊柱为中线，两手掌分别于脊柱两侧由中央向两侧滑行，从背部上端逐渐下移至臀部，再由头顶沿脊柱抚触至臀部。

3. 包好尿布，穿衣。

4. 整理用物，洗手，记录。

【注意事项】

1. 抚触应在婴儿两次喂奶之间、清醒、不疲倦、不饥饿、不烦躁时进行，沐浴后、午睡醒后或晚上睡前最好；每次抚触 10~15 分钟。

2. 抚触用力适当，避免过轻或过重。

3. 抚触过程中观察婴儿的反应，如有哭闹、肌张力增强、肤色异常、呕吐等应停止。

4. 抚触时环境安静，可放一些柔和的音乐，同时对婴儿进行语言和目光交流。

第二节　儿童喂养技术

一、母乳喂养技术 📱 微课1

⇒ 案例引导

案例　患儿，男，2 月龄。生后一直母乳喂养，但吃奶后经常发生吐奶，母亲很紧张，抱其来医院就诊，未查出器质性病变。

讨论

1. 作为护士，应如何指导这位母亲正确哺乳？

2. 护士如何消除母亲紧张情绪？

【目的】

1. 满足婴儿营养需要。

2. 增强婴儿抗病能力。

3. 增进母子感情，促进婴儿心理及身体健康。

4. 促进产妇子宫、形体恢复。

【评估和准备】

1. 评估 婴儿的年龄、意识情况、吸吮、吞咽、消化、吸收、排泄、腹部症状及体征等。

2. 准备

（1）环境准备 保持适宜的环境温度（26～28℃），保持安静。

（2）物品准备 小毛巾。

（3）护士准备 洗手、戴口罩。

（4）母亲准备 保持正确的哺喂姿势，保持心情愉快。

【操作步骤】

1. 与婴儿母亲核对、解释。

2. 乳母清洁双手，湿热敷乳房 2～3 分钟，沿乳腺导管走向，从外侧逐渐按摩到乳晕。

3. 采用不同姿势，一般采用坐位，体位舒适，利于乳汁排出，同时刺激婴儿口腔动力，便于吸吮。

4. 一手怀抱婴儿，将其头、肩部枕于母亲哺乳侧肘窝部；另一手拇指和其余四指分别放在乳房上、下方，手掌托住乳房，将整个乳头和大部分乳晕置于婴儿口中。

5. 哺乳结束时，用示指向下轻按婴儿下颌退出乳头。

6. 每次哺乳后将婴儿竖起、头部紧靠在母亲肩背部，轻拍背部将空气排出。

【注意事项】

1. 母乳喂养禁忌证：母亲感染 HIV，患有严重疾病如活动性肺结核、癌症、精神类疾病以及重症心、肾疾病等不宜哺乳。

2. 奶流过急时，母亲可采取示、中指轻夹乳晕两旁的"剪刀式"喂哺姿势。

3. 每次哺乳时间不宜过长，大致保持每侧 10 分钟左右，吃空一侧再吃另一侧。

4. 依据婴儿的尿量、体重，母亲及婴儿的状态进行乳量综合判断。

5. 因小婴儿的胃略呈水平位，故每次哺乳后，应将婴儿竖抱起，轻拍背部，打嗝排出空气后，右侧卧位放置于床上。

6. 喂养时母亲放松精神，愉悦心情，注意与婴儿眼神交流，同时爱护患儿。

7. 保持乳头、乳房清洁，忌用酒精和肥皂清洁乳头；如乳头发生皲裂，可涂薄层凡士林和保护性油膏。

知识链接

母乳喂养的四种姿势

（1）摇篮式 适合顺产的足月婴儿。如吸吮左侧乳房，头放左臂弯，前臂和手伸到宝宝后背。

（2）橄榄球式 适合双胎、腹部有伤口、乳腺管阻塞的母亲及婴儿含接有困难。将宝宝夹在哺乳乳房同侧的胳膊下面。

（3）交叉式 适合非常小的婴儿、患儿、伤残儿。如吸吮左侧乳房，右手和手臂抱住宝宝，左手托起乳房。

（4）侧卧式 适合卧位喂奶、剖宫产术后、正常分娩后第一天。让宝宝面朝妈妈，用身体上侧的胳膊扶住宝宝。

二、配方奶喂养技术 e 微课2

【目的】

维持营养及水分的摄入。

【评估和准备】

1. 评估 婴儿的年龄、意识情况、吸吮、吞咽、腹部的症状和体征、婴儿奶液的种类、乳量及时间等情况。

2. 准备

（1）环境准备 保持适宜的环境温度（26～28℃），保持安静。

（2）物品准备 配方奶、奶瓶、合适的奶嘴、小毛巾。

（3）护士准备 洗手、戴口罩。

【操作步骤】

1. 核对床号、姓名；配方奶的种类、量及时间。

2. 选择合适的奶嘴套于奶瓶口。

3. 配方奶粉摄入量估计：婴儿每天的能量需要为 418kJ/kg（100kcal/kg），配方奶粉 100g 供能 2029kJ，故约 20g/(kg·d) 可满足需要。

4. 斜抱婴儿，婴儿头部枕于喂奶者肘窝处，呈头高足低位。

5. 小毛巾围于婴儿颈部。

6. 再次检查奶嘴孔的大小是否适合。

7. 右手将奶瓶倾斜，奶嘴头内充满乳液，滴 1～2 滴奶液于手腕腹面试温，温而不烫为宜。

8. 喂奶。

9. 喂奶后毛巾擦净婴儿口角。

10. 竖抱婴儿，将婴儿头部靠于喂奶者肩部，拍背、打嗝、右侧卧位。

11. 婴儿右侧卧位并抬高床头 30°，喂奶后半小时内勤巡视。

【注意事项】

1. 奶嘴的软硬度与奶嘴孔的大小应适宜。3～4个月内婴儿用的奶瓶，以奶瓶倒置时两奶滴之间稍有间隔为宜。4～6个月的婴儿宜用奶液能连续滴出的奶嘴。6个月以上的婴儿可用奶液能较快滴出形成直线的奶嘴。

2. 防止喂奶时奶液污染婴儿衣服和颈部，避免引起皮肤炎症。

3. 喂奶时注意力集中，耐心喂养。故在哺乳时应注意观察婴儿吸吮力、面色、呼吸状态、有无呛咳、恶心、呕吐。有咳嗽、面色改变时将奶嘴拔出，轻拍背部，休息片刻后再喂。

4. 喂奶后轻拍婴儿后背，促进其将吞咽的空气排出。

5. 医院内奶瓶由新生儿科送消毒供应中心处理。家庭中奶瓶常采用煮沸消毒法，每次用完后洗净奶瓶、奶嘴。将奶瓶放入锅中，加入凉水加热煮沸，当水煮沸后，再用纱布包裹奶嘴，放入锅中煮沸 5 分钟。

三、管饲喂养技术 📱微课3

【目的】

供给食物、营养、水分和药物，维持不能经口腔进食患儿的营养和治疗需要。

【评估和准备】

1. 核对患儿的信息和治疗信息；评估患儿的病情、意识状态及合作程度；评估鼻腔情况：鼻黏膜有无肿胀、炎症，有无鼻息肉及鼻中隔偏曲。

2. 解释操作目的及配合方法，获得患儿主动配合。

3. 准备

（1）环境准备　室内光线充足，保持适宜的环境温度（26～28℃），保持安静。

（2）物品准备　胃管、弯盘、纱布2块、棉签、治疗碗、生理盐水、20ml 空针、别针、听诊器、记号笔、手套、治疗巾、手电筒、标示贴、鼻饲液、温开水。

（3）护士准备　洗手、戴口罩。

【操作步骤】

1. 携带用物至患儿床前，核对、解释。

2. 安置患儿，平卧，头偏向一侧。

3. 观察鼻腔，选择通畅、无疾患一侧，用浸有生理盐水的棉签清洁鼻腔。

4. 颌下铺治疗巾，弯盘置口角旁。

5. 戴手套，测量胃管长度并做好标记，插入长度：自发际至剑突的距离，或耳垂到鼻尖再到剑突的距离。

6. 用生理盐水溶液润滑胃管前段，插胃管。

7. 左手持纱布托住胃管，右手持镊子夹住胃管前端，沿选定侧鼻孔先稍向上平行再向后下缓慢插入，嘱患儿做吞咽动作，同时顺势将胃管轻轻插入。昏迷患儿插管：插管前先协助患者去枕、头向后仰，当胃管插入一定深度，左手将患者头部托起，使下颌靠近胸骨柄，胃管沿后壁滑行缓缓插入至预定长度（图 5-3）。

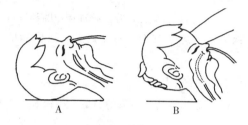

图 5-3　昏迷患儿插管

8. 检查胃管在胃内后固定胃管，并用红色记号笔做好标记。在胃管的末端贴上标示贴，注明插管的日期、时间并签名。证实胃管在胃内的方法包括：①抽取胃液；②用注射器注入少许空气，听到气过水声；③胃管末端放入水中，无气体逸出。

9. 每次确定鼻饲前，均需证实胃管在胃内，方可注入。鼻饲前进行胃潴留的回抽，确定胃内是否有潴留，记录潴留量。鼻饲时应根据患儿情况选择补足余量或继续喂养，潴留量大时，应通知医生，是否暂停鼻饲。

10. 试温，空针抽取鼻饲流质，并排尽空气，空针链接胃管接口，缓慢灌入。

11. 鼻饲完成后，再注入少量温开水。

12. 鼻饲完毕，关闭一次性使用胃管末端开关，用别针妥善固定，协助患儿清洁口腔、鼻孔，整理床单位。

13. 整理用物，洗手，记录鼻饲时间，鼻饲液种类、量及患儿的情况等。

【注意事项】

1. 勿使用液体石蜡润滑胃管，以免误入气管造成坠入性肺炎的危险。

2. 插管时，动作轻稳，特别是在通过食管三个狭窄部位（环状软骨水平处、平气管分叉处、食管通过膈肌处）时，以防损伤食管黏膜和鼻黏膜。

3. 鼻饲温度 38～40℃，避免空气入胃，引起胀气。

4. 鼻饲速度及鼻饲量视鼻饲流质的浓度及患儿情况而定，新生儿及小婴儿鼻饲时，不宜推注，应撤去针栓，将鼻饲液注入空针筒以自然引力灌入胃内；每次量＜250ml，间隔＞2 小时，或根据医嘱执行。

5. 长期鼻饲者，应每日做口腔护理 2 次，一次性胃管按时更换。

6. 药片应碾碎溶解后注入；新鲜果汁与奶液应分别注入，防止产生凝块；奶液是细菌培养基，因此鼻饲结束后冲净胃管内剩余的鼻饲液。

第三节 约束保护法

【目的】

1. 限制患儿活动，确保诊疗、护理操作顺利进行。

2. 保护躁动患儿安全，防止碰伤、抓伤和坠床等意外。

【评估和准备】

1. 评估 患儿病情、约束的目的，向家长作好解释工作。

2. 准备

（1）全身约束法 毯子、大毛巾、包被等包裹患儿，根据需要准备绷带。

（2）手足约束法 棉垫、绷带、手足约束带、小夹板。

【操作步骤】

1. 全身约束法

（1）折叠毯子，宽度相当于患儿的肩至踝，长度以能包裹患儿两圈半为宜。

（2）将患儿放于毯子上，将毯子从肩部绕过前胸紧紧包裹患儿身体，至对侧腋窝处折于身下；再用毯子的另一侧绕过前胸包裹身体，将毯子剩余部分折于身下（图 5 - 4）。

（3）若患儿活动剧烈，可用绷带打活结系于毯子外。

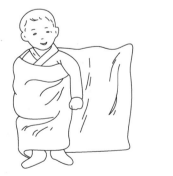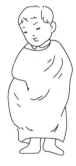

图 5 - 4 全身约束法

2. 手足约束法

（1）绷带及棉垫法 用棉垫包裹手足，将绷带打成双套结（图 5 - 5），套在棉垫外拉紧，保证肢体不能脱出，避免影响血液循环，将绷带系于床缘。

（2）手足约束带法 将手足置于约束带 A 端，位于 C 端和 D 端之间，然后将 C、D 两端的系带绕于手腕或踝部

系好，使肢体不能脱出，将 B 端系于床缘（图 5 - 6）。

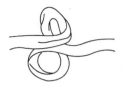

图 5 - 5 双套结

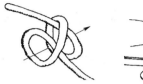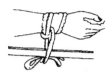

图 5 - 6 手足约束法

3. 头部约束法 用于固定头部，防止其转动。可用沙袋或布类物品做成圆圈，放在患儿头部两侧固定。

【注意事项】

1. 操作前向患儿家属做好解释工作，签《知情同意书》。

2. 局部约束时，其他部位肢体的活动不受限；长期约束者，定时放松并常改变姿势。

3. 包扎或包裹松紧适宜（以能伸入 1 ~ 2 指为宜），注意观察被约束部位及肢端皮肤颜色、温度、血液循环等。

第四节 静脉输液法

一、留置针的使用 🅮 微课 4

【目的】

1. 保持静脉通道通畅，便于临床用药及急、危重患儿抢救。

2. 减轻患儿疼痛。

3. 减少反复静脉穿刺。

4. 便于多次采取血标本。

【评估和准备】

1. 评估 患儿身体和用药情况，观察穿刺部位皮肤和静脉情况；评估用药史、过敏史、手术史、不良反应史等。

2. 准备

（1）环境准备 光线充足，保持适宜的环境温度（26 ~ 28℃），保持安静。

（2）物品准备 治疗盘、输液器、液体及药物、头皮针（或无针接头）、备不同规格的留置针、肝素帽、透明敷贴、消毒液、快速手消毒液、棉签、弯盘、胶布、治疗

巾、手套，根据需要备剃刀、肥皂、纱布、固定物。

（3）护士准备　操作前洗手、戴口罩。

【操作步骤】

1. 检查药液、输液器，按医嘱备药，并将输液器针头插入输液瓶塞内，关闭调节器。

2. 携用物至床旁，核对患儿，查对药液，将输液瓶挂于输液架上，排尽空气。

3. 铺治疗巾于穿刺部位下，扎止血带，选择好静脉后松开，消毒皮肤，直径大于8cm。

4. 洗手，准备留置针（根据患儿治疗需要选择合适型号），敷贴胶布、标明日期、时间、操作者姓名。

5. 再次核对。

6. 扎止血带，第二次消毒皮肤，洗手，戴手套。

7. 将头皮针插入肝素帽内，左右转动针芯（切勿上下拉动）、排气。

8. 留置针与皮肤呈15°~30°刺入血管，见回血后再进入少许，保证外套管在静脉内，将针尖退入套管内，将套管针送入血管内，松开止血带，撤出针芯，用透明敷贴和胶布妥善固定。

9. 连接肝素帽或无针接头与输液装置。根据患儿年龄、病情、药物性质调节输液速度。注明置管时间。

10. 再次核对，告知注意事项。

11. 取舒适体位，整理床单位。

12. 清理用物，洗手，记录。

【注意事项】

1. 使用留置针时，必须严格执行无菌操作规程。

2. 选择粗直、弹性好、易于固定的静脉，避开关节和静脉瓣。

3. 在满足治疗前提下选用最小型号、最短的留置针。

4. 妥善固定，减少肢体活动，避免被水沾湿。儿童留置针避免留于下肢，以防由于重力、活动造成回血，堵塞导管或发生血栓性静脉炎。

5. 不应在穿刺肢体一侧上端使用血压袖带和止血带。

6. 用药后应冲管和正压封管，观察留置针穿刺局部情况，根据使用说明定期更换透明敷贴和留置针，敷贴如有潮湿、渗血、卷边等应及时更换，发生留置针相关并发症，应拔管。

二、经外周静脉置入中心静脉 导管使用和维护

经外周静脉置入中心静脉导管（peripherally inserted central catheter，PICC）是经外周静脉穿刺插管，远端到达上腔静脉的方法。此法可减少因反复穿刺给患儿带来的痛苦，操作简单、创伤小，是危重患儿、肿瘤患儿、新生儿等需长期静脉输液治疗者安全、可靠、有效的给药途径。

（一）PICC使用

【目的】

1. 补充液体、营养，促进药物快速进入体内。

2. 提供中、长时间静脉给药通道，减轻患儿频繁穿刺痛苦。

3. 输注高渗性或黏稠性液体，如肠外营养支持（TPN）；输注刺激性或腐蚀性药物如两性霉素B、钙剂、化疗药物等，减少药物对外周静脉的刺激。

【评估和准备】

1. 评估　患儿病情、治疗方案和药物的理化性质，评估穿刺部位皮肤和静脉情况。

2. 准备

（1）环境准备　清洁、宽敞、单独的穿刺室。

（2）用物准备　基础治疗盘、无菌穿刺包、无菌手套、外周插入中心导管（PICC）、无菌治疗巾、10ml注射器、20ml注射器、无菌透明贴膜、垫巾、止血带、胶布、卷尺。肝素帽或正压接头，生理盐水，肝素生理盐水（10U/ml）、超声机、解剖刀。

（3）护士准备　洗手、戴口罩。

（4）患儿准备　患儿解便，清洁穿刺侧肢体；患儿家长签署知情同意书。

【操作步骤】

1. 携用物至穿刺室，再次核对信息。

2. 选择合适的静脉及穿刺点。

3. 测量定位

（1）术肢外展90°。

（2）测量置入长度　测量穿刺点至对侧胸锁关节的外侧缘的距离。

（3）测量臂围　肩缝至尺骨鹰嘴中点，儿童测量双臂围。

4. 消毒

（1）打开PICC无菌包，戴手套。

（2）准备肝素帽、抽吸生理盐水；将第一张治疗巾垫在患儿手臂下；按无菌原则消毒穿刺点（上下各20cm，两侧到臂缘）；先用75%乙醇消毒3次，再用碘伏消毒3次，待干。

5. 建立无菌区域

（1）穿无菌隔离衣，戴手套。

（2）建立最大化无菌区域：手臂下铺无菌巾，前臂包裹无菌巾，全身铺大单，穿刺点铺洞巾。

（3）无菌薄膜套包裹超声探头，妥善放置。

6. 穿刺前准备

（1）按使用顺序将穿刺物品按使用顺序放置，抽取生理盐水、利多卡因。

（2）分别预冲连接管，减压套筒，肝素帽，PICC 导管，润滑导丝，观察导管完整性。

（3）浸润导管外部，使导管充分浸泡于生理盐水当中。

（4）扎止血带，嘱患者握拳，使静脉充盈。

7. 超声引导穿刺法

（1）选择合适导针架，安装穿刺针。

（2）穿刺部位涂无菌耦合剂。

（3）一手固定探头，一手持穿刺针，眼睛注视超声屏幕，快速穿刺。

（4）穿刺成功一手继续固定探头，一手顺穿刺针放入导丝。

（5）分离穿刺针与导针架，松止血带。

（6）撤除穿刺针，保留导丝在原位。

（7）局部麻醉，解剖刀沿导丝方向扩皮或使用顿性分离扩皮。

（8）沿导丝送入血管鞘，注意保留导丝尾端在血管鞘外，轻轻旋转送入使其完全进入血管。

（9）分别预冲无针输液接头，PICC 导管，润滑导丝，并轻捏导管头端，激活导管瓣膜，观察导管完整性，生理盐水浸润导管外部。

（10）拧开血管鞘上的锁扣将扩张器和导丝一起拔出，同时用大拇指堵住血管鞘出口。

8. 送管

（1）将导管经血管鞘缓慢、匀速送入静脉，接近腋下时，嘱患者将头转向穿刺侧，并低头使下颌贴近肩部，导管进入测量长度后，头部恢复原位。

（2）送导管至所需长度，抽回血观察通畅程度，脉冲式冲管。撤出插管鞘，撕裂插管鞘，核对插入长度至预测长度。用超声探头探查颈内血管，排除导管颈内异位。

（3）妥善固定导管。

（4）拍片定位，导管头端宜放置于上腔静脉下 1/3 处（最佳位置在上腔静脉与右心房交界处）。

9. 修剪安装导管

（1）重新消毒皮肤及外露导管，修正导管位置。

（2）拔出导丝，体外 5cm 处剪断导管，注意不要剪出斜面或毛碴。

（3）预冲连接管、减压套筒，将减压套筒套到导管外，导管连接到连接器翼型部分的金属柄，翼型部分的倒钩和减压套筒上的沟槽对齐，锁定两部分。

10. 冲管与封管

（1）连接肝素帽或正压接头。

（2）生理盐水脉冲式冲管，正压封管。

11. 固定

（1）穿刺点上方放置明胶海绵或小纱布，透明敷料固定导管。

（2）妥善固定敷料外导管　导管固定以不成角，患者舒适为原则。

（3）标签注明时间、导管外露长度，签名。

12. 整理用物

（1）终末处理。

（2）脱手套，洗手。

13. 记录

（1）导管维护卡记录　导管名称、型号、规格、置入日期、臂围、穿刺静脉、置入长度、外露刻度、导管头端位置。

（2）护理记录　记录置入导管的长度、外露长度、X 线片显示的导管尖端位置；导管的名称、型号、规格；所穿刺的静脉的名称、臂围；穿刺过程描述（是否顺利、患者的任何不适主诉等）；并发症的预防措施。

（3）导管条码粘贴在同意书、护理记录单、高值耗材同意书、高值耗材登记本。

（二）PICC 维护

【目的】

1. 评价导管的功能。

2. 保持 PICC 通畅，减少导管堵塞和感染风险。

3. 冲洗导管内残留药物，防止药物产生配伍禁忌。

【评估和准备】

1. 评估　患儿的病情，治疗计划、冲洗周期；PICC 导管并发症的观察；心理状态和合作程度。

2. 准备

（1）环境准备　光线充足，保持适宜的环境温度（26～28℃），保持安静。

（2）用物准备　中心静脉导管换药包，10ml 导管冲洗器（必要时备 10U/ml 肝素盐水）。

（3）护士准备　衣帽整洁，洗手，戴口罩。

【操作步骤】

1. 洗手，戴口罩。

2. 携用物至床旁，核对患儿信息。

3. 协助患儿做好准备，取合适体位。

4. 戴手套，取下肝素帽，用酒精棉片摩擦消毒导管口外缘。

5. 用 10ml 生理盐水空针抽回血，见回血后脉冲式冲管，将肝素盐水预充肝素帽，肝素帽与导管接口紧密连接，用 10ml 肝素盐水脉冲式冲管，剩余 0.5 ~ 1ml 正压封管，边推液边拔针。

6. 脱手套。

7. 揭开胶布及敷贴，对着穿刺点方向缓慢撕下敷贴，胶布固定肝素帽，观察穿刺点皮肤。

8. 洗手，戴手套。

9. 消毒以穿刺点为中心，由内向外，顺时针—逆时针—顺时针消毒，每个步骤至少摩擦 30 秒。

10. 以穿刺点为中心，无张力粘贴敷贴。

11. 敷贴上注明导管置入长度、外露长度、臂围、日期及操作者姓名。

12. 再次核对，整理用物，洗手，记录。

【注意事项】

1. 送管轻柔，用力均匀缓慢，注意观察患儿反应。

2. 冲、封管时禁用小于 10ml 的注射器，以防压力过大导致导管断裂。使用输液泵时也要注意防止压力过大。

3. 封管时应采取脉冲式正压封管。

4. 指导患儿及家长切勿进行剧烈活动，穿脱贴身衣物时，注意保护导管，以免导管脱落。PICC 导管拔出体外后，不得再次送入血管。

5. 穿刺处透明敷贴应在第一个 24 小时内更换；敷贴潮湿、卷边、松脱时应立即更换。

6. 定期测上臂臂围，注意观察导管置入部位有无液体外渗、炎症等不良反应。

7. 导管拔出时，动作轻柔平缓，不能过快过猛。导管拔出后，立即压迫止血。拔出的导管应观察其长度，判断是否有断裂或损坏。

8. 有严重出血性疾病、凝血功能障碍者不能进行 PICC 穿刺。

⊕ 知识链接

静脉血流量、输液速度与静脉输液相关并发症的关系

　　不同部位血管的血流量是不同的，手背及前臂静脉 <95ml/min，肘部及上臂静脉为 100 ~ 300ml/min，锁骨下静脉为 1000 ~ 1500ml/min，上腔静脉为 2000 ~ 2500ml/min。当输入液体（特别是较强刺激的药液）流动速度远远大于血流速度时，可增加静脉血管壁侧压力，对血管壁形成机械性损伤而造成机械性静脉炎；同时血液回流受阻，血液稀释药物的能力下降，从而造成化学性静脉炎（或）静脉渗出等并发症。

第五节　儿童动静脉穿刺法

一、股静脉穿刺法

【目的】

1. 采集血标本。

2. 急救时加压输液、输血。

【评估和准备】

1. 评估　患儿身体、检查项目和穿刺部位皮肤情况。

2. 准备

（1）用物准备　治疗盘、注射器、消毒液、棉签、采血管、弯盘、快速手消毒液。

（2）护士准备　操作前洗手、戴口罩。

【操作步骤】

1. 携用物至床旁，核对。

2. 协助患儿取仰卧位，垫高穿刺侧臀部，外展大腿成蛙形，暴露腹股沟穿刺部位（图 5 - 8），脱下的一侧裤腿或尿布遮盖会阴部。

3. 消毒穿刺部位皮肤及操作者左手示指，在腹股沟中、内 1/3 交界处以左手触到股动脉博动点（图 5 - 9），右手持注射器沿股动脉博动点内侧 0.5cm 处垂直刺入，边向上提针边抽回血。

4. 见回血后固定针头，抽取所需血量。

5. 拔针，按压穿刺点 5 分钟至止血。

6. 取下针头，收集血标本，再次核对后送检。

7. 整理用物，洗手，记录。

【注意事项】

1. 严格执行无菌操作，防止感染。

2. 穿刺失败时不宜在同侧多次穿刺，以免形成血肿。

3. 如误入股动脉，立即拔针，用无菌纱布紧压 5 ~ 10 分钟，直至无出血为止。

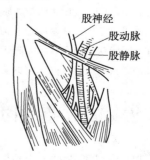

图 5 - 8　股静脉穿刺部位和固定法

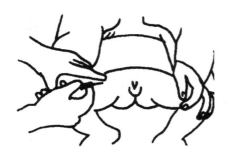

图 5－9　股静脉穿刺部位和固定法

二、桡动脉穿刺法

【目的】

进行血气分析，协助临床诊断。

【评估和准备】

1. 评估　患儿病情、检查项目、穿刺部位皮肤情况。

2. 准备

（1）用物准备　治疗盘、注射器、消毒液、棉签、肝素钠溶液、橡皮塞/软木塞、无菌纱布、弯盘。

（2）护士准备　操作前洗手、戴口罩。

【操作步骤】

1. 携用物至床旁，核对。

2. 暴露穿刺部位，触摸动脉，确定穿刺点，消毒。

3. 2ml 空针取少量肝素钠溶液来回抽动活塞，湿润注射器后排尽肝素液、排尽空气。

4. 消毒操作者示指和中指，以两指固定动脉，持注射器在两指间与动脉垂直或呈 40°进针，抽取所需血量。

5. 拔针，无菌纱布加压止血 5～10 分钟，直至无出血为止。

6. 迅速将针尖斜面全部刺入软木塞或橡皮塞内。

7. 轻轻转动注射器，使血液与肝素液充分混匀，再次核对后送检。

8. 整理用物，洗手，记录。

【注意事项】

1. 严格执行查对制度，遵循无菌技术原则。

2. 注射器内不可有空气，抽血后标本立即送检。

3. 拔针后加压至确认无出血后才能离开。

4. 有出血倾向者慎用动脉血标本采集术。

第六节　外周动静脉同步换血法

换血疗法（exchange transfusion）是通过来自 1 名或多名供血者的红细胞和血浆，替换受血者大部分甚至全部的红细胞和血浆，以置换出致敏的红细胞和血清中免疫抗体的一种治疗方法。

知识链接

换血指征

符合下列条件之一者应进行换血：①产前已明确诊断，出生时脐血总胆红素 > 68μmol/L（4mg/dl），Hb <120g/L；伴有水肿、肝脾大、心力衰竭者；②出生后 12 小时内胆红素每小时上升 > 12μmol/L（0.7mg/dl）；③高胆红素血症经光疗 4～6 小时后血清总胆红素仍每小时上升 8.6μmol/L（0.5mg/dl）者；④有胆红素脑病早期表现者。

【目的】

1. 换出血中游离抗体和致敏红细胞，减轻溶血。

2. 换出血中胆红素，防止发生胆红素脑病。

3. 纠正溶血导致的贫血，防止缺氧及心功能不全。

【评估和准备】

1. 评估　患儿病情、血型、胆红素水平、贫血程度；年龄、体重、动静脉情况等。

2. 准备

（1）环境准备　在手术室或者经消毒处理的环境中进行，室温 26～28℃。

（2）用物准备

1）物品：碘伏、快速手消毒液、静脉留置针、三通接头、弯盘、无菌手套、20ml 注射器、无菌纱布、无菌治疗巾、棉签包。干燥试管、1000ml 搪瓷量杯、换血记录单、输血单、约束带。

2）仪器：心电监护仪、输血泵、远红外线辐射保温床。

3）血液及药物：10% 葡萄糖液、生理盐水、10% 葡萄糖酸钙、肝素、10% 苯巴比妥钠、地西泮。

遵医嘱备好红细胞悬液和血浆，Rh 溶血病选用 Rh 血型同母亲、ABO 血型同患儿，紧急情况下可选择 O 型血；ABO 溶血病可用 O 型红细胞加 AB 型血浆，紧急情况下也可选择 O 型血或同型血。

根据换血的目的确定换血量，新生儿溶血换血量为 150～180ml/kg，约为全身血量的 2 倍。尽量选用新鲜血，库存血不应超过 3 天。

4）按需要准备其他急救药物。

（3）护士准备　操作前洗手、戴口罩。

（4）患儿准备　术前禁食 4 小时。

【操作步骤】

1. 核对（按输血查对要求核对）。

2. 换血前禁食 4 小时或抽空胃内容物，术前半小时遵医嘱用药（苯巴比妥钠、地西泮或水合氯醛）。

3. 将无菌治疗巾垫于建立动脉通道的肢体下，选择静脉，扎止血带，消毒皮肤，再次核对。

4. 行留置针穿刺，建立静脉通道及动脉通道（常用桡动脉），动脉通路穿刺成功后接三通接头，其中一端接肝素生理盐水，一端用于抽血。

5. 抽取动脉血检查各项生化指标及胆红素。

6. 以 2～3ml/（kg·min）的速度从动脉侧抽血并弃掉，再次按输血要求严格核对后以相同的速度从静脉侧输入血液，用肝素生理盐水间接冲洗三通管接头。

7. 换血过程中严密监测患儿心率、呼吸、血压、心电图、血氧饱和度、皮肤颜色，术中专人记录患儿各项生命体征、准确记录每次抽血量及输入血量、时间。

8. 换血后立即采集血标本送检，检查血生化、胆红素等。

9. 换血后拔除动脉留置针，动脉穿刺点局部按压 5～10 分钟，直至确认无出血为止。

10. 将患儿安全送回病房，注意保暖，持续心电监护或光疗。

11. 再次核对，整理用物，洗手，记录。

【注意事项】

1. 严格执行查对制度及遵守无菌原则，防止感染。

2. 开始换血时以每次 10ml 进行等量交换，如患儿心功能良好，逐渐增加到每次 20ml，对于低体重儿、病情危重者，应放慢速度。

3. 抽血注射器内严格排气，每次抽血时应回抽，防止空气栓塞；术中注射器需经常用肝素生理盐水冲洗，防止凝血。

4. 术中注意观察穿刺部位有无渗血、出血、局部红肿等异常情况。

5. 换血前、后应抽取血标本做生化、胆红素检查。

6. 开始换血时测血压 1 次，每换 100ml，测血压 1 次，并做好记录。

知识链接

换血过程中的并发症

换血疗法的并发症有休克、充血性心力衰竭、电解质紊乱、代谢紊乱等。休克与短时间内注入大量较低温度血液、抽血过快等有关。心力衰竭与输血速度过快、出血速度太慢有关。换血过程中可出现电解质紊乱、酸中毒、低血糖，换血时使用库存 3 天以上血液，可因红细胞破坏过多引起溶血，导致高钾血症；钙消耗增多，出现低钙血症；无氧代谢增加，乳酸过多，引起酸中毒；库血血糖水平低，加之换血前禁食 4 小时，易引起低血糖。

第七节 婴幼儿灌肠法

【目的】

1. 清洁肠道，为手术、检查做准备。

2. 解除便秘、肠胀气。

3. 稀释、消除肠内有害物质及毒素，减轻中毒症状。

4. 灌入低温液体，为高热及中暑患儿降温。

5. 使用镇静剂。

【评估和准备】

1. 评估 患儿病情，了解腹胀和排泄情况。

2. 准备

（1）环境准备 室内温湿度适宜，屏风或床帘遮挡。

（2）用物准备

1）用物：20ml 或 50ml 空针、肛管、温开水 5～10ml、卫生纸、尿垫或大油布、治疗巾、润滑油、血管钳、弯盘、便盆、手套；冬季准备毛毯用于保暖。

2）灌肠液：根据需要备灌肠液，生理盐水或 0.1%～0.2% 肥皂水，温度 39～41℃，降温时为 28～32℃；中暑可用 4℃ 等渗盐水。镇静时可用 10% 水合氯醛溶液。婴幼儿灌肠液需要量（表 5–1）。

表 5–1 不同年龄阶段小儿清洁灌肠量

年龄	灌肠溶液量（ml）
<6 月龄	50
6 月龄～1 岁	100
1～2 岁	200
2～3 岁	300

【操作步骤】

1. 备齐用物至床旁，核对，关闭门窗，屏风遮挡，挂灌肠袋于输液架，灌肠袋底距患儿臀部所在平面 30～40cm。

2. 取合适体位，尿垫或大油布、治疗巾垫于臀部，解开尿布，弯盘、便盆至于床尾臀部旁边；用大毛巾约束双臀，注意保暖。

3. 再次核对，戴手套，润滑肛管，排气后用血管钳夹住，自肛门轻轻插入直肠，婴儿 2.5～4cm，幼儿 5～7.5cm，用手固定，缓慢注入灌肠液，同时观察患儿情况。

4. 灌肠后夹紧肛管，用卫生纸包裹肛管前端，轻轻拔出，放于弯盘内，擦净肛门。

5. 轻轻夹紧患儿两侧臀部数分钟后再排便。

6. 协助排便，擦净臀部，取下便盆，包好尿布，整理床单元。

7. 整理用物，洗手，记录。

【注意事项】

1. 注意保暖，避免受凉。

2. 灌肠速度宜慢，同时观察排出物的性质和量，并记录。达到出入量基本相等或出量大于入量。

3. 灌肠时注意观察患儿变化，如患儿疲劳时可先休息片刻后再继续灌肠，以免虚脱；若突然腹痛或腹胀加剧，应停止灌洗，并及时通知医生。

4. 肛门、直肠、结肠手术后患儿及排便失禁的患儿不宜做保留灌肠。

第八节　温箱使用法

【目的】

1. 为早产儿提供一个温、湿度适宜的环境，保持体温恒定。

2. 提高早产儿成活率。

【评估和准备】

1. 评估　患儿情况，测量体温，了解胎龄、出生体重、日龄等。

2. 准备

（1）环境准备　调节室温 22～26℃。

（2）用物准备　温箱（图 5－10），温、湿度表，单衣、尿布、治疗卡。

（3）护士准备　操作前洗手。

（4）患儿准备　穿单衣。

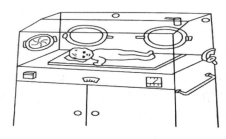

图 5－10　婴儿温箱

【操作步骤】

1. 核对患儿，解释目的。

2. 检查线路及温箱各项指标是否正常，水槽内加入适量的蒸馏水。

3. 预热温箱，根据患儿日龄、体重调节箱温。

4. 为患儿更换尿布，穿单衣，放入已预热好的温箱内，温箱温度根据患儿体重、日龄而定（表 5－2）。

表 5－2　不同出生体重早产儿温箱温湿度参数

出生体重（g）	温度				相对湿度
	35℃	34℃	33℃	32℃	
1000	初生 10 天内	10 天后	3 周内	5 周内	55%～65%
1500	—	初生 10 天内	10 天后	4 周后	
2000	—	初生 2 天内	2 天后	3 周后	
2500	—	—	初生 2 天内	2 天后	

5. 入箱后操作　密切观察面色、呼吸、心率、体温变化，随体温变化调节温箱温度，最初 2 小时内，30～60 分钟测量体温 1 次，体温恒定后，每 4 小时测体温 1 次。

6. 保持温箱清洁，每天擦拭温箱并更换蒸馏水；每周更换温箱 1 次，清洁、消毒，定期做细菌培养；机箱下面的空气净化垫应每两月更换 1 次；患儿出箱后，温箱应进行终末清洁消毒，防止交叉感染。

7. 出箱　出箱条件：患儿体重达 2000g 或以上，体温正常；在温箱内生活 1 个月以上，体重虽不到 2000g，但一般情况良好；在室温 24～26℃时，患儿穿衣在不加热的温箱内，能维持正常体温。

8. 整理用物，洗手，记录。

【注意事项】

1. 严格遵守温箱使用的消毒隔离制度，接触患儿前后必须洗手，定期做细菌监测，防止交叉感染。

2. 温箱避免放在阳光直射、有取暖设备或有对流风的地方。

3. 定期检查温箱有无故障，保证安全，如温箱使用过程中发出报警信号，应查找原因，及时处理。

4. 温箱使用时加强巡视，换班交接温箱温度。

5. 定时测量体温，注意保持患儿体温在 36～37℃之间，根据体温调节箱温，并作好记录。

6. 各种操作尽量在箱内进行，如喂奶、换尿布、清洁皮肤、检查等。

第九节　光照疗法

光照疗法（phototherapy）又称光疗，是一种降低血清未结合胆红素的简便易行的方法，主要通过一定波长的光线使新生儿血液中脂溶性的未结合胆红素转变为水溶性异构体，易于从胆汁和尿液中排出体外，从而降低胆红素水平。

【目的】

降低血清胆红素浓度，治疗新生儿高胆红素血症等疾病。

【评估和准备】

1. 评估　患儿日龄、体重、黄疸、胆红素检查情况等。

2. 准备

（1）环境准备　室温 26 ~ 28℃。

（2）用物准备　光疗箱/光疗仪、消毒黑色眼罩、箱温表、手套、袜子、尿布、体温计、液状石蜡、指甲剪、治疗卡。

（3）护士准备　洗手、带护目镜。

【操作步骤】

1. 核对，解释。

2. 检查线路及灯管亮度，水箱内加蒸馏水至2/3满。

3. 接通电源，调节荧光管，调节光疗箱温度为30 ~ 32℃（早产儿 32 ~ 36℃），相对湿度为 55% ~ 65%。

4. 测体温、体重；清洁皮肤、剪短指甲，戴好眼罩、手套、穿好袜子，更换尿布，脱去衣裤使患儿裸露（尿布遮盖住患儿会阴部）。

5. 将患儿放入已预热好的光疗箱（图 5 - 11）床中央，记录照射时间。

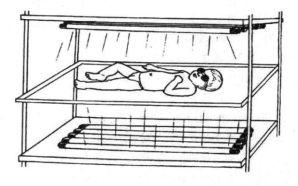

图 5 - 11　光疗箱

6. 每 2 ~ 4 小时测体温 1 次，观察患儿情况，出现异常及时报告医生处理；供给足够的热量，多喂水。

7. 光疗时需经常更换体位，单面光每 2 小时更换体位 1 次，仰卧、俯卧交替，勤巡视，防窒息。

8. 患儿出箱后清洁消毒光疗设备，记录出箱时间及灯管使用时间。

【注意事项】

1. 光疗箱应放置在温湿度变化较小、无阳光直射的场所。

2. 患儿入箱前需进行皮肤清洁，禁忌在皮肤上涂粉剂和油膏。

3. 光疗过程中严密观察病情及黄疸变化情况；检查皮肤有无皮疹、发红、干燥，有无呼吸暂停、烦躁、嗜睡、腹胀、呕吐等；有无发热；注意吸吮力及哭声变化等。

4. 光疗超过 24 小时，会造成体内核黄素缺乏，应在治疗时或治疗后补充核黄素，防止继发的红细胞谷胱甘肽还原酶活性降低导致的溶血。

5. 观察患儿眼罩、手套、袜子、尿布有无脱落，注意观察皮肤有无破损。

6. 保持灯管及反射板的清洁，每日擦拭，灯管使用300 小时后其灯光能量输出减弱 20%，使用 900 小时后减弱 35%，因此灯光使用达到设备规定时间必须更换。

> ⊕ **知识链接**
>
> **青铜症**
>
> 青铜症（bronze baby syndrome）是光疗的一种并发症，又名婴儿青铜综合征。婴儿血清结合胆红素高于 68.4 μmol/L，血清谷丙转氨酶、碱性磷脂酶升高，光照治疗后数小时，皮肤呈现青铜色，血清、尿液均呈相同颜色。
>
> 青铜症发病与光疗前婴儿血清直接胆红素升高，伴有肝损害，光疗引起胆红素化学反应的产物经胆管排泄障碍有关。不仅是皮肤、血清、尿液、泪液颜色呈现青铜色，肝、肾、脾、心包及腹水均会呈现青铜色而脑脊液和脑实质无此色素。说明青铜症不会造成神经系统的损害，是良性自然过程，当治疗结束后 2 ~ 3 周，症状或体征会逐渐消退。其对疾病的预后、精神及体格发育没有影响。

（李　玲）

目标检测

答案解析

一、选择题

A1 型题

1. 换血疗法的换血量一般为（　　）

A. 90 ~ 120ml/kg　　　　B. 120 ~ 150ml/kg

C. 150 ~ 180ml/kg　　　　D. 180 ~ 210ml/kg

E. 210 ~ 240ml/kg

2. 指导母乳喂养正确的方法是（　　）

A. 一般采用卧位

B. 使患儿口含乳头及大部分乳晕

C. 母亲用两手指托住乳房防止堵住婴儿鼻孔

D. 勿使一侧乳房排空后再喂另一侧

E. 喂奶后患儿左侧卧位防止溢奶

3. 4~6月龄婴儿，使用乳瓶喂养，奶头孔大小应按乳瓶倒置时乳汁流出的速度为（　）来选择

　　A. 1~2滴/秒　　　　　　B. 2~3滴/秒

　　C. 3~4滴/秒　　　　　　D. 滴状连续滴出

　　E. 呈线性流出

4. 婴儿灌肠时，肛管插入直肠的长度为（　）

　　A. 1.5~2cm　　　　　　B. 2.5~4cm

　　C. 4.5~5cm　　　　　　D. 5~7.5cm

　　E. 8~9.5cm

5. 下列关于小儿股静脉穿刺，说法错误的是（　）

　　A. 穿刺时边退针边抽回血

　　B. 穿刺时与皮肤呈30°角

　　C. 在股动脉内侧0.5cm处穿刺

　　D. 拔针后压迫穿刺点至少5分钟

　　E. 于患儿腹股沟中、内1/3交界处触摸股动脉

6. 早产儿入暖箱时，温度调节的依据是（　）

　　A. 体重及日龄　　　　　B. 胎龄及日龄

　　C. 心率及呼吸频率　　　D. 身长及体重

　　E. 体重及心率

7. 单面光疗箱照射时更换体位一般（　）

　　A. 每1h一次　　　　　　B. 每2h一次

　　C. 每3h一次　　　　　　D. 每4h一次

　　E. 每5h一次

8. 下列关于小儿经外周导入中心静脉置管（PICC），说法错误的是（　）

　　A. 保持导管连接固定

　　B. 穿刺时将患儿术肢外展90°

　　C. 发现针头阻塞时，强行挤压导管

　　D. 观察穿刺点有无红、肿、热、痛

　　E. 无菌透明膜在导管置入后第1个24小时更换

9. 婴儿常选择的最佳输液部位为（　）

　　A. 股静脉　　　　　　　B. 手背静脉

　　C. 颞浅静脉　　　　　　D. 眶上静脉

　　E. 足背静脉

10. 关于臀红的护理，不妥的是（　）

　　A. 排便后，可用温水洗净吸干涂拭植物油

　　B. 可用红外线照射臀部以加速炎症吸收

　　C. 可用塑料布或油布包裹尿布以防大便外溢

　　D. 勤换尿布，保持臀部清洁干燥

　　E. 室温与气温允许下，可直接暴露臀部

11. 要维持早产儿的体温稳定，下列护理措施包括（　）

　　A. 根据早产儿的体重、成熟度及病情给予不同的保暖措施

　　B. 一般体重小于2000g者应尽早置于婴儿暖箱保暖

　　C. 体重大于2000g者在暖箱外保暖者，应给予带帽保暖

　　D. 暴露操作可在常温条件下进行

　　E. 维持室温在24°~26°

12. 婴儿沐浴时，注意事项应包括（　）

　　A. 头部如有皮脂结痂可用力去除

　　B. 应在喂奶后1小时进行

　　C. 室内温度调节在27℃左右

　　D. 水温在37℃~39℃

　　E. 注意保护未脱落的脐带残端

13. 下列可进行母乳喂养的情况是（　）

　　A. 天气炎热　　　　　　B. 乳儿患病

　　C. 多胎妊娠的母亲　　　D. 母亲患结核

　　E. 母亲患糖尿病

14. 人工喂养的注意事项有（　）

　　A. 选择适合的奶嘴　　　B. 测试乳液的温度

　　C. 避免空气吸入　　　　D. 加强奶具卫生

　　E. 及时调整奶量

15. 经外周中心静脉导管输液法适用于（　）

　　A. 给予化疗药物等刺激性溶液的患儿

　　B. 给予静脉营养液等高渗溶液的患儿

　　C. 需中长期静脉输液治疗的患儿

　　D. 外周静脉条件差且需用药的患儿

　　E. 有严重出血性疾病、上腔静脉压迫综合征的患儿

二、思考题

1. 婴儿沐浴过程中如何保障婴儿的安全？

2. 如何对患儿正确实施管饲喂养？

3. 如何辨别头皮动、静脉？

书网融合……

本章小结　　　微课1　　　微课2　　　微课3　　　微课4　　　题库

第六章　新生儿及新生儿疾病患儿的护理

PPT

学习目标

知识要求：

1. 掌握　新生儿的分类、正常足月儿及早产儿的特点和护理；新生儿窒息、新生儿缺氧缺血性脑病、新生儿颅内出血、新生儿呼吸窘迫综合征、新生儿黄疸及新生儿坏死性小肠结肠炎的病因、临床表现、治疗要点及护理诊断、护理措施。

2. 熟悉　小于胎龄儿和大于胎龄儿的特点和护理；新生儿脐炎、新生儿低钙血症、新生儿糖代谢紊乱和新生儿寒冷损伤综合征的病因、临床表现、治疗要点及护理措施。

3. 了解　新生儿疾病的发病机制、病理生理改变、辅助检查方法。

技能要求：

1. 具备识别新生儿异常情况及评估新生儿病情严重程度的能力；新生儿常规护理技术。

2. 能运用护理程序对健康或疾病新生儿开展整体护理和健康教育。

素质要求：

1. 培养职业使命感、责任感，树立爱伤理念，坚守慎独精神，养成细心、耐心、爱心、严谨、科学的工作态度，培养与患儿家属沟通的能力。

2. 培养关爱生命、敬畏生命、感恩父母的道德情操。

新生儿是一个特殊的群体，不同于胎儿、婴儿、幼儿。新生儿期主要是从母亲子宫内到外界生活的适应期，解剖及生理特点在出生后发生巨大的变化。由于这时期新生儿的各系统尚未发育成熟，此期疾病有其特殊性。医护人员应充分认识新生儿疾病的特点，识别新生儿的微小变化，给予及时正确的治疗和护理。优良的设施、规范的操作、系统的评价、密切的监护、周密的计划和以家庭为中心的护理模式是提高新生儿护理质量的重要保障。

第一节　新生儿分类 📱微课1

新生儿期（neonatal period）是指脐带结扎到生后28天的这一时期，期间的婴儿称为新生儿（neonates）。新生儿是胎儿的延续，与产科密切相关，因此又属于围生期的范畴。目前国际上对于围生期的定义有多种表述。我国目前定义围生期（perinatal period）是从妊娠28周至生后7天，包括了妊娠后期、分娩过程和新生儿早期三个特定阶段，此期的胎儿和新生儿称为围生儿。国际上常以新生儿期和围生期死亡率作为衡量一个地区、国家卫生保健水平的标准。

新生儿分类有以下几种。

（一）根据胎龄分类

1. 足月儿（full - term infant）　指出生时胎龄满37周至不满42周者（259～293天）。

2. 早产儿（pre - term infant）　指胎龄不满37周（<259天）者，其中胎龄小于28周者称为极早早产儿或超未成熟儿。

3. 过期产儿（post - term infant）　指胎龄满42周以上者（≥294天）。

（二）根据出生体重分类

1. 正常出生体重儿（normal birth weight neonate）出生体重在2500～4000g的新生儿。

2. 低出生体重儿（low birth weight，LBW）　出生1小时内体重不足2500g，大多为早产儿和小于胎龄儿。其中出生体重不足1500g者称为极低出生体重儿（very low birth weight，VLBW）；出生体重不足1000g者称为超低出生体重儿（extremely low birth weight，ELBW）。

3. 巨大儿（macrosomia）　出生体重超过4000g的新生儿。

（三）根据出生体重和胎龄的关系分类

1. 适于胎龄儿（appropriate for gestational age，AGA）　指出生体重在同胎龄儿平均出生体重第10～90

百分位者。

2. 小于胎龄儿（small for gestational age，SGA） 指出生体重在同胎龄儿平均出生体重的第 10 百分位以下的新生儿。我国将胎龄≥37 周但出生体重在 2500g 以下者称为足月小样儿。

3. 大于胎龄儿（large for gestational age，LGA） 指出生体重在同胎龄儿平均出生体重第 90 百分位以上的新生儿。

出生体重和胎龄的关系分类见图 6-1。

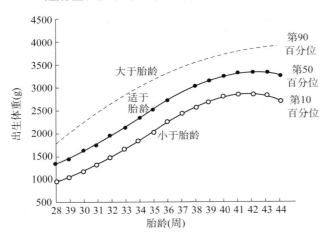

图 6-1　新生儿出生体重（g）与胎龄关系曲线图

（四）根据生后周龄分类

1. 早期新生儿（ealy newborn） 指出生 1 周以内的新生儿，也是围产期的最后阶段。

2. 晚期新生儿（late newborn） 指出生第 2~4 周的新生儿。

（五）高危新生儿

高危儿（high risk infant）指已发生或有可能发生危重情况需要密切观察和监护的新生儿。一般包括以下几种情况的高危因素。

1. 孕母存在高危因素 孕母的年龄 >40 岁或 <16 岁；有慢性疾病如慢性肾脏疾病、心肺疾病等；母亲的血型是 Rh 阴性血型，过去有死胎、死产、性传播疾病；有药物滥用、吸烟、吸毒、酗酒史；妊娠期合并高血压、糖尿病、贫血、血小板减少；羊水过多或过少；胎盘早剥出血；胎膜早破和感染。

2. 分娩过程存在高危因素 如提前分娩或过期产、急产或滞产、胎位不正、先露部位异常、羊水被胎粪污染、脐带过长（>70cm）或过短（<30cm）、剖宫产、产钳助产、分娩过程中使用镇静剂或镇痛剂。

3. 胎儿及新生儿存在高危因素 如多胎、严重先天畸形；宫内感染；出生时窒息；需要外科手术新生儿等。

第二节　正常足月儿和早产儿的特点及护理 📱微课 2

一、正常足月儿的特点和护理

正常足月儿（normal full-term infant）是指胎龄满 37~42 周，出生体重在 2500~4000g，无任何畸形和疾病的活产婴儿。

【外观特点】

正常足月新生儿哭声洪亮，四肢屈曲，皮肤红润，胎毛少，头发分条清楚；耳廓发育良好，耳舟成形；乳晕清楚，乳头突起，可扪及结节，指（趾）甲长到或超过指（趾）端，整个足底有较深的跖纹，男婴睾丸已降入阴囊，女婴大阴唇完全覆盖小阴唇。

【生理特点】

1. 呼吸系统 在宫内胎儿肺泡充满液体，仅有微弱的呼吸运动，胎肺不能供氧。所有供给胎儿的氧气都是通过胎盘从母体血液传送到胎儿血液中。胎儿在出生后呼吸器官从胎盘转为肺，呼吸系统需要经历适应性变化。胎儿经产道娩出时受到挤压，约有 1/3 肺液由口鼻挤出。新生儿在数秒钟内建立呼吸，肺泡张开，肺泡中的液体被吸收到肺部淋巴组织中去，并被空气所取代。新生儿呼吸中枢发育不完善使呼吸节律不规则，呼吸肌弱，胸腔小，故新生儿呼吸运动浅表，安静时约 40 次/分，如果持续超过 60 次/分成为呼吸急促。新生儿胸廓小，肋间肌弱，呼吸主要靠膈肌的升降，呈腹式呼吸。

2. 循环系统 新生儿娩出后，自主呼吸建立，血液循环动力学发生重大改变。①脐血管结扎后胎盘-脐血循环终止。②呼吸的建立，肺膨胀、通气使肺循环阻力降低，肺血流增加。③回流至左心房血流明显增多，左心房压力超过右心房压力时，卵圆孔功能性关闭，完成胎儿循环向成人循环的转变。如果由于严重的缺氧、酸中毒使肺血管压力升高，甚至超过体循环时，可致卵圆孔、动脉导管重新开放，出现右向左的分流，称持续胎儿循环（persistent fetal circulation，PFC）。正常足月新生儿心率安静时为 120~140 次/分。新生儿收缩压为 50~90mmHg，舒张压为 30~65mmHg，脉压为 25~30mmHg。

3. 消化系统 新生儿胃呈横位，食管下端贲门括约肌松弛而幽门括约肌发达，故新生儿易呕吐、溢奶。新生儿消化道面积相对较大，管壁薄、通透性高，有利于营养物质的吸收，同时也使毒性物质被吸收的机会大大增加。新生儿第一次排大便多在生后 12~24 小时内，为墨绿色黏稠的胎粪，2~3 天排完。若 24 小时仍不见排胎粪，应积极查明原因，排除肛门闭锁、巨结肠等消化道畸形。

4. 泌尿系统 新生儿出生时肾单位数量与成人相当，但其生理功能尚不完善，因此肾的功能仅能适应一般正常代谢负担，潜力有限。肾小球滤过率（glomerular filtratioin rate，GFR）低，浓缩功能差，不能迅速有效地处理过多溶质，易出现水肿或脱水症状。肾小管对钠的耐受程度低，易出现代谢性酸中毒。排磷能力也差，牛奶喂养的新生儿血磷偏高，使血钙减低，出现低钙血症。大多新生儿在生后 24 小时内排尿，正常尿量为每小时 1~3ml/kg，每小时尿量 <1.0ml/kg 为少尿，每小时尿量 <0.5ml/kg 为无尿。出生前几天的尿放置可有褐色沉淀是由于尿中含尿酸盐较多所致。

5. 血液系统 新生儿出生时血液中红细胞数较高，血红蛋白 140~200g/L。血红蛋白中胎儿血红蛋白（HbF）约占 70%，后逐渐被成人血红蛋白（HbA）替代。胎儿血红蛋白对氧有较强的亲和力，氧离曲线左移，不易将氧释放到组织，故缺氧时往往发绀不明显。足月儿出生时白细胞较高，且以中性粒细胞为主，4~6 天中性粒细胞与淋巴细胞相近，以后淋巴细胞占优势。新生儿出生后 1 周内凝血因子不足、活性低，易发生出血症。初生时由于肠道内缺乏细菌，无法合成维生素 K，易于出血。

6. 神经系统 新生儿的脑相对较大，占体重的 10%~12%（成人仅占 2%）。脊髓相对较长，其末端在 3~4 腰椎下缘，故腰穿时应在第 4~5 腰椎间隙进针。足月儿大脑皮层兴奋低，睡眠时间长。新生儿味觉发育良好，甜味引起吸吮动作。嗅觉较弱。出生 3~7 天后听觉增强，响声常引起眨眼和拥抱反射，触觉及温度觉灵敏，痛觉较钝。足月儿出生时已具有原始神经反射如觅食反射、吸吮反射、握持反射、拥抱反射和交叉伸腿反射。由于锥体束发育不成熟，Babinski 阳性，腹壁反射、提睾反射不易引出。

7. 体温调节 胎儿娩出后，因环境温度较宫内低，如不及时保温，体温可明显下降，如环境温度适宜，体温可逐渐回升，并波动在 36~37℃之间。出生时体温不稳定是由于体温调节中枢功能不成熟及皮下脂肪薄，体表面积相对大，容易散热之故。新生儿产热主要依靠棕色脂肪的代谢，而棕色脂肪少且新生儿寒冷时无颤抖反应。如环境温度过高，足月儿通过增加皮肤水分的蒸发来散热，可致脱水血液浓缩而发热（脱水热）。

8. 免疫系统 新生儿特异性和非特异性免疫功能均差，易感染。胎儿可从母体通过胎盘得到大量免疫球蛋白 IgG，因此新生儿对一些传染病如麻疹有免疫力而不易感染。免疫球蛋白 IgA 和 IgM 则不能通过胎盘传给胎儿，因此新生儿易患呼吸道、消化道感染和大肠埃希菌、金黄色

葡萄球菌败血症。如出生时 IgM 值高者，需怀疑宫内感染。新生儿网状内皮系统和白细胞的吞噬作用较弱，血清补体又比成人低，白细胞对真菌的杀灭能力也较低，这是新生儿易患感染的另一种原因。

9. 能量代谢及体液代谢 胎儿糖原储备较少，在娩出后的 12 小时内若未及时补充，容易出现低血糖。新生儿总能量的需要量为：出生后第 1 周每天 50~75kcal/kg（209.2~313.8kJ/kg），以后逐渐增至每日 100~120kcal/kg（418.4~502.1kJ/kg）。新生儿生后 24 小时内尿量少，丢失的电解质不多，补液内可不含电解质。出生后三天内因红细胞破坏过多，不补充钾离子，如需要补充钾的日需要量为 1~2mmol/kg。足月儿每日钠需要量为 1~2mmol/kg，早产儿 4mmol/kg。足月儿和早产新生儿不同日龄的生理需水量见表 6-1。新生儿患病时易发生酸碱失衡，特别是易发生代谢性酸中毒，需及时纠正。

表 6-1 足月儿和早产新生儿不同日龄的生理需水量［ml/(kg·d)］

日龄	<1000g	1001~1500g	1501~2500g	>2500g
第 1 天	70~100	70~100	60~80	60~80
第 2 天	60~100	80~110	80~110	80~110
第 3~7 天	80~100	100~120	100~120	100~120
第 2~4 周	100~150	120~150	110~120	110~120

10. 常见的特殊生理状态

（1）生理性黄疸 参见本章第九节新生儿黄疸。

（2）生理性体重下降 新生儿出生后数日内，由于摄入量少、不显性失水及胎粪排出等原因可使新生儿出现体重下降，但一般不超过 10%，出生后 10 天左右恢复到出生时体重。

（3）上皮珠和"马牙" 新生儿上腭中线部位和齿龈边缘有散在黄白色、米粒大小颗粒隆起，系上皮细胞堆积或黏液分泌物积留所致，均属正常，于生后数周或数月自行消失，不宜挑刮，以免发生感染。

（4）假性月经及乳腺肿大 由于在宫内胎儿从母体获得一定量的雌激素，有些女婴出生后 5~7 天会出现阴道少量出血，类似月经来潮，可持续 1 周。同样原因，男、女婴皆可在生后 3~5 天发生乳腺肿胀，2~3 周后消退，一般不必处理，切忌挤压，以免继发感染。

（5）粟粒疹 可在鼻尖、鼻翼、面颊等处可见到针头样黄白色的细小的突出皮肤表面的皮疹，系新生儿皮脂腺功能未完全发育成熟所致，多数自行消退，一般不必处理。

（6）新生儿红斑 常在生后 1~2 天内出现大小不等、边缘不清的斑丘疹，散布于头面部、躯干及四肢。原因不明，婴儿无不适。皮疹多在 1~2 天内迅速消退。

【常见护理诊断/问题】

1. 有体温失调的危险 与体温调节中枢发育不完善

有关。

2. 有窒息的危险　与呛奶、呕吐有关。

3. 有感染的危险　与新生儿免疫功能不足及皮肤黏膜屏障功能差有关。

【护理措施】

1. 维持体温稳定　因产房环境的温度比母体内的温度低，致使新生儿很难应付温度骤然降低的冷环境。体温过低可影响代谢及血液循环，故保暖极为重要，尤其是生后24小时内。根据新生儿的评估结果设定所需的中性温度，采取保暖措施使新生儿处于"适中温度"。适中温度（neutral environment temperature，NET）是指能维持正常体核及皮肤温度的最适宜的环境温度，在此温度下身体耗氧量最少，蒸发散热量最少，新陈代谢最低。保暖措施有戴帽、母亲"袋鼠式"怀抱、置暖箱或远红外线辐射床等。新生儿室内应阳光充足、空气流通、有条件可设置层流病室。对于足月儿在穿衣盖被的情况下，保持室温应为22～24℃，相对湿度在55%～65%，床间距在1米以上。

2. 保持呼吸道通畅　新生儿娩出开始呼吸之前以吸引球或吸引管迅速清除口咽和鼻腔的黏液，以协助其建立自行呼吸。如果口腔内有大量分泌物，可将头转向一侧，可将分泌物聚集在颊部，便于吸出。抽吸时必须轻柔，时间不超过10秒。使用吸引器时，吸引压力＜13.3kPa（100mmHg），不可吸力过大或过深，否则可能发生咽喉部痉挛，导致呼吸暂停和心率减慢。保持新生儿舒适的体位，避免颈部前屈或过度后仰，俯卧时头侧向一侧。

3. 预防感染

（1）严格执行新生儿室消毒隔离制度　工作人员进入工作室前先洗手，并更换室内衣、鞋，操作过程中严格执行手消毒规范。感染性和非感染性新生儿分区安置和护理，工作人员患感染性疾病及带菌者必须隔离，以防止交叉感染。按照要求定期做好空气、手、物体表面、仪器设备、咽拭子培养等监控工作。

（2）皮肤黏膜、脐带的护理　刚娩出的新生儿皮肤皱褶处多有胎脂，对新生儿有一定的保护作用，不必急于去除。沐浴的频次可视新生儿的具体情况而定。每天特别注意观察颈周、腹股沟等皮肤皱褶处有无破损、脓点、红疹等。每次换尿布，应以温水冲洗臀部，防止红臀。新生儿分娩后脐带结扎时注意消毒处理好残端；若脐带断端无感染迹象，无需于脐带断端外敷任何药物或消毒剂。不要在脐带断端上缠绷带、盖纸尿裤或包裹其他物体。脐带断端应暴露在空气中，并保持清洁、干燥，以促进脐带断端脱落。

（3）口腔护理　认真观察口腔黏膜有无破溃及真菌感染，可常规用无菌棉签蘸生理盐水，轻轻擦拭口腔内颊部、上颚、牙龈、舌上下等。

（4）眼部护理　出生后新生儿眼部可用消毒纱布或脱脂棉花清洁，常以0.25%氯霉素滴眼。每日注意观察眼部是否有分泌物以及分泌物的颜色、量等。

（5）预防接种　新生儿常规注射乙肝疫苗，满24小时接种卡介苗。

4. 合理喂养　正常足月儿生后半小时即可抱给母亲哺乳，以促进乳汁分泌，并鼓励按需哺乳。无法母乳喂养者根据医嘱选择适宜配方奶，按时按量喂养。人工哺乳时要注意奶嘴、奶孔大小的选择，避免呛奶发生。对吸吮与吞咽能力差者可用鼻饲法。每次喂奶后将新生儿竖抱，伏于护理者肩头，轻拍其背部，嗝出咽下的空气，然后取右侧卧位，以防溢奶而引起窒息。

5. 健康教育

（1）增进母婴感情的建立　提倡母婴同室和母乳喂养。通过母婴皮肤接触、眼光交流、爱抚动作，增进母子情感。

（2）健康宣教　向家属宣传新生儿正确的喂养、护理方法和预防接种等有关知识。

（3）新生儿筛查　新生儿期应开展先天性、遗传性疾病的筛查，如苯丙酮尿症、先天性甲状腺功能减低症和半乳糖血症等，以便早期治疗。

二、早产儿的特点和护理

早产儿是指胎龄小于37周（＜259天）出生的新生儿，早产儿发育不成熟，生活能力低下，早产病死率占新生儿病死率的36.5%，其死亡的风险是足月的3倍。

【外观特点】

早产儿在外观上和足月儿各具特点（表6-4），体重大多在2500g以下，身长不到47cm，哭声弱。

表6-4　足月儿和早产儿的外观特点比较

	足月儿	早产儿
皮肤	红润、皮下脂肪丰满和毳毛少	鲜红发亮、水肿和毳毛多
头发	分条清楚	细而乱
耳壳	软骨发育好、耳舟成形、直挺	软、缺乏软骨、耳舟不清楚
指（趾）甲	达到或超过指（趾）端	未达指（趾）端

续表

	足月儿	早产儿
跖纹	足纹遍及整个足底	足底纹理少
乳腺	结节 >4mm	无结节或结节 <4mm
外生殖器		
男婴	睾丸已降至阴囊，阴囊皱纹多	睾丸未降或未全降至阴囊
女婴	大阴唇遮盖小阴唇	大阴唇不能遮盖小阴唇

【生理特点】

1. 呼吸系统　早产儿呼吸中枢未发育成熟，呼吸系统不稳定或受到抑制，呼吸浅快不规则。如出现呼吸停止时间达15~20秒，或虽不到15秒，但伴有心率减慢（<100次/分）并出现发绀及四肢肌张力的下降称呼吸暂停。胎龄愈小，发生率愈高。早产儿吞咽动作不协调、咳嗽反射比较微弱，容易发生乳汁吸入性肺炎。早产儿由于缺乏肺泡表面活性物质，肺泡表面张力增加，肺泡塌陷，容易导致呼吸窘迫综合征，也称新生儿肺透明膜病，生后不久即出现呼吸急促、三凹征、鼻翼扇动、呻吟和发绀等症状。

2. 循环系统　早产儿的动脉导管开放较为常见，导致有相当体积的血液从体循环进入肺循环，导致肺血流过多，可能会降低肺顺应性，导致肺水肿或肺出血。愈早产的新生儿，动脉导管未闭的发生率愈高。动脉导管未闭的持续存在易引起肺水肿、呼吸衰竭、喂养不耐受、心力衰竭等。早产儿心率偏快，血压偏低，与出生胎龄及体重相关，收缩压一般在45~65mmHg。因而需定期监测血压，维持平均动脉压应高于孕周数值。

3. 消化系统　早产儿胎龄愈小吸吮力愈弱，吞咽能力也差。胃容量小、贲门括约肌松弛，胃肠道动力弱，容易发生胃食管反流、呛咳、呕吐、喂养不耐受等情况。肝功能不成熟，葡萄醛酸转移酶不足，对胆红素代谢能力的不足，故黄疸持续的时间更长、程度更重，易发生核黄疸。早产儿尤其是极低出生体重儿经口喂养的建立有许多困难，通常需要经口管饲喂养，甚至肠道外全静脉营养。出生时的缺氧、缺血可使肠道血流减少，易出现坏死性小肠结肠炎。用安抚奶嘴进行非营养性吸吮或微量肠内喂养，有助于早产儿胃肠道激素的增加而使早产儿的消化能力逐渐增强。

4. 血液系统　与足月儿相比，早产儿在出生后，由于促红细胞生成素水平低下、先天性铁储备少、血容量迅速增加等原因，早产儿"生理性贫血"出现早，而且胎龄越小，贫血持续时间越长，程度越严重，6周后的血红蛋白可降至70~110g/L。血小板数值亦低，易发生出血。维生素K、维生素D贮存较足月儿低，易发生出血和佝偻病。

5. 泌尿系统　胎龄越小的早产儿肾小球滤过率愈低。若有严重窒息合并低血压时，会出现少尿或无尿。肾小管功能差，对电解质、葡萄糖的回吸收能力有障碍，易发生电解质失衡。肾脏发育不成熟影响药物排泄，故早产儿用药时间间隔须加长。肾脏的缓冲能力较低，使早产儿易发生代谢性酸中毒。

6. 神经系统　早产儿神经系统发育成熟度与胎龄有密切关系，胎龄越小，原始反射越不完全，对刺激的反应越慢，咳嗽、吸吮、吞咽反射均差。其对皮层下中枢抑制弱、神经兴奋性高，易出现惊跳和抖动。此外，早产儿脑室管膜下存在发达的胚胎生发层组织，易发生脑室周围-脑室内出血。

7. 免疫系统　早产儿皮肤薄易损伤，由母体获得的免疫球蛋白IgG在母亲孕32周才能传递给胎儿，所以早产儿通过胎盘从母体获得的IgG含量很少，加上自身抗体合成不足，补体系统内C3浓度低、细胞的吞噬功能不成熟使早产儿对各种感染的抵抗非常弱，易发生败血症、NEC、感染性肺炎。

8. 体温调节　体温中枢发育不成熟，稳定性不好；体表面积相对较大，早产儿头部面积占整体面积20%，因此散热快；同时肺呼吸、心输出量和氧摄取的代偿能力有限，皮下脂肪薄，特别是棕色脂肪少，脂肪和碳水化合物储备少，造成产热不足，这些因素均易使早产儿出现体温不升。同时因汗腺发育不成熟，当外界环境温度过高时亦可发生体温过高。

9. 能量及体液代谢　早产儿总体液量较足月儿多，但早产儿的不显性失水增加，使体重降低明显。应增加环境的相对湿度以减少早产儿的不显性失水。因不显性失水量大及入量不足，常可引起高渗性脱水而导致高钠血症。但输液量过多，可能会增加动脉导管未闭及支气管肺发育不良的发生率。因而补液量根据不同情况给予调节。早产儿对体内的酸碱的调节功能差，易出现酸碱平衡紊乱。早产儿所需热卡基本同足月儿，但由于吸吮力弱，消化功能差，在生后数周内常不能达到需要量，因此需肠道外营养。

【常见护理诊断/问题】

1. 体温过低　与体温调节功能不完善，产热少、散热多等有关。

2. 营养失调：低于机体需要量　与吸吮、吞咽、消化、吸收功能差有关。

3. 不能维持自主呼吸　与呼吸中枢、呼吸器官发育不成熟有关。

4. 有感染的危险　与免疫功能低下有关。

【护理措施】

早产儿各器官系统发育不成熟，对外界环境适应能力差，需要得到系统而规范的管理和照护来提高其生存质量。

1. **维持正常体温**　早产儿体内的棕色脂肪储存量少，加上不成熟的中枢神经系统，易于出现低体温。需要根据早产儿的胎龄、日龄、出生体重和病情选择合适的保暖措施，提供中性环境温度以使其体温维持正常且耗氧量最少。早产儿分娩时应提高产房室温，准备好开放式远红外床和暖包及预温早产儿暖箱。早产儿在暖箱中，箱温应保持在适中温度，或将箱温调节至使早产儿腹部皮肤的温度在36.5℃，并根据早产儿的胎龄、日龄、体重调节箱温湿度。维持室温在24~26℃，相对湿度在55%~65%。

2. **维持有效呼吸功能**　早产儿易发生缺氧、呼吸暂停、呼吸窘迫综合征等并发症。早产儿仰卧时轻度仰伸位，仰卧时可在肩下放置小的软枕，避免颈部弯曲、呼吸道梗阻，观察呼吸困难的症状，如发生缺氧及呼吸困难时才予吸氧，吸氧的浓度和时间根据缺氧的程度和用氧的方式来定，维持血氧饱和度（SpO_2）在88%~93%，不能超过95%，并根据监测结果和病情及时调整吸氧浓度，避免发生早产儿视网膜病（retinopathy of prematurity，ROP）。出现呼吸暂停者，可弹足底、托背刺激恢复自主呼吸，必要时吸氧、面罩球囊加压给氧等处理，如呼吸暂停频繁发作（2~3次/时）应考虑持续气道正压通气（continuous positive airway pressure，CPAP）、气管插管辅助呼吸，并注意有无感染发生。咖啡因是治疗早产儿呼吸暂停的主要药物，早期预防性使用可减轻或防止呼吸暂停的发生。

3. **合理喂养**　早产儿的吸吮—呼吸—吞咽不协调，有效的吸吮和吞咽在胎龄34~36周才能成熟，经口喂养时经常会出现口唇紫绀、SpO_2下降等情况，应暂停喂奶，待患儿充分呼吸、面色转红、SpO_2恢复后再继续哺喂。注意观察有无频繁呕吐、胃潴留、奶量不增或减少、腹胀等喂养不耐受的情况发生，警惕坏死性小肠结肠炎的发生。喂养方式最好为经口喂养，喂奶时不宜过快，喂奶时和喂奶后应采取斜坡卧位和右侧卧位，以免发生误吸和胃食管反流。极低和超低出生体重儿可采用微量喂养的方式。吸吮能力差和吞咽不协调者可用鼻饲喂养。首选早产母乳，若无早产母乳或人乳库的捐赠人乳，则应以早产儿配方乳为宜。根据早产儿的进食能力和健康状况制定个体化的喂养方案，通过胃管喂养、静脉高营养等满足早产儿的能量需求。每天详细记录出入量、准确测量体重，

以便分析、调整喂养方案（表6-5）。

表6-5　早产儿喂奶量和间隔时间

喂奶量和间隔时间	<1	1.0~	1.5~	2.0~
开始量（ml）	1~2	3~4	5~10	10~15
每天各次增加量（ml）	1	2	5~10	10~15
喂乳间隔时间（h）	1	2	3	3

4. **预防感染**　早产儿因其体液免疫和细胞免疫发育不成熟，来自母亲的抗体少且皮肤的屏障功能不成熟，长期住院接受频繁的侵入性操作和广谱抗生素的应用，可发生感染性肺炎、败血症、坏死性小肠结肠炎等。近年真菌感染也有增高趋势。院内感染的控制以预防为主，在严格执行新生儿科消毒隔离制度的基础上重视工作人员手卫生、早产儿皮肤黏膜微小病灶的处置、感染症状早期的非特异表现、血常规的监测等。

5. **脑损伤的防治**　脑损伤的早期常无明显的临床表现而易被忽略，除依赖影像学检查外，需加强病情观察。避免环境温度的波动，保持体温稳定；维持血压和血气分析在正常范围内；保持患儿安静，操作集中进行，尽量减少创伤性操作；控制输液速度和输入量，避免血渗透压升高等措施维持其内外环境的稳定；改善脑循环，保证正常脑血流动力学，减少颅内出血和对脑白质的损伤。

6. **早产儿视网膜病（ROP）的预防**　引起ROP的根本原因是视网膜发育不成熟，发生率与胎龄和出生体重成反比。防止ROP的关键在于合理用氧，尽量降低吸氧浓度、缩短吸氧的时间，吸入氧浓度>40%者ROP的发病率明显增加，使用空氧混合仪可以精确地调节吸入氧浓度并减少纯氧的吸入。在生后4周或矫正胎龄32周即可以开始进行ROP的筛查。

7. **听力筛查**　早产儿容易出现各种并发症，这会影响早产儿听力，应在生后的3天、30天常规应用耳声发射进行听力筛查，如果筛查未通过，需要做脑干诱发电位检查，做到早发现、早治疗。

8. **发育支持护理**　发育支持护理是20世纪80年代发展起来的一种护理新概念，把每个患儿作为一个生命的个体，护理过程中考虑其个体需求，注重对患儿行为上的呼唤以及对生长发育的促进。具体措施包括：①调节室内灯光，暖箱外加盖深颜色厚布，减少光线对早产儿的影响；②减少噪声对早产儿的影响；③模拟子宫环境；④尽量减少侵袭性的操作；⑤抚触；⑥鼓励父母的参与等。

9. **健康教育**　鼓励母乳喂养，传授育儿知识，特别指导保暖、喂养、体温的监测和皮肤、口腔、脐部护理。

三、早产儿视网膜病的管理

早产儿视网膜病变是一种发生在早产儿和低出生体重

儿由视网膜血管增生导致的疾病。在多种因素的影响下，视网膜出现缺血缺氧，形成新生血管，产生增殖性视网膜病变，最终导致牵引性视网膜脱离，是全球范围内儿童致盲的主要原因，也是影响早产儿生活质量的常见疾病。随着新生儿医学的发展和新生儿救治水平的提高，早产儿存活率逐年上升，ROP 发生率也相应提高。

【高危因素】

1. 早产儿的视网膜发育未成熟　目前所知是发生 ROP 根本原因。早产儿胎龄越小，体重越低，视网膜血管发育越不成熟，ROP 的发生率越高，病情越严重。ROP 发生的高危因素除了早产低出生体重，还跟基因差异及种族有关。

2. 吸氧　吸氧与 ROP 存在一定的关系，吸氧是否会导致 ROP 取决于多个因素，即吸氧浓度、吸氧时间、吸氧方式、动脉氧分压波动以及对氧敏感性等。早产儿未发育成熟的视网膜血管对氧极为敏感，使视网膜收缩，引起视网膜缺氧，诱导产生血管生长因子，导致新生血管形成。动脉氧分压波动越大，ROP 的发生率越高，程度越重。

3. 二氧化碳分压　动脉血二氧化碳分压（$PaCO_2$）过低与 ROP 有关，当 $PaCO_2$ 过低时，可造成脑血管收缩，引起视网膜缺血。

4. 感染　早产儿感染后，体内可出现多种炎症介质，导致血管收缩和对血管细胞的毒性，从而引起视网膜缺血，导致视网膜血管增生。而氧自由基产生使不成熟的视网膜进一步缺血，血管异常增生。

5. 贫血和输血　贫血造成携带氧气减少，视网膜缺血缺氧导致血管增生，输血导致血红蛋白含量增加，视网膜获得更多氧气，同时在输血时会造成血压和血氧的波动，反复的血氧和血压波动是 ROP 发生的重要因素。

6. 呼吸暂停　早产儿呼吸暂停会引起氧浓度波动，从而引起血管痉挛，导致产生缺血缺氧、血管内皮生长因子增加，引起 ROP 的新生血管化的改变。

【ROP 的临床表现】

根据 ROP 的国际分类法（ICROP），ROP 的眼底临床表现包括以下几个概念。

1. 按区域定位，可以将视网膜分为三区　见图 6-2。

Ⅰ区：以视盘为中心，视盘中心到黄斑中心凹距离的 2 倍为半径的圆内区域。

Ⅱ区：以视盘为中心，视盘中心到鼻侧锯齿缘为半径画圆，除去Ⅰ区的圆内区域。

Ⅲ区：Ⅱ区以外颞侧半月形区域，是 ROP 最高发的区域。

2. 按疾病的严重程度分为 5 期

1 期：约发生在矫正胎龄 34 周，在眼底视网膜颞侧周边有血管区与无血管区之间出现分界线。

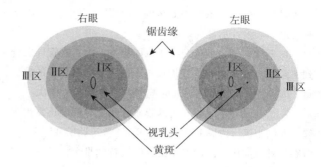

图 6-2　ROP 的国际分类法示意图

2 期：平均发生在矫正胎龄 35 周（32~40 周），眼底分界线隆起呈脊样改变。

3 期：平均发生在矫正胎龄 36 周（32~43 周），眼底分界线的脊上发生视网膜血管扩张增生，伴随纤维组织增生。

4 期：由于纤维血管增生发生牵引性视网膜脱离，先起于周边，逐渐向后极部发展（此期根据黄斑有无脱离又分为 A 和 B 两型，A 型无黄斑脱离，B 型伴有黄斑脱离）。

5 期：视网膜发生全脱离（大约在出生后 10 周）。晚期可继发青光眼、角膜变性、眼球萎缩等。

3. 特殊病变

（1）附加病变　后极部视网膜血管怒张、扭曲，或前部虹膜血管高度扩张。附加病变是 ROP 活动期指征，一旦存在常意味预后不良。存在附加病变时，病变分期的期数旁写"+"，如 3 期 +。

（2）阈值病变　是指 3 期 ROP，位于Ⅰ区或Ⅱ区，新生血管连续占据 5 个时钟范围，或病变虽然不联系，但是累计达 8 个时钟范围，同时伴有附加病变。此期是早期治疗的关键时期。

（3）阈值前病变　表示病变将迅速进展，需缩短复查间隔，密切观察病情，包括：Ⅰ区的任何病变、Ⅱ区的 2 期 +、3 期及 3 期 +。

【ROP 的诊断和筛查】

由于早产儿存在发生 ROP 的风险，早期诊断非常重要。早期诊断的关键是建立在 ROP 筛查制度的基础上的，目的也是为了从基数庞大的高危早产儿中及时筛选出需要治疗的患儿。

1. 筛查对象　胎龄 < 34 周或出生体重 < 2000g 的早产儿；出生体重 > 2000g，但是病情危重，曾接受机械通气或 CPAP 辅助通气，吸氧时间较长的新生儿。

2. 筛查时间　首次筛查在出生后的 4~6 周或矫正胎龄 32 周开始。

3. 检查方法　首选工具是间接检眼镜，检查时适当散大瞳孔，可以联合巩膜压迫。至少检查 2 次。近年来广角数码视网膜成像系统被越来越多的医院用于 ROP 的筛查、诊断和治疗后随访。

4. 随诊时间 阈值前病变每周检查 1 次；血管仅发育到 I 区时，无 ROP，1～2 周检查 1 次；II 区不严重的病变每 2 周检查 1 次；II 区无 plus 病时，2～3 周检查 1 次。

5. 终止检查的条件 视网膜血管化（鼻侧已达锯齿边缘，颞侧距锯齿边缘 1 个视盘直径）；矫正胎龄 45 周，不曾有过阈值前病变；视网膜血管已发育到 III 区，以往不曾有 II 区的病变。

【ROP 的治疗】

在筛查过程中，一旦发现 III 区病变，应及时开始治疗。目前国际上主要采用以下几种治疗方法。

1. 激光光凝治疗 双目间接检眼镜下光凝治疗仍是 ROP 早期治疗的最佳治疗方式。治疗后 1～2 周复查，若附加病变持续存在，出现新的病变区或纤维血管持续增生，必要时补充激光光凝或行抗血管内皮生长因子（VEGF）药物治疗，严重者可能需要进一步手术治疗。

2. 冷凝治疗 冷凝治疗的适应证同激光光凝治疗。但是冷凝治疗存在破坏范围大、定位不准确、术后反应重、并发症多等缺点，只适合于没有间接检眼镜激光设备的基层单位临时或短期使用。

3. 巩膜扣带手术治疗 某些 4 期 ROP 有严重纤维血管增生和视网膜局限性脱离而激光难以完成时，可进行冷凝联合巩膜扣带术。

4. 玻璃体切除手术 保留晶状体的玻璃体切割术治疗 4 期 ROP 已经普遍开展，而且起到了良好的作用。但 5 期 ROP 的治疗效果仍不理想，解剖复位和视功能恢复都非常困难。

5. 药物治疗 抗血管内皮生长因子（VEGF）药物玻璃体内注射为 ROP 治疗提供了新的思路。通过玻璃体内注射抗血管内皮生长因子药物降低 VEGF 水平，从而达到抑制新生血管增生的目的。

【ROP 筛查的相关护理】

1. 筛查时环境的准备 检查室房间关闭灯光，并且拉上窗帘，保持室温在 24～26℃，相对湿度在 55%～65%。

2. 筛查物品的准备 筛查时需要用的开眼器、巩膜压迫器等需要高压高温灭菌。一位患儿使用一套器械，防止交叉感染。在检查室备齐抢救用物，以备患儿发生病情变化能够随时得到及时处理。

3. 患儿的准备 在检查前 1 小时给患儿散瞳，一般使用 0.5% 托吡卡胺 + 0.5% 盐酸去甲肾上腺素眼药水（扩瞳），0.2% 丙美卡因眼药水（眼球表面麻醉）每 10～15 分钟重度滴散瞳眼药水一次，至少需要滴 3 次，使瞳孔散大至 5～7mm。眼底检查不要安排在刚喂奶之后，防止在

检查过程中发生吐奶，引起窒息。进行筛查时，需要有一名工作人员配合固定患儿的头部和身体，充分暴露患儿的眼睛。

4. 病情观察 在检查过程中，必须观察患儿的面色、呼吸等，有条件时，可以给予心电氧饱和度的监测，保持呼吸道通畅，一旦发生异常，立即停止检查。

5. 筛查后的护理 保持眼部的清洁，如有分泌物及时用生理盐水棉签擦拭干净，并医嘱给予消炎眼药水滴眼，如眼部出现异常，及时报告医师处理。

6. 健康教育 对于早产儿，特别是存在高危因素的低出生体重儿。入院时，就需要告知家属 ROP 的相关知识，若患儿需要用氧，必须指出患儿用氧的必要性和可能的危害性。同时告知患儿家属需要进行 ROP 筛查的必要性。出院时，需要告知患儿家属目前患儿 ROP 筛查的结果，后续是否还必须进行筛查，以及筛查的时间和地点，保证出院后眼底检查的延续性。

第三节　小于胎龄儿及大于胎龄儿的护理

一、小于胎龄儿及其护理

小于胎龄儿（small for gestational age，SGA）是指出生体重低于同胎龄儿正常平均体重的第 10 百分位，或者低于同胎龄儿平均体重的 2 个标准差的新生儿。包括早产小样儿、足月小样儿、过期小样儿。本节主要以足月小样儿为主进行介绍。

【病因】

胎儿的正常生长发育必须以母体、胎盘和胎儿这三者之间协调稳定为基础，任何一方的缺陷都可造成宫内营养不良或生长迟缓，SGA 在娩出之前称之为胎儿生长发育受限（fetal growth restriction，FGR），也可称之为胎儿宫内生长迟缓（intrauterine growth retardation，IUGR）。主要的影响因素有以下几方面。

1. 母亲因素 ①孕母年龄过小或过大、身材矮小；②孕期营养状况差；③宫内缺氧：孕母重度妊娠期高血压综合征、糖尿病、慢性心血管病、肾脏疾病等均可影响胎盘供血供氧而影响胎儿生长；④孕母吸烟、吸毒、应用对胎儿有损伤的药物、接触放射线等。

2. 胎盘及脐带的异常 ①胎盘功能不全：小胎盘或胎盘发育不良、胎盘血管瘤、胎盘大量梗塞区（过期产）；②脐动脉或脐带附着部位异常；③双胎输血发生在妊娠早、中期，供血儿即发生营养不良。

3. 胎儿因素 ①双胎妊娠；②遗传性疾病或染色体畸

变；③先天性疾病；④遗传代谢性疾病。

4. 宫内感染 微生物侵犯胎盘绒毛，引起炎症，影响血流供应，继之侵犯胚胎或胎儿，造成胎儿细胞分裂规律紊乱，引起小样儿或伴发畸形。

5. 内分泌因素 营养底物－胰岛素－胰岛素样生长因子（insulin – like growth factor，IGF）代谢轴是调节胎儿生长的重要途径，故营养物质可启动IGF的分泌，对胎儿的生长起主导作用。另外，甲状腺素、胰岛素等激素对胎儿生长也极为重要。故营养物质缺乏及任何一种激素先天性缺陷均可致胎儿生长迟缓。

【临床特点】

胎儿初期生长是体细胞数目的增长，后期生长主要是体细胞的体积增大。小于胎龄儿的临床表现与影响因素干扰的早晚有关，如影响及干扰因素发生在妊娠的早期，出生时小儿体重、头围和身长常成比例的减低，均小于同胎龄儿的第10百分位，称为匀称型，该型患儿全身各重要器官细胞数目减少，体积变小，特别是脑重量降低，脑细胞数目减少，常伴先天畸形，预后较差；如危害因素发生在妊娠后期，胎儿内部器官基本发育正常，仅缺乏营养，出生时小儿身长和头围都正常，但是皮下脂肪少，呈营养不良状态，称为非匀称型。该型器官细胞数目基本正常，体积小，脑细胞数常不减少，预后较好。

小于胎龄儿出生后的体格和智能发育常落后于正常出生体重儿。娩出的新生儿除了明显缺乏皮下脂肪外还具有如下特点：①应激反应差；②体温调节能力差；③低血糖；④代谢性酸中毒；⑤红细胞增多。SGA由于各器官系统的发育不完善或损伤，与早产儿外观上的特征比较见表6-6。

表6-6 早产儿与小于胎龄儿外观特征的比较

项目	早产儿	小于胎龄儿
一般状态	哭声弱，活动能力差，吸吮能力差	哭声大，较活泼，吸吮力强
毳毛	鲜红菲薄，半透明状，水肿发亮	较干燥，手足可见脱皮
胎脂	背、肩、面、额部较多	无
头发	纤细，如棉花绒状，不易分开	稍粗，较稀疏，一根根可分开
指（趾）甲	较软，达不到指（趾）端	已达指（趾）端
足底纹理	前1/3有1～2条横纹	整个足底有较清楚的纹理
颅骨	囟门大，颅缝宽，囟门边缘软	较坚硬

续表

项目	早产儿	小于胎龄儿
耳壳	缺乏软骨紧贴颅旁，耳舟不清楚	坚硬有弹性，保持直立位，耳舟清楚
乳腺	＜3mm，无结节，乳头刚可见	4～7mm，有结节，乳头突出
外生殖器	男：睾丸未降入阴囊，阴囊皱襞少 女：大阴唇未覆盖小阴唇	男：睾丸已降入阴囊 女：大阴唇已覆盖小阴唇

【常见护理诊断/问题】

1. 有窒息的危险 与宫内慢性缺氧有关。

2. 体温调节无效 与皮下脂肪缺乏有关。

3. 营养失调：低于机体需要量 与宫内营养不良有关。

4. 焦虑（父母） 与患儿的高危状态和因宫内营养不良引起的认知受损有关。

【护理措施】

1. 复苏的准备 胎儿分娩前，应预先做好复苏人员和器械的准备。分娩过程中尽量不用或少用止痛剂、镇静剂。由于宫内缺氧，SGA有胎粪吸入引起窒息的危险，复苏时应注意积极保暖，节约原已低下的能量贮备，提高复苏效果。并在复苏后密切观察呼吸情况。

2. 维持体温稳定 由于SGA体表面积较大且皮下脂肪层薄，热量丢失明显，易于出现低体温。故应控制恰当的环境温度，减少皮肤蒸发散失热量，必要时放入暖箱。维持体温在正常范围，减少能量消耗。

3. 维持血糖稳定 SGA生后12小时内，因其代谢率较同体重的早产儿高，糖消耗大，肝糖原储备不足，糖原异生作用差，分娩时糖原消耗殆尽，故生后容易发生低血糖。常呈无症状性低血糖，需监测血糖水平，一旦血糖低于2.6mmol/L（47mg/dl），应喂糖水或静脉滴注葡萄糖溶液。由于SGA糖耐受不良，可产生高血糖和糖尿。

4. 喂养 必须早期喂养，经口喂养不能满足营养需要者，考虑静脉补充葡萄糖或全静脉营养，直到婴儿能经胃肠道接受足够的能量为止。供应丰富的营养，为生长发育提供足够的物质基础。

5. 促进亲子关系 小于胎龄儿在新生儿期应开始智能训练，应帮助父母树立照顾小儿的信心，鼓励他们多花些时间与孩子在一起，创造良好的物理刺激环境，以促进孩子的体格生长和智能发育。

二、大于胎龄儿及其护理

大于胎龄儿（large for gestational age，LGA）是指出生

体重大于同胎龄儿平均体重的第90百分位，或高于同胎龄儿平均体重的2个标准差的新生儿。凡出生体重≥4000g者称为巨大儿。

【病因】

LGA可以是生理性的，也有不少是病理性的。

1. 生理性因素 孕妇在妊娠期进食量多，摄入蛋白质高，胎儿可能巨大，属于生理性。与遗传有关，父母体格较高大。

2. 病理性因素 孕母患有糖尿病、胎儿患Rh血型不合溶血病、大血管错位或Beckwith综合征时血糖高，刺激胎儿胰腺，导致胰岛细胞肥大，β细胞过度增生，增加了胰岛素的分泌。高胰岛素血症会导致胰岛素敏感组织例如心脏、肝脏、肌肉等过度生长。胰岛素促进葡萄糖转化为糖原，阻止脂肪分解、增加脂肪的合成和沉积。

【临床特点】

1. 产前情况 孕母的子宫大于同孕周的正常子宫的大小往往提示LGA的可能性。当胎儿以异常的速度生长时，可给予超声检查以确诊。若在妊娠期间没有发现胎儿过大，在分娩时胎儿不能通过正常骨盆也应该怀疑是否为LGA。

2. 产时情况 由于胎儿巨大，分娩时会产生过大的压力，导致先锋头、头颅血肿；娩肩困难时容易出现锁骨骨折并常伴有臂丛神经损伤；产程延长引起窒息、颅内出血等。

3. 出生后表现 ①糖尿病母亲巨大儿：常表现为肥胖，面色潮红，满月脸，口唇深红；出生后中断了母体持续的葡萄糖供应，而胰岛素水平仍高，故易发生低血糖；胰岛素及葡萄糖影响肺表面活性物质产生，导致新生儿呼吸窘迫综合征的发生率升高；肝功能不成熟、红细胞增多症使新生儿出现高胆红素血症，黄疸持续时间较长；甲状旁腺功能低下导致低钙血症、低镁血症、低磷血症。②Rh血型不合溶血病巨大儿：有重度高胆红素血症、贫血、水肿、肝脾大。③Beckwith综合征巨大儿：除体型巨大外，还伴有突眼、舌大、内脏肿大等。④大血管错位巨大儿：常有气促、发绀、低氧血症。⑤先天畸形：尿道下裂、腭裂等。

【常见护理诊断/问题】

1. 有窒息的危险 与胎儿过大、难产有关。

2. 营养失调：低于机体需要量 与糖尿病母亲的婴儿易出现低血糖有关。

【护理措施】

1. 出生时护理 由于头部较大，出生时颅内压较高，对呼吸中枢产生压迫，使呼吸功能减弱，一些大于胎龄儿在建立呼吸时有一定困难。胎儿分娩时头部过度屈向一边以利于双肩娩出，往往会导致颈部神经损伤，引起膈肌麻痹，膈肌麻痹阻碍了受损一侧的肺部主动运动。剖宫产娩出的患儿会有肺液滞积在肺内，影响气体的有效交换。发生窒息及产伤者，应积极抢救。

2. 出生后测体重，观察有无全身畸形及其他疾病。发绀者应怀疑大动脉转位；Beckwith综合征从外表即可发现；Rh血型不合溶血病需注意查血型和抗人球蛋白试验。

3. 监测血糖 能进食者尽早喂哺，以免发生低血糖。如发现血糖低，及时调整葡萄糖的输注浓度及速度。

4. 大于胎龄儿 不一定成熟，尤其是糖尿病母亲婴儿。需加强护理，注意并发症的发生。

5. 健康教育 父母可能会因孩子的体型较大而低估他们的需要。告诉父母大于胎龄儿的原因及可能的问题，鼓励父母给孩子精心、温和的照顾，不要因外表的原因而高估了他们的耐受能力。

第四节　新生儿重症监护及护理

新生儿重症监护是对病情不稳定的危重新生儿给予持续护理、复杂的外科处置、连续的呼吸支持等干预措施。新生儿重症监护室（neonatal intensive care unit，NICU）是一个包含完备的仪器设备、丰富的临床经验、规范化的操作方案和密切配合的团队整合系统，是对危重新生儿进行病情的连续监护和及时有效的抢救和护理的病室。自建立以来危重新生儿得到了合理的诊治，死亡率及后遗症的发生率明显下降。

【监护对象】

NICU专收需要密切监护或抢救治疗的患儿，可直接来自产房、门诊或下级医院观察过程中病情恶化转运而来，主要包括：①母亲高危因素或分娩过程有并发症的新生儿；②宫内窘迫持续时间较长或生后重度窒息需监护者；③早产儿、极低或超低出生体重儿、小于或大于胎龄儿等需要严密监护者；④缺氧缺血性脑病、颅内出血及中枢神经系统感染者；⑤因各种原因引起呼吸、慢性呼吸衰竭，频繁呼吸暂停，需行氧疗、气管插管及机械通气等进行呼吸管理的新生儿；⑥反复惊厥发作者；⑦重症感染、各种原因所致休克者；⑧有单个或多个脏器功能衰竭者；⑨外科手术前后需监护的患儿，如食管气管瘘、先天性心脏病等或严重畸形儿需监护者；⑩严重心律失常、心功能不全者。

【监护内容】

危重新生儿随时都会有生命危险，须认真细致观察病情，并利用各种监护仪器、微量快速的检测手段，进行连续不断的监护，以便及早发现病情变化，及时处理。

1. 心脏监护 危重新生儿随时可发生心血管功能紊

乱，可采用心肺监护仪，监测心率、心律等，若发现心脏节律异常，需进行 24 小时动态心电图监测，以便在患儿病情变化时能够及时发现和处理。需要注意的是心电监护显示的心电图受多种因素的影响，主要用于了解心率和心律的动态变化，不能用于 ST 段及其他心律失常的细节分析。当患儿心电监护心电图异常时，应结合临床和常规心电图检查进行判断。

2. **血压监测** 血压监测主要是反映心脏前、后负荷及循环血流量的指标，常用的有直接测压法和间接测压法。①创伤性直接测压法是经动脉（脐动脉）插入导管，并接通传感器，由传感器将压力转换为电信号，经处理在荧光屏上连续显示血压波形和血压平均值。此法较为准确，但操作复杂，并发症较多，仅在周围灌注不良时使用。②间接测压法是用传统气囊袖带束缚上臂，接传感器，经处理显示收缩压；或使用 Dinamap 血压测定仪，用特制袖带束缚上臂，测收缩压、舒张压、平均压及心率，且能根据需要定时测量，方法简便。危重新生儿血压监测一般每次 2~6 小时，对休克、失血等患儿每次 1~2 小时，血压测量完毕要及时取下袖带，以免影响被测上肢末梢血液循环。

3. **呼吸监护** ①临床观察：要密切观察患儿有无呼吸困难、呻吟、呼吸暂停及发绀等呼吸系统疾病常见的表现。一旦出现三凹征、点头状呼吸、辅助呼吸肌群代偿等情况，及时通知临床医师并给予适当的呼吸支持。②心肺和氧合状态监护：心肺监护仪可实时监测呼吸频率、心率和呼吸暂停的发生。氧合状态监测方法有经皮氧分压、经皮血氧饱和度（SpO_2）、动脉氧分压和动脉血氧饱和度四种。SpO_2 监测是临床最常使用的监测氧合状态的方法，通过测量双波长光源和光传感器间氧合和还原血红蛋白的差异得到氧饱和度值。使用 SpO_2 监测应注意：当患儿严重水肿、低体温、循环不良、贫血等情况时，所测值会偏低；患儿肢体过度活动时显示的 SpO_2 及心率常因干扰而不正确，故观察 SpO_2 读数应在安静状态下读取；高危新生儿、吸氧的早产儿应注意监测 SpO_2，新生儿保持在 85% ~95%，以避免用氧过度发生早产儿视网膜病变和肺损伤。③血气分析：应尽量用动脉血进行分析，经皮二氧化碳分压（$TcPCO_2$）作为一种无创监护手段已逐渐运用于我国 NICU 中，它测试的是皮下组织的二氧化碳分压，而不是动脉血气的二氧化碳分压。④胸片：有发绀、呼吸困难的患儿，需摄胸片了解心肺情况，有助于上呼吸道梗阻、胸肺及邻近组织病变诊断和动态监测，判断气管插管位置和机械通气并发症。⑤肺功能监测：新生儿机械通气过程中应用床旁无创肺功能监护，反映患儿和机器互相作用下通气和力学情况，为临床医师提供调节呼吸机参数较为客观的依据。主要的监测项目有每分通气量和潮气量、动态肺顺应性、气道阻

力等。

4. **中枢神经系统监护** 新生儿尤其是早产儿脑损伤发生率较高，但不容易被及时发现，因此，对高危新生儿要进行神经系统监护，以达到早发现、早诊断、早干预的目的。监护的主要项目如下。①床旁头颅 B 超：是早产儿脑室内出血首选的筛查方法，也适用于脑积水患儿术后的疗效观察。②脑电图：评价脑发育成熟度、判断脑损伤的严重程度及预后、诊断新生儿惊厥。振幅整合脑电图可以长时间记录脑电功能，尤其适用于 NICU 中高危新生儿的床旁脑功能监测。③其他：头颅 CT、MRI、脑干诱发电位和脑血流多普勒监测等对脑功能状态的监测具有一定价值。

5. **消化系统监护** 严密观察喂养情况，如有无呕吐、胃潴留、腹泻、腹胀、便秘、便血、黄疸等。所有危重患儿都需要动态监测肝脏功能；影像学检查如腹部 B 超、X线摄片、胃肠道造影等。

6. **肾功能监测** 观察 24 小时尿量、有无水肿等。对高危新生儿应常规监测血肌酐和尿素氮，如有问题再进一步检查尿比重、渗透浓度、尿/血渗透浓度比值、尿钠排泄分数等。

7. **感染指标监测** 新生儿特别是早产儿免疫功能差，易发生感染。发生感染时其临床早期症状、体征常常不典型，且病情发展迅速，一旦失去早期救治的时机，即可导致感染性休克、DIC 等多器官功能衰竭而死亡，早期准确的判断和治疗尤为重要。实验室监测指标有白细胞、血小板、C 反应蛋白、降钙素原、细胞因子等。

【NICU 的要求】

1. **环境** 声音过大不仅给新生儿带来压力刺激，也可导致听力丧失，甚至影响其情感的发展。NICU 里监护仪器的噪音不仅损害新生儿的听神经，还可引起一些生理改变，如心动过速、呼吸急促或暂停、氧饱和度下降、一过性平均动脉压升高、睡眠紊乱、惊厥，甚至可导致小早产儿颅内出血。因此要采取有效的措施降低 NICU 的噪声水平。在护理治疗工作中，医护人员应做到四轻：说话轻、走路轻、关门或抽屉轻、操作轻；不在暖箱上写字或放置物品；降低报警声等。同时还可使用简单有效的方法减少噪音对患儿的影响，如给患儿带上耳罩、帽子，在暖箱上覆盖布单并合理布置吸音设备等。

2. **体位** 早产儿缺乏肌张力控制身体运动，倾向于四肢伸直。长时间处于此种体位可导致早产儿肌肉骨骼系统发育障碍，严重时可致畸形。合理的体位可促进身体的伸直和屈曲平衡，一般摆放体位的原则是促进身体的对称性，四肢中线屈曲位，可发展手 – 口综合能力（把手放在口边），提高患儿的自我安慰度。可使用等长布条来控制或将新生儿至于鸟巢式的体位中，鸟巢式的体位可提高自我

调节能力，是保持新生儿最有利的体位之一，应该被作为日常工作的程序执行。早产儿取仰卧位时，肩下垫软枕，避免颈部屈曲或仰伸过度以降低气道阻塞危险，利于呼吸。俯卧位可改善动脉血氧分压和肺顺应性，增加潮气量，降低能量消耗，增加胸廓的协调性。

3. 对医疗护理操作的要求　NICU 某些日常治疗、护理操作可扰乱新生儿的正常生长发育。新生儿在 NICU 接受的多种检查和操作如气道吸引、足底采血、各种注射、胸部 X 线摄片检查等多为不良刺激。不论是足月儿或早产儿，出生后即具有感受疼痛的能力，接受大量致痛性操作的早产儿和危重新生儿，产生强烈的应激反应，甚至导致各种并发症或死亡。侵入性操作可使早产儿颅内压显著波动而诱发早产儿脑室内出血和脑室周围白质发育不良，还可对新生儿睡眠－觉醒状态、食欲、母婴交流等造成一系列的近期及远期不良影响，因此应引起临床重视。尽量避免或降低疼痛的发生，合理使用止痛方法，如口服蔗糖水、非营养性吸吮、抚触诱导治疗及使用止痛剂。对于早产儿，各种操作应集中进行，避免长时间打扰患儿，操作时动作轻柔缓慢，并观察患儿是否有不适征象。

4. 社会和伦理道德环境　NICU 是新生儿远离家庭的另一个家，新生儿开始体会被人拥抱、轻柔抚触、与人谈话及独自留在一边的感觉，因此人文关怀非常重要。同时 NICU 也要经常面对一些伦理问题，特别是当一个患儿挣扎在死亡线上时候，很难决定是继续维持生命还是放弃。NICU 必须执行有医院伦理委员会完全支持认可的伦理或道德规范标准，同时必须签署详细的知情同意书，以避免任何伦理道德上的悲剧。

⊕ 知识链接

以家庭为中心的护理

高质量的儿科护理必须遵循"以家庭为中心的护理（family centered care, FCC）"模式，积极创造环境让新生儿父母直接参与护理，并有机会参与医师护士的查房、参与医疗护理计划的制订和实施，从而缓解新生儿父母的紧张焦虑情绪，同时促进新生儿疾病康复和生长发育。但是目前新生儿病房尤其是 NICU 大多采用的是封闭式管理，新生儿父母没有机会看望和照顾自己的孩子，焦虑和抑郁程度普遍较高。实施"以家庭为中心"的护理模式是儿科护理发展的必然趋势。应该把"以家庭为中心"的护理理念纳入管理标准，改变现行的新生儿病房探视制度，充分利用医院资源，建立家庭式病房，真正体现以家庭为中心护理的理念，践行"家长是护理孩子的专家，是医护人员的合作伙伴"的理念。

第五节　新生儿窒息

新生儿窒息（asphyxia of newborn）是指胎儿因缺氧发生宫内窘迫或娩出过程中引起的呼吸、循环障碍，导致新生儿娩出 1 分钟内无呼吸或仅有不规则、间歇性、浅表呼吸。由于产科儿科进一步合作，产科技术和宫内监护的进展、儿科复苏技术的改进，近年来窒息的发生率有逐年下降的趋势。

【病因】

凡是造成胎儿和新生儿缺氧的因素均可引起窒息。新生儿窒息多为胎儿窒息（宫内窘迫）的延续。

1. 孕母因素　孕母患全身性疾病如呼吸功能不全、严重贫血、CO 中毒、心脏病、低血压、慢性肾炎、糖尿病、妊娠期高血压综合征；孕母酗酒、吸烟、吸毒；孕母年龄 >35 岁或 <16 岁。

2. 胎盘和脐带的因素　胎盘因素有前置胎盘、胎盘早剥、胎盘老化等；脐带因素有脐带受压、打结、脱垂、脐绕颈等。

3. 分娩因素　分娩时不恰当使用镇静剂、镇痛剂使新生儿呼吸中枢抑制；难产、急产、高位产钳助产、产程延长。

4. 胎儿因素　早产儿、小于胎龄儿、巨大儿；先天性畸形；羊水或胎粪吸入；宫内感染或宫内失血所致神经系统受损等。

【病理生理】

1. 窒息时胎儿向新生儿呼吸、循环的转变受阻　在宫内，胎儿肺充满液体，不能用于气体交换，而是通过胎盘得到氧气。产程发动后，肺液开始吸收，出生后随着新生儿呼吸建立，空气进入肺泡，最初几次呼吸可以使大部分肺液吸收、清除。随后肺内充满气体，肺表面活性物质分泌，肺血管阻力下降，动脉氧合水平上升，患儿肤色转红。由于某些原因导致这一转变过程受阻，使新生儿的呼吸停止或抑制，肺泡不能扩张，肺液不能清除导致缺氧、酸中毒，后者可引起肺血管阻力增加，胎儿循环重新开放、持续肺动脉高压，导致不可逆的器官功能损伤。

2. 窒息时各器官缺血改变　窒息开始时，缺氧、酸中毒引起机体血液重新分布，即经典的"潜水"反射。肠、肺、肾、皮肤等非生命器官血管收缩，血流减少，以保证心、脑、肾上腺等生命器官的血供。如缺氧持续存在，无氧代谢进一步加重了代谢性酸中毒，血液代偿机制丧失，心率和动脉血压下降，最终不仅导致脑、心、肾上腺的血流量减少，非生命器官血流量也进一步减少导致各脏器受损。

3. 呼吸改变

（1）原发性呼吸暂停（primary apnea）　胎儿或新生

儿缺氧初期，呼吸代偿性加深加快，如缺氧继续，则出现呼吸停止、心率减慢，即原发性呼吸暂停。此时患儿血压可保持不变，循环尚好，肌张力存在，给予及时吸氧或必要的刺激，能使患儿重新恢复呼吸。

（2）继发性呼吸暂停（secondary apnea）　如缺氧持续存在，新生儿出现深度喘息样呼吸，心率继续下降，同时血压开始下降，呼吸越来越弱，最后在一次深呼吸后进入继发性呼吸暂停。此时肌张力消失，面色苍白，心率和血压持续下降，新生儿对外界刺激无反应，此时必须给予正压人工呼吸，否则将死亡。

4. 血液生化和代谢改变　缺氧导致血 $PaCO_2$ 升高，pH 和 PaO_2 降低。窒息时机体处于高代谢的应激状态，儿茶酚胺和胰高血糖素释放增加，血糖增高，随着糖原的消耗增加，可发生低血糖。血游离脂肪酸增加，促进了钙离子与蛋白结合而导致低钙血症。缺氧可引起抗利尿激素分泌异常，发生稀释性低钠血症。

【临床表现】

1. 胎儿宫内窒息　首先出现胎动增加，胎心率 ≥160 次/分；然后表现为胎动减少，胎心减慢，胎心率 <100 次/分。肛门括约肌松弛排出胎便，羊水被污染成黄绿色或墨绿色。

2. Apgar 评分　用以判断有无新生儿窒息及窒息的严重程度，是一种简易的评估新生儿窒息程度方法。该评分采用 10 分制，共 5 项，内容包括心率、呼吸、对刺激的反应、肌张力和皮肤颜色；每项最大分值 2 分。8～10 分为正常，4～7 分为轻度窒息，0～3 分为重度窒息。生后 1 分钟评分可区别窒息程度，5 分钟及 10 分钟评分有助于判断复苏效果和预后（见表 6-7）。

表 6-7　新生儿 Apgar 评分法

体征	评分标准			生后评分	
	0	1	2	1 分钟	5 分钟
皮肤颜色	青紫或苍白	躯干红、四肢青紫	全身红		
心率（次/分）	无	<100	>100		
弹足底或插管反应	无反应	有些动作，如皱眉	哭、喷嚏		
肌肉张力	松弛	四肢略屈曲	四肢能活动		
呼吸	无	慢、不规则	正常、哭声响		

3. 各器官受损表现　窒息时缺氧、缺血可导致多个系统器官损害。①中枢神经系统：主要是缺氧缺血性脑病和颅内出血。②呼吸系统：易发生羊水或胎粪吸入综合征、肺出血、持续肺动脉高压。③心血管系统：轻症时有传导

系统和心肌受损，严重者出现心源性休克和心衰。④泌尿系统：血液灌注过低会导致急性肾小管坏死及肾衰竭。⑤消化系统：血液灌注过低会造成肠道缺血坏死出现坏死性小肠结肠炎。⑥代谢的影响：常见低血糖、电解质紊乱，如低钠血症和低钙血症等。

【辅助检查】

动脉血气分析为最主要的实验室检查，是国际公认的反映胎儿氧合、酸碱状况最客观的指标。当 pH ≤7.25 时，提示胎儿有严重缺氧，出生后监测血气分析，监测 pH、$PaCO_2$、PaO_2，作为应用氧气和碱性溶液的依据。根据病情可选择性监测血糖、血电解质、血尿素氮及肌酐等生化指标。

【治疗要点】

1. 预防及积极治疗孕母疾病

2. 早期预测　估计胎儿娩出后有窒息危险时，复苏小组做好准备工作。

3. 及时复苏　按 ABCDE 复苏方案。A（airway）：尽量吸尽呼吸道黏液、保持呼吸道通畅；B（breathing）：建立呼吸，增加通气；C（circulation）：维持正常循环，保证足够心搏出量；D（drug）：药物治疗；E（evaluation）：评价。A、B、C 最为重要，A 是根本，B 是关键。

4. 复苏后护理　评估和监测呼吸、心率、血压、尿量、经皮氧饱和度及窒息所致的神经系统症状等，注意维持内环境稳定，控制惊厥，治疗脑水肿。

【常见护理诊断/问题】

1. 自主呼吸障碍　与羊水、气道分泌物吸入导致低氧血症和高碳酸血症有关。

2. 体温过低　与缺氧、环境温度低下有关。

3. 焦虑（家长）　与病情危重及预后不良有关。

【护理措施】

1. 早期预测　估计胎儿娩出后有窒息危险时，应做好充分准备工作。

（1）医务人员的配备，至少要有 1 名熟练掌握复苏技能的医务人员，应掌握正压人工呼吸、气管插管、胸外按压及药物的使用等技能。

（2）吸引器械　吸引球囊、吸引器和管道、吸引管、注射器、胎粪吸引管。

（3）正压人工呼吸器械　新生儿复苏囊、不同型号的面罩、氧源。

（4）气管内插管器械　喉镜、不同型号的气管导管、剪刀、固定气管导管的胶布或其他固定装置。

（5）其他　辐射保暖台或其他保暖设备、温暖的毛巾、无菌手套、听诊器、胶布、脉搏血氧饱和度仪。准备

相应药品为 1∶10000 肾上腺素、生理盐水、5% 碳酸氢钠等。

2. 及时复苏 按照 A、B、C、D、E 步骤进行。

（1）A：通畅气道（要求在生后 20 秒内完成）　①保温：新生儿娩出后即置于远红外或其他方法预热的保暖台上。②体位：患儿采取仰卧位，颈部轻度仰伸到鼻吸气位，使咽喉壁、喉和气管成直线。③吸引：立即吸尽口、鼻、咽及气道内分泌物和黏液，吸引时间每次不超过 10 秒，先吸口腔再吸鼻腔。④擦干：温热干毛巾彻底擦干全身，拿走湿毛巾。

（2）B：建立呼吸　①触觉刺激：拍打足底和摩擦患儿背部诱发呼吸出现。经触觉刺激后呼吸正常、心率 >100 次/分、肤色红润，则进一步观察；②正压通气：如触觉刺激后无自主呼吸或心率 <100 次/分，立即给予复苏囊面罩加压通气；面罩应密闭遮盖下巴尖端、口鼻，但不盖住眼睛；通气频率为 40 ~ 60 次/分，压力以可见胸部起伏或听诊呼吸音正常为宜。经过 30 秒有效正压通气（有效通气由听诊双侧肺有呼吸音和观察有胸廓运动确定）后新生儿心率 >100 次/分，出现自主呼吸，肤色转红，可予以观察；如新生儿情况持续恶化或无改善后，心率 <60 次/分，须进行气管插管正压通气，并考虑胸外心脏按压。

（3）C：恢复循环　正压通气 30 秒后心率 <60 次/分，应在继续正压通气的同时进行胸外心脏按压。可采用拇指法和双指法。推荐拇指法。按压部位在胸骨体下 1/3 处，胸骨下陷的幅度为胸廓前后径的 1/3（图 6-3）。需 2 位医护人员配合，一人按压胸廓，另一人持续正压通气。按压频率为 90 次/分（每按压 3 次，正压通气 1 次，每个动作周期包括 3 次按压和 1 次人工呼吸，每个周期 2 秒）。胸外心脏按压 45 ~ 60 秒后评估心率恢复情况。

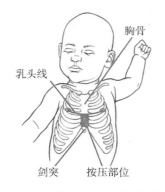

图 6-3　胸外按压的解剖位置

（4）D：药物治疗　①建立有效的静脉通路；②保证药物应用：胸外心脏按压 45 ~ 60 秒后不能恢复正常循环时，给予 1∶10000 肾上腺素 0.1 ~ 0.3ml/kg 静脉注入或 0.5 ~ 1.0ml/kg 气管内注入。根据病情遵医嘱扩容、纠正酸中毒、低血糖、低血压等。

（5）E：评价　复苏过程中，在每一个操作后进行评估，主要是对患儿呼吸、心率、肤色的评估（有条件使用脉搏氧饱和度仪监测血氧饱和度和心率），然后再决定下一步的操作（新生儿复苏流程见图 6-4）。

> **⊕ 知识链接**
>
> **新生儿复苏**
>
> 国际上近 20 年来，从来都是称"新生儿复苏"，而不是称"新生儿窒息复苏"，意思是复苏并非针对之前就有的所谓新生儿窒息，而是为了救护所有出生后即刻需要（呼吸循环）帮助的初生儿，使原本无呼吸的胎儿过渡到能正常呼吸的新生儿，其观念是指导临床重复苏，轻窒息，将复苏放在首位。

3. 复苏时及复苏后护理

（1）温度管理　①根据情况因地制宜使用提高室温、袋鼠式保暖、预热包被、辐射台保暖等保暖措施。指南推荐胎龄 <32 周或体重 <1500g 的新生儿，生后不擦干，颈部以下放入塑料袋或用塑料包裹，放于辐射台进行复苏或观察。对胎龄 <28 周的早产儿，产房的温度应保持至少 28℃。②避免高温：缺血时及缺血后高体温与脑损伤有关，需要复苏的新生儿应以达到体温正常为目的，避免医源性体温过高。

（2）持续监测生命体征及维持内环境稳定　监测氧饱和度、心率、血压、血细胞比容、血糖、血气分析及血电解质等。复苏后护理尤其要定时监测血糖，维持血糖 60 ~ 80mg/dl，防止低血糖脑损伤。

（3）根据指征用氧　健康足月新生儿出生后要用 10 分钟才能达到导管前氧饱和度 >95%，而需近 1 小时达到导管后氧饱和度 >95%。足月儿出生后复苏用正压通气，开始用空气复苏，如果在有效通气的情况下心率不增加或氧饱和度增加不满意，再考虑应用高浓度氧。早产儿用空气复苏不能达到要求的氧饱和度，应用空氧混合仪并在脉搏氧饱和度的指导下进行调节，开始用 30% ~ 40% 氧，然后根据氧饱和度调整氧浓度。

4. 复苏后器官功能监测　窒息后常引起心、肺、脑功能受损，故对新生儿窒息复苏后要通过各种监护措施观察各脏器受损情况。①记录首次排尿时间和尿量，是否有肾脏受损；②观察意识状况、神经反射、惊厥、瞳孔反应、肌张力等的变化，是否有脑部受损；③观察有无发绀、呼吸困难、呼吸的频率及节律的变化；④观察心率、心音、血压、毛细血管充盈情况等，是否有心肌受损的表现；⑤监测血糖，注意酸碱失衡、电解质紊乱。

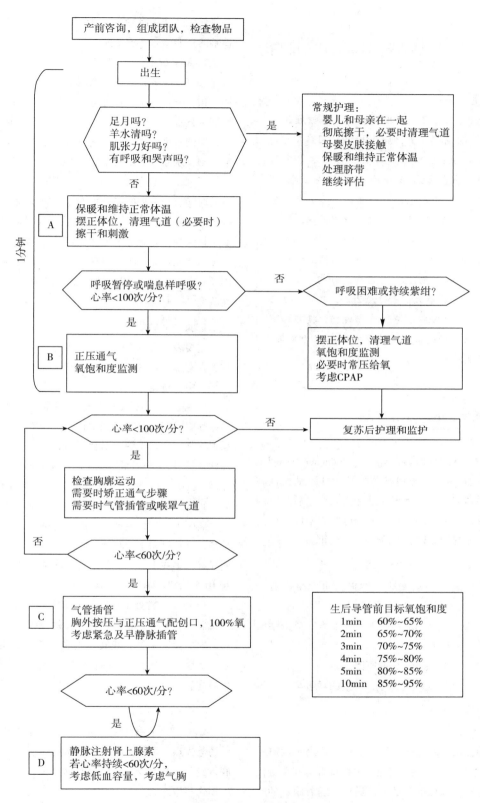

中国新生儿复苏流程图（2016年）

图6-4　新生儿复苏流程图

第六节　新生儿缺氧缺血性脑病

⇒ 案例引导

案例　患儿，男，2天，因嗜睡2天，惊厥3次入院。患儿系第1胎第1产，胎龄39周，因胎儿宫内窘迫，产钳助产娩出，脐带绕颈2周，羊水Ⅲ度污染，出生体重3750g，生后1分钟Apgar评分2分，5分钟评分5分，20分钟7分。吃奶差，反应差，嗜睡，哭声低，惊厥3次，表现为双目凝视，双上肢抖动，持续1~3分钟。体格检查：T 36.5℃，P 90次/分，R 48次/分，体重3600g，足月新生儿貌，嗜睡，反应差，哭声无力，呼吸不规则，皮肤苍白，前囟1.5cm×1.5cm，饱满，双瞳孔等大，直径约2mm，双肺呼吸音清，心音有力，心率90次/分，节律规整，腹部略膨隆，脐带未脱落，肠鸣音无异常，四肢肌张力减低，拥抱反射、吸吮反射减弱。

讨论：

1. 该患儿存在哪些护理诊断/问题？

2. 对患儿应采取哪些护理措施？

新生儿缺氧缺血性脑病（hypoxic – ischemic encephalopathy，HIE）是指围生期窒息缺氧导致的缺氧缺血性脑损伤，出现一系列脑病临床表现，是新生儿窒息后严重的并发症，病情重，病死率高。部分病例可留有不同程度的神经系统后遗症如智力障碍、脑性瘫痪、癫痫等。

【病因】

缺氧是发病的核心，缺氧缺血性损伤可发生在各个阶段。

1. 出生前缺氧　主要是宫内窘迫，与孕母全身性疾病、胎盘、脐带异常有关。

2. 出生时窒息　是缺氧常见的原因。

3. 生后缺氧　如反复呼吸暂停、严重的呼吸与循环系统疾病、重度溶血、休克等。

【发病机制】

缺氧后多种发病机制交互作用，导致不可逆的脑损伤。

1. 脑血流动力学改变　新生儿严重缺氧后出现全身代偿性血液重新分布，以保证脑的血液灌注。随着缺氧的时间延长，这种代偿机制丧失，脑血液灌注锐减。而脑血流灌注有明显的区域性差异，即供应大脑半球的血流减少，以保证丘脑、脑干和小脑的血液灌注。缺氧、高碳酸血症可致脑血管的自主调节功能障碍，形成"压力被动性脑血流"，即脑血管的舒缩功能丧失，脑的血流灌注完全随着全身血压的变化而波动，脑血流出现低灌注压或过度灌注，使脑的功能状态严重受损。

2. 脑组织生化代谢改变　脑所需的能量来源于葡萄糖氧化过程，缺氧时有氧代谢减弱，无氧代谢取而代之，乳酸堆积，导致低血糖和代谢性酸中毒；ATP生产急剧减少，因能量衰竭使脑细胞不能维持正常生理功能，细胞膜钠泵、钙泵功能不足，使钠钙离子进入细胞内，激活某些受其调节的酶，从而进一步加重脑细胞损伤。

3. 神经病理学改变　病变范围和分布主要取决于缺氧持续时间、严重程度以及损伤发生时脑损伤成熟度。常见病理改变有下述类型。①脑水肿：为早期主要病理改变；②选择性神经元死亡及梗死：足月儿常见神经病理学改变是皮质梗死及深部灰质核坏死；③早产儿则易出现脑室周围及脑室内出血，其次是脑室周围白质软化，可发展为囊性改变。

【临床表现】

主要表现为意识改变、肌张力及原始反射的异常。严重者伴有脑干功能障碍。依缺氧程度不同，临床表现可分为轻、中、重度。

1. 轻度　主要表现为过度兴奋，如易激惹，肢体颤动，睁眼时间长等。肌张力正常，拥抱反射稍活跃，吸吮反射正常。呼吸平稳，前囟张力正常，一般无惊厥。兴奋症状在生后24小时最明显，3天内逐渐消失，预后好。

2. 中度　主要表现为过度抑制，如嗜睡，反应迟钝，失去正常的睡眠觉醒周期，肢体自发动作减少，可出现惊厥。肌张力减低，拥抱、吸吮反射减弱，前囟张力正常或稍高，瞳孔可缩小，对光反应迟钝。症状在生后72小时最明显，大多在1周末症状消失，病情恶化反复抽搐或症状在10天后仍不消失者可能留有后遗症。

3. 重度　常处于昏迷状态，神志不清，四肢松软或间歇性肌张力增高，频繁惊厥，反复呼吸暂停，前囟饱满紧张，原始反射消失，瞳孔不对称或扩大，对光反应消失，心率减慢。病死率高，多在1周内死亡，存活后多数留有后遗症。

【辅助检查】

1. B超　具有无创、廉价、可在床边操作和进行动态随访等优点。可显示缺血性脑水肿所引起的改变，其对基底神经节、脑室及其周围出血具有较高的特异性，但对皮质损伤不敏感。

2. CT扫描　可帮助了解颅内出血的范围和类型，诊断HIE仅作为参考，最适检查时间为生后2~5天。

3. 核磁成像（MRI）　对脑灰、白质的分辨率异常清晰，且三维成像能清晰显示B超或CT不易探及的部位，对于足月儿和早产儿脑损伤的判断均有较强的敏感性。弥散加权磁共振（DWI）对显示脑梗死则具有较高的敏感性和特异性。

4. 脑电图　可客观地反应脑损害程度、判断预后，且有助于惊厥的诊断。在生后 1 周内检查，可表现为脑电活动延迟、异常放电、背景活动异常（以低电压和爆发抑制为主）等。

5. 血生化检查　血清肌酸磷酸激酶脑型同工酶（CPK-BB）正常值 < 10U/L，脑组织受损时升高；神经元特异性烯醇化酶（NSE）正常值 < 6μg/L，神经元受损时血浆中该酶活性升高。

【治疗要点】

治疗方案应有全局观念，全面维护机体内环境稳定和各脏器功能正常，最迟不超过生后 48 小时。

1. 三项支持治疗　①维持良好的通气、换气功能，血气和 pH 保持在正常范围，可酌情予以不同方式的氧疗，严重者可用机械通气、NO 吸入，但应避免 PaO_2 过高或 $PaCO_2$ 过低。②维持各脏器血流灌注，使心率、血压维持在正常范围。血压低者补充血容量，必要时可用多巴胺静脉滴注。③纠正低血糖，维持血糖在正常高值［5.0mmol/L（90mg/dl）］，以保证神经细胞代谢所需能源。

2. 三项对症治疗　①控制惊厥：首选苯巴比妥，负荷量 20mg/kg，若不能控制惊厥，1 小时后可加用 10mg/kg。12 小时后给维持量 5mg/（kg·d）。根据临床及脑电图可加用其他止惊药物。应用时注意抑制呼吸的可能性。②治疗脑水肿：出现颅内高压症状可应用甘露醇，宜小剂量，每次 0.25 ~ 0.5g/kg，静脉推注，酌情 6 ~ 12 小时 1 次。必要时加用呋塞米 0.5 ~ 1mg/kg。③消除脑干症状：当重度 HIE 出现呼吸节律异常，瞳孔改变时，可用纳洛酮，每次 0.05 ~ 0.1mg/kg，静脉推注。

3. 亚低温治疗　采用人工诱导方法将体温下降 2 ~ 4℃，减少脑组织的基础代谢，保护神经细胞。治疗的方法有选择性头部降温和全身降温，使用水循环降温帽进行头部局部降温，或水循环降温垫进行全身降温。目前亚低温治疗新生儿缺氧缺血性脑病，仅适用于足月儿，是否适用于早产儿尚不清楚。

【常见护理诊断/问题】

1. 低效性呼吸型态　与缺氧缺血致呼吸中枢损害有关。

2. 潜在并发症　颅内压升高、呼吸衰竭。

3. 有失用综合征的危险　与缺氧缺血导致的后遗症有关。

【护理措施】

1. 给氧　及时清除呼吸道分泌物，保持呼吸道通畅。

根据患儿缺氧情况，选择合适的给氧方式，可给予鼻导管吸氧或头罩吸氧，如缺氧严重，可考虑气管插管及机械通气。

2. 加强监护　严密监护患儿的呼吸、心率、血氧饱和度、血压等，注意观察患儿的意识、瞳孔、前囟张力、肌张力及抽搐等症状，观察药物反应。

3. 亚低温治疗的护理　采用亚低温治疗温度为 33 ~ 34℃，降温帽或降温垫的温度设为 5 ~ 10℃，在 30 ~ 60 分钟内使鼻咽部温度达 34℃、肛温 34.5 ~ 35℃，维持 72 小时。治疗期间持续监测肛温，维持稳定的亚低温度和生命体征，体温一旦有波动，应随时调整降温帽或降温垫来加以纠正。如出现心率过缓或心律失常，及时与医师联系是否停止亚低温的治疗。疗程结束后主张自然复温，每小时复温 1℃，至体温升至 35℃，可维持 2 ~ 3 小时再继续复温。需在 12 小时以上使患儿体温恢复至 37℃左右。严禁复温过快而导致血管扩张、回心血量减少，造成低血容量性休克，甚至颅内压反跳等一系列并发症。

4. 早期康复干预　疑有功能障碍者，固定肢体于功能位。早期给予患儿动作训练和感知刺激，促进脑功能的恢复。向患儿家长耐心细致解释病情，以取得理解；恢复期指导家长掌握康复干预的措施，以得到家长最佳的配合并坚持定期随访。

第七节　新生儿颅内出血

新生儿颅内出血（intracranial hemorrhage of the newborn, ICH）是新生儿期的常见病，主要因缺氧和产伤引起，尤其是早产儿，严重者可有神经系统后遗症。随着头颅超声、CT 和 MRI 的应用，新生儿颅内出血已获得越来越多的认识。

【病因和发病机制】

1. 外伤性颅内出血　以足月儿多见，主要为产伤所致。异常分娩时，局部压力不均或头颅在短时间内变形过速者可导致大脑镰、小脑天幕撕裂引起硬膜下出血；脑表面静脉撕裂常伴蛛网膜下腔出血。

2. 缺氧缺血性颅内出血　①早产儿的生发基质血管结构、分布、走形的特殊性以及毛细血管壁由单层细胞构成，是颅内出血发生的组织解剖基础；②缺氧、酸中毒可直接损伤毛细血管内皮细胞，使其通透性增加或破裂出血；③缺氧和酸中毒损伤脑血管自主调节功能，当颅内压增高或降低时，呈现"涨落"型脑血流，对颅内充血有更大的威胁。

3. 其他　呼吸机治疗、不当的输液速度、液体张力和输液量等使脑血流急剧增加引起颅内出血。另外，各种出凝血机制异常等也是新生儿颅内出血的原因。

【临床表现】

1. 常见症状　临床表现与出血部位和出血量有关,早产儿症状多不典型。轻者无症状,大量出血可在短期内死亡。常见的表现如下。

(1) 意识改变　如易激惹、过度兴奋,随后会表情淡漠、嗜睡、昏迷等。

(2) 眼部症状　如凝视、斜视、眼球上转困难、眼震颤等。

(3) 颅内压增高表现　如脑性尖叫、惊厥、前囟隆起甚至双瞳孔不等大等脑疝表现。

(4) 呼吸系统表现　如呼吸增快或减慢,呼吸不规则或暂停等。

(5) 肌张力改变　早期增高,以后减低。

(6) 瞳孔改变　大小不对称,对光反应差。

(7) 其他　出现黄疸和贫血表现。

2. 各类型颅内出血的特点

(1) 脑室周围 - 脑室内出血 (periventricular - intra-ventricular hemorrhage,PVH - IVH)　本型多见于胎龄小于32周、体重低于1500g的早产儿。早产儿颅内出血50%见于生后第一天,90%以上出现在生后4天之内,而此时发生的颅内出血很多都会有所进展,因此在矫正胎龄36周或出院前需随访头颅影像超声。早产儿IVH的临床表现虽不特异,但若患儿突然出现病情恶化、血压下降、代谢性酸中毒需立即完善头颅B超明确有无颅内出血,其最终诊断主要依据头颅B超。根据头颅B超检查结果可分为4级。Ⅰ级:室管膜下出血;Ⅱ级:脑室内出血,但无脑室扩大;Ⅲ级:脑室内出血 > 50%伴脑室扩大;Ⅳ级:脑室内出血伴脑实质出血。

(2) 原发性蛛网膜下腔出血 (primary subarachnoid hemorrhage,SAH)　出血原因常为缺氧引起蛛网膜下毛细血管内的血液外渗,少量的SAH在早产儿和足月儿中较常见,多为自限性,预后较好。少量出血可无临床表现,尤其是在足月儿中缺乏特异性表现。出血量多时可出现抽搐,但发作间歇期正常,早产儿可同时发生呼吸暂停;大量出血时病情发展迅速,常于短期内死亡。

(3) 硬脑膜下出血 (subdural hemorrhage,SDH)　主要是分娩时的产伤使横跨硬膜下腔的动静脉窦撕裂、出血所致,是产伤性颅内出血最常见的类型,多见于巨大儿。轻微出血者可以自行缓慢吸收,因此临床症状不多见。若有严重的产伤且出血量较多时,患儿可较早表现为反应低下、激惹、喂养不耐受、惊厥、前囟隆起、头围增大、偏瘫和斜视等神经系统症状,大量出血时颅内压可突然升高压迫脑干,患儿短时间内呼吸暂停而死亡。

(4) 小脑出血 (intracerebellar hemorrhage,ICEH)　多为单侧,右侧小脑半球好发。多见于危重需机械通气早产儿或合并严重产伤的足月儿,和其他类型的颅内出血表现类似。但是,ICEH患儿早期更易出现呼吸暂停,呼吸节律不规则、心动过缓。

【辅助检查】

脑脊液检查、头颅B超和CT等检查有助于诊断和判断预后。胎龄小于32周的早产儿应在出生后3～7天常规做头颅B超检查,及时发现颅内出血。

【治疗要点】

1. 止血　有凝血障碍时,可选择维生素 K_1、止血敏、立止血等,必要时输新鲜血或血浆。

2. 镇静、止惊　选用地西泮、苯巴比妥等控制惊厥。

3. 降低颅内压　有颅内压力增高症状者可选用呋塞米,必要时慎用甘露醇。

4. 对症支持治疗　保持呼吸道通畅,采用不同形式的氧疗,纠正缺氧、酸中毒,维持体内代谢平衡;并发脑积水时,密切监测,必要时考虑进行外科分流术。

【常见护理诊断/问题】

1. 潜在并发症　颅内压升高。

2. 低效性呼吸型态　与呼吸中枢受损有关。

3. 有窒息的危险　与惊厥、昏迷有关。

4. 体温调节无效　与体温调节中枢受损有关。

【护理措施】

1. 密切观察病情,降低颅内压

(1) 严密观察病情,注意生命体征、神态、瞳孔变化。密切观察呼吸型态,及时清除呼吸道分泌物,并避免外界因素阻碍患儿气道的通畅。仔细耐心观察惊厥发生的时间、性质。及时记录阳性体征并与医生取得联系。

(2) 保持绝对静卧,抬高头部,减少噪声,一切必要的治疗、护理操作要轻、稳、准,尽量减少对患儿移动和刺激,减少反复穿刺,防止加重颅内出血。

2. 保持呼吸道通畅,维持正常呼吸型态。

(1) 密切观察呼吸型态,及时清除呼吸道分泌物,保持呼吸道通畅。

(2) 合理用氧。根据缺氧程度给予用氧,注意用氧的方式和浓度,足月儿维持血氧饱和度在85%～95%。呼吸衰竭或严重的呼吸暂停时需气管插管、机械通气并做好相应护理。

3. 喂养护理　出血早期禁止直接哺乳,防止因吃奶用力或呕吐而加重出血。观察患儿吃奶情况,当患儿出现恶心、呕吐提示颅内压增高。观察患儿热量及液体摄入情况,保证机体生理需要量。脱水治疗时应密切观察患儿精神状态、前囟、皮肤弹性、尿量及颜色变化，以防止脱水过度导致水电解质平衡失调。

4. 维持体温稳定　体温过高应予以物理降温，体温过低时用红外线辐射台、暖箱或热水袋保暖。

5. 健康教育　向家长讲解颅内出血的严重性以及可能会出现的后遗症。给予安慰，以减少家属不良情绪。临床一旦发现患儿有脑损伤时，应尽早指导家属早期功能训练和智能开发，并鼓励家属坚持长期治疗和随访，以提升患儿生存质量。

第八节　新生儿呼吸窘迫综合征

新生儿呼吸窘迫综合征（neonatal respiratory distress syndrome，NRDS），又称新生儿肺透明膜病（hyaline membrane disease，HMD），是由于各种原因引起肺表面活性物质（pulmonary surfactant，PS）缺乏而导致的临床综合征，多见于早产儿，也可见于多胎妊娠、糖尿病母亲婴儿、剖宫产术后、窒息等。临床表现为出生后不久出现进行性加重的呼吸困难、青紫和呼吸衰竭。

【病因和发病机制】

PS 由肺泡Ⅱ型上皮细胞合成和分泌，具有降低肺泡表面张力，稳定肺泡内压，防止肺萎陷和减少肺水肿等作用。PS 在孕 22~24 周开始产生，随着胎龄增长，逐渐产生增多，直到胎龄 35 周时 PS 才迅速增加。此外，糖尿病母亲婴儿、选择性剖宫产、围生期窒息、感染、低体温等各种原因均可使 PS 的合成减少或者消耗增加，可诱发 NRDS 的发生。

PS 可以减低肺泡液体表面张力，保证肺泡和气管通畅，保证肺以较低的肺泡内压力保持均匀地张开。PS 缺乏时，吸气时肺泡充盈不均匀，呼气时肺泡不同程度塌陷。缺少 PS 时，新生儿维持肺张开的能力减弱，每次呼吸时呼吸做功都需要增加以使肺泡张开。随着每次呼吸做功的增加，新生儿逐渐疲劳，每次呼吸时能够张开的肺泡越来越少，无法保证肺扩张，从而导致大面积的肺不张发生。

PS 缺乏导致肺泡萎陷，肺泡难以充分扩张，潮气量和肺泡通气量减少，导致缺氧和 CO_2 潴留。缺氧、酸中毒使肺小动脉痉挛，肺动脉压力增高，导致动脉导管和卵圆孔再度开放，使右向左分流增加，缺氧加重。肺的灌注量不足增加毛细血管的通透性，纤维蛋白渗出沉积，和损伤的肺组织及渗出的细胞一起形成肺透明膜，缺氧和酸中毒更加严重，造成恶性循环。

【临床表现】

NRDS 多见于早产儿，也可见于足月儿。出生时可正常，也无窒息表现。生后 4~6 小时内主要出现以下临床表现，并逐渐加重。

1. 发绀　指需要通过吸氧才能使血氧饱和度达到 90% 以上。通常是因为肺内缺少进行充分氧气交换的肺泡表面，或者是部分血液未经过肺内充气良好的区域进行气体交换。

2. 吸气性凹陷　胸骨和胸壁下方吸气性凹陷，是由于横膈为了增加吸入胸腔的气体而增强横膈收缩所造成的，是重要的体征之一。

3. 呼气性呻吟　新生儿试图增加胸腔压力，呼气时声门不完全开放，产生呼气末正压，防止肺泡萎陷，保留功能残气量，是一种保护性反射，生后 6 小时内出现，并呈进行性加重。

4. 呼吸急促　呼吸频率 >60 次/分。呼吸急促常和胸壁凹陷一起出现。

【辅助检查】

1. 胸部 X 线检查　有特征性表现。两侧肺野普遍性透亮度减低，可见均匀分布的细小颗粒，呈"毛玻璃样改变"；支气管有充气征，进一步加重时无法看清肺、心脏和肝的边缘，严重时肺不张扩大至整个肺部，支气管充气征更明显，肺野呈"白肺"（图 6-5）。双肺野透过度均匀一致性降低，未见正常肺纹理。双侧心缘、膈肌及肋膈角显示不清。

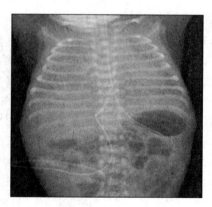

图 6-5　NRDS 胸片

2. 血气分析　PaO_2 降低（<50mmHg），$PaCO_2$ 增加（>45mmHg），pH 降低。动脉血气分析是检查和评估呼吸窘迫综合征患儿必需的，在出生数小时或数天内需要几次准确的血气分析结果来评估病情。

3. 羊水中卵磷脂（PL）和鞘磷脂（S）的比值 <2，提示肺发育不成熟。

4. 胃液振荡试验　胃液 1ml 加 95% 乙醇 1ml，振荡 15 秒后静置 15 分钟，如果沿管壁有多层泡沫为阳性。阳性者可排除本病。

【治疗要点】

1. 供氧和机械呼吸 根据患儿情况可予供氧方式，轻者可用鼻塞、面罩吸氧或经鼻持续气道正压呼吸（continuous positive airway pressure，CPAP）。如不能改善缺氧需作气管插管，呼吸机辅助呼吸。

2. 肺表面活性物质替代治疗 PS 已成为 NRDS 的常规治疗，PS 制剂有三种，如天然制剂、人工制剂、混合制剂。天然 PS（包括猪肺、牛肺 PS）的效果较好。将制剂从气管插管直接滴入肺中，使药物较均匀进入各肺叶。用药后 1 ~ 2 小时呼吸窘迫的症状即可减轻。

3. 维持酸碱平衡 呼吸性酸中毒以改善通气为主；代谢性酸中毒常用 5% 碳酸氢钠治疗。

4. 支持治疗 保证液体入量和营养供给，但总的原则是液体不宜过多，血容量的增加可使动脉导管开放，可能发生肺水肿和肺出血。

【常见护理诊断/问题】

1. 自主呼吸障碍 与 PS 缺乏导致的肺不张、呼吸困难有关。

2. 气体交换受损 与肺泡缺乏 PS、肺泡萎陷及肺透明膜形成有关。

3. 营养失调：低于机体需要量 与摄入不足有关。

4. 有感染的危险 与抵抗力降低有关。

【护理措施】

护理 RDS 患儿应该包括对高危新生儿的所有观察和干预措施。另外，需要关注呼吸治疗相关的复杂问题，关注低氧血症和酸中毒对 RDS 患儿的威胁。需要掌握治疗患儿所需的仪器，并能及时发现仪器上存在的问题。最重要的护理是持续观察和评估患儿对治疗的反应。因为患儿的病情变化非常快，氧浓度以及呼吸机参数的调整都要以血气分析的结果、血氧饱和度的监测为依据。

1. 维持呼吸道通畅 吸入氧气应该加温湿化。气管分泌物多会影响气体流速，也可能堵塞管道。及时清除呼吸道分泌物，按需吸痰，吸痰时需要对患儿进行评估，吸痰指征包括听诊肺部痰鸣音、氧合变差的表现、患儿烦躁等。观察呼吸道分泌物的色、量。尽可能使用密闭式吸痰法。吸痰时注意动作轻柔，回抽时应间歇性放开压力，吸痰管堵塞气管的时间不应超过 5 秒。

2. 体位护理 有利于患儿开放气道的体位是侧卧位、头部抬高或者仰卧位，肩下垫毛巾卷使颈部轻微仰伸，使头部处于鼻吸气位，颈部过度拉伸或过度屈曲都会导致气管直径变小。同时可以给患儿使用水床，常规观察患儿的皮肤情况。

3. 供氧 使 PaO_2 维持在 6.7 ~ 9.3kPa（50 ~ 80mmHg），SaO_2 维持在 85% ~ 95%。根据呼吸窘迫的程度，用三种不同的方式供给氧气。

（1）选用头罩供氧，用氧流量不少于 5L/min，以避免 CO_2 潴留。

（2）持续气道正压通气（CPAP） 使有自主呼吸的患儿增加肺功能残气量，防止呼气时肺泡萎陷，减少肺内血液分流。是无创正压通气，一种有效治疗 NRDS 的方法，现在已经被广泛认识到生后尽早应用 CPAP 可以减少机械通气的使用，可以缩短使用高浓度氧气的时间，减少气管插管、机械通气的并发症。放置鼻塞时，先清除呼吸道及口腔分泌物，清洁鼻腔。在 CPAP 氧疗期间，经常检查装置各连接处是否严密，有无漏气。吸痰时取下鼻塞，检查鼻部有无压迫引起皮肤坏死或鼻中隔破损等。每小时观察 CPAP 的压力和氧浓度，压力 4 ~ 8cmH_2O，氧浓度根据患儿情况逐步下调，当压力 < 4cmH_2O，氧浓度接近 21% 时，需要考虑是否试停 CPAP。

（3）机械通气 如出现频繁的呼吸暂停、使用 CPAP 后病情仍无好转者，应改用机械通气。

4. 气管插管的护理 采用经口或经鼻插管法，妥善固定气管插管以避免脱管，注意观察置管长度，检查接头有无松脱漏气、管道有无扭转受压。注意观察湿化器内无菌注射用水的水量。每次吸痰前后要注意导管位置固定是否正确，听诊肺部呼吸音是否对称，记录吸痰时间痰量、性状和颜色，必要时送检做痰培养。

5. 维持体温恒定 保持环境温度在 24 ~ 26℃，相对湿度在 55% ~ 65%，使机体耗氧量维持在最低水平。

6. 合理营养 生后第 1 天即应开始微量肠道内喂养，为保证营养供给，避免生长受限，给予部分或全肠道外营养（TPN）。采用 PICC 或脐静脉置管（UVC）输入 TPN，微量注射泵控制输入速度。加强巡视，防止 TPN 渗出而引起皮肤坏死。

7. 预防感染 NRDS 患儿应常规使用抗生素，直至排除败血症，应尽量使用窄谱抗生素并缩短疗程。应进行病原学检查，一旦除外败血症，尽快停用抗生素。做好各项消毒、隔离措施，防止发生院内感染。

8. 健康教育 让家属了解治疗过程及进展，取得最佳配合，教会父母居家照顾的相关知识，并准备好做长期的追踪。

第九节　新生儿黄疸

新生儿黄疸（neonatal jaundice）是胆红素在体内积聚而引起，是新生儿时期常见的症状之一，可分为生理性黄疸和病理性黄疸。严重者可致中枢神经系统受损，产生胆红素脑病，引起严重后遗症或死亡，故应正确识别新生儿黄疸，早期诊断，及时治疗。

【新生儿胆红素代谢】

胆红素在胎儿期孕12周时就有产生。胆红素主要来源于血红蛋白降解产物，此外，还有20%～30%源于其他非红细胞系血红蛋白的降解产物，如组织中肌红蛋白等。血红素加氧酶将血红蛋白转化为胆绿素，随后胆绿素还原酶将胆绿素还原为胆红素，同时产生等分子量的一氧化碳（CO）。胆红素被转运至血浆并与白蛋白结合，有一个快速选择性胆红素通道将血胆红素转运至肝脏，胆红素在肝脏通过葡萄糖醛酸转移酶1A1（UGT1A1）同工酶作用与葡萄糖醛酸结合。结合胆红素（直接胆红素）主动转运至胆囊，并通过大便将胆红素排出体外。肠道内的结合胆红素（直接胆红素）在葡萄糖醛酸苷酶的作用下可以分解为未结合胆红素（间接胆红素），重吸收入血液循环（图6-6）。

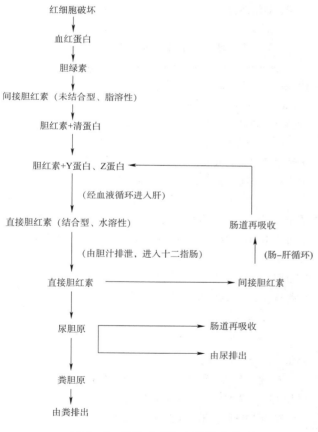

图6-6 新生儿胆红素代谢途径

【新生儿胆红素代谢特点】

1. 胆红素生成过多 新生儿每日生成的胆红素（8.5mg/kg）明显高于成人（3.8mg/kg），其原因是：①胎儿在宫内处于低氧环境，红细胞代偿性增多，新生儿血红蛋白水平明显高于成人，平均达160g/L。出生后建立呼吸，血氧浓度提高，使过多的红细胞破坏。②新生儿红细胞寿命短（新生儿为70～90天，成人为120天），形成胆红素的周期亦缩短。③旁路及其他组织来源的胆红素增多。

2. 运转胆红素能力不足 刚娩出的新生儿常有不同程度酸中毒，可减少胆红素与白蛋白联结；早产儿胎龄越小，蛋白含量越低，其联结胆红素量也越少。

3. 肝细胞摄取、结合、排泄胆红素能力低下 ①出生时新生儿体内Y蛋白含量极微，不能充分摄取胆红素，生后5～10天，Y蛋白达到正常水平；②新生儿肝细胞内葡萄糖醛酸转移酶1A1（UDPGT1A1）含量不足（仅为成人的1%～2%），使胆红素结合过程受限，形成结合胆红素量较少；③新生儿肝细胞排泄胆红素的能力不足，易致暂时性肝内胆汁淤积。

4. 肠肝循环的特殊性 随胆汁排泄进入肠道的结合胆红素，在肠腔内较高浓度的β-葡萄糖醛酸苷酶的作用下，部分水解为未结合胆红素，迅速被肠黏膜吸收回到肝脏进入血循环，增加了肠肝循环。新生儿肠腔内的粪便含胆红素80～100mg/dl，如胎粪排出延迟，也会加重胆红素的回吸收，使肠肝循环的负荷增加。加之初生新生儿肠道无细菌，不能将结合胆红素还原成尿胆素原类化合物，随肾脏或粪便排出，也增加了胆红素的回吸收。

【新生儿黄疸的分类】

传统基于单个血清胆红素值而确定的所谓"生理性或黄病理性黄疸"的诊断已经受到挑战。根据临床实际，目前高胆红素血症高风险评估方法是采用小时龄胆红素值分区曲线，又称Bhutani曲线（图6-7）；根据不同胎龄和生后小时龄以及是否存在高危因素来评估和判断这种胆红素水平是否属于正常或安全，以及是否需要光疗干预（图6-8）。所谓的高危因素包括窒息、缺氧、酸中毒、新生儿溶血、头颅血肿、皮下淤血、败血症、高热、低体温、低蛋白血症、低血糖等。

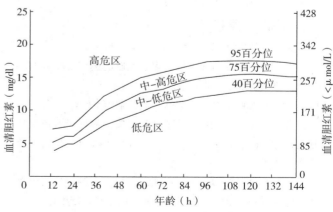

图6-7 生后小时龄胆红素风险评估曲线（Bhutani曲线）

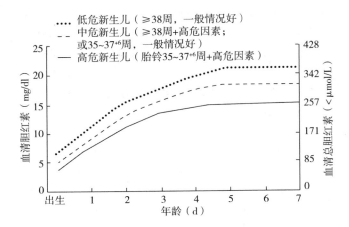

图6-8　>35周新生儿不同胎龄及不同高危因素的
生后小时龄光疗标准

1. 生理性黄疸　新生儿生理性黄疸（physiology jaundice）是指除外各种病理因素，单纯由于新生儿胆红素代谢特点所致，无临床症状，血清未结合胆红素增高至一定范围的新生儿黄疸。50%~60%的足月儿和80%的早产儿出现生理性黄疸。生理性黄疸的特点是：①足月儿生后2~3天出现，4~5天达到高峰；②足月儿在2周内消退，早产儿可延迟到3~4周；③每日血清胆红素升高<85μmol/L（5mg/dl）或每小时<0.5mg/dl；④血清总胆红素（total serumbilirubin，TSB）尚未超过小时龄胆红素曲线（Bhutani曲线）的第95百分位数，或未达到相应日龄、胎龄及相应危险因素下的光疗干预标准（图6-7）。

2. 病理性黄疸　新生儿黄疸出现下列情况之一时要考虑为病理性黄疸。①生后24小时内出现黄疸；②黄疸程度重，血清总胆红素已达到相应的日龄及相应危险因素下的光疗干预标准（图6-8），或超过Bhutani曲线的第95百分位数（图6-7）；或胆红素每日上升超过85μmol/L（5mg/dl）或每小时>0.5mg/dl；③黄疸持续时间较长，足月儿>2周，早产儿>4周；④黄疸退而复现；⑤血清结合胆红素>34μmol/L（2mg/dl）。

【病因及发病机制】

病理性黄疸根据其发病原因分为以下三类。

1. 胆红素生成过多　因过多红细胞的破坏及肠肝循环增加，使血清未结合胆红素升高。

（1）红细胞增多症　即静脉血红细胞>6×10^{12}/L、血红蛋白>220g/L、红细胞压积大于65%。常见于脐带结扎延迟、发绀型先天性心脏病、母胎或双胎输血综合征、糖尿病母亲婴儿等。

（2）血管外溶血　如头颅血肿、皮下血肿、颅内出血和其他部位的出血引起血管外溶血，使胆红素产生过多。

（3）同族免疫性溶血　如Rh血型不合、ABO血型不合、其他血型不合。

（4）感染　细菌和病毒感染均可引起溶血，多见于细菌感染，如金黄色葡萄球菌、大肠埃希菌等引起的败血症等重症感染。

（5）肠肝循环增加　先天性肠道闭锁、幽门肥厚、巨结肠、胎粪性肠梗阻、饥饿、喂养延迟等均可使胎粪排出延迟，增加胆红素的回吸收。母乳性黄疸，可能与母乳中的β-葡萄糖醛酸苷酶进入患儿肠内，使肠道未结合胆红素生成增加，肠肝循环增加有关。

（6）红细胞酶缺陷　葡萄糖-6-磷酸脱氢酶（G6PD）、丙酮酸激酶和己糖激酶缺陷均可影响红细胞代谢，易于在网状内皮系统滞留破坏。

（7）红细胞形态异常　遗传性球形红细胞增多症、遗传性椭圆形红细胞增多症等，由于红细胞膜结构异常过早被脾脏破坏。

（8）血红蛋白病　如地中海贫血等，由于血红蛋白肽链数量和质量缺陷而引起溶血。

（9）其他　维生素E缺乏和低锌血症等使细胞膜结构改变，导致溶血。

2. 肝脏胆红素代谢障碍　由于肝细胞摄取和结合胆红素的功能低下，使血清未结合胆红素升高，如①缺氧和感染；②Crigler-Najjar综合征，即先天性UDPGT缺乏；③Gilbert综合征，即先天性非溶血性未结合胆红素增高症；④Lucey-Driscoll综合征，即家族性暂时性新生儿黄疸；⑤药物：如磺胺、水杨酸盐、维生素K$_3$、消炎痛、西地兰等，可与胆红素竞争Y、Z蛋白的结合位点；⑥其他：先天性甲状腺功能低下、脑垂体功能低下和21-三体综合征等常伴有血胆红素升高或生理性黄疸消退延迟。

3. 胆汁排泄障碍　肝细胞排泄结合胆红素障碍或胆管受阻，可致高结合胆红素血症，但如伴有肝细胞功能受损，也可有未结合胆红素增高。如①新生儿肝炎；②先天性代谢缺陷病；③Dubin-Johnson综合征，即先天性非溶血性结合胆红素增高症；④胆管阻塞，如先天性胆道闭锁、胆汁黏稠综合征及肝和胆道肿瘤等。

【治疗要点】

1. 病因治疗　找出引起病理性黄疸的原因，采取相应措施，治疗基础疾病。

2. 光照疗法　降低血清未结合胆红素；提倡早喂养，诱导正常的菌群建立；保持大便通畅，减少肠肝循环。

3. 保护肝脏，不用对肝脏有损害及有可能引起溶血、黄疸的药物。

4. 控制感染，注意保暖，供给营养，及时纠正酸中毒和缺氧。

5. 适当用酶诱导剂、输血浆和白蛋白，降低游离胆红素。

第十节　新生儿溶血病

⇨ 案例引导

案例　患儿，男，3天，因皮肤黄染10小时入院。系第1胎第1产，胎龄38周阴道自然分娩，产时无窒息，胎盘娩出完整，无脐带打结、绕颈，羊水清亮，胎便和初尿已排。10小时前发现面色黄染，渐遍及全身，但奶量可，无发热、抽搐。母孕期无特殊，无药物史，无不规则阴道流血流液史。体格检查：T 36℃，P 136次/分，R 44次/分，体重3200g。足月儿貌，反应差，巩膜、躯干、四肢等处皮肤中度黄染，结膜、甲床等苍白，全身皮肤无出血点及瘀斑。前囟平软，双肺呼吸音清。心律齐，心音稍钝，心前区闻未闻及收缩期杂音。腹软，肝肋下1.5cm，质软，脾肋下1.cm，质软。脐带未脱，无渗血渗液。脊柱及四肢无畸形，肌张力不高。

讨论：

1. 新生儿病理性黄疸与生理性黄疸如何进行鉴别？
2. 该患儿存在哪些护理诊断/问题？
3. 该患儿应采取哪些护理措施？

新生儿溶血病（hemolytic disease of newborn，HDN）是指母婴血型不合，母亲体内产生与胎儿血型抗原不配的血型抗体，这种抗体通过胎盘进入到胎儿体内引起同族免疫反应，导致胎儿、新生儿红细胞破坏引起溶血。常见Rh血型系统和ABO血型系统的血型不合。

【病因及发病机制】

人类红细胞表面已确定有多种受遗传控制的不同抗原系统，其中多个系统可发生新生儿溶血病，以Rh、ABO血型系统血型不合引起溶血最常见。主要是由于胎儿红细胞所具有的抗原为母体所缺少，若胎儿红细胞通过胎盘进入母体循环，使母体产生相应的血型抗体，此抗体（IgG）又经胎盘抵达胎儿循环作用于胎儿红细胞并导致溶血。这是新生儿溶血病的发病基本原理。

1. Rh血型不合　Rh血型抗原共有6种抗原，即C与c，D与d，E与e。其中D抗原最早被发现，抗原性最强，故具有D抗原时称为Rh阳性，反之为阴性。Rh血型不合时，胎儿红细胞通过胎盘进入母体循环或者母体通过其他途径（输血等）接触这些抗原后，母体被该抗原致敏产生相应的Rh抗体，但这种初发免疫反应发展缓慢，常历时2个月以上甚至长达6个月，且所产生的抗体常较弱并系

IgM，不通过胎盘，等以后产生IgG时患儿已经娩出，故Rh溶血病一般不会在第一胎发生。第一胎处于原发免疫反应的潜伏阶段，当再次怀孕后，即使经胎盘失血量很少（0.01~0.1ml），也能很快的发生次发免疫反应，IgG抗体迅速上升，通过胎盘进入胎儿循环，与胎儿的红细胞相应抗原结合导致溶血。

有极少数（约1%）的Rh溶血病发生在第1胎，这是由于部分孕妇接受过Rh血型不合的输血，或者Rh阴性产妇的母亲为Rh阳性有关。

2. ABO血型不合　新生儿母婴血型不合溶血病中以ABO血型不合溶血最多见。主要发生在O型产妇，胎儿A型或B型。本症在第1胎即可发病，占40%~50%，因为O型妇女在孕前常已经接受自然界中广泛存在的A、B血型抗原物质刺激，产生相应的抗A、抗B的IgG，妊娠时经胎盘进入血液循环引起溶血。

【临床表现】

临床症状是由于溶血引起的，所以症状的轻重和母体抗体的量、抗体和红细胞结合的程度及胎儿代偿能力等因素有关。Rh溶血病通常比ABO溶血病严重。

1. 黄疸　Rh溶血病大多在生后24小时（常在4~5小时）出现黄疸并迅速加重。而ABO溶血病大多在生后2~3天出现。

2. 贫血　程度不一。Rh溶血病一般贫血出现早且重，重症贫血时全身水肿，皮肤苍白，常有胸、腹腔积液，肝脾大及贫血性心衰。ABO溶血病贫血少，一般到新生儿后期才出现。

3. 肝脾肿大　重症的Rh溶血病患儿水肿及肝脾大明显，与髓外造血有关。而ABO溶血病患儿则不明显。

4. 胆红素脑病（bilirubin encephalopathy）　多发生于生后4~10天，未成熟儿更易发生。典型的临床表现包括警告期、痉挛期、恢复期及后遗症期（表7-6）。

表7-6　胆红素脑病典型临床表现

	分期	表现	持续时间
新生儿期	警告期	肌张力减退，嗜睡，吸吮反射弱	12~24小时
	痉挛期	肌张力增高，痉挛，发热，呼吸衰竭	12~24小时
	恢复期	上述症状消退	约2周
1个月后	后遗症期	听力下降，眼球运动障碍，手足徐动，牙釉质发育不良，智力落后	终生

【辅助检查】

1. 血型检测可见母子血型不合，血红蛋白下降，网织

红细胞及有核红细胞升高。

2. 血清总胆红素增高，以间接胆红素增高为主。

3. 溶血三项试验有改良直接抗人球蛋白试验（改良Coombs试验）、患儿红细胞抗体释放试验，患儿血清中游离抗体试验。其中改良Coombs试验和抗体释放试验均是诊断新生儿溶血病的确诊试验，尤以红细胞抗体释放试验诊断价值最高。

【治疗要点】

1. 产前治疗　监测孕妇血清抗体滴度、置换血浆、宫内输血。

2. 产后治疗　①早期喂养，供给营养；给予碱性液体纠正酸中毒；纠正缺氧；②输血浆或白蛋白减少游离胆红素；给予肝酶诱导剂，使间接胆红素转变为直接胆红素；③光照疗法；④换血疗法。

【护理诊断/合作性问题】

1. 潜在并发症　胆红素脑病。

2. 知识缺乏（家长）　缺乏黄疸护理的有关知识。

【护理措施】

1. 观察病情，做好相关护理

（1）密切观察病情，注意皮肤、巩膜、大小便颜色变化和神经系统的表现。根据患儿皮肤黄染的部位和范围估计血清胆红素的近似值，评价进展情况。如患儿出现拒食、嗜睡、肌张力减退等胆红素脑病的早期表现，应立即报告医生，做好抢救准备。

（2）喂养　按需调整喂养方式，保证奶量摄入。提倡早期喂养，诱导建立正常菌群，减少肠肝循环；保持大便通畅，减少肠壁对胆红素的再吸收。

2. 针对病因护理，预防核黄疸的发生

（1）实施光照疗法和换血疗法。

（2）根据病情，遵医嘱给予白蛋白和肝酶诱导剂。控制感染，注意保暖，供给营养，及时纠正酸中毒和缺氧，以利于胆红素与白蛋白结合，降低游离胆红素，减少胆红素脑病的发生。

（3）保护肝脏，禁用对肝脏有损害及可能引起溶血、黄疸的药物。

3. 减轻心脑负担，防止心力衰竭

（1）保持室内安静，减少不必要刺激，合理安排补液计划，控制输液量及速度，切忌快速输入高渗性药物，以免血－脑屏障暂时开放，使已与白蛋白联结的胆红素进入脑组织而引起胆红素脑病。

（2）若有心衰表现，遵医嘱给予利尿剂和洋地黄类药物，注意观察用药反应，以防中毒。

（3）密切观察患儿面色及精神状态，监测体温、脉搏、呼吸、心率、尿量的变化及肝脾大等情况。

4. 健康教育　向患儿家长解释病情、治疗效果及预后，取得家长的配合。对于新生儿溶血病，作好产前咨询及孕妇预防性用药；发生胆红素脑病可能留有后遗症者，指导家长进行康复治疗和护理。

第十一节　新生儿肺炎

新生儿肺炎（neonatal pneumonia）按照病因的不同可分为吸入性肺炎和感染性肺炎两大类。

一、吸入性肺炎

吸入性肺炎是指胎儿或新生儿吸入胎粪、大量羊水或吸入奶液而引起的呼吸系统病理改变，分别称为胎粪吸入性肺炎、羊水吸入性肺炎及乳汁吸入性肺炎，其中胎粪吸入性肺炎以呼吸道机械性阻塞及化学性炎症为主要病理特征，可合并气胸、肺动脉高压与呼吸窘迫综合征等，病死率高。

【病因及发病机制】

1. 大量羊水吸入　由于胎儿宫内缺氧或出生时缺氧，刺激呼吸中枢，出现喘息样呼吸，致羊水吸入呼吸道。羊水吸入后很快被肺泡毛细血管吸收，但是羊水中的皮脂和脱落的角化上皮细胞在肺泡内可引起化学性和机械性刺激而发生弥漫性炎症。

2. 胎粪吸入综合征　当胎儿在宫内或分娩过程中发生窒息，体内血液重新分布，血流主要分布于脑、心脏及肾上腺等主要器官，肠道与皮肤血流量减少，肠壁缺血导致痉挛，肛门括约肌松弛使大量胎粪排出，低氧血症诱发胎儿喘息样呼吸，吸入含胎粪的羊水。胎粪吸入一方面可引起机械性气道阻塞，不均匀通气，形成局限性肺不张、肺气肿，严重者形成气胸。另一方面胎粪（主要是其中的胆盐）可刺激局部支气管和肺泡上皮引起化学性炎症，导致通气功能障碍，加重肺损伤，形成恶性循环。重症病例由于缺氧和高碳酸血症导致肺血管痉挛，肺血管阻力增高，右心压力增加，使血液通过尚未解剖闭合的卵圆孔和（或）动脉导管发生右向左的分流，临床表现为严重的发绀和呼吸困难，形成肺动脉高压。多合并心、脑、肾等其他脏器损害。

3. 乳汁吸入性肺炎　常见于新生儿尤其是早产儿吞咽反射不成熟，吞咽动作不协调，使乳汁吸入呼吸道；食管闭锁使乳汁不能从食管进入胃内，停留在咽部和唾液一起被吸入肺部。严重的腭裂者因吸乳困难，可引起吸入乳汁。

【临床表现】

羊水吸入、胎粪吸入者均有胎儿宫内窘迫或产时窒息史，复苏后出现呼吸困难和发绀。羊水吸入性肺炎症状的轻重和羊水吸入量多少有关。吸入量少，临床可无症状或症状较轻。胎粪吸入者一般在生后数小时出现呼吸急促（>60次/分）、发绀、鼻翼扇动和吸气三凹征等表现。严重者可出现紫绀，常压给氧无反应，需要机械通气、NO治疗。乳汁吸入性肺炎在喂奶后发生呛咳或窒息史，表现为呛咳、气促、发绀，乳汁从鼻腔流出、呼吸时有痰鸣音等症状。吸入量少或偶然吸入者表现为咳嗽、气喘，肺部啰音；长期多次吸入者发生间质性肺炎，最后导致肺纤维化。

【辅助检查】

1. 实验室检查　动脉血气分析显示 pH 下降，PaO_2 降低，$PaCO_2$ 增高；还应进行血常规、血糖、血钙和相应血生化检查。

2. X 线检查　吸入量少者仅肺纹理增粗，伴轻或中度肺气肿。胎粪吸入量大者两肺有广泛的粗颗粒阴影或斑片状云絮影，常并发纵隔积气或气胸。

【治疗要点】

1. 气管插管吸出胎粪或奶汁。

2. 注意保暖，合理氧疗，纠正酸中毒，限制液体入量，胸腔穿刺抽气。

3. 机械通气供氧，使用肺表面活性物质，抗生素使用。

4. 治疗肺动脉高压。

二、感染性肺炎

⇒ 案例引导

案例　患儿，男，15 天。3 天前开始出现口吐白沫，面色发绀伴气促，烦躁不安，无明显发热，无咳嗽，腹泻及惊厥等。系第 1 胎第 1 产，足月顺产，出生时无窒息，纯母乳喂养。患儿母亲 4 天前有轻度咳嗽、流涕等病史，至今未愈。体格检查：T 37.4℃，P 156 次/分，R 65 次/分，体重 3300g。足月新生儿貌，反应尚可，呼吸稍快，鼻翼扇动，点头呼吸，口周紫绀，可见吸气性三凹征，双肺呼吸音粗，双肺可闻及中细湿啰音，前囟平软，巩膜无黄染，颈软；心脏未闻及杂音，腹软，肝脾肋下未及，四肢肌张力正常，指（趾）、甲床发绀明显。

讨论：

1. 该患儿可能的临床诊断是什么？

2. 该患儿存在哪些护理诊断/问题？

新生儿感染性肺炎（neonatal infectious pneumonia）为新生儿期常见病，是引起新生儿死亡的重要原因之一，可发生在宫内、分娩过程中或出生后，由细菌、病毒、衣原体等引起。

【病因】

1. 宫内感染性肺炎　羊膜绒毛膜炎污染羊水、孕母胎膜早破 24 小时以上细菌上行性感染致胎儿吸入污染的羊水；孕母在妊娠后期病毒或细菌感染，病原体通过胎盘屏障，经血行传播给胎儿至肺部致感染。

2. 分娩过程中感染性肺炎　在分娩过程中患儿吸入孕母阴道内含病原体污染的分泌物而发生感染；因断脐消毒不彻底发生血行感染。

3. 出生后感染性肺炎　通过接触呼吸道感染病人；通过脐部或破损的皮肤病，病原体血行传播至肺；医源性传播致感染。

【临床表现】

宫内感染性肺炎的新生儿出生时常有窒息史，复苏后呼吸快，伴有呻吟，症状出现早，多在 12～24 小时内出现；分娩时感染性肺炎要经过一定潜伏期才发病，出生后感染性肺炎多在生后 5～7 天发病。主要的临床表现为体温不稳、憋气、拒奶、口吐白沫、呼吸急促、呼吸不规则及发绀，严重者患儿出现呼吸暂停、呼吸衰竭；肺部体征不明显，部分患儿肺部可闻及啰音。

【辅助检查】

1. 血液检查　细菌感染者血白细胞总数升高；感染严重或早产儿、低体重儿白细胞总数多降低。

2. 病原学检查　取组织液、血液、气管吸取物做细菌培养和病毒分离；免疫学的方法可用已知抗体检测体液中的相应抗原、血清检测病毒抗体及衣原体特异性的 IgM 等有助于诊断。

3. X 线检查　胸片可显示肺纹理增粗，有点状、片状浸润影，常伴肺气肿、肺不张。

【治疗要点】

1. 消灭病原菌，控制感染　针对病原菌选用合适的抗生素；单纯疱疹病毒、巨细胞病毒性肺炎可选用阿昔洛韦；衣原体肺炎可选用红霉素。

2. 注意保暖，保持呼吸道通畅，合理氧疗，供给足够的营养。

三、新生儿肺炎的护理

【护理诊断/合作性问题】

1. 清理呼吸道无效　与呼吸急促、患儿咳嗽反射功能不良及无力排痰有关。

2. 气体交换受损　与肺部炎症有关。

3. 体温调节无效　与感染后机体免疫反应有关。

4. 营养失调：低于机体需要量　与摄入困难、消耗增加有关。

5. 潜在并发症　气胸、脓胸、脓气胸。

【护理措施】

1. 保持呼吸道通畅　及时有效的清除呼吸道分泌物，分泌物黏稠者应采用雾化吸入以湿化气道，促进分泌物排出；加强呼吸道管理，定时翻身、拍背、体位引流。

2. 合理用氧，改善呼吸功能　根据病情和血氧监测情况，采用鼻导管、面罩或头罩法给氧，使 PaO_2 维持在 $60 \sim 80mmHg$（$7.9 \sim 10.7kPa$）；重症并发症呼吸衰竭者，给予正压通气。保持室内空气新鲜、温湿度适宜。

3. 维持体温正常　体温过高者给予物理降温，体温过低者给予保暖。遵医嘱应用抗生素、抗病毒药物，并密切观察药物的副作用。

4. 供给足够的能量和水分　少量多餐，喂奶时防止窒息。重者给予鼻饲或由静脉补充营养物质及液体。

5. 密切观察病情　注意患儿的反应、呼吸、心率变化，做好急救准备。

6. 健康教育　向家长讲述本病的相关知识，如病因、主要临床表现、预后、治疗措施及护理要点。

【护理评价】

1. 患儿呼吸道是否保持通畅。

2. 患儿呼吸困难是否得到改善。

3. 患儿体温能否维持在正常范围。

4. 患儿是否获得足够的营养和水分，生长发育是否稳定。

5. 患儿是否有心力衰竭、气胸或纵隔气肿等并发症发生。

第十二节　新生儿脐炎

新生儿脐炎常因断脐时或生后脐部残端处理不当，细菌入侵脐残端并繁殖所引起的急性软组织炎症，也可以由于脐血管置管保留导管或换血时被细菌污染导致发炎。

【病因】

最常见的病原菌为金黄色葡萄球菌、溶血性链球菌、铜绿假单胞菌等。在断脐时或断脐后消毒处理不严，或以脐血管置管或换血等脐部侵入性操作时消毒不严或细菌污染等引起。脐带创口未愈合时，爽身粉等异物刺激可引起脐部慢性炎症而形成肉芽肿。

【临床表现】

一般轻者为脐轮与脐周皮肤轻度红肿，或伴有少量浆液性脓性分泌物；重者脐部或脐周明显红肿发硬，分泌物呈脓性，量多伴臭味。炎症可向周围皮肤或组织扩散，引起腹壁蜂窝织炎、皮下坏疽、腹膜炎、败血症、门静脉炎，甚至以后发展为门静脉高压症、肝硬化。脐部分泌物培养可阳性。慢性脐炎可形成脐肉芽肿，表面有脓性溢液，经久不愈。

【辅助检查】

1. 血常规　白细胞计数升高，中性粒细胞比例增高。

2. 血培养　合并败血症患儿血培养阳性。

3. 脓液涂片及培养　脐部脓液涂片细菌及中性粒细胞增多，脓液培养阳性率高。

【护理诊断/合作性问题】

1. 皮肤完整性受损　与脐部感染有关。

2. 潜在并发症　败血症、腹膜炎。

【护理措施】

1. 预防措施　新生儿出生断脐时应严格执行无菌技术；留置导管、换血时更应有严密的消毒措施；接触新生儿前后要洗手，新生儿衣物要保持柔软、清洁、舒适；脐部保持干燥，尿布或尿裤尽量包裹在脐部下方，以免尿液浸湿脐部。出生 24 小时以后，脐部可不用纱布覆盖，保持干燥。脐带残端脱落前每日检查脐部，观察脐部有无出血、渗血、渗液等情况。

2. 患儿入院后，首先配合医师取脐部分泌物做细菌培养及药敏试验。

3. 每次护理时，将脐窝内脓性分泌物清理干净。脐部护理后要保持局部干燥，防止大小便污染。慢性肉芽肿可用 10% 硝酸银溶液涂擦，大肉芽肿可用电灼、激光治疗或手术切除。

第十三节　新生儿败血症

➡ 案例引导

案例　患儿，女，3天。因反应差、拒奶2天，加重1天入院。系第1胎第1产，胎龄39周阴道自然分娩。孕母产前2天发热，有胎膜早破，羊水Ⅲ度污染，患儿出生体重3500g，无窒息，生后母乳喂养。

患儿2天前出现拒奶，反应差，哭声弱，嗜睡，无明显发热，近1天来病情加重，不哭，不动，四肢末梢发凉。查体：T 35.2℃，P 156次/分，R 66次/分，体重3400g。足月新生儿貌，对刺激反应差，全身皮肤黄染，面色发灰，前囟1.5cm×1.5cm，平软，颈软，口周紫绀，双肺呼吸音粗，可闻及少许中小水泡音，心律齐，心音略低钝，腹软，脐带未脱落，干燥，肝肋下3cm，质软，脾未触及，肌张力减低，觅食反射、吸吮反射未引出，拥抱反射减弱。

讨论

1. 该患儿存在哪些护理诊断/问题？
2. 该患儿应作哪些重要的实验室检查？
3. 该患儿应采取哪些护理措施？

新生儿败血症（neonatal septicemia）是指细菌或真菌侵入血液循环并在其中生长繁殖，产生毒素所造成的全身性感染。

🌐 知识链接

败血症和菌血症的区别

新生儿败血症和菌血症两个名词常混用，但两者之间有区别。菌血症是指细菌短暂侵入血液循环，并无毒血症等任何临床表现。如抽吸气管内分泌物、气管插管、插动-静脉导管等医疗操作时，可造成黏膜损伤，细菌绕过皮肤屏障而致菌血症，若机体免疫功能强于细菌的致病力，则可将其迅速清除，若机体的免疫功能弱于细菌的致病力，细菌大量生长繁殖时产生毒素造成全身性感染发展为败血症。

【病因】

1. 病原菌　常见病原体为细菌，也可为真菌、病毒或原虫等其他病原体。随着抗生素的应用及新的医疗干预，新生儿败血症致病病原菌有很大改变。我国以葡萄球菌最多，其次为大肠埃希菌等肠道细菌，发达国家多见B族溶血性链球菌。近年来，表皮葡萄球菌、肺炎克雷伯菌、铜绿假单胞菌、肠杆菌及耐药菌株等条件致病菌所致的感染有增加趋势。

2. 感染途径　新生儿败血症可以通过产前、产时、产后感染。产前感染与孕母有明显的感染有关，可以通过胎盘血行感染及羊膜腔的感染；产时感染多见于出生时胎儿经过产道感染；产后感染更常见，和脐部、皮肤破溃感染及细菌侵入呼吸道、消化道感染有关。

3. 自身因素　新生儿免疫功能不完善，皮肤屏障功能差，血-脑屏障功能不全，淋巴结发育不全，补体含量少，白细胞杀菌能力差，T细胞对特异性抗原反应差。细菌一旦侵入易导致全身感染。

【治疗要点】

1. 选用合适的抗生素　早期、静脉、联合、足量应用抗生素，且疗程要足，一般应用10～14天，有并发症者应治疗3周以上。

2. 对症支持治疗　保证能量、液体摄入，及时纠正脱水、休克及电解质紊乱；及时处理脐炎、脓疱疮、皮肤破损等；必要时可输入新鲜血浆、粒细胞、血小板，早产儿可静注人血免疫球蛋白。

【护理评估】

1. 健康史

（1）询问有无胎膜早破、产程延长、孕母发热、窒息、难产等病史。

（2）了解有无新生儿生后感染接触史。

2. 身心评估

（1）临床表现

1）全身表现　①体温改变：足月儿常发热，早产儿常体温不升。②早期症状、体征常无特异性：早期可表现为反应差、拒乳、体重不增、哭声弱、体温改变。③黄疸：黄疸加重、消退延迟或退而复现，有时是败血症的唯一表现。④休克表现：患儿面色苍白，四肢冰凉，皮肤出现大理石样花纹，毛细血管充盈时间延长；肌张力低下，少尿甚至无尿，血压下降。

2）各系统表现　①皮肤、黏膜：硬肿症，脓疱疮，脐周或其他部位蜂窝组织炎、瘀点、瘀斑，口腔黏膜有挑割损伤。②消化系统：厌食、腹胀、呕吐、腹泻，严重者出现坏死性小肠结肠炎。后期出现肝脾肿大。③呼吸系统：气促、发绀、呼吸不规则或呼吸暂停。④中枢神经系统：嗜睡、激惹、惊厥、前囟张力增高，合并化脓性脑膜炎。⑤血液系统：合并贫血、血小板减少、出血倾向甚至DIC。⑥泌尿系统：感染。

3）根据发病时间分早发型和晚发型　早发型感染在

生后 7 天内起病，大多数症状出现在生后 24 小时内，细菌来源于宫内和产时，以大肠埃希菌等革兰阴性杆菌为主，常呈多器官受累，病死率高；晚发型感染多在出生 7 天后起病，多为产后感染，以葡萄球菌、机会致病菌为主，常有脐炎、肺炎或脑膜炎等局灶性感染。

（2）辅助检查

1）血常规　白细胞总数 $< 5 \times 10^9/L$ 或 $> 25 \times 10^9/L$，有核左移和中毒颗粒，幼稚杆状粒细胞增高。血小板 $\leqslant 100 \times 10^9/L$。

2）细菌培养　血培养仍然是诊断的"金标准"。尽量在应用抗生素之前严格消毒后采血做血培养，血培养和病灶分泌物培养查到同一细菌更具有临床意义。应同时作药敏试验，以指导治疗。阳性可确诊，但阴性而症状和体征非常明显者仍不能排除败血症。

3）血沉和急相蛋白　血沉加快，$> 5mm/h$。C 反应蛋白增高。

（3）社会心理状况　生后感染的败血症多与护理不当和环境污染有关。因此应注意评估家长对该病的认识程度、护理新生儿知识和技能的掌握程度、家庭的卫生习惯和居住环境、有无焦虑和恐惧。

【护理诊断/合作性问题】

1. 体温调节无效　与感染有关。

2. 皮肤完整性受损　与脐炎、脓疱疮等感染性病灶有关。

3. 营养失调：低于机体需要量　与吸吮无力、食欲缺乏及摄入不足有关。

4. 潜在并发症　如化脓性脑膜炎、感染性休克、DIC。

【护理措施】

1. 维持体温稳定　患儿体温易波动，除感染因素外，易受环境因素影响当体温低或体温不升时，予以及时保温措施；当体温过高时，予物理降温及多喂水来降低体温。新生儿不宜用解热镇痛药物、乙醇擦浴、冷盐水灌肠等刺激性强的降温方法。

2. 清除局部病灶　及时处理局部病灶如脐炎、脓疱疮、皮肤破溃等，促进皮肤早日愈合，防止感染蔓延扩散。

3. 保证抗生素有效进入体内，注意药物的毒副作用。

4. 保证营养供给，除经口喂养外，结合病情考虑静脉内营养。

5. 密切观察病情　密切观察新生儿的轻微改变，对嗜睡、不吃奶、体温不稳定、不明原因的黄疸等情况，应提高警惕。如患儿出现皮肤发花、四肢厥冷、皮肤有出血点等应考虑感染性休克或 DIC。如患儿神志异常、脑性尖叫、双眼凝视、呕吐、前囟饱满、惊厥即提示有脑膜炎的可能，应立即报告医生，积极处理。

【护理评价】

1. 患儿体温能得到有效控制，力求降至正常范围。

2. 患儿受损皮肤能得到愈合。

3. 患儿获得足够热量，水、电解质和各种营养物质，营养状态改善。

4. 患儿住院期间不发生化脓性脑膜炎、感染性休克、DIC 等并发症。

第十四节　新生儿寒冷损伤综合征

新生儿寒冷损伤综合征（neonatal cold injury syndrome）又称新生儿硬肿症（sclerema neonatorum，SN），是以低体温、皮肤及皮下脂肪变硬，兼有水肿为特点的一组症候群，重症可继发肺出血、休克和多脏器功能衰竭，是新生儿期的常见危重症。

【病因及发病机制】

1. 寒冷和保温不足　新生儿尤其是早产儿的生理特点是发生低体温和皮肤硬肿的重要原因。①体温调节中枢不成熟。②体表面积相对较大，皮下脂肪少，皮肤薄，血管丰富，易于失热，寒冷时散热增加，导致低体温。③躯体小，总液体含量少，体内储存热量少，对失热的耐受力差，寒冷时有少量热量丢失，体温便可降低。④棕色脂肪（brown fat）是寒冷时产热的主要物质，主要分布在颈、肩胛间、腋下、中心动脉、肾和肾上腺周围。胎龄越小含量越少，且代偿能力有限。早产儿由于其储少，代偿产热能力更差。⑤皮下脂肪中，饱和脂肪酸含量高，其熔点高，低体温时易于凝固出现皮肤硬肿。

2. 疾病影响　严重感染、缺氧、心力衰竭、休克和严重颅脑疾病均为本病的致病因素。

3. 多器官损害　低体温及皮肤硬肿可使局部血液循环淤滞，引起缺氧和代谢性酸中毒，导致皮肤毛细血管壁通透性增加，出现水肿。严重者可导致多器官功能损害。

【治疗要点】

1. 复温　是低体温患儿治疗的关键。正确复温，防止复温后的肺出血及休克。

2. 热量及液体补充　产热、复温需要足够的能量，根据患儿情况选择经口喂养或静脉营养，但要严格限制输液速度和液量。

3. 合理用药　有感染者选用敏感、肾毒性小的抗生素；可外敷促进硬肿吸收的中药；有出血倾向者选用止血药，高凝状态时立即使用肝素；休克时积极扩容。

【护理评估】

1. 健康史

（1）产前 询问孕母有无发热病史；有无羊水穿刺史。

（2）产时 询问孕母有无胎膜早破、产程延长、产钳助产、急产等。了解新生儿胎龄、分娩史、Apgar评分、体重、喂养及保暖等情况。

（3）产后 询问患儿有无寒冷、感染、摄入不足等病史。有无皮肤破损、脐部感染。询问有无发热、吐沫、呛奶等表现。

2. 身心评估

（1）临床表现 多发生在生后1周内的新生儿，特别是早产儿，寒冷季节或寒冷地区易发生。主要表现为不吃、不哭、低体温、硬肿和多器官受累。

1）低体温 新生儿低体温是指肛温＜35℃。轻症为30~35℃；重度＜30℃，可出现四肢甚至全身冰冷。

2）皮肤硬肿 皮肤紧贴皮下组织不能移动，按之似橡皮样感，呈暗红色或青紫色，伴水肿者有指压凹陷。硬肿常呈对称性分布，其发生顺序是：下肢→臀部→面颊→上肢→全身，硬肿的面积可按头颈部20%、双上肢18%、前脚及腹部14%、背及腰骶部14%、臀部8%、双下肢26%计算，严重硬肿可致患儿活动受限，吸吮及呼吸功能障碍。临床上硬肿面积与病情及预后关系密切，面积越大，各器官功能损害越大，病情越重，病死率越高（表7-7）。

3）多器官功能损害 严重者可出现休克、DIC、肾功能衰竭和肺出血等多器官功能损伤。

表7-7 新生儿硬肿症分度及评分标准

分度	体温		硬肿范围（%）	器官功能改变
	肛温（℃）	腋-肛温（℃）		
轻度	≥35	＞0	＜20	无明显改变
中毒	＜35	≥0	20~50	明显改变
重度	＜30	＜0	＞50	功能衰竭

（2）辅助检查 根据病情需要，检测血常规、动脉血气分析和血电解质、血糖、尿素氮、肌酐、DIC筛查试验，必要时做心电图及胸片检查等。

（3）社会心理状况 家长常因患儿未能及早治疗致病情加重出现自责、负罪感；或是在求诊中因临床表现不典型，致使治疗效果不理想，对医护人员不满及不信任，出现抱怨情绪。因此，需评估家长对本病病因、性质、护理、预后知识的了解程度，了解其家庭居住环境及经济状况。

【护理诊断/合作性问题】

1. 体温过低 与新生儿体温调节功能低下、寒冷、感染、窒息等有关。

2. 营养失调：低于机体需要量 与吸吮无力、热量摄入不足有关。

3. 皮肤完整性受损 与皮肤硬肿、水肿有关。

4. 潜在并发症 肺出血、DIC。

5. 知识缺乏（家长） 缺乏正确的保暖及育儿知识。

【护理措施】

1. 复温 是低体温患儿治疗的关键。其目的是在体内产热不足的情况下，通过提高环境温度，以恢复和保持正常体温。复温原则为逐步复温，循序渐进。

（1）肛温＞30℃，产热良好（腋温≥肛温，腋温-肛温差为正值）时，此时体温虽低，但棕色脂肪产热较好，可通过减少散热使体温回升。将患儿置于已预热至中性温度的暖箱中，一般在6~12小时内体温可恢复正常。

（2）肛温＜30℃时，产热衰竭（腋温＜肛温，腋温-肛温差为负值）的重度患儿，此时体温很低，棕色脂肪已被耗尽，靠棕色脂肪自身产热很难恢复正常体温，并易造成多器官功能损害。一般将患儿置于箱温比肛温高1~2℃的暖箱中进行外加热，每小时提高箱温1~1.5℃，箱温不超过34℃，在12~24小时内恢复正常体温。然后根据患儿体温调整暖箱温度。在肛温＞30℃，腋温＜肛温，仍提示棕色脂肪不产热，故此时也应采用外加温使体温回升。

（3）乡村、基层医疗单位无上述保暖措施，也可采用温水浴、热水袋、电热毯或母怀取暖等方法复温，如无效立即转上级医院。

2. 复温时的监护 注意监护血压、心率、呼吸等生命体征；注意监测肛温、腋温、腹壁皮肤温度及环境温度（室温或暖箱温度）以判定体温调节状态。

3. 合理喂养 根据患儿情况，轻症者可经口喂养；吸吮无力者用管饲喂养或静脉高营养保证能量供给。

4. 保证液体供给，严格控制液体速度 根据病情调节液体速度，以防止输液速度过快引起心衰或肺出血。

5. 预防感染 加强护理，经常变换体位，防止体位性水肿和坠积性肺炎，防止皮肤破损引起感染。

6. 观察病情 注意硬肿的范围及程度，监测尿量，观察有无出血症状及休克的早期表现，备好抢救药物。

7. 健康教育 介绍有关硬肿症的疾病知识，指导患儿家长加强护理，注意保暖，保持适宜的环境温度和湿度，鼓励母乳喂养，保证足够的热量。

【护理评价】

1. 患儿体温是否恢复正常。

2. 患儿是否获得足够营养和水分，体重有无增减。

3. 患儿硬肿是否消退，有无继发感染及并发症的发生。

4. 家长是否掌握正确育儿知识。

第十五节　新生儿坏死性小肠结肠炎

➡ 案例引导

> 案例　患儿，男，10天，因呕吐、腹胀2天，大便带血1天入院。系第1胎，第1产，胎龄 34^{+3} 周，因胎膜早破，经阴道分娩，出生体重2300g，脐带绕颈2周，生后1分钟 Apgar 评分6分，5分钟 Apgar 评分10分，生后24小时内排胎便，3天后大便转为黄色，生后因无母乳，一直予以配方奶喂养。入院前2天出现呕吐，每日4～5次，含咖啡色物质，伴有腹胀，大便呈绿色水样，5～6次/日，每次量多，吃奶较少。1天前大便呈暗红色水样，共3次，小便量少。查体：T 35.2℃，P 150次/分，R 56次/分，体重2300g，早产儿貌，反应差，哭声弱，全身皮肤黏膜干燥，皮肤弹性差，前囟1.5cm×1.5cm，略凹陷，口唇干燥，颈软，双肺呼吸音稍粗，未闻及干湿啰音，心律齐，心音低钝，腹胀明显，腹壁发红，可见肠型，肝脾未触及，肠鸣音减弱，四肢活动可。
>
> 讨论：
>
> 1. 该患儿存在哪些护理诊断/问题？
>
> 2. 该患儿应作哪些重要的实验室检查？
>
> 3. 该患儿应采取哪些护理措施？

新生儿坏死性小肠结肠炎（neonatal necrotizing enterocolitis，NEC）是围生期多种病因所致严重危及生命的肠道疾病，多见于早产儿，尤其是体重在2000g以下者。临床以腹胀、呕吐、腹泻及便血为主要临床表现。腹部 X 线以肠道充气、肠壁囊样积气为特点。近年来发病率增加，已成为新生儿科非常重要的问题。

【病因及发病机制】

1. 早产　早产儿肠道功能不成熟、血供调节能力差、胃酸低、肠蠕动弱，食物易滞留及发酵，致病菌易繁殖并侵入肠壁。

2. 感染　肠道感染时，细菌及其毒素可直接损伤黏膜或间接通过增加炎症介质的释放，引起肠黏膜损伤；另外，肠道内细菌的过度繁殖造成的肠胀气也可加重肠损伤。较常见的细菌有克雷伯菌、大肠埃希菌、铜绿假单胞菌、艰难梭菌和表皮葡萄球菌等。

3. 肠道缺血　新生儿窒息时引起机体的保护性反射，血流重新分配，为保证心、脑重要器官的血供，胃肠道血供急剧下降，如缺血持续存在或缺血后再灌注发生，可引起肠黏膜损伤。

4. 喂养不当　配方奶渗透浓度高，使大量液体从肠壁血管转入肠腔，导致肠壁黏膜受损。人工喂养时奶量过快过多，使肠腔内压升高，导致黏膜血流灌注减少而受损。

各种原因使肠黏膜的屏障功能不良或被破坏，在肠腔内存在食物残渣的情况下，细菌繁殖并产生大量炎症介质，最终引起肠壁损伤甚至坏死、穿孔和全身性炎症反应甚至休克、多脏器功能衰竭。

【临床表现】

1. 足月儿表现　多为典型的临床表现，早期反应差、拒食、后出现腹胀、呕吐，先有腹泻，排水样便，1～2日后排血便，大便呈柏油样或带鲜血有腥臭味，大便潜血试验阳性。腹壁静脉曲张，腹壁发红，甚至淤青。

2. 早产儿表现　多见于早产儿和小于胎龄儿。早产儿临床表现常常不典型，表现为喂养不耐受及胃潴留，感染中毒症状明显，如呼吸暂停、精神萎靡、体温不稳定，发展速度快，出现休克、DIC，肠穿孔发生率高。

【辅助检查】

1. 实验室检查　血气分析、血常规、C－反应蛋白、血培养及 DIC 的监测对判定病情尤为重要。大便潜血及培养也不容忽视。

2. X 线检查　腹部平片检查对本症的诊断价值极大。X 线显示肠道充气，有多个液平面，具有特征性的肠壁囊样积气，肠壁炎症、局限性坏死。可见多个小气泡或线状气体阴影沿肠管排列。严重者门静脉有气体阴影，肠穿孔可见膈下游离气体，形成气腹。

【治疗要点】

1. 绝对禁食　一旦确诊立即禁食，胃肠减压。轻者禁食5～7天，重者禁食10～14天。待腹胀呕吐消失，大便隐血试验转阴，一般情况好转后可恢复饮食。

2. 抗生素　根据细菌培养及药敏试验选择。

3. 静脉补液　禁食或进食不足时，静脉补充液体或高营养液。

4. 全身治疗　纠正酸中毒、电解质异常，纠正凝血功能障碍，必要时输血。

5. 手术治疗　治疗过程中出现逐渐恶化或肠穿孔等征兆，应做手术治疗。

【护理诊断/合作性问题】

1. 体温过高　与细菌毒素侵入有关。

2. 舒适度减弱：腹胀　与肠壁组织坏死有关。

3. 腹泻　与肠道炎症有关。

4. 体液不足　与液体丢失过多及补充不足有关。

【护理措施】

1. 尽早发现坏死性小肠结肠炎的早期征兆　勤观察有无腹胀；管饲喂养时要注意监测胃中奶液残余量；观察肠鸣音变化。

2. 减轻腹胀、腹泻　立即禁食，行胃肠减压，预防进一步损伤。注意胃肠减压引流物的色、质、量，观察腹胀消退情况，及时清除呕吐物。腹胀严重时，避免患儿俯卧。根据医嘱给予抗生素治疗。

3. 密切观察病情，协助诊断及治疗

（1）监测生命体征，当患儿出现中毒性休克时，立即通知医生组织抢救。迅速补充有效循环血量，改善微循环，纠正脱水、电解质紊乱和酸中毒。

（2）仔细观察、记录患儿大便次数、性质、颜色及量，了解大便变化过程。及时正确地留取大便标本并送检。

4. 供给营养及水分

（1）恢复喂养　腹胀消失、大便潜血转阴后逐渐恢复饮食。重新喂养的时间依据个体病情因人而异，应至少在确诊后 7～10 天才开始。先从温开水或 5% 葡萄糖水开始，喂哺 2 次后，如无呕吐或腹胀，换成母乳，奶量缓慢增加。在调整饮食期间继续观察腹胀及大便情况，发现异常报告医生处理。

（2）补液护理　禁食期间以静脉维持能量及水、电解质平衡，建立静脉通路，合理安排滴速，保证液路通畅。

5. 健康教育　帮助家长掌握有关饮食控制、皮肤和口腔卫生等的护理知识，讲解病情，获取家长理解和配合。

第十六节　新生儿低钙血症

新生儿低钙血症（neonatal hypocalcemia）是新生儿惊厥的常见原因之一，是指体内血清总钙 < 1.8mmol/L（7.0mg/dl）或游离钙 < 0.9mmol/L（3.5mg/dl）。

【病因和发病机制】

1. 早期低血钙　是指发生于生后 3 天内。胎盘能主动向胎儿运输钙，故胎儿呈轻度高钙血症，从而抑制了胎儿甲状旁腺激素（parathyroid hormone，PTH）的释放。出生后因母亲的钙供应中断，外源性钙供给量不足，加之新生儿 PTH 处于暂时性抑制状态，故导致低钙血症。多见于早产儿、小于胎龄儿、出生后应用碱性液体及母亲患妊娠期高血压综合征所生婴儿。

2. 晚期低血钙　是指发生于出生 3 天～3 周发生的低血钙，多见于牛乳喂养的足月儿。因磷摄入量过多，钙磷比例失调，使钙吸收障碍，血钙降低。

3. 先天性甲状旁腺功能低下所致低钙血症　原因如下。①孕母甲状旁腺功能亢进：母血钙增高，引起胎儿高血钙和胎儿甲状旁腺的抑制。出生后易出现顽固而持久低血钙。②暂时性先天性特发性甲状旁腺功能不全：是良性自限性疾病。③永久性甲状旁腺功能不全：具有持久的甲状旁腺功能低下和高磷酸盐血症，为 X - 连锁隐性遗传。常合并胸腺缺如、免疫缺陷、小颌畸形和主动脉弓异常，称 DiGeorge 综合征。

【临床表现】

症状可轻重不同，与血钙浓度不一定平行，多出现于生后 5～10 天。主要是神经、肌肉的兴奋性增高，表现为惊跳、肌肉抽动及震颤，手腕内屈，踝部伸直，惊厥等。新生儿抽搐发作时常伴呼吸暂停和紫绀。早产儿可在生后较早出现血钙降低，胎龄越小，血钙下降越明显，但通常缺乏明显体征，可能与其发育不完善、血浆蛋白低和酸中毒时血清游离钙与总钙比值相对较高等有关。

【辅助检查】

血清总钙 < 1.8mol/L（7.0mg/dl），血清游离钙 < 0.9mmol/L（3.5mg/dl），血清磷 > 2.6mmol/L（8mg/dl），碱性磷酸酶多正常。对持久、顽固的低血钙应摄胸片。必要时还应该监测母血钙、血磷和 PTH 浓度。心电图 Q - T 间期延长（早产儿 > 0.2 秒，足月儿 > 0.19 秒）提示低钙血症。

【治疗要点】

对无症状高危儿的低钙血症应给予支持治疗。出现惊厥或明显神经肌肉兴奋症状时，应静脉补充钙剂。若症状在短期内不能缓解，应同时给予镇静剂。惊厥停止后改为口服钙剂。晚期低血钙患儿除口服钙剂外，应注意调整饮食，给予母乳或钙磷比例适当的配方奶。甲状腺功能不全者须长期补钙，同时口服维生素 D。

【护理诊断/合作性问题】

1. 有窒息的危险　与低血钙造成的喉痉挛有关。

2. 知识缺乏　与缺乏育儿知识有关。

【护理措施】

1. 遵医嘱补钙

（1）10% 葡萄糖酸钙静注或静滴时均要用 5% 葡萄糖液稀释至少 1 倍，推注要缓慢（1ml/min），以免注入过快引起心脏停止和呕吐等毒性反应。并予以心电监护，保持心率在 80 次/分以上，否则应暂停。

（2）尽量选择粗大、避开关节、易于固定的静脉。静脉用药整个过程应确保输液通畅，应避免药液外溢至血管外造成局部组织坏死。一旦发现药液外溢，应立即拔针停止注射，局部用 25% 硫酸镁湿敷。

（3）提倡母乳喂养，保持适宜的钙磷比例，防止低钙血症的发生。口服补钙时，应在两次喂奶间给药，禁忌与牛奶搅拌在一起，影响钙吸收。

（4）备好吸引器、氧气、气管插管、气管切开等急救药品，当发生喉痉挛及呼吸暂停等紧急情况，应紧急抢救。

2. 健康教育　介绍育儿知识，鼓励母乳喂养，多晒太阳。在不允许母乳喂养的情况下，应给予母乳化配方奶喂养，保证钙的摄入。

第十七节　新生儿糖代谢紊乱

一、新生儿低血糖症

新生儿正常血糖值因个体差异而不同。低血糖可使脑细胞失去基本能量来源，脑代谢和生理活动无法进行，如不及时纠正会造成永久性脑损伤。目前认为不论胎龄和日龄，凡是全血血糖 < 2.2mmol/L（40mg/dl）都诊断为新生儿低血糖症。而低于 2.6mmol/L 为临床需要处理的界限值。

【病因和发病机制】

1. 葡萄糖产生过少　胎儿糖原贮备发生在胎龄最后的 4~8 周，低出生体重儿包括早产儿和小于胎龄儿，糖原及脂肪贮存不足，糖异生功能不完善，生后代谢所需能量又相对较高，易于发生低血糖症。

2. 葡萄糖消耗过多　新生儿患有败血症、呼吸窘迫综合征、硬肿症等严重疾病时，机体出现应激状态，常伴有代谢率增加，葡萄糖消耗增加，而糖原异生酶的活性低，氨基酸不能转化为葡萄糖，棕色脂肪耗竭，血糖的来源中断，从而促使血糖下降。

3. 高胰岛素血症　糖尿病母亲的婴儿、严重溶血的患儿可发生暂时性高胰岛素血症；胰岛细胞瘤、胰岛细胞增生症、Beckwith 综合征可引起持续性的高胰岛素血症。葡萄糖消耗增加，血糖降低。

4. 内分泌和代谢性疾病　新生儿半乳糖血症、糖原累积病以及甲状腺、肾上腺、脑垂体等先天性功能不全等影响血糖含量，出现低血糖。

【临床表现】

新生儿低血糖常无症状或无特异性症状，而且血糖同样水平的患儿症状轻重差异也很大。多出现在生后数小时至 1 周内，主要表现为反应差、喂养困难、阵发性发绀、震颤、嗜睡、呼吸暂停、惊厥等，有的出现多汗、苍白、反应低下。上述症状常伴发其他疾病而被掩盖，不监测血糖易误诊。经补充葡萄糖后症状消失、血糖恢复正常。

【辅助检查】

血糖测定是确诊和早期发现本症的主要手段。生后 1 小时内应监测血糖。对可能发生低血糖者可在生后进行持续血糖监测。根据病情需要查血型、血红蛋白、血电解质、脑脊液、X 线胸片、心电图或超声心动图等。对顽固性低血糖者，进一步做血胰岛素、胰高血糖素、皮质醇、生长激素、T₄ 及 TSH 等检查，以明确是否患有先天性内分泌疾病或代谢性疾病。

【治疗要点】

1. 对无症状者可先给予葡萄糖水喂哺，如无效改为静脉输注葡萄糖。

2. 对出现症状者最有效的治疗是以一定的速度 [6~8mg/（kg·min）] 持续静脉给予葡萄糖静脉输注。

3. 对持续或反复低血糖者除静脉输注葡萄糖外，可给予氢化可的松静脉滴注或口服强的松；肌内注射胰高血糖素。

【护理诊断/合作性问题】

1. 营养失调：低于机体需要量　与摄入不足、消耗增加有关。

2. 潜在并发症　呼吸暂停。

【护理措施】

1. 喂养　生后能进食者尽早喂养，根据患儿病情给予口服 10% 葡萄糖，每次 5~10ml/kg。早产儿或窒息儿尽快建立静脉通路，保证葡萄糖输入。如因代谢及内分泌疾病引起者还应给予相应的饮食护理。

2. 监测　密切监护存在高危因素的患儿（如母亲有糖尿病、孕期使用某些药物、小于胎龄儿、败血症、早产和先兆子痫）血糖并及早治疗。静脉输注葡萄糖时及时调整输注量及速度，用输液泵控制并每小时观察记录 1 次，防止溶液高渗和诱发反跳性高血糖症。

3. 对症护理　低出生体重儿应注意保暖，有感染者及时给予抗生素治疗。

4. 严密观察病情变化　包括神志、哭声、呼吸、肌张力及抽搐情况，如发现呼吸暂停，立即给予拍背、弹足底等初步处理，并根据患儿缺氧程度，合理用氧。

5. 健康教育　向家长讲述该病的发生原因，讲解对低血糖发生时症状和体征的观察、处理办法及预后。

二、新生儿高血糖症

新生儿高血糖症（neonatal hyperglycemia）指全血血糖 > 7.0mmol/L（125mg/dl）。

【病因和发病机制】

1. **血糖调节功能不成熟，对糖耐受力低**　新生儿尤其是早产儿、SGA 儿，由于胰岛 B 细胞功能不完善、对输入葡萄糖反应不灵敏和胰岛素的活性较差，因而葡萄糖清除率较低。胎龄、体重、生后日龄越小，此特点越明显。故输注葡萄糖浓度过高、速率过快时易出现高血糖。

2. **疾病影响**　在应激状态下，新生儿处于窒息、感染、寒冷时易发生高血糖。这与应激状态下，胰岛反应差、分泌减少，儿茶酚胺分泌增加，血中胰高血糖素水平升高有关。

3. **用药影响**　治疗呼吸暂停使用氨茶碱时激活了肝糖原分解，抑制糖原合成。

4. **新生儿暂时性糖尿病**　与胰岛素 β 细胞暂时性功能低下有关，血糖常高于 14mmol/L，病程呈暂时性。

5. **真性糖尿病**　新生儿少见。

【临床表现】

高血糖不严重者无临床症状，血糖显著增高者或持续时间长的患儿可发生高渗血症、高渗性利尿，出现脱水、烦渴及多尿等。严重高渗血症者可发生颅内出血。血糖增高时，常出现糖尿，伴发酮症酸中毒者较少见。

【治疗要点】

减少葡萄糖用量和减慢葡萄糖输注速度；治疗原发病，纠正脱水及电解质紊乱；高血糖不易控制者可考虑用胰岛素输注并作血糖监测。

【护理诊断/合作性问题】

1. **有液体不足的危险**　与多尿有关。

2. **有皮肤完整性受损的危险**　与多尿、糖尿有关。

【护理措施】

1. **维持血糖稳定**　严格控制输注葡萄糖的量及速度，监测血糖变化。

2. **观察病情**　注意体重和尿量的变化，遵医嘱及时补充电解质溶液，以纠正电解质紊乱。

3. **作好臀部护理**　勤换尿布，保持会阴部清洁干燥。

第十八节　新生儿先天性梅毒

先天性梅毒（congenital syphilis）又称胎传梅毒，是梅毒螺旋体由母体经胎盘进入胎儿血液循环中所致。先天性梅毒的发生与妊娠期母体感染梅毒密切相关，发病率与产妇梅毒的发病率密切相关，孕期感染梅毒致胎儿发生先天性梅毒的概率为 75～95%。近年来，我国先天性梅毒发病率呈现上升趋势，应引起临床医务人员高度重视。

【病因和发病机制】

梅毒螺旋体经胎盘传播多发生在妊娠 4 个月后，妊娠 4 个月内由于绒毛膜郎格罕细胞层的阻断，梅毒螺旋体难以进入胎儿体内，妊娠 4 个月后，郎格罕细胞层逐渐退化萎缩，失去阻断作用，螺旋体容易通过胎盘和脐静脉进入胎儿循环，胎儿易被感染。梅毒螺旋体经胎盘进入胎儿血循环，引起胎儿全身感染，螺旋体在胎儿内脏（肝、脾、肺及肾上腺）及组织中大量繁殖，感染胎儿约有 50% 会发生流产、早产、死胎或死产，感染后存活胎儿会出皮肤梅毒瘤、骨膜炎、锯齿形牙、神经性耳聋等症状，存活者发病年龄不一，2 岁内发病称为早期梅毒，2 岁以上发病称为晚期梅毒。

【临床表现】

大多早期梅毒儿出生时无症状，生后 2～3 周症状逐渐显现。新生儿梅毒症状出现时间与严重程度与孕母梅毒病程和是否接受治疗密切相关。

1. **皮肤黏膜损害**　生后 1 周出现鼻塞、脓血性分泌物等鼻炎特征，分泌物内含大量梅毒螺旋体，传染性极强，当鼻黏膜溃疡累及鼻软骨时形成"鞍鼻"，累及喉部时出现声音嘶哑。生后 2～3 周出现皮疹，表现为全身多形性斑丘疹，颜色呈粉色、红色到棕褐色进展，口周、鼻翼和肛周等特殊部位会出现梅毒性天疱疮，皮损数月后呈放射状皲裂。

2. **骨损害**　多数患儿临床体征不典型，少数因剧痛而形成"假瘫"，X 线下可见长骨多发性、对称性骨骺端横行透亮带。

3. **全身淋巴结、肝、脾肿大**　全身淋巴结肿大但无触痛，其中滑车上淋巴结肿大有诊断价值；几乎所有患儿均有肝大，可伴有梅毒性肝炎，出现黄疸、肝功能受损等表现。

4. **中枢神经系统症状**　在新生儿期极少出现，多在生后 3～6 个月时出现脑膜炎症状，表现为脑脊液中淋巴细胞数增高，蛋白呈中度增高，糖正常。

5. **全身症状**　生长发育迟缓、营养不良、贫血、低血糖、低热、皮肤松弛等。

6. **并发症**　肺炎、肾炎、脉络膜视网膜炎、心肌炎等。

【辅助检查】

1. **性病研究实验室（venereal disease research laboratories，VDRL）试验**　可作为筛查试验。

2. **荧光螺旋体抗体吸附（fluorescent treponema antibody–absorption，FTA–ABS）试验**　常用于确诊。

3. **快速血浆反应素（rapid plasmareagin，RPR）**　广

泛用于梅毒的筛查、诊断及判断疗效。

【治疗要点】

1. 消灭梅毒病原体首选青霉素，静脉滴注，每次 5 万 U/kg，每 12 小时 1 次，7 日后改为每 8 小时 1 次，共 10 ~ 14 天，神经梅毒患儿治疗时间延长至 2 ~ 3 周。青霉素过敏者可选用红霉素，每日 15mg/kg，连用 12 ~ 15 日，口服或注射。

2. 及时、正规治疗孕妇梅毒是减少先天性梅毒发生率的最有效的措施。

【护理诊断/合作性问题】

1. 皮肤完整性受损　与梅毒螺旋体损伤皮肤黏膜有关。

2. 疼痛　与骨损害有关。

3. 知识缺失　父母缺乏梅毒预防、治疗和护理相关知识。

【护理措施】

1. 严格消毒隔离，预防交叉感染　严格执行床边隔离，或单人单间，专人专护；所有护理操作尽量集中进行，行穿刺术时，严格执行无菌操作技术，避开皮肤斑丘疹部位，避免碰破皮疹，以免发生交叉感染；患儿使用过的一次性医疗物品，用聚乙烯包装后集中焚烧处理，不能焚烧的用 0.5% 过氧乙酸浸泡 30 分钟后毁型处理；患儿衣物、被褥用含氯消毒剂浸泡 1 小时后方可清洗或销毁；患儿使用过的温箱、蓝光箱等仪器先用紫外线照射 1 小时后再进行终末消毒。同时，医务人员要注意保护性隔离，操作时要带一次性手套，操作前后及时进行手消毒。

2. 皮肤黏膜护理　皮肤损害严重患儿，应置于保温箱或辐射台上，避免摩擦皮损处，使其自然结痂、脱落。所有斑丘疹可用 0.5% 碘伏消毒后涂抹百多邦软膏；眼睛分泌物多时，用生理盐水清洗后上抗生素眼药水。同时，加强脐部和臀部护理，保持全身皮肤清洁，避免皮肤黏膜破溃感染。

3. 病情观察　先天性梅毒常累及患儿肝脾、骨骼及神经系统，因此护理过程中要做好病情观察，严密观察患儿体温、面色、哭声、黄疸、四肢张力和神经系统改变。对肝脾淋巴结肿大伴黄疸患儿，要做好蓝光疗法的护理；骨损害致假性麻痹患儿，护理过程中动作要轻柔，避免牵拉和被动体位，减轻患儿痛苦；密切观察神经系统改变，警惕神经性梅毒发生。

4. 健康教育　对患儿家人做好梅毒的宣教，提高家长对该疾病的认识。指导患儿家长出院后定期复查，按疗程全程、科学用药。在治疗后 1、2、3、6、12 个月对快速血浆反应素试验（RPR）进行追踪监测，正常在 3 个月时滴度下降，6 ~ 12 个月时转阴，对未及时转阴者，再次进行正规治疗。

（尹　斐　石　云）

答案解析

目标检测

一、选择题

A1/A2 型题

1. 新生儿期是指（　　）

　A. 脐带结扎到生后 28 天

　B. 生后 1 个月内

　C. 生后 7 天内

　D. 胎龄 28 周至生后 7 天

　E. 出生到未满 1 个月

2. 儿童意外伤害率最高发生在（　　）

　A. 胎儿期　　　　　　　　B. 新生儿期

　C. 婴儿期　　　　　　　　D. 幼儿期

　E. 学龄期

3. 婴儿期是指（　　）

　A. 出生至未满 1 周

　B. 胎龄 28 周至出生后 1 周

　C. 出生至 3 周岁

　D. 受精后至生后 1 周

　E. 出生至未满 2 岁

4. 儿童体格生长第二个高峰期是（　　）

　A. 新生儿期　　　　　　　B. 婴儿期

　C. 幼儿期　　　　　　　　D. 青春期

　E. 学龄期

5. 新生儿期的保健重点不包括（　　）

　A. 保暖　　　　　　　　　B. 母乳喂养

　C. 保持脐部清洁　　　　　D. 多与人接触

　E. 保持皮肤清洁

6. 婴儿期的预防接种正确程序是（　　）

　A. 2 ~ 3 个月接种卡介苗

　B. 2 个月开始口服脊髓灰质炎疫苗

　C. 6 ~ 8 个月接种百日咳疫苗

　D. 8 ~ 10 个月接种流脑疫苗

　E. 4 ~ 5 个月接种麻疹疫苗

7. 关于纯母乳喂养的描述，不正确的是（　　）

　A. 3 月龄前按需哺乳　　　B. 不必补钙

　C. 不必补维生素　　　　　D. 餐间不可加水

　E. 4 ~ 6 个月前不加其他食物

8. 关于母乳的描述，不正确的是（　　）

A. ＜4 日的母乳称初乳

B. 母乳中含有多种生物活性物质

C. 母乳中含较多不饱和脂肪酸

D. 母乳中乳糖含量高，对钙吸收有利

E. 母乳中矿物质含量高于牛奶

9. 0～2 个月婴儿母乳喂养的正确做法是（　　）

A. 开奶时间不宜太早　　　　B. 加糖水

C. 不定时哺乳　　　　　　　D. 不补充维生素 D

E. 不喂夜间奶

10. 我国 1 岁内小儿基础计划免疫中不包括（　　）

A. 乙型脑炎疫苗

B. 脊髓灰质炎疫苗

C. 麻疹疫苗

D. 百日咳 - 白喉 - 破伤风混合疫苗

E. 卡介苗

二、思考题

1. 儿童保健的具体方法有哪些?

2. 母乳喂养的优点有哪些?

书网融合……

本章小结　　　　　微课 1　　　　　微课 2　　　　　题库

第七章 儿童营养及营养性障碍性疾病患儿的护理

PPT

学习目标

知识要求：

1. 掌握 婴儿喂养方法、蛋白质－能量营养不良及儿童单纯性肥胖的临床表现、护理措施；维生素 D 缺乏性佝偻病的病因、临床表现、护理措施与预防措施；维生素 D 缺乏性手足搐搦症的病因、临床表现、急救措施。

2. 熟悉 小儿能量及营养素的需要；上述疾病的治疗原则。

3. 了解 上述疾病的发病机制、辅助检查。

技能要求：

1. 熟练掌握婴儿配方奶粉、鲜牛奶的配制方法。

2. 学会应用婴儿喂养知识解决家长母乳喂养、辅食添加的困惑。

素质目标：

1. 具备儿童营养需求的相关知识并能独立制定护理计划。

2. 具备有关爱、尊重、保护儿童的意识和儿科护士素养。

儿童生长发育迅速，新陈代谢旺盛，营养需求较成人多。但儿童消化吸收功能不完善，这就形成一对矛盾，故当供给食物的量或质不适合其生理特点时，就会发生营养功能紊乱。因此，供给营养丰富的食物，合理喂养，对促进生长发育十分重要。

第一节 能量与营养需求

一、能量的需要

食物中富含三大产能物质，分别是蛋白质、碳水化合物和脂肪。其中蛋白质产生能量 16.8kJ/g（4kcal/g）、碳水化合物产生能量 16.8kJ/g（4kcal/g）、脂肪产生能量 37.8kJ/g（9kcal/g）。它们所提供的能量，是促进儿童健康成长的前提。儿童所需能量包括以下 5 个方面。

（一）基础代谢

基础代谢（basal metabolism rate，BMR）年幼儿童较成人高 10%～15%，随着年龄增加而逐渐减少。大脑能量需求在全身器官中处于优先地位。婴幼儿时期基础代谢的需要占总能量的 50%～60%。1 岁以内婴儿每日约 230kJ/kg（55kcal/kg），7 岁时每日需 184kJ/kg（44kcal/kg），到 12～13 岁时约 126kJ/kg（30kcal），已接近成人。

（二）食物的产热效应

食物的产热效应（thermic effect of food，TEF）是指人体摄取食物而引起的机体能量代谢的额外增多，主要用于食物消化、吸收、转运、代谢和储存。摄取不同食物所需能量不一样，如三大产能物质中蛋白质的特殊动力作用最高，相当于它所供能量的 30%，而进食脂肪和碳水化合物则较低，4%～6%。由于婴儿时期以奶为主，蛋白质较多，其食物的特殊动力作用占总能量的 7%～8%，而进混合食物的年长儿占 5% 左右。

（三）活动所需

儿童活动所需的能量与其活动量强度、活动类型及持续时间有关。好哭多动的儿童比安静少哭的同年龄儿童高 3～4 倍。一般 1 岁以内需 63～84kJ/kg（15～20kcal/kg），到 12～13 岁时可达 126kJ/kg（30kcal/kg）。

（四）生长发育

这是儿童所特有的能量需求，与儿童的生长速度呈正比。1 岁以内是生长发育的第一高峰，占总能量的 20%～30%，以后儿童生长速度缓慢，能量需求随之减少。至生长发育的第二高峰青春期，能量需求再次增加。

（五）排泄消耗

正常情况下未能消化吸收的部分食物随粪便排出，所损失的能量不超过总能量的 10%。以上 5 项所需能量的总和就是儿童所需总能量。一般 1 岁以内婴儿每日约需 460kJ/kg（110kcal/kg），以后每 3 岁减少 42kJ/kg（10kcal/kg），15 岁时约 250kJ/kg（60kcal/kg）。但总能量的需求个体差异性较大，如体重相仿的健康儿童，瘦长的比肥胖的要高，因瘦长型新陈代谢快。总能量长期供给不足，可导致儿童生长发育迟缓、体重不增，但总能量长期供给过多，有引起肥胖的可能，应引起重视。能量消耗随年龄变化曲线见图7-1。

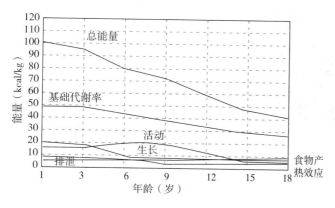

图7-1　能量消耗随年龄变化曲线

二、营养素的需要

（一）宏量营养素

1. 蛋白质　蛋白质是构成人体组织、细胞和体液的主要成分，也是组成体内酶、激素和体液的主要成分，其次还有供能作用，占总能量的8%~15%。

人体的蛋白质由20多种氨基酸构成。其中将人体不能合成，必须由食物供给的氨基酸，称为必需氨基酸。儿童除需与成人相同的8种必需氨基酸外（亮氨酸、异亮氨酸、缬氨酸、苏氨酸、蛋氨酸、苯丙氨酸、色氨酸、赖氨酸），还比成人多一种即组氨酸。胱氨酸、酪氨酸、精氨酸、牛磺酸对早产儿可能也必需。将最适合于构成人体蛋白质的必需氨基酸的量和比例，生物利用价值较高的蛋白质，称为优质蛋白质。一般动物蛋白质优于植物蛋白质。豆类蛋白质优于其他植物，米、面食品与大豆混合食用，可提高豆类生物利用率，称为蛋白质互补作用。蛋白质富含于乳、蛋、肉、鱼、禽及豆类等。

蛋白质食用要适量，过多易致便秘、食欲不振；过少易致抵抗力下降、肌张力下降、水肿、贫血、消瘦。婴幼儿生长发育迅速，不仅需要满足新陈代谢所需，还需满足生长发育所需，故婴幼儿所需蛋白质较成人多，故婴幼儿食物中应有50%以上的优质蛋白。

2. 脂类　是储存能量的主要形式，供能约占婴幼儿摄入总能量的45%（35%~50%），随着年量的增长，脂肪占总能量比例下降，年长儿为25%~30%。还是构成人体组织的主要成分，具有协助脂溶性维生素的吸收，维持体温，保护脏器，增加人体饱腹感等生理作用。它还能促进神经系统的发育，尤其对髓鞘的形成和脑功能的发育起着非常重要的作用。

脂类包括脂肪和类脂，是不溶于水而溶于有机溶剂的一类化合物。其中脂肪的主要成分为脂肪酸。将人体不能合成，必须由食物供给的脂肪酸，称为必需脂肪酸。如n-6系的亚油酸（LA）和n-3系的亚麻酸（LNA），亚油酸可衍生多种n-6不饱和脂肪酸，如花生四烯酸。亚油酸在体内可转变成亚麻酸和花生四烯酸，故亚油酸是最重要的必需脂肪酸。亚麻酸也可衍生多种n-3不饱和脂肪酸，包括二十碳五烯酸（EPA）和二十二碳六烯酸（DHA）

这些必需脂肪酸对细胞膜功能、基因表达、防治心脑血管疾病和生长发育都有重要作用。n-3多不饱和脂肪酸对脑、视网膜、皮肤和肾功能的健全十分重要。

亚油酸主要来源于植物油、坚果类（核桃、花生）亚麻酸主要存在于深海鱼油及坚果类。婴儿期的多不饱和脂肪酸主要来源于母乳，母乳能够提供足够的亚油酸和亚麻酸。

摄入脂肪过多易引起食欲下降，腹泻；长期缺乏易致营养不良及脂溶性维生素吸收障碍。

⊕ 知识链接

多不饱和脂肪酸对注意力缺陷多动症的治疗

有研究显示：多不饱和脂肪酸有治疗儿童注意力缺陷多动症的功效，盐酸哌甲酯缓释片联合ω-3多不饱和脂肪酸（ω-3 PUFA）时治疗儿童注意缺陷多动障碍（ADHD）有临床价值。盐酸哌甲酯缓释片联合ω-3 PUFA治疗可有效改善ADHD患儿注意力缺陷、多动症状，提高患儿学习能力，调节PRL、$S_{100}\beta$及25-羟维生素D水平。注意缺陷多动障碍（ADHD）是儿童期常见的一种行为障碍疾病，发病率为4.31%~5.83%，主要特征为注意力不集中、活动过度。盐酸哌甲酯缓释片是目前临床治疗ADHD的首选药物。ω-3多不饱和脂肪酸（ω-3 PUFA）具有抗凝、免疫营养支持及抗炎等作用。

3. 碳水化合物　是供能的主要物质，占总能量的55%~65%。主要富含于谷类、根茎类、食糖等。供给过多易致体重增长过快、虚胖、苍白、肌张力下降，长期摄入过多，还可导致肥胖症和心血管疾病；供给不足可发生营养不良、水肿、酸中毒。

为保证儿童健康生长发育，应首先保证能量供给，其次是蛋白质。宏量营养素应合理供给，否则易发生营养紊乱。

（二）微量营养素

1. 维生素　是维持人体正常生命活动所必需的营养素。根据其特点分为脂溶性维生素和水溶性维生素，其中脂溶性维生素包括维生素A、D、E、K，水溶性维生素包括B族维生素（B_1、B_2、维生素PP、B_6、B_{12}、叶酸）和维生素 C。脂溶性维生素可储存于体内，不需要每日供给，因其排泄较慢，缺乏时症状出现较迟，但过量易致中毒；水溶性维生素易溶于水，不易在体内储存，必须每日供给，如果体内缺乏会迅速出现相应症状，但一般不会引起中毒。

对儿童来讲，维生素 A、维生素 D、维生素 C、维生素 B_1 是相对容易缺乏的维生素。各类维生素的作用及来源见表 7 – 1。

表 7 – 1　各种维生素的作用和来源

营养素	作用	来源
维生素 A	为形成视紫质所必需的成分，促进生长发育和维持上皮组织的完整性，促进骨骼、牙齿发育，促进免疫器官发育及提高免疫力	肝、乳类、鱼肝油、蛋黄；有色蔬菜中的胡萝卜素
维生素 D	调节钙磷代谢，促进肠道对钙的重吸收，维持血钙浓度，利于骨骼矿化	鱼肝油、肝、蛋黄；紫外线照射皮肤合成
维生素 E	促进细胞成熟与分化，是一种有效的抗氧化剂	麦胚油、豆类、蔬菜
维生素 K	主要促进凝血酶原合成	肝、蛋、豆类、青菜；肠内细菌合成
维生素 B_1（硫胺素）	是构成脱羧辅酶的主要成分，为糖类代谢所必需，维持神经、心肌活动功能，调节胃肠蠕动，促进生长发育	米糠、麦麸、豆、花生；瘦肉内脏；肠内细菌和酵母可合成一部分
维生素 B_2（核黄素）	为辅黄酶主要成分，参与体内氧化过程	肝、蛋、鱼、乳类、蔬菜、酵母
维生素 PP（烟酸，烟酰胺）	是辅酶 I 及 II 的组成成分，为体内氧化过程所必需，维持皮肤、黏膜和神经的健康，防止癞皮病，促进消化系统的功能	肝、肉、谷类、花生、酵母
维生素 B_6	为转氨酶和氨基酸脱羧酶的组成成分，参与神经、氨基酸及脂肪代谢	各种食物中，亦由肠内细菌合成一部分
维生素 B_{12}（钴胺素）	参与核酸的合成、促进四氢叶酸的形成等，促进细胞及细胞核的成熟，对生血和神经组织的代谢有重要作用	动物性食物
叶酸	有生血作用；胎儿期缺乏引起神经管畸形	绿叶蔬菜、肝、肾、酵母较丰富，肉、鱼、乳类次之，羊乳中含量甚少
维生素 C（抗坏血酸）	参与人体的羟化和还原过程，对胶原蛋白、细胞间黏合质、神经递质（如去甲肾上腺素等）的合成，类固醇的羟化，氨基酸代谢，抗体及红细胞的生成等均有重要作用	各种水果及新鲜蔬菜

2. 矿物质　人体内除去碳、氢、氧、氮以外的元素称为矿物质，包括无机盐和微量元素。它们本身并不供能，主要在构成人体的物质和调节体内生理生化功能方面发挥着重要作用。

（1）常量元素　占人体总重量 0.01% 以上者称为常量元素，包括钙、磷、镁、钾、钠、氯、硫 7 种。其中婴儿期钙的沉积高于生命的任何时期，2 岁以下每日钙在骨骼增加约 200mg。乳类是钙的最好来源，大豆是钙的较好来源。过量可能造成一定危害，需特别注意钙的补充控制在 2g/d 以下。

（2）微量元素　占体重 0.01% 以下者称微量元素。其中必需微量元素有 10 种（铁、锌、铜、碘、硒、钼、钴、锰、铬、镁）。其中铁、碘、锌缺乏症是全球最主要的微量营养素缺乏病。必需微量元素具有十分重要的生理功能，是酶、维生素必需的活性因子；构成或参与激素的作用；参与核酸代谢。

在儿童营养方面比较重要的是钙、磷、镁、钠、氯、钾、锌、铁、铜、碘、硒等，钙、铁、碘、锌、硒缺乏易致佝偻病及手足搐搦、贫血、甲状腺功能低下、锌缺乏症、克山病及大骨节病等。钾、钠、氯代谢紊乱可致水电解质紊乱。其主要作用及来源见表 7 – 2。

表 7 – 2　各种元素的作用和来源

元素	作用	来源
钙	为凝血因子，能降低神经、肌肉的兴奋性，是构成骨骼、牙齿的主要成分	乳、蔬菜、豆类
磷	是骨骼、牙齿、细胞核蛋白、各种酶的主要成分，协助糖、脂肪和蛋白质的代谢，参与缓冲系统，维持酸碱平衡	乳、肉、豆、五谷
镁	构成骨骼和牙齿成分，激活糖代谢酶，与肌肉神经兴奋性有关，为细胞内阳离子，参与细胞代谢过程	五谷、豆、肉、乳

元素	作用	来源
钠和氯	调节人体体液酸碱性，维持渗透压平衡	食盐、食物（一般饮食内不缺）
钾	维持酸碱平衡，调节神经和肌肉活动，构成胞浆的要素	大多数食物含钾
锌	多种酶的主要成分	初乳、各种食物
铁	是血红蛋白、肌红蛋白、细胞色素和其他酶系统的主要成分，帮助氧的运输	肝、蛋黄、血、瘦肉、绿色蔬菜
铜	促进血红蛋白生成，与多种酶如细胞色素酶、氧化酶关系密切，存在于人体红细胞、脑、肝等组织内，缺乏时引起贫血	肝、肉、鱼
碘	构成甲状腺素的主要成分	海藻类
硒	保护心血管，维持心肌健康，促进生长，保护视觉	肝、肉类、海带

3. 膳食纤维　膳食纤维虽不参加供能，但在人体内发挥着重要的生理作用。可降低血清胆固醇及血脂，预防胆石症，保护心血管；可使餐后血糖上升幅度降低；可以预防结肠癌；利于排便；还可预防肥胖。婴幼儿可从谷类、新鲜蔬菜、水果中获得，但过多摄入可干扰矿物质的吸收，如铁、锌、钙、镁等。

4. 水　水是人体不可或缺的物质，参与体内所有的新陈代谢活动。水的需要量与机体的新陈代谢和能量需要有关。其次，儿童的活动量、环境温度和食物的特性也影响着水的需求量。一般按体重计算，年龄越小，需水量越多。婴儿新陈代谢旺盛，需水量相对较多，约需 150ml/（kg·d），以后每增加 3 岁减少 25ml/（kg·d），至成人需 40 ~ 45ml/（kg·d）。

第二节　儿童喂养与膳食安排

案例引导

案例　患儿，男，3 月龄。生后一直母乳喂养，但吃奶后经常会发生吐奶，母亲抱其来医院就诊，未查出器质性病变。

讨论：

1. 作为护士，如何指导这位母亲正确的哺乳方法？

2. 如何向这位母亲指导该婴儿的辅食添加方法？

一、婴儿营养与喂养

婴儿喂养方法主要包括母乳喂养、混合喂养及人工喂养 3 种。

（一）母乳喂养

母乳是婴儿天然的、最好的食物，对婴儿的生理及心理发育有不可替代的作用。《婴幼儿喂养战略》均建议婴儿生后 6 个月内完全接受母乳喂养。

1. 母乳的合成与分泌

（1）乳房的解剖结构　乳房由乳腺组织和乳腺导管两个主要部分组成。乳腺导管的终端形成乳窦，存放乳汁。当婴儿吸吮乳头和乳晕时，将其拉长，形成通道式奶头，把乳晕下乳窦中的乳汁挤出。

（2）泌乳反射和射乳反射

1）泌乳反射　婴儿吸吮乳头，感觉冲动传导到母亲脑垂体，分泌催乳素和催产素。每次哺乳后 30 分钟，血液中催乳素含量达到高峰，为下一次哺乳准备乳汁。婴儿多吸吮，母亲就多分泌乳汁；婴儿少吸吮或不吸吮，母亲就少分泌或停止分泌。

2）射乳反射　婴儿吸吮乳头时，母亲垂体后叶分泌催产素。催产素产生的比催乳素快，在哺乳过程促使乳汁流出。催产素经过血液到达乳房，使泌乳细胞周围的肌细胞收缩，将乳汁挤向导管，通过乳窦流出体外，这就是催产素反射，又称为射乳反射。

2. 母乳的成分变化　初乳：孕后期与产后 1 周内的乳汁，量少，15 ~ 45ml/d，色黄黏稠、脂肪少、免疫球蛋白多；过渡乳：产后 7 ~ 14 天的乳汁，量逐渐增多，脂肪逐渐增高，蛋白质及矿物质逐渐减少；成熟乳：产后 14 天至 9 个月的乳汁，此时泌乳达高峰，每天泌乳量可达 700 ~ 1000ml；晚乳：10 个月以后的乳汁，此期不管是质还是量都不能满足婴儿需求。

3. 母乳的成分

（1）蛋白质　母乳生物效价高，易被婴儿利用。母乳所含必需氨基酸比例适宜。母乳蛋白质以乳清蛋白为主，其在婴儿胃内形成细小乳凝块，有利于消化。酪蛋白含量较少，所含酪蛋白为 β - 酪蛋白，含磷少，凝块小。母乳中乳清蛋白与酪蛋白比值为 4 : 1，易被消化吸收。母乳所含 18 种游离氨基酸中由半胱氨酸转化而来的牛磺酸是牛乳的 10 ~ 30 倍，牛磺酸能促进婴儿神经系统和视网膜的发育。

（2）碳水化合物　母乳中 90% 的碳水化合物为乙型乳

糖（β-双糖），其有利于脑发育；利于双歧杆菌、乳酸杆菌生长，产生 B 族维生素；利于促进肠蠕动；利于钙、镁和氨基酸吸收。母乳中还有糖脂、糖蛋白、核苷酸及低聚糖。低聚糖是母乳特有的，因其与肠黏膜上皮细胞的细胞膜粘附抗体的结构相似，可阻止细菌粘附于肠黏膜，促进乳酸杆菌生长。

（3）脂肪　母乳能量的 50% 由脂肪提供，母乳的脂肪酶使脂肪颗粒易于消化吸收。母乳含不饱和脂肪酸较多，除含有亚油酸、亚麻酸外，还含有微量的花生四烯酸和 DHA，胆固醇宜丰富，这些物质有利于婴儿神经系统发育。母乳中宏量营养素产能比例适宜（表 7-3）。

表 7-3　母乳与牛乳宏量营养素产能比较（100ml）

成分	母乳	牛乳	理想标准
碳水化合物	41%（6.9g）	29%（5.0g）	40%～50%
脂肪	50%（3.7g）	52%（4.0g）	50%
蛋白质	9%（1.5g）	19%（3.3g）	11%
能量	6kcal （280.33kJ）	69kcal （288.70kJ）	

（4）矿物质　母乳中电解质浓度低，适宜婴儿不成熟的肾脏发育水平，易被婴儿吸收。母乳中钙含量虽然低于牛乳，但钙、磷比适当（2∶1），钙吸收率（50%～70%）高于牛乳（20%）；母乳中含低分子量的锌结合因子-配体，锌吸收率高；母乳中铁含量与牛奶（0.05mg/dl）相似，但母乳中铁吸收率（49%）高于牛奶（4%）。

（5）维生素　水溶性维生素、维生素 A 含量与乳母膳食有关，而维生素 D、E、K 不易通过血液循环进入乳汁，因此与乳母膳食成分关系不大。除维生素 D、K 外，营养状况良好的乳母可提供婴儿所需的各种维生素。因为母乳中维生素 K 仅为牛乳的 1/4，且初生时储存量低，肠道正常菌群未建立不能合成维生素 K_1，所以新生儿生后常规肌内注射维生素 K_1，以预防维生素 K_1 缺乏所致出血性疾病。母乳中维生素 D 含量较低，因此婴儿出生后尽早开始补充维生素 D，并鼓励家长尽早让婴儿户外活动。

（6）免疫物质　母乳含有大量免疫物质，特别是初乳中含量更高。①免疫球蛋白：母乳中含丰富的 SIgA，SIgA 有抗感染和抗过敏的作用；母乳中还含有少量 IgM、IgG 抗体及一些特异性抗体。②细胞成分：母乳中含有大量免疫活性细胞，如巨噬细胞和淋巴细胞，免疫活性细胞释放多种细胞因子（补体、溶菌酶、乳铁蛋白、干扰素等）而发挥免疫调节作用；③乳铁蛋白：母乳中含有较多铁蛋白，乳铁蛋白对铁有强大的螯合能力，能夺走大肠埃希菌、大多数需氧菌和白色念珠菌赖以生长的铁，从而抑制细菌生长；④溶菌酶：母乳中的溶菌酶能水解细菌胞壁中的乙酰基多糖，使之破坏并增强抗体的杀菌效能；⑤其他：母乳

的双歧因子含量也远远超过牛奶。双歧因子能促进双歧杆菌生长，抑制大肠埃希菌生长。母乳中的催乳素也是一种有免疫调节作用的活性物质，可促进新生儿免疫功能的成熟。

（7）生长调节因子　为母乳中一组对细胞增殖、发育有重要作用的因子，如牛磺酸、激素样蛋白（上皮生长因子、神经生长因子）、某些酶和干扰素。牛磺酸对肺、肝、血小板、脑、视网膜，特别是发育的脑和视网膜很重要；上皮生长因子能促进发育未成熟的胃肠上皮细胞、肝上皮细胞分化；神经生长因子可以促进神经元生长和分化。

4. 母乳的优点

（1）营养丰富，适合婴儿需要　①蛋白质：母乳蛋白质含量虽比牛乳少，但主要含乳清蛋白，其在胃内形成的乳凝块小，易于婴儿消化吸收。其次，母乳还含有大量乳铁蛋白、免疫球蛋白和溶菌酶蛋白，具有杀菌作用。②脂肪：母乳脂肪含量虽与牛乳相似，但主要含不饱和脂肪酸，如亚油酸、亚麻酸，还含卵磷脂、鞘磷脂及牛磺酸，这些都有利于婴儿神经系统的发育。其次，母乳还含乳脂酶，有利于脂肪消化吸收，尤其是新生儿、早产儿。③碳水化合物：母乳中的乳糖比牛乳多，且主要是乙型乳糖，可促进双歧杆菌、乳酸杆菌的生长；有利于大脑发育；促进肠蠕动；利于钙、镁及氨基酸的吸收。除此，低聚糖是母乳所特有的，亦可促进乳酸杆菌生长。④矿物质：母乳矿物质总量较牛奶少，减少了婴儿肾脏的负担；但搭配合理，吸收率高，如钙、磷比例为 2∶1，吸收率高达 50%～70%（牛奶为 20%）。含锌、碘、铜较多，尤其初乳含量高，有利于婴儿生长发育。母乳和牛奶含铁量均少，但母乳铁吸收率是牛奶的 5 倍，故母乳喂养的婴儿不易发生贫血。⑤维生素：母乳中的维生素 A、C、E 含量比牛乳都高，所以只要乳母良好，乳汁中的维生素基本能满足婴儿需求。但母乳中维生素 D、K 含量均少，故需额外补充。

（2）增强婴儿抵抗力　①免疫因子：母乳中含有较多的免疫球蛋白，如 IgA、IgM、IgG、IgE，尤其 SIgA 较多。②免疫细胞：母乳中含有 T 和 B 淋巴细胞、巨噬细胞，可吞噬并杀死病原体。③乳铁蛋白：母乳中含较多的乳铁蛋白，可夺走多种细菌赖以生存的铁，从而抑制细菌感染。④乙型乳糖：在促进双歧杆菌、乳酸杆菌生长的同时，抑制大肠埃希菌生长，降低婴儿患腹泻的机会。⑤低聚糖：可抑制细菌粘附在肠黏膜。所以，母乳喂养的婴儿比牛乳喂养儿患呼吸道及消化道感染的机会少。

（3）经济、方便、温湿度适宜　母乳几乎无菌，可以直接喂哺不需要消毒，其温度适宜，随时可以喂哺，其乳量可随婴儿哺乳次数及吸吮力度而自然调节，是婴儿最适宜的天然食品。

（4）有利于母婴情感建立　母乳喂养时母亲与婴儿会有密切的皮肤接触、眼神的交流，有利于母婴情感建立。

（5）对母亲的益处 婴儿吸吮乳头促进母亲分泌催产素，有利于子宫收缩，还可防止产后出血。哺乳的母亲延迟了月经来潮，有利于节育。还可降低母亲患乳腺癌、卵巢癌的发病率。

5. 影响母乳分泌的因素

（1）乳母饮食 乳汁的质和量随乳母饮食的变化而变化。若乳母营养失衡，则乳母分泌的乳汁量及成分均不能满足婴儿需求。建议从孕后期至哺乳期间乳母需摄入比平时多 1/4 的食物，摄水量也需增加 1000～1500ml。保证足够的钙及维生素的摄入，还需多晒太阳，以获得维生素 D。

（2）精神因素 任何不良精神因素如紧张、焦虑、悲伤、疲劳等均可抑制泌乳素的分泌，故乳母应保持心情愉快、充足的睡眠和适量的运动才能保证乳汁的质量。

（3）疾病及药物 乳母所患疾病可影响乳汁的分泌。乳母所用的药物，一般也可从乳汁中泌出，对婴儿有伤害。故一定要在医生指导下选择用药及用药方法。

（4）月经 月经复潮对乳汁的影响因人而异。一般月经恢复越早，泌乳量越容易减少。

6. 母乳喂养的护理 母乳喂养能否成功取决于三个条件：一是分泌充足的乳汁；二是有效的射乳反射；三是有力的吸吮。所以母乳喂养的护理主要保证这三个要素。

（1）两大原则

1）"三早"：包括早接触、早吸吮、早开奶。建议产后 15 分钟后，最晚不超过 2 小时。就可以让婴儿裸体紧贴妈妈皮肤，同时吸吮乳头。这有利于母婴情感建立，同时促进乳汁早分泌，还可降低生理性黄疸、生理性体重下降、低血糖的发生率。

2）按需哺乳：0～2 个月的小婴儿建议按需哺乳，即婴儿有需求（婴儿因饥饿而啼哭或乳母感觉到奶胀时）就喂哺，不要刻板地安排时间和次数。这有利于母亲身心放松，此时婴儿的吸吮力度最大。这都有利于催乳素的分泌，产后 2 周乳晕的传入神经特别敏感，诱导缩宫素分泌的条件反射易于建立，是建立母乳喂养的关键时刻。母婴同室有利于按需哺乳进行。

（2）方法

1）姿势：可根据具体情况选择不同的姿势，只要能使乳母全身心放松即可，这有利于乳汁的分泌。一般建议乳母取坐位，可坐在有靠背及扶手的椅子或沙发上，脚下垫一小凳，必要时可抱一抱枕，将婴儿放置于抱枕上。乳母一手托住婴儿的头部、肩部枕于母亲的臂弯处，一手采取"C"字型，大拇指与其余四个手指分别置于乳晕的上下方，托住乳房。当奶流过急时，母亲可采取用示指及中指轻夹乳晕的"剪刀"式哺喂方法。

2）实施：哺乳前乳母先清洁双手，并湿热敷乳房 2～3 分钟，沿乳腺导管的走向，从外侧逐渐按摩到乳晕。抱起婴儿，用乳头轻触婴儿嘴唇，促使婴儿觅食反射建立，当婴儿张嘴时顺势将乳头塞进婴儿嘴里。哺乳后，轻轻抵住婴儿下颌，将乳房抽出。

（3）注意事项

1）目光的交流：母乳喂养是母婴情感建立的纽带，建议乳母在哺喂婴儿时要多注意与婴儿的眼神交流，同时爱抚婴儿。

2）含住乳晕的大部分：因存放乳汁的乳窦开口在乳晕下方，如婴儿吃奶时只含住乳头，不仅吸吮不到乳汁，还会增加乳头皲裂的发生率。

3）吃空一侧，再吃另一侧：乳母在喂哺婴儿时一定要吃空一侧乳房，再吃另一侧。未吃空的一侧要用吸奶器吸出，下一次喂哺时先从上一次未吃空的那一侧乳房吃起。因乳房空虚感可增加泌乳。

4）拍背、打嗝、右侧卧位：因小婴儿的胃略呈水平位，贲门肌发育不良，幽门肌发育良好，即前"松"后"紧"，容易溢乳。故每次哺乳后，应将婴儿竖抱起，头靠在母亲肩上，用手轻拍其背部，打嗝排除空气后，右侧卧位放置于床上。可减少溢乳的发生率。

（4）乳量判断 可依据婴儿的尿量、体重、母亲及婴儿的状态进行综合判断。哺乳时能听到婴儿"咕咚、咕咚"吞咽声，乳母能经常感觉到胸衣被奶汁浸湿；婴儿尿布 24 小时湿 6 次及以上；体重增长良好；每次哺乳后婴儿可安静入睡 2～3 小时，随着月龄的增加，夜间睡眠为 5～6 小时。

（5）母乳喂养的禁忌证 母亲患有严重的心肺疾病，或传染病应暂停哺乳。如 HIV、严重的活动性肺结核、糖尿病等。目前认为患乙型肝炎的母亲不是母乳喂养的禁忌证，因为乙型肝炎主要通过胎盘和血液传播，主要发生在临产和分娩时。但这类婴儿应在出生 24 小时内给予特异性高效价免疫球蛋白，同时按照免疫程序按时接种乙肝疫苗。新生儿患有半乳糖血症遗传代谢病，也是母乳喂养的禁忌证。

知识链接

乳汁分泌量是否充足的判断

1. 婴儿每天能够得到 8～12 次较为满足的母乳喂养；喂哺时，婴儿有节律地吸吮，并可以听见明显的吞咽声。

2. 出生后最初 2 天，婴儿每天至少排便 1～2 次；如果有粉红色尿酸结晶的尿，应在生后第 3 天消失；从出生后第 3 天开始，每 24 小时排尿应达 6～8 次。

3. 出生后每 24 小时至少排便 3～4 次，每次大便应多于 1 大汤勺。出生第 3 天后，每天可排软便、黄便达 4（量多）～10 次（量少）。

（6）乳房保健

1）乳头皲裂　妊娠后期就应保持乳头乳房清洁，忌用酒精或肥皂清洗乳头；喂哺时一定让婴儿含住乳晕的大部分；喂哺完毕可挤出少量乳汁涂在乳头及乳晕上，以上措施可有效避免乳头皲裂发生。如已经发生，嘱咐乳母暂停喂哺患侧，但要定时吸出，皲裂处可涂薄层凡士林或保护性油膏，以促进乳头恢复。忌用硼酸制品以防婴儿中毒。

2）乳头凹陷　如有乳头凹陷，妊娠后期就应在医生指导下做乳头牵拉练习。产后，如未纠正，需用吸奶器将乳头吸出，顺势让婴儿含住。

3）乳腺炎　喂哺时注意吸空一侧再吸另一侧，可有效避免发生，同时注意睡觉姿势，防止在泌乳时挤压乳房。如已经发生，需在医生指导下湿热敷，同时沿乳腺导管的走向按摩乳房，必要时需要"回奶"。

（7）断奶时间　建议 10 ~ 12 个月可完全断奶，世界卫生组织建议母乳喂养应至 2 周岁。要避开夏季炎热季节及婴儿患病时间，建议春秋季节断奶较好。

（二）混合喂养

同时采用母乳及动物性乳制品或代乳品喂养婴儿时，称为混合喂养。有以下两种方式。

1. 补授法　由于母亲乳量不足时，所采用的方法。哺乳时，先喂母乳，不足部分由动物性乳制品或代乳品代替，一般"缺多少补多少"。喂哺次数一般不变，每次先将两侧母乳吸空后，再根据婴儿需要补充配方奶或动物乳。补授法可使婴儿多吃母乳，同时刺激乳汁分泌，使母乳有再增多的机会。补授的乳量可根据母乳的多少和婴儿的食欲大小来决定。

2. 代授法　是指母亲乳量充足，但由于各种原因导致母亲不能按时喂养婴儿时，只能采用动物性乳制品或代乳品代替一次或几次母乳，母乳喂养婴儿 4 ~ 6 个月时为引入配方奶或动物乳时，宜采用代授法。代授法有利于帮助母亲断离母乳，即在一次母乳喂哺时，有意减少喂哺母乳量，可以用配方奶或其他动物乳类来代替母乳，以此类推达到完全断乳的目的。

（三）人工喂养

完全用动物性乳制品（牛乳、羊乳、马乳等）或配方奶粉代替母乳喂养婴儿的方法，称为人工喂养，4 ~ 6 个月以内的婴儿由于各种原因不能进行母乳喂养时采用此方法。

1. 常用乳制品

（1）配方奶粉　是以母乳的构成为样本，以牛乳为制作原料，对其营养素成分在一定范围内进行调整，使之更接近母乳。这种奶粉营养接近母乳，但依然没有母乳好，比鲜牛奶及全脂奶粉营养价值高且更易消化吸收，故在母乳缺乏的情况下，可作为首选。其调配方法应按配方乳说明操作。

（2）鲜牛奶　比其他动物性乳制品营养价值高，故母乳缺乏时可作为第二选择。但与母乳相比，它还有许多缺点，如蛋白以酪蛋白为主，形成的乳凝块大；含不饱和脂肪酸少，缺乏脂肪酶，不利于消化吸收；糖以甲型乳糖为主，促进大肠埃希菌生长；矿物质较多，不利于消化吸收并可加重肾脏负担；缺乏各种免疫因子，婴儿易患感染性疾病等。故不能直接饮用，需经过煮沸、加糖、稀释三道加工工序。

1）煮沸　除了消毒杀菌外，还可使蛋白质变性，利于人体消化吸收。但煮沸时间不宜过长，否则营养容易遭到破坏，家庭中可采用水浴法，即将鲜牛奶放入奶瓶中隔水蒸，煮沸时间不超过 5 分钟立即冷却，对牛奶的营养破坏较少。

2）加糖　是使牛奶中的三大产能物质搭配合理，利于人体消化吸收。一般每 100ml 鲜牛奶中加 5 ~ 8g 的蔗糖。

3）稀释　目的是降低鲜牛乳中酪蛋白、矿物质的含量，减轻婴儿消化道、肾脏的负担。稀释浓度根据婴儿月龄来定，一般生后不满 2 周者采用 2∶1 奶（即 2 份奶加 1 份水），以后随着日龄的增加逐渐制成 3∶1 奶（即 3 份奶加 1 份水），4∶1 奶（即 4 份奶中加 1 份水），满月后即可用全奶。

2. 动物乳的特点（以牛乳为例）　人工喂养是常用牛乳，但成分不适合婴儿。

（1）乳糖含量低　牛乳的乳糖含量低于母乳，但主要是甲型乳糖，利于大肠埃希菌生长。

（2）宏量营养素比例不当　牛乳中蛋白质含量高，以酪氨酸为主，在胃中形成乳凝块大，不易消化；牛乳含有 β 乳白蛋白和牛血清白蛋白，可致某些婴儿过敏、腹泻；牛乳中脂肪颗粒大，且缺乏脂肪酶难以消化；不饱和脂肪酸（亚麻酸仅 2%）明显低于母乳（8%）。

（3）肾负荷重　牛乳含矿物质高，增加婴儿肾脏负担，尤其磷含量高，磷易与酪氨酸结合，影响钙的吸收。

（4）缺乏免疫因子　牛乳与母乳最大的区别在于缺乏各类免疫因子，故牛乳喂养婴儿患感染性疾病的机会较多。

母乳喂养与人工喂养各成分比较见表 7 - 4。

表7-4　母乳喂养和人工喂养各种成分比较

成分	母乳喂养	人工喂养
蛋白质	乳清蛋白为主，胃内形成凝块小，易消化吸收	酪蛋白多，胃内形成凝块大，不易消化吸收
脂肪	不饱和脂肪酸多，必需脂肪酸多，脂肪颗粒小，脂肪酶多，易消化吸收	不饱和脂肪酸少，脂肪颗粒大，脂肪酶少，不易于消化吸收
糖	乙型乳糖为主，促进双歧杆菌和乳酸杆菌生长，抑制大肠埃希菌繁殖，较少发生腹泻	甲型乳糖为主，有利于大肠埃希菌生长，易发生腹泻
免疫物质	含SIgA、乳铁蛋白、溶酶菌、双歧因子、巨噬细胞	含量少
矿物质	钙含量虽少，其钙磷比例合理，吸收率高	钙含量较高，其钙磷比例不合理，吸收率低
酶	含较多淀粉酶、乳脂酶，有利于消化	缺乏
其他	促进母子情感交流，利于母亲产后康复，减少乳腺癌和卵巢癌的发生；经济、方便、卫生	易污染

3. 人工喂养的方法

（1）配方奶粉　是以母乳营养素含量及其组成为生产依据，是对牛奶进行改造的奶制品。营养成分主要变化是：降低蛋白质总量，去除牛乳中部分酪蛋白，添加脱盐乳清蛋白，使两者比例接近母乳；强化适当的必需氨基酸，如牛磺酸及胱氨酸；去除牛乳中部分饱和脂肪酸，加入与母乳同型的活性顺式亚油酸及亚麻酸，提高必须脂肪酸含量；同时加入可溶性多糖，提高牛乳的乳糖含量；脱去一部分牛乳中含量较高的钙、磷和钠盐，使钾/钠和钙/磷比例恰当。另外，配方奶中还强化了婴儿生长时所需要的微量营养素，如维生素A、维生素D、胡萝卜素、铁、锌等。这种奶粉营养接近母乳，但不具备母乳的其他优点，尤其是缺乏母乳中的免疫活性物质和酶，故仍不能代替母乳，但较鲜乳或全脂奶粉更易于消化吸收，营养更平衡全面，即冲即食，应用方便，故在不能母乳喂养时首选配方奶。

（2）奶量的计算

1）配方奶粉摄入量估计：一般市售婴儿配方奶粉100g供能约2029kJ（500kcal），婴儿能量需要量约为460kJ（110kcal）/（kg·d），故需婴儿配方奶粉20g/（kg·d）可满足需要。按规定调配的配方奶蛋白质与矿物质浓度接近人乳，只要奶量适当，总液量亦可满足需要。

2）全牛奶摄入量估计：婴儿的能量需要量为460kJ（110kcal）/（kg·d），而100ml全牛奶供能约280.33kJ（67kcal），8%糖牛乳100ml（牛乳100ml加食糖8g）供能约418.4kJ（100kcal），故婴儿需8%糖牛乳100ml/（kg·d）。全牛奶喂养时，因蛋白质与矿物质浓度较高，应两次喂哺之间加水，使奶与水量（总液量）达150ml/（kg·d）。

（3）注意事项

1）选择适宜的奶瓶、奶头、奶孔及奶温　奶瓶最好选择玻璃器皿，奶头一般是橡胶奶头，软硬度应适中，奶孔以倒置奶瓶后，奶流匀速滴出为宜。哺喂前可将乳液滴在成人手腕腹面测试温度，热而不烫为宜。

2）安全卫生　常采用煮沸消毒法。每次用完后洗净奶瓶、奶头。将奶瓶放入锅中，加入凉水，直至淹没奶瓶，加热煮沸，当水煮沸后，再用纱布包裹奶头，放入锅中煮沸5分钟即可。

3）定时、定量　人工喂养儿喂奶量需定时、定量，但应根据婴儿月龄、食欲、体重及粪便性状及时调整。一般婴儿月龄越小每次喂哺的量也越少，两次喂奶的间隔时间也越短，每天喂哺次数也越多。

4）避免吸入空气　喂奶时，保持奶瓶倾斜，保证乳液充满奶头；喂哺完毕，同母乳喂养，需要拍背、打嗝、右侧卧位。

5）及时调整奶量　婴儿食量存在个体差异，在初次配乳后，要观察婴儿食欲、体重、粪便的性状，随时调整奶量。婴儿获得合理喂养的标志是发育良好，二便正常，食奶后安静。

（四）婴儿食物转换

4～6个月以后的婴儿为满足其生长发育的需要，无论是母乳喂养还是人工喂养均应按顺序逐步添加辅食。一般当每天的乳量达800～1000ml或每次哺乳量超过200ml时应添加辅食。需向固体食物转换，以保障婴儿的健康。此期为婴儿食物的过渡期，又称换乳期。婴儿的食物转换过程是培养婴儿对其他食物的兴趣，让其逐渐适应各种食物的味道，并培养其自行进食的能力及良好的饮食习惯，最终顺利地由乳类为主的食物转化过渡到进食固体食物为主的过程。

1. 添加辅食的目的　补充乳类营养素的不足，预防营养缺乏症；为断乳作准备；培养婴儿良好的饮食习惯；咀嚼功能的完善有助于语言能力和认知能力。

2. 辅食的添加的原则

（1）添加方式　由少到多，由稀到稠，由细到粗，由一种到多种，循序渐进添加。

（2）添加时机　要在小儿健康、消化功能正常时添加新的辅食，患病时停止添加。

（3）食物质量　应单独制作，不要以成人食品代替。

（4）注意观察　每次添加新食品后，要观察小儿大便有无异常，以掌握其消化情况。

（5）要用小匙喂　采用浅、平的小匙，以训练其吞咽、咀嚼的能力。

（6）泥状食品的味道要清淡　不宜食用过量糖、盐及添加剂，一般不主张用味精。

（7）要坚持试喂。

3. 换乳期食物　是除母乳或配方奶粉外，为过渡到成人固体食物所添加的富含能量和各种营养素的泥状食物（半固体食物）（表7-5）。给婴儿引入食物的时间和过程应适合婴儿的接受能力，保证食物的结构、风味等能够被婴儿接受。

表7-5　辅食添加顺序

月龄	性状	添加辅食品种	进食技能
4~6个月	泥状	米汤、米糊、稀粥、蛋黄、鱼泥、菜泥	用勺喂
7~9个月	末状	饼干、馒头、烂面、碎菜、蛋、肉末、鱼	学用杯
10~12个月	碎食物	粥、软饭、面条、碎菜、碎肉、带馅食品	抓食、断奶瓶、自用勺

4. 食物转换的步骤和方法　应根据婴儿发育状况、消化系统成熟程度决定引入其他食物。

（1）6月龄　该阶段的婴儿唾液中已含有唾液淀粉酶，对淀粉类食物可以消化，同时此期婴儿体内储存的铁已经消耗殆尽，故首先添加的食物是含铁的米粉，其次引入的食物是根茎类蔬菜、水果以补充维生素、矿物质。在哺乳后给予婴儿少量含铁强化的米粉，先喂1~2勺，逐渐增加至多勺，6~7月龄后可替代1~2次乳量。婴儿对其他食物有一个习惯的过程，可通过多次体验改变其对新食物的抵抗。如引入蔬菜，应每种菜泥每天尝试2次，直至3~4日婴儿习惯后再换另一种，以刺激味觉的发育。为培养婴儿的进食能力应注意引入的方法，如用勺子、杯子进食可帮助口腔运动协调，并开始时将食物做成泥状，使其学习主动吞咽半固体食物、训练咀嚼能力。

（2）7~9月龄　该月龄婴儿乳牙已经萌出，为促进牙齿生长及锻炼咀嚼能力应及时添加饼干、馒头片等食物，并逐渐引入动物性食物，如鱼、蛋类、肉类和豆制品。但应保证每日600~800ml的乳量，因乳类食物仍为此期婴儿营养的主要来源。让婴儿熟悉多种食物，如烂粥、碎菜、肉末、肝泥等，有利于儿童期完成食物转换。

（3）10~12月龄　食物的性状由泥状过渡到碎末状可

帮助咀嚼，增加食物的能量密度。此期还应注意婴儿神经心理发育对食物转变的作用，如允许手抓食物，即可增加婴儿进食的兴趣，又有利于眼手动作协调和培养独立能力。

（五）婴儿喂养常出现的问题

1. 溢乳　因婴儿胃呈水平位置，韧带松弛，易折叠；有贲门括约肌松弛、幽门括约肌发育良好等消化道解剖生理特点，使小于6个月小婴儿易出现胃食管反流（gastroesophageal reflux，GER）。此外，可由于过度喂养、不成熟的胃肠运动类型、不稳定的进食时间等原因，婴儿常出现溢乳。为减轻溢乳，可在喂哺后竖起拍背，将胃内空气排出，并保持其右侧卧位，头略高，以利于胃排空，防止反流或吸入造成窒息。

2. 食物引入不当　过早或过晚引入固体食物均不利于婴儿的健康成长。过早引入半固体食物可影响婴儿对母乳铁的吸收，并增加了食物过敏和肠道感染的机会。过晚引入其他食物，错过味觉、咀嚼功能发育关键时期，造成进食困难，甚至引发婴儿营养不良。将半固体食物采用奶瓶喂养，导致婴儿不会主动咀嚼、吞咽饭菜。添加有甜味剂的果汁、选用罐头水果、给予花生酱等易过敏的食物、炎热夏季或患病时变换食物种类等均应避免。

3. 能量及营养摄入不足　8~9个月的婴儿可接受能量密度较高的固体食物。该月龄儿仍进食能量密度较低的食物，或摄入液量过多，婴儿可表现为进食后不满足，出现体重不增或下降，或在安睡后常于夜间醒来要求进食。

4. 喂养困难　难以适应环境、过度敏感气质的婴儿常常有不稳定的进食时间，常表现喂养困难。

🌐 **知识链接**

特殊配方奶粉的种类

1. 早产儿配方奶粉　是为适应早产儿胃肠消化吸收能力不成熟、需较多能量及特殊营养素所调配的奶粉。比足月儿配方奶含有更多的蛋白质和矿物质；包含乳糖和糖类；混合一部分中链三酰甘油的脂肪；维生素含量充足。可提供2.7~3.5g/100kcal的蛋白质，使早产儿的体重增长速率和身体组分更接近正常出生婴儿。

2. 大豆配方奶粉　因不含乳糖，适用于原发性（罕见）和继发性乳糖不耐受、牛奶蛋白不耐受（肠绞痛、稀便、喷奶和呕吐症状）、有半乳糖血症的婴儿等。因急性胃肠炎而导致的乳糖不耐受情况下仅适用于腹泻后喂养。大多数对牛奶蛋白有IgE相关反应的婴儿对大豆配方奶反应良好。

3. 水解蛋白奶粉 包括部分水解蛋白和深度水解蛋白。其中深度水解蛋白配方奶适用于对牛奶蛋白和大豆蛋白过敏的婴儿。也可用于婴儿期预防变应性疾病，但效果不恒定。这类配方奶粉无乳糖，因此常用于胃肠道或肝胆疾病所致的明显消化不良的婴儿。

4. 免疫配方奶粉 由生物科技研制的含有活性生理因子、特殊抗体及奶类营养成分的奶粉。

5. 其他奶粉 铁强化奶粉、强化维生素 D 奶粉、遗传代谢病患儿配方奶粉（如苯丙酮尿症奶粉）等。

二、幼儿膳食安排

（一）幼儿进食特点

1. 生长速度减慢 1 岁后儿童生长速度较前减缓。因此，1 岁后小儿食欲有所下降。

2. 心理行为影响 幼儿神经心理迅速发育，有强烈好奇心，进食时表现出强烈的自我进食欲望。成人如忽略了儿童的要求，仍按小婴儿的方法抚养，儿童可表现出不合作与违拗心理；而且儿童注意力易被分散，儿童进食时玩玩具、看电视等做法都会降低对食物的注意力，进食下降。应允许幼儿参与进食，满足其自我进食欲望，培养独立进食能力。

3. 家庭成员的影响 幼儿好模仿，家庭成员进食的行为和对食物的反应可作为小儿的榜样，幼儿期形成的饮食习惯可影响其若干年甚至终身。因此家长应做到不挑食、不偏食、不暴饮暴食等。除此，小儿食物是在积极的社会情况下（如奖励，或与愉快的社会行为有关），则小儿对食物的偏爱会增加；相反，强迫进食可使小儿不喜欢有营养的食物。

4. 进食技能发育状况 幼儿的进食技能发育状况与婴儿期的训练有关，错过训练吞咽、咀嚼的关键期，长期食物过细，幼儿期会表现不愿吃固体食物，或"包在嘴中不吞"。

5. 食欲波动 幼儿有准确的判断能量摄入的能力。这种能力不但是一餐中表现出来，连续几餐都可被证实。幼儿可能一日早餐吃很多，次日早餐什么也没吃；一天中吃得少的早餐，可能会有吃较多的中餐和较少的晚餐。变化的进食行为提示幼儿有调节进食的能力。研究显示幼儿餐间摄入的差别可达 40%，但一日的能量摄入比较一致，只有 10% 的变化。

（二）幼儿膳食安排

幼儿膳食中各种营养素和能量的摄入需满足该年龄阶段儿童的生理需要，蛋白质每日 25g 左右，其中优质蛋白（动物性蛋白质和豆类蛋白质）应占总蛋白的 1/2。蛋白质、脂肪和糖类产能比约为 1 : 3 : 6。但膳食安排需合理，一日四餐（奶类 2，主食 2）两点为宜，奶量应 400 ~ 500ml/d。频繁进食、夜间进食、过多饮水均会影响小儿的食欲。

三、儿童和青少年膳食安排

（一）学龄前儿童营养特点和膳食安排

1. 营养特点 学龄儿童生长发育平稳发展，但仍需要充足的营养素。口腔功能较成熟，消化功能逐渐接近成人，已可进食正常成人食物。不少儿童进入幼儿园集体生活，随着活动能力的增大，食物的分量要随之增加，并引导孩子良好、卫生的饮食习惯。功能性便秘、营养性缺铁性贫血、肥胖在该年龄时期发病率较高，应得到足够重视。

2. 膳食安排 谷类所含有的丰富碳水化合物为能量的主要来源；蛋白质每天 30 ~ 35g，蛋白质功能占总能量的 14% ~ 15%，并建议一半来源于动物性食物蛋白质；足量的乳制品、豆制品摄入以维持充足的钙营养。注意每天适量的膳食纤维，全麦面包、麦片粥、蔬菜是膳食纤维的主要来源。少食油煎、油炸食物及高糖饮料，科学吃零食。学习遵守餐桌礼仪，鼓励儿童参与餐前准备工作，注意口腔卫生。

（二）学龄儿童和青少年营养特点和膳食安排

1. 营养特点 多数学龄儿童体格仍维持稳步的增长，乳牙脱落，恒牙萌出，口腔咀嚼吞咽功能发育成熟，消化吸收能力基本达成人水平。学龄儿童学习任务重、体育活动量大，能量摄入量需满足生长速度、体育活动需要。青少年时期生长发育为第二高峰，总能量的 20% ~ 30% 用于生长发育；骨骼快速生长，青春期增加 45% 骨量，矿物质如钙的需求量要大于儿童期或成年期；各种维生素的需要亦增加。家庭、同伴、教师、媒体和广告等因素影响着学龄期特别是青春期儿童的饮食行为。注意营养性缺铁性贫血、神经性厌食和超重/肥胖的及早预防。

2. 膳食安排与营养知识教育 学龄儿童、青少年膳食安排与成人相同，需要保证足够的能量和蛋白质的摄入，主食宜选用可保留 B 族维生素的加工粗糙的谷类，按季节及供应情况做到食物种类多样性，搭配合理；提供含钙量丰富的食物，如乳类和豆制品。教育学龄儿童、青少年有关预防营养性疾病的科普知识，使青少年学会选择有益健康的食物。如教育儿童与家长膳食平衡，参考"中国居民平衡膳食宝塔"养成良好饮食习惯，以及预防慢性非感染性疾病如肥胖症、糖尿病、心脏病和高血压的知识。

第三节　儿童营养状况评估

儿童营养状况评估是衡量儿童每日平均所摄入的营养素是否满足了其生理需求。方法包括人体测量（体格发育评价）、实验室检查、临床表现、膳食调查以及流行病学，即A、B、C、D、E五方面。

（一）人体测量–体格评价（anthropometric measurement – growth assessment，A）

体格生长评价是最基础的评价方法，工具简单，操作方便、经济，是营养评价的第一位，具体见第二章。

（二）实验室检查（biochemical test，B）

了解机体某种营养素贮存、缺乏水平。通过实验方法测定小儿体液或排泄物中各种营养素及其代谢产物或其他有关的化学成分，了解食物中营养素的吸收利用情况。

（三）临床表现（clinical indicator，C）

除常规体格检查外，注意有关营养缺乏的特异体征。

（四）膳食调查（dietary assessment，d）

1. 膳食调查方法　按工作要求选择不同方法。

（1）询问法　多用于个人膳食调查，询问对象刚刚吃过的食物或过去一段时间吃过的食物。询问法又分为24小时回忆法、膳食史法和食物频度法以了解膳食习惯。询问法简单，易于临床使用，但因结果受被调查对象报告情况或调查者对市场供应情况以及器具熟悉程度的影响而不准确。多种方法结合可增加准确性。采用24小时回忆法一般至少要调查2~3次，计算与结果分析同称重法。

（2）称重法　实际称量各餐进食量，以生/熟比例计算实际摄入量。查"食物成分表"得出今日主要营养素的量（人均量）。通常应按季节、食物供给不同每季度测一次。调查需准备表格、食物成分表、计算器、秤（食物、器皿重）。称重法的优点是准确，但较复杂，调查时间较长（3~4日）。多应用集体儿童膳食调查，也可据调查目的选择个人进行膳食调查。

常以平均数法分析结果，即从每日摄入食物种类、数量计算各种食物中某营养素的总量，用日人数算出人平均摄入量。日人数为三餐人数的平均数。

（注：如三餐就餐儿童数相差太大，应按日人数计算出人平均摄入量。日人数 = 早餐主食量/早餐人数 + 中餐主食量/中餐人数 + 晚餐主食量/晚餐人数）

（3）记帐法　多用于集体儿童膳食调查，以食物记出

入库的量算。记帐法简单，但结果不准确，要求记录时间较长。计算与结果分析同称重法。

2. 膳食评价方法　将膳食调查结果与推荐供给量比较。

（1）营养素摄入　当能量达到推荐摄入量的85%以上时，说明摄入充足，小于70%说明摄入不足；蛋白质、维生素、矿物质达到80%以上为正常。

（2）宏量营养素供能比例　膳食中宏量营养素比例应适当，即蛋白质产能应占总能量的10%~15%，7岁以上脂类占总能量的25%~30%，糖类占总能量的50%~60%。

（3）膳食能量分布　每日三餐食物供能亦应适当，即早餐供能应占一日总能量的25%~30%，中餐应占总能量的35%~45%，点心占总能量的10%，晚餐应占总能量的25%~30%。

（五）流行病学（epidemiology）

国家和地区人群对某种营养素缺乏流行情况对诊断具有重要价值。

第四节　蛋白质–能量营养障碍

⇒ 案例引导

案例　患儿，女，9月龄。因长期胃纳差而消瘦，平时以米粉喂养为主，很少加鱼、肉类食品。患儿精神萎靡，睡眠不安。

查体：T 36℃，P 95次/分，R 35次/分，体重6kg，身长68cm，消瘦，腹壁皮下脂肪菲薄，仅0.2cm，头发枯黄，哭声低。心肺（–），腹软，肝脾未及。四肢肌张力低，生理反射存在，病理反射未引出。

辅助检查：血常规示 Hb 90g/L，其余正常。尿常规、便常规、肝功能检查均正常。血清铁、锌低于参考值。胸部 X 线片未见异常。

讨论：

1. 该患儿最可能的临床诊断是什么？

2. 可能是什么原因导致的？

3. 针对该患儿应进行哪些护理措施？

一、蛋白质–能量营养不良

蛋白质–能量营养不良（protein – energy malnutrition，PEM）是由于缺乏能量和（或）蛋白质所致的一种营养缺

乏症，主要见于＜3岁婴幼儿；除体重明显减轻、皮下脂肪减少和皮下水肿以外，常伴有各种器官的功能紊乱。

临床上分为：以能量供应不足为主的消瘦型；以蛋白质供应不足为主的浮肿型；介于两者之间的消瘦-浮肿型。

【病因】

1. 膳食供给不足（原发性营养不良） 可因战争、贫穷、饥荒等原因造成儿童食物匮乏，发生营养不良。我国营养不良主要是喂养不当所致。①食物量和（或）质的不足：母乳不足时又未及时添加辅食、人工喂养过稀、长期供给单一食物或长期食量不足等。②方法不当：不定时、不定量喂养；偏食或骤然断乳等。

2. 疾病因素（继发性营养不良） ①消化系统疾病或先天畸形：如过敏性肠炎、唇腭裂等均可影响食物的摄入、消化和吸收。②各种急慢性感染及消耗性疾病：如麻疹、肝炎、结核等使消耗增多导致营养不良。

3. 先天不足 如多胎、双胎、早产、低体重出生儿等，常因先天营养不足，后天生长发育速度较快，营养需要增加而引起营养不良。

【病理生理】

1. 新陈代谢异常

（1）蛋白质 由于蛋白质摄入过少或蛋白质丢失过多，使体内蛋白质代谢处于负氮平衡，当血清总蛋白浓度＜40g/L、白蛋白＜20g/L时，可发生低蛋白性水肿。

（2）脂肪 由于能量摄入不足，消耗大量脂肪以维持生命活动，致血清胆固醇浓度下降。而脂肪主要在肝脏代谢，故当体内脂肪消耗过多，超过肝脏的代谢能力时，可造成肝脏脂肪浸润及变性。

（3）碳水化合物 由于摄入过少和消耗增多，致糖原储备不足，轻度时症状不明显，重度可引起低血糖，甚至昏迷、猝死。

（4）水、盐代谢 由于消耗大量脂肪，致细胞外液容量增加，且由于低蛋白血症加重了水肿；PEM时ATP合成减少，影响细胞膜上Na^+，K^+-ATP酶的运转，钠潴留在细胞内，致细胞外液为低渗状态，易出现低渗性脱水、酸中毒、低钾血症、低钠血症、低钙血症和低镁血症。

（5）体温调节能力下降 营养不良儿体温偏低，与热能摄入不足；皮下脂肪层薄，散热快；血糖低；氧耗量低、脉率和周围血循环量减少等有关。

2. 各系统功能低下

（1）消化系统 由于消化液和酶活性降低，肠蠕动减慢，菌群失调，致消化功能低下，易发生腹泻。

（2）循环系统 心肌收缩力减弱，心排出量减少，血压偏低，脉搏细弱。

（3）泌尿系统 肾脏浓缩功能差，致尿量增多而尿比重下降。

（4）神经系统 抑郁与烦躁相交替、表情淡漠、反应迟钝、记忆力减退、条件反射不易建立。

（5）免疫功能 特异性和非特异性免疫功能均降低，患儿极易并发各种感染（图7-1）。

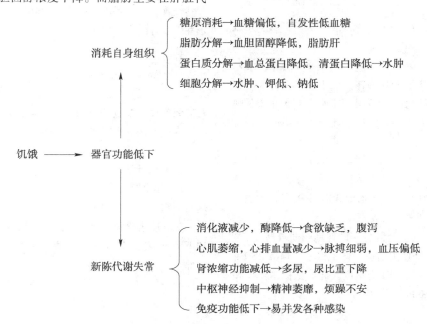

图7-1 蛋白质-能量营养不良的病理生理

【临床表现】

体重不增是营养不良的早期表现，继之出现体重下降，皮下脂肪逐渐减少以致消失。皮下脂肪层厚度是判断营养不良程度的重要指标之一。皮下脂肪消耗的顺序首先是腹部，其次为躯干、臀部、四肢，最后消失的为面颊部，严重者皮下脂肪消失。其次可出现患儿皮肤干燥、苍白、逐渐失去弹性、肌张力减低、肌肉萎缩。

根据营养不良轻度、中度、重度的划分，儿童的临床症状不同。初期营养不良对身高并无影响，但随着病情加重，身高亦低于正常。重度营养不良可有精神萎靡，反应差，抑郁与烦躁交替，食欲低下，腹泻、便秘交替出现，体重偏低，脉细无力等表现；也可有重要脏器功能损害，如心脏功能下降，出现心音低钝、血压偏低、脉搏变缓、呼吸浅表等。蛋白质严重缺乏时，可有凹陷性水肿（表7-6）。

表7-6　婴幼儿不同程度营养不良的临床表现

项目	Ⅰ度（轻度）	Ⅱ度（中度）	Ⅲ度（重度）
体重低于正常均值	15%～25%	25%～40%	>40%
腹部皮下脂肪厚度	0.4～0.8cm	<0.4cm	消失
肌张力	正常	降低、肌肉松弛	低下、肌肉萎缩
身长（高）	正常	低于正常	明显低于正常
精神状态	无明显变化	烦躁	萎靡、抑制与烦躁交替

根据患儿体重及身高（长）减少情况，5岁以下儿童营养不良的分型和分度如下。

1. 体重低下型（underweight）　体重低于同年龄、同性别参照人群值的均值2SD为体重低下。体重低于均值2～3SD为中度；低于均值3SD为重度。此项指标主要反映患儿有慢性或急性营养不良，但单凭此项指标不能区别急性还是慢性营养不良。

2. 生长迟缓（stunting）　身高（长）低于同年龄、同性别参照人群值的均值2SD为生长迟缓。身高（长）低于均值2SD～3SD为中度；低于均值3SD为重度。此项指标主要反映过去或长期慢性营养不良。

3. 消瘦（wasting）　体重低于同性别、同身高（长）参照人群值的均值减2SD为消瘦。体重低于均值减2SD～3SD为中度；低于均数减3SD为重度。此项指标主要反映小儿近期、急性营养不良。

【并发症】

1. 营养性贫血　主要与铁、叶酸、维生素B₁₂、蛋白质等造血原料缺乏有关。以缺铁性贫血最常见，巨幼细胞贫血也可出现或两者兼有。

2. 感染　由于免疫功能低下，易患各种感染，如上呼吸道感染、支气管肺炎、鹅口疮、结核病、尿路感染等，以呼吸道和消化道的感染最常见，特别是婴儿腹泻，可迁延不愈，加重营养不良，形成恶性循环。

3. 多种维生素及微量元素的缺乏　以维生素A缺乏最常见，如出现干眼症、口腔炎、末梢神经炎。还伴有B族维生素、维生素C、维生素D及钙、镁、锌、铜和硒等缺乏。

4. 自发性低血糖　常出现在夜间或清晨，是重度营养不良患儿死亡的重要原因。患儿突然出现面色苍白、神志不清、呼吸暂停、脉搏缓慢、体温不升，若不及时诊治可致死亡。应立即静脉推注25%～50%的葡萄糖。

【辅助检查】

1. 血清蛋白测定　血清白蛋白浓度降低是特征性改变，但半衰期较长（19～21天）故不够灵敏。视黄醇结合蛋白（半衰期10小时）、前白蛋白（半衰期1.9天）、甲状腺结合前白蛋白（半衰期2天）和转铁蛋白（半衰期3天）等代谢周期较短的血浆蛋白具有早期诊断价值。胰岛素样生长因子-1（IGF-1）不仅反应灵敏且受其他因素影响较小，是诊断蛋白质营养不良较好的指标。

2. 酶活性测定　清淀粉酶、脂肪酶、胆碱酯酶、转氨酶、碱性磷酸酶、胰酶和黄嘌呤氧化酶等活力下降，经治疗可迅速恢复正常。

3. 其他　胆固醇、各种电解质及微量元素浓度皆可下降，生长激素水平升高。

【治疗要点】

采取综合治疗措施，包括祛除病因，改进喂养方法；调整饮食，补充营养；促进消化功能和改善代谢功能；纠正并发症等。

【护理评估】

1. 健康史　了解患儿的出生史（是否为早产儿或多胎儿）；喂养情况（是否母乳喂养，有无及时添加辅食，患儿有无挑食、偏食的习惯）；身体健康状况（有无影响患儿摄入、消化、吸收的疾病，如唇腭裂、腹泻等）。

2. 身心状况

（1）临床表现

1）体重及身高　本病最先出现的是体重不增，随着病情加重，继而出现消瘦，皮肤变得干燥、苍白、皱纹如老人貌、肌肉松弛、肌张力低下，最后出现身高低于正常。皮下脂肪减少顺序为：腹部 → 躯干、臀部、四肢 → 面部。

2）各系统表现　①神经系统：初期精神状态尚可，继而患儿出现易激惹、烦躁、反应低下、对周围事物不感兴趣，睡眠障碍，抑郁与烦躁相交替，严重者可引起智力低下。②消化系统：初期食欲尚可，继而食欲减退甚至消失，常伴呕吐及腹泻或便秘。③心血管系统：出现心音低钝、血压偏低、脉搏变缓。④其他：运动功能发育迟缓；

部分患儿合并血浆白蛋白明显减少时，可伴发凹陷性水肿、皮肤发亮，严重者破溃，继发感染形成溃疡。

3）并发症　①营养性贫血：主要与造血原料如铁、叶酸、维生素 B$_{12}$、蛋白质等缺乏有关。最常见的是缺铁性贫血。②维生素和微量元素缺乏：以维生素 A 缺乏症最常见，其次为维生素 B、维生素 C。因为生长发育迟缓，钙、磷需求减少，故维生素 D 缺乏症较少见。③感染：由于免疫力低下，易患呼吸道、消化道感染及各种传染病。特别是婴幼儿腹泻可迁延不愈。④自发性低血糖：表现为面色灰白，神志不清，脉搏减慢，呼吸暂停。如不及时抢救，可致死亡。

（2）辅助检查

1）血浆白蛋白　血浆白蛋白浓度降低为其特征性改变，但由于其半衰期长，故不够灵敏。而视黄醇结合蛋白、前白蛋白、甲状腺结合前白蛋白及转铁蛋白半衰期较短，具有早期诊断价值。

2）血浆胰岛素样生长因子–1（IGF–1）　IGF–1不仅反应灵敏且不易受其他因素影响，被认为是早期诊断既灵敏又可靠的指标。

3）其他　血清胆固醇、血糖、各种电解质及微量元素浓度皆可下降；多种血清酶活性也降低，生长激素反而增高。

（3）社会–心理评估　本病好发于经济落后地区或父母喂养知识缺乏者。因此，需要评估患儿父母喂养知识掌握情况及家庭经济水平。

【常见护理诊断/问题】

1. 营养失调：低于机体需要量　与患儿摄入不足或消耗过多有关。

2. 有感染的危险　与机体免疫功能降低有关。

3. 潜在并发症　营养性缺铁性贫血、低血糖、维生素A 缺乏。

4. 知识缺乏　与患儿家长缺乏合理喂养知识有关。

【护理目标】

1. 经过治疗与护理，患儿体重、身高等发育指标逐渐达到同年龄、同性别正常儿童的水平。

2. 患儿不发生感染、低血糖、贫血等并发症或发生时能够及时早发现、早处理。

3. 家长了解营养不良的病因，能正确选择合适的婴幼儿食品，并合理喂养患儿。

【护理措施】

1. 调整饮食　营养不良患儿因长期摄入过少，消化道已适应低营养的摄入，过快增加饮食量容易出现消化不良、腹泻，所以饮食调整的量和内容应根据患儿实际的消化能力和病情逐步完成，不能操之过急。其饮食原则是：由少到多、由稀到稠、循序渐进，逐步增加，直至恢复正常。

（1）能量　轻度患儿可在维持原膳食基础上，添加含蛋白质和高热能食物，以吃饱和能消化为度。可从每日 250～330kJ/kg（60～80kcal/kg）开始，逐渐增加。中、重度患儿消化能力差，热卡可由每日 165～230kJ/kg（40～55kcal/kg）开始，逐步增加，若消化吸收能力较好，可逐渐增加到每日 500～727kJ/kg（120～170kcal/kg），并按实际体重计算热能需要。

（2）蛋白质　提倡母乳喂养；人工喂养儿从稀释奶开始，逐渐增加奶量和浓度。除乳制品外，积极添加富含高蛋白的饮食，如蛋类、肝泥、肉末等食物，必要时也可添加酪蛋白、氨基酸混合液或要素饮食。蛋白质摄入量从每日 1.5～2.0g/kg 开始，逐步增加到 3.0～4.5g/kg，过早给予高蛋白食物可引起腹胀和肝大。轻度营养不良患儿可从牛奶开始，逐渐过渡到带有肉末的食物；中重度营养不良患儿可先喂已稀释奶或脱脂奶，再给全奶，然后才能给带有肉末的食物。

（3）维生素及矿物质　可每日摄入适量的新鲜蔬菜和水果等富含维生素和微量元素的食物。应从少到多逐渐增加，以免引起腹泻。

（4）尽可能保证母乳喂养　对还能母乳喂养的儿童，要特别注意尽量母乳喂养，所增加的补充食品最好是半流质和固体食物。

（5）选择合适的补充途径　如果胃肠功能好，要尽量选择口服补充的方法；如果患儿食欲差、吞咽困难、吸吮力弱，可选择鼻胃管喂养；如果肠内营养明显不足或胃肠道功能严重障碍，则应选择静脉营养。

（6）建立良好的饮食习惯　帮助患儿建立良好的饮食习惯，小学生早餐要吃饱，午餐应保证供给足够的能量和蛋白质。

2. 促进消化，改善食欲　遵嘱可给予 B 族维生素和胃蛋白酶、胰酶等以助消化。蛋白质同化类固醇制剂如苯丙酸诺龙能促进蛋白质合成，并能增加食欲，每次肌内注射 10～25mg，每周 1～2 次，连续 2～3 周，用药期间应供给充足的热量和蛋白质。对食欲差的患儿可给予胰岛素注射，降低血糖，增加饥饿感以提高食欲，通常每日一次皮下注射正规胰岛素 2～3U，注射前先服葡萄糖 20～30g，每 1～2 周为一疗程。锌制剂可提高味觉敏感度，有增加食欲的作用，每日可口服元素锌 0.5～1mg/kg。

3. 预防感染　按时进行预防接种，积极做好消化道及呼吸道保护性隔离措施，防止交叉感染。

4. 病情监测　监测病情，当患儿出现低血糖表现时，立即通知医生，并遵嘱用药。定期监测患儿生长发育情况，如体重、身高，描绘生长发育曲线图，以判断治疗效果。

5. 健康宣教　向患儿家长介绍本病发病原因，纠正患儿不良饮食习惯，积极治疗患儿疾病，教给患儿家长如何测量体重及身高。

【护理评价】

评价患儿进食量是否增加；体重是否增加；症状及体征有无改善；家长是否了解本病病因、预防、饮食护理等；患儿不良的饮食习惯是否改变；是否发生了并发症。

二、儿童单纯性肥胖症

儿童单纯性肥胖症（children obesity）是由于能量摄入长期超过人体的消耗，使体内脂肪过度积聚、体重超过一定范围的一种营养障碍性疾病，是目前严重的健康问题和社会问题。近年来，儿童肥胖症的发生率在我国逐年上升，目前发病率为 5% ~8%。肥胖不仅影响儿童的健康，儿童期肥胖还可延续至成年，增加患高血压、糖尿病、冠心病、胆石症、痛风等疾病的风险，故应重视本病的防治。

【病因】

95%~97% 肥胖患儿为单纯性肥胖，儿童单纯性肥胖症是由遗传和环境因素相互作用形成的，其中环境因素占主导。

1. 能量摄入过多　长期摄入的营养超过机体需求，多余的能量便以脂肪形式贮存在体内导致肥胖。

2. 活动量过少　肥胖儿童大多喜静不爱运动，使能量消耗过少，即使摄食不多，也可引起肥胖。

3. 遗传因素　肥胖有高度的遗传性，目前认为肥胖的家族性与多基因遗传有关。肥胖双亲的后代发生肥胖者为 70%~80%；双亲之一肥胖者，后代肥胖发生率为 40%~50%；双亲正常的后代发生肥胖者为 10%~14%。

4. 其他　饱食中枢和饥饿中枢调节失衡导致多食；精神创伤（如亲人病故或学习成绩低下）以及心理异常等因素亦可致儿童过量进食。孕期后三个月营养过量、人工喂养、过早添加固体食品（生后 1~2 个月）、断奶过早、进食过快、家长溺爱等因素也是肥胖的危险因素。

【病理生理】

肥胖的主要病理改变为脂肪细胞数目增多或体积增大。人体脂肪细胞数量的增多主要在孕后 3 个月、生后第 1 年和 11~13 岁三个阶段。若肥胖发生在这三个时期，即可引起脂肪细胞数目增多性肥胖，治疗较困难且易复发；而不在此 3 个阶段发生的肥胖，脂肪细胞体积增大而数目正常，治疗较易且效果明显。肥胖患儿可出现以下改变。

1. 体温调节　肥胖患儿由于脂肪的保温作用，对寒冷反应不太敏感，用于产热的能量消耗比正常儿童少，故肥胖儿有低体温倾向。

2. 脂类代谢　肥胖患儿常伴有血脂增高。长大以后易出现动脉硬化、冠心病、高血压、胆石症等疾病。

3. 蛋白质代谢　肥胖患儿嘌呤代谢异常，血尿酸水平高，易发生痛风症。

4. 内分泌变化　内分泌异常在肥胖儿童中很常见。如男、女性肥胖患者雌激素水平均增高，导致女性可有月经不调和不孕；男性患者可有轻度性功能低下、阳痿，但不影响睾丸发育和精子形成；并且肥胖者有高胰岛素血症的同时又存在胰岛素抵抗，致糖代谢异常，可出现糖耐量减低或糖尿病。

【临床表现】

肥胖症好发于婴儿期、5~6 岁儿童及青春期。

（1）**症状**　①食欲旺盛，喜食肉食及甜食。②动作笨拙、易疲劳，用力时易出现气短或腿疼。③严重肥胖者由于脂肪的过度堆积限制了胸廓和膈肌运动，使肺通气量不足、呼吸浅快，故肺泡换气量减少，造成低氧血症、气急、发绀、红细胞增多、心脏扩大或出现充血性心力衰竭甚至死亡，称肥胖－换氧不良综合征（pickwickian syndrome）。④有些患儿有心理障碍，如自卑、胆怯、社交障碍。

（2）**体征**　①体脂丰满，分布均匀。②严重肥胖者皮肤还可出现白纹或紫纹，主要出现于腹部、臀及大腿。③因体重过重，走路时下肢负荷过重，可导致膝外翻或扁平足。④男孩因大腿和会阴部脂肪堆积，阴茎可隐匿于脂肪组织中。⑤肥胖患儿体格生长发育一般比同龄儿发育较早，性发育也较早，故最终肥胖儿身高略低于正常儿。

【治疗要点】

治疗原则是采用饮食疗法及运动疗法相结合的综合措施，培养良好的生活饮食习惯。禁止采用饥饿疗法、减肥药物及手术治疗。

【护理评估】

1. 健康史　详细了解患儿饮食习惯，包括喜吃食物、饮食量、餐次等；了解患儿运动情况，包括喜静还是喜动、每天运动量、运动项目等；了解有无家族肥胖史；了解有无引起肥胖的内分泌疾病或用药史。

2. 身心状况

（1）辅助检查

1）**体重**　测量患儿体重，与同性别、同身高参照人群比较，若为均值 10%~19% 者为超重；超过 20% 以上者便可诊断为肥胖症；20%~29% 者为轻度肥胖；30%~49% 者为中度肥胖；超过 50% 者为重度肥胖。

2）**体重指数**（body mass index，BMI）　BMI 是指体重（kg）/身长（cm）^{2}，小儿 BMI 随年龄性别而有差异，评估时需查阅图表，如 BMI 值在 P_{85}~P_{95} 为超重，超过 P_{95} 为肥胖。

（3）**其他**　肥胖儿三酰甘油、胆固醇大多增高，严重患者血清 β－白蛋白也增高；常有高胰岛素血症，血生长激素水平减低，生长激素刺激试验的峰值也较正常小儿为低。肝脏超声波检查常有脂肪肝。

3. 社会－心理评估　评估患儿有无心理障碍；评估患儿家长教养方式及对本病的病因及其危害的认知程度。

【常见护理诊断/问题】

1. 肥胖　与摄入高能量食物过多和（或）运动量过少有关。

2. 社交障碍　与肥胖造成行动不便或怕讥笑有关。

3. 自我形象紊乱　与肥胖引起自我形象改变有关。

4. 潜在并发症　高血压、高血脂、糖尿病。

5. 知识缺乏　与患儿家长缺乏合理营养及运动对本病的影响有关。

【护理措施】

1. 饮食管理

（1）饮食原则　推荐食用低脂肪、低糖类和高蛋白食谱。低脂饮食可促进患儿脂肪的消耗，但由于同时也使蛋白质分解增加，故需同时补充优质蛋白质。糖类分解成葡萄糖后会刺激胰岛素分泌，从而促进脂肪合成，故必须适量限制糖类食物。

（2）食物选择　建议患儿多吃体积大而热能低的蔬菜类食物，因大体积食物会使患儿产生饱腹感，如萝卜、青菜、黄瓜、番茄、莴苣、苹果、柑橘、竹笋等。其所含高纤维还可抑制糖类的吸收和胰岛素的分泌，减少胆盐的肠肝循环，促进胆固醇排泄且有一定的通便作用。尽量避免油煎炸食品、甜食及饮料。

（3）培养良好饮食习惯　如避免晚餐过饱，不吃宵夜，不吃零食，少量多餐，细嚼慢咽等。

2. 运动疗法

（1）运动原则　根据患儿具体情况，制定运动处方，选择既能有效减少脂肪又有趣味性及可行性的运动项目。

（2）运动处方　遵嘱执行，需先测试患儿最大氧耗量，以个体最大有氧能力的50%为平均训练强度，制定训练方案。一般需每天锻炼30分钟以上，活动量以运动后感觉轻松、不疲劳为宜。建议选择晨跑、散步、游泳、爬山等有氧运动。

3. 行为矫正和心理支持　创造并鼓励患儿与小朋友玩耍的机会，及时表扬患儿的进步；教导家长不要过分指责患儿饮食习惯；鼓励患儿共同制定饮食计划及运动计划，提高他们参与的积极性，改变其孤僻、自卑的心理，帮助患儿建立健康的生活方式，具备自我管理能力。

4. 健康教育　指导患儿家长制定适合个体的饮食方案及运动计划；如何培养患儿良好饮食习惯，对肥胖患儿实施生长发育监测，定期门诊随访。

第五节　营养性维生素D 缺乏性疾病 🅔微课

一、营养性维生素D缺乏性佝偻病

⇒案例引导

案例　患儿，女，9月龄，北方人，冬季出生，母乳喂养，未添加辅食。近2周因多汗，晚上爱哭闹，且不易安抚来医院就诊。查体：方颅，前囟大，未出牙，枕秃，双肺呼吸音清，心音有力，腹软，肝脾肋下未触及肿大。

体格检查：T 36.5℃，P 110次/分，R 32次/分，W 9kg，H 70cm。发育营养尚可，前囟2cm×1.5cm，枕秃，未出牙，肋缘外翻，肝右肋下1cm，脾（－），轻度"O"形腿。肌张力正常，神经系统未见异常。

辅助检查：血常规示 Hb 115g/L，RBC 4.3×10^{12}/L，WBC 10×10^9/L。大便及尿常规未见异常。血清钙、磷正常，血碱性磷酸酶升高。腕部正位片示骨骺端钙化带模糊不清，呈杯口状改变。

讨论：

1. 该患儿可能的临床诊断是什么？

2. 如需确诊，还需进一步做那些辅助检查以确诊？

3. 如何预防该疾病的发生？

营养性维生素D缺乏性佝偻病（rickets of vitamin D deficiency）是由于儿童体内维生素D不足，使机体内钙、磷代谢失常，导致骨骼发育障碍，严重者可导致骨骼畸型的慢性营养缺乏症，多见于2岁以下儿童。由于地理位置、气候等因素，北方发病高于南方。近年来，随着儿童保健事业的发展及人们生活水平的提高，我国营养性维生素D缺乏性佝偻病发病率及重症患者逐年减少。

【维生素D的来源、代谢及功能】

1. 维生素D的来源

（1）母体－胎儿的转运　胎儿可通过胎盘从母体获得维生素D，胎儿体内 25－(OH) D_3 的贮存可满足生后一段时间的生长需要。早期新生儿体内维生素D水平与母体的维生素D的营养状况和胎龄有关。

（2）内源性　是人类获得维生素D的主要来源。即皮肤中的 7－脱氢胆固醇在阳光下紫外线的照射下转变而来。

（3）外源性　包括三种。一种由食物提供。但天然食物中如乳类、蛋类、鱼类含量都很少，谷类、蔬菜及水果中则基本不含。可通过维生素D强化食物供给。一种由鱼肝油制剂提供，这是外源性的主要来源。还有一种是婴儿所特有的，即由母亲提供，可满足婴儿生后一段时间，但其提供的量与母亲储备量及胎儿月龄有关。

2. 维生素 D 的代谢 皮肤合成的维生素 D_3 直接入血，而食物所含的维生素 D_2 则需由小肠吸收，再转运入血。但两者均无活性，需经过两次羟化，转化为 1,25 - 二羟维生素 D 才能发挥生物活性。首先是在肝细胞微粒体的 25 - 羟化酶的作用下，转化为 25 - 羟维生素 D，其含量较多且稳定，常作为测定维生素 D 营养状态的指标。25 - 羟维生素 D 再转运到肾脏，在近端肾小管上皮细胞线粒体中 1α - 羟化酶的作用下，生成 1,25 - 二羟维生素 D（图 7 - 2）。

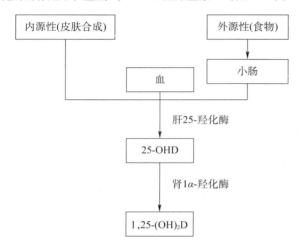

图 7 - 2　维生素 D 代谢过程

3. 维生素 D 的生理功能 血液中的 1,25 - 二羟维生素 D 主要与维生素 D 结合蛋白（DBP）结合，仅有 0.4% 以游离形式存在，主要通过作用于三个靶器官发挥生物活性。

（1）肠道　促进小肠黏膜合成钙结合蛋白，增加肠道对钙的吸收。

（2）肾脏　促进肾小管对钙磷的重吸收，减少尿磷的排泄。

（3）骨骼　促进破骨细胞活动，使旧骨脱钙，骨盐溶解，同时促进成骨细胞功能，血液中钙、磷向骨质生成部沉着，新骨形成。

【病因与发病机制】

1. 病因

（1）围生期维生素 D 不足　胎儿在孕后期从母亲获得的维生素 D 较多。如果母亲孕期缺乏、早产、多胎可致胎儿先天储存不足。

（2）日光照射不足　紫外线不能穿透玻璃，如果婴幼儿缺乏户外活动，可致皮肤合成维生素 D 减少。另外紫外线的强度受地区纬度、季节、衣着及空气污染等因素影响，

所以北方、冬季、空气污染严重区、多雨多雾地区、衣着过多者也影响内源性维生素 D 的合成。

（3）摄入不足　天然食物及母乳类含量均少，如没及时添加维生素 D 强化食品，或未额外补充鱼肝油制剂，易致维生素 D 缺乏。

（4）需要量增加　骨骼生长速度与维生素 D 和钙的需要量成正比。早产儿先天储存不足，出生后生长速度较足月儿快，相对需要量较多，如未及时补充，易致缺乏。

（5）疾病与药物影响　消化器官如有病变影响维生素 D 及钙磷的吸收；肝、肾疾病影响维生素 D 在体内的羟化。治疗癫痫的药物如苯妥英钠、苯巴比妥可使维生素 D 分解增加；糖皮质激素可抑制维生素 D 的转运，长期使用激素的儿童可引起体内维生素 D 水平严重下降。

2. 发病机制 维生素 D 缺乏性佝偻病被认为是机体为了维持血钙水平在正常范围而对骨骼造成损害的结果。维生素 D 缺乏时，导致肠道吸收钙、磷减少，血钙浓度降低。血钙浓度降低又刺激甲状旁腺分泌甲状旁腺素（PTH），从而促进旧骨溶解，释放骨钙入血，以维持血钙浓度正常或稍减少。但由于 PTH 同时抑制肾小管对磷的重吸收而使尿磷增加，导致血磷降低。细胞外液钙、磷浓度不足破坏了软骨细胞正常增殖、分化和凋亡的程序；钙化管排列紊乱，使长骨钙化带消失、骺板失去正常的形态，参差不齐；骨基质不能正常矿化，成骨细胞代偿增生，碱性磷酸酶分泌增加，骨样组织堆积于干骺端，骺端增厚，向两侧膨出形成"串珠""手足镯"。骨膜下骨矿化不全，成骨异常，骨皮质被骨样组织替代，骨膜增厚，骨皮质变薄，骨质疏松；负重出现弯曲；颅骨骨化障碍而颅骨软化，颅骨骨样组织堆积出现"方颅"。临床即出现一系列佝偻病症状和血生化改变（图 7 - 3）。

【临床表现】

本病好发于 3 个月龄至 2 岁婴幼儿，主要表现为骨骼改变、精神神经症状和肌肉松弛等，重症患儿还可伴有消化功能紊乱、心肺功能障碍，并影响智力发育和免疫功能。临床上分期如下。

1. 初期（早期） 多见于 3 个月左右婴儿，以精神神经症状为主。表现为易激惹、烦躁、夜惊、夜啼、多汗与室温和季节无关，尤其头部多汗而刺激头皮，致婴儿常摇头擦枕，出现枕秃。但这些表现没有特异性。此期骨骼改变并不明显，可有病理性颅骨软化。

2. 激期（活动期） 常见于 3 个月至 2 岁的婴幼儿，此期除有初期症状外，主要表现为骨骼改变和运动功能发育迟缓及精神神经障碍，年龄段不同其表现也不同。

（1）骨骼改变　①头部：小于 6 个月的婴儿可见颅骨

软化，严重者呈"乒乓球"颅，即用手压枕部或顶骨后部可感觉颅骨凹陷；7~8个月，检查者从患儿头顶往下看头颅时呈方形，是由于额骨和顶骨双侧骨样组织对称性堆积，严重时呈鞍状或十字状颅，称为"方颅"（图7-4）；患儿前囟大且闭合延迟，重者可延迟至2~3岁才闭合；患儿出牙延迟，出牙顺序颠倒、缺乏牙釉质，易患龋齿。②胸部：胸廓畸形多见于1岁左右幼儿。肋骨与肋软骨交界处因骨样组织堆积而隆起，上下排列如串珠样，称为佝偻病串珠（rachitic rosary），重者可向内压迫肺脏；因肋骨变软，膈肌附着部位的肋骨长期受膈肌牵拉内陷而形成一条沿肋骨走向的横沟，称为肋膈沟或郝氏沟（Harrison groove）；第7、8、9肋骨与胸骨相连处软化内陷，导致胸

骨柄前突形成鸡胸（pigeon chest）；如果胸骨剑突向内凹陷，则形成漏斗胸（funnel chest）（图7-5）。上述畸形均可影响呼吸功能。③四肢：患儿腕、踝部骨骼干骺端骨样组织异常堆积而形成钝圆形环状隆起，称为手镯、脚镯（图7-6），多见于6个月以上婴幼儿；由于肌肉韧带松弛、骨质软化，双下肢因负重可出现下肢弯曲，形成严重的膝内翻（"O"型腿）、膝外翻（"X"型腿）畸形（图7-7，图7-8），多见于能站立或会行走的1岁左右幼儿。④脊柱：由于肌肉韧带松弛、骨质软化，因久站久坐，在重力的作用下导致脊柱后弯或侧弯；脊柱弯曲可伴有骨盆畸形，入口变窄，前后径缩短，形成扁平骨，女孩长大后可出现难产。

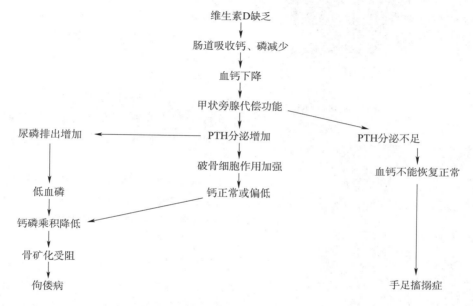

图7-3　维生素D缺乏性佝偻病和手足搐搦症的发病机制

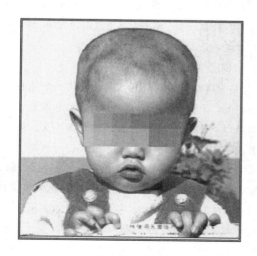

图7-4　方颅

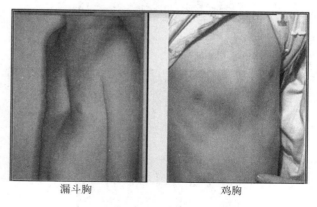

漏斗胸　　　鸡胸

图7-5　佝偻病漏斗胸、鸡胸

（2）运动功能发育迟缓　血磷降低妨碍肌肉中的糖代谢而导致肌张力降低，抬头、坐、立、行等运动功能发育

落后；由于肌肉韧带松弛、腹腔脏器下垂，导致腹部向外向下膨出，形成蛙状腹。

（3）精神神经障碍　重症患者可导致大脑皮质功能异常，条件反射形成缓慢，患儿表情淡漠、语言发育迟缓；免疫功能低下，可反复感染，并影响心肺功能和消化道功能。

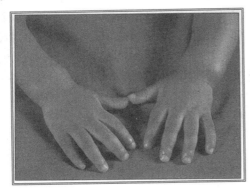

图 7-6　手镯

3. 恢复期　患儿经治疗后，临床症状和体征减轻或消失。

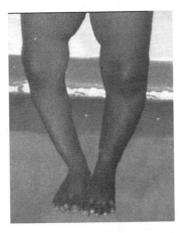

图 7-7　"O"形腿

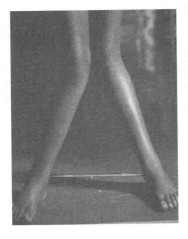

图 7-8　"X"形腿

4. 后遗症期　多见于 2 岁以后小儿，临床症状消失，重症患者仅留有不同程度的骨骼畸形，或运动功能障碍。

【治疗要点】

治疗目的在于控制活动期，防止畸形和复发，故应早发现、采取综合治疗（饮食、日光、药物、防治并发症等）。

1. 一般治疗　注意饮食、日光浴，不能过早地坐、立、行，或过久地坐、立，防止畸形的发生。

2. 药物治疗　维生素 D 制剂以口服为主，不主张采用大剂量维生素 D 制剂。一般剂量为每日 50 ～125mg（2000 ～4000IU），或 1，25 -（OH）D$_3$ 0.5 ~ 2.0mg，持续 4 ~ 6 周，之后 1 岁以内婴儿改为 400IU/d，1 岁以上婴儿改为 600IU/d，治疗 1 个月后应复查结果，以排除抗维生素 D 佝偻病，用药后密切随访，如症状、体征、实验室检查等相关检查均无改善时要考虑其他疾病。注意鉴别诊断。

3. 其他治疗

（1）钙剂　建议从膳食的牛奶、配方奶和豆制品中补充钙和磷，只要摄入足够牛奶（每天 500ml），不需要补充钙剂，但有低血钙表现、严重佝偻病和营养不足时需要补充钙剂。

（2）微量营养素补充　维生素 D 缺乏性佝偻病多伴有锌、铁等微量元素的降低，及时适量地补充微量元素，有利于儿童骨骼健康成长，也是防治佝偻病的重要措施之一。

（3）外科手术　严重骨骼畸形者需手术矫正畸形。

【护理评估】

1. 健康史　要了解患儿母亲怀孕时是否出现过小腿抽筋等维生素 D 缺乏情况以及身体健康状况；患儿是否为早产儿、多胎儿；患儿喂养、户外活动、生长发育、健康状况等；是否补充过维生素 D，剂量及用药时间。

2. 身心状况

（1）辅助检查

1）X 线检查　初期骨 X 线片常正常。激期时，临时钙化带消失，干骺端呈毛刷样，并有杯口状改变，骺软骨明显增宽（＞2mm），骨骺与干骺端距离增大，骨密度减低，骨皮质变薄（图 7-9）；骨质疏松，可有骨干弯曲或青枝骨折，骨折可无临床症状。治疗 2 ~ 3 周后骨骼 X 线有所改善，出现不规则的钙化线，以后钙化带致密增厚，骨骺软骨盘 ＜2mm。恢复期，临时钙化带重新出现，骨皮质密度增加、增宽等。

2）血生化检查　初期血钙正常或稍下降，血磷下降，钙磷乘积稍下降，1，25 -（OH）$_2$D$_3$。激期血钙稍下降，血磷明显下降，钙磷乘积明显下降（＜30）。恢复期生化检查也先后恢复正常。

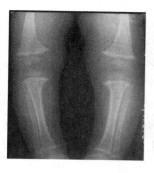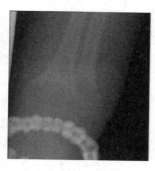

图 7-9　佝偻病 X 线表现

（2）心理-社会状况　评估患儿出生史、喂养方法、户外活动时间、身体健康状况、有无额外添加鱼肝油制剂；评估家长对佝偻病病因、预防措施及预后的认识程度；3岁以上出现骨骼畸形，对自我形象和运动能力认识及同龄儿产生的差异，容易引起自卑等不良心理活动，影响其心理健康及社会交往。

【常见护理诊断/问题】

1. 营养失调：低于机体需要量　与日光照射不足或维生素 D 摄入不足有关。

2. 生长发育迟缓　与钙磷代谢异常致骨骼、神经发育迟缓有关。

3. 有感染的危险　与免疫功能低下有关。

4. 潜在并发症　骨骼畸形、维生素 D 过量。

5. 知识缺乏　与患儿家长缺乏引起佝偻病的病因及预防发生的知识有关。

【护理措施】

1. 补充维生素 D

（1）户外活动　从孕妇开始，就要多晒太阳。小婴儿生后 2～3 周即可进行户外活动，时间由少到多，逐渐延长。夏季要少穿衣，尽量暴露皮肤，但要避免晒伤，可在屋檐或树荫下晒太阳。冬季也要注意保证每日 1～2 小时户外活动时间。在室内活动时，要注意开窗，因为紫外线不能透过窗户。

（2）合理营养　孕母要多摄入含维生素 D、钙等营养成分，妊娠后适量补充维生素 D（400～800IU/d）；婴儿提倡母乳喂养，人工喂养可选择维生素 D 强化奶粉。除饮食外，还需额外补充适量的维生素 D，对高危儿（早产、双胎、低体重儿）应生后开始加维生素 D 800IU/d，3 个月后改预防量 400IU/d；足月儿生后几天开始补充维生素 D 400IU/d，均补充至 2 岁。尤其冬季重要，夏季阳光充足，可暂停或减量服用维生素 D。

2. 加强生活护理，预防感染　保持室内空气清新，温湿度适宜，阳光充足，积极预防皮肤、呼吸道、消化道及各种传染病。

3. 预防并发症

（1）预防骨骼畸形　不要过早、过久地让患儿坐、立、行走，护理时动作轻柔，防止骨折。勤洗澡和更换棉质衣裤，不要束缚过紧以免影响胸廓发育。如已发生骨骼畸形可采取主动或被动运动的方法矫正。

（2）预防维生素 D 过量　遵嘱用药，防止药物中毒。如发生食欲减退、烦躁等，可能是维生素 D 过量，要及时联系医生。

4. 加强体格锻炼　对已有骨骼畸形的患儿可采取主动和被动的方法矫正。如胸廓畸形，可作俯卧位抬头展胸运动；下肢畸形可实行肌肉按摩，“O”形腿可以按摩外侧肌，“X”形腿可按摩内侧肌。对于行外科手术矫正者，指导家长正确使用矫形器。

5. 健康宣教　给孕妇及患儿父母讲解有关疾病的预防、护理知识，鼓励孕妇多进行户外活动，选择富含维生素 D、钙、磷和蛋白质的食物，指导家长进行户外活动和调整饮食的方法，6 个月以内的婴儿不建议直接接受阳光照射来获取维生素 D，以免损伤皮肤。新生儿生后第 2 周开始每天给予预防量维生素 D 400～800IU/d 至青春期；早产儿、低出生体重儿、双胎儿生后即应补充维生素 D 800～1000IU/d，连用 3 个月后改为每日 400～800IU。不同地区，不同季节可适当调整剂量，做到“因时、因地、因人而异”。对于处于生长发育高峰的婴幼儿更应加强户外活动，给予预防量维生素 D 和钙剂，并及时引入换乳期食物。在预防用药的同时，告诉家长避免过量服用，注意观察有无维生素中毒的表现。

⊕ 知识链接

维生素 D 中毒

长期服用大剂量维生素 D 制剂，或在短期内误服大量维生素 D 制剂，或对维生素 D 敏感者均有可能发生维生素 D 中毒。

最早出现的症状是食欲减退，甚至厌食、烦躁、哭闹、精神不振，多有低热。也可有多汗、恶心、呕吐、腹泻或便秘，逐渐出现烦渴、尿频、夜尿多等肾小管功能受损的症状。年龄较大患儿可述头痛，血压可升高或下降，心律不齐。长期慢性中毒则表现为组织器官钙化，影响体格和智力发育，甚至导致肾衰竭而致死亡。孕早期维生素 D 中毒可致胎儿畸形。

处理应立即停用维生素 D 制剂及钙剂，避免阳光照射。严重者立即就医。家长应严格掌握维生素 D 的预防量和治疗量，遵医嘱服药，以防小儿发生维生素 D 中毒。

二、维生素 D 缺乏性手足搐搦症

案例引导

案例　患儿，男，10 月龄，人工喂养，未添加辅食。平时多汗，夜惊夜啼。突然出现两眼上翻，面肌抽动，神志不清，一日多次。每次 30 秒至 1 分钟不等，发作后入睡，醒后活泼如常，体温正常。血钙 1.25mmol/L。

辅助检查：血常规示 Hb 115g/L，RBC 4.3 × 10^{12}/L，WBC 10 × 10^9/L。大便及尿常规未见异常。血清钙、磷正常，血碱性磷酸酶升高。腕部正位片示骨骺端钙化带模糊不清，呈杯口状改变。

讨论：

1. 患儿可能的临床诊断什么？依据有哪些？

2. 患儿存在哪些护理诊断/问题？

3. 对患儿应采取哪些护理措施？

维生素 D 缺乏性手足搐搦症（tetany of vitamin D deficiency），又称佝偻病性手足搐搦症，也称佝偻病性低钙惊厥。当维生素 D 缺乏时，甲状旁腺不能代偿性分泌增加，血清钙降低，引起神经－肌肉兴奋性增高，而发生全身惊厥、手足肌肉抽搐和喉痉挛，多见于小于 6 个月的婴儿。由于维生素 D 缺乏的预防工作普遍开展，发病率已逐年减少。

【病因和诱因】

1. 病因　甲状旁腺调节迟钝导致血钙下降，一般血清总钙量 < 1.75 ~ 1.88mmol/L（7 ~ 7.5mg/dl）或钙离子 < 1.0mg/dl 时即可导致神经－肌肉兴奋性增高，出现手足抽搐、喉痉挛甚至全身惊厥症状。

2. 诱因

（1）内、外源性维生素 D 增加，而肠吸收钙不足。如应用大量维生素 D 治疗后或春季开始接触日光增多时。

（2）血磷升高：如高磷食物（人工喂养儿）、感染、饥饿、发热等。

（3）长期腹泻或慢性病致维生素 D 和钙吸收减少者。

【发病机制】

当患儿维生素 D 缺乏早期时，可刺激甲状旁腺分泌甲状旁腺素增多，以维持血钙水平，但当维生素 D 继续缺乏时，导致甲状旁腺过度反应而疲倦，甲状旁腺素分泌不足，出现血钙降低。所以患儿可同时出现甲状旁腺功能亢进的维生素 D 缺乏性佝偻病的表现和甲状旁腺功能低下的维生素 D 缺乏的手足搐搦症表现。

【临床表现】

1. 隐匿型　无典型发作症状，血钙 1.75 ~ 1.88mmol/L，但有下列体征。①面神经征：以手指尖或叩诊锤轻击患儿颧骨与口角间的面颊部可引起眼睑和口角的抽动为阳性。但在新生儿可出现假阳性。②腓反射：以叩诊锤骤击膝下外侧腓神经处可引起足向外侧收缩为阳性。③陶瑟征：用血压计袖带包裹上臂，使血压维持在收缩压与舒张压之间，5 分钟之内该手出现痉挛为阳性。

2. 典型发作　血钙 < 1.75mmol/L，有以下三种发作形式。①惊厥：最常见，好发于婴儿。表现为突然发作，意识丧失，四肢及面肌抽搐，两眼凝视（上翻），发作停止后意识恢复，精神萎靡转入睡眠。清醒后活泼如常，可反复发作。患儿无发热，无其他神经系统异常表现。②手足搐搦：最特异性症状，多见于 6 个月以上的婴儿。表现为突然发生手或足强直痉挛抽搐，意识清醒。手足抽搐的特点为"助产士手""芭蕾舞足"。③喉痉挛：最严重症状，婴儿多见。表现为喉部肌肉和声门突发痉挛，呼吸困难，吸气性喉鸣（不能用呼吸道感染或气管异物解释），严重时可窒息死亡。三种症状以无热惊厥最常见。

【治疗要点】

1. 急救处理

（1）吸氧　惊厥发作时，应立即吸氧。喉痉挛者须立即将舌头拉出口外，并进行口对口呼吸或加压给氧，必要时进行气管切开以保证呼吸道通畅。

（2）迅速控制惊厥或喉痉挛　可用 10% 水合氯醛，每次 40 ~ 50mg/kg，保留灌肠；或地西泮每次 0.1 ~ 0.3mg/kg，肌注或静脉注射。

2. 钙剂治疗　为特异性治疗，疗效迅速。尽快给予 10% 葡萄糖酸钙 5 ~ 10ml 加入 10% 葡萄糖液 5 ~ 20ml，缓慢静推或静滴。缓解后，口服钙剂，禁忌皮下或肌内注射钙剂，以免造成皮肤坏死。

3. 维生素 D 治疗　急诊情况控制后，同维生素 D 缺乏性佝偻病治疗方法采用维生素 D 治疗。

【护理评估】

1. 健康史　了解患儿喂养及户外活动情况；患儿发病季节及身体健康状况；近期是否大量补充维生素 D 制剂。

2. 身心状况

（1）辅助检查　血清总钙 < 1.75 ~ 1.88mmol/L（7 ~ 7.5mg/dl），或血清钙离子 < 1mmol/L（4mg/dl）。

（2）社会－心理评估　评估患儿家长对本病的病因及诱因、临床表现及一般急救措施的了解程度。

【常见护理诊断/问题】

1. 潜在并发症 窒息、肢体受伤。

2. 营养失调：低于机体需要量 与维生素 D 缺乏有关。

3. 药物副作用 与药物使用方法不当有关。

4. 知识缺乏 与家长缺乏本病相关知识有关。

【护理措施】

1. 预防潜在并发症 惊厥或喉痉挛发作时，立即将患儿平卧，头偏向一侧，拉出患儿舌体，上下牙之间放置牙垫，防止舌咬伤，同时吸氧，必要时进行气管插管，避免患儿窒息。注意患儿发作时周围情况，去除不安全因素，避免强行按压患儿肢体，床档周围可用棉质制品保护，避免患儿肢体受伤。

2. 用药的护理 遵嘱应用镇静剂、钙剂和维生素 D。应用镇静药时需缓慢，注意观察呼吸，避免剂量过大或速度过快引起呼吸抑制。静推钙剂时必须缓慢，至少大于 10 分钟，过快可引起心律紊乱甚至心跳骤停；必要时心脏听诊或心电图监护；选择好穿刺血管，防外漏引起疼痛及皮肤组织坏死。

3. 定期户外活动，补充维生素 D

4. 健康宣教 采取多样形式向患儿家长解释如何避免本病发生的诱因、临床表现以及家庭急救措施，如掐患儿人中、合谷穴。

⊕ 知识链接

1. 儿童钙缺乏的预防及治疗

（1）钙缺乏的预防 只要母乳充足，婴儿钙营养足够。当因各种原因不能母乳喂养时，充分的配方奶喂养仍可提供充足的钙营养。早产儿、双胎、多胎、低出生体重儿需额外补充钙。当维生素 D 水平适宜时，青春期前儿童每日摄入 500ml 牛奶，青春期少年则需要每日摄入 750ml 牛奶，才能满足其快速生长对钙的需要。

（2）钙缺乏的治疗 调整膳食，增加膳食钙的摄入。积极查找导致钙缺乏的高危因素及基础疾病，并采取有效干预措施。只有在无法从食物中摄入足量钙时，才适量使用钙补充剂。儿童钙缺乏并伴有维生素 D 缺乏高危因素时，应同时补充维生素 D。此外，儿童钙缺乏还常与其他微量营养素如镁、磷及维生素 A、C、K 缺乏等并存，在补充钙的同时应注意补充其他相关微量营养素。

2. 常用的钙剂

（1）乳酸钙 来源于奶制品，不良反应少。其溶解度大，吸收较好，是理想的补钙制品。

（2）活性钙 以天然牡蛎科动物的贝壳煅烧并添加辅料而成。是氧化钙、苯酚钙、磷酸氢钙的混合物。活性钙吸收差，易引起消化道反应。

（3）苯酚钙 优点是钙的含量高，钙提取简单。但其溶解度差，且在胃中难于消化，耗费大量的胃酸，从而促进胃酸分泌，导致胃溃疡。不良反应是消化道症状，严重影响食欲。

（4）维丁胶性钙 含有苯酚氢钙、维生素 D 等，钙的吸收较好。缺点是钙与维生素 D 同时补充，长期服用易发生维生素 D 中毒。

（5）醋酸钙 钙含量高，易溶于水，是较好的补钙产品。

（6）枸橼酸钙 可溶性强，遇胃酸不形成二氧化碳气体引起腹胀。可运用于结石患者的治疗，能预防结石的形成。

第六节　维生素 A 缺乏症

维生素 A 缺乏病（vitamin A deficiency disorder）目前仍是不发达国家中威胁人类健康，尤其是儿童的主要疾病之一。其是指体内维生素 A 缺乏所致的以眼和皮肤黏膜病变为主的全身性疾病，多见于 1～4 岁儿童。轻度维生素 A 缺乏时，仅表现为免疫功能下降而无典型的临床表现，又称"亚临床状态维生素 A 缺乏"。近年来，维生素 A 缺乏病已日益引起人们的重视。我国儿童中维生素 A 缺乏病的发生率已明显下降，但在边远农村地区仍有群体流行，亚临床状态缺乏现象还相当普遍。

【维生素 A 的来源、代谢及生理功能】

1. 维生素 A 的来源 维生素 A 的化学名为视黄醇，在动物性食物如乳类、蛋类和动物内脏中含量丰富，植物来源的胡萝卜素也是维生素 A 的重要来源。胡萝卜素在深色蔬菜中含量较高，其中最具有维生素 A 生物活性的是 β-胡萝卜素，但其在人类肠道中的吸收利用率很低，大约仅为维生素 A 的 1/6，其他胡萝卜素的吸收率更低。

2. 维生素 A 的代谢 无论维生素 A 还是胡萝卜素，在小肠细胞中转化成棕榈酸酯后均与乳糜微粒结合通过淋巴系统入血然后转运到肝脏。在肝脏中再酯化为棕榈酸酯后储存。当周围靶组织需要维生素 A 时，肝脏中的维生素 A 棕榈酸酯经酯酶水解为醇式后，与视黄醇结合蛋白结合，再与前白蛋白结合，形成复合体后释放入血，经血行转运至靶组织。维生素 A 在体内氧化后转变为视黄酸，视黄酸是维生素 A 在体内发生多种生物作用的重要活性形式，如维持上皮细胞活性，调节淋巴细胞功能等。

3. 维生素A的生理功能 ①维持皮肤黏膜层的完整性；②构成视觉细胞内的感光物质；③促进生长发育；④维护生殖功能；⑤维持和促进免疫功能。

【病因】

1. 先天储存不足 维生素A不易通过胎盘，故胎儿先天维生素A储备不足。如婴儿生后不给予补充充足的维生素A，极易出现缺乏维生素A。

2. 摄入不足 婴儿时期食品单纯，如奶量不足，又不补给辅食，容易引起亚临床型维生素A缺乏症。乳儿断奶后，若长期单用米糕、面糊、稀饭、去脂牛奶乳等食品喂养，又不加富含蛋白质和脂肪的辅食，则可造成缺乏症。

3. 吸收不良 慢性消化系统疾病如慢性腹泻、肠炎等，肝胆系统疾病如先天性胆道闭锁、慢性肝炎等，锌缺乏症，膳食中脂肪含量过低等均可影响维生素A在体内的吸收。

4. 消耗过多 消耗性传染病，尤其是儿童中的麻疹、猩红热、肺炎和结核病等都会使体内的维生素A存储消耗殆尽。

【临床表现】

维生素A缺乏早期可无任何症状与体征，仅表现为免疫功能下降，即"亚临床状态维生素A缺乏"状态。但随着病情继续发展，则出现以下典型表现。

1. 眼部表现 是维生素A缺乏病的早期表现。最早的症状是暗适应能力下降，表现为在暗环境下视物不清，定向困难，但常被忽略，继之发展为夜盲症（night blindness）。上述症状持续数周后，开始出现干眼症的表现，外观眼结膜、角膜干燥，失去光泽，自觉痒感，泪减少，眼部检查可见结膜近角膜边缘处干燥起皱褶，角化上皮堆积形成泡沫状白斑，称结膜干燥斑（xerophthalmia）（图7-10）。眼结膜和角膜失去光泽和弹性，眼球向两侧转动时可见球结膜皱褶，形成与角膜同心的皱纹圈，在近角膜旁有泡沫状银灰色斑块，即比托斑（Bitot's spot）（图7-11）。角膜因干燥、浑浊而软化，即角膜软化症（kerato-malacia）（图7-12）。继而角膜发生干燥、浑浊、软化，自觉畏光、眼痛，常用手揉搓眼部导致感染。严重时可发生角膜溃疡、坏死引起穿孔，虹膜、晶状体脱出，导致失明。这些表现多见于低年龄段儿童罹患消耗性感染性疾病如麻疹、疟疾等之后，多数为双侧同时发病。

2. 皮肤表现 皮肤干燥，角化增生、脱屑。角化物充满于毛囊腔内，且突出于表皮，故抚摸时有鸡皮疙瘩或粗沙样感觉。于四肢伸侧及肩部最为显著，4岁以下的婴儿少见此症状。此外，尚有指甲多纹，失去光泽，变脆易折，毛发干脆易脱落等。

3. 生长发育障碍 维生素A缺乏会影响儿童的生长发育，主要是骨骼系统的生长发育。表现为长骨增长迟滞，同时齿龈发生增生和角化，影响成釉质细胞发育。临床表现为身高落后，牙齿釉质易剥落，失去光泽，易发生龋齿。

4. 免疫功能下降 维生素A缺乏增加了感染的可能性，表现为消化道和呼吸道感染性疾病发生率增高，且易迁延不愈。

5. 其他 维生素A有促进肝脏中储存铁释放入血后的转运，使铁能正常地被红细胞摄入利用。因此维生素A缺乏时会出现贫血，其表现类似缺铁性贫血。维生素A缺乏能使泌尿器官的上皮发生角化脱屑，并形成一个中心病灶，钙化物以此为中心不断沉淀而形成尿道结石。

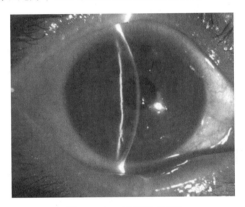

图7-10 结膜干燥斑

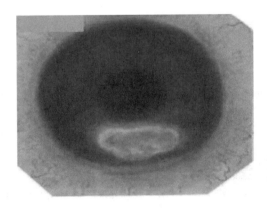

图7-11 比托斑

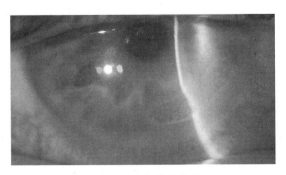

图7-12 角膜软化症

【治疗要点】

1. 调整饮食、去除病因 提供富含维生素 A 的动物性食物或含胡萝卜素较多的深色蔬菜，有条件的地方可以采用维生素 A 强化的食品如婴儿的配方奶粉和辅食等。此外应重视原发病的治疗。

2. 维生素 A 制剂治疗 轻症维生素 A 缺乏病及消化吸收功能良好者可以每日口服维生素 A 制剂 7500～15000μg（相当于 2.5 万～5 万 IU），分 2～3 次服用，2 天后减至每天口服 1500μg（4500IU）。如有慢性腹泻或肠道吸收障碍者或重症患者，可先采用深部肌注维生素 AD 注射剂（每支含维生素 A 7500μg 和维生素 D 62.5μg）0.5～1ml，每日 1 次。3～5 天后，病情好转即改口服。

3. 眼局部治疗 除全身治疗外，对比较严重的维生素 A 缺乏病患者常有眼部的局部治疗。为预防结膜和角膜发生继发感染，可采用抗生素眼药水（如 0.25% 氯霉素）或眼膏（如 0.5% 红霉素或金霉素）治疗，每日 3～4 次，可减轻结膜和角膜干燥不适。如果角膜出现软化和溃疡时，可采用抗生素眼药水与消毒鱼肝油交替滴眼，约 1 小时一次，每日不少于 20 次。

【护理评估】

1. 健康史 了解患儿出生史，是否早产或多胎儿；及喂养情况，是否母乳喂养，有无及时添加富含维生素 A 的食物或制剂；患儿身体健康状况，有无各种消化道疾病或慢性消耗性疾病病史，急性传染病病史等。

2. 身心评估

（1）**辅助检查** 了解患儿维生素 A 及血浆视黄醇结合蛋白（RBP）水平，患儿暗适应能力检查结果。

（2）**社会心理评估** 评估患儿家长对本病的病因、临床表现及治疗的了解程度。

【常见护理诊断/问题】

1. 营养失调：低于机体需要量 与维生素 A 摄入不足和（或）吸收障碍有关。

2. 有感染的危险 与维生素 A 缺乏所致免疫功能降低以及角膜溃疡有关。

【护理措施】

1. 调节膳食 鼓励母乳喂养。及时添加富含维生素 A 及 β-胡萝卜素的食物，如乳类、蛋类、动物内脏和深绿色与橙黄色蔬菜与水果等。

2. 补充维生素 A 遵嘱口服或肌注维生素 A，注意观察治疗效果，防止维生素 A 中毒。

3. 眼部护理 遵嘱用药，护理时动作要轻柔，勿压迫眼球，以免角膜穿孔，虹膜、晶状体脱出。

4. 预防感染 注意保护性隔离，预防呼吸道及消化道感染性疾病的发生。

5. 健康教育 指导患儿家长合理喂养，及时补充维生素 A，及时治疗消化系统及其他消耗性疾病；在预防的同时防止维生素 A 过量中毒。

知识链接

维生素 A 过多症和胡萝卜素血症

维生素 A 摄入过多可引起维生素 A 过多症（hypervitaminosis A）。中国营养学会规定维生素 A 的可耐受最高摄入量为 2000μgRE（6667IU），因个人耐受力不同及体内原储备量的差异，维生素 A 中毒量有一定的差异。

【发病机制】

维生素 A 过量可降低细胞膜和溶酶体膜的稳定性，导致细胞膜受损，组织酶释放，引起皮肤、骨骼、脑、肝等多种器官组织的病变。脑受损可使颅压升高；骨组织变性引起骨质吸收、变形、骨膜下新骨形成、血钙和尿钙升高；肝组织受损引起肝大，肝功能改变。

【临床表现】

根据维生素 A 摄入的量和时间，临床表现分为急性和慢性两种。

1. 急性型 多因短时间内大量维生素 A 摄入所致。可在摄入后 6～8 小时出现症状。以颅内高压为主要特征，婴幼儿嗜睡或过度兴奋，囟门未闭者前囟隆起；年长儿诉头痛、呕吐等。

2. 慢性型 多因不遵医嘱长期摄入过量维生素 A 制剂引起。临床表现多样，起病缓慢，一般为食欲缺乏，易激惹，可有低热，消化紊乱；皮肤干薄发亮，可有斑丘疹、瘙痒、脱皮和色素沉着；口角常有皲裂、易出血、毛发稀少、干枯、易脱发；常有长骨肌肉连接处疼痛伴肿胀。体检可见贫血、肝脾大。脑脊液检查可有压力增高。肝功能可出现异常。

3. 胡萝卜素血症 因摄入富含胡萝卜素的食物过多，以致大量胡萝卜素不能迅速在小肠黏膜中转化为维生素 A 而引起。虽然胡萝卜素在体内可转化为维生素 A，但其摄入量最后仅有 1/6 发挥维生素 A 的作用，故不会出现维生素 A 过多症，只会发生胡萝卜素血症。表现为皮肤黄染，以鼻尖、鼻唇皱襞、前额、手掌和足底部位明显。巩膜不黄，一般没有生命危险，无需特殊治疗。

【治疗和预防】

立即停服维生素 A 制剂和富含维生素 A 的食物。应用浓鱼肝油或维生素 A 制剂时，不可超过需要量。必须用大剂量时，严格限制用药时间，加强用药管理。维生素 AD 制剂应放置远离儿童可取之处，以防误服。

第七节　微量元素缺乏

一、锌缺乏症

锌缺乏症（zinc deficiency）是由于缺锌引起的全身性疾病。锌是人体必需微量元素之一，是多种酶的主要组成成分，广泛参与各种代谢活动。儿童缺锌的主要表现为食欲不振、生长发育减慢、免疫力低下、味觉减退和夜盲；青春期缺锌可致性成熟障碍。

【病因】

1. 摄入不足　母乳与牛乳含锌量相似，但母乳锌的吸收率（65%）远高于牛乳（39%），故长期人工喂养儿易致缺锌；植物性食物相比动物性食物含锌较少，故长期素食者容易患此病。

2. 需要量增加　孕妇及哺乳期女性需锌量相对较多，若未及时补充，可导致母亲及胎儿或乳儿缺锌；在组织修复过程中，如感染、发热时或营养不良恢复期等，患儿食欲下降，而锌需要量增加，如未及时补充，可发生锌缺乏。

3. 吸收障碍　各种原因所致的胃肠疾病均可妨碍锌的吸收。

4. 丢失过多　如反复出血、溶血、烧伤、慢性肾脏疾病、长期透析、蛋白尿以及长期服用青霉胺等均可因锌丢失过多而导致锌缺乏。

【临床表现】

1. 消化功能减退　缺锌导致味蕾功能减退，以致味觉敏感度下降，易发生食欲不振、厌食、异食癖等。

2. 生长发育落后　缺锌可抑制生长激素轴功能以及性腺轴的成熟，表现为生长发育迟缓、体格矮小、严重者有侏儒症。男女第二性征发育晚，甚至发育不良。

3. 免疫机能降低　缺锌可导致细胞免疫及体液免疫功能下降，患儿易发生呼吸道及消化道感染。

4. 智能发育迟缓　缺锌可影响小儿智能发育，精神萎靡、精神发育迟缓、行为障碍。

5. 皮肤黏膜　如脱发、皮肤粗糙、各种皮疹、反复口腔溃疡、伤口愈合延迟。

6. 其他　可使维生素A代谢障碍，出现夜盲症等。

【治疗要点】

治疗原发病；鼓励进食富含锌的食物；补充锌剂，常用葡萄糖酸锌。

【护理评估】

1. 健康史　了解患儿喂养方式，是母乳喂养还是人工喂养；有无积极添加肉制品辅食；有无挑食、偏食、素食习惯；有无影响锌消化吸收的疾病。

2. 身心评估

（1）辅助检查

1）血清锌测定　正常最低值为 11.47μmol/L（75μg/dl）。

2）餐后血清锌浓度反应试验（PICR）　测空腹血清锌浓度（A_0）作为基础水平，然后给予标准饮食（按全天总热量的20%计算，其中蛋白质为10%～15%，脂肪为30%～35%，糖类为50%～60%），2小时后复查血清锌（A_2），按公式 PICR =（$A_0 - A_2$）/A_0 × 100% 计算，若 PICR > 15% 提示缺锌。

3）发锌测定　头发含锌量的影响因素较多，故发锌不作为缺锌的可靠指标，仅作为慢性缺锌的参考依据。

（2）社会 - 心理评估　了解患儿家长对此病的了解程度；有无焦虑情绪。

【常见护理诊断/问题】

1. 营养缺乏：低于机体需要量　与摄入不足或需要量增加或丢失过多有关。

2. 知识缺乏　与患儿家长缺乏本病相关知识有关。

【护理措施】

1. 饮食调整　鼓励母乳喂养，尤其初乳含锌丰富，尽量让婴儿哺到初乳；积极添加富含锌的食物，如鱼、蛋等动物性食品，以及核桃、花生、板栗等坚果类食物。培养患儿良好的饮食习惯，荤素搭配、不挑食、不偏食。

2. 健康宣教　向患儿家长解释患本病的原因，配合医护人员的治疗和护理；告诉家长患病儿童免疫力低下，应做好保护隔离措施；监测患儿生长发育，避免生长发育迟缓。

二、碘缺乏症

碘缺乏症（iodine deficiency disorders）是由于自然环境碘缺乏造成机体碘营养不良而表现出的一组关联疾病的总称。土壤、水、植物、动物中含有微量的碘，膳食中的碘摄入不足通常是由环境中碘缺乏所引起的。缺碘的危害在快速生长发育的时期影响最大，主要影响大脑发育。因此，胎儿、新生儿、婴幼儿受缺碘的影响最大。

全球约有38%的人口生活在碘缺乏区，是全球重要的公共卫生问题，我国于20世纪90年代初进行了全民食用碘强化盐，使碘缺乏症发生明显下降。

【病因】

食物和饮水中缺碘是其根本原因，缺碘使甲状腺激素合成障碍，影响体格生长和发育。

【临床表现】

临床表现轻重取决于缺碘的程度、持续时间和患病的年龄。胎儿期缺碘可致死胎、早产及先天畸形；新生儿期则表现为甲状腺功能低下；儿童和青春期则引起地方性甲状腺肿、地方性甲状腺功能减退症，主要表现为儿童智力损害和体格发育障碍。儿童长期轻度缺碘则可出现亚临床型功能减退症，常伴有体格生长落后。

【辅助检查】

有些指标可用于个体和群体的碘营养状态的评估，如甲状腺肿率、尿碘、血浆 TSH 等。甲状腺肿的判定可用触诊法和 B 超法进行诊断，当两者诊断结果不一致时，以 B 超的诊断结果为准。尿碘浓度是评估人群碘营养状态的很好的指标，$< 20\mu g/L$ 为重度碘缺乏，$20 \sim 49\mu g/L$ 为中度碘缺乏，$50 \sim 99\mu g/L$ 为轻度碘缺乏，$100 \sim 199\mu g/L$ 为正常，$200 \sim 299\mu g/L$ 为大于正常值，$\geqslant 300\mu g/L$ 为碘过量。全血 TSH 可作为评价碘营养状态的间接指标，并被用于筛查新生儿甲状腺功能低下症。全血 TSH 正常值为 $0.17 \sim 2.90\mu U/ml$。

【治疗要点】

1. 碘剂　主要用于缺碘所引起的弥漫型重度甲状腺肿大且病程较短者。复方碘溶液每日 $1 \sim 2$ 滴（约含碘 3.5mg），或碘化钾（钠）每日 $10 \sim 15$mg，连服 2 周为 1 个疗程，2 个疗程之间停药 3 个月，反复治疗 1 年。长期大量服用碘剂应注意甲状腺功能亢进的发生。

2. 甲状腺素治疗

【预防】

（1）食盐加碘是全世界防治碘缺乏病简单易行、行之有效的措施，目前我国已经全面推行食盐加碘。

（2）育龄妇女、孕妇补碘可防治胚胎期碘缺乏病（克汀病、亚临床克汀病、新生儿甲状腺功能低下、新生儿甲状腺肿以及胎儿早产、流产、死产和先天畸形）的发生。

【常见护理诊断/问题】

1. 营养失调：低于机体需要量　与碘摄入不足有关。

2. 生长发育迟缓　与碘缺乏影响甲状腺合成有关。

3. 知识缺乏　患儿家长缺乏营养知识及儿童喂养知识。

4. 焦虑　因担忧疾病对患儿生长发育造成的影响而焦虑

【护理措施】

1. 改善营养　食用海带、紫菜等海产品以补充碘；在缺碘地区可采用碘化盐、碘化水等方法补充碘。

2. 补充碘剂、甲状腺素制剂　遵医嘱给予复方碘溶液和碘化钾及甲状腺素制剂。

3. 健康教育　让家长了解导致患儿缺碘的原因，正确选择含碘丰富的食物。

4. 心理支持　让家长了解规范治疗对生长发育的重要性，取得家长配合，缓解家长的紧张情绪，了解碘治疗的重要意义。

（成茹芳）

目标检测

答案解析

一、选择题

A1 型题

1. 体重 3.7 kg 的婴儿用牛奶喂养，每日供给 8% 的糖牛奶（　）

A. 370ml　　　　　　　B. 650ml

C. 700ml　　　　　　　D. 100ml

E. 200ml

2. 母乳喂养中下列喂养方法不正确的是（　）

A. 先给小儿换尿布，然后清洗母亲双手和乳头

B. 母子平卧位喂奶

C. 可让婴儿先吸空一侧乳房再吸另一侧

D. 一般每次哺乳时间不超过 20 分钟

E. 哺乳完毕后，将婴儿竖抱起并轻拍小儿背部让吸入空气排出

A2 型题

3. 10 个月患儿平时少有室外活动，近 2 个月来烦躁、易哭、多汗；查体见方颅，前囟 3cm×3cm，肋串珠；碱性磷酸酶升高。针对病情，下列护理措施错误的是（　）

A. 合理添加辅食

B. 多晒太阳

C. 使用维生素 D

D. 进行站立、行走等锻炼

E. 加强皮肤护理

4. 患儿，男，8 个月。平日多汗，易惊，两日来间断抽搐就诊，发作时意识丧失，两眼上翻，手足紧握抽动，可自行缓解入睡，醒后精神可，查血钙浓度 <1.75mmol/L，最适宜的处理是（　）

A. 补钙→止惊→补维生素 D

B. 止惊→补钙→补维生素 D

C. 补维生素 D→补钙→止惊

D. 止惊→补维生素 D→补钙

E. 补钙→补维生素 D→止惊

5. 护士查房时发现一营养不良患儿面色苍白、神智不清、四肢厥冷，患儿可能发生了（　）

A. 低钾血症　　　　　　B. 低钠血症

C. 低钙血症　　　　　　D. 心力衰竭

E. 低血糖症

A3 型题

（6 ～ 7 题共用题干）

患儿，男，19 天。为足月顺产儿，母乳喂养，家长为

预防小儿佝偻病的发生，来院咨询。

6. 护士的下列指导不恰当的是（　　）

    A. 坚持母乳喂养

    B. 1 个月开始添加鱼肝油

    C. 坚持日光浴

    D. 1 个月开始添加蛋黄、鱼泥

    E. 适当补充钙剂

7. 以下小儿表现应考虑为佝偻病早期的是（　　）

    A. 有肋膈沟

    B. 有方颅

    C. 精神萎靡

    D. 睡眠不安，多汗易惊

    E. 抽搐或手足搐搦

二、思考题

1. 简述佝偻病的分期及各期临床表现。

2. 为什么要提倡母乳喂养？如何进行母乳喂养及人工喂养？

3. 男婴，9 个月。人工喂养，低热、咳嗽 2 天，今日面部肌肉及四肢肌肉抽搐 4～5 次，每次 20～30 秒，自止；抽搐间歇期吃奶正常，体温正常，前囟平软，1cm × 1cm，咽无充血，有肋串珠，面神经征（ + ），周围血白细胞 8 × 10^9/L，中性 60%。血钙 1.75mmol/L，血糖 4.44mmol/L。

请问：

（1）最可能的医疗诊断是什么？

（2）引起惊厥的主要原因是什么？

（3）如何配合医生进行急救？

4. 患儿，4 个月。睡眠时常烦躁哭闹，难以入睡，诊断为佝偻病。给予维生素 D 30 万 IU 肌注后，患儿突然发生全身抽搐 3 次，每次 20～60 秒，发作停止时精神如常，体重 6 kg，体温 37.9℃，有枕秃及颅骨软化，血清钙 1.68mmol/L。

请问：

（1）对该患儿的护理应首先采取什么措施？

（2）该患儿现在抽搐的主要原因是什么？

5. 患儿，3 个月，冬季出生，人工喂养。近日来夜啼，睡眠不安，头部多汗。查体可见枕秃，未见骨骼畸形，X 线无异常。

请问：

（1）该患儿为佝偻病的哪一期？

（2）该患儿若选用口服给药法，维生素 D 的治疗量应持续多久？

书网融合……

本章小结

微课

题库

第八章 呼吸系统疾病患儿的护理

PPT

学习目标

知识要求：

1. 掌握 小儿急性上呼吸道感染、急性感染性喉炎、支气管肺炎、支气管哮喘的护理评估、护理诊断和护理措施；哮喘持续状态的定义及支气管哮喘的危险诱发因素。

2. 熟悉 小儿急性上呼吸道感染、支气管炎、肺炎的病因及辅助检查方法；小儿易患呼吸系统感染性疾病的原因；小儿肺炎的辅助检查及治疗。

3. 了解 支气管哮喘的病因及发病机理。

技能要求：

1. 熟练掌握各种氧气吸入的技术。

2. 掌握雾化吸入方法。

3. 了解排痰及体位引流技术等。

素质目标：

1. 具备爱伤观念及儿科护士素养。

2. 具备评估呼吸系统疾病的能力，能识别病情的严重程度，并进行应急处理。

呼吸系统疾病是小儿时期的常见疾病，其中以上呼吸道感染、支气管炎、支气管肺炎最为多见。患儿年龄越小，病情越重，病死率越高。门诊患儿以急性上呼吸道感染最多见，占儿科门诊的 60% 以上。在住院患儿中以上、下呼吸道感染为主，大部分为肺炎，且仍是全国 5 岁以下小儿死亡的主要原因。因此，需积极采取措施，降低小儿呼吸道感染的发病率和死亡率。

第一节 儿童呼吸系统解剖生理特点 🔲微课1

呼吸系统以环状软骨下缘为界，分为上、下呼吸道。上呼吸道包括鼻、鼻窦、咽、咽鼓管、会厌及喉；下呼吸道包括气管、支气管、毛细支气管、呼吸性细支气管、肺泡管及肺泡。

【解剖特点】

1. 上呼吸道

（1）鼻 鼻腔相对短小，后鼻道狭窄，鼻腔的顶壁最狭窄；板壁薄而脆，是重要的危险区，感染可由此进入颅内。鼻前庭的鼻毛能滤过空气中较大的粉尘，但婴幼儿无鼻毛。鼻黏膜柔嫩且血管丰富，感染或过敏原刺激时鼻腔黏膜容易充血肿胀导致鼻塞，出现张口呼吸和呼吸困难。鼻中隔下部的黎氏动脉区，为"易出血区"，毛细血管轻

微损伤时即容易出现鼻出血。

（2）鼻窦 与鼻腔相通的含气骨腔，共有 4 对。新生儿上颌窦和筛窦极小，2 岁以后迅速增大，至 12 岁才充分发育。额窦和蝶窦分别在 2 岁及 4 岁时才出现。鼻窦黏膜与鼻腔黏膜相连续，鼻窦口相对大，急性鼻炎常累及鼻窦。

（3）鼻泪管和咽鼓管 婴幼儿鼻泪管短，开口接近于内眦部，且瓣膜发育不良，上呼吸道感染时容易侵及结膜引起炎症。咽鼓管宽、短、直，呈水平位，咽部感染时易逆行进入鼓室致中耳炎。

（4）咽 咽部相对窄小而垂直，富有淋巴组织，咽后壁淋巴组织感染时容易发生咽后壁脓肿。扁桃体可分为腭扁桃体和咽扁桃体。腭扁桃体 1 岁末逐渐增大，4~10 岁时达高峰，14~15 岁逐渐退化，因此扁桃体炎常见于年长儿。咽扁桃体又称腺样体，位于鼻咽顶与后壁交界处，6 个月已发育。反复上呼吸道感染的患儿可明显增大，腺样体过度肿大，是小儿阻塞性睡眠呼吸暂停综合征、睡眠障碍的重要原因。

（5）喉 位置较高。喉部呈漏斗形，相对较窄，声门以下至环状软骨以上是小儿呼吸道最狭窄的地方。喉部软骨柔软，黏膜柔嫩，富有血管及淋巴组织，炎症时易发生充血、水肿致喉头狭窄，出现声音嘶哑和吸气性呼吸困难。小儿喉部神经敏感，受刺激容易发生喉痉挛。

2. 下呼吸道

（1）气管、支气管 黏膜血管丰富，软骨因缺乏弹力

组织而支撑作用小，黏液腺分泌不足致气道较干燥，纤毛运动差致清除能力弱，因此易发生呼吸道感染且容易阻塞。气管分叉在新生儿位于第3~4胸椎，而成人在第5胸椎下缘。右侧支气管粗短，为气管的直接延伸，异物易进入右侧支气管。

（2）肺　肺泡数量较少，面积按公斤体重计算与成人相似，但婴儿代谢需要远较成人高，因此婴儿的呼吸储备能力较小。弹力纤维发育差，血管丰富，间质发育旺盛，致肺含血量多而含气量少，易发生肺部感染，并易引起间质性炎症、肺不张或肺气肿等。2岁以后才出现肺泡孔（alveolar pore），在气道梗阻时其起到侧支作用。

3. 胸廓和纵隔　婴幼儿胸廓较短，前后径相对较长，呈桶状；肋骨呈水平位，膈肌位置较高；呼吸肌发育差。呼吸时胸廓运动幅度小，胸壁柔软，用力吸气产生较大负压时，在肋间、胸骨上下和肋下缘均可引起内陷，肺不能充分扩张、通气和换气，易出现呼吸困难。小儿纵隔相对较大，肺的扩张易受到限制。纵隔周围组织松软，气胸或胸腔积液时易致纵隔移位。

【生理特点】

1. 呼吸频率和节律　小儿年龄越小，呼吸频率越快（表8-1）。婴儿尤其是早产儿、新生儿，由于呼吸中枢发育尚未完全成熟，易出现呼吸节律不齐。

表8-1　不同年龄儿童呼吸频率

年龄	呼吸（次/分）	年龄	呼吸（次/分）
新生儿	40~45	~7岁	20~25
~1岁	30~40	~14岁	18~20
~3岁	25~30	~18岁	16~18

2. 呼吸类型　婴幼儿呼吸肌发育不全，肌纤维较细，膈肌和肋间肌中耐疲劳的肌纤维较少，早产儿不到10%，足月儿占30%，1岁时达成人水平50%~60%，因此小儿呼吸肌容易疲劳，易发生呼吸衰竭。小儿膈肌较肋间肌相对发达，且肋骨呈水平位，肋间隙小，故婴幼儿为腹式呼吸（abdominal respiration）。随年龄增长，膈肌和腹腔脏器下降，肋骨由水平位变为斜位，逐渐转化为胸腹式呼吸（thoracic abdominal respiration）。7岁以后逐渐接近成人。

3. 呼吸功能　按体表面积计算，肺容量为50~70ml/kg。潮气量为6~10ml/kg，仅为成人的40%~50%，但能量代谢为成人的1.6倍，无效腔/潮气量比值大于成人，只能采取浅快的呼吸，年龄越小，呼吸频率越快。安静情况下，年长儿仅用肺活量的12.5%进行呼吸，而婴幼儿需用30%左右，呼吸储备量较小。因小儿呼吸频率较快，按体表面积计算每分通气量与成人相近，气体总弥散量则以单位肺容量计算与成人相近。因气道管径细小，气道阻力大

于成人，随年龄增大气道管径逐渐增大，阻力逐渐降低。

目前临床最常应用肺功能检查，5岁以下学龄前儿童和3岁以下婴幼儿因不能很好地进行配合，需采用适合的其他方法，选用无需主动配合的检测项目如胸腔气体容量和功能残气量等，用潮气呼吸替代最大呼气测定流速容量曲线等。

4. 血气分析　反映气体交换和血液的酸碱平衡状态，为诊断和治疗提供依据（表8-2）。

表8-2　小儿血气分析正常值

项目	新生儿	~2岁	>2岁
pH	7.35~7.45	7.35~7.45	7.35~7.45
PaO_2（kPa）	8~12	10.6~13.3	10.6~13.3
$PaCO_2$（kPa）	4~4.67	4~4.67	4.67~6.0
HCO_3^-（mmol/L）	20~22	20~22	22~24
BE（mmol/L）	-6~+2	-6~+2	-4~+2
SaO_2	0.90~0.965	0.95~0.97	0.955~0.977

【免疫特点】

小儿呼吸道的非特异性免疫功能和特异性免疫功能均较差。咳嗽反射及纤毛的运动功能差，难以有效清除吸入的粉尘颗粒和异物。婴幼儿肺泡巨噬细胞功能不足，分泌型IgA（SIgA）、IgG含量较低，乳铁蛋白、溶菌酶、干扰素、补体等的数量和活性不足，故易患呼吸道感染。

【呼吸系统常见的症状和体征】

1. 咳嗽　是机体的一种保护性反射，将气管和大支气管内的分泌物或异物排出体外，由炎症、黏液和化学物质等刺激广泛分布在气管、支气管和间质的机械感受器而激活，是呼吸系统最常见的症状之一。

（1）咳嗽的性质　根据是否有痰，分为干咳（或刺激性咳嗽）和湿性咳嗽（有痰的咳嗽）两种。湿性咳嗽应注意观察痰液的性状和痰量。气管、支气管和肺部感染时为黏液脓性痰，肺炎链球菌肺炎时铁锈色痰常见；肺炎克雷伯菌感染时可见砖红色胶冻样痰；厌氧菌感染时则出现带有臭味的脓性痰；急性左心衰竭时咳粉红色泡沫痰；支气管扩张、肺脓肿时痰液较多，放置后出现分层，上层为泡沫，中层为半透明的黏液，下层为坏死性物质。若痰液转为脓性或颜色发生了改变，通常继发了细菌感染。

（2）咳嗽的时间与规律　据病程的长短，儿童咳嗽分为急性咳嗽（病程在2周以内）、迁延性咳嗽（病程在2~4周）和慢性咳嗽（病程超过4周）。急性咳嗽多见于上呼吸道感染、急性支气管炎、肺炎和哮喘等。慢性咳嗽常见于咳嗽变异性哮喘、上气道咳嗽综合征和感染后咳嗽。

（3）咳嗽的音色　阵发性痉挛性咳嗽多见于百日咳、百日咳样综合征、异物吸入、支气管哮喘、支气管内膜结

核等，百日咳及百日咳样综合征咳末还可出现鸡鸣样回声。犬吠样咳嗽常见于急性喉炎、喉梗阻等。嘶哑性咳嗽常见于声带炎症或是喉返神经受压后所致。

（4）伴随症状 伴有发热常提示呼吸道或肺部有感染，伴有胸痛提示病变累及胸膜，伴有呼吸困难者多见于重症肺炎、支气管哮喘、急性喉炎等，伴有咯血可见于肺结核、支气管扩张等。慢性咳嗽如支气管扩张、迁延性肺炎等可见杵状指。

（5）分类 慢性咳嗽分为特异性咳嗽和非特异性咳嗽。特异性咳嗽指咳嗽是诊断明确的疾病症状之一，非特异性咳嗽是指咳嗽为主要或唯一表现，胸部 X 线未见明显异常。

（6）不同年龄儿童慢性咳嗽常见病因（表 8 - 3）。

表 8 - 3 不同年龄儿童慢性咳嗽常见病因

年龄	病因
<6 岁	感染后咳嗽、咳嗽变异性哮喘、上气道咳嗽综合征、支气管异物
≥6 岁	上气道咳嗽综合征、咳嗽变异性哮喘、心因性咳嗽等

2. 呼吸困难 指患儿主观上感觉空气不足、气短或呼吸费力，客观上表现为呼吸频率、节律及深浅度发生改变，辅助呼吸肌参与呼吸。任何导致肺通气和换气功能障碍的疾病，出现缺氧或（和）CO_2 潴留，都可出现呼吸困难。

（1）病因 肺源性呼吸困难、心源性呼吸困难、神经精神性及肌性呼吸困难、血源性呼吸困难、代谢异常及中毒引起的呼吸困难。

（2）肺源性呼吸困难 包括吸气性呼吸困难、呼气性呼吸困难和混合性呼吸困难。

（3）呼吸节律 ①呼吸急促：婴幼儿多见，呼吸中枢直接或间接受刺激所致。世界卫生组织（WHO）儿童急性呼吸道防治规划特别强调呼吸增快是肺炎的主要表现，因与放射学诊断有高度的敏感性，可作为基层医务人员及触及卫生保健工作者简单可行的诊断依据。呼吸急促指幼婴<2 个月，呼吸≥60 次/分；2～12 个月，呼吸≥50 次/分；1～5 岁，呼吸 40≥次/分。②呼吸频率减慢：婴幼儿多见，重症肺炎时因脑水肿或脑疝引起，因呼吸频率减慢，潮气量及通气量不足致气体交换障碍，可导致呼吸衰竭。

（4）周期性呼吸 深度和次数出现不规则的周期性改变，最常见为潮式呼吸，可能与脑缺氧有关，为严重疾病的征兆。偶见于正常小儿的睡眠时期。

（5）吸气时胸廓凹陷 上呼吸道梗阻或严重肺部病变时，胸骨上、下，锁骨上窝及肋间隙软组织出现凹陷，即"三凹征"，形成矛盾呼吸，增加呼吸肌能量消耗的同时未能增加通气量。

（6）呼吸困难的程度 可分为轻、中、重三度。轻度呼吸困难仅表现为呼吸增快或节律稍有不齐，哭闹或活动后出现轻度发绀；中度呼吸困难则出现点头呼吸等，患儿常烦躁不安、发绀，吸氧后症状有缓解；重度呼吸困难时症状更加明显，吸氧也不能使发绀缓解。

（7）与体位的关系 一侧大量胸腔积液时取患侧卧位，大量气胸时取患侧向上卧位。充血性心力衰竭及哮喘急性发作引起呼吸困难的患儿则取端坐卧位。

（8）年龄、性别及起病的急缓 年龄越小，更应关注是否存在先天性疾病。急性起病多见于急性感染、呼吸道异物、急性呼吸窘迫综合征等，慢性起病多见于慢性心肺疾病。

（9）呼吸时限 吸气性呼吸困难多见于上呼吸道不全阻塞，呼气性呼吸困难多见于毛细支气管炎、支气管哮喘及百日咳、百日咳综合征等。

3. 发绀 毛细血管内还原血红蛋白达 40～60g/L 时即可出现发绀，或是动脉血中还原血红蛋白达 30g/L 时。或是出现异常血红蛋白如高铁血红蛋白和硫化血红蛋白等，使皮肤、黏膜呈现紫色。口唇、甲床、鼻尖、面颊及耳垂等处因皮肤较薄、色素较少及毛细血管丰富而发绀明显。

（1）还原血红蛋白增多可见以下原因 ①中枢性发绀：动脉血氧饱和度和氧分压降低，动脉血中还原血红蛋白含量增加；②末梢性发绀：周围毛细血管中过多的血红蛋白被还原；③血红蛋白总量增多：各种红细胞增多症时，氧未饱和量不高，但毛细血管中还原血红蛋白达 40～60g/L；④化学性发绀：异常的血红蛋白呈现特殊的蓝褐色，当血液中高铁血红蛋白少于 1% 时，即可出现发绀。

（2）鉴别是否为真性发绀 假性发绀为皮肤黏膜的异常色素沉着所致，如先天性肾上腺皮质增生症等。

（3）出现的时间 出生时即有的发绀多于先天性心脏病、先天性高铁血红蛋白血症等。急性中毒、休克等则出现急性发绀。呼吸系统疾病所致的发绀出现较晚。

（4）部位 中心性发绀因血流较快、动静脉氧差较小，唇和黏膜可见发绀，多见于肺炎和心血管疾病。末梢性发绀则由于血流较慢，毛细血管床氧消耗增加，见于指端，如见于休克。动脉导管未闭并发肺动脉高压时，则出现差异性发绀。

（5）伴随症状及疾病 是否伴有杵状指、呼吸困难等，注意有无心血管或肺部的疾病。

4. 吸气喘鸣（inspiratory stridor）和呼气喘息（expiratory wheeze） 如吸气时出现喘鸣音，伴有呼气延长，考虑为喉、气管梗阻。小婴儿下呼吸道梗阻和肺扩张不良时则在呼气时出现呻吟音，是声门在半关闭的状态下，声门远端呼气时压力增加，利于已萎陷的肺泡扩张。

5. 咯血 喉以下的呼吸道和肺组织的出血，经口腔咯出。咯血量的大小不一定与疾病的严重程度、病变范围的大小完全一致，与病因、呼吸道破裂血管的大小及病变性质密切相关。

（1）咯血量的估计 儿童由于年龄体重的不同，没有具体的量化标准，常根据血红蛋白下降的量来判断。

（2）鉴别是否为咯血 应先排除是否为口腔、咽部和鼻出血。口腔和咽部出血常可见出血的部位。鼻部的出血容易被误诊，因容易后流至气道，被吸入呼吸道再被咳出来，用鼻咽镜可确诊出血部位。此外还需要和呕血进行区别。

（3）伴随症状 观察咯血时是否伴有发热、咳嗽、咳痰及胸痛等症状。如咯血伴有发热，常见于肺炎、肺结核等肺部感染性疾病；伴有咳脓血痰可见于肺脓肿、支气管扩张、空洞性肺结核等；伴胸痛可见于肺炎链球菌肺炎、肺结核等。

6. 胸痛 是各种因素刺激胸部的感觉神经，经肋间神经、迷走神经、膈神经传送至大脑皮质痛觉中枢引起。多数有胸部疾病引起，少数为反射性所致，最常见的是胸壁病变所引起的胸痛。胸痛的部位、严重程度和病变的部位不成比例。

（1）性质 儿童因年龄小而不能准确描述。肺部和胸膜疾病多为刺痛或隐痛；带状疱疹多为烧灼痛或刺痛；肋间神经痛常呈阵发性疼痛。

（2）部位 胸膜炎时疼痛多见于呼吸时胸廓扩张较大的部位；胸壁疾病常有固定位置的胸痛，局部伴压痛；食管及纵隔内的病变，胸痛常位于胸骨后。

（3）伴随症状 胸膜病变时胸痛在咳嗽或深呼吸时加重，停止呼吸时胸痛多缓解；自发性气胸胸痛多为突发性，常于用力屏气、剧烈咳嗽或运动后突然出现；消化系统病变时常见于吞咽有关的胸骨后疼痛。

第二节 急性上呼吸道感染

急性上呼吸道感染（acute upper respiratory infection，AURI）简称上感，主要是指鼻、咽或喉部的急性感染，亦常用"感冒""急性鼻炎""急性咽炎""急性扁桃体炎"等诊断，是小儿最常见的急性感染性疾病。全年均可发病，北方在气候寒冷的冬春季节，南方在湿度较大的夏秋季更易流行。多为散发，偶见流行，大部分通过接触传播，其次是空气飞沫，偶尔通过肠道传播。

【病因】

各种病原体均可引起上呼吸道感染，但90%以上为病毒感染引起，以呼吸道病毒为主，肠道病毒其次。主要有鼻病毒、柯萨奇病毒与埃可病毒、流感病毒、副流感病毒、呼吸道合胞病毒、腺病毒、人偏肺病毒等。肺炎支原体引起的上呼吸道感染呈逐年上升趋势。细菌感染占10%左右，最常见的是β-溶血性链球菌A组，其次为肺炎链球菌、流感嗜血杆菌及葡萄球菌等。卡他莫拉菌是鼻咽部常见菌群之一，有增多趋势。

营养不良、缺乏锻炼、过度疲劳或有过敏体质的小儿易患上呼吸道感染。特别是消化不良、患佝偻病或免疫功能低下者，病情往往较为严重。上呼吸道感染的发生及转归除了与病原体种类及毒性、个体的防御功能有关，还与环境因素有关，如居住拥挤、被动吸烟、大气污染、气候变化等，均可降低呼吸道局部防御能力，促使病原体生长繁殖。

【治疗要点】

1. 一般治疗 对病毒性上呼吸道感染者告知家长疾病的自限性和治疗目的。注意休息、多饮水、补充大量的维生素C等，防止交叉感染和并发症。

2. 抗感染治疗 病毒感染者主张早期应用抗病毒药物，可用利巴韦林（病毒唑），剂量10~15mg/（kg·d），疗程3~5天。流行性感冒可在病初应用磷酸奥司他韦口服，疗程5天。若继发细菌感染或发生并发症者，可选用抗菌药物。如为链球菌感染、既往有肾炎或风湿热病史者，青霉素疗程应为10~14天。结膜炎可用0.1%阿昔洛韦滴眼。

3. 对症治疗 高热者可口服对乙酰氨基酚或布洛芬，或给予物理性降温，高热惊厥者给予镇静、止惊处理；鼻塞严重者可清除鼻腔分泌物后用0.5%麻黄碱液滴鼻；咽痛者可含服咽喉片。

【护理评估】

1. 健康史

（1）评估患儿的年龄、营养状态、生长发育状况、居住环境及有无被动吸烟等。

（2）评估患儿发病原因及诱因，有无受凉史、与呼吸道感染者接触史或过度疲劳等。

（3）评估患儿有无消化不良、维生素D缺乏性佝偻病、先天性心脏病或免疫功能低下等基础疾病。

2. 身心状况

（1）临床表现 临床症状轻重不一，与年龄、病原体毒力及机体抵抗力有关。年长儿以局部症状为主，症状较轻；婴儿常有明显的全身症状。病情大多较重。

1）一般类型上感

①局部症状 鼻部症状表现为鼻塞、流涕、喷嚏、轻咳、咽部不适等，多于3~4天内自然痊愈。如感染累及鼻咽部，常有咽痛、扁桃体炎或是咽后壁淋巴组织充血水肿，发热常持续2~3天至1周左右。

②全身症状　发热，体温可达 39～40℃，伴有畏寒，甚至出现高热惊厥。患儿头痛、全身乏力、睡眠不安等。可伴有呕吐、腹泻，临床上称为"胃肠型感冒"，部分患儿发病早期可有阵发性脐周疼痛，与发热所致肠痉挛或肠系膜淋巴结炎有关。

2）流行性感冒　简称流感，主要由甲、乙、丙三型流感病毒引起，传染性强，病初 2～3 天传染性最强。人群普遍易感，发病率高。通常潜伏期 1～7 天，临床表现以全身症状为主，如发热、乏力、头痛、全身肌肉酸痛、咳嗽等，而呼吸道症状较轻。轻症可自愈，但重症者可危及生命。

3）两种特殊类型上感

①疱疹性咽峡炎（herpangina）　主要由柯萨奇 A 组病毒引起，同样是手足口病的常见病原，病程 1 周左右。好发于夏秋季。起病急，临床表现为高热、咽痛、流涎、拒食、呕吐等。体检可见咽部充血，咽腭弓、软腭、腭垂等处黏膜上见直径 2～4mm 的疱疹，周围有红晕，疱疹破溃后形成小溃疡，疱疹也可发生于口腔的其他部位。

②咽眼结合膜热（pharyngo conjunctival fever）　由腺病毒 3、7、11 型引起，病程 1～2 周。好发于春夏季，散发或发生小流行。以发热、咽炎、结膜炎为特征。临床表现为高热、咽痛、眼部刺痛等，体检可见咽部充血，见白色点块状分泌物，周围无红晕，易于剥离；一侧或双侧眼滤泡性结合膜炎，可伴球结合膜出血。颈部、耳后淋巴结肿大。

（3）并发症　婴幼儿多见，分为 3 类。①自鼻咽部蔓延至附近器官，有鼻窦炎、中耳炎、咽后壁脓肿、颈淋巴结炎、支气管炎、肺炎等；②病原体通过血液循环播散至全身，细菌感染发生败血症时，可致皮下脓肿、关节炎等；③由于感染和变态反应对机体的影响，可发生急性肾小球肾炎、风湿热及其他结缔组织病等。

（2）辅助检查　病毒感染时外周血白细胞计数正常或偏低，早期白细胞和中性粒细胞计数较高；细菌感染时外周血白细胞计数增高，严重者可降低，但中性粒细胞增高，可出现核左移。

（3）社会 - 心理状况

1）患儿有无因住院惧怕陌生环境，或因与父母分离而产生焦虑等。

2）患儿及家长对疾病的病因、诱发因素和防护知识的了解程度，家庭环境和家庭经济情况。

【护理诊断】

1. **体温过高**　与上呼吸道感染有关。

2. **舒适度降低**　与咽痛、鼻塞有关。

3. **潜在并发症**　惊厥。

【护理目标】

1. 患儿体温能维持在正常范围内。

2. 患儿能得到充分休息。

3. 患儿无惊厥发生，或发生惊厥时能得到及时处理。

【护理措施】

1. 发热的护理

（1）保持室内温湿度适宜，室温 18～22℃，湿度 50%～60%，通风良好。

（2）卧床休息，保持室内安静。

（3）患儿处于体温上升期时，肢端末梢循环差，或是有畏寒、寒战情况时，注意保暖，按摩肢端促进血液循环；处于高热持续期及体温下降期时，衣被不可过多、过厚，以免影响机体散热。

（4）及时进行降温处理，注意观察体温变化及伴随症状。体温超过 38.5℃ 时给予物理降温如温水擦浴、额部冷敷等，必要时遵医嘱给予退热剂。若患儿有高热惊厥史，应尽早给予处置，并及时观察惊厥有无发生。退热处理 1 小时后复测体温，随时注意有无新的症状或体征出现。如有虚脱表现，应予保暖，饮热水，严重者给予静脉补液。热退后仍需继续监测体温变化，每 4 小时测量体温一次，准确记录。

（5）及时更换被汗湿的衣被，避免再次受凉。

（6）饮食宜清淡、易消化，注意补充水分，保持口腔清洁。

2. 促进舒适　咽部不适时可给予润喉含片或雾化吸入。鼻塞明显时可抬高患儿头肩位，如因鼻塞而妨碍吸吮，可在哺乳前 15 分钟使用滴鼻剂，但不可连续使用 3～4 天以上，以免出现黏膜损伤。及时清除鼻腔及咽喉部分泌物和干痂，保持呼吸道通畅。

3. 营养和水分的摄入　鼓励多饮水，饮食应富含维生素、清淡易消化。呼吸困难者应少量多餐，以免过饱致膈肌上抬加重呼吸困难。

4. 密切观察病情变化　注意体温变化，警惕高热惊厥的发生，备好急救物品和药品。注意咳嗽的性质、全身症状、口腔黏膜改变及有无其余地方皮疹等，以便早期发现手足口病、麻疹、猩红热、百日咳、流行性脑脊髓膜炎等急性传染病。注意观察咽部充血、水肿情况，疑有咽后壁脓肿时，应及时报告医师，同时应备好急救物品和药品，防止脓肿破溃后脓液流入气管引起窒息。

5. 健康教育

（1）居室应经常通风，避免被动吸烟，保持居住环境的空气新鲜。

（2）合理喂养，提倡母乳喂养，合理正确添加辅食，保证摄入足量的蛋白质及维生素。

（3）加强体格锻炼，多进行户外活动。按时进行预防接种。积极防治佝偻病等基础疾病。

（4）预防交叉感染，接触小儿前后均需洗手。

（5）在上呼吸道感染的高发季节，尽量避免带儿童去人多拥挤的公共场所。

（6）在气温骤变时，应及时增减衣服，既要注意保暖、避免着凉，又要避免过多出汗而受凉。

【护理评价】

1. 评价患儿体温能否维持正常范围。

2. 评价患儿能否保持安静、舒适。

3. 评价患儿住院期间有无惊厥发生，或发生惊厥时能否得到及时处理。

第三节　急性感染性喉炎

急性感染性喉炎（acute infectious laryngitis）是喉部黏膜的急性弥漫性炎症，以犬吠样咳嗽、声嘶、喉鸣和吸气性呼吸困难为临床特点，多见于婴幼儿。冬春季节多发。

【病因】

大多数是上呼吸道感染的一部分，有时在麻疹、流感等急性传染病病程中并发。常见病毒为副流感病毒、嗜血性流感病毒和腺病毒；常见的细菌为金黄色葡萄球菌、肺炎链球菌和溶血链球菌等。由于喉部的解剖特点，喉部容易充血水肿出现喉梗阻。

【治疗要点】

1. 控制感染　病毒感染者可予利巴韦林等抗病毒。如考虑为细菌感染，应及时给予抗菌药物治疗，一般给予青霉素、大环内酯类或头孢菌素类等。

2. 糖皮质激素　及时应用可减轻喉头水肿，缓解喉梗阻。病情较轻者可口服泼尼松，Ⅱ度喉梗阻以上的患儿应给予静脉滴入地塞米松、氢化可的松或甲泼尼龙。吸入型糖皮质激素如布地奈德悬液，雾化吸入可直接促进黏膜水肿消退。

3. 对症治疗　保持呼吸道通畅，呼吸困难者予以氧气吸入；烦躁不安者及时给予镇静剂，不宜使用氯丙嗪和吗啡；痰多者可止咳去痰，必要时吸痰，但有可能加重喉部水肿的情况。

4. 气管切开　经上述处理仍有严重缺氧或有Ⅲ度以上喉梗阻者，及时行气管切开术。

【临床表现】

起病急、病情重。可有不同程度的发热，犬吠样咳嗽、声嘶、吸气性喉鸣和呼吸困难明显。严重者出现重度呼吸困难、发绀明显、心率加快。咽充血明显，喉部及声带充血、肿胀，声门下黏膜呈梭状肿胀，喉腔狭小以致喉梗阻。白天症状较轻，夜间因入睡后喉部肌肉松弛，分泌物阻塞刺激喉痉挛而加剧。喉梗阻者若不及时抢救，可窒息死亡。

按吸气性呼吸困难的轻重，将喉梗阻分为四度。

Ⅰ度：仅活动后出现吸气性喉鸣和呼吸困难，肺呼吸音及心率无改变。

Ⅱ度：安静时也出现喉鸣和吸气性呼吸困难。肺部听诊可闻喉传导音或管状呼吸音、心率加快。

Ⅲ度：除上述喉梗阻症状外，患儿因缺氧而出现烦躁不安、口唇及指（趾）发绀，恐惧、头面部出汗。肺部呼吸音明显降低或听不见，心音较钝，心率增快达140～160次/分。

Ⅳ度：患儿渐呈衰竭状态，呈半昏睡或昏睡状态，由于无力呼吸，三凹征可不明显，但面色苍白或发灰。肺部听诊呼吸音几乎消失，仅有气管传导音。心音极钝、弱，心率不规律。

【护理诊断】

1. 有窒息的危险　与喉水肿致喉梗阻有关。

2. 低效性呼吸型态　与喉头水肿有关。

3. 恐惧　与呼吸困难不能缓解有关。

【护理措施】

（1）改善呼吸功能，保持呼吸道通畅

1）注意休息，减少哭闹及活动，可给予半坐卧位或抬高床头。治疗护理应集中进行。

2）呼吸困难者应及早给氧，改善低氧血症，注意用氧安全及观察效果。

3）保持室内温湿度适宜，室温控制在18～20℃，湿度为50%～60%。

4）遵医嘱正确给予抗生素、糖皮质激素治疗肺部炎症，改善通气。

5）保持呼吸道通畅，及时清除患儿口鼻分泌物，痰多者可止咳去痰，必要时直接喉镜吸痰。

（2）密切观察病情变化，根据患儿呼吸困难、吸气性喉鸣及肺部呼吸音、心率，及时判断喉梗阻的程度，随时做好气管切开的准备，以免因窒息致死。

（3）给予患儿及家长心理支持，减少恐惧心理，增加安全感及信心。

（4）给予清淡、易消化的流质或半流质，耐心细致地喂养。

（5）健康教育　加强户外活动，增强体质，提高机体抵抗力；积极治疗基础疾病。注意气候变化，及时增减衣服，避免着凉。

第四节　急性支气管炎

急性支气管炎（acute bronchitis）或急性气管支气管炎（acute tracheobronchitis）是指各种病原体引起的支气管、气管黏膜感染。婴幼儿多见，常并发或继发于呼吸道其他部位感染，且为麻疹、百日咳、伤寒等急性传染病的一种临床表现。

【病因】

主要为感染引起。含病毒、肺炎支原体、细菌或混合感染。凡能引起上呼吸道感染的病原体都可引起支气管炎。免疫功能低下、营养不良、佝偻病及慢性咽炎、慢性鼻炎等均为本病的危险因素。

【临床表现】

病初多先有上呼吸道感染的症状，之后出现咳嗽。初期为刺激性干咳，之后渐有痰液咳出，一般持续 7～10 天。重症可伴有发热，多 2～3 天热退，甚至出现呕吐、腹痛、腹泻等消化道症状。如治疗不及时，可引起肺炎。

两肺听诊呼吸音粗，可有不固定的散在干啰音和粗中湿啰音，常在咳嗽后减少甚至消失。重症支气管炎可表现为气促，需与肺炎早期进行鉴别，如咳嗽后啰音无明显减少，则需考虑肺炎。

【辅助检查】

1. 胸部 X 线　无异常改变或有肺纹理增粗，可明确诊断。

2. 血常规　病毒感染时白细胞正常或稍高，合并细菌感染时，可明显增高。

【治疗要点】

1. 一般治疗　注意休息，多饮水，室内温湿度适宜。

2. 对症治疗　咳嗽频繁、痰液黏稠者可用 N-乙酰半胱氨酸、氨溴索、愈创木酚甘油醚等稀释痰液。喘憋严重者可用支气管扩张剂等药物。

3. 控制感染　怀疑细菌感染时，可选用适当的抗生素。

【常见护理诊断问题】

1. 体温过高　与病毒或细菌感染有关。

2. 清理呼吸道无效　与痰液黏稠不易咳出有关。

3. 舒适度减弱：咳嗽、胸痛　与支气管炎症有关。

【护理措施】

1. 一般护理　保持室内空气新鲜，温湿度适宜。注意休息，适当运动，以不加重咳嗽为宜。饮食宜营养丰富、易消化，鼓励多饮水，注意保持口腔清洁卫生。

2. 发热的护理　同本章第二节急性上呼吸道感染。

3. 保持呼吸道通畅　指导有效咳嗽、拍背、体位引流等，促进分泌物排出。如咳嗽频繁、咳痰无力者，可给予吸痰处理。

4. 病情观察　注意观察体温、呼吸及肺部啰音变化，及时与肺炎进行鉴别及处理。

5. 健康教育　合理运动、加强营养、按时预防接种，

以增强患儿体质。做好戴口罩、洗手等物理措施，减少呼吸道感染性疾病的发生。

第五节　肺　炎　💿 微课2

➡ 案例引导

案例　患儿，女，8 月龄，因"发热、咳嗽 3 天"就诊。患儿 3 天前因受凉出现发热，第 2 天开始咳嗽，并逐渐喉部有痰鸣音，不易咳出，自服感冒药无效。近 1 天咳嗽加重，发热不退，门诊以"肺炎"收入院。患儿发病以来纳差，二便无异常。查体：T 38.9℃，P 155 次/分，R 48 次/分，体重 9 kg。神志清，口周及皮肤黏膜无发绀，咽部充血，前囟平，两肺底部可闻及中细湿啰音，心率 155 次/分，律齐，心音有力，腹软，肝肋下 0.5cm。神经系统无异常。

实验室检查结果：血红蛋白 120g/L，白细胞 21.8×10^9/L，中性粒细胞比例 0.611，淋巴细胞比例 0.330。X 线提示：两肺野散在小片状密度增高阴影。

讨论：

1. 该病的临床诊断及依据是什么？

2. 应从哪几方面对患儿进行护理评估？

3. 评估后能得出哪些主要的护理诊断？

一、概述

肺炎（pneumonia）是由多种病原体或其他因素（如吸入、过敏等）所引起的肺部炎症，主要临床表现为发热、咳嗽、气促、呼吸困难和肺部固定中细湿啰音。目前，肺炎仍是小儿时期最常见的疾病，尤其多见于婴幼儿，也是我国 5 岁以内小儿的首要死因。因此，肺炎是我国儿童保健重点防治的四病（肺炎、腹泻病、缺铁性贫血、佝偻病）之一。因地区差异，北方发病率高于南方，北方发病季节以冬春季为主，南方则以夏秋季多见。发达国家肺炎病原体以病毒为主，发展中国家肺炎病原体以细菌为主。合并营养不良、佝偻病、先天性心脏病、免疫功能低下的小儿易患肺炎，且病程长、易反复发作。目前，肺炎的分类尚无统一标准。常用的有以下几种分类法。

1. 按病理改变　可分为支气管肺炎、大叶性肺炎、间质性肺炎。

2. 按病因　分为病毒性肺炎、细菌性肺炎、真菌性肺炎、支原体肺炎、衣原体肺炎、原虫性肺炎、立克次体肺炎、吸入性肺炎等。

3. 按病程　分为急性肺炎（病程 1 个月之内）、迁延性肺炎（病程 1～3 个月）及慢性肺炎（病程 3 个月以上）。

4. 按病情轻重 可分为轻症肺炎（以呼吸系统症状为主，病情轻）和重症肺炎（有严重并发症和伴发疾病的）。

5. 按肺炎发生地点 分为社区获得性肺炎（community-ty acquired pneumonia，CAP）和医院获得性肺炎（hospital acquired pneumonia，HAP）。

支气管肺炎是（bronchopneumonia）是小儿时期最常见的肺炎，起病急，尤以 2 岁以下多见。本章节以支气管肺炎为例，介绍肺炎的相关知识。

【病因及发病机制】

1. 病因 引起肺炎的病原体多为细菌和病毒。肺炎链球菌最多见，其他有流感嗜血杆菌、金黄色葡萄球菌、溶血性链球菌、大肠埃希菌和副大肠埃希菌等。病毒以呼吸道合胞病毒最常见，其他有腺病毒、流感病毒和副流感病毒等。近年来，由肺炎支原体、衣原体、军团菌、卡氏肺孢子虫肺部感染也有增多的趋势。此外，小儿机体内在因素（如 SIgA 不足）及诱发因素如居室拥挤、通风不良、营养不良、佝偻病、先天性心脏病等也可引起肺炎的发生。

2. 发病机制 主要是病原体经呼吸道或血行如肺，引起支气管、肺泡炎症，通气和换气障碍，导致缺氧和二氧化碳潴留，从而引起一系列病理生理改变（图 8-1）。

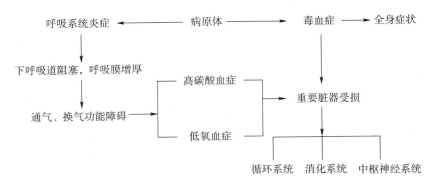

图 8-1 支气管肺炎的发病机制

3. 病理生理 病原体侵入支气管、细支气管和肺泡，致使支气管黏膜水肿，管腔狭窄，肺泡壁充血水肿而增厚，肺泡内充满炎性渗出物，从而影响肺的通气和换气功能，导致缺氧和二氧化碳潴留，出现一系列病理生理改变。

（1）**呼吸功能障碍** 病原体侵入支气管、细支气管和肺泡，致使肺泡内充满炎性渗出物，肺泡壁充血水肿而增厚，支气管黏膜水肿，管腔狭窄，从而影响换气和通气功能，导致低氧血症，重症时还可出现高碳酸血症。为增加通气和呼吸深度，出现代偿性的呼吸和心搏增快、鼻翼扇动和三凹征，严重时出现发绀，甚至可产生呼吸衰竭。

（2）**循环系统** 心肌受病原体和毒素侵袭，易出现中毒性心肌炎。缺氧与二氧化碳潴留可引起肺血管反射性痉挛，肺循环压力增高，导致肺动脉高压；肺部病变广泛也使肺循环阻力增加，致右心负荷加重；肺动脉高压和中毒性心肌炎是诱发心力衰竭的主要原因。重症患儿可发生微循环障碍、休克甚至弥漫性血管内凝血。

（3）**神经系统** 严重缺氧和 CO_2 潴留使血和脑脊液 pH 降低，高碳酸血症可使毛细血管扩张，血流减慢，血-脑屏障通透性增加，严重的缺氧使脑细胞无氧代谢增加，乳酸堆积，ATP 生成减少和 Na^+-K^+ 离子泵转运障碍，引起细胞内钠、水潴留，形成脑水肿。严重时可致中枢性呼吸衰竭。病原体毒素作用亦可致中毒性脑病。

（4）**消化系统** 在缺氧和毒素的作用下可出现胃肠道黏膜糜烂、出血、上皮细胞坏死脱落等应激反应，导致黏膜屏障功能破坏，胃肠功能紊乱。严重病例可发生中毒性肠麻痹、胃肠道出血。

（5）**水、电解质和酸碱平衡紊乱** 缺氧时体内酸性代谢产物堆积，加上高热、饥饿、脱水、吐泻等因素，常引起代谢性酸中毒。而二氧化碳潴留，$PaCO_2$ 增高及氢离子浓度上升，pH 下降，导致呼吸性酸中毒。由于缺氧及二氧化碳潴留，致肾小动脉痉挛而引起水钠潴留，缺氧致 ADH 分泌增加造成稀释性低钠血症。

【临床表现】

主要症状为发热、咳嗽、气促，肺部固定中细湿啰音。

1. 主要症状

（1）**发热** 热型不定，多为不规则热，也可见稽留热、弛张热；新生儿、重度营养不良患儿可表现为体温不升或低于正常体温。

（2）**咳嗽、咳痰** 为最常见的症状，约 90% 以上的患儿有此症状。早期呈刺激性干咳，极期咳嗽略减轻，以后咳嗽有痰。剧烈咳嗽常引起呕吐。

（3）**气促、发绀** 一般出现在发热，咳嗽之后。呼吸急促，呼吸频率加快，呼吸困难。重症患儿可出现烦躁、发绀。

2. 体征

（1）**呼吸频率增快** 40~80 次/分，鼻翼扇动，三凹征。

（2）发绀　口周、鼻唇沟、指（趾）端发绀。

（3）肺部啰音　早期不明显，以后可闻及固定的中、细湿啰音，吸气末更为明显。

3. 重症肺炎　除呼吸系统变化外，可发生循环、神经、消化系统等功能障碍。

（1）循环系统症状　最易出现心力衰竭和心肌炎。

1）心力衰竭：肺炎合并心力衰竭的诊断标准：①心率突然加快，超过 180 次/分；②呼吸突然加快，超过 60 次/分；③突然出现极度烦躁不安，明显发绀，面色发灰，指（趾）甲微循环充盈时间延长；④肝迅速增大；⑤心音低钝，或有奔马律，颈静脉怒张；⑥尿少或无尿，颜面、眼睑或下肢水肿。若出现前 5 项者即可诊断为心力衰竭。

2）心肌炎：肺炎并发心肌炎时表现为面色苍白，心动过速，心音低钝，心律不齐，心电图表现为 ST 段下移和 T 波低平、双向和倒置。此外，重症患儿可发生微循环衰竭、播散性血管内凝血，表现为血压下降，四肢凉，皮肤、黏膜出血等。

（2）神经系统症状　常出现嗜睡、烦躁不安，或两者交替出现。重症者可出现反复惊厥、呼吸不规则、前囟隆起、昏迷惊厥等中毒性脑病的表现。

（3）消化系统症状　轻者出现厌食、呕吐、腹泻、腹胀等。重症肺炎常发生中毒性肠麻痹，出现明显腹胀，以致膈肌升高进一步加重呼吸困难，肠鸣音减弱或消失。消化道出血时可吐出咖啡样物，便潜血阳性或柏油样便。

【并发症】

若延误诊断或病原体致病力强者，可引起脓胸、脓气胸及肺大疱等并发症，还可引起肺脓肿、坏死性肺炎、肺不张、支气管扩张、化脓性心包炎等。脓毒症或脓毒性休克大多数由菌血症引起。

【病情判断】

重症肺炎病死率高，可遗留后遗症，需及早识别，推荐以下判断指标。

1. 快速评估　2 个月至 5 岁的儿童，需在家庭、门急诊进行快速临床评估，以便将门急诊和院前阶段存在潜在风险的肺炎危重症患儿早期识别出来，可使用 WHO 标准。即出现下胸壁吸气性凹陷、鼻翼扇动或呻吟之一表现者，为重症肺炎；出现中心性发绀、严重呼吸窘迫、拒食或脱水征、意识障碍（嗜睡、昏迷、惊厥）之一表现者，为极重度肺炎。在临床实践中，也要结合面色和精神反应分析，若出现面色苍白或发灰，对周围环境反应差也视为重症表现。

2. 病情严重程度　需根据年龄、临床和影像学表现等评估，见表 8-4。

表 8-4　CAP 病情严重程度评估标准

评估项目	轻度	重度
一般情况	好	差
意识障碍	无	有
低氧血症	无	发绀；呼吸增快，RR* ≥ 70bpm（婴儿），RR ≥ 50bpm（>1 岁）；辅助呼吸（呻吟、鼻翼扇动、三凹征）；间歇性呼吸暂停；氧饱和度 ≤92%
发热	未达重度标准	超高热，持续高热 >5 天
脱水征/拒食	无	有
胸片或胸部 CT	未达重度标准	≥2/3 一侧肺浸润、多叶肺浸润、胸腔积液、气胸、肺不张、肺坏死、肺脓肿
肺外并发症	无	有
标准	上述所有情况都存在	出现以上任何一种情况

注：*：RR：呼吸频率；炎性指标可以作为评估严重度的参考。

【辅助检查】

1. 外周血检查　细菌性肺炎时，白细胞计数和中性粒细胞增高，并有核左移现象，胞质可有中毒颗粒。病毒性肺炎白细胞大多数正常或降低。细菌感染时，CRP 浓度上升，而非细菌感染时则上升不明显，对细菌性肺炎的诊断和鉴别诊断有较高的价值。细菌感染时前降钙素（PCT）可升高，当抗菌药物治疗有效时迅速下降。

2. 病原学检查

（1）细菌学检查　气管吸取物、胸腔积液、脓液及血标本做细菌培养，有助于病原学诊断。

（2）病毒学检查　取鼻咽拭子或气管分泌物做病毒分离，阳性率高，但需时间较长，不能早期诊断。鼻咽拭子或口咽拭子做病毒核酸检测，可在短时间内获取结果，简便、快速。取双份血清做 IgG 抗体测定，若恢复期血清抗体滴度较急性期高 4 倍，则可确诊。

（3）其他微生物病原学检查　吸取气管分泌物做肺炎支原体分离，数周后待阳性结果可确诊。血清冷凝集试验滴度 ≥ 1:64 为阳性。吸取咽部分泌物进行分离和培养，从感染局部的涂片中，用姬姆萨染色法检测 EB（elemeutary body）和 RB（reticulate body），对衣原体感染的诊断有一定意义。

3. X 线检查　早期肺纹理增强，透光度减低，以后两肺下野、中内带出现大小不等的点状或小斑片状影，或融合成片状阴影，甚至波及节段。可有肺气肿、肺不张。伴发脓胸时，早期患侧肋膈角变钝；积液较多时，可呈反抛物线状阴影，纵隔以及心脏向健侧移位。并发脓气胸时，患侧胸腔可见液平面。肺大疱时则见完整薄壁、无液平面的大疱。

【治疗原则】

肺炎的治疗应以采取综合措施，控制感染，对症治疗，防治并发症为原则。

1. 抗菌药物治疗　抗生素主要用于细菌性肺炎、支原体肺炎、衣原体肺炎及有继发细菌感染的病毒性肺炎。抗生素的使用原则为：根据病原菌选择敏感药物；早期治疗；联合用药；选用渗入下呼吸道浓度高的药物；足量、足疗程。肺炎链球菌感染首选青霉素或阿莫西林；耐药者首选头孢曲松、头孢噻肟、万古霉素；金黄色葡萄球菌感染首选苯唑西林钠、万古霉素等；流感嗜血杆菌感染选用阿莫西林/克拉维酸、氨苄西林等。支原体、衣原体感染首选红霉素、阿奇霉素等大环内酯类抗生素。

2. 抗病毒药物治疗　尚无理想的抗病毒药物。国内用病毒唑治疗早期腺病毒肺炎有一定疗效，对呼吸道合胞病毒疗效不明显。干扰素（interferon）可抑制细胞内病毒的复制，治疗病毒性肺炎有一定疗效。

3. 对症治疗　止咳、平喘，以保持呼吸道通畅；退热镇静、给氧，纠正低氧血症、酸碱平衡紊乱。心力衰竭患儿治疗原则为吸氧、镇静、强心、利尿、改善微循环。对于中毒性肠麻痹者，应禁食，行胃肠减压，肛管排气等，及时纠正休克、脑水肿和呼吸衰竭等。

4. 中毒症状严重者，如伴严重喘憋，出现脑水肿、休克、呼吸衰竭等可用肾上腺皮质激素治疗。

5. 防止和治疗中毒脑病、脓胸、气胸等并发症。

二、几种不同病原体所致肺炎的特点

1. 腺病毒肺炎（adenovirus pneumonia）　多见于6个月至2岁婴幼儿，多起病急骤，病情重，病程迁延，1~2日内突然发热达39℃，为稽留热，热程较长，轻症7~10日开始退热，重症可持续2~3周。神经系统症状明显，早期即有嗜睡、萎靡、烦躁不安，重者可出现昏睡或昏迷，甚至惊厥、颈项强直等中毒性脑病或脑炎的表现。起病时多有频发的阵咳，有白色黏稠痰，不易咳出。发病4~6天后出现呼吸困难逐渐加重，面色苍白或发灰，喘憋、青紫、鼻翼扇动及三凹征。肺部体征早期不明显，一般在发热4~5天后才听到少许湿啰音，逐渐增多。病变融合后可出现肺实变体征。常合并胸膜反应和少量胸腔积液。患儿易发生中毒性心肌炎，心力衰竭。半数以上的病例有腹泻、呕吐、腹胀。X线肺部改变的出现较肺部体征为早，可见大小不等的片状阴影或融合成大病灶，并多见肺气肿；病灶吸收较缓慢，需数周至数月。

2. 呼吸道合胞病毒肺炎（respiratory syncytial virus pneumonia）　由呼吸道合胞病毒引起，多见于1岁以内的婴幼儿，尤以2~6个月婴儿发病率为高，发病呈流行性。起病急骤，喘憋发作，很快出现呼气性呼吸困难和缺氧症状，体征以喘鸣为主，肺底部可听到细湿啰音。若病情严重，全身中毒症状和呼吸困难明显亦称喘憋性肺炎。胸部X线改变常见为小片阴影、肺纹理增多和肺气肿。呼吸道合胞病毒可引起婴幼儿呼吸道感染的另一种临床类型即细支气管炎（bronchiolitis），有喘憋的临床表现，但中毒症状不严重。胸部X线以肺间质病变为主，常有肺气肿和支气管周围炎。

3. 金黄色葡萄球菌肺炎（staphylococcal aureus pneumonia）　多见于新生儿和婴幼儿。金黄色葡萄球菌能产生多种毒素和酶，使肺部以广泛性出血、坏死、多发性小脓肿为其特点。炎症易扩散至其他部位，可引起迁徙化脓性病变。临床起病急，病情重，进展迅速，多呈弛张性高热，婴儿可呈稽留热，中毒症状明显，面色苍白，咳嗽，呻吟。肺部体征出现早，双侧肺有中、细湿啰音，可合并循环、神经及消化功能障碍，皮肤常见猩红热样或荨麻疹样皮疹，容易引起脓胸和脓气胸等并发症，此时呼吸困难加重，并有相应体征。胸部X线表现随病变而不同，可出现小片浸润影、小脓肿、肺大疱或胸腔积液等。血白细胞明显增高，中性粒细胞增高并有核左移，胞质中有中毒颗粒，少数患儿白细胞增高不明显，但中性粒细胞比例增加。

4. 流感嗜血杆菌肺炎（hemophilus influenza pneumonia）　是由流感嗜血杆菌引起，此菌可分为非荚膜型和荚膜型，前者一般不致病，以后者β型致病力最强。病变可呈大叶性或小叶性，但以前者为多，近年来，发病有上升趋势。临床特点为4岁以下小儿多见，起病较缓，病程呈亚急性，但病情较重。全身中毒症状明显，发热、痉挛性咳嗽、呼吸困难、面色苍白或发绀、鼻翼扇动和三凹征等；肺部有湿啰音或实变体征。易并发脓胸、脑膜炎、败血症、心包炎、化脓性关节炎、中耳炎等。外周血白细胞增多，有时淋巴细胞相对或绝对增多。胸部X线表现多种多样，可为支气管肺炎、大叶性肺炎或肺段实变征象，常有胸腔积液征。

5. 肺炎支原体肺炎（mycoplasma pneumoniae pneumonia）　由肺炎支原体引起，多见于年长儿，婴幼儿亦不少见。可散发或流行。发病较缓，潜伏期2~3周，病初可有全身不适、乏力、头痛、低热或中度发热，持续1~3周。以刺激性干咳为突出表现，初为干咳，后转为顽固性剧咳，有时似百日咳样咳嗽，咳出黏液稠痰，甚至带血丝。咳嗽持续时间长，可达1~4周，常伴有胸痛，有些可并发胸膜炎。婴幼儿发病急，病程长，病情较重，呼吸困难，以喘憋症状较突出。部分患儿可出现心肌炎、脑膜炎、肝炎、肾炎等肺外表现。年长儿肺部体征较轻，有1/3左右病例在整个病程中无任何阳性体征。一般可在肺局部听到少许干湿啰音，呼吸音减弱。婴幼儿双肺可闻及哮鸣音和湿啰音较突出。X线改变有以下4种：①以肺门阴影增浓较突出；②支气管肺炎改变；③间质性肺炎改变；④均一的肺实变。白细胞计数正常或偏高，中性粒细胞增多。血清冷凝集试验阳性对诊断有帮助。大环内酯类抗生素治疗有效。

三、支气管肺炎患儿的护理

⇨案例引导

　　案例　患儿肺炎入院 2 小时后，突然发生呼吸急促，R 64 次/分，烦躁不安，口周及黏膜发绀，心率186 次/分，心音低钝，肝肋下 3cm。

　　讨论：

　　1. 可能出现了何种并发症？治疗原则是什么？

　　2. 列出主要的护理问题并制订该患儿的主要护理措施。

【护理评估】

　　1. 健康史　询问既往有无反复上呼吸道感染史；了解患儿生长发育情况；了解有无营养不良、佝偻病、先天性心脏病、免疫功能低下等病史。询问患儿有无发热、咳嗽、咳痰、气促等症状。

　　2. 身体状况　评估意识状态、面色、皮肤弹性；检查患儿有无口唇发绀、鼻翼扇动、三凹征、呼吸、心率增快、肺部啰音等体征；注意有无循环、神经、消化等系统受累的表现。了解胸部 X 线、病原学及外周血检查结果。

　　3. 心理-社会状况　评估患儿和家长可能出现的恐惧和焦虑症状，了解家长对疾病病因和防护知识的掌握情况，评估家庭居住环境和经济状况。

【常见护理诊断/问题】

　　1. 气体交换受损　与肺部炎症有关。

　　2. 清理呼吸道无效　与呼吸道分泌物增多、黏稠、排痰不利有关。

　　3. 体温过高　与感染后机体代谢增高有关。

　　4. 营养失调：低于机体需要量　与食欲下降、高热、呕吐、腹泻等有关。

　　5. 潜在并发症　心力衰竭、中毒性脑病、中毒性肠麻痹。

【护理措施】

　　1. 改善呼吸功能

　　(1) 保持呼吸道通畅　保持室内空气新鲜，定时开窗通风。根据不同年龄小儿的需求，调节适宜的温湿度。及时清除患儿口鼻分泌物，鼓励患儿有效咳嗽，定时为患儿拍背，可五指并拢、稍向内合掌、由下向上、由外向内的轻拍背部，边拍边鼓励患儿咳嗽，促进分泌物的排出，必要时吸痰。雾化吸入每日 3~4 次，以湿化气道，稀释痰液。保证摄入足够的水分，维持足够的体液，以降低分泌物的黏稠度。

　　(2) 评估呼吸频率、节律及呼吸音是否异常。

　　(3) 保持患儿安静，避免哭闹，以减少耗氧量。指导安排恰当的活动和休息。

　　(4) 鼓励患儿采取侧卧、半卧位或头抬高位，以利于减轻不适，减少咳嗽；帮助清除呼吸道分泌物，同时经常更换体位或抱起患儿，以减少肺淤血或防止肺不张。

　　(5) 给予氧气吸入，可用鼻塞、面罩或头罩法。如仍不能维持氧合功能，则可使用高流量温室化给氧。注意观察给氧的效果。

　　(6) 监测生命体征的变化，必要时进行血气分析监测、心肺监护和血氧饱和度监测。

　　2. 维持正常体温　同本章"第二节急性上呼吸道感染"中发热的护理。发热可使机体耗氧量增加，代谢加快，缺氧加重，应监测体温，警惕高热惊厥的发生。

　　3. 密切观察病情变化

　　(1) 注意心力衰竭的先兆，及时评估患儿精神、面色、呼吸、心率。观察有无烦躁、面色苍白、心率加快（婴儿超过 180 次/分、幼儿超过 160 次/分）、呼吸急促（超过 60 次/分）及肝进行性增大等情况。一旦出现心力衰竭应及时报告医师，并减慢输液速度，准备强心、利尿药物，积极协助医生进行抢救。严格控制输液速度，建议使用输液泵，记录 24 小时出入量，保持液体均衡输入。患儿咳粉红色泡沫痰，提示有肺水肿的表现，可给患儿吸入 20%~30% 乙醇湿化氧气，每次 20 分钟为宜。

　　(2) 观察有无烦躁或嗜睡、惊厥、昏迷、呼吸不规则，有无瞳孔、囟门、肌张力变化等神经系统症状。

　　(3) 评估患儿腹部情况，注意有无腹胀、肠鸣音减弱或消失等情况。如出现中毒性肠麻痹，应禁食，及时给予胃肠减压。

　　(4) 患儿高热不退，呼吸困难加重，一侧呼吸运动受限，胸痛，提示并发脓胸、脓气胸，应配合医师及时进行胸腔穿刺和引流。

　　4. 维持适当的营养

　　(1) 给予高热量、高蛋白质、高维生素、易消化饮食，少量多餐。必要时给予静脉营养或鼻饲。

　　(2) 创造良好的进食环境，婴儿哺乳时应耐心喂养，以免发生呛咳或窒息。进食时避免治疗和服药。

　　(3) 每周测量体重 1~2 次，观察体重的变化。

　　5. 健康教育

　　(1) 讲解肺炎有关知识和护理要点。

　　(2) 教会家长呼吸道感染的一般观察、护理方法。

　　(3) 指导合理喂养和适当的体格锻炼，增强小儿机体抵抗力，改善呼吸功能。

（4）在气候变化的时候，尤其是寒冷的季节，应注意保暖，避免着凉。

（5）避免到人多的公共场合，减少交叉感染的机会。

第六节　支气管哮喘

支气管哮喘（bronchial asthma），简称哮喘，是由多种细胞，包括炎性细胞（嗜酸性粒细胞、肥大细胞、T淋巴细胞、中性粒细胞）、气道结构细胞（气道平滑肌细胞、上皮细胞）和细胞组分共同参与的气道慢性炎症和气道高反应性为特征的异质性疾病。当接触物理、化学、生物等刺激因素时，发生广泛多变的可变性呼气气流受限，从而引起随时间不断变化和加剧的呼吸道症状，如喘息、咳嗽、气短、胸闷等症状，常在夜间和（或）清晨发作或加剧，多数患儿可经治疗缓解或自行缓解。

【危险因素】

1. 特异性　具有特异性体质者接触环境变应原后产生异常多的IgE，对空气变应原皮肤试验呈速发阳性反应。特异性及哮喘遗传性是哮喘的重要危险因素，通过多基因以一种复杂的方式进行遗传。

2. 性别　儿童哮喘男多于女，男孩气道狭窄和气道高度紧张性有关，增加了通气过程受限。10岁以后性别差异不明显。

3. 致病因子

（1）室内变应原　尘螨（世界范围内最常见的潜在的室内变应原和诱发哮喘的主要原因）、动物毛屑及排泄物、蟑螂变应原和真菌等。

（2）室外变应原　花粉、真菌等。

（3）药物和食物添加剂　阿司匹林（儿童较少见）和其他非甾体抗压药物、蛋、防腐剂及色素等。

（4）呼吸道感染　尤其是病毒感染，是诱发儿童反复喘息的重要病因。支原体感染是小儿非细菌性呼吸道感染最常见的病原体，与哮喘发作密切相关。

（5）吸烟　被动吸烟。

（6）运动和过度通气　可引起儿童气流受限而有短暂发作，是最常见的触发因素。运动开始时并不立即发生哮喘，但在运动6~10分钟和停止运动1~10分钟哮喘发作最明显，因运动当时有儿茶酚胺释放。

（7）情绪过度激动　可引起过度通气，引起低碳酸血症而致气道收缩。

（8）其他　如空气寒冷、干燥，强烈气味的化学制剂，职业粉尘和气体等。胃食管反流可引起哮喘发作，尤其是儿童。

【发病机制】

哮喘的发病机制复杂，遗传和环境因素共同影响哮喘的发展。多被解释为"卫生假说"，认为现代社会的过度清洁减少了微生物对婴儿免疫系统的刺激，使非成熟免疫应答持续存在，引起Th_1和Th_2免疫失衡导致特异性。

【病理生理改变】

主要的病理改变为慢性气道炎症和气道高反应性。

慢性气道炎症表现为：①气道黏膜中可见大量炎症细胞浸润，如嗜酸性粒细胞、肥大细胞、中性粒细胞、嗜碱性粒细胞等，可合成释放多种炎性介质，如白三烯、组胺、前列腺素等。②气道上皮损伤与脱落，引起气道高反应性，可见纤毛细胞有不同程度的损伤，甚至坏死。③气道黏液栓形成，黏液腺体较正常人增大近2倍，产生大量的炎性渗出物。④气道神经支配：传入纤维刺激神经肽类释放，引起支气管平滑肌收缩。⑤气道重塑：气管壁增厚，黏膜水肿，胶原蛋白沉着，基底膜中的纤维粘连，基底膜增厚。

【临床表现】

典型症状为反复发作的喘息、咳嗽、气促、胸闷和呼气性呼吸困难，夜间和（或）凌晨发作或加重。婴幼儿发病前常有急性呼吸道感染病史。

典型的体征是双肺闻及广泛的呼气相哮鸣音，呼气相延长。中哮喘重度发作时，呼吸音减弱，全肺可闻哮鸣音及干啰音。严重发作，因通气量减少，两肺几乎听不到呼吸音，称"闭锁肺"，如支气管阻塞未及时得到缓解，可迅速发展为呼吸衰竭，直接威胁生命。

【辅助检查】

1. 肺功能测定　是诊断哮喘的重要手段，也是评估病情严重程度和控制水平的重要依据之一。常出现FEV_1和FEV_1/FVC降低。对于疑似哮喘患儿，根据肺通气功能有无降低，选择支气管舒张试验或支气管激发试验协助诊断。

2. 过敏状态测试　变应原皮肤点刺试验或血清变应原特异性IgE测定，可检测出患儿特异性变应原致敏分布，了解导致哮喘发生或加重的危险因素，协助制定环境控制措施和变应原特异性免疫治疗方案。

3. 气道炎症指标监测　痰或诱导痰中嗜酸性粒细胞和呼出气一氧化氮水平比非哮喘人群要高等。

4. 胸部影像学检查　不建议常规性胸部影像学检查。急性发作期呈过度通气状态，可表现为双肺透亮度增高。

【诊断标准】

1. 儿童哮喘诊断标准　中华医学会儿科分会呼吸学组2016年修订的儿童哮喘诊断标准如下。

（1）反复喘息、咳嗽、气促、胸闷，多与接触变应原、冷空气、物理、化学性刺激、呼吸道感染、运动以及过度通气（如大笑和哭闹）等有关，常在夜间和（或）凌晨发作或加剧。

（2）发作时在双肺可闻及散在或弥漫性、以呼吸相为主的哮鸣音，呼气相延长。

（3）上述症状和体征经抗哮喘治疗有效或自行缓解。

（4）除外其他疾病所致的喘息、咳嗽、气促和胸闷。

（5）临床表现不典型者（如无明显喘息或哮鸣音），应至少具备以下 1 项。

1）证实存在可逆性气流受限　①支气管舒张试验阳性：吸入速效 β_2 受体激动剂如沙丁胺醇压力定量气雾剂 $200\sim400\mu g$ 后 15 分钟第一秒用力呼气量（FEV_1）增加 ≥12%；②抗炎治疗后肺通气功能改善：给予吸入糖皮质激素和（或）抗白三烯药物治疗 4~8 周后，FEV_1 增加≥12%。

2）支气管激发试验阳性。

3）最大呼气峰流量（PEF）日间变异率（连续监测 2 周）≥13%。

符合上述第（1）~（4）条或第（4）、（5）条者，可以诊断为哮喘。

2. 咳嗽变异性哮喘诊断标准　咳嗽变异性哮喘（CVA）是儿童慢性咳嗽最常见原因之一，以咳嗽为唯一或主要表现，诊断依据如下。

（1）咳嗽持续 >4 周，常在夜间和（或）凌晨发作或加重，以干咳为主，不伴有喘息。

（2）临床上无感染征象，或经较长时间抗生素治疗无效。

（3）抗哮喘药物诊断性治疗有效。

（4）排除其他原因引起的慢性咳嗽。

（5）支气管激发试验阳性和（或）PEF 日间变异率（连续监测 2 周）≥13%。

（6）个人或一、二级亲属过敏性疾病史，或变应原检测阳性。

以上（1）~（4）项为诊断基本条件。

3. 喘息儿童如具有以下特点时，高度提示哮喘

（1）多于每月 1 次的频繁发作性喘息。

（2）活动诱发的咳嗽或喘息。

（3）非病毒感染导致的间歇性夜间咳嗽。

（4）喘息症状持续至 3 岁以后。

（5）抗哮喘治疗有效，但停药后又复发。

【哮喘的分期】

哮喘可分为急性发作期、慢性持续期和临床缓解期。

1. 急性发作期　是指突然发生喘息、咳嗽、气促和胸闷等症状，或原有症状急剧加重。

2. 哮喘慢性持续期　是指近 3 个月内不同频度和（或）不同程度地出现喘息、咳嗽、气促、胸闷等症状。

3. 临床缓解期　指经过治疗或未经治疗症状和体征消失，肺功能恢复到急性发作前水平，并维持 3 个月以上。

【哮喘的分级】

哮喘的分级包括哮喘控制水平分级、病情严重程度分级和急性发作严重度分级。

1. 哮喘控制水平分级　包括对目前哮喘症状控制水平和未来危险因素评估。通过评估近 4 周的哮喘症状，确定目前的控制状况，分为良好控制、部分控制和未控制（表 8-5 和表 8-6）。

表 8-5　≥6 岁儿童哮喘症状控制水平分级

评估项目[a]	良好控制	部分控制	未控制
日间症状 >2 次/周			
夜间因哮喘憋醒	无	存在 1 ~ 2 项	存在 3 ~ 4 项
应急缓解药物使用 > 2 次/周			
因哮喘出现活动受限			

注：a 用于评估近 4 周的哮喘症状。

表 8-6　<6 岁儿童哮喘症状控制水平分级

评估项目[a]	良好控制	部分控制	未控制
持续至少数分钟的日间症状 >1 次/周			
夜间因哮喘憋醒或咳嗽	无	存在 1 ~ 2 项	存在 3 ~ 4 项
应急缓解药使用 >1 次/周			
因哮喘而出现活动受限（较其他儿童跑步/玩耍减少，步行/玩耍时容易疲劳）			

注：a 用于评估近 4 周的哮喘症状。

2. 病情严重程度的分级　根据达到哮喘控制所需的治疗级别进行回顾性评估分级，在控制药物规范治疗数月后进行，随着治疗时间变化。

（1）轻度　第 1 级或第 2 级阶梯治疗方案能达到良好控制。

（2）中度　使用第 3 阶梯治疗方案能达到良好控制。

（3）重度　需要第 4 级或第 5 级阶梯治疗方案治疗。

3. 哮喘急性发作严重度分级　根据哮喘急性发作的症状、体征、肺功能及血氧饱和度等情况进行（表 8-7 和 8-8）。

表 8-7　>6 岁儿童哮喘急性发作严重度分级

临床特点	轻度	中度	重度	危重度
气短	走路时	说话时	休息时	呼吸不整
体位	可平卧	喜坐位	前弓位	不定
讲话方式	能成句	成短句	说单字	难以说话
精神意识	可有焦虑、烦躁	常焦虑、烦躁	常焦虑、烦躁	嗜睡、意识模糊
辅助呼吸肌活动及三凹征	常无	可有	通常有	胸腹反常运动
哮鸣音	散在，呼气末期	响亮、弥漫	响亮、弥漫、双向	减弱乃至消失
脉率	略增加	增加	明显增加	减慢或不规则
PEF 占正常预计值或本人最佳值的百分数（%）	SABA 治疗后 > 80	SABA 治疗前 > 50~60；SABA 治疗后 > 60~80	SABA 治疗前 ≤50；SABA 治疗后 ≤60	无法完成检查
SaO_2（吸空气）	0.90~0.94	0.90~0.94	0.90	< 0.90

注：①判断急性发作严重程度时，只要存在某项严重程度的指标，即可归入严重等级；②幼龄儿童较年长儿和成人更易因低通气而发生高碳酸血症。SABA：短效 β_2 受体激动剂。

表 8-8　<6 岁儿童哮喘急性发作严重度分级

症状	轻度	重度[c]
精神意识改变	无	焦虑、烦躁、嗜睡或意识不清
血氧饱和度（治疗前）[a]	≥0.92	< 0.92
讲话方式[b]	能成句	说单字
紫绀	无	可能存在
哮鸣音	存在	减弱，甚至消失

注：a 血氧饱和度是指在吸氧和支气管舒张剂治疗前测得值；b 需要考虑儿童的正常语言发育过程；c 判断重度发作时，只要存在一项就可归入该等级。

【治疗】

哮喘的治疗要尽早开始，坚持长期、持续、规范、个体化治疗原则。治疗过程中遵循"评估—调整治疗—监测"的管理循环，直至停药观察。治疗的目标是达到并维持症状的控制，维持正常活动，肺功能尽量维持在接近正常水平，预防哮喘急性发作，避免因哮喘药物治疗导致的不良反应，预防哮喘导致的死亡。

1. 急性发作期　在出现哮喘发作征象时，患儿或家属需及时使用吸入性速效 β_2 受体激动剂，可使用压力定量气雾剂经储雾罐（单剂给药，连用 3 剂）或雾化吸入方法给药。如症状未能及时缓解或缓解时间短于 4 小时，应立即前往医院就诊。

院内就诊时，快速评估患儿的情况，包括呼吸、心率、血氧饱和度、PEF_1，重症患儿检测监测动脉血气分析，并及时相应的处理。

（1）氧疗　低氧血症者，给予鼻导管或面罩给氧，维持血氧饱和度 >0.94。

（2）吸入速效 β_2 受体激动剂　是治疗儿童哮喘急性发作的一线药物。雾化吸入或氧气雾化吸入沙丁胺醇或特步他林（体重 ≤20kg，每次 2.5mg；体重 > 20kg，每次 5mg），第一小时可每 20 分钟 1 次，以后根据病区每 1~4 小时重复吸入。如吸入速效 β_2 受体激动剂或其他治疗无效时，可静脉应用 β_2 受体激动剂。

（3）糖皮质激素　早期使用可以减轻疾病的严重度，根据病情选择口服、静脉和吸入给药。但病情严重时不能以吸入疗法代替全身治疗，以免延误病情。口服泼尼松或泼尼松龙 1~2mg/（kg·d），疗程 3~5d。静脉注射甲泼尼龙每次 1~2mg/kg，可间隔 4 重复使用，若疗程不超过 10 天，可无需减量直接停药。吸入布地奈德悬液每次 1mg 或丙酸倍氯米混悬液每次 0.8mg，每 6~8 小时 1 次。

（4）短效抗胆碱能药物（SAMA）　可增加支气管舒张效应，对 β_2 受体激动剂治疗反应不佳的中重度患儿应尽早联合使用。体重 ≤20kg，异丙托溴铵每次 250μg；体重 >20kg，每次 500μg。

（5）硫酸镁　有助于危重哮喘症状的缓解。使用时，硫酸镁 25~40mg/（kg·d）（≤2g/d），加入 10% 葡萄糖溶液 20ml 缓慢静脉注射 20 分钟以上，酌情使用 1~3 天。

（6）茶碱　一般不推荐静脉使用，在哮喘发作经上述药物治疗仍不能有效控制时，酌情使用。

（7）辅助机械通气治疗　经合理联合治疗后，症状仍持续加重，出现呼吸衰竭时，应及时给予辅助机械通气治疗。

2. 哮喘持续状态　指哮喘急性发作经合理应用支气管舒张剂和糖皮质激素等哮喘缓解药物治疗后，仍有严重或进行性呼吸困难加重者。如支气管阻塞未得到及时环节，可迅速发展为呼吸衰竭，直接威胁生命，称危及生命的哮喘发作。应及时给氧，每 1~4 小时吸入 β_2 受体激动剂和抗胆碱能药物，同时使用全身性糖皮质激素、静脉用硫酸镁及茶碱类药物，考虑静脉使用 β_2 受体激动剂。若出现呼吸衰竭，则考虑气管插管和机械通气。

3. 长期治疗方案　分为 ≥6 岁和 <6 岁两种方案，根据不同的控制水平选择不同的药物，每 1 ~ 3 个月审核 1 次治疗方案，根据病情适当调整。如哮喘控制并维持至少 3 个月，可考虑降级治疗，直至确定维持控制所需的最低剂量。如控制不佳，在确认患儿吸药技术、用药依从性、回避变应原等情况下，则可考虑升级治疗，直至控制水平。

【控制类药物】

1. 吸入糖皮质激素（inhale corticosteroid，ICS）　是哮喘长期控制的首选药物，主要有气雾剂、干粉剂和雾化溶液，需要长期、规范使用才能达到良好的控制作用。

各种吸入装置都有一定的吸入技术要求，医护人员应熟悉各种吸入装置的特点，根据患者的年龄选择不同的吸入装置，训练指导患儿正确掌握吸入技术，以确保临床疗效。吸入装置的具体使用要点见表 8 - 9。

表 8 - 9　吸入装置的选择和使用要点

吸入装置	适用年龄	吸入方法	注意事项
压力定量气雾剂（pMDI）	>6 岁	缓慢地深吸气（30L/min），随后屏气 5 ~ 10s	吸 ICS 后必须漱口
pMDI 加储物罐	各年龄	同上，需重复给药多次	同上，尽量选用抗静电的雾化罐，<4 者加面罩
干粉吸入剂（DPI）	>5 岁	快速深吸气（理想流速为 60L/min）	吸 ICS 后必须漱口
雾化器	各年龄	缓慢潮气量呼吸伴间隙深吸气	选用合适的口罩（面罩）；如用氧气驱动，流量 ≥6L/min；普通超声雾化器不适用于哮喘治疗

2. 白三烯受体调节剂　分为白三烯受体拮抗剂（LTRA）和白三烯合成酶抑制剂。通过抑制气道平滑肌中的白三烯活性，预防和抑制白三烯导致的血管通透性增加、气道嗜酸性粒细胞浸润和支气管痉挛。临床常用白三烯受体拮抗剂孟鲁司特，单独应用于轻度哮喘的治疗，尤其适用于无法或不愿使用 ICS，或伴有变应性鼻炎的患儿。

3. 长效吸入 β_2 受体激动剂（long acting β_2 agonist，LABA）　主要用于经中等剂量吸入糖皮质激素仍无法完全控制的 ≥6 岁儿童哮喘的联合治疗，由于起效迅速，可按需用于急性哮喘发作的治疗，常用的有福莫特罗、沙美特罗等。

4. 茶碱　与糖皮质激素联合用于中重度哮喘的长期控制，有助于减少激素用量。控制治疗时茶碱的有效血药浓度在 55 ~ 110μmol/L（5 ~ 10μg/ml）。由于茶碱的有效性和毒副作用，目前一般不推荐用于儿童哮喘的长期控制治疗。

5. 长效口服 β_2 受体激动剂　可明显减轻哮喘的夜间症状，对运动诱发性支气管痉挛几乎无预防作用。常用的有沙丁胺醇控释片、特布他林控释片、盐酸丙卡特罗、班布特罗等。由于其潜在的心血管刺激、焦虑、骨骼肌震颤等不良反应，一般不主张长期使用。

6. 全身用糖皮质激素　长期（超过 2 周）口服仅适用于重症未控制的哮喘患儿，尤其是糖皮质激素依赖型。采用隔日清晨顿服，以减少其不良反应。

7. 抗 IgE 抗体　对 IgE 介导的过敏性哮喘有较好的效果，但价格昂贵，仅适用于血清 IgE 明显升高、高剂量吸入糖皮质激素和 LABA 无法控制的 ≥6 岁的重度持续性过敏性哮喘患儿。

【护理诊断】

1. 低效性呼吸型态　与支气管痉挛、气道阻力增加有关。

2. 清理呼吸道无效　与呼吸道分泌物黏稠、无力排痰有关。

3. 焦虑　与哮喘反复发作有关。

4. 知识缺乏　缺乏有关哮喘的防护知识。

【护理措施】

慢性持续期主要是制定个体化的管理方案，让患儿及家长掌握哮喘的基本防治知识，提高用药的依从性，避免各种诱发因素，巩固治疗效果。急性期的护理措施如下。

1. 环境与休息　保持室内空气清新，温、湿度适宜，避免刺激性气味及强光的刺激，减少花粉等室内变应原的刺激。注意休息，保持患儿安静，护理操作应尽可能集中进行。

2. 维持气道通畅，缓解呼吸困难

（1）患儿采取坐位或半卧位，以利于呼吸；立即给予鼻导管或面罩吸氧，定时进行血气分析，及时调整氧流量，以维持血氧饱和度在 0.92 ~ 0.95 以上。

（2）遵医嘱给予 β_2 受体激动剂和糖皮质激素等，观察其效果和副作用。

（3）保证患儿摄入足够的水分，必要时静脉补液，以降低分泌物的黏稠度，防止痰栓形成。

（4）考虑合并感染者，遵医嘱给予抗生素。

（5）教会并鼓励患儿作深而慢的呼吸运动。

3. 密切观察病情变化 监测生命体征，注意呼吸困难的表现及病情变化。若出现 $PaCO_2$ 持续升高，应行气管插管，若出现严重呼吸衰竭、意识障碍、给氧情况下仍有低氧血症，及时给予机械呼吸。

4. 作好心理护理 哮喘发作时，鼓励患儿将不适及时告诉医护人员，采取各项措施缓解患儿的恐惧心理。向患儿家长解释哮喘的诱因、治疗过程及预后，指导他们以正确的态度对待患儿。

5. 哮喘的教育及个体化管理 中国儿童哮喘行动计划强调哮喘的自我管理，采用国际通用的红黄绿信号灯分区模式进行管理，以达到哮喘的长期控制、减少急性发作、计划外就医和住院等。

（1）避免诱发因素。

（2）个体化的哮喘管理和监测包括哮喘日记记录、峰流速仪监测、哮喘控制测试量表的定期评估。

（3）教会红、黄、绿三区的识别及管理。

（4）教会正确使用吸入器，教会患儿及家长发作的征象、哮喘加重的先兆、症状规律及相应家庭自我处理方法、什么情况下需要紧急就医等。

（5）建立良好的医患关系，提高患儿及家属进行规范化长期治疗的依从性，通过各种方法如书面材料、网络等，提高对哮喘的认识，提高防治措施，提高哮喘控制水平。

6. 定期健康检查，按时预防接种

（贾晓慧）

目标检测

答案解析

一、选择题

1. 儿童肺炎的主要临床表现是（　　）

　　A. 发热、咳嗽、气促及肺部细湿啰音

　　B. 发热、咳嗽、肺部呼吸音粗

　　C. 发热、咳嗽

　　D. 发热、咳嗽、肺部干性啰音为主

　　E. 发热、咳嗽、肺部哮鸣音为主

2. 重症肺炎患儿，最常见的酸碱平衡紊乱是（　　）

　　A. 代谢性酸中毒　　　　　B. 呼吸性酸中毒

　　C. 混合性酸中毒　　　　　D. 呼吸性碱中毒

　　E. 代谢性碱中毒

二、思考题

患儿，女，6个月。发热、咳嗽3天，伴气急，烦躁不安2天入院。查体：体温39.1℃，体重8kg。精神萎靡，阵发性烦躁气急，面色苍白，口周紫绀，鼻翼扇动、三凹征明显。呼吸72次/分，两肺闻及广泛中细湿啰音。心音低钝，心率180次/分。腹软，肝肋下3.5cm。四肢活动无力。

请讨论：

（1）目前该患儿最可能的诊断是什么？

（2）作为责任护士，针对该患儿目前病情应采取的护理措施有哪些？

书网融合……

本章小结

微课1

微课2

题库

第九章　消化系统疾病患儿的护理

PPT

📖 学习目标

知识要求：

1. **掌握**　口炎的护理诊断、护理措施；婴幼儿腹泻的护理评估、护理诊断和护理措施；便秘患儿的饮食护理。

2. **熟悉**　婴幼儿腹泻的概念、病因、治疗要点；口炎的概念、治疗要点、临床表现。

3. **了解**　消化系统解剖生理特点；婴幼儿腹泻病的发病机制；胃食管反流、肠套叠、先天性巨结肠、先天性幽门肥厚性狭窄的病因、发病机制、临床表现、辅助检查、治疗要点及护理诊断、护理措施。

技能要求：

1. 学会各种混合液体的配制方法及补液护理。

2. 能应用液体疗法，根据小儿的临床表现进行液体疗法。

3. 运用护理程序对消化系统疾病患儿实施整体护理。

素质要求：

1. 具有关爱患儿的意识，积极开展健康教育。

2. 具有尊重和保护患儿权利的素质，积极宣传轮状病毒疫苗的接种，以预防和减少轮状病毒肠炎的发生，促进儿童健康。

由于年幼儿童消化功能尚未发育完善，常患消化系统疾病，是儿童最常见的疾病之一。此类疾病往往影响儿童对营养物质的摄取、消化和吸收，造成慢性营养障碍，影响儿童的生长发育。因此，应全面评估患儿，针对问题及时处理，减少对患儿身心的影响，以促进患儿的康复，减少对生长发育的影响。

第一节　儿童消化系统解剖生理特点

（一）口腔

足月新生儿出生时已具有较好的吸吮吞咽功能。婴幼儿口腔黏膜薄嫩，血管丰富，唾液腺不够发达，口腔黏膜干燥易受损伤和发生局部感染；3～4个月时唾液分泌开始增加，但婴儿口底浅，尚不能及时吞咽所分泌的全部唾液，常发生生理性流涎。

（二）食管

婴儿的食管呈漏斗状，黏膜薄嫩、腺体缺乏、弹力组织及肌层尚不发达，食管下段括约肌发育不成熟、控制能力差，常发生胃食管反流。

（三）胃

婴儿胃略呈水平位，当开始行走时其逐渐变为垂直位。

由于贲门和胃底部肌张力低，而幽门括约肌发育较好，故易发生溢奶和呕吐。胃容量在新生儿时为30～60ml，1～3个月时为90～150ml，1岁时为250～300ml，5岁时为700～850ml，成人约为2000ml。由于哺乳后幽门即开放，胃内容物陆续进入十二指肠，故实际胃容量不完全受上述容量限制。胃分泌的盐酸和各种酶均较成人少，且酶活性低下，故消化功能差。胃排空时间因食物种类不同而异，水的排空时间为1.5～2小时；母乳2～3小时；牛乳3～4小时；早产儿胃排空慢，易发生胃潴留。

（四）肠

儿童肠管相对比成人长，一般为身长的5～7倍，或为坐高的10倍。婴幼儿肠黏膜肌层发育差，肠系膜柔软而长，结肠无明显结肠带和脂肪垂，升结肠与后壁固定差，易发生肠扭转和肠套叠。肠壁薄，通透性高，屏障功能差，肠内毒素、消化不全产物和过敏原等可经肠黏膜进入体内，引起全身感染和过敏性疾病。由于婴儿大脑皮质功能发育不完善，进食时常引起胃－结肠反射，产生便意，所以大便次数多于年长儿。

（五）肝

年龄愈小，肝脏相对愈大。正常婴幼儿肝脏可在右肋缘下触及，6～7岁后则不易被触及。婴儿肝脏结缔组织发育较差，肝细胞再生能力强，不易发生肝硬化，但易受各种不利因素，如缺氧、感染、药物等情况下易使肝细胞发生肿胀、脂肪浸润、变性、坏死、纤维增生而肿大，影响其正常功能。婴儿期胆汁分泌较少，故对脂肪的消化和吸收功能较差。

（六）胰腺

出生时胰液分泌量少，3~4个月时胰腺发育较快，胰液分泌量随年龄增长而增多，新生儿及小婴儿胰蛋白酶和脂肪酶的活性较低，胰淀粉酶活性更低，故对蛋白质和脂肪的消化功能较差，3个月以下婴儿不宜喂淀粉类食物。婴幼儿时期胰腺液及其消化酶的分泌易受炎热天气和疾病的影响而被抑制，发生消化不良。

（七）肠道细菌

胎儿肠道是无菌的，生后数小时细菌即侵入肠道，主要分布在结肠和直肠。肠道菌群受分娩方式、添加辅食时间和食物成分影响，单纯母乳喂养儿以双歧杆菌占绝对优势，人工喂养和混合喂养儿肠内的大肠埃希菌、嗜酸杆菌、双歧杆菌及肠球菌所占比例几乎相等。正常肠道菌群除了对侵入肠道的致病菌有一定的拮抗作用，同时肠道菌群及其代谢产物对一些儿童期生理功能如免疫、代谢、营养、消化、吸收等的发育成熟过程起着重要的作用。婴幼儿肠道正常菌群脆弱，易受许多内外界因素影响而致菌群失调，导致消化功能紊乱。

（八）健康婴儿粪便

1. **人乳喂养儿粪便** 为黄色或金黄色，多为均匀膏状或带少许黄色粪便颗粒，或较稀薄，绿色、不臭，呈酸性反应（pH 4.7~5.1）。平均每日排便2~4次，一般在添加辅食后次数减少。

2. **人工喂养儿粪便** 为淡黄色或灰黄色，较干稠，呈中性或碱性反应。因牛乳及其配方奶粉含酪蛋白较多，粪便有明显的蛋白质分解产物的臭味，有时可混有白色酪白凝块。大便每日1~2次，易发生便秘。

3. **混合喂养儿粪便** 与人工喂养儿粪便相似，但较软、黄。添加谷类、蛋、肉、蔬菜、水果等食物后粪便性状逐渐接近成人。大便每日1~3次不等。

第二节 口 炎

口炎（stomatitis）是指由病毒、真菌、细菌等感染引起的口腔黏膜炎症，若病变局限于舌、齿龈、口角亦可称为舌炎、齿龈炎或口角炎。本病多见于婴幼儿，可单独发生，亦可继发于全身疾病如急性感染、腹泻、营养不良、久病体弱和维生素B缺乏、维生素C缺乏等。不注意食具及口腔卫生或各种疾病导致机体免疫功能紊乱等因素均可导致口炎的发生。

一、鹅口疮

鹅口疮（oral candidiasis）为白色念珠菌感染在口腔黏膜表面形成白色斑膜的疾病。多见于新生儿和婴幼儿，营养不良、腹泻、长期使用广谱抗生素或激素的患儿常有此症。新生儿多由产道感染或因哺乳时污染的奶头和乳具所致。

【临床表现】

口腔黏膜（最常见于颊黏膜）表面覆盖白色乳凝块样小点或小片状物，可逐渐融合成大片，不易擦去，周围无炎症反应，强行剥离后局部黏膜潮红、粗糙，可有溢血，不痛，不流涎，一般不影响吃奶，无全身症状；重症则整个口腔均被白色斑膜覆盖，甚至可蔓延到咽、喉、食管、气管、肺等处而危及生命。重症患儿可伴有低热、拒食、吞咽困难。

【治疗要点】

可用2%碳酸氢钠溶液于哺乳前后清洁口腔，或局部涂抹10万~20万 U/ml 制霉菌素溶液，每日2~3次。可口服肠道微生态制剂，抑制真菌生长。预防应注意哺乳卫生，加强营养，适当增加维生素 B_2 和维生素 C 的摄入。

二、疱疹性口腔炎

疱疹性口腔炎（herpetic stomatitis）为单纯疱疹病毒Ⅰ型感染所致。多见于1~3岁婴幼儿，传染性强。

【临床表现】

患儿常出现发热，体温可达38~40℃，1~2天后颊部、齿龈、舌、唇内、唇红部及邻近口周皮肤黏膜出现单个或成簇的小疱疹，直径约2mm，周围有红晕，迅速破溃后形成溃疡，有黄白色纤维素性分泌物覆盖，多个溃疡可融合成不规则的大溃疡，有时累及软腭、舌和咽部。由于疼痛剧烈，患儿可表现为拒食、流涎、烦躁。体温在3~5天后恢复正常，病程约1~2周。所属淋巴结经常有肿大和压痛，可持续2~3周。

【治疗要点】

保持口腔清洁，多饮水，以微温或凉的流质食物为宜，避免刺激性食物。局部可喷撒西瓜霜、锡类散等。疼痛严重者可在餐前用2%利多卡因涂抹局部。发热时可用退热剂，有继发感染时可用抗生素。

三、溃疡性口炎

溃疡性口炎（ulcerative stomatitis）主要由链球菌、金黄色葡萄球菌、肺炎链球菌、铜绿假单胞菌或大肠埃希菌等引起，多见于婴幼儿，常因急性感染、长期腹泻等疾病致患儿抵抗力下降而发生。

【临床表现】

本病特征是初起时口腔黏膜充血水肿，随后形成大小不等的糜烂面或溃疡，表面有纤维素性炎性渗出物，呈灰白色或黄色假膜，边界清楚，易拭去，拭去后露出渗血创面，但不久又被假膜覆盖；口腔各部位均可发生，常见于舌、唇内及颊黏膜处。局部疼痛、流涎、烦躁、拒食，常伴发热，体温可达 39～40℃，局部淋巴结肿大。

【治疗要点】

注意水分和营养的补充。及时控制感染，选用有效抗生素。常用 3% 过氧化氢溶液、0.9% 氯化钠溶液清洁口腔。溃疡面可涂 5% 金霉素、鱼肝油、锡类散等。

四、口炎护理

【护理评估】

1. 健康史　评估患儿有无急性感染、腹泻、营养不良等；是否长期使用广谱抗生素及糖皮质激素；有无不适当的擦拭口腔或饮食过热史；有无不洁饮食史；喂养方式，家庭卫生条件及卫生习惯等。

2. 身体状况　测量患儿的生命体征；评估患儿精神状态、口腔黏膜情况、是否有疼痛等；询问患病以来的饮食、睡眠情况；了解血常规、致病菌培养等检查结果。

3. 心理社会状况　评估患儿和家长的心理状况，患儿有无因口腔局部疼痛而出现剧烈哭闹、烦躁不安，家长有无出现焦虑等；了解家长对疾病病因和防护知识的掌握情况；评估家庭居住环境和经济状况。

【常见护理诊断/问题】

1. 口腔黏膜受损　与口腔黏膜感染有关。

2. 疼痛　与口腔黏膜糜烂、溃疡有关。

3. 体温过高　与感染有关。

4. 营养失调：低于机体需要量　与疼痛引起拒食有关。

5. 知识缺乏　患儿及家长缺乏本病的预防及护理知识。

【护理措施】

1. 促进口腔黏膜愈合

（1）口腔护理　鼓励患儿多饮水，进食后漱口，保持口腔黏膜湿润和清洁，减少口腔内细菌繁殖。对流涎者，及时清除流出物，保持皮肤干燥、清洁，避免引起皮肤湿疹及糜烂。根据不同病因选择不同溶液清洁口腔后涂药，较大患儿可用含漱剂。

（2）正确涂药　涂药前应先清洁口腔，然后将纱布或干棉球放在颊黏膜腮腺管口处或舌系带两侧，以隔断唾液，再用干棉球将病变局部黏膜表面水分吸干后方能涂药。涂药后嘱患儿闭口 10 分钟后取出隔离唾液的纱布或棉球，并嘱其不可立即漱口、饮水或进食。婴儿不易配合，可直接涂药。

2. 减轻疼痛　食物的温度应适宜，避免供给酸、辣、粗、硬的食物，减少对口腔黏膜的刺激。清洁口腔及涂药时动作要轻、快、准，涂药时应采取滚动式擦拭，不可摩擦，以免引起患儿疼痛。因口腔疼痛影响进食者，可遵医嘱在进食前局部涂 2% 利多卡因。

3. 维持体温正常　密切监测体温变化，超过 38.5℃时，可给予松解包被、衣服，温水擦拭等物理降温，必要时遵医嘱给予药物降温，并注意观察退热效果，如出汗多时及时更换衣服。

4. 合理营养　以高热量、高蛋白、富含维生素的微温或凉流质或半流质为宜，少量多餐。对不能进食者，应给予肠道外营养，以确保能量及水分供给。

5. 健康教育

（1）向家长讲解口炎的病因、影响因素及护理方法，示教清洁口腔及局部涂药的方法。指导家长小儿的食具应专用，使用后应进行煮沸消毒或高压灭菌消毒。

（2）培养良好的卫生习惯，纠正吮手指、不刷牙等不良习惯。年长儿应指导进食后漱口，避免用力或粗暴擦伤口腔黏膜。

（3）宣传均衡饮食对提高机体抵抗力的重要性，培养患儿良好的饮食习惯，避免偏食、挑食。

第三节　胃食管反流

胃食管反流（gastroesophageal reflux，GER）是指胃内容物包括从十二指肠流入胃的胆盐和胰酶等反流入食管甚至口咽部，分生理性和病理性两种。生理情况下，由于小婴儿食管下端括约肌（lower esophageal sphincter，LES）发育不成熟或神经肌肉协调功能差，可出现反流，往往出现于日间餐时或餐后，又称"溢乳"。病理性反流是由于LES 的功能障碍和（或）与其功能有关的组织结构异常，以致 LES 压力低下而出现的反流，常常发生于睡眠、仰卧位及空腹时，引起一系列临床症状和并发症，即胃食管反流病（GERD）。随着直立体位时间和固体饮食的增多，60% 的患儿到 2 岁时症状可自行缓解，部分患儿症状可持续到 4 岁以后。脑性瘫痪、唐氏综合征以及其他原因所致的发育迟缓患儿，有较高的 GER 发生率。

【病因和发病机制】

1. 抗反流屏障功能低下　① LES 压力降低：是引起 GER 的主要原因。正常吞咽时 LES 反射性松弛，压力下降，通过食管蠕动推动食物进入胃内，然后压力又恢复到正常水平，并出现一个反应性的压力增高以防止食物反流。

当胃内压和腹内压升高时，LES 会发生反应性主动收缩，使其压力超过增高的胃内压，起到抗反流作用。如因某种因素使上述正常功能发生紊乱时，LES 短暂性松弛即可导致胃内容物反流入食管。② LES 周围组织作用减弱：例如缺少腹腔段食管，致使腹内压增高时不能将其传导至 LES 使之收缩达到抗反流的作用；小婴儿食管角（由食管和胃贲门形成的夹角，即 His 角，正常为 30° ~ 50°）较大；膈肌食管裂孔钳夹作用减弱；膈食管韧带和食管下端黏膜瓣解剖结构存在器质性或功能性病变；以及胃内压、腹内压增高等，均可破坏正常的抗反流功能。

2. 食管廓清能力降低　正常食管廓清能力是依靠食管的推动性蠕动、唾液的冲洗、对酸的中和作用、食丸的重力和食管黏膜细胞分泌的碳酸氢盐等多种机制发挥其对反流物的清除作用，以缩短反流物和食管黏膜的接触时间。当食管蠕动减弱或消失，或出现病理性蠕动时，食管清除反流物的能力下降，延长了有害的反流物质在食管内停留时间，增加了对黏膜的损伤。

3. 食管黏膜的屏障功能破坏　屏障作用是由黏液层、细胞内的缓冲液、细胞代谢及血液供应共同构成。反流物中的某些物质，如胃酸、胃蛋白酶以及十二指肠反流入胃的胆盐和胰酶，使食管黏膜的屏障功能受损，引起食管黏膜炎症。

4. 胃、十二指肠功能失常　胃排空能力低下，使胃内容物及其压力增加，当胃内压增高超过 LES 压力时可使 LES 开放。胃容量增加又导致胃扩张，致贲门食管段缩短，使其抗反流屏障功能降低。十二指肠病变时，幽门括约肌关闭不全则容易导致十二指肠 - 胃 - 食管反流。

【临床表现】

轻重不一，与反流的强度、持续的时间、有无并发症以及患儿年龄有关。

1. 呕吐　是新生儿和婴幼儿的主要表现。多数患儿于生后第 1 周即出现呕吐，另有少数患儿于生后 6 周内出现症状。多发生在进食后，有时在夜间或空腹时，表现为溢乳、反刍或吐泡沫，严重者呈喷射状。呕吐物为胃内容物，有时含少量胆汁。年长儿以反胃、反酸、嗳气等症状多见。

2. 反流性食管炎

（1）胃灼热　见于有表达能力的年长儿，位于胸骨下端，饮用酸性饮料可使症状加重，服用抗酸剂症状减轻。

（2）咽下疼痛　婴幼儿表现为喂奶困难、烦躁、拒食，年长儿诉咽下疼痛，如并发食管狭窄则出现严重呕吐和持续性咽下困难。

（3）呕血和便血　食管炎严重者可发生糜烂或溃疡，出现呕血或黑便症状。严重的反流性食管炎可发生缺铁性贫血。

3. Barrette 食管　由于慢性 GER，食管下端的鳞状上皮被增生的柱状上皮所替代，抗酸能力增强，但更易发生食管溃疡、狭窄和腺癌。溃疡较深者可发生食管气管瘘。

4. 食管外症状

（1）与 GERD 相关的呼吸系统疾病　①呼吸道感染：反流物直接或间接可引发反复呼吸道感染、吸入性肺炎及肺间质纤维化。②哮喘：反流物刺激食管黏膜感受器反射性引起支气管痉挛而引起哮喘。③窒息和呼吸暂停：多见于早产儿及小婴儿，因反流引起喉痉挛致使呼吸道梗阻，表现为青紫或苍白、心动过缓，甚至发生婴儿猝死综合征。

（2）营养不良　主要表现为体重不增和生长发育迟缓、贫血。

（3）其他　如声音嘶哑、中耳炎、鼻窦炎、反复口腔溃疡、龋齿等。部分患儿可出现精神神经症状。①Sandifer 综合征：是指病理性 GER 患儿呈现类似斜颈样的一种特殊"公鸡头样"的怪异姿势，此为一种保护性机制，以期保持气道通畅或减轻酸反流所致的疼痛，同时伴有杵状指、蛋白丢失性肠病及贫血。②婴儿哭吵综合征：表现为易激惹、夜惊、进食时哭闹等。

【辅助检查】

1. 食管钡餐造影　可对食管的形态、运动状况、钡剂的反流和食管与胃连接部的组织结构做出判断，并能观察到食管裂孔疝等先天性疾患，以及严重病例的食管黏膜炎症改变。

2. 食管 pH 值动态监测　将微电极放置在食管括约肌的上方，24 小时连续监测食管下端 pH，通过计算机软件进行分析，可区分生理性和病理性反流，是目前最可靠的诊断方法。

3. 其他检查　如胃 - 食管同位素闪烁扫描、食管内镜检查及黏膜活检、食管动力功能检查、食管胆汁反流动态监测等。

【治疗要点】

包括体位治疗、饮食治疗、药物治疗和手术治疗，体位治疗及饮食治疗参见护理措施部分。

1. 药物治疗　主要作用是降低胃内容物酸度和促进上消化道动力。

（1）促胃肠动力药　常用有多巴胺受体拮抗剂多潘立酮（吗丁啉）。

（2）抗酸和抑酸药　①抑酸药：H_2 受体拮抗剂，如西咪替丁、雷尼替丁等；质子泵抑制剂如奥美拉唑等。②中和胃酸药：如氢氧化铝凝胶，多用于年长儿。

（3）黏膜保护剂　硫醣铝、硅酸铝盐、磷酸铝等。

2. 外科治疗手术指征　①内科治疗 6 ~ 8 周无效，有严重并发症（消化道出血、营养不良、生长发育迟缓）；②严重食管炎伴出血、溃疡、狭窄或有食管裂孔疝者；③有严重的呼吸道并发症，如呼吸道梗阻、反复发作吸入性肺炎或窒息、伴支气管肺发育不良者；④合并严重神经系统疾病。

【护理评估】

1. 健康史　评估新生儿、小婴儿是否为早产儿、有无脑性瘫痪、唐氏综合征等发育迟缓因素；出生史、喂养方式等。

2. 身体状况　评估新生儿、小婴儿在进食后是否溢乳、反刍或呕吐，年长儿有无反胃、反酸、嗳气等；婴幼儿有无喂奶困难、烦躁、拒食，年长儿有无胃灼热、咽下疼痛等反流性食管炎表现；患儿有无呼吸道感染、哮喘、窒息和呼吸暂停、营养不良、Sandifer 综合征、婴儿哭吵综合征等。询问患病以来的饮食、睡眠情况；了解血常规、生化、食管钡餐造影等检查结果。

3. 心理社会状况　评估患儿和家长的心理状况，婴幼儿有无哭闹、烦躁不安，年长儿、家长有无出现焦虑等；了解家长对疾病病因和防护知识的掌握情况；评估家庭和经济状况。

【常见护理诊断/问题】

1. 有窒息的危险　与溢乳和呕吐有关。

2. 营养失调：低于机体需要量　与反复呕吐致摄入不足有关。

3. 疼痛　与胃内容物反流致反流性食管炎有关。

4. 知识缺乏　患儿家长缺乏本病的护理知识。

【护理措施】

1. 保持适宜体位，防止窒息　小婴儿的最佳体位为前倾俯卧位，将床头抬高 30°，但睡眠时应采取仰卧位及左侧卧位，以防止婴儿猝死综合症的发生。年长儿在清醒状态下最佳体位为直立位和坐位，睡眠时保持左侧卧位，将床头抬高20~30cm，以促进胃排空，减少反流频率及反流物误吸。

2. 合理喂养，促进生长发育　以稠厚饮食为主，少量多餐，婴儿增加喂奶次数，缩短喂奶间隔时间，人工喂养儿可在牛奶中加入淀粉类食物或进食谷类食品。年长儿亦应少量多餐，以高蛋白低脂肪饮食为主，睡前 2 小时不予进食，保持胃处于非充盈状态，避免食用降低 LES 张力和增加胃酸分泌的食物，如酸性饮料、高脂饮食、巧克力和辛辣食品。严重反流及生长发育迟缓者可管饲喂养，能减少呕吐，缓冲胃酸。

3. 合理用药，缓解疼痛　遵医嘱给药并观察药物疗效及副作用，注意用法和剂量。多潘立酮应饭前半小时及睡前口服；西咪替丁在进餐时或睡前服用效果好。

4. 健康教育　告知患儿及（或）家长体位和饮食护理的方法、重要性、长期性。指导家长观察患儿有无发绀等异常反应，判断患儿的反应状况和喂养情况。带药出院时，详细解释服药方法和注意事项，尤其是用药剂量和不良反应的观察。

第四节　婴幼儿腹泻

⇒ 案例引导

案例　患儿，女，8 月龄，因"腹泻 4 天"入院。患儿于入院前 4 天开始腹泻，每日多达 10~15 次，呈蛋花汤样，量中等。病程中有发热，体温最高 38℃，伴有呕吐一次，为胃内容物，呈非喷射状，量少。1 天前尿量有减少。发病后患儿食欲减退，精神萎靡。查体：T 36.5℃，P 110 次/分，R 24 次/分，BP 70/50mmHg，W 7.5kg。精神萎靡，口干，眼窝及前囟凹陷，皮肤干、弹性差，双肺（－），心音有力，腹稍胀，肠鸣音 8 次/分，四肢温暖，膝腱反射减弱，肛周皮肤发红。血生化检查：血钠 141mmol/L，血钾 3.0mmol/L，血 HCO_3^- 19mmol/L。

讨论：

1. 该患儿最可能的医疗诊断是什么，存在哪些临床表现？

2. 该如何对患儿进行护理评估？

3. 该患儿存在的主要护理问题及相应的护理措施是什么？

婴幼儿腹泻（infantile diarrhea）或称腹泻病，是一组由多病原、多因素引起的以大便性状改变和大便次数增多为特点的一组疾病。是婴幼儿最常见的疾病之一，是造成儿童营养不良、生长发育障碍的主要原因。6 个月至 2 岁婴幼儿发病率高，1 岁以内者约占一半，四季均可发病，但夏秋发病率最高。

【病因及发病机制】

（一）病因

1. 易感因素

（1）消化系统特点　消化系统发育不成熟，胃酸和消化酶分泌不足，酶活力低，不能适应食物质和量的较大变化。由于婴幼儿期生长发育快，对营养物质的需求相对较多，且婴儿食物以液体为主，入量较多，胃肠道负担重，易发生消化系统功能紊乱。

（2）机体防御功能较差　婴儿胃酸偏低，胃排空较快，对进入胃内的细菌杀灭能力较弱；血清免疫球蛋白（尤其是 IgM、IgA）和胃肠分泌型 IgA（SIgA）均较低，免疫功能较差。

（3）肠道菌群失调　新生儿生后尚未建立正常肠道菌群、改变饮食使肠道内环境改变，或因长期大量使用广谱抗生素，均可导致肠道正常菌群失调而引起肠道感染。

（4）人工喂养　人工喂养儿较少获得体液因子（SIgA、乳铁蛋白等）、巨噬细胞和粒细胞、溶菌酶和溶酶体等抗肠道感染的物质，且牛乳加热过程中上述成分会被破坏，加上食物、食具易被污染，故人工喂养儿肠道感染的发生率者明显高于母乳喂养儿。

2. 感染因素

（1）肠道内感染　可由病毒、细菌、真菌、寄生虫引起，以前两者多见，尤其是病毒。

1）病毒感染　寒冷季节的婴幼儿腹泻80%由病毒感染引起，其中以轮状病毒最多见，其次有星状和杯状病毒、肠道病毒（包括柯萨奇病毒、埃可病毒、肠道腺病毒）、冠状病毒等。

2）细菌感染（不包括法定传染病）　以致腹泻大肠埃希菌最多见，包括致病性大肠埃希菌（EPEC）、产毒性大肠埃希菌（ETEC）、侵袭性大肠埃希菌（EIEC）、出血性大肠埃希菌（EGEC）、黏附－集聚性大肠埃希菌（EAEC）。其次为空肠弯曲菌、耶尔森菌、鼠伤寒沙门菌、金黄色葡萄球菌、铜绿假单胞菌、变形杆菌等。

3）真菌感染　如白色念珠菌、曲霉菌、毛菌，婴儿以白色念珠菌性肠炎多见。

4）寄生虫感染　常见为蓝氏贾第鞭毛虫、阿米巴原虫和隐孢子虫等。

（2）肠道外感染　如患中耳炎、上呼吸道感染、肺炎、泌尿系感染、皮肤感染或急性传染病时，可由于发热、感染原释放的毒素、抗生素治疗、直肠局部激惹（膀胱感染）作用而并发腹泻。有时病原体（主要是病毒）可同时感染肠道。

3. 非感染因素

（1）饮食因素　①喂养不当：如喂养不定时，饮食量不当，突然改变食物品种，过早给予大量淀粉或脂肪类食品；果汁（特别是含高果糖或山梨醇的果汁）可产生高渗性腹泻；肠道刺激物（调料、富含纤维素的食物）也可引起腹泻。②过敏性腹泻：如对牛奶或大豆（豆浆）过敏而引起腹泻。③原发性或继发性双糖酶（主要为乳糖酶）缺乏或活性降低，肠道对糖的消化吸收不良而引起腹泻。

（2）气候因素　气候突然变化、腹部受凉使肠蠕动增加；天气过热使消化液分泌减少或由于口渴饮奶过多，都可能诱发消化功能紊乱而致腹泻。

（二）发病机制

导致腹泻的机制有　肠腔内存在大量不能吸收的具有渗透活性的物质（渗透性腹泻）、肠腔内电解质分泌过多（分泌性腹泻）、炎症所致的液体大量渗出（渗出性腹泻）及肠道蠕动功能异常（肠道功能异常性腹泻）等。但临床上不少腹泻并非由某种单一机制引起，而是在多种机制共同作用下发生的。

1. 感染性腹泻　病原微生物多随污染的食物或饮水进入消化道，亦可通过污染的日用品、手、玩具或带菌者传播。病原微生物能否引起肠道感染，取决于宿主防御机能的强弱、感染菌量的多少以及微生物的毒力。

（1）病毒性肠炎　病毒侵入肠道后，在小肠绒毛顶端的柱状上皮细胞上复制，使之发生变性、坏死，其微绒毛肿胀，排列紊乱和变短，受累的肠黏膜上皮细胞脱落，遗留不规则的裸露病变，致使小肠黏膜回吸收水分和电解质的能力受损，肠液在肠腔内大量积聚而引起腹泻。同时，发生病变的肠黏膜细胞分泌双糖酶不足且活性降低，使食物中糖类消化不全而积滞在肠腔内，并被细菌分解成小分子的短链有机酸，使肠液的渗透压增高，进一步造成水和电解质的丧失（图9－1）。

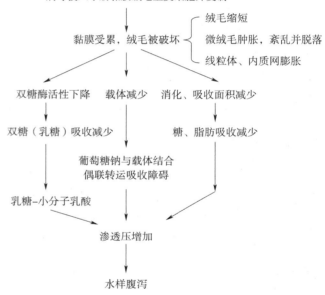

图9－1　病毒性肠炎发病机制

（2）细菌性肠炎　肠道感染的细菌不同，发病机制亦不同。

1）肠毒素性肠炎　各种产生肠毒素的细菌可引起分泌性腹泻，如霍乱弧菌、产肠毒素性大肠埃希菌等（图9－2）。病原体侵入肠道后，一般不侵入肠黏膜，仅在肠腔内繁殖，释放肠毒素，即不耐热肠毒素（LT）和耐热肠毒素（ST），两者均可抑制小肠绒毛上皮细胞吸收 Na^+、Cl^- 和水，并促进肠腺分泌 Cl^-，使小肠液总量增多，超过结肠的吸收限度而发生腹泻，排出大量水样便，导致患儿脱水和电解质紊乱。

2）侵袭性肠炎　各种侵袭性细菌可引起渗出性腹泻，如志贺菌属、沙门菌属、侵袭性大肠埃希菌、空肠弯曲菌、耶尔森菌和金黄色葡萄球菌等，可直接侵袭小肠或结肠肠

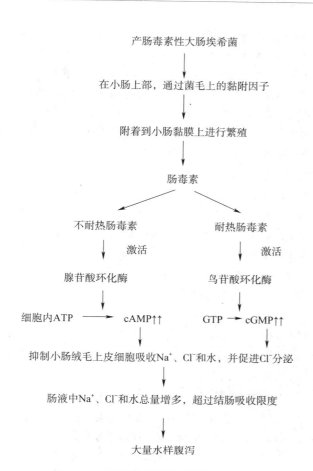

图 9-2 肠毒素引起的肠炎发病机制——
以产肠毒素性大肠埃希菌为例

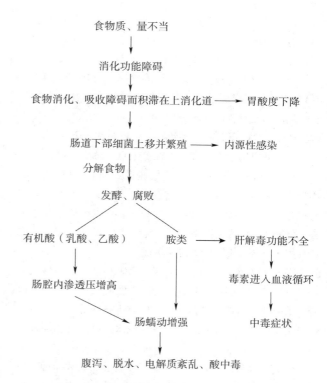

图 9-3 饮食不当引起腹泻的发病机制

壁，使黏膜充血、水肿，炎症细胞浸润致渗出和溃疡等病变，患儿排出含有大量白细胞和红细胞的菌痢样大便。结肠由于炎症病变而不能充分吸收来自小肠的液体，并且某些致病菌还会产生肠毒素，故亦可发生水样腹泻。

2. 非感染性腹泻 主要由饮食不当引起。当摄入食物的质和量突然改变并超过消化道的承受能力时，食物不能被充分消化和吸收而积滞在小肠上部，使肠腔内酸度降低，利于肠道下部的细菌上移和繁殖，使食物发酵和腐败而产生短链有机酸，致肠腔内渗透压增高，加之腐败性毒性产物刺激肠壁使肠蠕动增加导致腹泻，进而发生脱水和电解质紊乱（图 9-3）。

【临床表现】 📱微课1

不同病因引起的腹泻常各具不同的临床特点和临床过程。根据病程可分为急性腹泻（病程在 2 周以内）、迁延性腹泻（病程 2 周至 2 个月）、慢性腹泻（病程在 2 个月以上）。

（一）急性腹泻

1. 急性腹泻的共同临床表现

（1）轻型 多由饮食因素及肠道外感染引起。起病可急可缓，以胃肠道症状为主，表现为食欲不振，偶有溢乳或呕吐，大便次数增多，但每次大便量不多，稀薄或带水，呈黄色或黄绿色，有酸味，常见白色或黄白色奶瓣和泡沫。无脱水及全身中毒症状，多在数日内痊愈。

（2）重型 多由肠道内感染引起。常急性起病，也可由轻型逐渐加重、转变而来，除有较重的胃肠道症状外，还有较明显的脱水、电解质紊乱和全身中毒症状，如发热、精神烦躁或萎靡、嗜睡，甚至昏迷、休克。

1）胃肠道症状 食欲低下，常有呕吐，严重者可吐咖啡色液体；腹泻频繁，大便每日 10 次以上，多为黄色水样或蛋花样便，量多，可有少量黏液，少数患儿也可有少量血便。

2）水、电解质及酸碱平衡紊乱症状 可发生脱水、代谢性酸中毒、低血钾、低血钙及低血镁等（参见第四章第九节）。

3）全身中毒症状 发热、烦躁不安或萎靡、嗜睡，甚至昏迷、休克等。

2. 几种常见类型肠炎的临床特点

（1）轮状病毒肠炎 是婴儿腹泻最常见的病原，好发于秋、冬季节。经粪-口传播，也可通过气溶胶形式经呼吸道感染而致病。多见于 6~24 个月婴幼儿，潜伏期 1~3 天。起病急，常伴发热和上呼吸道感染症状，一般无明显感染中毒症状。病初 1~2 天常发生呕吐，随后出现腹泻。大便次数多、量多、水分多，呈黄色水样或蛋花样便带少量黏液，无腥臭味。常并发脱水、酸中毒及电解质紊乱。

本病为自限性疾病，自然病程 3 ~ 8 天。大便镜检偶有少量白细胞。轮状病毒感染亦可侵犯多个脏器，如神经、呼吸、心脏等，可发生惊厥、肺部炎症、心肌损害等。

（2）诺如病毒肠炎　多见于寒冷季节（11月至次年 2 月）。在轮状病毒疫苗普及的国家，诺如病毒甚至超过轮状病毒成为儿童急性胃肠炎的首要元凶。该病毒是集体机构急性暴发性胃肠炎的首要致病原，最常见的场所是餐馆、医院、托幼机构、学校、养老院等地点。感染后潜伏期多为 12 ~ 36 小时，急性起病。首发症状多为阵发性腹痛、恶心、呕吐和腹泻，全身症状有畏寒、发热、头痛、乏力和肌痛等。可有呼吸道症状。吐泻频繁者可发生脱水及酸中毒、低钾。本病为自限性疾病，症状持续 12 ~ 72 小时。粪便及周围血象检查一般无特殊发现。

（3）产毒性细菌引起的肠炎　多发生在夏季。潜伏期 1 ~ 2 天，起病较急。轻症仅大便次数稍增，性状轻微改变。重症腹泻频繁，量多，呈水样或蛋花样混有黏液，大便镜检无白细胞。伴呕吐，常发生脱水、电解质和酸碱平衡紊乱。为自限性疾病，自然病程 3 ~ 7 天。

（4）侵袭性细菌性肠炎　包括侵袭性大肠埃希菌、空肠弯曲菌、耶尔森菌、鼠伤寒杆菌等所致的肠炎。全年均可发病，多见于夏季。潜伏期长短不等。常引起志贺杆菌性痢疾样病变。起病急，可出现严重的全身中毒症状甚至感染性休克，如高热、烦躁甚至昏迷和惊厥。腹泻频繁，大便呈黏液状，带脓血，有腥臭味。常伴恶心、呕吐、腹痛和里急后重。大便镜检有大量白细胞及数量不等的红细胞，粪便细菌培养可找到相应的致病菌。其中空肠弯曲菌常侵犯空肠和回肠，且有脓血便，腹痛剧烈，亦可并发严重的小肠结肠炎、败血症、肺炎、脑膜炎、心内膜炎、心包炎等。耶尔森菌小肠结肠炎，多发生在冬、春季节，可引起淋巴结肿大，亦可产生肠系膜淋巴结炎，以上两者均需与阑尾炎鉴别。鼠伤寒沙门菌小肠结肠炎，有胃肠炎型和败血症型，新生儿和＜1岁婴儿尤易感染，新生儿多为败血症型，常引起暴发流行，可排深绿色黏液脓便或白色胶冻样便。

（5）出血性大肠埃希菌肠炎　大便次数增多，开始为黄色水样便，后转为血水便，有特殊臭味。大便镜检有大量红细胞，一般无白细胞。常伴腹痛，个别病例可伴发溶血尿毒综合征和血小板减少性紫癜。

（6）抗生素相关性腹泻　①金黄色葡萄球菌肠炎：多继发于使用大量抗生素后，表现为发热、呕吐、腹泻、不同程度中毒症状、脱水和电解质紊乱，甚至发生休克。典型大便为暗绿色，量多带黏液，少数为血便。大便镜检有大量脓细胞和成簇的革兰阳性球菌，培养有葡萄球菌生长。②假膜性小肠结肠炎：由难辨梭状芽胞杆菌引起。主要症状为腹泻，轻症大便每日数次，停用抗生素后很快痊愈。重症腹泻频繁，呈黄绿色水样便，可有假膜（为坏死毒素致肠黏膜坏死所形成的假膜）排出，可出现脱水、电解质紊乱和酸中毒。伴有腹痛、腹胀和全身中毒症状，甚至发生休克。大便厌氧菌培养法、组织培养法检测细胞毒素可协助确诊。③真菌性肠炎：多为白色念珠菌所致。常并发其它感染，或肠道菌群失调时。病程迁延，常伴鹅口疮。大便次数增多，黄色稀便，泡沫较多带黏液，有时可见豆腐渣样细块（菌落）。大便镜检有真菌孢子和菌丝。

（二）迁延性、慢性腹泻

迁延性、慢性腹泻病因复杂，感染、食物过敏、酶缺陷、免疫缺陷、药物因素、先天性畸形等均可引起，多常见于营养不良及急性腹泻未彻底治疗或治疗不当。营养不良儿患腹泻时易迁延不愈，持续腹泻又加重了营养不良，两者互为因果，形成恶性循环，导致多脏器功能异常。

（三）生理性腹泻

生理性腹泻多见于 6 个月以内婴儿，外观虚胖，常有湿疹，生后不久即出现腹泻，除大便次数增多外，无其他症状，食欲好，不影响生长发育，添加辅食后，大便即逐渐转为正常。

【辅助检查】

1. 血常规　细菌感染时白细胞总数及中性粒细胞增多，过敏性疾病或寄生虫感染时嗜酸性粒细胞增多。

2. 血液生化　电解质测定血钠水平反映脱水性质，血钾水平可反映体内有无缺钾；血气分析测定可了解酸碱平衡状况。

3. 粪便常规　为急性感染性腹泻病的常规检查。无或偶见白细胞多为病毒和非侵袭性细菌感染，有较多的白细胞多见于各种侵袭性细菌感染。

4. 粪便细菌培养　黏液脓血便或大便镜检有较多白细胞者，应行粪便细菌培养；出现急性水样便的免疫功能正常患儿无需常规行粪便培养。

【治疗要点】

调整饮食；预防和纠正水、电解质和酸碱平衡紊乱；强调继续进食；合理用药，加强护理，预防并发症的发生。

1. 调整饮食　强调继续进食，以满足生理需要，补充疾病消耗，缩短康复时间。但应根据疾病的特殊病理生理状况、个体消化吸收功能和平时的饮食习惯进行合理调整。

2. 预防和纠正　水、电解质和酸碱平衡紊乱（参见第四章第九节）。

3. 药物治疗

（1）控制感染　水样便腹泻者（排除霍乱后）多为病毒或非侵袭性细菌感染引起，一般不用抗菌药物，病毒性肠炎也一般不用抗病毒药物；应合理使用液体疗法，选用微生态制剂和黏膜保护剂。如伴有明显中毒症状不能用脱水解释者，尤其是重症患儿、新生儿、婴儿和衰弱患儿（免疫功能低下）应选用抗菌药物。侵袭性细菌感染者，应根据临床特点，针对病原经验性选用抗菌药物，再根据粪便培养和药敏试验结果进行调整。大肠埃希菌、空肠弯曲菌、耶尔森菌、鼠伤寒沙门菌所致感染常选用抗革兰阴性杆菌抗生素及大环内酯类抗生素，真菌性肠炎应根据病情酌情停用原用抗菌药物，并结合临床情况考虑是否应用抗真菌药物。

原则上首选口服给药，下列情况推荐静脉给药：①无法口服用药（呕吐、昏迷等）；②免疫功能低下者出现发热；③脓毒症、已证实或疑似菌血症；④新生儿和＜3个月婴儿伴发热。

（2）肠道微生态疗法　益生菌有助于恢复肠道正常菌群的生态平衡，抑制病原菌定植和侵袭，有可能缩短腹泻病程及住院时间，可酌情选用。常用双歧杆菌、嗜酸乳杆菌、粪链球菌等制剂。

（3）肠黏膜保护剂　蒙脱石散能吸附病原体和毒素，维持肠细胞的吸收和分泌功能，与肠道黏液糖蛋白相互作用可增强其屏障功能，阻止病原微生物的攻击；有助于缩短急性水样便患儿的病程，减少腹泻次数和量。

（4）抗分泌治疗　常用脑啡肽酶抑制剂消旋卡多曲，其可通过加强内源性脑啡肽来抑制肠道水、电解质的分泌，用于治疗分泌性腹泻。

（5）补锌治疗　可缩短病程，对于急性腹泻患儿，应每日给予元素锌20mg（＞6个月），6个月以下婴儿每日10mg，疗程10～14天。

（6）避免用止泻剂　如洛哌丁醇，其具有抑制胃肠动力的作用，增加细菌繁殖和毒素的吸收。

（7）中医药治疗　中医治疗以运脾化湿为基本治则，针对不同病因辨证施治，实证以祛邪为主，虚证以扶正为主。同时配合小儿推拿、灸疗法等外治法。

4. 预防并发症　迁延性、慢性腹泻常伴有营养不良和其他并发症，病情较为复杂，应积极寻找引起病程迁延的原因，采取综合治疗措施。

【护理评估】

1. 健康史　详细询问患儿的喂养史（喂养方式、人工喂养儿代乳品的种类及配制方法、喂哺次数和量、添加辅食及断奶情况）、腹泻开始时间、大便情况（颜色、次数、性状、量、气味）。有无发热、呕吐、腹胀、腹痛、里急后重等症状，既往有无腹泻史；有无不洁饮食史和食物过敏史；有无其他疾病及长期使用抗生素史。

2. 身体状况　测量患儿的生命体征、体重；评估患儿精神状态、前囟、眼窝、皮肤黏膜、循环状况和尿量等判断脱水程度和性质以及有无低钾血症、代谢性酸中毒等症状；检查肛周皮肤有无发红、糜烂、破损；询问有无呕吐、腹胀、腹痛等症状，粪便颜色、性状，患病以来的饮食、睡眠情况。了解血常规、大便常规、致病菌培养、血液生化等检查结果。

3. 心理社会状况　评估患儿及家长的心理状况，家长对疾病的认识程度，家长对儿童喂养知识的掌握程度，家庭的卫生状况、卫生习惯、生活环境及经济状况等。

【常见护理诊断/问题】

1. 腹泻　与感染、喂养不当、肠道功能紊乱等有关。

2. 体液不足　与腹泻、呕吐使体液丢失过多和摄入不足有关。

3. 营养失调：低于机体需要量　与腹泻、呕吐丢失过多和摄入不足有关。

4. 有皮肤完整性受损的危险　与大便次数增多刺激臀部皮肤有关。

5. 体温过高　与肠道感染有关。

6. 知识缺乏　家长缺乏喂养知识及腹泻患儿的护理知识。

【护理措施】　 e 微课2

（一）控制腹泻

1. 调整饮食　腹泻时进食和吸收减少，如限制饮食过严或禁食过久常造成营养不良，并发酸中毒，以致病情迁延不愈影响生长发育，故应强调继续进食，以满足生理需要，补充疾病消耗，缩短康复时间。应根据疾病的特殊病理生理状况、个体消化吸收功能和平时的饮食习惯进行合理调整。呕吐严重者，可暂禁食4～6小时（不禁水），尽快恢复母乳及原来已经熟悉的饮食，原则为由少到多，由稀到稠，提供与患儿年龄相适应的易消化饮食。不推荐高糖、高脂和高粗纤维食物。病毒性肠炎伴有乳糖不耐受时，可选择低乳糖或无乳糖配方。

年龄较大的儿童，无需严格限制饮食。腹泻停止后，逐渐恢复营养丰富的饮食，补充疾病导致的营养素缺失。如适应良好，可每日加餐1次，共2周。

2. 遵医嘱给予抗生素、微生态制剂和黏膜保护剂等药物治疗　微生态制剂如枯草杆菌二联活菌颗粒可溶入35～40℃牛奶或温开水中服用，也可单独服用，勿使用超过40℃的热水服用；枯草杆菌二联活菌颗粒与蒙脱石散联合使用时需遵医嘱间隔服用，以免影响治疗效果。

3. 严格消毒隔离，防止交叉感染　对感染性腹泻的患儿实施消化道隔离。护理患儿前后需认真洗手，对患儿的衣物、尿布、用具、玩具及便盆进行分类消毒。

（二）维持水、电解质及酸碱平衡

遵医嘱给予口服和（或）静脉补液，根据病情及时调整补液方案。

1. 口服补液 ORS 适用于预防脱水及轻、中度脱水且无明显呕吐的患儿，新生儿及有明显呕吐、腹胀、心肾功能不全的患儿不宜使用。轻度脱水 50 ~ 80ml/kg，中度脱水 80 ~ 100ml/kg，少量频服，于 8 ~ 12 小时内将累计损失量补足，脱水纠正后，可将 ORS 用等量水稀释，根据病情需要随时口服。重度脱水 100 ~ 120ml/kg。

2. 静脉补液 适用于中度以上脱水或吐泻严重、腹胀的患儿。迅速建立静脉通路，根据患儿的脱水程度和性质，结合年龄、营养状况等决定补给溶液的总量、种类和输液速度。

（1）第 1 天补液　①输液总量：包括累积损失量、继续损失量和生理需要量三部分。液体总量一般为：轻度脱水 90 ~ 120ml/kg，中度脱水 120 ~ 150ml/kg，重度脱水 150 ~ 180ml/kg。②输液种类：根据脱水性质而定。低渗性脱水补充 2/3 张含钠液，等渗性脱水补充 1/2 张含钠液，高渗性脱水补充 1/3 ~ 1/5 张含钠液。如临床判断脱水性质有困难，可先按等渗性脱水处理。③输液速度：主要取决于累计损失量（脱水程度）和继续损失量，原则上先快后慢。累积损失量常在 8 ~ 12 小时内补足。伴有循环不良和休克的重度脱水患儿，应首先迅速输入 2 : 1 等张含钠液 20ml/kg，于 30 ~ 60 分钟静脉输入，总量不超过 300ml，以补充血容量。余量准确调整输液速度，保证液体按计划输入。见尿后及时补钾。若呕吐、腹泻缓解，可酌情减少补液总量或改为口服补液。④根据患儿情况遵医嘱纠正酸中毒、低血钾、低钙、低镁等酸碱平衡紊乱。记录第 1 次排尿时间及 24 小时出入量，作为调整补液方案的依据，补钾时注意控制输液速度和液体含钾浓度，切忌静脉推注。

（2）第 2 天及以后补液　主要是补充继续损失量和生理需要量，继续补钾，供给热量。继续损失量按"丢多少补多少""随时丢随时补"的原则进行补充，常用 1/3 ~ 1/2 张含钠液。生理需要量常用 1/4 ~ 1/5 张含钠液补充。这两部分液体相加于 12 ~ 24 小时内静脉均匀滴注。病情好转能口服者尽量给予口服补液。

（三）维持皮肤的完整性

指导家长保持患儿臀部皮肤清洁干燥，勤换尿布，尿布宜选用柔软、吸水性强的棉织品，松紧合适，勤更换，避免使用不透气塑料布或橡皮布。每次便后用温水清洗臀部及会阴部并拭干。局部皮肤发红处或涂以 5% 鞣酸软膏或 40% 氧化锌油并按摩片刻，促进局部血液循环。局部皮肤糜烂或溃疡者，可采用红外线灯或鹅颈灯局部照射，每日 2 次，每次 20 ~ 30 分钟，照射时由专人看护，避免烫伤，照射后局部涂以油膏。局部皮肤发红、糜烂、溃疡者亦可采取暴露法，使臀部皮肤暴露于空气中或阳光下。

（四）维持体温正常

密切监测患儿体温变化，发热时应给患儿多饮水，做好口腔护理。高热时给予物理降温，必要时遵医嘱给予药物降温。

（五）密切观察病情

1. 严密监测生命体征，如神志、体温、脉搏、呼吸、血压等。

2. 观察并记录大便颜色、次数、气味、性状、量，做好动态比较，为输液方案和治疗提供可靠依据。

3. 观察脱水纠正情况　评估脱水情况及其程度，如患儿的精神状态、皮肤弹性、前囟和眼眶的凹陷程度、尿量、末梢循环等；准确记录 24 小时出入量，为补液方案的调整提供依据。

4. 观察酸中毒、低血钾、低血钙、低血镁等电解质紊乱和酸碱平衡失调表现。

（六）健康教育

1. 护理指导　向家长介绍腹泻的病因、临床表现、治疗及护理措施；指导家长正确洗手，正确处理污染的尿布及衣物，正确观察脱水的表现及监测出入量；指导患儿家长正确配制和使用 ORS 溶液；讲解臀部皮肤护理的方法，解释调整饮食的重要性及原则。

2. 预防知识宣教　指导合理喂养，提倡母乳喂养，避免在夏季断奶，合理添加辅食。养成良好的卫生习惯，食物要新鲜，食具、奶具及玩具等要定期消毒，教育儿童饭前便后要洗手，勤剪指甲。加强体格锻炼，适当参加户外活动，注意气候变化，防止受凉或过热。避免长期滥用广谱抗生素。接种轮状病毒疫苗可以降低轮状病毒性肠炎的发生。

🌐 知识链接

WHO 对轮状病毒疫苗的接种建议

WHO 免疫专家咨询顾问组于 2020 年 10 月讨论了关于使用轮状病毒疫苗的建议并发表了《关于轮状病毒疫苗的意见书》：研究数据表明轮状病毒疫苗有较好的效力及有效性。来自全球轮状病毒监测网络（GRSN）中 69 个国家的数据分析显示，接种疫苗后，轮状病毒感染率下降了 40%。WHO 建议应将轮状病毒疫苗纳入所有国家免疫规划，并将其视为优先事项，特别是在严重轮状病毒胃肠炎相关死亡率高的地区，接种轮状病毒疫苗是各国全面控制腹泻疾病战略的一部分；建议婴儿在 6 周龄后尽快接种第 1 剂轮状病毒疫苗，确保在接触轮状病毒前产生保护作用；由于轮状病毒胃肠炎具有典型的年龄分布特征，24 月龄以上儿童不推荐接种轮状病毒疫苗。

第五节　肠套叠

肠套叠（intussusception）系指部分肠管及其肠系膜套入邻近肠腔所致的一种肠梗阻，是婴幼儿时期最常见的急腹症之一，是 3 个月至 6 岁期间引起肠梗阻的最常见原因。本病 60% 的患儿年龄在 1 岁以内，但新生儿罕见。80% 的患儿年龄在 2 岁以内，男孩发病率多于女，为 3∶1 ~ 2∶1。以春秋季多见，常伴发于胃肠炎和上呼吸道感染。

【病因和发病机制】

肠套叠分原发和继发两种。95% 为原发性，多见于婴幼儿，婴儿回盲部系膜尚未完全固定、活动度较大是引起肠套叠的主要原因。5% 继发性病例多为年长儿，发生肠套叠的肠管多有明显的器质性原因，如梅克尔憩室翻入回肠腔内，成为肠套叠的起点；肠息肉、肠肿瘤、肠重复畸形、腹型紫癜致肠壁血肿等均可牵引肠壁而发生肠套叠。此外，饮食改变、腹泻和病毒感染等可导致肠蠕动的节律发生紊乱，从而诱发肠套叠。

【病理生理】

肠套叠多为近端肠管套入远端肠腔内，依据其套入部位不同分为以下几种。①回盲型：最常见，占总数的 50% ~ 60%；回盲瓣是肠套叠头部，带领回肠末端进入升结肠，盲肠、阑尾也随着翻入结肠内。②回结型：约占 30%，回肠从距回盲瓣几厘米处起套入回肠最末端，穿过回盲瓣进入结肠。③回回结型：约占 10%，回肠先套入远端回肠内，然后整个再套入结肠内。④小肠型：少见，小肠套入小肠。⑤结肠型：少见，结肠套入结肠。⑥多发型：回结肠套叠和小肠套叠合并存在。

肠套叠多为顺行性套叠，与肠蠕动方向相一致。套入结肠的或复套的一般不能自行复位，由于鞘层肠管持续痉挛，致使套入部肠管发生循环障碍，静脉回流受阻，组织充血水肿，静脉曲张，黏液分泌增加，进入肠腔内，与血液及粪质形成果酱样血便，后期肠壁水肿、静脉回流障碍加重，使动脉供血不足，导致肠壁坏死而出现全身中毒症状，严重者可并发肠穿孔和腹膜炎。

【临床表现】

1. 急性肠套叠

（1）腹痛　由于肠系膜受牵拉和套叠鞘部强烈收缩所致。患儿表现为突然发作剧烈的阵发性肠绞痛，伴哭闹不安，屈膝缩腹、面色苍白，持续数 10 ~ 20 分钟后腹痛缓解，安静或入睡，间歇 5 ~ 10 分钟或更长时间后又反复发作。

（2）呕吐　为早期症状，初为反射性，含乳汁、乳块和食物残渣，后可含胆汁，晚期可吐粪便样液体，说明有肠管梗阻。

（3）血便　为重要症状。出现症状的最初几小时大便可正常，以后大便少或无便。约 85% 病例在发病后 6 ~ 12 小时排出果酱样黏液血便，或直肠指检时发现血便。

（4）腹部包块　多数病例可在右上腹触及有轻微触痛的套叠肿块，呈腊肠样，光滑不太软，稍可移动。晚期病例发生肠坏死或腹膜炎时，出现腹胀、腹水、腹肌紧张和压痛，不易扪及肿块，有时腹部扪诊和直肠指检双合检查可触及肿块。

（5）全身情况　患儿在早期一般情况尚好，体温正常，无全身中毒症状。随着病程延长，病情加重，并发肠坏死或腹膜炎时，全身情况恶化，常有严重脱水、高热、嗜睡、昏迷及休克等中毒症状。

2. 慢性肠套叠

年龄愈大，发病过程愈缓慢。主要表现为阵发性腹痛，腹痛时上腹或脐周可触及肿块，不痛时腹部平坦、柔软无包块，病程有时长达十余日。由于年长儿肠腔较宽阔可无梗阻现象，肠管亦不易坏死。呕吐少见，便血发生也较晚。

【辅助检查】

1. 腹部 B 超　检查在套叠部位横断扫描可见同心圆或靶环状肿块图像，纵断扫描可见"套筒征"。

2. B 超监视下水压灌肠　经肛门插入 Foley 管并将气囊充气 20 ~ 40ml。将 T 型管一端接 Foley 管，侧管接血压计监测注水压力，另一端为注水口，将 37℃ ~ 40℃等渗生理盐水匀速推入肠内，可见靶环状块影退至回盲部，"半岛征"由大到小，最后消失，诊断与治疗同时完成。

3. 空气灌肠　由肛门注入气体，在 X 线透视下可见杯口阴影，能清楚看见套叠头的块影，并可同时进行复位治疗。

4. 钡剂灌肠　只用于慢性肠套叠疑难病例。可见套叠部位充盈缺损和钡剂前端的杯口影，以及钡剂进入鞘部与套入部之间呈现的线条状或弹簧状阴影。

【治疗要点】

急性肠套叠是急症，一旦确诊需立即进行复位。

1. 非手术疗法　灌肠疗法适用于病程在 48 小时内，全身情况良好，无腹胀、明显脱水及电解质紊乱者。包括 B 超监视下水压灌肠、空气灌肠、钡剂灌肠复位三种方法。

2. 手术治疗　适用于肠套叠超过 48 ~ 72 小时，或虽时间不长但病情严重疑有肠坏死或穿孔者，以及小肠型肠套叠。方法包括肠套叠复位、肠切除吻合术或肠造瘘术等。

【护理评估】

1. 健康史　评估患儿的年龄，年长儿有无梅克尔憩室、肠息肉、肠肿瘤、肠重复畸形、腹型紫癜等。患儿近期有无饮食改变、腹泻、病毒感染等。

2. 身体状况　评估患儿精神状态、循环状况等；有无呕吐、腹痛、血便等症状，有无严重脱水、高热、嗜睡、昏迷及休克等中毒症状；患病以来的饮食、睡眠情况。了解腹部 B 超等检查结果。

3. 心理社会状况　评估患儿及家长的心理状况，有无焦虑、恐惧等心理反应，家长对疾病的认识程度，家庭及经济状况等。

【常见护理诊断/问题】

1. 疼痛　与肠系膜受牵拉和套叠鞘部强烈收缩有关。

2. 潜在并发症　肠穿孔、腹膜炎、水电解质紊乱。

3. 知识缺乏　患儿家长缺乏有关疾病护理的相关知识。

【护理措施】

1. 减轻疼痛　患儿疼痛发作时，可让家长抱起患儿或让婴儿吸吮安慰奶嘴等以减轻疼痛和恐惧，剧烈疼痛时可遵医嘱给予药物缓解。

2. 密切观察病情　观察患儿的生命体征、意识状态、腹痛的特点及部位等，有无腹膜炎的征象，有无水电解质紊乱情况等，如有异常及时报告医生进行处理。

3. 非手术治疗效果观察　密切观察患儿腹痛、呕吐、腹部包块情况。灌肠复位成功的表现：①患儿安静入睡，不再哭闹及呕吐；②腹部肿块消失；③拔出肛管后排出大量带臭味的黏液血便或黄色粪水；④复位后给予口服 0.5～1g 活性炭，6～8 小时后可见大便内炭末排出。如患儿仍然烦躁不安，阵发性哭闹，腹部包块仍存在，应怀疑套叠还未复位或重新发生套叠，应立即通知医师作进一步处理。

4. 手术护理　术前密切观察生命体征、意识状态，特别注意有无水电解质紊乱、出血及腹膜炎等征象，作好术前准备；向家长解释手术的目的，解除其心理负担，取得其对治疗和护理的支持与配合。对于术后患儿，注意维持胃肠减压功能，保持胃肠道通畅，预防感染及吻合口瘘。患儿排气、排便后可拔除胃肠引流管，逐渐恢复经口进食。

5. 健康教育　向家长说明选择治疗方法，解除家长心理负担，争取其对治疗和护理的支持与配合。指导家长合理喂养，恢复期应从流质饮食逐渐过渡到普食，选择清淡、易消化饮食，避免辛辣、产气的食物。告知家长患儿有复发的可能，灌肠复位比手术复位的复发率高，如有类似的症状要及时到医院就诊。

第六节　先天性巨结肠

先天性巨结肠（congenital megacolon）又称先天性无神经节细胞症（aganglionosis）或赫什朋病（Hirschsprung disease，HD）是由于直肠或结肠远端的肠管持续痉挛，粪便淤滞在近端结肠，使该肠管肥厚、扩张。本病是婴儿常见的先天性肠道畸形，发病率为 1/5000～1/2000，男女之比 4:1～3:1，有遗传倾向。

【病因和病理生理】

该病的发生是多基因遗传和环境因素共同作用的结果，其基本病理变化是痉挛段肠壁肌间和黏膜下神经丛内缺乏神经节细胞，致该段肠管收缩狭窄，呈持续痉挛状态，痉挛肠管的近端因肠内容物堆积而扩张。在形态学上可分为痉挛段、移行段和扩张段三部分。除形成巨结肠外，其他病理生理变化如排便反射消失等。根据病变肠管痉挛段的长度，本病可分为：①常见型（约占 85%）；②短段型（10% 左右）；③长段型（4% 左右）；④全结肠型（1% 左右）；⑤全胃肠型（罕见）。

【临床表现】

1. 胎便排出延迟、顽固性便秘和腹胀　患儿生后 24～48 小时内多无胎便或仅有少量胎便，可于生后 2～3 天出现低位肠梗阻症状。以后出现顽固性便秘，3～7 天甚至 1～2 周排便一次。严重者发展成依赖灌肠才排便。腹胀逐渐加重，腹壁紧张发亮，有静脉扩张，可见肠型及蠕动波，肠鸣音增强，膈肌上升引起呼吸困难。

2. 呕吐、营养不良和发育迟缓　由于功能性肠梗阻，可出现呕吐，量不多，呕吐物含少量胆汁，严重者可见粪样液，加上长期腹胀、便秘使患儿食欲下降，营养物质吸收障碍，导致发育迟缓、消瘦、贫血或有低蛋白血症伴水肿。

3. 直肠指检　直肠壶腹部空虚，拔指后由于近端肠管内积存大量粪便，可排出恶臭气体和大便。

4. 并发症　常伴发小肠结肠炎、肠穿孔及继发感染。

【辅助检查】

1. X 线检查　一般可确定诊断。腹部立位平片多显示低位结肠梗阻，近端结肠扩张，盆腔无气体。钡剂灌肠检查可显示痉挛段及其上方的扩张肠管，排钡功能差。

2. 直肠、肛门测压检查　测定直肠、肛门括约肌的反射性压力变化，患儿压力升高。2 周内新生儿可出现假阴性，故不适用。

3. 活体组织检查　取直肠黏膜或直肠壁肌层组织进行检查。

【治疗要点】

应进行根治手术切除无神经节细胞肠段和部分扩张结肠。

1. 保守治疗　少数慢性以及轻症患儿可选用保守治疗：①口服缓泻剂、润滑剂，帮助排便；②使用开塞露、扩肛等刺激括约肌，诱发排便；③灌肠：肛管插入深度要超过狭窄段，每日一次注入生理盐水，揉腹后使灌肠水与粪水排出，反复数次，逐渐使积存的粪便排出。

2. 手术治疗　包括结肠造瘘术和根治术。凡合并小肠结肠炎不能控制者、合并有营养不良、高热、贫血、腹胀、不能耐受根治术或保守治疗无效、腹胀明显影响呼吸者，均应及时行结肠造瘘术。体重在 3kg 以上，一般情况良好者应尽早行根治术。

【护理评估】

1. 健康史　询问患儿胎儿期发育情况，生后腹胀、便秘、饮食等情况。患儿家族有无先天性巨结肠病史。

2. 身体状况　评估患儿精神状态、生命体征；有无胎便排出延迟、顽固性便秘和腹胀等症状，有无呕吐、营养不良和发育迟缓；有无小肠结肠炎、肠穿孔、继发感染等并发症；患病以来的饮食、睡眠情况。了解直肠指诊、X 线检查等结果。

3. 心理社会状况　评估患儿有无烦躁、哭闹等不良情绪，家长有无焦虑、恐惧等心理反应，家长对疾病的认识程度，家庭及经济状况等。

【常见护理诊断/问题】

1. 便秘　与远端肠段痉挛、低位性肠梗阻有关。

2. 营养失调：低于机体需要量　与便秘、腹胀引起食欲减退有关。

3. 生长发育迟缓　与腹胀、呕吐、便秘使患儿食欲减退，影响营养物质吸收有关。

4. 潜在并发症　小肠结肠炎、肠穿孔。

5. 知识缺乏　家长缺乏本病治疗和护理的相关知识。

【护理措施】

1. 术前护理

（1）清洁肠道、解除便秘　口服缓泻剂、润滑剂，帮助排便；使用开塞露、扩肛等刺激括约肌，诱发排便；部分患儿需用生理盐水进行灌肠，每日 1 次，肛管插入深度要超过狭窄段肠管，忌用清水灌肠（为低渗性），以免发生水中毒。

（2）合理营养　根据患儿年龄提供适当饮食，原则上给予高蛋白、高热量、高维生素、易消化少渣饮食。必要时给予静脉高营养。

（3）病情观察　监测生命体征，观察有无小肠结肠炎的征象，如高热、腹泻、排出奇臭粪液，伴腹胀、脱水、电解质紊乱等；观察有无腹胀加重、呕吐、腹痛加剧、烦躁不安等肠穿孔表现。

（4）做好术前准备　清洁肠道；术前 2 天按医嘱口服抗生素，检查脏器功能并作相应处理。

（5）健康教育　向家长解释手术治疗的目的和方法，消除其心理负担，取得其对治疗和护理的支持与配合。

2. 术后护理

（1）常规护理　禁食至肠蠕动功能恢复；胃肠减压防止腹胀；更换伤口敷料以防感染；按医嘱应用抗生素。

（2）观察病情　监测生命体征；监测腹胀情况，保持胃管通畅；观察体温、大便情况，如体温升高、有脓液流出，直肠指检可扪及吻合口裂隙，表示盆腔感染；如术后仍有腹胀，并且无排气、排便，可能与病变肠段切除不彻底，或吻合口狭窄有关，均应及时报告医师进行处理。

（3）健康教育　指导家长学会结肠造瘘术后护理知识；指导家长给患儿进行排便训练，以改善排便功能；术后 2 周左右开始每天扩肛 1 次，坚持 3~6 个月；定期随诊，确定是否有吻合口狭窄。

第七节　便秘患儿饮食管理

便秘（constipation）指大便干燥坚硬，秘结不通，排便时间间隔较久（>2 天），或虽有便意而排不出大便。严重时可引发痔疮、肛裂和直肠脱垂。便秘根据病因可分为功能性便秘（单纯性便秘）和器质性便秘。便秘多见于婴儿期，其中 90% 为功能性便秘。

【病因】

功能性性便秘多因结肠吸收水分增多引起，常见病因如下。

1. 饮食不足　婴儿进食太少时，消化后液体吸收，余渣少致大便减少、变稠。饮食不足时间较久可引起营养不良，腹肌和肠肌张力减低甚至萎缩，收缩力减弱形成恶性循环，加重便秘。

2. 食物成分不当　大便性质和食物成分关系密切，如食物中含大量蛋白质而碳水化物不足，肠道菌群对肠内容物发酵作用减少，大便易呈碱性，干燥；如进食大量钙化酪蛋白，粪便中含多量不能溶解的钙皂、粪便量多，且易便秘。碳水化物中米粉、面粉类食品较谷类食品易于便秘。儿童偏食、喜食肉类，少吃或不吃蔬菜，食物中纤维素太少，也易发生便秘。

3. 肠道功能失常　生活不规律和不按时大便，未形成排便的条件反射可导致便秘。另外学龄儿童常因无清晨大便的习惯，而上课时间不能随时排便，憋住大便也是导致便秘的常见原因。常用泻剂或灌肠，缺少体力活动，或患慢性病如营养不良、佝偻病、高钙血症、皮肌炎、呆小病及先天性肌无力等，都因肠壁肌肉乏力、功能失常而便秘。服用某些药物可使肠蠕动减少而便秘，如抗胆碱能药物、抗酸剂、某些抗惊厥药、利尿剂以及铁剂等。

4. 体格与生理的异常　如肛门裂、肛门狭窄、先天性巨结肠、脊柱裂或肿瘤压迫马尾等都能引起便秘。应进行肛门、下部脊柱和会阴部检查。有的患儿生后即便秘，如有家族史可能和遗传有关。

5. 精神因素　儿童受突然的精神刺激，或环境和生活习惯的突然改变也可引起短时间的便秘。

【临床表现】

粪便干燥、坚硬，排出困难，排便次数可减少，有时粪便擦伤肠黏膜或肛门引起出血，而大便表面可带有少量血或黏液。排便时肛门疼痛、慢性便秘者常精神、食欲不振。久之导致营养不良，更加重便秘，有时便秘患儿常有便意却不能排净，使便次增多。严重便秘，大便在局部嵌塞，可不自觉地自干粪周围流出肠分泌液似大便失禁。

【治疗要点】

有原发病者积极治疗原发病。治疗功能性便秘的重点应放在改善饮食内容，多补充水分和含纤维素多的食物（如谷物、蔬菜等），同时养成排便习惯，药物治疗只在必要时临时使用。

【饮食管理】

建议患儿多食水果、蔬菜、菌类及富含纤维素的食物，适当减少细粮和高蛋白质食物的摄入。平时饮食要多样化，烹调食物要结合儿童年龄段的消化特点，重视色、香、味，以促进消化液的分泌，达到增加食欲。

1. 母乳喂养婴儿　母乳喂养婴儿较少发生便秘，如果发生，除喂母乳外，加用润肠辅食，如加糖的菜水或新鲜桔子汁、番茄汁、山楂或红枣水。适量的糖可以在肠道内部发酵，刺激肠蠕动，有助于通便。4个月以上可加菜泥或煮熟的水果泥。

2. 人工喂养婴儿　人工喂养儿较易便秘，但如合理调整辅食可避免便秘。如果发生，可加喂果汁（如番茄汁、桔汁、菠萝汁、枣汁以及其他煮水果汁）以刺激肠蠕动。较大婴儿可加菜泥、菜末、水果、粥类等辅食，再大一些可加较粗的谷类食物如玉米粉、小米、麦片等制成粥。在1~2周岁，如已加了各种辅食，每日牛奶量500ml即够，可多吃粗粮食品，如红薯、胡萝卜及蔬菜。如果辅食以植物性为主，可添加5~10g的植物油，油脂有润肠作用，其分解产物还可以刺激肠蠕动。

3. 增加水分摄入　需要让患儿每天摄入足量的水，促使其肠道蠕动增强，大便不干燥。由于儿童自我饮水意识薄弱，因此家长需要引导儿童定时饮水，让其每天摄入足量的液体，若儿童不愿意饮水，可以喂食汤水增加液体摄入量。

4. 营养不良　小儿便秘，要注意补充营养，逐渐增加入量，营养情况好转后，腹肌、肠肌增长，张力增加，排便自然逐渐通畅。

（万峰静）

目标检测

答案解析

一、选择题

A1 型题

1. 婴儿容易发生溢乳的原因是（　　）
    A. 胃排空快
    B. 胃容量小
    C. 胃较垂直
    D. 幽门括约肌发育好，贲门肌发育差
    E. 幽门括约肌发育差，贲门肌发育好

2. 导致鹅口疮的病原体是（　　）
    A. 链球菌　　　　　　B. 白色念珠菌
    C. 腺病毒　　　　　　D. 单纯疱疹病毒
    E. 大肠埃希菌

3. 引起秋季腹泻最常见的病原体是（　　）
    A. 柯萨奇病毒　　　　B. 诺沃克病毒
    C. 轮状病毒　　　　　D. 致病性大肠埃希菌
    E. 金黄色葡萄球菌

4. 不属于轮状病毒肠炎特点的是（　　）
    A. 多见于6个月~2岁小儿
    B. 多见于秋季
    C. 常伴有上呼吸道感染
    D. 全身中毒症状不明显
    E. 大便有腥臭味

5. 小儿腹泻重症区别于轻症的要点是（　　）
    A. 蛋花汤样大便
    B. 大便腥臭有黏液
    C. 每日大便可达十余次
    D. 大便镜检有大量脂肪球
    E. 有水、电解质紊乱和酸中毒

6. 患儿，女，4天。生后一直未排便，患儿可能是（　　）
    A. 正常现象　　　　　B. 胆道梗阻
    C. 消化道梗阻　　　　D. 消化道出血
    E. 先天性巨结肠

A2 型题

7. 1岁患儿，呕吐、腹泻稀水便6天，1天前尿量极少，精神萎靡，前囟及眼窝极度凹陷，皮肤弹性极差，四肢发冷，脉细弱，血清钠123mmol/L。该患

儿脱水程度与性质是（　）

A. 轻度低渗性脱水　　B. 重度低渗性脱水

C. 中度等渗性脱水　　D. 重度等渗性脱水

E. 中度高渗性脱水

8. 患儿，女，10个月，诊断为"婴幼儿腹泻"，补液过程中，出现尿量增多，腹胀，心音低钝，肠鸣音减弱，患儿最可能发生了（　）

A. 低钠血症　　B. 低钙血症

C. 低钾血症　　D. 低镁血症

E. 中毒性肠麻痹

9. 患儿，女，3个月。出生后不久开始腹泻，大便每天5～7次，神志清楚，营养中等，面部可见湿疹，大便常规正常。患儿最可能发生了（　）

A. 细菌性肠炎　　B. 迁延性肠炎

C. 病毒性肠炎　　D. 生理性腹泻

E. 真菌性肠炎

A3/A4 型题

（10～12题共用题干）

患儿，10个月。因呕吐、频繁水样便5天、发热半天入院。10小时未解小便，大便为蛋花汤样便。查体：体温39℃，颜面苍白，眼窝凹陷，前囟凹陷，腹稍胀，腱反射阴性，皮肤可见花纹，弹性极差。

10. 最可能的病因诊断为（　）

A. 产毒性大肠埃希菌性肠炎

B. 致病性大肠埃希菌性肠炎

C. 轮状病毒性肠炎

D. 腺病毒性肠炎

E. 侵袭性大肠埃希菌性肠炎

11. 首先应该补充（　）

A. 2：1等张含钠液

B. 2/3张液体

C. 1/3张液体

D. 1/4张液体

E. 1/2张液体

12. 第一天补液总量为（　）

A. 50～80ml/kg　　B. 150～180ml/kg

C. 120～150ml/kg　　D. 180～200ml/kg

E. 以上均不对

（13～15题共用题干）

患儿，女，9个月。发热、腹泻4天，精神萎靡，尿少4小时。患儿体温38.4℃，大便呈蛋花汤样，眼窝凹陷，口唇干燥，肛周皮肤发红。

13. 该患儿出现此症状最可能的原因是（　）

A. 肠套叠　　B. 急性胃炎

C. 细菌性痢疾　　D. 上呼吸道感染

E. 轮状病毒肠炎

14. 目前该患儿首要的护理诊断是（　）

A. 腹泻　　B. 体温过高

C. 体液不足　　D. 清理呼吸道无效

E. 有皮肤完整性受损的危险

15. 患儿静脉补液8小时后，眼窝凹陷有所减轻，排尿2次，排稀便2次。此时，医师医嘱口服ORS液，下列护理措施错误的是（　）

A. 停止母乳喂养

B. 适当补充白开水

C. 口服补钾

D. 加强臀部皮肤护理

E. 记录24小时出入量

二、思考题

1. 简述鹅口疮的护理措施。

2. 简述婴幼儿腹泻的病因。

3. 患儿，男，9个月，因"腹泻3天"入院。患儿于入院前3天开始腹泻，每日多达15～18次，为黄色稀水样便，每次量较多。现已10小时无尿。体格检查：T 38.3℃，P 118次/分，R 26次/分。神志清楚，精神萎靡，口干，眼窝及前囟凹陷明显，皮肤弹性差，哭时无泪，双肺（－），心音有力，腹稍胀，肠鸣音10次/分，四肢冷，脉弱，膝腱反射正常，肛周皮肤发红。辅助检查：血钠140mmol/L，血钾4.0mmol/L。

请回答：

（1）该患儿存在的护理问题有哪些？

（2）对该患儿应采取哪些相应的护理措施？

书网融合……

本章小结　　　微课1　　　微课2　　　题库

第十章　循环系统疾病患儿的护理

PPT

学习目标

知识要求：

1. 掌握　先天性心脏病、病毒性心肌炎、心内膜弹力纤维增生症、心律失常患儿的护理评估、护理诊断和护理措施。

2. 熟悉　各年龄期儿童心脏、心率、血压的特点；临床常见的先天性心脏病的症状、体征、辅助检查及治疗原则；心肌炎病的临床表现和诊断要点；心内膜弹力纤维增生症的临床表现和诊治要点；心律失常的临床表现，常见心律失常的心电图特征及治疗要点。

3. 了解　出生前后循环系统的解剖、生理变化，先天性心脏病的病因、解剖、血流动力学改变；病毒性心肌炎的病因及治疗原则；心内膜弹力纤维增生症的病因、病理生理表现；心律失常的病因、发病机制。

技能要求：

1. 熟练掌握心电图机的操作。

2. 熟练掌握除颤仪的操作。

素质目标：

具备整体护理观，具有运用护理知识对患儿进行全面护理评估、做出准确护理诊断、实施有效护理措施的业务素质；具有关爱、尊重和保护患儿的思想道德素质。

儿童时期的心血管系统疾病与成人不同，缺血性心脏病及心律失常发病率较成人低，而先天性心脏病是儿童时期最常见问题。心血管系统的感染性疾病以病毒性心肌炎发病率较高，可导致心律失常或心源性休克。本章主要介绍儿童循环系统的解剖及生理特点，常见的先天性心脏病的解剖、病理生理特点、临床表现、治疗及护理；病毒性心肌炎、心内膜弹力纤维增生症的病因、临床表现及治疗、护理；常见的心律失常的临床及心电图特征、治疗及护理措施。

第一节　儿童循环系统解剖生理特点

一、心脏的胚胎发育

心脏是由胚胎原始心管发育而来。在一系列基因的调控下，心管由头至尾，形成了动脉干、心球、原始心室、共同心房与静脉窦等结构，与此同时外形短且直的心管迅速发育，并发生扭转而形成弯曲的心环。心环完成后，心脏外形基本形成。心房和心室的最早划分为房室交界的背面和腹面长出心内膜垫，将房室分隔开。在原始心房腔的前背部向心内膜垫生长出镰状隔分隔心房。心房内分隔形成时，由心室底部发育出肌膈，使心室分成左右两半，心内膜垫向下生长与肌膈相合完成室间隔。房室瓣发育分别来源于房室交界的左右侧及腹背侧心内膜垫。

原始心脏于胚胎第 2 周开始形成后，约于第 4 周起有循环作用，至第 8 周房室间隔已完全长成，即成为四腔心脏。先天性心脏畸形的形成主要就是在 2~8 周这一关键时期。

二、胎儿血液循环及出生后的改变

（一）正常胎儿血液循环

胎儿时期的营养和气体代谢是通过脐血管和胎盘与母体之间通过弥散方式而进行交换的。胎儿特有心血管结构对维持胎儿循环发挥着重要作用，如静脉导管、卵圆孔及动脉导管。由胎盘来的动脉血经脐静脉进入胎儿体内，至肝脏下缘分为两支，约 50% 血流入肝与门静脉血流汇合后经肝静脉入下腔静脉，另一部分经静脉导管入下腔静脉，与来自下半身的静脉血混合，共同流入右心房。来自下腔静脉的混合血（以动脉血为主）入右心房后，约 1/3 经卵圆孔入左心房，再经左心室流入升主动脉，主要供应心脏、脑及上肢；其余的 2/3 流入右心室。从上腔静脉回流的、来自上半身的静脉血，入右心房后绝大部分流入右心室，与来自下腔静脉的血一起进入肺动脉。由于胎儿肺脏处于压缩状态，肺血管阻力维持较高水平，故肺动脉的血只有少量流入肺脏，而约 80% 的血液经动脉导管与来自升主动脉的血汇合后，进入降主动脉（以静脉血为主），供应腹腔器官及下肢，同时经过脐动脉回到胎盘，换取营养及氧气（图10-1）。故胎儿期供应脑、心、肝及上肢的血氧含量远较下半身为高。

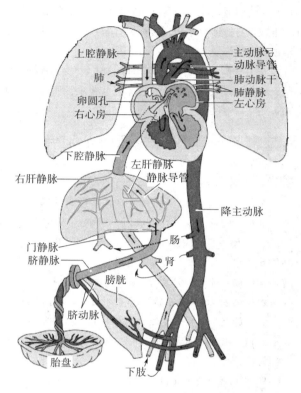

图 10-1 胎儿血液循环示意图

（二）出生后血液循环的改变

出生后血液循环的主要改变是胎盘血液循环停止而肺循环建立，血液气体交换由胎盘转移至肺。

1. 肺循环阻力下降 出生后脐血管被阻断，呼吸建立，由于肺泡扩张和氧分压的增加，使肺小动脉管壁肌层逐渐退化，管壁变薄并扩张，肺循环压力下降。从右心经肺动脉流入肺的血液增多。

2. 卵圆孔关闭 肺膨胀后肺血流量明显增多，由肺静脉回流至左心房的血量也增多，左心房压力因而增高。当左心房压力超过右心房时，卵圆孔先在功能上关闭，到出生后5~7个月，解剖上大多闭合。

3. 动脉导管关闭 自主呼吸使体循环血氧饱和度增高，动脉导管壁平滑肌受到刺激后收缩，高的动脉氧分压加上出生后体内前列腺素的减少，使导管首先出现功能性关闭，后逐渐收缩、闭塞，最后血流停止出现解剖关闭，成为动脉韧带。足月儿约80%在生后12~24小时形成功能性关闭，约80%婴儿于生后3个月、95%婴儿于生后一年内形成解剖上关闭。

4. 静脉导管关闭 出生后脐静脉血流停止，静脉导管随即关闭，在血流停止后6~8周完全闭锁，形成韧带。

三、正常各年龄期儿童心脏、心率、血压的特点

（一）心脏大小和位置

小儿心脏体积相对地比成人大，随着年龄的增长，心脏重量与体重的比值下降。小儿心脏在胸腔的位置随年龄而改变。新生儿和小于2岁婴幼儿的心尖搏动位于左侧第4肋间、锁骨中线外侧，心尖部主要为右心室。3~7岁心尖搏动已位于左侧第5肋间、锁骨中线处，左心室形成心尖部。7岁以后心尖位置逐渐移到锁骨中线以内0.5~1cm。

（二）心率

由于小儿新陈代谢旺盛和交感神经兴奋性较高，故心率较快。随着年龄增长而逐渐减慢，平均心率每分钟新生儿120~140次；1岁以内110~130次；2~3岁100~120次；4~7岁80~100次；8~14岁70~90次。进食、活动、哭闹和发热可使心率加快，因此，应在小儿安静或睡眠时测量心率和脉搏。

（三）血压

小儿血压随着年龄的增长逐渐升高。新生儿收缩压平均60~70mmHg；1岁70~80mmHg；2岁以后收缩压可按公式推算，收缩压（mmHg）=年龄×2+80，收缩压的2/3为舒张压。收缩压高于此标准20mmHg为高血压；低于此标准20mmHg为低血压。下肢的血压比上肢约高20mmHg，婴儿期下肢血压较上肢低。

第二节 先天性心脏病

一、概述

先天性心脏病（congenital heart disease，CHD）简称先心病，是胎儿期心脏及大血管发育异常而致的先天畸形，是小儿最常见的心脏病。先天性心脏病的发病率在活产婴儿中为7‰~8‰，而在早产儿中的发生率为成熟儿的2~3倍，若包括出生前即死亡的胎儿，本病的发病率更高。各类先天性心脏病的发病情况以室间隔缺损最多，其次为房间隔缺损、动脉导管未闭和肺动脉瓣狭窄，法洛四联症则是存活的青紫型先天性心脏病中最常见者。

近年来，超声心动图、核素心血管造影、心脏磁共振、心脏导管术及选择性心血管造影术的发展使先心病诊断、血液动力学的检测更加完善。先天性心脏病的微创介入治疗技术的发展及心脏外科手术的进步，加之术后监护及生命支持技术的提高，使许多常见先天性心脏病得到根治，

先天性心脏病的预后已大为改观。

⊕ 知识链接

先天性心脏病介入治疗

介入性心导管术是通过非开胸途径，在 X 线或超声引导下，将特制的导管及装置由外周血管插入，到达所需治疗的心血管腔内，以替代外科手术治疗。与传统外科手术治疗先心病相比，因病人无需开胸及体外循环，因此具有创伤小、无需全身麻醉、无需输血、手术时间短、伤口恢复快、占用医疗资源少等特点。随着介入器材的改进和操作技术的进步，部分先心病能通过介入治疗达到治愈。目前国内小儿常见的介入治疗病种有：经皮球囊肺动脉瓣膜成形术、经皮球囊主动脉瓣膜成形术、经皮主动脉球囊血管成形术、动脉导管未闭封堵术、继发孔型房间隔缺损修补术、室间隔缺损封堵术等。国外已逐渐开展了经皮心脏瓣膜置换术和复杂先天性心脏病的镶嵌治疗。

【病因】

先天性心脏病的病因尚未完全明确，目前认为主要与遗传、母体和环境因素有关。

1. 遗传因素 既可以表现为单一基因突变，也可表现为染色体畸变，但大多数病例为多基因的遗传缺陷。

2. 母体因素 主要为母体的感染，特别是母孕早期患病毒感染如风疹、流行性感冒、流行性腮腺炎和柯萨奇病毒感染等；其他如孕母缺乏叶酸、接触放射线、服用药物（如抗癌药、抗癫痫药等），孕母患代谢性疾病（糖尿病、高钙血症、苯丙酮尿症等）、引起宫内缺氧的慢性疾病；妊娠早期饮酒、吸毒等均可能与发病有关。

在胎儿心脏发育阶段，若有任何因素影响了心脏胚胎发育，使心脏某一部分发育停顿或异常，即可造成先天性心脏畸形。因此，加强孕妇的保健特别是在妊娠早期适量补充叶酸，积极预防风疹、流感等病毒性疾病，避免与发病有关的因素接触，对预防先天性心脏病具有积极的意义。

【分类】

先天性心脏病的种类很多，且有两种以上畸形并存，可根据左、右心腔或大血管之间有无直接分流和临床有无青紫分为三大类。

1. 左向右分流型（潜伏青紫型） 在左、右心之间或主动脉与肺动脉之间有异常通路，正常情况下，由于体循环压力高于肺循环，故平时血液从左向右分流而不出现青紫。当剧烈哭闹、屏气或任何病理情况下致使肺动脉或右心压力增高并超过左心压力时，则可使氧含量低的血液自右向左分流而出现暂时性青紫，故称为潜伏青紫型，如室间隔缺损、房间隔缺损和动脉导管未闭等。

2. 右向左分流型（青紫型） 为先天性心脏病中最严重的一组，由于某些原因致使右心前向血流梗阻、右心压力增高，或因大动脉起源异常，右心静脉血液分流入体循环，出现全身持续性青紫，故称为青紫型，如法洛四联症和大动脉转位等。

3. 无分流型（无青紫型） 即心脏左、右两侧或动、静脉之间无异常通路或分流，故无青紫现象，如肺动脉狭窄和主动脉缩窄等。

二、临床常见的先天性心脏病

⇒ 案例引导

案例　患儿，女，8 月龄。出生后即出现喂养困难，吸吮时气促伴呛咳。本次因"咳嗽、喘息 5 天"入院。查体：T 37.0℃，P 150 次/分，R 40 次/分。体重 6 公斤，生长发育落后。可见三凹征，双肺听诊可闻及细湿啰音。胸骨左缘第 3～4 肋间可闻及Ⅲ～Ⅳ级粗糙的全收缩期杂音，肺动脉第二心音增强。肝、脾无肿大。四肢无发绀，无杵状指。心脏超声可见心室内血液由左向右分流。

讨论：

1. 患儿最可能的医疗诊断是什么？

2. 患儿有哪些护理问题？

3. 如何对家属进行健康指导？

常见的小儿先天性心脏病有室间隔缺损、房间隔缺损、动脉导管未闭、肺动脉狭窄、法洛四联症和大动脉错位等。室间隔缺损是最常见的先天性心脏病。

（一）室间隔缺损

室间隔缺损（ventricular septal defect，VSD）由胚胎期室间隔发育不全所致，是最常见的先天性心脏病，占我国先心病的 25%～50%。室间隔缺损可单独存在，也可与心脏其他畸形并存。

【病理解剖】

根据缺损位置的不同，可分为 4 种类型，即①膜周部缺损：是缺损最常见的部位，缺损常超过膜部室间隔范围累及临近部分的室间隔。②肌部缺损：缺损边缘均为室间隔肌部。③双动脉下型：缺损的上缘为主动脉与肺动脉瓣环的连接部。④临近三尖瓣型。根据缺损的大小可分为 3 种类型，即①小型缺损：缺损的直径 <5mm。②中型缺损：缺损的直径 5～10mm。③大型缺损：缺损的直径 >10mm。20%～50% 膜周部和肌部小梁缺损可在 5 岁内闭合，但大多发生在 1 岁内。

【病理生理】

室间隔缺损主要是左、右心室之间的室间隔存在异常通道，由于左心室的收缩压显著高于右心室，因此分流方向为左室到右室，一般无青紫。分流致肺循环血量增加，回流至左心房、左心室的血量增多，使左心房、左心室的负荷加重，导致左心房、左心室肥大（图10-2）。心肌肥厚使室壁顺应性减弱，左室舒张末期压力升高，左房充盈左室受累，肺静脉回流受阻，导致肺内淤血出现肺间质水肿。在高血流量状态下，肺小动脉痉挛，中层和内膜层渐增厚，管腔变小、梗阻，可产生肺动脉高压。随着肺血管病变进行性发展则渐变为不可逆的阻力性肺动脉高压，当右室收缩压超过左室收缩压时，左向右分流逆转为双向分流或右向左分流，出现紫绀，即艾森曼格综合征（Eisenmenger syndrome）。

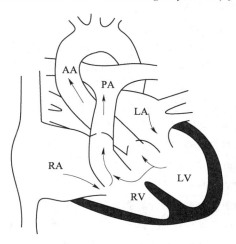

图 10-2 室间隔缺损示意图

【临床表现】

临床表现决定于缺损的大小、肺动脉血流量和肺动脉压力。

小型室间隔缺损可无症状，一般活动不受限制，生长发育不受影响。大、中型室间隔缺损，左向右分流量多，体循环流量相应减少，患儿多生长迟缓，体重不增，有消瘦、喂养困难、活动后乏力、气短、多汗，通常无紫绀，易患反复呼吸道感染，易导致充血性心力衰竭等。有时因扩张的肺动脉压迫喉返神经，引起声音嘶哑。

体格检查时听到胸骨左缘第 3~4 肋间响亮粗糙的全收缩期吹风样杂音，向心前区及后背传导，常伴震颤，心尖部伴随较短的舒张期隆隆样杂音。随年龄增加，肺动脉第二音增强，提示肺动脉高压。长期肺动脉高压的患儿，右室压力显著升高，逆转为右向左分流，出现青紫、杵状指并逐渐加重。

并发症 易并发支气管炎、支气管肺炎、充血性心力衰竭、肺水肿及感染性心内膜炎。

【辅助检查】

1. 心电图 小型缺损心电图可正常或表现为轻度左室肥大；中型缺损主要为左室舒张期负荷增加表现，RV_5、RV_6升高伴深 Q 波，T 波直立高尖对称，以左室肥厚为主；大型缺损为双心室肥厚或右室肥厚。症状严重、出现心力衰竭时，可伴有心肌劳损。

2. X 线检查 小型室缺心肺 X 线检查无明显改变，或肺动脉段延长或轻微突出，肺野轻度充血。中型缺损心影轻度到中度增大，左、右心室增大，以左室增大为主，主动脉弓影较小，肺动脉段扩张，肺野充血。大型缺损心影中度以上增大，呈二尖瓣型，左、右心室增大，多以右室增大为主，肺动脉段明显突出，肺野明显充血。当肺动脉高压转为双向或右向左分流时，出现艾森曼格综合征，主要特点为肺动脉主支增粗，而肺外周血管影很少，宛如枯萎的秃枝，心影可基本正常或轻度增大（图10-3）。

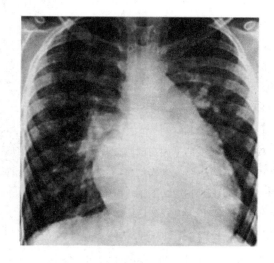

图 10-3 室间隔缺损胸部 X 线

3. 超声心动图 二维超声可从多个切面显示缺损直接征象，即回声中断的部位、时相、数目与大小等。彩色多普勒超声可显示分流束的起源、部位、数目、大小及方向。频谱多普勒超声可测量分流速度，计算跨隔压差和右室收缩压，估测肺动脉压。

4. 心导管检查 可进一步证实诊断及进行血流动力学检查，评价肺动脉高压程度、计算肺血管阻力及体肺分流量等。

5. 心血管造影 造影可示心腔形态、大小及心室水平分流束的起源、部位、时相、数目与大小，除外其他并发畸形等。当合并下列情况可以作左室选择性造影，如重度肺动脉高压，需要与同时合并动脉导管未闭鉴别；明确多个室间隔缺损的部位及大小；了解主动脉瓣脱垂情况，可作逆行主动脉根部造影。

【治疗要点】

1. 内科治疗

（1）主要是防治肺部感染、心力衰竭和感染性心内膜炎。室间隔缺损有自然闭合可能，中小型缺损可先在专科门诊随访至学龄前期，有临床症状如反复呼吸道感染和充血性心力衰竭时进行抗感染、强心、利尿、扩血管等内科处理。

（2）介入性心导管术 一般年龄大于 3 岁，患有膜部和肌部室间隔缺损，左房、左室超负荷，肺循环血量与体循环血量的比大于 2：1，可采用经皮导管介入治疗封堵缺损。

2. 外科治疗 中小型缺损临床上有症状者宜于学龄前期做修补术。任何年龄大型缺损内科治疗无效、婴儿期已出现肺动脉高压，肺循环血量与体循环血量的比大于 2：1，均有手术指征。如出现艾森曼格综合征则无手术指证。

（二）房间隔缺损

房间隔缺损（atrial septal defect，ASD）是小儿时期常见的先天性心脏病，该病的发病率约为活产婴儿的 1/1500，占小儿先天性心脏病发病总数的 5%～10%。女性较多见，男女性别比例为 1：2。

【病理解剖】

根据解剖病变的不同房间隔缺损可分为原发孔型缺损（占 5%～10%）、继发孔型缺损（约占 75%）、静脉窦型缺损（约占 5%）和冠状动脉窦型缺损（2%）。小儿时期症状较轻，不少患者到成年后才被发现。

【病理生理】

出生时及新生儿早期，右房压力可略高于左房压力，出生后随着肺循环血量的增加，左房压力高于右房压力，如存在房间隔缺损则出现左向右分流，分流量与缺损大小、两侧心房压力差及心室的顺应性有关。生后初期左、右心室壁厚度相似，顺应性也相近，故分流量不多，随年龄增长，肺血管阻力及右室压力下降，右心室壁较左心室壁薄，右心室充盈阻力也较左心室低，左向右分流量增加。由于右心血流量增加，舒张期负荷加重，故右心房、右心室增大（图 10-4）。肺循环血量增加，压力增高，导致肺循环充血而使患儿易患肺炎，晚期可导致肺小动脉肌层及内膜增厚，管腔狭窄，到成年后出现艾森曼格综合征，左向右分流减少，甚至出现右向左分流，临床出现紫绀。

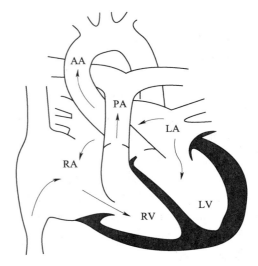

图 10-4 房间隔缺损示意图

【临床表现】

症状随缺损的大小和肺循环阻力而不同。缺损小者可无症状，仅在体检时闻及杂音而发现此病。缺损大者由于分流量大，使体循环血量减少而表现为乏力、体型瘦长、面色苍白，由于肺循环血量的增多使肺充血，患儿活动后气促、易患呼吸道感染，当哭闹、患肺炎或心力衰竭时，右心房压力可超过左心房，出现暂时性青紫。

1. 体格检查 多数患儿在婴幼儿期无明显体征，2～3 岁后心脏增大，前胸隆起，触诊心前区可有右心室收缩的抬举感，心浊音界扩大。胸骨左缘第 2～3 肋间可闻及 II～III 级喷射性收缩期杂音。由于右心室容量增加，收缩时喷射血流时间延长，肺动脉瓣关闭更落后于主动脉瓣，导致宽而不受呼吸影响的第二心音固定分裂。当分流量大时，通过三尖瓣的血流量增多，造成三尖瓣相对狭窄，胸骨左下第 4～5 肋间隙处可闻及舒张期隆隆样杂音。

2. 并发症 晚期出现肺动脉高压、房性心律失常、三尖瓣或二尖瓣的关闭不全及心力衰竭。感染性心内膜炎较少见。

【辅助检查】

1. 心电图 大多数病例有右室增大伴有右束支传导阻滞的图形，电轴右偏，$P-R$ 间期延长，V_1 及 V_3R 导联呈或 rsR' 等。实际右束支传导功能仍正常，只是因为右室扩大导致传导延时。分流量较大患者 R 波可出现切迹。原发孔型房缺的病例常见电轴左偏及左心室肥大。一般为窦性心律，年龄较大者可出现交界性心律或室上性心律失常。

2. X 线检查 对分流较大的房间隔缺损具有诊断价值。心脏外形轻至中度增大，以右心房及右心室为主，心胸比大于 0.5。肺脉段突出，肺叶充血明显，主动脉影缩小。透视下可见肺动脉总干及分支随心脏搏动而一明一暗的"肺门舞蹈"征，心影略呈梨形。

3. 超声心动图 可以显示右心房、右心室增大，房间隔缺损的位置及大小，结合彩色多普勒超声可以提高诊断的可靠性。多普勒超声可以显示判断通过房缺的异常血流，并估测分流量的大小、右心室收缩压及肺动脉压力。

4. 心导管检查 当合并肺动脉高压、肺动脉瓣狭窄或肺静脉异位引流时可行右心导管检查。右心导管检查时导管易通过缺损由右心房进入左心房，右心房血氧含量高于腔静脉血氧含量，右心室和肺动脉压力正常或轻度增高，并按所得数据可计算出肺动脉阻力和分流量大小。

5. 心血管造影 一般不需做心血管造影。造影剂注入右上肺静脉，可见其通过房缺迅速由左心房进入右心房，显示缺损的位置及大小。

【治疗要点】

小型继发孔型房间隔缺损在4岁内有15%自然闭合率，但其他类型不能自闭。

1. 内科治疗

（1）抗心力衰竭及心律失常，注意预防和治疗呼吸道感染。

（2）介入性心导管术 具有血流动力学改变的继发孔型房间隔缺损，年龄>2岁且不合并必须外科手术的其他畸形可选择介入治疗。

2. 外科治疗 房间隔缺损分流量较大的均需手术治疗，宜在儿童期尚未出现并发症前进行修补。反复呼吸道感染、发生心力衰竭或合并肺动脉高压者应尽早手术治疗。

（三）动脉导管未闭

动脉导管未闭（patent ductus arteriosus，PDA）为小儿先天性心脏病常见类型之一，占先天性心脏病发病总数的10%。胎儿期动脉导管是血液循环的重要通道，肺动脉的大部分血液通过动脉导管分流入主动脉。出生后，随着首次呼吸的建立，动脉氧分压的增高、肺循环阻力的降低，大约15小时动脉导管即发生功能性关闭，80%在生后3个月解剖性关闭，经数月到一年，在解剖学上应完全关闭。若持续开放，即称动脉导管未闭。早产儿动脉导管平滑肌发育不良，动脉导管未闭发病率高，占早产儿的20%，如伴呼吸窘迫综合征发病率更高。

【病理解剖】

根据未闭的动脉导管大小、长短和形态不一，一般分为3型。①管型：导管连接主动脉与肺动脉两端直径一致。②漏斗型：导管主动脉端较粗，肺动脉端细。③窗型：导管短但直径很大。

【病理生理】

动脉导管未闭引起的病理生理学改变主要是通过导管引起的分流。分流量的大小与导管的粗细及主、肺动脉的压差有关。由于主动脉在收缩期和舒张期的压力均超过肺动脉，因而血液均自主动脉向肺动脉分流，使肺循环及左心房、左心室血流量明显增加，左心负荷加重，其排血量达正常时的2~4倍，可导致左心房扩大，左心室肥厚扩大，甚至发生充血性心力衰竭（图10-5）。长期大量血流向肺循环的冲击，肺小动脉可有反应性痉挛，形成动力性肺动脉高压；继之管壁增厚硬化导致梗阻性肺动脉高压，此时右心室收缩期负荷过重，右心室肥厚甚至衰竭。当肺动脉压力超过主动脉压时，左向右分流明显减少或停止，产生肺动脉血流逆向分流入主动脉，患儿呈现差异性紫绀（differential cyanosis），下半身青紫，左上肢有轻度青紫，右上肢正常。由于主动脉血在舒张期亦流入肺动脉，故周围动脉舒张压下降而至脉压增大。

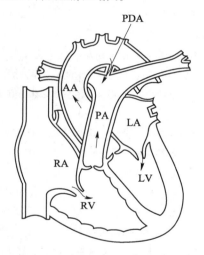

图 10-5 动脉导管未闭示意图

【临床表现】

临床症状取决于动脉导管的粗细和肺动脉压力的大小。导管口径较细者，分流量小，肺动脉压力正常，临床可无症状，仅在体检时发现心脏杂音。导管粗大者，分流量大，患儿可有喂养困难、生长发育落后，活动后出现疲劳、气急、多汗，易发生反复呼吸道感染及充血性心力衰竭。如合并重度肺动脉高压，即出现紫绀，偶因扩大的肺动脉压迫喉返神经，引起声音嘶哑。

体格检查胸骨左缘上方闻及连续性"机器样"杂音，占整个收缩期与舒张期，于收缩末期最响，杂音向左锁骨下、颈部和背部传导。分流量大者因相对性二尖瓣狭窄而在心尖部可闻及较短的舒张期杂音。肺动脉瓣区第二心音增强。婴幼儿期肺动脉压力较高，主、肺动脉压力差在舒张期不显著，因而往往仅听到收缩期杂音，当合并肺动脉高压或心力衰竭时，同样多仅有收缩期杂音。由于舒张压降低，脉压增宽，并可出现周围血管体征，如水冲脉、指甲床毛细血管搏动等。早产儿动脉导管未闭时，出现周围动脉搏动宏大，锁骨下或肩胛间闻及收缩期杂音（偶闻及连续性杂音），心前区搏动明显，肝脏增大，气促，并易发生呼吸衰竭而依赖机械辅助通气。

并发症：支气管肺炎、充血性心力衰竭、感染性心内膜炎等是常见的并发症。

【辅助检查】

1. 心电图 分流量大者可有不同程度的左心室肥大；P波双峰或切迹提示左心房肥大；肺动脉压力显著增高者，左、右心室肥厚，在 $V_1 \sim V_6$ 导联表现为上下相仿的 RS 波。如出现梗阻性肺动脉高压，可见突出的右心室肥厚。

2. X线检查 动脉导管细者心血管影可正常。大分流量者左心室及左心房增大，肺血增多，肺动脉段突出，肺门血管影增粗。合并心力衰竭时，可见肺淤血表现。肺动脉高压时，肺门处肺动脉总干及其分支扩大，而远端肺野肺小动脉狭小。

3. 超声心动图 左心房和左心室可见不同程度增大，二维超声心动图可以直接探查到未闭合的动脉导管位置及粗细。彩色多普勒血流显像可以直接观察分流的大小和方向。

4. 心导管检查 当肺血管阻力增加或疑有其他畸形时有必要施行心导管检查，肺动脉血氧含量较右心室增高表示大动脉水平有左向右分流。心导管检查可进一步明确分流的部位、是否有肺动脉高压以及估计导管的粗细。

5. 心血管造影 逆行主动脉造影对复杂病例的诊断有重要价值，在主动脉根部注入造影剂可见主动脉与肺动脉同时显影，未闭动脉导管也能显影。

【治疗要点】

1. 内科治疗

（1）早产儿动脉导管未闭的处理视分流大小、呼吸窘迫综合征情况而定。症状明显者，需抗心力衰竭治疗，生后一周内使用布洛芬或消炎痛治疗，以抑制前列腺素合成，促使导管平滑肌收缩而关闭导管，但对足月儿无效，不应使用。

（2）介入性心导管术。选择微型弹簧圈或蘑菇伞堵等封堵器塞动脉导管，已成为动脉导管未闭首选治疗方法。

（3）在完全性大血管转位、肺动脉闭锁等以动脉导管为依赖者，此时应该应用前列腺素 E 以维持动脉导管开放。

2. 外科治疗 手术治疗效果确切，结扎或切断缝扎导管即可治愈，但多首选介入治疗。

（四）肺动脉狭窄

肺动脉狭窄（pulmonary stenosis，PS）为右室流出道梗阻的先天性心脏病，单纯性肺动脉瓣狭窄约占先心病的 10%，约有 20% 的先心病合并肺动脉瓣狭窄。

【病理解剖】

按狭窄部位的不同，可分为肺动脉瓣狭窄、漏斗部狭窄、肺动脉干及肺动脉分支狭窄，其中以肺动脉瓣狭窄最常见。肺动脉瓣狭窄典型表现为三尖瓣三瓣叶于交界处粘连，瓣膜开放受限。

【病理生理】

肺动脉瓣口狭窄使右室向肺动脉射血遇受阻，右室必须提高收缩压方能向肺动脉泵血，其收缩压提高的程度与狭窄的严重性成比例。收缩期负荷加重，压力增高，导致右心室肥大（图10－6）。但如狭窄严重，右室代偿失调、右房压力也增高，出现右心衰竭。如伴有房间隔缺损或卵圆孔未闭，可产生右向左分流而出现青紫。

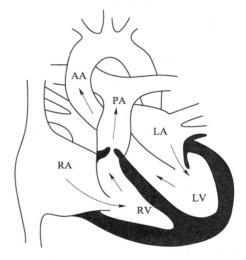

图 10－6　肺动脉狭窄示意图

【临床表现】

轻度狭窄一般无症状，只有在体检时才发现；狭窄程度越重，症状越明显，主要为活动后有气急、乏力和心悸，生长发育落后。重症肺动脉狭窄者婴儿期即可有青紫及右心衰竭，并有杵状指及红细胞增多，多由于卵圆孔的右向左分流所致。

体格检查：心前区可较饱满，有严重狭窄伴有心衰时心脏扩大；左侧胸骨旁可触及右室的抬举搏动，在心前区搏动弥散，甚至可延伸到腋前线，胸骨左缘第2~3肋间可触及收缩期震颤。听诊第一心音正常，轻至中度狭窄者可以听到收缩早期喀啦音，胸骨左缘上部可闻及喷射性收缩期杂音，向左上胸、心前区、颈部、腋下及背面传导，为本病的特征之一，杂音响度与狭窄程度有关，轻、中度狭窄杂音为 Ⅱ ~ Ⅳ 级，重度狭窄可达 Ⅴ 级，但极重度狭窄时杂音反而减轻。

并发症有充血性心力衰竭。

【辅助检查】

1. 心电图　心电图表现以右心室肥大为主。右胸前导联 R 波高耸，电轴右偏，P 波高耸显示右心房肥大，T 波倒置、ST 段压低提示心肌劳损。

2. X 线检查　肺纹理减少，肺野清晰。轻中度狭窄时心脏大小正常，重度狭窄时如出现心力衰竭，心脏则明显增大，主要为右心室和右心房扩大。狭窄后的肺动脉干扩张为本病特征性的改变，有时扩张延伸到左肺动脉。

3. 超声心动图　可显示肺动脉瓣的厚度、收缩时的开启情况及狭窄后的动脉扩张。多普勒超声可检查心房水平有无分流，估测肺动脉瓣狭窄的严重程度及跨瓣压力。

4. 心导管检查　主要用于确诊或排除可能存在的其他心脏合并畸形，测量右室与狭窄远端压力阶差，了解狭窄的严重程度与部位。右心室压力明显增高，可与体循环压力相等，而肺动脉压力明显降低，心导管从肺动脉向右心室退出时的连续曲线显示明显的无过渡区的压力阶差。

5. 心血管造影　右心室造影可见明显的"射流征"，同时可显示肺动脉瓣叶增厚或（和）发育不良及肺动脉总干的狭窄后扩张。

【治疗要点】

1. 内科治疗

（1）轻度肺动脉瓣狭窄不必治疗，需定期随访。严重肺动脉瓣狭窄并伴有发绀的新生儿，可应用前列环素 E_1 开放动脉导管，或其他措施缓解缺氧，病情稳定后急诊外科治疗。

（2）介入性心导管术　经皮穿刺心导管球囊扩张成形术目前在临床应用广泛，成为治疗肺动脉瓣狭窄的首选治疗方法，多数效果良好。

2. 外科治疗　对肺动脉瓣膜显著增厚、漏斗部有狭窄或合并其他心脏结构异常时宜及早行外科手术治疗。

（五）法洛四联症

法洛四联症（tetralogy of Fallot，TOF）是 1 岁以后小儿最常见的青紫型先天性心脏病，约占所有先天性心脏病的 12%。

【病理解剖】

法洛四联症由四种畸形组成。①右心室流出道梗阻（肺动脉狭窄）；②室间隔缺损；③主动脉骑跨于室间隔；④右心室肥厚。

【病理生理】

右心室流出道狭窄程度决定了症状出现的早晚、青紫的程度及右心室肥厚的程度。肺动脉狭窄较轻者，可有左向右分流或无分流，此时患者可无明显的青紫；肺动脉狭窄严重时，出现明显的右向左分流，临床出现明显的青紫。

右心室流出道的梗阻使右心室后负荷加重，引起右心室的代偿性肥厚。

由于主动脉骑跨于两心室之上，主动脉除接受左心室的血液外，还接受一部分来自右心室的静脉血，导致动脉血氧饱和度降低而出现青紫（图 10-7）。由于右心室流出道梗阻，肺循环血流减少，早期支气管侧支循环和动脉导管可供给肺动脉血流，随着动脉导管的关闭和漏斗部狭窄的逐渐加重，青紫日益明显，并出现杵状指（趾）。由于缺氧，刺激骨髓代偿性产生过多的红细胞，血液黏稠度高，血流缓慢，可引起脑血栓，若为细菌性血栓，则易形成脑脓肿。

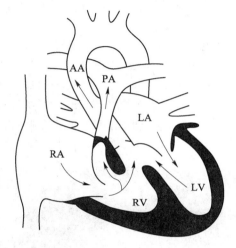

图 10-7　法洛四联症示意图

【临床表现】

青紫为其主要表现，多见于毛细血管丰富的浅表部位，如唇、指（趾）甲床、球结合膜等，其程度和出现的早晚与肺动脉狭窄程度有关，出生时青紫多不明显，生后 3～6 个月逐渐明显。因组织缺氧，患儿活动耐力下降，年长儿多有蹲踞症状，每于行走、游戏时，常主动下蹲片刻，蹲踞时下肢屈曲，使静脉回心血量减少，减轻心脏负荷，同时下肢动脉受压，体循环阻力增加，使右向左分流量减少，从而缺氧症状暂时得以缓解；不会行走的小婴儿，竖抱时喜双下肢屈曲、大腿贴腹部，卧位时侧身屈曲双下肢呈胎儿姿势。婴幼儿在吃奶、哭闹、情绪激动、贫血、感染等诱因作用下可出现阵发性缺氧发作，表现为阵发性呼吸困难、青紫加重，严重者可引起突然昏厥、抽搐，甚至死亡，其原因是由于在肺动脉漏斗部狭窄的基础上，突然发生该处肌部痉挛，引起一时性肺动脉梗阻，使脑缺氧加重所致。患儿长期处于缺氧环境中，可使指（趾）端毛细血管扩张增生，局部软组织和骨组织也增生肥大，表现为指（趾）端膨大如鼓槌状即杵状指。

患儿生长发育一般较迟缓，体格检查可见青紫和杵状指（趾）。心前区略隆起，因肺动脉狭窄而出现肺动脉第二心音减弱甚至消失，部分患儿胸骨左缘可听到亢进的第二心音，为主动脉瓣关闭声音。胸骨左缘第 2～4 肋间可闻及 Ⅱ～Ⅲ级粗糙喷射性收缩期杂音，此为肺动脉狭窄致右室流出道血流产生漩涡所形成，一般无收缩期震颤。狭窄极严重者或在缺氧发作时，可听不到杂音。

常见的并发症为脑血栓、脑脓肿及感染性心内膜炎。

【辅助检查】

1. 实验室检查 红细胞计数及血红蛋白均增加，且与青紫程度成正比。缺氧发作可因全身缺氧导致代谢性酸中毒。

2. 心电图 典型病例示电轴右偏，右心室肥大，狭窄严重者往往出现心肌劳损，可见右心房肥大。

3. X 线检查 心脏大小一般正常或稍增大，典型者前后位心影呈"靴状"，即心尖圆钝上翘，肺动脉段凹陷。上纵隔血管影可因扩大的主动脉弓增宽，肺血减少及肺动脉窄小使肺门区和两侧肺野清晰，透亮度增加（图 10－8）。如有丰富的侧支血管形成，肺野可呈纤细网状结构样改变。

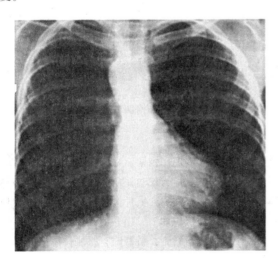

图 10－8 法洛四联症胸部 X 线

4. 超声心动图 可见到主动脉内径增宽，骑跨于室间隔之上，室间隔中断，并可判断主动脉骑跨的程度；可见到右室流出道及肺动脉狭窄，右心室、右心房内径增大，左心室内径缩小。彩色多普勒血流显像可显示整个心动周期中血液左右分流情况，严重肺动脉狭窄血管内血流信号不明显。

5. 心导管检查 右心室压力明显增高，与左心室、主动脉压力相等，而肺动脉压力明显降低，心导管从肺动脉向右心室退出时的连续曲线显示明显的压力阶差。心导管较容易从右心室进入主动脉或左心室，说明主动脉右跨与室间隔缺损的存在。导管不易进入肺动脉，说明肺动脉狭

窄较重。

6. 心血管造影 右心室造影可显示肺动脉狭窄的部位和程度以及肺动脉分支的形态，造影剂注入右心室后可见到主动脉与肺动脉几乎同时显影为本病典型表现。左心室造影可了解左室发育的情况、主动脉骑跨的程度、冠状动脉的走向。

【治疗要点】

1. 一般治疗 平时应经常饮水，及时补液，防止脱水。预防感染，及时给予抗生素以防感染性心内膜炎发生。婴幼儿则需特别注意护理，避免剧烈哭闹，注意保暖，防止低血糖。

2. 缺氧发作的治疗 发作轻者使其取膝胸位即可缓解，重者应立即吸氧、镇静、建立输液通路，可皮下注射吗啡每次 0.1～0.2mg/kg，尽快纠正代谢性酸中毒。注意去除引起缺氧发作的诱因如贫血、感染，尽量保持患儿安静，并长期口服普萘洛尔。

3. 外科治疗 尽早行一期根治手术，可以减轻心肌肥厚和纤维化，利于肺动脉、肺泡发育，清除长期缺氧对身体各器官发育的影响。年龄过小、病情严重或肺动脉发育不良、冠状动脉解剖位置不佳的患儿可先行姑息分流手术增加肺动脉血流，待年长后一般情况改善，肺血管发育好转后，再作根治术。

三、先天性心脏病患儿的护理

【护理评估】

1. 健康史

（1）了解母亲妊娠史，尤其妊娠初期 2～3 个月内有无感染史、接触放射线史、用药史及吸烟、饮酒史；母亲是否患有代谢性疾病，家族中是否有先天性心脏病患者、猝死患者。

（2）了解发现患儿心脏病的时间，详细询问有无青紫、出现青紫的时间；小儿发育的情况，体重的增加情况，与同龄儿相比活动耐力是否下降，有无喂养困难、声音嘶哑、苍白多汗、反复呼吸道感染，是否喜欢蹲踞，有无阵发性呼吸困难或突然晕厥发作。

2. 身体状况

（1）右向左分流先天性心脏病患儿生后即可出现青紫，在吃奶、哭闹时出现气促或青紫加重，严重者因缺氧加重可出现晕厥或抽搐。左向右分流先天性心脏病患儿症状取决于分流量大小，分流量小者可无症状，大量分流者多有生长发育落后、喂养困难、乏力、气促、声音嘶哑，活动或剧烈哭闹可出现青紫，易反复患呼吸道感染，如出现长时间发热警惕感染性心内膜炎。

体格检查时注意精神状态、生长发育情况，观察皮肤

黏膜有无发绀及程度，有无呼吸急促、呼吸困难、肺内湿啰音、肝脏增大、水肿，视诊心前区有无隆起，触诊心脏有无震颤，叩诊心界大小，听诊心脏杂音的位置、时间、性质和程度，特别要注意肺动脉瓣第二心音是增强还是减弱，有无心音分裂，有无周围血管征、杵状指。

（2）辅助检查

① 心电图：是评估心脏电活动的最简便方法，可以了解心律情况及有无心室肥厚、心肌缺血。

② X线检查：能显示心脏和大血管的轮廓、位置和大小，肺内血管粗细及走行。先天性心脏病患儿多有心影增大或异常，左向右分流型肺纹理增重，右室流出道梗阻伴有右向左分流肺纹理减少。

③ 超声心动图：能精确的显示心脏解剖结构与评估心脏功能。

④ 心导管检查：通过外周血管插入各种功能导管至心腔及大血管，检测生理指标或进行造影，对重症及复杂性先心病有重要意义。

3. 心理社会评估 评估患儿是否因患先天性心脏病生长发育落后，正常活动、游戏、学习是否受到不同程度的限制和影响而出现抑郁、焦虑、自卑、恐惧等心理。评估患儿及家长对疾病的病因和防护知识的了解程度，家庭环境和家庭经济情况。了解家长是否因本病的检查和治疗比较复杂、风险较大、预后难以预测、费用高而出现焦虑和恐惧等。

【常见护理诊断/问题】

1. 活动无耐力 与体循环血流量减少或血氧饱和度下降有关。

2. 营养失调：低于机体需要量 与喂养困难及体循环血量减少、组织缺氧有关。

3. 生长发育迟缓 与心脏结构及功能的异常情况有关。

4. 焦虑 与疾病的威胁和对手术担忧有关。

5. 有感染的危险 与肺血增多及心内血流冲击致心内膜损伤有关。

6. 潜在并发症 如心力衰竭、感染性心内膜炎、脑血栓。

【护理措施】

1. 一般护理

（1）建立合理的生活制度 安排好患儿作息时间，保证充足的睡眠、休息，根据病情安排适当的活动量。有症状患儿应限制活动，避免情绪激动和剧烈哭闹，减少心脏负担，重症患儿应卧床休息。护理操作集中进行，动作轻柔，减少疼痛。

（2）供给充足营养，合理喂养 提供高蛋白、维生素丰富、易消化的食物以及适量的蔬菜类粗纤维食品。有水肿时应根据病情采用低盐或无盐饮食，右向左分流型先天性心脏病患儿应补充充足的水分，预防血栓形成。重型患儿存在喂养困难，可少食多餐，亦可采用滴管哺养，以免导致呛咳、呼吸困难等。

（3）预防感染 与其他感染性疾病患儿分开收治，以免交叉感染，保持病室内空气新鲜，温度、湿度适宜，注意体温变化，随时增减衣服，避免受凉引起呼吸系统感染。做小手术（如拔牙、扁桃体切除术）时，应予抗生素预防感染，防止感染性心内膜炎的发生，一旦发生感染应积极治疗。

2. 对症护理

（1）心力衰竭护理 保持病室和患儿安静，避免哭闹，保持大便通畅，低盐饮食，记录出入量，遵医嘱应用强心药物及利尿剂。

（2）缺氧发作护理 法洛四联症患儿因哭闹、进食、活动排便等引起缺氧发作，一旦发生可立即置于膝胸卧位，吸氧，通知医师，并做好应用普萘洛尔、吗啡和纠正酸中毒等准备，配合抢救。

（3）高黏滞血症护理 右向左分流先天性心脏病患儿，血液黏稠度高，发热、多汗、吐泻时体液量减少，加重血液浓缩，易形成血栓，因此应注意多饮水、必要时静脉输液。

3. 病情观察 监测患儿生命体征、心率、心律、心脏杂音的变化及肝脏大小、青紫的程度。发现患儿心率增快、呼吸困难、端坐呼吸、吐泡沫样痰、水肿、肝大等心力衰竭的表现，及时报告医生。如发热时间超过1周应警惕发生感染性心内膜炎。青紫型先心病患儿出现意识改变、抽搐、肢体运动障碍等考虑脑血栓形成。

4. 心理护理

（1）鼓励父母陪伴患儿，预防分离性焦虑。

（2）理解患儿因不舒适、环境陌生及治疗性痛苦而哭闹；态度和蔼、关心爱护患儿，建立良好护患关系。

（3）尽量避免侵入性或增加疼痛的操作，用患儿能够理解的语言解释治疗和创伤性操作，鼓励患儿用合理方式表达自己的感受。

（4）对家长和年长患儿解释病情，说明相关检查、治疗的注意事项，介绍心脏外科手术的进展及同类疾病治愈的病例，使他们了解本病可以通过手术治愈或部分矫治，以解除其焦虑。

5. 健康教育

（1）向患儿家长介绍有关先天性心脏病的知识 如讲解疾病的病因、主要表现和转归，心导管检查、介入治疗或手术的意义和注意事项。

（2）预防感染　指导家长及患儿有关预防感染的方法，接触患儿前后要洗手；养成良好的卫生习惯，尽量少去人多场所，外出时戴口罩，并随天气变化及时增减衣物。居室应勤通风，保持清洁。注意体温变化，如有感冒、腹泻、牙龈炎、扁桃体炎、不明原因发热等，应及时就医。平时多加强体格锻炼，多饮水，以增强小儿抗病能力。

（3）提供营养　指导家长给予营养价值高、清淡易消化的乳类、瘦肉、鱼虾等食品，可适当食些水果、蔬菜，少食多餐，耐心喂养。病症复杂、心功能低下及有充血性心力衰竭者，应少食盐。

（4）做好出院健康指导及预防宣传　指导患儿及家长根据病情建立合理的生活制度和活动量，维持营养，合理用药，预防感染和并发症。掌握观察病情变化的知识。心功能较好者可按时预防接种。定期到医院复查，使患儿能安全达到适合手术的年龄。

四、心导管检查及介入治疗患儿的护理

（一）术前护理

1. 协助患儿完成心脏超声、心电图、胸片、交叉配血等各项检查。做好患儿心理护理，消除紧张情绪。

2. 测量并记录身高、体重、心率、血压、血氧饱和度，做好皮肤护理，术前1天清洁手术区域、备皮。

3. 作青霉素及碘过敏试验，并将结果记录到医嘱单上。如结果阳性报告医生。

4. 术前禁饮食4~6小时，建立静脉通道，按医嘱完成术前用药及静脉补液，避免发生脱水。

（二）术中护理

1. 在导管室备好除颤仪、呼吸机、吸痰器、监护仪等抢救器材、监护设备，保证其运转正常。抢救车内急救药物齐全，必要时将急救药物抽入注射器备用。

2. 密切监测生命体征，维持静脉通路畅通，遵医嘱给药。

（三）术后护理

1. 严密观察生命体征，尤其是心率、血压、血氧饱和度。

2. 术后去枕平卧，头偏向一侧，以免发生呕吐误吸。

3. 青紫型先心病患儿注意补足液量，防止血液浓缩。完全清醒后可少量饮水，无呛咳和呕吐可开始进食。

4. 卧床休息12~24小时，穿刺部位点式压迫2小时，同时观察穿刺处有无出血、肿胀、疼痛。观察肢端皮肤颜色、温度、足背动脉搏动强弱，注意有无血栓形成。

5. 密切观察先心病介入治疗可能出现的并发症如封堵

器脱落、心律失常、心包填塞等，做好紧急抢救的准备。

6. 做好出院指导。定期来院复查心电图、胸片、心脏超声等，并建议坚持长期随访。

⊕ 知识链接

心脏移植

1985年Bailey实行了第一例婴儿心脏移植，与成人相比，儿童心脏移植的存活率比成人高。心脏移植在婴幼儿多为先天性心脏病，随着年龄的增长，心肌病的比例逐渐增高，虽然儿童终末期心脏病如无有效的内外科治疗手段即可以考虑心脏移植，但重度肺动脉高压、肺阻力严重升高、不可逆的肝肾功能衰竭、伴有危及生命的疾病或有遗传病是移植的禁忌。移植术后最常见的两个急性并发症是急性排异和感染，因此需要在术后即刻开始抗排异治疗，主要药物有环孢素A、硫唑嘌呤及糖皮质激素，同时静脉应用抗生素预防感染，应用血管活性药物强心支持。心脏移植术后早期需在ICU监护治疗，住院时间和术后护理时间取决于患者的一般状况、移植心脏功能以及患者的自我护理能力。

第三节　病毒性心肌炎

⇒ 案例引导

案例　患儿，女，8岁，主因"疲乏无力伴心前区不适1天"入院。患儿7天前曾有上呼吸道感染病史。体格检查：T 37.0℃，P 140次/分，R 26次/分，BP 90/60mmHg。口周无发绀。双肺未闻及啰音。心脏听诊第一心音低钝，有期前收缩，无杂音。肝脏无肿大。心肌酶测定：血清肌酸激酶及其同工酶、肌钙蛋白升高。心电图示心动过速，室性期前收缩，多导联T波低平。

讨论：

1. 该患儿诊断是什么？

2. 列出患儿主要的护理诊断。

3. 治疗要点有哪些？

4. 主要的护理措施有哪些？

心肌炎是由感染或其他原因引起的弥漫性或局灶性心肌间质的炎性细胞浸润和邻近的心肌纤维坏死或退行性变，导致不同程度的心功能障碍的疾病。病毒性心肌炎（viral myocarditis）是指病毒侵犯心肌，出现心肌细胞的变性、

坏死和间质炎症，有时病变也可累及心包或心内膜。本病临床表现轻重不一，轻者预后大多良好，重者可发生心力衰竭、心源性休克甚至猝死。

【病因和发病机制】

1. 病因 儿童中可引起心肌炎的常见病毒有肠道病毒和呼吸道病毒，尤其是柯萨奇病毒（B组和A组）最常见，约占半数以上。其他病毒有腺病毒、埃可病毒、流感和副流感病毒、麻疹病毒及单纯疱疹病毒以及流行性腮腺炎病毒等。轮状病毒是婴幼儿秋季腹泻的病原体，也可引起心肌的损害。

2. 发病机制 病毒性心肌炎发病机制涉及病毒对被感染的心肌细胞直接损害和病毒触发人体自身免疫反应而引起心肌损害。

【病理和病理生理】

病理改变表现为心肌纤维之间和血管周围组织单核细胞、淋巴细胞和中性粒细胞浸润为主，心肌细胞可有肿胀、断裂、溶解和坏死等变化。心脏显示不同程度扩大，病变常以左心室及室间隔最重，心包受累可有浆液渗出，累及传导系统可导致心律失常。

【临床表现】

表现轻重不一，取决于年龄和感染的急性或慢性过程，预后大多良好。

在起病前数日或1~3周多有上呼吸道或肠道等前驱病毒感染史，常伴有发热、全身不适、咽痛、肌痛、腹泻和皮疹等症状。部分病人起病隐匿，有乏力、恶心呕吐、心悸、胸痛、腹痛症状，少数重症病人可发生心力衰竭并发严重心律紊乱、心源性休克，甚至猝死。

心脏大小正常或有轻度扩大，伴心动过速、心音低钝及心律失常。心衰患者出现奔马律，肺部湿啰音及肝、脾大。皮肤发花、脉搏细弱、血压下降提示心源性休克。

【辅助检查】

1. 实验室检查 ①心肌损害血生化指标：磷酸激酶（CPK）及其同工酶（CK-MB）、血清谷草转氨酶（AST）、乳酸脱氢酶（LDH）同工酶增高，在心肌炎早期诊断有提示意义；心肌肌钙蛋白（cTnI或cTnT）的变化对心肌炎诊断的特异性更强。②病毒学检测：血清病毒抗体测定对明确病毒感染有意义。心肌活检或心包穿刺液检查发现特异性病毒抗体阳性或病毒核酸探针查到病毒核酸可作为相应病毒存在的依据，并可作为确诊疾病的依据。

2. 心电图 低电压为心肌炎常见图形，心肌受累明显时可见T波降低、ST-T段的改变，可见期前收缩、室上性和室性心动过速、二度或三度房室传导阻滞等心律失常。

3. 影像学检查 超声心动图检查可显示心房、心室的扩大，心室收缩功能受损程度，探查有无心包积液以及瓣膜功能。胸部X线可发现不同程度的心脏扩大，心衰时可见肺淤血表现。

【治疗要点】

1. 休息 急性期需卧床休息，减轻心脏负荷，必要时吸氧，心律失常者予以心电监护。

2. 抗病毒治疗 对于有病毒感染证据的患儿可选用抗病毒治疗，如干扰素、利巴韦林。

3. 改善心肌能量代谢，促进受损细胞的修复 1,6-二磷酸果糖或维生素C静脉滴注，同时可选用维生素E、辅酶Q_{10}或中药黄芪等。

4. 免疫调节

（1）大剂量丙种球蛋白 剂量为2g/kg，2~3天内静脉滴注。

（2）皮质激素 有加减轻心肌炎症反应，改善心功能作用。对暴发起病，合并心源性休克、致死性心律紊乱（三度房室传导阻滞、室性心动过速）者应早期、足量应用。常选用地塞米松、甲泼尼龙等。

5. 对症治疗

（1）控制心力衰竭 强心药物常用地高辛或去乙酰毛花苷注射液，由于心肌炎时对洋地黄制剂比较敏感，应特别注意用洋地黄时饱和量应较常规剂量减少（一般用2/3量），并注意补充氯化钾，以避免洋地黄中毒。可根据病情联合应用利尿剂或血管活性药物。

（2）救治心源性休克 吸氧，应用利尿剂及血管活性药物如多巴胺、多巴酚丁胺、米力农等。静脉大剂量滴注肾上腺皮质激素或静脉推注大剂量维生素C常可取得较好效果。

（3）纠正心律失常 快速性心律失常根据病情可选择胺碘酮、普罗帕酮、利多卡因、β受体阻滞剂等，三度房室传导阻滞可应用异丙肾上腺素。

【护理评估】

1. 健康史 了解患儿近期有无呼吸道、肠道感染史，有无应用心脏毒性药物。传染病接触史。既往是否患有先天性心脏病，是否曾经做过心脏检查。了解患儿患病期间，与同龄儿相比活动耐力是否下降，有无心前区不适、胸闷、心悸、头晕，有无尿量减少及身体水肿等。

2. 身体状况 评估患儿精神、意识状态，面色、皮肤弹性，有无鼻翼扇动、三凹征等呼吸困难表现，有无眼睑、双下肢水肿。呼吸急促、心率增快、心音低钝及奔马律，肺部出现湿啰音及肝、脾大提示心力衰竭。心率、血压下降提示病情恶化。了解心肌酶、肌钙蛋白等实验室检查结果及意义。

3. 心理-社会状况 评估患儿有无因惧怕医院陌生环

境或对疾病不良预后的担心而产生烦躁、恐惧或抑郁；了解父母文化程度和家庭经济情况；评估患儿及家长对疾病的了解程度，对各项检查及治疗的配合程度，有无焦虑及抱怨情绪。

【常见护理诊断/问题】 微课1

1. 活动无耐力 与心肌受损导致心输出量下降，组织供氧不足有关。

2. 潜在并发症 心律失常、心力衰竭、心源性休克、猝死。

3. 焦虑 与疾病的威胁和对环境或治疗过程陌生，担心疾病预后有关。

【护理措施】

1. 一般护理 保证休息及充足睡眠，减轻心脏负担，减少心肌耗氧量，促进心肌功能恢复。强调急性期卧床休息，逐渐增加活动量，恢复期继续限制活动量，一般总休息时间不少于6个月。重症患儿有心力衰竭者，应延长卧床时间。给予易消化、富含维生素及蛋白质饮食，心功能不全给予低盐饮食。保持大便通畅，必要时给予开塞露通便。保持室内通风，预防交叉感染，长期卧床者避免坠积性肺炎、压疮。

2. 对症护理

（1）**胸痛、胸闷护理** 卧床休息，给予吸氧，烦躁不安者应安慰患儿及家属，保持病房环境安静，必要时使用镇静剂。

（2）**心律失常护理** 了解常见心律失常的类型，备好除颤仪及抗心律失常药物，心电图或心电监护出现室性、室上性心动过速或心动过缓等严重情况及时通知医生，配合进行急救处理。

（3）**心功能不全护理** 绝对卧床休息，详细记录出入量，每日测量体重以发现液体潴留。严格控制输液速度，以免发生心衰或加重心衰。

3. 病情观察 密切观察和记录患儿精神状态、面色、心率、心律、呼吸、体温、血压变化及出入量。有明显心律失常者应进行连续心电监护，发现期前收缩、室上性或室性心动过速、房室传导阻滞、心动过速、心动过缓时立即报告医生，采取紧急处理措施。

4. 用药护理

（1）**洋地黄类药物** 心肌炎患儿剂量应偏小，严格按时间给药，注意观察有无中毒表现如心率过慢、出现新的心律失常和恶心、呕吐等消化系统症状，并详细记录，做好交接班。

（2）**抗心律失常药物** 了解各类药物的性能、特点及副作用，有危及生命的心律失常或有明显症状、治疗效益明显大于不良反应时才需用药，同时注意心率、心律、血压改变。

（3）**血管活性药物** 使用微量输液泵准确控制滴速，以避免血压、心率过大的波动。保持液路通畅，注意避免药物外渗。

（4）**大剂量丙种球蛋白** 注意控制输注速度，初始速度不超过每分钟1ml，持续15分钟后无不良反应可逐渐加快速度。输注全程监测生命体征，观察有无过敏、发热、头痛、恶心，必要时减慢或暂停输注。

（5）**其他** 1,6-二磷酸果糖注射局部疼痛感与滴速有关，同时注意观察有无过敏反应。

5. 心理护理 安慰并鼓励患儿，以减少其焦虑和恐惧心理，避免情绪紧张、烦躁而加重病情。患儿的各项治疗、护理操作集中进行，以减少刺激。

6. 健康教育 对患儿及家长介绍本病的治疗过程和预后，使其能自觉配合治疗。强调休息对心肌炎恢复的重要性，急性期卧床休息，恢复期要逐渐恢复日常活动。带药出院的患儿，应使其了解药物的名称、剂量、用法及副作用，不可随意服药或自行增加或减少药量。嘱患儿及家属出院后定期到医院复查。

第四节 心内膜弹力纤维增生症

⇒ 案例引导

案例 患儿，男，6月龄。2天前出现发热，体温37~38.5℃，轻咳，家长以"上呼吸道感染"给予口服止咳药物治疗。1天前患儿出现哭闹不安、大汗淋漓、面色苍白、拒乳、尿少。既往体健。查体：T 38℃，P 160次/分，R 50次/分。哭闹不安，哭声无力，面色发绀，多汗。鼻翼扇动，咽部充血。心前区稍隆起，心尖搏动弥散，未触及震颤。心界向左侧扩大，心率160次/分，节律规整，心音稍钝，未闻及杂音。左肺底部可闻及少量中细湿啰音。腹膨隆，肝脏下缘于右锁骨中线肋下4cm，剑突下7cm可触及，质软，边缘稍钝，脾脏未触及。肢端凉，指趾端轻度发绀。急诊予以镇静、吸氧处理。胸部X线检查可见心影普遍增大，左心室增大明显，肺纹理增重、模糊。超声心动图报告左心室扩大，心内膜厚2.5mm，回声增强，左室射血分数27%。

讨论：

1. 该患儿最可能的临床诊断是什么？

2. 护理评估重点关注哪些内容？

3. 患儿有哪些护理诊断？

心内膜弹力纤维增生症（endocardial fibroelastosis, EFE）主要特点为心内膜弹力纤维及胶原纤维增生、心内膜弥散性增厚，病变以左心室为主。临床表现为心脏扩大、心室收缩和舒张功能下降，多数于1岁以内发病，是婴儿发生充血性心力衰竭致死的重要原因之一。

【病因和发病机制】

病因尚未完全明确，可能的病因有胎儿期或生后病毒感染引起心肌炎症发展而来，宫内缺氧导致或心内膜供血不足，遗传或免疫因素等。部分心内膜弹力纤维增生症可继发于左心梗阻型先天性心脏病，如严重主动脉缩窄、左心发育不良综合征、主动脉瓣闭锁或狭窄。

【病理和病理生理】

典型病理改变为心内膜增厚，呈乳白色或灰白色，以左心室为主。镜下可见心内膜弹性纤维和胶原纤维异常的增生，伴有心肌细胞肥大、不同程度退行性变，偶有附壁血栓。心内膜弹力纤维增生症患儿心室肌的舒张功能及收缩功能均受限，心室收缩时血液不能完全排空，残留血液逐渐增加，导致心室扩张、心力衰竭。

【临床表现】

主要表现为充血性心力衰竭，按症状的轻重缓急，可分为三型。

1. 暴发型　起病急骤，突然出现呼吸困难、口唇发绀、面色苍白、烦躁不安、心动过速、心音减低，可听到奔马律，肺部常听到干湿啰音，肝脏增大，少数出现心源性休克，甚至于数小时内猝死。此型多见于6个月内的婴儿。

2. 急性型　此类型最常见，起病亦较快，但心力衰竭发展不如暴发型急剧。常并发支气管炎或肺炎，肺部出现细湿啰音。部分患者因心腔内附壁血栓的脱落而发生脑栓塞。此型发病年龄同暴发型，如不及时治疗，多数死于心力衰竭。

3. 慢性型　症状同急性型，但进展缓慢。年龄多6个月以上，患儿生长发育多较落后。经适当治疗可获得缓解，存活至成年期，但仍可因反复发生心力衰竭而死亡。

【辅助检查】

1. X线检查　左心室增大明显，或心影呈球形扩大，透视下左心缘搏动减弱。肺纹理增多、增粗。

2. 心脏超声检查　诊断和评估病情最重要检查。可见左心室、左心房内径扩大，左心室内膜增厚、回声增强，室壁运动幅度普遍减低，射血分数减低。

3. 心电图表现　多以左心室增大为主，部分患儿仅有ST-T改变。病程长者可有肺动脉高压和双室肥厚。

4. 心脏MRI　可明确EFE的程度，灌注和心肌延迟增强MRI对心内膜弹力纤维增生症诊断较超声更有价值。心内膜表面在灌注序列为低信号，在心肌延迟增强序列为高信号。

5. 心导管检查和心血管造影　左室舒张末压增高。左室造影可见左心腔增大、左室收缩运动障碍、造影剂清除减慢。

6. 心内膜心肌活检　仅用于诊断不明者。

【治疗要点】

1. 内科治疗　主要目的为控制心力衰竭，防止病情进一步发展。

（1）地高辛　主张长期应用。以洋地黄化量的1/4~1/5，分2次服用，心力衰竭控制2周后减半量分2次使用。一般需用药至症状消失后数年。定期观察，每2~4周调整1次剂量，长期使用应避免中毒。

（2）泼尼松　在地高辛治疗的同时加用泼尼松可减轻心内膜、心肌的炎症反应。

（3）血管紧张素转换酶抑制剂（ACEI）及利尿剂　ACEI须从小剂量开始，逐渐增加，维持到心功能恢复。

2. 外科治疗　对药物难以控制、因瓣膜返流造成的心力衰竭应及时行瓣膜置换手术。终末期应行心脏移植。

3. 支持治疗　急性加重常由呼吸道感染促发，应适当行抗感染治疗，注意纠正贫血。

【护理评估】

1. 健康史　了解母亲妊娠史，尤其妊娠期有无感染史、胎儿宫内缺氧；母亲是否患有代谢性疾病，家族中是否有先天性心脏病患儿、猝死患儿。了解患儿发育的情况，体重的增加情况，与同龄儿相比活动耐力是否下降，有无喂养困难、声音嘶哑、苍白多汗、阵发性呼吸困难、有无尿量减少及身体水肿等。

2. 身体状况　急性型常合并肺炎、发热，注意患儿有无气促、咳嗽、喘息、喂养困难、多汗。暴发型表现为突然出现呼吸困难、呕吐、拒食、口周发绀、面色苍白、烦躁不安、心动过速，四肢湿冷、脉搏细数。慢性型生长发育可受影响。了解胸部X线、心脏超声等检查结果及临床意义。

3. 心理-社会状况　了解父母文化程度和家庭经济情况，评估患儿及家长对疾病的了解程度，对各项检查及治疗的配合程度，有无因疾病不良预后而产生焦虑、恐惧或抑郁。

【常见护理诊断/问题】

1. 心输出量减少　与心肌收缩力下降有关。

2. 气体交换受损　与肺淤血、肺部感染有关。

3. 活动无耐力　与体循环缺血以及低氧血症有关。

4. 潜在并发症　心力衰竭、药物不良反应、肺部感染。

【护理措施】

1. 一般护理　有症状患儿应限制活动，避免情绪激动和剧烈哭闹，减少心脏负担，重型患儿应卧床休息。护理操作集中进行，动作轻柔，减少疼痛。提供高蛋白、维生素丰富、易消化的食物以及适量的蔬菜类粗纤维食品，有水肿时应根据病情采用低盐饮食。住院患儿保持病室内空气新鲜，温度、湿度适宜，避免交叉感染。

2. 对症护理

（1）呼吸困难、发绀患儿给予吸氧，烦躁不安者应积极安慰，保持病房环境安静，必要时使用镇静剂。

（2）心力衰竭患儿，绝对卧床休息，详细记录出入量，每日测量体重以发现液体潴留。遵医嘱应用强心剂、利尿剂等药物，严格控制输液速度，以免发生心衰或加重心衰。

3. 病情观察 密切观察和记录患儿精神状态、面色、心率、心律、呼吸、体温、血压变化及出入量，出现烦躁、面色灰白、四肢湿冷、脉细弱等表现立即报告医生，采取紧急处理措施。

4. 用药护理

（1）使用洋地黄注意事项 用药前应了解患儿在 2～3 周内的洋地黄使用情况，以防药物过量引起中毒。注意应用洋地黄类药物时应避免用钙剂，低血钾可促使洋地黄中毒。小儿洋地黄中毒最常见的表现为心律失常，如房室传导阻滞、室性期前收缩和阵发性心动过速，其次为恶心、呕吐、嗜睡等。

（2）使用激素注意事项 激素使用时间不宜过长。长期使用糖皮质激素可出现副作用，如库欣综合征、肌肉萎缩无力、伤口愈合不良、蛋白质营养不良、高血糖、尿糖、水钠潴留、高血压、尿中失钾、高尿钙和骨质疏松，易发生感染或诱发结核灶的活动等。

5. 健康教育 向家长介绍本病的治疗过程和预后，努力解除家长的焦虑。强调坚持长期规律的强心治疗是影响预后的主要因素，使家长能自觉配合治疗，了解药物的名称、剂量、用法及副作用，不可随意服药或自行增加或减少药量，患儿定期到医院复查。注意气候变化，防止受凉、感冒，疾病流行期间，尽量避免去公共场所。

第五节　心律失常

⇒ 案例引导

案例 患儿，男，9 月龄。以"发现心率增快 5 小时"为主诉就诊，患儿 5 小时前无诱因出现烦躁哭闹，伴有呕吐 2 次，在社区门诊检查发现心率明显增快，转到儿童专科医院就诊，既往体健。查体：T 36.6℃，R 45 次/分，BP 85/46mmHg，神志清楚，精神差，面色苍白，阵阵哭闹。前囟平坦。未见鼻翼扇动。口周无发绀。双肺未闻及干湿啰音。心率 >200 次/分，节律规整，心音有力，未闻及杂音。腹软，肝脏右肋下 1.5cm 可触及边缘。四肢肌力、肌张力正常。急查心电图：心率 240 次/分，窄 QRS 波，节律规整。

讨论：

1. 该患儿最可能的临床诊断是什么？

2. 护理评估重点关注哪些内容？

3. 患儿有哪些护理诊断？

儿童时期如果心脏的心肌细胞兴奋性、传导性和自律性等电生理发生改变，都可导致心律失常（cardiac arrhythmia）。儿科的心律失常可以是先天性的，也可以是获得性的。心律失常的主要危险是由此产生的严重心动过缓或心动过速可导致心搏出量的降低，并可能引起晕厥或猝死。

一、期前收缩

期前收缩（premature beat）是由心脏异位兴奋灶发放的冲动所引起，为小儿时期最常见的心律失常。根据异位起搏点部位分为房性、交界性及室性期前收缩，其中以室性期前收缩为多见。

【病因】

常见于无器质性心脏病的小儿。可由疲劳、精神紧张、自主神经功能不稳定等所引起，但也可发生于心肌炎、先天性心脏病或风湿性心脏病。另外，药物及缺氧、酸碱平衡失常、低血钾、心导管检查、心脏手术等均可引起期前收缩。健康学龄儿童中 1%～2% 有期前收缩。

【临床表现】

多数患儿无明显症状。个别年长儿可述心悸、胸闷、不适。同一患儿在不同时间期前收缩次数亦可有较大出入。某些患儿于运动后心率增快时期前收缩减少，但也有反而增多者。后者提示可能同时有器质性心脏病存在的可能。为了明确诊断，了解期前收缩的性质，必须作心电图检查。

【辅助检查】

1. 房性期前收缩的心电图特征 ①P′波提前，可与前一心动的 T 波重叠。②P′-R 间期在正常范围。③期前收缩后代偿间隙不完全；④如伴有变形的 QRS 波则为心室内差异传导所致（图 10-9）。

2. 交界性期前收缩的心电图特征 ①QRS 波提前，形态、时限与正常窦性基本相同。②期前收缩所产生的 QRS 波前或后有逆行 P′波，P′-R<0.10s，有时 P′波可与 QRS 波重叠，而辨认不清。③代偿间歇往往不完全（图 10-10）。

3. 室性期前收缩的心电图特征 ①QRS 波提前，其前无异位 P 波。②QRS 波宽大、畸形，T 波与主波方向相反。③期前收缩后多伴有完全代偿间歇（图 10-11）。

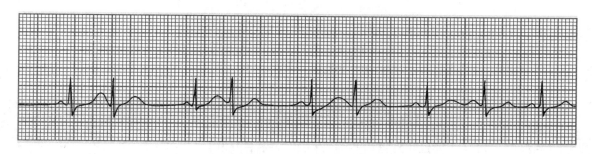

图 10 - 9　房性期前收缩

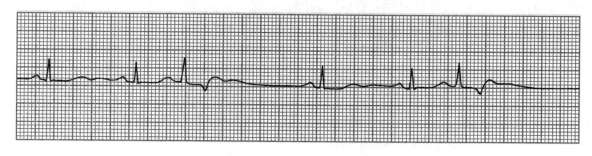

图 10 - 10　交界性期前收缩

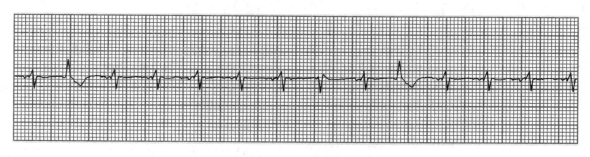

图 10 - 11　室性期前收缩

【治疗要点】

应针对基本病因治疗原发病。一般认为，若期前收缩次数不多，无自觉症状，无需用药治疗。对在器质性心脏病基础上出现的期前收缩或有自觉症状、心电图上呈多源性者，则应予以抗心律紊乱药物治疗。心功能正常者可服用普罗帕酮或普萘洛尔等β受体阻滞剂。扩张型或肥厚型心肌病引起室性期前收缩可应用酒石酸美托洛尔、胺碘酮等控制心律失常。

二、阵发性室上性心动过速　微课2

阵发性室上性心动过速（paroxysmal superventricular tachycardia）是小儿最常见的异位快速心律失常。阵发室上性心动过速是指异位激动在希氏束以上的心动过速。主要由折返机制造成，少数为自律性增高或平行心律。本病可发生于任何年龄，容易反复发作。

【病因】

可发生于先天性心脏病、预激综合征、心肌炎、心内膜弹力纤维增生症等疾病基础上。但多数患儿无器质性心脏疾患。感染为常见诱因，但也可因疲劳、精神紧张、过度换气、心脏手术时和手术后、心导管检查等诱发。

【临床表现】

阵发性发作，突然发作及突然停止。婴儿常突然烦躁不安，面色青灰，皮肤湿冷，呼吸增快，拒乳、呕吐。年长儿可自诉心悸、心前区不适、头晕等。发作时心率突然增快在160～300次/分之间，一次发作可持续数秒钟至数日。发作停止时心率突然减慢，恢复正常。听诊时第一心音强度完全一致，发作时心率较固定而规则等为本病的特征。发作持续超过24小时者，易引发心力衰竭。

【辅助检查】

1. X 线检查　多正常。透视下见心脏搏动减弱。

2. 心电图检查　P 波形态异常，往往较正常时小，常与前一心动的 T 波重叠，以致无法辨认。QRS 波形态同窦性（图 10 – 12）。发作持续时间较久者，可有暂时性 ST 段及 T 波改变。部分患儿在发作间歇期可有预激综合征表现。有时需与窦性心动过速及室性心动过速相鉴别。

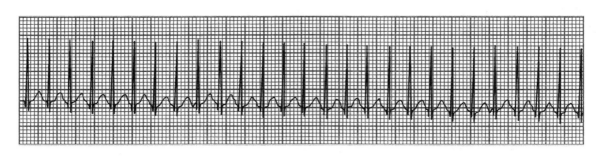

图 10 – 12　阵发性室上性心动过速

【治疗要点】

1. 兴奋迷走神经终止发作　对无器质性心脏病，无明显心衰者可先用此方法。以压舌板或手指刺激患儿咽部使之产生恶心、呕吐；使患儿深吸气后屏气。如无效时可试用压迫颈动脉窦法、潜水反射法。

2. 药物治疗

（1）洋地黄类药物　适用于病情较重，发作持续 24 小时以上，有心力衰竭表现者。室性心动过速或洋地黄中毒引起的室上性心动过速禁用此药。低血钾、心肌炎、阵发性室上性心动过速伴房室传导阻滞或肾功能减退者慎用。

（2）普罗帕酮　为较强的钠通道阻滞剂，可有效终止室上性心动过速，具有良好的效果，而且副作用较少见。

（3）三磷酸腺苷（ATP）　快速静脉注射有强烈兴奋迷走神经作用，减慢房室传导，抑制窦房结、心房、浦肯野纤维的自律性。ATP 半衰期短、使用安全、简单、见效快。

（4）其他　如 β 受体阻滞剂、择性钙离子拮抗剂等。

3. 电学治疗　并发心力衰竭、心源性休克，考虑用同步直流电击复律。有条件者，可使用经食管心房调搏或经静脉右心房内调搏终止室上性心动过速。

4. 射频消融术　药物治疗无效或室上速发作频繁可考虑使用此方法。

三、室性心动过速

室性心动过速（ventricular tachycardia）是指起源于希氏束分叉处以下的 3 ～ 5 个宽大畸形 QRS 波组成的心动过速。

【病因】

可由心脏手术、心导管检查、严重心肌炎、先天性心脏病、感染、缺氧、电解质紊乱等原因引起。但不少病例其病因不易确定。

【临床表现】

与阵发性室上性心动过速相似，但症状比较严重。小儿烦躁不安、苍白、呼吸急促。年长儿可主诉心悸、心前区疼痛，严重病例可有晕厥、休克、充血性心力衰竭等。体格检查发现心率增快，常在 150 次/分以上，节律整齐，心音可有强弱不等现象。

【辅助检查】

心电图特征有：①心室率常在 150 ～ 250 次/分之间，QRS 波宽大畸形，时限增宽。②T 波方向与 QRS 波主波相反。P 波与 QRS 波之间无固定关系。③Q – T 间期多正常，可伴有 Q – T 间期延长，多见于多形性室速（图 10 – 13）。④心房率较心室率缓慢，有时可见到室性融合波或心室夺获。

心电图是诊断室性心动过速的重要手段，但有时与室上性心动过速伴心室差异传导的鉴别比较困难，必须综合临床病史、体格检查、心电图特点、对治疗措施的反应等仔细加以区别。

【治疗要点】

室性心动过速是一种严重的快速心律失常，可发展成心室颤动，致心脏性猝死。所以必须及时诊断，予以适当处理。药物可选用利多卡因 0.5 ～ 1.0mg/kg 静脉滴注或缓慢推注。必要时可每隔 10 ～ 30 分钟重复，总量不超过 5mg/kg。伴有血压下降或心力衰竭者首选同步直流电击复律（1 ～ 2 J/kg），转复后再用利多卡因维持。

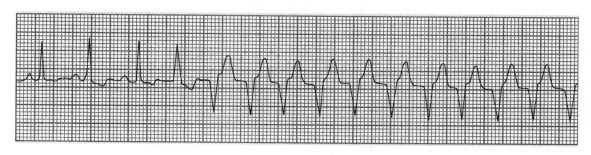

图 10-13 室性心动过速

四、房室传导阻滞

房室传导阻滞是指由于房室传导系统某部位的不应期异常延长，激动心房向心室传播过程中传导延缓或部分甚至全部不能下传的现象，临床上将房室传导阻滞分为三度。

1. 一度房室传导阻滞 房室传导时间延长，心电图表现为 P-R 间期超过正常范围，但每个心房激动都能下传到心室（图 10-14）。

2. 二度房室传导阻滞 二度房室传导阻滞时窦房结的冲动不能全部传达心室因而造成不同程度的漏搏。通常又可分为两型。

（1）莫氏 I 型 又称为文氏现象。特点是 P-R 间期逐步延长，最终 P 波后不出现 QRS 波，在 P-R 间期延长的同时，R-R 间期往往逐步缩短，且脱漏的前后两个 R 波的距离小于最短的 R-R 间期的两倍（图 10-15）。

（2）莫氏 II 型 此型特点为 P-R 间期固定不变，心房搏动部分不能下传到心室，发生间歇性心室脱漏。常伴有 QRS 波的增宽（图 10-16）。

3. 三度房室传导阻滞 房室传导组织有效不应期极度延长，使 P 波全部落在了有效不应期内，完全不能下传到心室，心房与心室各自独立活动，彼此无关。心室率较心房率慢（图 10-17）。

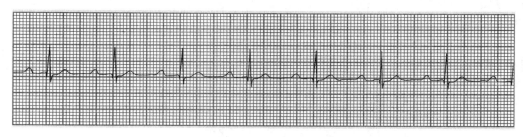

图 10-14 一度房室传导阻滞

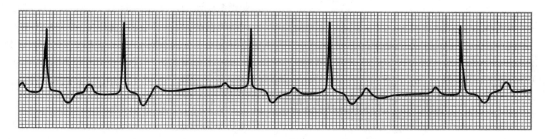

图 10-15 二度房室传导阻滞（莫氏 I 型）

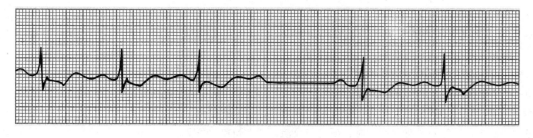

图 10-16 二度房室传导阻滞（莫氏 II 型）

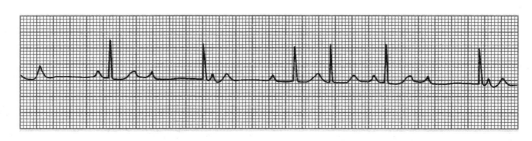

图 10 - 17　三度房室传导阻滞

【病因】

病因可分为先天性与获得性两种。前者中部分患儿合并先天性心脏病或心内膜弹力纤维增生症等。后者多见于感染性心肌炎、心脏手术或药物，新生儿低血钙与酸中毒也可引起暂时性三度房室传导阻滞。

【临床表现】

一度房室传导阻滞一般无症状。二度房室传导阻滞当心室率过缓时可引起胸闷、心悸。三度房室传导阻滞症状取决于心室率快慢及伴随症状，重者因心搏出量减少而自觉乏力、眩晕、活动时气短，甚至出现阿 - 斯综合征发作，心力衰竭或死亡。

【治疗要点】

1. 一度房室传导阻滞应着重病因治疗，一般不需特殊治疗。

2. 二度或三度房室传导阻滞有心功能不全症状或阿 - 斯综合征表现者需积极治疗。重症者应用阿托品皮下或静脉注射，或异丙肾上腺素持续静脉滴注。

安装起搏器的指征为：反复发生阿 - 斯综合征，药物治疗无效或伴心力衰竭者。一般先安装临时起搏器，经临床治疗可望恢复正常，若观察 4 周左右仍未恢复者，考虑安置永久起搏器。

五、心律失常患儿的护理

【护理评估】

1. 健康史　了解母亲妊娠史，家族中是否有各类心脏疾病患儿、猝死患儿，了解患儿生长发育情况；了解心律失常类型、发作频率，是否伴有心悸、胸痛、胸闷或晕厥等症状。了解有无感染、药物中毒、电解质紊乱、代谢性疾病、内分泌疾病等病因或诱发因素。

2. 身体状况　患儿是否存在发育落后，精神是否紧张、焦虑，生命体征情况，尤其心率是否过快或过缓，有无烦躁、嗜睡、面色苍白、脉搏细弱等情况。了解胸部 X 线、心脏超声、心电图等检查结果及临床意义。

3. 心理 - 社会状况　了解父母文化程度和家庭经济情况，评估患儿及家长对疾病的了解程度，对各项检查及治疗的配合程度，有无因疾病不良预后而产生焦虑、恐惧或抑郁。

【常见护理诊断/问题】

1. 活动无耐力　与心排血量减少有关。

2. 潜在并发症　心力衰竭、药物不良反应、猝死。

3. 焦虑　与心律失常反复发作、治疗效果不佳有关。

【护理措施】

1. 一般护理　生活环境舒适、安静，住院患儿保持病室内空气新鲜，温度、湿度适宜，避免交叉感染。有症状患儿应限制活动，避免情绪激动和剧烈哭闹，减少心脏负担。护理操作集中进行，动作轻柔，减少疼痛刺激。

2. 对症护理

（1）胸闷或心悸　患儿给予吸氧，烦躁不安者应积极安慰，必要时使用镇静剂。应用抗心律失常药物。

（2）阿 - 斯综合征（Adams - Stokes 综合征）　即心源性脑缺血综合征，指突然发作的严重的缓慢性或快速性心律失常，使心排出量在短时间内锐减，产生严重脑缺血、神志丧失和晕厥等症状。患儿一旦出现阿 - 斯综合征，应立即予以标准心肺复苏流程抢救，根据心电图决定下一步治疗策略。

（3）心脏电复律患儿护理　药物及其他方法治疗无效或有严重血流动力学障碍的阵发性室上性心动过速、室性心动过速等情况需行同步直流电复律，室颤者予以非同步直流电除颤。复律术前准备好除颤仪、监护仪、抢救药物，患儿禁食、排空膀胱，操作前予以咪达唑仑或地西泮缓慢静注镇静，根据病情决定是否需多次复律，术后卧床休息、持续心电监护、暂禁食、遵医嘱继续应用药物维持窦性心律及循环稳定。

3. 病情观察　密切观察和记录患儿精神状态、面色、心率、心律、呼吸、体温、血压变化及出入量。必要时予以心电监护，心电图显示严重的快速或缓慢型心律失常，患儿出现烦躁、面色灰白、四肢湿冷、脉细弱等循环不稳定表现立即报告医生，采取紧急处理措施。

4. 用药护理　遵医嘱给予抗心律失常药物，注意给药途径、剂量、给药速度，做心电图监测，注意心率、心律、QRS 波变化。注意观察疗效和不良反应，例如普罗帕酮有胃肠和神经反应；胺碘酮可致肺纤维化、转氨酶升高、胃肠道反应；利多卡因有中枢和心血管反应。

5. 健康教育　向家长介绍心律失常的病因、防治和预后有关知识，解除家长与患儿的焦虑，使家长能自觉配合治疗。了解各种抗心律失常药物的名称、用法及副作用，不可随意更换药物或自行增减药量，生活规律、态度乐观，患儿定期到医院复查。注意气候变化，防止受凉、感冒。

（孙　鹏）

目标检测

答案解析

一、选择题

A1 型题

1. 以下先天性心脏病属于青紫型的是（　　）

  A. 室间隔缺损　　　　　　B. 房间隔缺损

  C. 动脉导管未闭　　　　　D. 肺动脉狭窄

  E. 法洛四联症

2. 先天性心脏病患儿左上肢及下半身紫绀，首先考虑为（　　）

  A. 房间隔缺损　　　　　　B. 室间隔缺损

  C. 动脉导管未闭　　　　　D. 法洛四联症

  E. 大动脉转位

3. 以下是导致小儿病毒性心肌炎最常见的病因的是（　　）

  A. 轮状病毒　　　　　　　B. 柯萨奇病毒

  C. 麻疹病毒　　　　　　　D. 腺病毒

  E. 腮腺炎病毒

4. 心内膜弹力纤维增生症最重要的检查是（　　）

  A. 心电图　　　　　　　　B. 胸部 X 线

  C. 心脏超声　　　　　　　D. 心脏造影检查

  E. 心内膜活检

5. 左向右分流先心病最常见并发症是（　　）

  A. 脑血栓形成　　　　　　B. 支气管肺炎

  C. 脑脓肿　　　　　　　　D. 生长发育落后

  E. 感染性心内膜炎

6. 患儿，男，10 个月。误服过量的地高辛，该患儿有可能首先出现的非心血管系统中毒症状是（　　）

  A. 发热　　　　　　　　　B. 头晕

  C. 呕吐　　　　　　　　　D. 视觉异常

  E. 荨麻疹

7. 以下心律失常中，听诊心律绝对规整的是（　　）

  A. 室性期前收缩

  B. 阵发性室上性心动过速

  C. 室性心动过速

  D. 二度房室传导阻滞

  E. 三度房室传导阻滞

A2 型题

8. 患儿，男，1 岁。因呕吐、腹泻 1 天，发现心率增快 6 小时就诊。查体：神志清楚，精神萎靡，面色苍白，心率 180 次/分，节律规整，肺内未闻及湿啰音，四肢发凉。心电监护显示：形态规则、节律规整，窄 QRS 波，未见 P 波。该患儿首选的治疗措施是（　　）

  A. 刺激咽部兴奋迷走神经

  B. 静脉应用洋地黄制剂

  C. 静脉注射普罗帕酮

  D. 静脉推注三磷酸腺苷（ATP）

  E. 静脉注射利多卡因

X 型题

9. 病毒性心肌炎的护理诊断有（　　）

  A. 活动无耐力　　　　　　B. 舒适的改变

  C. 潜在并发症　　　　　　D. 体温过高

  E. 焦虑

10. 组成法洛四联症的 4 种畸形是（　　）

  A. 房间隔缺损　　　　　　B. 室间隔缺损

  C. 主动脉骑跨　　　　　　D. 右心室肥厚

  E. 右室流出道梗阻

二、思考题

1. 法洛四联症典型临床表现有哪些？如患儿在剧烈哭闹后出现呼吸困难、烦躁、青紫加重，应给予何种紧急处理？

2. 简述治疗病毒性心肌炎的临床表现、护理诊断及护理措施。

3. 简述阵发性室上性心动过速的临床表现、心电图特征及处理措施。

书网融合……

本章小结

微课1

微课2

题库

第十一章　血液系统疾病患儿的护理

PPT

📖 学习目标

知识要求：

1. 掌握　儿童贫血的定义、分度及临床表现；营养性缺铁性贫血的病因、临床表现及护理措施。

2. 熟悉　营养性缺铁性贫血的治疗原则；营养性巨幼细胞贫血、免疫性血小板减少症、血友病、急性白血病的临床表现、治疗原则及护理措施。

3. 了解　儿童造血的特点及血液特点、营养性缺铁性贫血的辅助检查方法；营养性巨幼细胞贫血、免疫性血小板减少症、血友病、急性白血病的病因、辅助检查方法。

技能要求：

1. 熟练掌握血液系统疾病患儿临床表现识别技能。

2. 具备运用血液系统疾病基础知识的能力。

素质目标：

1. 具有尊重和保护患儿权利的素质。

2. 具有同理心及为患儿、其家庭提供人文照护的能力。

血液由血浆和有形成分（各种血细胞例如红细胞、白细胞和血小板）组成。造血器官和组织包括骨髓、胸腺、脾脏、淋巴结、淋巴组织及单核–吞噬细胞系统。血液系统疾病指原发于造血系统的疾病、影响造血系统而伴发血液异常改变的疾病，包括红细胞疾病、白细胞疾病、出血性疾病及造血系统肿瘤性疾病。

第一节　儿童造血和血液特点

一、造血特点

小儿造血以新生儿出生的时间为标志分为胚胎期造血和生后造血两个阶段。

（一）胚胎期造血

胚胎期造血（fetal hematopoiesis）是一个有序转换并相互重叠的过程，可分为中胚叶造血、肝脾造血和骨髓造血三个时期。

1. 中胚叶造血期（mesoblastic hematopoiesis）
开始于卵黄囊，大约自胚胎第 3 周开始，在卵黄囊壁上的中胚层间质细胞分化聚集成血细胞团，即血岛。第 6～8 周后，血岛开始退化，至第 12～15 周消失。

2. 肝脾造血期（hepatic hematopoiesis）　肝脏造血从胚胎第 6～8 周开始，6 个月后逐渐减退，约出生时停止，肝脏是胎儿中期主要的造血场所。脾脏从胚胎第 8 周左右参与造血，至胎儿第 5 个月后，脾脏造红细胞和粒细胞的功能减退至消失，但造淋巴细胞的功能可维持终生。淋巴结自胚胎第 11 周开始造淋巴细胞，并最终成为终生造淋巴细胞和浆细胞的器官。

3. 骨髓造血期（medullary hematopoiesis）
骨髓在胚胎第 16 周开始造血，并迅速成为主要的造血器官，直至出生 2～5 周后成为唯一的造血场所。

（二）生后造血

生后造血（postnatal hematopoiesis）主要为骨髓造血，生成各种血细胞。

1. 骨髓造血　婴幼儿期骨髓均为红骨髓，全部参与造血，以满足生长发育的需求。5～7 岁开始，长骨中的红骨髓逐渐被脂肪组织（黄骨髓）所代替，至 18 岁时红骨髓仅分布于颅骨、脊柱、锁骨、胸骨、肋骨、肩胛骨、骨盆及长骨近端。但黄骨髓仍有潜在造血的功能，当机体需要时，黄骨髓可转变为红骨髓恢复造血。

2. 髓外造血（extramedullary hematopoiesis）　正常情况下，髓外造血很少，当严重感染或发生溶血性贫血等需要增加造血的情况时，肝、脾、淋巴结恢复到胎儿时期的造血状态，表现为肝、脾、淋巴结肿大，外周血可见有核红细胞和（或）幼稚中性粒细胞。这是小儿造血器官的一种特殊反应，即髓外造血，感染和贫血等纠正后即恢复正常。

二、血液特点

（一）红细胞计数和血红蛋白含量

胎儿处于相对缺氧的宫内环境，红细胞（RBC）和血红蛋白（Hb）的量均较高，初生新生儿RBC计数为（5.0~7.0）×10^{12}/L，Hb的量为150~220g/L。出生后随着自主呼吸的建立，血氧含量逐渐增加、红细胞生成素（erythropoietin，EPO）减少、骨髓造血功能暂时性下降、红细胞破坏增多（生理性溶血）、婴儿期生长发育迅速、循环血容量增加等因素，使生后2~3个月RBC计数和Hb含量降至低谷，出现轻度贫血，称为"生理性贫血"（physiological anemia），RBC计数约为3.0×10^{12}/L，Hb为100g/L左右。3个月后，RBC计数和Hb量逐渐上升，至12岁左右达到成人水平。

（二）白细胞计数与分类

出生时白细胞（WBC）总数为（15~20）×10^9/L，生后6~12小时由于不显性脱水等原因，可达（21~28）×10^9/L，此后逐渐降低，婴儿期维持在10×10^9/L左右，8岁后接近成人水平。婴儿时期WBC计数可因哭闹、进食、肌肉紧张、疼痛、缺氧等影响而波动。WBC包括中性粒细胞、淋巴细胞、单核细胞、嗜酸性粒细胞、嗜碱性粒细胞五种，出生时以中性粒细胞为主，占60%~65%，淋巴细胞约占35%；生后4~6天两者比例相等，发生第一次交叉。此后淋巴细胞比例逐渐上升，约占60%，中性粒细胞约占35%；生后4~6岁发生第二次交叉，之后再次以中性粒细胞为主，逐渐接近成人水平。这是儿童期外周血WBC分类计数的一个显著特点，称为"两个交叉"。

（三）血小板计数

儿童期血小板水平与成人相似，为（150~250）×10^9/L。

（四）血红蛋白种类

构成Hb分子的多肽链共有6种，在胚胎、胎儿、儿童和成人的红细胞内，正常情况下由6种珠蛋白链组成6种不同的Hb分子。胚胎型Hb在胚胎第12周消失，胎儿型Hb（HbF）生后进行性降低，迅速被成人Hb（HbA）所代替。4月龄时HbF<20%，1岁时HbF<5%，2岁时HbF<2%。

（五）血容量

小儿血容量相对成人多，新生儿血容量约占体重10%，平均300ml。儿童占8%~10%，成人占6%~8%。

第二节　儿童贫血

一、概述

贫血（anemia）是指外周血单位容积内红细胞计数或血红蛋白量低于正常水平。临床上常采用Hb作为判断有无贫血的指标，按WHO标准Hb 6个月至6岁<110g/L，6~14岁<120g/L为贫血，海拔每升高1000米，Hb上升4%。国内小儿贫血的诊断标准为：Hb新生儿<145g/L，1~4个月<90g/L，4~6个月<100g/L为贫血。

（一）贫血的程度

贫血可分为轻、中、重、极重度（表11-1）。

表11-1　贫血的分度

Hb（g/L）		轻度	中度	重度	极重度
	新生儿	120~145	90~120	60~90	<60
	儿童	90~120	60~90	30~60	<30

（二）贫血的分类

一般采用病因学和形态学分类。

1. 病因学分类　造成贫血的主要原因是红细胞的生成与破坏两者失去平衡，可分为三类。

（1）RBC及Hb生成减少性贫血　①造血物质缺乏：如铁缺乏导致的缺铁性贫血，维生素B_{12}、叶酸缺乏导致的营养性巨幼细胞贫血等；②骨髓造血功能障碍：如再生障碍性贫血、单纯红细胞再生障碍性贫血；③其他：如慢性感染、肾脏疾病、恶性肿瘤、铅中毒等。

（2）溶血性贫血　①内在因素：如地中海贫血、G-6-PD缺乏、遗传性球形红细胞增多症等；②外在因素：如自身免疫性溶血性贫血、新生儿溶血症、感染、烧伤、铅中毒等。

（3）失血性贫血　包括急性和慢性失血性贫血。

2. 形态学分类　根据红细胞平均容积（MCV）、红细胞平均血红蛋白（MCH）、红细胞平均血红蛋白浓度（MCHC）的测定结果分为4类（表11-2）。

表11-2　贫血的细胞形态分类

	MCV（fl）	MCH（pg）	MCHC（%）
正常值	80~94	28~32	32~38
大细胞性	>94	>32	32~38
正细胞正色素性	80~94	28~32	32~38
单纯小细胞性	<80	<28	32~38
小细胞低色素性	<80	<28	<32

形态学分类有助于推断病因（表 11-3）。

表 11-3 形态学分类与病因分析

形态学分类	常见病因
正细胞性贫血	再生障碍性贫血、单纯红细胞再生障碍性贫血、白血病、恶性肿瘤、骨髓纤维化、溶血性贫血等
大细胞性贫血	维生素 B_{12} 缺乏、叶酸缺乏、骨髓增生异常综合征、维生素 B_1 缺乏、肝疾病、乳清酸尿症、网织红细胞增多症等
小细胞低色素性贫血	缺铁性贫血、地中海贫血、铅中毒、铁粒幼红细胞性贫血、铜缺乏性贫血、肺含铁血黄素沉着症、转铁蛋白缺乏症等

（三）贫血的临床表现

贫血的临床表现与导致贫血的病因、贫血发生的速度、血液总量的变化、贫血的程度、年龄等因素有关。如急性失血时，血液浓度改变虽小，但血液总量改变严重，可引起严重的循环衰竭甚至休克；慢性失血时，组织逐渐适应，早期机体代偿功能好，虽至重度贫血，但症状仍可不太明显。贫血的临床表现是由于组织缺氧造成的，全身各个系统都可能受到不同程度的影响。贫血不是一个疾病，而是一种综合征。

1. 一般表现 Hb 低于 80g/L 时，可见皮肤黏膜苍白，以皮肤、口腔黏膜、眼结膜、甲床等处较明显，其苍白程度一般与贫血程度呈正比，但小儿自主神经功能不稳定，面颊的苍白程度不一定能准确反映有无贫血，观察唇黏膜、眼结膜和甲床的颜色更为可靠。慢性溶血、巨幼细胞贫血患儿皮肤可呈苍黄色或蜡黄色。当患儿伴有黄疸、青紫或其他皮肤色素沉着时可掩盖贫血的表现。患儿常表现为疲乏、无力，病程长者可出现生长发育迟缓、营养低下、毛发干枯等。

2. 造血器官反应 发生髓外造血时，肝、脾、淋巴结可呈不同程度的增大，外周血中可见有核红细胞和（或）幼稚中性粒细胞。肝脾轻度肿大，多提示髓外造血；肝脾明显肿大，且以脾大为主，多提示遗传性溶血性贫血；贫血伴明显淋巴结肿大者，多提示造血系统恶性病变。

3. 各系统症状

（1）循环与呼吸系统　贫血时由于组织缺氧，可出现一系列代偿，呼吸与心率增快，动脉压增高，有时可见毛细血管搏动。重度贫血时代偿功能失调，可出现心脏扩大、心前区收缩期杂音，甚至出现充血性心力衰竭。

（2）神经系统　由于脑组织缺氧，可出现精神不振、嗜睡、烦躁不安、注意力不集中、神经精神发育迟缓、智力减退、对周围环境反应差，年长儿可诉头晕、头痛、耳鸣、眼前发黑等。

（3）消化系统　恶心、呕吐、消化功能减退，食欲不振，婴儿常有腹泻。

（4）其他　溶血性贫血时可出现黄疸、血红蛋白尿；地中海贫血可有头颅增大，额骨、顶骨、枕骨突出、发音障碍、肝脾极度肿大等。

二、营养性缺铁性贫血 📱微课

⇒ 案例引导

　　案例　患儿，女，10 月龄。4 个月前开始出现面色苍白，活动减少，食欲差，遂入院。患儿系 G_2P_1，足月顺产，出生体重 3.1kg，纯母乳喂养至今，未添加辅食。入院后查体：T 36.7℃，P 118 次/分，R 22 次/分，体重 9kg，身长 73cm。面色、口唇稍苍白，毛发干、黄，心、肺部检查阴性，腹软，肝肋下 2cm，脾肋下可扪及，质软。血常规示：WBC 4.1×10^9/L，LYM 39.3%，RBC 2.17×10^{12}/L，Hb 85g/L，HCT 15.2%，MCV 70.3fl，MCH 12.3pg，MCHC 17.5g/L，PLT 192×10^9/L。外周血涂片示：红细胞大小不等，以小细胞为多，中央淡染区扩大。

讨论：

1. 该患儿最有可能的医疗诊断是什么？

2. 患儿是否有贫血？贫血的程度如何？

3. 该患儿存在的护理诊断是什么？应采取什么护理措施？

4. 进行健康教育时应重点注意哪些内容？

营养性缺铁性贫血（nutritional iron deficiency anemia, IDA）是由于铁缺乏导致血红蛋白合成减少而引起的一种小细胞低色素性贫血，是小儿贫血最常见的类型。本病遍及全球，易发生于婴幼儿，以 6 个月至 2 岁发病率最高，严重危害儿童健康，是我国重点防治的儿童常见病之一。

【铁的代谢】

人体中总铁含量正常成年男性约 50mg/kg，女性约 35mg/kg，新生儿约 75mg/kg。总铁含量中 64% 用于合成血红蛋白，32% 以铁蛋白及含铁血黄素形式贮存于肝、脾和骨髓，3.2% 合成肌红蛋白，0.4% 存在于含铁酶，0.4% 以运转铁存在于血浆中。人体内所需的铁主要来源于食物铁和衰老红细胞破坏后释放的铁。铁进入体内一部分与细胞内的去铁蛋白结合，形成铁蛋白；另一部分进入血液后与血浆中的转铁蛋白相结合，随血液循环运送到骨髓等需铁和贮铁组织。在正常情况下，血浆中的转铁蛋白仅 1/3 与铁结合，此结合的铁称为血清铁（SI）；其余 2/3 仍具有与铁结合的能力，如在体外加入一定量的铁可使其成为饱和状态，所加的铁量称为未饱和铁结合力。血清铁与未饱和铁结合力之和称为血清总铁结合力（TIBC），血清铁在总铁结合力中所占百分比称为转铁蛋白饱和度（TS）。当机体需要铁时，可通过还原酶使铁蛋白中 Fe^{2+} 释放，氧化酶氧化成 Fe^{3+}，再与转铁蛋白结合，运送至需铁组织。铁到达骨髓造血组织后即进入幼红细胞，在线粒体中与原卟啉相结合形成血红素，后者再与珠蛋白结合形成血红蛋白。

【病因及发病机制】

（一）病因

1. **先天储铁不足**　胎儿期最后 3 个月从母体获得的铁最多，足月儿从母体所获得的铁量足以满足其生后 4~5 个月的造血需求。早产儿、低出生体重儿体内铁含量与其体重成正比，出生体重越低，体内铁总量越少，发生贫血的可能性就越大。故早产、双胎、多胎及孕妇缺铁等均可致胎儿的铁储备不足。

2. **摄入不足**　摄入不足为小儿缺铁的主要原因。如单纯母乳、牛乳或谷类等低铁食物喂养而又未及时添加辅食；年长儿偏食、挑食等均可致铁的摄入不足。

3. **生长发育因素**　生长发育越快，铁的需要量越多，若未及时添加含铁丰富的食物则可发生缺铁。早产儿因先天储备不足，生长速度又快，易发生缺铁。

4. **吸收障碍**　胃肠道疾病、慢性感染等可使铁吸收减少和利用障碍。长期腹泻、呕吐、肠炎等可影响铁的吸收；急慢性感染，食欲减退，胃肠道吸收不良，也可能造成缺铁；饮食搭配不当也可影响铁的吸收。

5. **丢失过多**　主要是慢性失血导致铁的流失，如肠息肉、溃疡病、钩虫病、鼻出血、血小板减少性紫癜、肺含铁血黄素沉着症、月经量过多及对牛乳蛋白过敏等。每失血 1ml 即损失铁约 0.5mg，当铁的消耗超过正常的 1 倍以上时，可造成贫血。

（二）发病机制

铁缺乏会对全身多个系统造成影响。

1. **缺铁对血液系统的影响**　铁是合成 Hb 的原料，铁缺乏时，血红素生成不足，Hb 合成减少，新生儿红细胞内 Hb 含量不足，细胞变小，而缺铁对细胞的分裂、增殖影响不大，所以 RBC 减少程度不如 Hb 明显，从而形成小细胞低色素性贫血。机体缺铁后出现贫血，要经过 3 个阶段。①铁减少期（ID）：此期体内铁贮存减少，但供合成 Hb 的铁尚未减少，Hb 量正常。②红细胞生成缺铁期（IDE）：此期储存铁进一步减少，红细胞生成所需的铁量不足，但循环中 Hb 量尚正常。此期含铁酶减少，可有非造血系统症状。③缺铁性贫血期（IDA）：出现贫血和一些非造血系统症状。故缺铁性贫血是缺铁的晚期表现。

2. **缺铁对其他系统的影响**　缺铁可影响肌红蛋白的合成，并使多种含铁酶，如细胞色素酶、单胺氧化酶、核糖核苷酸还原酶、琥珀酸脱氢酶等的活性降低。这些含铁酶与生物氧化、组织呼吸、神经介质分解与合成有关，因此铁缺乏可引起细胞功能紊乱，出现上皮细胞退行性变、萎缩、口腔炎、舌炎；胃酸缺乏、小肠黏膜变薄、消化道功能减退，反甲等；神经系统功能紊乱、精神神经行为；细胞免疫功能下降等。

【临床表现】

任何年龄均可发病，起病缓慢。

1. **一般表现**　皮肤黏膜苍白，尤其在毛细血管丰富而表浅的部位更为明显，如唇、口腔黏膜及甲床等处。易疲乏、不爱活动，体重不增或增长缓慢，年长儿可诉头晕、头痛、耳鸣、眼前发黑等。

2. **髓外造血表现**　肝、脾轻度肿大；年龄愈小，病程愈长，贫血愈重，肝脾肿大愈明显，淋巴结肿大较轻。

3. **非造血系统表现**

（1）心血管系统　心率增快，心脏扩大，重度可出现充血性心力衰竭。

（2）神经系统　精神不振、烦躁不安、易激惹，注意力不集中；记忆力减退、智力多较同龄儿童低、学习成绩下降，语言、思维活动能力受到影响。

（3）消化系统　食欲减退、呕吐、腹泻，少数有异食癖，如嗜食泥土、墙皮、煤渣等，可出现口腔炎、舌炎、舌乳头萎缩等，严重者可出现萎缩性胃炎或者吸收不良综合征等。

（4）其他　皮肤干燥、毛发枯黄、反甲，合并感染等。

【辅助检查】

1. **血常规**　血红蛋白降低较红细胞减少明显，呈小细胞低色素性贫血。外周血涂片可见红细胞大小不一，普遍偏小，中心淡染区扩大。网织红细胞正常或轻度减少，白细胞、血小板一般无特殊变化。

2. **骨髓象**　骨髓幼红细胞增生活跃，以中、晚幼红细胞为主。各期红细胞均较小，胞浆的发育落后于核。

3. **铁代谢检查**　血清铁蛋白（SF）<12μg /L，提示缺铁；红细胞内游离原卟啉（FEP）>0.9μmol/L 时提示红细胞内缺铁；血清铁（SI）<9.0~10.7μmol/L 有意义，但其生理变异大，在感染、恶性肿瘤、类风湿关节炎等疾病时也可能降低。总铁结合力（TIBC）>62.7μmol/L 有意义，其生理变异小，在病毒性肝炎时可增高。转铁蛋白饱和度（TS）<15% 有诊断意义。

【治疗原则】

主要原则为去除病因，给予铁剂。

1. **一般治疗** 加强护理，避免感染，注意休息，保护心脏功能。

2. **病因治疗** 合理喂养，及时添加含铁丰富的食物，纠正不合理的饮食习惯。积极治疗原发病如驱虫、控制慢性失血、手术治疗消化道畸形等。

3. **铁剂治疗** 多口服给药，首选二价铁，剂量以元素铁计算，每日一般 4~6mg/kg，分 3 次口服，每次计量不超过元素铁 1.5~2mg/kg。常用的口服制剂有多糖铁复合物（含铁 46%）、琥珀酸亚铁（含铁 35%）、富马酸亚铁（含铁 33%）、硫酸亚铁（含铁 20%）、葡萄糖酸亚铁（含铁 12%）等。口服不耐受或吸收不良、胃肠道疾病、胃肠道手术不能口服者可采用注射铁剂如右旋糖酐铁。

4. **输血治疗** 一般不需输血。贫血严重，尤其合并心力衰竭、感染或急需外科手术者有输血指征时才进行输血。在 Hb 30g/L 以下时，应立即输血，但必须少量多次，或输入浓缩红细胞，每次 2~3ml/kg；Hb 在 30~60g/L 时，每次输注红细胞悬液 4~6ml/kg；Hb 在 60g/L 以上者，不必输注红细胞。

【护理评估】

1. **健康史** 了解患儿喂养方式、饮食习惯，有无及时添加辅食、饮食含铁量是否丰富；年长儿有无偏食、挑食；了解小婴儿母亲孕期情况，是否有早产、死胎等，孕期有无贫血等；了解患儿生长发育情况及有无慢性腹泻、肠道寄生虫、吸收不良综合征、反复感染等，以及青春期少女有无月经量过多等。

2. **身体状况** 观察患儿皮肤、黏膜颜色、毛发指甲情况，了解患儿贫血程度，了解有无疲乏、烦躁、易激惹、萎靡及注意力不集中、记忆力减退，年长儿有无头晕、耳鸣，贫血严重者评估有无心率增快、心力衰竭等表现，还应了解患儿有无食欲减退、异食癖、口腔炎等情况，生长发育情况。评估血液及骨髓检查结果，有无 RBC、Hb 下降，铁代谢检查结果等。

3. **心理社会状况** 评估患儿家长对疾病相关知识的了解程度、对健康教育的需求、家庭背景等；评估患儿心理反应，有无因记忆力减退、成绩下降而产生的自卑、焦虑等。

【常见护理诊断/问题】

1. **活动无耐力** 与贫血致组织、器官缺氧有关。

2. **营养失调：低于机体的需要量** 与铁的摄入不足、吸收不良、丢失或消耗过多有关。

3. **有感染的危险** 与机体免疫功能下降有关。

4. **潜在并发症** 心力衰竭。

5. **知识缺乏** 家长及患儿疾病相关知识缺乏。

【护理措施】

1. **休息与活动** 根据患儿耐力安排作息，轻、中度贫血者可适量活动，以不感到疲乏为度，避免剧烈运动；重度贫血者应卧床休息。

2. **饮食指导**

（1）**提供含铁丰富的饮食** ①提倡母乳喂养，因母乳中铁吸收利用率高，人乳含铁虽少，但吸收率高达 50%，是牛乳中铁吸收率的 4~5 倍；②奶粉喂养的患儿应选用铁强化配方奶粉，婴儿 6 个月应按时添加含铁丰富的辅食或补充铁强化食品。

（2）**指导合理搭配饮食** 应进食含铁丰富且吸收率高的食物，如动物血、肝脏、肉类、鱼类、豆制品及黑木耳、发菜、海带等。维生素 C、稀盐酸、果汁有助于铁剂吸收，可与铁剂或含铁食物同时进食，牛奶、茶水、咖啡、植物纤维、草酸、抗酸药物可抑制铁的吸收，勿与铁剂一起服用；另外还应避免与钙剂同服，以免影响铁的吸收。鲜牛奶必须加热处理后食用，以免因过敏导致肠出血。

（3）**预防性给予铁剂** 早产儿和低体重儿出生后 2 个月左右给予铁剂预防，元素铁每日不超过 2mg/kg，每天最大不能超过 15mg。

3. **铁剂应用的护理**

（1）**口服铁剂护理** ①遵医嘱准确服用药物，正确掌握铁剂服用的剂量与疗程，告知家长铁剂服用过量的副作用，药物应放在患儿不能触及到的地方，以免误服中毒；②铁剂可致胃肠道反应，如恶心、呕吐、腹泻或便秘、厌食、胃部不适等，宜从小量开始，并在两餐之间服用，以减少铁剂对胃肠道的刺激；③为避免药物将牙齿变黑，可用滴管或吸管服用；服用铁剂后大便会变黑或者柏油样，停药后恢复，应向家长说明。

（2）**注射铁剂护理** ①深部肌内注射，每次更换注射部位，减少局部刺激；②首次注射剂量要小，速度要慢，观察患儿反应，注意有无过敏现象。

（3）**观察疗效** 铁剂治疗有效者在用药后 12~24 小时临床症状好转，细胞内含铁酶开始恢复，首先出现临床症状好转，烦躁等精神症状减轻，食欲增加；36~48 小时开始出现红系增生，2~3 天网织红细胞升高，5~7 天达高峰，2~3 周降至正常；1~2 周后 Hb 上升，3~4 周达到正常。心脏杂音于 2~3 周后减轻或消失，脾脏逐渐缩小。若用药 3 周内 Hb 上升不足 20g/L，应查找原因。铁剂应服用至 Hb 正常后 6~8 周，以补足铁的储存量。

4. **防治感染** 保持皮肤和口腔清洁，做好保护性隔离，严格无菌操作，观察感染征兆。

5. **健康教育** 向家长及患儿介绍本病相关知识，指导合理喂养，年长儿应注意纠正不良饮食习惯；坚持正确用药；对年长儿有智力减迟、学习成绩下降者，应加强教育与训练，减轻其焦虑与自卑心理。

三、营养性巨幼细胞贫血

营养性巨幼细胞贫血（nutritional megaloblastic anemia，NMA）是由于维生素 B_{12} 或（和）叶酸缺乏所引起的一种大细胞性贫血。主要以贫血、神经精神症状、红细胞体积变大、骨髓中出现巨幼红细胞、维生素 B_{12} 或（和）叶酸治疗有效为特点，以 6 个月 ~ 2 岁多见。

【病因及发病机制】

1. 病因

（1）摄入量不足　胎儿经胎盘吸收维生素 B_{12}，储存于肝内，如孕妇在妊娠期间缺乏维生素 B_{12}，如长期素食者，可导致婴儿维生素 B_{12} 储备不足；单纯母乳喂养而不及时添加辅食，也易患本病；年长儿长期偏食、挑食亦可发生此病。牛乳中叶酸经加热后可遭破坏，羊乳叶酸含量低，若单纯以此类乳品喂养婴儿，可出现巨幼细胞贫血，多发生在出生后 4 个月。

（2）吸收或代谢障碍　食物中维生素 B_{12} 进入胃后，与胃壁细胞分泌的糖蛋白（内因子）结合，经末端回肠吸收，进入血循环后与转钴胺素蛋白结合，再运至肝脏储存。以上任何环节出现异常，均可引起吸收障碍而导致贫血。慢性腹泻、小肠疾病、小肠切除术等会影响叶酸吸收。遗传性叶酸代谢障碍、某些参与叶酸代谢的酶缺陷可导致叶酸缺乏。

（3）需求增加　早产儿、婴儿生长发育快，对维生素 B_{12} 需求量增加；或有严重感染可使维生素 B_{12} 消耗量增加。

（4）药物作用　若长期服用广谱抗生素，可清除结肠内部分细菌，影响正常结肠内的细菌生成叶酸。抗叶酸制剂（甲氨蝶呤、巯嘌呤等）或某些抗癫痫药（苯妥英钠、苯巴比妥、扑痫酮等），也可导致叶酸缺乏。

2. 发病机制　叶酸吸收后被叶酸还原酶还原成四氢叶酸，维生素 B_{12} 在此过程中起催化作用。四氢叶酸是合成 DNA 过程中必需的辅酶，维生素 B_{12} 或叶酸缺乏可使 DNA 合成减少。幼红细胞内 DNA 减少影响细胞核发育，但胞浆的 Hb 合成不受影响，RBC 胞体变大形成巨幼红细胞。维生素 B_{12} 与神经髓鞘中脂蛋白的形成有关，缺乏时会出现神经精神症状。维生素 B_{12} 缺乏还可使中性粒细胞和巨噬细胞吞噬细菌后的杀灭作用减退；加上甲基丙二酸堆积，致使维生素 B_{12} 缺乏者对结核分枝杆菌易感性增高。叶酸缺乏主要引起情感变化，偶见深感觉障碍，其机制尚不完全清楚。

【临床表现】

1. 一般表现　多呈虚胖、毛发纤细、稀疏而黄，偶有水肿。严重者皮肤可有出血点或瘀斑。

2. 贫血表现　皮肤常呈蜡黄色，睑结膜、口唇、甲床苍白；疲乏；常伴有肝、脾肿大。

3. 精神神经症状　患儿烦躁、易怒。维生素 B_{12} 缺乏者表现为智力及动作发育落后，甚至倒退，表情呆滞、嗜睡、反应迟钝、少哭不笑；手、头、舌、肢体、躯干震颤，共济失调，甚至抽搐。叶酸缺乏者不发生神经系统症状，但可能导致神经精神异常。

4. 消化道症状　常有厌食、恶心、呕吐、腹泻、舌炎等。

5. 其他　易发生感染，重症者心力衰竭。

【辅助检查】

1. 血常规　呈大细胞性贫血，RBC 减少较 Hb 降低更明显，红细胞体积大，中心淡染区不明显。网织红细胞、白细胞、血小板也减少。

2. 骨髓象　红系增生活跃，各期红细胞呈巨幼变，核浆发育不一，中性粒细胞和巨核细胞均有核过度分叶现象。

3. 血清维生素 B_{12} 和叶酸测定　维生素 B_{12} < 100ng/L，叶酸 < 3μg/L。

【治疗原则】

1. 一般治疗　去除诱因，加强营养，及时添加辅食，防止感染。

2. 去除病因　去除导致维生素 B_{12} 和叶酸缺乏的病因。

3. 维生素 B_{12} 和叶酸治疗　有神经精神症状者，以维生素 B_{12} 治疗为主，如单用叶酸治疗有加重症状的可能。维生素 B_{12} 肌内注射，每次 100μg，每周 2 ~ 3 次，连用数周；叶酸口服，每次 5mg，每日 3 次，连用数周至临床症状好转、血常规恢复正常。

4. 预防性补钾　治疗初期，大量新生的红细胞使细胞外钾转移至细胞内，可能引起低血钾，甚至发生低血钾性婴儿猝死，因此要预防性补钾。

【护理评估】

1. 健康史　评估患儿有无维生素 B_{12} 摄入不足，母亲妊娠期间有无维生素 B_{12} 缺乏，是否单纯母乳喂养而没有及时添加辅食，年长儿有无长期偏食、挑食；患儿有无吸收或代谢障碍；是否早产儿，是否处于生长发育的高峰期。评估患儿有无叶酸缺乏的原因，有无单纯羊乳喂养，有无慢性腹泻、小肠疾病等，有无长期使用广谱抗生素，抗叶酸制剂或某些抗癫痫药等，有无代谢性疾病等。

2. 身体状况　评估患儿有无虚胖、毛发稀疏、水肿，有无贫血，有无烦躁、易怒，有无智力及动作发育落后、表情呆滞、肢体震颤、共济失调，有无厌食、恶心、呕吐、腹泻、舌炎等。

3. 心理社会状况　评估患儿家长对疾病相关知识的了解程度、对健康教育的需求、家庭背景等；评估患儿心理反应，有无自卑、焦虑等。

【常见护理诊断/问题】

1. 活动无耐力　与贫血导致的组织缺氧有关。

2. 营养失调：低于机体需要量　与维生素 B_{12} 和（或）叶酸摄入不足有关。

3. 有发展迟缓的危险　与维生素 B_{12} 缺乏影响生长发育有关。

【护理措施】

1. 休息与活动　根据患儿耐力安排作息，轻、中度贫血者可适量活动，以不感到疲乏为度，避免剧烈运动；重度贫血者应卧床休息，烦躁、震颤、抽搐者可遵医嘱用镇静剂，防止外伤。

2. 饮食指导　乳母加强营养，婴儿及时添加辅食，年长儿纠正偏食、挑食的不良习惯。含维生素 B_{12} 丰富的食物有动物肝、蛋类、肉类等；含叶酸丰富的食物有绿色蔬菜、水果、谷类、酵母、动物的肝等。因营养缺乏导致本病者，轻症改善饮食即可好转，一般在药物治疗的同时即可添加辅食。症状严重不能吞咽者早期可进行鼻饲，并且逐渐训练患儿用奶瓶或汤匙吃奶、添加辅食。辅食添加顺利者可缩短药物治疗时间，若不改善饮食，治疗后仍可能复发。

3. 监测生长发育　评估患儿体格、智力、动作发育情况，对发育落后者加强训练。

4. 遵医嘱用药

（1）维生素 B_{12} 治疗后，预后良好。维生素 B_{12} 治疗后 6~72 小时骨髓中的巨幼红细胞可转为正常幼红细胞；2~3 天后精神症状好转，对周围环境反应逐渐灵敏，此后食欲转佳，2~4 天网织红细胞开始升高，6~7 天达到高峰，2 周后降至正常。震颤消失较慢，大多需要 1 个月以上时间，少数患儿在治疗过程中震颤可能加重。

（2）叶酸治疗后 1~2 天食欲好转，骨髓内巨幼红细胞转为正常，网织红细胞 2~4 天后增加，4~7 天达到高峰；2~6 周 RBC 和 Hb 恢复到正常。

5. 症状护理　维生素 B_{12} 缺乏者可能出现感觉异常、共济失调、全身震颤、甚至抽搐，需严密观察患儿病情变化。发生震颤者可遵医嘱给予少量镇静剂，震颤影响呼吸者，需给予氧气吸入。

6. 健康教育　介绍本病的相关知识、预防措施，指导合理喂养和用药，教会家长对发育落后患儿进行训练。

第三节　出血性疾病

一、免疫性血小板减少症

免疫性血小板减少症（immune thrombocytopenic, ITP），既往又称免疫性血小板减少症（idiopathic thrombocytopenic purpura, ITP），是一种获得性、免疫性、以无明确诱因的孤立性血小板计数减少为主要特点的出血性疾病，临床上以皮肤、黏膜自发性出血、血小板减少、出血时间延长、血块收缩不良、束臂试验阳性为主要特征。儿童 ITP 年发病率为（1.6~5.3）/10 万，是儿童时期最常见的出血性疾病。可见于各年龄时期小儿，以 1~5 岁小儿多见，男女均可发病，冬春季发病较高。

【病因及发病机制】

急性患儿多在发病前 3 周左右有病毒感染史，目前认为病毒感染不是导致 ITP 的直接原因，而是病毒感染后，机体产生血小板抗体（PAIgG），PAIgG 与血小板结合，或形成抗原-抗体复合物附着于血小板表面，使单核-吞噬细胞系统对血小板的吞噬、破坏增加，引起血小板减少。ITP 的发生可以是原发性或继发性，继发性常见于免疫接种、感染、SLE、抗磷脂综合征、免疫缺陷病、淋巴增殖性病变、骨髓移植的并发症、药物等。

【临床表现】

大多数患儿发病有病毒感染史，主要为上呼吸道感染，其次为麻疹、风疹、水痘、流行性腮腺炎、巨细胞病毒感染、传染性单核细胞增多症等，少数在注射活疫苗后发病。大多数患儿发病前无症状，部分有发热。起病急，以自发性皮肤、黏膜广泛出血为特点，多为散在针尖大小出血点，或瘀斑、紫癜，分布全身，四肢较多，易于碰撞的部位多见，常伴有鼻出血、齿龈出血，胃肠道大出血较少见，偶见血尿，青春期女性患儿可有月经过多，少数患儿可出现结膜下和视网膜出血，颅内出血少见，一旦发生，则是 ITP 致死的主要原因。出血严重者可伴贫血，肝脾偶见轻度肿大。

ITP 呈自限性，80%~90% 患儿在 1~6 个月内自然痊愈，10%~20% 患儿呈慢性病程，病死率为 0.5%~1%。

【辅助检查】

1. 血常规　血小板计数 $<100 \times 10^9/L$，可有贫血，白细胞数正常。

2. 骨髓象　骨髓巨核细胞总数正常或稍高，以小型巨核细胞为主；幼稚巨核细胞增多，核分叶减少，多有空泡形成等现象。

3. PAIgG测定 含量明显增高。

4. 其他 出血时间延长，凝血时间正常；血块收缩不良；血清凝血酶原消耗不良。

【治疗原则】

1. 一般治疗 避免外伤，减少出血。急性期出血明显者需卧床休息。

2. 糖皮质激素治疗 常用泼尼松1.5~2mg/（kg·d），起初可以选择静脉输注，出血倾向改善，血小板上升时可给予口服，但需等剂量静脉换算，血小板正常后缓慢减量至停药。若治疗2~4周无反应者应尽快减量及停用，并积极寻找原因。

3. 大剂量静脉免疫球蛋白 丙种球蛋白的主要作用是：①封闭巨噬细胞Fc受体，抑制巨噬细胞对血小板的结合与吞噬；②使活性Fc受体饱和或替代致病性抗体；③通过改变淋巴细胞数量和抑制淋巴细胞的活性，抑制自身免疫反应，使抗血小板抗体减少。单独应用大剂量丙种球蛋白的升血小板的效果与激素相似，常用剂量为0.4~0.5g/（kg·d），连续5天静脉滴注。

4. 输血小板和红细胞 急性ITP患儿血循环内有大量PAIgG，可使输入的血小板很快被破坏，故只有在严重出血危及生命时输注血小板，但需同时给予较大剂量的肾上腺皮质激素；贫血者可输浓缩红细胞。

5. 脾切除 激素和丙种球蛋白治疗无效及慢性难治性病例可给予免疫抑制剂治疗或行脾切除术。

【护理评估】

1. 健康史 了解患儿有无病毒感染史，有无上呼吸道感染史，有无麻疹、风疹、水痘、流行性腮腺炎、巨细胞病毒感染、传染性单核细胞增多症，有无注射过活疫苗。

2. 身体状况 评估患儿是急性型还是慢性型，患儿的年龄，有无皮肤、四肢出血点、瘀斑、紫癜，有无鼻出血、齿龈出血，有无胃肠道出血、血尿、颅内出血，有无贫血、肝脾大。

3. 心理社会状况 评估患儿家长对疾病相关知识的了解程度、对健康教育的需求、家庭背景等；评估患儿心理反应，有无焦虑、恐惧等。

【常见护理诊断/问题】

1. 皮肤黏膜完整性受损 与血小板减少有关。

2. 有感染的危险 与糖皮质激素和免疫抑制剂应用有关。

3. 潜在并发症 胃肠道大出血、颅内出血。

4. 恐惧 与疾病导致的严重出血有关。

5. 知识缺乏 家长及患儿疾病相关知识缺乏。

【护理措施】

1. 止血 口、鼻黏膜出血者，可用浸有0.1%肾上腺素的棉球或纱条填塞鼻前庭局部压迫止血；若仍不止血者，请耳鼻喉医生会诊，油纱填塞2~3天后更换。出血严重者遵医嘱给予止血药、输注血小板。

2. 避免损伤 急性期减少活动，避免受伤；有明显出血时卧床休息。禁食坚硬、多刺的食物，减少口腔黏膜的损伤及牙龈出血；保持大便通畅，避免因用力大便腹压增高而诱发颅内出血；尽量避免肌内注射或深静脉穿刺，以防形成深部血肿，必要时延长压迫时间。

3. 预防感染 与感染患儿分室居住，做好口腔、鼻腔等出血部位的护理，注意个人卫生，严格无菌技术。

4. 观察病情

（1）观察出血 出血严重程度与血小板数有关，血小板<50×10^9/L时可有自发性出血，<20×10^9/L时出血明显，<10×10^9/L时出血严重。注意皮肤瘀点（斑）变化，鼻出血持续15分钟或以上者，应根据情况选择治疗方法；急性出血期间尽量减少活动，避免外伤，当血小板<20×10^9/L时，应绝对卧床休息。

（2）监测生命体征 若面色苍白加重，心率、呼吸加快，血压下降提示有失血性休克的可能；若出现烦躁、嗜睡、头痛、呕吐，甚至惊厥、昏迷等提示有颅内出血的可能；若呼吸变慢或不规则，双侧瞳孔不等大，对光反射迟钝或消失提示有脑疝的可能；如出现腹痛、便血提示有消化道出血可能；血尿、腰痛提示有肾脏出血的可能。

5. 心理护理 了解患儿是否出现对疾病的过度担心、焦虑、恐惧等，患儿的日常生活是否因疾病而发生变化，应主动关心患儿，为患儿提供心理支持，鼓励父母给予患儿积极关注。

6. 健康教育

（1）指导预防损伤，避免可能造成患儿身体受到伤害的尖利玩具、生活用具，床及家具的尖角用软垫包扎，避免剧烈、对抗性运动，常剪指甲，选用软毛牙刷。

（2）指导进行自我保护，少去公共场所，不与感染患儿接触，必要时戴口罩，尽量避免感冒，忌用抑制血小板功能的药物如阿司匹林等。

（3）指导患儿家长常用压迫止血法，一旦发现出血，立即到医院就诊。

（4）脾切除的患儿易患呼吸道和皮肤化脓性感染，易发展为败血症，术后2年内应定期随诊。

二、血友病

血友病（hemophilia）是一组遗传性凝血功能障碍的出血性疾病。包括：①血友病A，为凝血因子Ⅷ（FⅧ）缺乏所致，又称遗传性抗血友病球蛋白缺乏症；②血友病 B，为凝血因子Ⅸ（FⅨ）缺乏所致，又称遗传性 FⅨ缺乏症。发病率（5～10）/10 万，以血友病 A 最为常见，占 80%～85%。其共同特点为终生轻微损伤后发生长时间出血。

【病因及发病机制】

血友病 A、B 为 X－连锁隐性遗传，女性传递，男性发病。多数有家族史，可能是基因突变或家族中有轻型病例未被发现。凝血因子Ⅷ、Ⅸ缺乏，使凝血过程第一阶段中的凝血活酶生成减少，引起血液凝固障碍，而导致出血倾向。

【临床表现】

出血为本病的主要症状，有轻微损伤或小手术后长时间出血的倾向，重症患儿无明显损伤也可自发性出血。出血症状的发病早晚、轻重与凝血因子活性水平相关，大多在 2 岁时发病，亦可在新生儿期发病。

1. 皮肤、黏膜出血　常有皮肤瘀斑、黏膜出血，皮下组织、口腔、齿龈黏膜容易受伤，是出血的好发部位。

2. 关节积血　是血友病最常见的临床表现之一，以膝关节最常受累，且在同一部位反复发生，其次为踝、髋、肘、肩关节等关节出血。急性期关节腔内积血，出现关节红、肿、疼痛及活动受限，初发者血肿可于数日或数周内完全吸收，功能恢复；反复关节出血，血肿吸收不全，可致慢性关节炎、滑膜增厚、骨质破坏、关节纤维化，从而导致关节强直畸形、功能丧失。

3. 肌肉出血和血肿　重型血友病 A 常常发生肌肉出血和血肿，常发生在创伤或活动时间过长后。深部肌肉出血时可能形成血肿，导致局部肿痛和活动受限。前臂可能出现手挛缩，小腿可能出现跟腱缩短。

4. 创伤或手术后出血　不同程度的创伤、小手术均可引起严重的出血，如拔牙、脓肿切开，肌内注射等。

5. 其他部位的出血　如鼻出血、呕血、血便和血尿等，甚至出现颅内出血，一旦发生常危及生命。

血友病 B 的出血症状与血友病 A 相似，多为轻型，出血症状较轻。

【辅助检查】

1. 过筛试验　出血时间、凝血酶原时间和血小板计数正常，凝血酶时间正常，纤维蛋白原含量正常，活化部分凝血活酶时间延长，以上试验提示内源性凝血途径异常。

2. 确诊试验　测定血浆 FⅧ和 FⅨ促凝活性降低，有助于判断血友病类型及病情轻重。

3. 基因诊断　可用基因探针、DNA 印迹技术、限制性内切酶片段长度多态性等开展血友病携带者及产前诊断。

4. 抑制物检测　血友病 A 患儿缺乏对 FⅧ的免疫耐受而产生中和性 FⅧ因子抗体（抑制物）。

【治疗原则】

关键是预防出血，局部止血和尽快补充凝血因子。

1. 替代疗法　凝血因子替代疗法是最有效的止血及预防出血的措施，一旦出血应立即治疗。血友病 A 补充因子Ⅷ，血友病 B 补充因子Ⅸ，无Ⅷ、Ⅸ因子制剂时可酌情使用冷沉淀、新鲜冰冻血浆或凝血酶原复合物。一般按 1ml 正常人血浆中含 1U 凝血因子计算，每输入 1U/kg 的因子Ⅷ、Ⅸ，可分别提高其活性 2% 和 1%。

2. 辅助药物治疗　①1－脱氧－8－精氨酸加压素（DDAVP）缓慢静注，每次剂量为 0.3μg/kg，以 50ml 生理盐水稀释后静脉滴注 15～30 分钟以上，每 12 小时 1 次，1～3 天为 1 个疗程。因能激活纤溶系统，需与 6－氨基己酸或氨甲环酸联用；②达那唑和复方炔诺酮有减少血友病 A 患儿的出血作用。

3. 局部止血　可采用压迫止血、加压包扎、局部冷敷等。

4. 外科治疗　反复关节出血至关节畸形者，可在补充足量 FⅧ和 FⅨ的情况下，行关节成形术或人工关节置换术。

5. 物理治疗和康复训练　促进肌肉和关节积血吸收，减轻疼痛，改善关节功能。

6. 基因治疗　正在进行临床前期试验，有望成为治愈血友病的有效手段。

【护理评估】

1. 健康史　了解遗传病学史、年龄及已进行的治疗情况。

2. 身体状况　评估皮肤有无瘀斑，有无黏膜出血、皮下及肌肉血肿，有无关节腔出血、积血、消化道、泌尿道出血、颅内出血，有无出现关节红、肿、疼痛、活动受限，有无关节炎、关节畸形等。

3. 心理社会状况　评估患儿家长对疾病相关知识的了解程度、对健康教育的需求、家庭背景；评估患儿及家长心理反应，患儿终身患病有无自卑心理等。

【常见护理诊断/问题】

1. 潜在并发症　出血。

2. 组织完整性受损　与凝血因子缺乏有关。

3. 疼痛　与皮下、肌肉血肿，关节腔出血有关。

4. 躯体活动障碍　与关节腔活动受限、关节畸形有关。

5. 有长期低自尊的危险　与疾病终身性有关。

6. 知识缺乏　家长及患儿缺乏疾病相关知识。

【护理措施】

1. 防治出血

（1）预防出血　①自幼养成安静的生活习惯，尽可能避免意外受伤和出血；②尽量采取口服给药，避免静脉、肌内注射、深部组织穿刺、颈部抽血等。必须穿刺时，需选用小针头、注射后延长按压时间；③尽量避免手术，必须手术时，应在术前、术中、术后补充所缺乏的凝血因子。

（2）输注凝血因子 按说明书要求输注凝血因子，输注时严密观察有无不良反应，有反应者酌情减慢输注速度，严重者需停止输注。

（3）局部止血 皮肤、口、鼻黏膜出血可局部按压止血。口、鼻出血可用浸有 0.1% 肾上腺素或新鲜血浆的棉球、吸收性明胶海绵压迫，必要时请五官科会诊，以油纱条填塞，保持口鼻黏膜湿润，2 ~ 3 天后更换。早期关节出血者宜卧床休息，弹力绷带加压包扎，夹板固定肢体，局部冷敷、抬高患肢、制动、保持其功能位。关节急性出血时，冷敷每 2 ~ 4 小时 1 次，每次 10 ~ 15 分钟，直至疼痛缓解。急性出血期辅助治疗原则（RICE 原则）是休息（rest）、冷敷（ice）、压迫（compression）和抬高患肢（elevation）。

2. 观察病情 观察生命体征、神志；皮肤黏膜瘀点、瘀斑增减及血肿消退情况，记录出血量，及时发现内脏出血及颅内出血，并组织抢救。

3. 减轻疼痛 关节出血部位可用冰袋冷敷，抬高患肢制动。

4. 预防残疾/畸形 关节出血停止，肿痛消失后，可逐渐增加活动；反复关节出血致慢性关节损害者，应进行康复训练；严重关节畸形可行手术矫正。

5. 心理护理 鼓励患儿参与自身护理，参与正常的活动和学习，鼓励父母参与照顾患儿，提供适龄的游戏活动，安排老师、同学、同伴探望，减轻其孤独感。

6. 健康教育

（1）指导家长采取保护性措施，避免或减少受伤，如提供安全的家庭生活环境、学步期避免使用学步车、选择安全的玩具、避免有棱角的家具等。

（2）指导家长及年长儿必要的紧急处理措施，如受伤后的处理，局部止血的方法等，以便在家里能快速处理。

（3）养成患儿良好的生活习惯，血友病患儿和正常人一样需要建立健康的生活方式。保持良好的口腔卫生，3 岁前定期到口腔科检查，预防牙周炎和龋齿引起的牙龈出血；饮食在保持食物多样、均衡的基础上，少进食过热、过硬及油炸食品，避免各种刺激性食物，日常生活中管理体重。

（4）鼓励患儿参加规律、适度的运动，增强关节周围肌肉的力量和强度，延缓出血或使出血局限化。

（5）在医护指导下对患儿进行有计划的家庭治疗，除

病情不稳定和 3 岁以下婴幼儿外，其他患儿均可进行家庭治疗。

（6）给家长提供遗传咨询，使其了解本病的遗传规律和筛查基因携带者的重要性，基因携带者孕妇应行产前基因检查。

> **知识链接**
>
> ### 血友病的预防治疗
>
> 血友病患儿的预防治疗是指出血前有规律的替代，定期输注凝血因子浓缩物或重组凝血因子，使血浆中凝血因子维持在一定水平，减少出血、降低致残率、改善生活质量，是重型血友病、有关节病变的中或轻型血友病的标准治疗。预防治疗中包括以下几种方案。大剂量方案：每次凝血因子制品 25 ~ 40IU/kg；中等剂量方案：15 ~ 30IU/kg；小剂量方案：每次 10IU/kg；升阶梯方案：约 20IU/kg，以控制出血为目标，逐步从每周 1 次升级至隔日 1 次；个体化预防治疗：根据出血次数、关节结构及功能的综合评价体系评估预防治疗效果，应用药物代谢动力学精确计算和调整预防治疗方案。

第四节 急性白血病

白血病（leukemia）是造血组织中某一血细胞系统过度增生，浸润至各组织与器官，引起一系列临床表现的恶性血液病，是儿童时期最常见的恶性肿瘤。任何年龄均可发病，以学龄前期和学龄期小儿多见，男性多于女性，我国 <10 岁的白血病发生率为 3/10 万 ~ 4/10 万，小儿白血病中 90% ~ 95% 为急性白血病。

【病因及发病机制】

1. 病因 病因尚不完全清楚，可能与以下因素有关。

（1）病毒感染 研究表明，属于 RNA 病毒的反转录病毒感染与白血病的发生有关。这种病毒感染宿主细胞后，存在于病毒 RNA 中的病毒癌基因（oncogene），转导截断宿主癌基因或者使其畸变从而激活癌基因的癌变潜力，从而导致白血病的发生。

（2）物理和化学因素 电离辐射能引起白血病，在曾经放射治疗胸腺肥大的儿童中，白血病的发生率高于正常儿童 10 倍；妊娠妇女照射腹部后，其新生儿的白血病发病率比未经照射者高 17.4 倍。苯及其衍生物、氯霉素、保泰松等药物均可诱发急性白血病。

（3）遗传素质 白血病不属于遗传性疾病，但在家族

中却可有多发性恶性肿瘤的情况；少数患儿可能患有其他遗传性疾病，如 21 - 三体综合征、先天性睾丸发育不全症、先天性再生障碍性贫血伴有多发畸形（Fanconi 贫血）等。此外，同卵孪生儿中一个患急性白血病，另一个患白血病的概率为 20% ~ 25%，比双卵孪生儿的发病数高 12 倍。

2. 发病机制 发病机制尚不完全明了，下列机制可能在白血病的发病中起着重要作用。

（1）原癌基因的转化 人类染色体基因组中存在原癌基因。正常情况时，其参与调控细胞的增殖、分化、衰老和死亡。机体在致癌因素作用下，原癌基因可能发生点突变、染色体重排、基因扩增，转化为肿瘤基因，从而导致疾病的发生。

（2）抑癌基因畸变 正常人体内存在着抑癌基因，如 RB、P53、P16、WTI 等，当这些基因发生变异时，就会失去其抑癌活性，造成癌细胞异常增殖而发病。

（3）细胞凋亡受抑 细胞凋亡是基因调控下的一种细胞主动自我消亡的过程，当细胞凋亡受抑制或阻断时，细胞没有正常凋亡而继续增殖就可能导致突变。

（4）"二次打击"学说 即患者有两个明显的间隔或大或小的短暂接触窗，一个在子宫内，一个在出生后，以致产生第二个遗传学改变，从而导致疾病的发生。

【分类和分型】

急性白血病的分类和分型对诊断、治疗和预后都有意义。根据增生的白细胞种类的不同，可分为急性淋巴细胞白血病（急淋，acute lymphoblastic leukemia，ALL）和急性非淋巴细胞白血病（急非淋，acute non - lymphoblastic leukemia，ANLL）两大类。前者占小儿白血病的 70% ~ 85%。目前，常采用形态学（M）、免疫学（I）、细胞遗传学（C）、分子生物学（M），即 MICM 综合分型（表 11 - 4），以指导治疗和判断预后。此外，急性淋巴细胞白血病还可以进行临床分型，分为低危（LR - ALL）、中危（IR - ALL）和高危（HR - ALL）。

表 11 - 4 急性白血病的分型

分型方法	急性淋巴细胞白血病	急性非淋巴细胞白血病
形态学分类 （FAB 分型）	L_1 型：以小细胞为主，约占 80% 以上 L_2 型：以大细胞为主，细胞大小不一，约占 15% L_3 型：以大细胞为主，细胞大小一致，仅占 4% 以下	M_0：原粒细胞微分化型 M_1：粒细胞白血病未分化型 M_2：原粒细胞白血病部分分化型 M_3：颗粒增多的早幼粒细胞白血病 M_4：粒 - 单核细胞白血病 M_5：单核细胞白血病 M_6：红白血病 M_7：急性巨核细胞白血病
免疫学分型	T 细胞系（T - ALL） B 细胞系（B - ALL） 伴有髓系标志的 ALL（My^+ - ALL）	髓系标志中的一项或多项阳性
细胞遗传学改变	染色体数目改变 染色体核型改变	染色体数目改变 染色体核型改变
分子生物学分型	特异性基因	融合基因

【临床表现】

各型急性白血病的临床表现基本相同，主要表现为发热、贫血、出血和白血病细胞浸润所致的肝、脾、淋巴结肿大和骨、关节疼痛等。大多数患儿起病较急，早期症状可有面色苍白、精神不振、乏力、食欲低下、鼻出血或齿龈出血等；少数患儿可能以发热和类似风湿热的骨关节痛为首发症状。

1. 发热 多数起病时有发热，热型不定，一般不伴寒战。发热原因之一是白血病性发热，多为低热且抗生素治疗无效；另一原因是感染，多为感染，常见于呼吸道炎症、齿龈炎、皮肤疖肿、肾盂肾炎、败血症等。

2. 贫血 出现较早，表现为苍白、虚弱无力、活动后气促等，随病情发展而加重，主要是骨髓造血干细胞受到抑制所致。

3. 出血 以皮肤和黏膜出血多见，表现为紫癜、瘀斑、鼻出血、齿龈出血、消化道出血、血尿等。偶有颅内出血，为引起死亡的重要原因之一。出血的主要原因有：骨髓被白血病细胞浸润，巨核细胞受抑制，导致血小板的生成减少及功能不足；白血病细胞浸润肝脏，以致肝功能受损，使纤维蛋白原、凝血酶原等生成不足；感染和白血病细胞浸润使毛细血管受损，血管通透性增加；同时并发弥散性血管内凝血。

4. 白血病细胞浸润引起的症状和体征

（1）肝、脾、淋巴结肿大 白血病细胞浸润可导致肝、脾、淋巴结肿大，在 ALL 尤为显著。

（2）骨和关节浸润 约 25% 患儿以四肢长骨、肩、膝、腕、踝等关节疼痛为首发症状，部分患儿伴有胸骨压痛。

（3）中枢神经系统浸润 白血病细胞侵犯脑实质和（或）脑膜时即引起中枢神经系统白血病（central nervous system leukemia，CNSL）。常见症状为颅内压增高，出现头痛、呕吐、嗜睡、视神经乳头水肿、惊厥、昏迷；浸润脑膜时，可出现脑膜刺激征；浸润膜神经核或根时，可引起脑神经麻痹；脊髓浸润可引起横贯性损害而致截瘫。

（4）睾丸浸润 白血病细胞浸润睾丸即引起睾丸白血病（testis leukemia，TL），表现为睾丸局部肿大、触痛，阴囊皮肤红黑色。化疗药物不能进入睾丸，在病情完全缓解时，此处白血病细胞可仍存在，常常成为导致白血病复发的另一重要原因。

（5）绿色瘤 白血病细胞浸润眶骨、颅骨、胸骨、肋骨或肝、肾、肌肉等组织，在局部呈块状隆起而形成绿色瘤。

（6）其他器官浸润 也可浸润皮肤、心脏、消化系统、肾脏、齿龈、口腔黏膜等而出现相应的症状、体征。

【辅助检查】

1. 外周血象 RBC 及 Hb 均减少，大多为正细胞正色素性贫血。网织红细胞数大多较低，少数正常，偶在外周血中见到有核红细胞。白细胞分类示原始细胞和幼稚细胞占多数，血小板减少。

2. 骨髓象 骨髓检查是确立诊断和评定疗效的重要依据。典型的骨髓象为该类型白血病的原始及幼稚细胞极度增生，幼红细胞和巨核细胞减少，但有少数患儿的骨髓表现为增生低下。

3. 其他检查 如组织化学染色、溶菌酶检查、肝肾功能检查、胸部 X 线检查等。

【治疗原则】

急性白血病的治疗主要是以化疗为主的综合疗法，其原则是早期诊断、早期治疗。应严格区分患儿的白血病类型，按照类型选用不同的化疗药物联合治疗；治疗过程要分阶段间歇进行，长期治疗，交替使用多种药物。同时要早期防治 CNSL 和 TL。同时给予积极的支持治疗。

1. 支持治疗 包括防治感染、营养支持、成分输血、高尿酸血症的防治以及骨髓抑制明显者给予集落刺激因子等。

2. 化学药物治疗 目的是杀灭白血病细胞，解除白血病细胞浸润引起的症状，使病情缓解，以至治愈。通常按次序、分阶段进行，治疗阶段包括诱导缓解治疗、巩固治疗、预防髓外白血病，总疗程为 2～2.5 年。

（1）诱导缓解治疗 患儿能否长期无病生存，需联合数种化疗药物最大限度的杀灭白血病细胞，尽快达到完全缓解。常用 VDLD 方案为长春新碱（VCR）、柔红霉素（DNR）、门冬酰胺酶（L - ASP）、泼尼松（Pred）或地塞米松（Dex）。

（2）巩固治疗 ALL 达到完全缓解时，人体内仍残存约达 10^8 个白血病细胞，因此，需要巩固治疗。常用 CAM 方案为环磷酰胺（CTX）、阿糖胞苷（Ara - c）、6 - 硫基嘌呤（6 - MP）。

（3）预防髓外白血病 大多数药物不能进入中枢神经系统、睾丸等部位，如不积极预防髓外白血病，CNSL 在 3 年化疗期间的发生率可高达 50%，可导致骨髓复发、治疗失败。因此需有效预防髓外白血病，使患儿获得长期生存。常用方法为三联鞘内注射（IT），常用 MTX、Ara - c、Dex 三种药物联合鞘内注射；大剂量甲氨蝶呤 - 四氢叶酸钙（HDMTX - CF）疗法。儿童白血病常见化疗药物简介如表 11 - 5 所示。

3. 分子靶向治疗 在细胞分子水平，针对已经明确的致癌位点设计相应的治疗药物，使药物进入体内特异性的选择致癌位点结合，发生作用，使肿瘤细胞特异性死亡。

4. 造血干细胞移植（hematopoietic stem cell transplantation，HSCT） HSCT 联合化疗是目前根治大多数 ALL 和部分 ANLL 的首选方法，可提高患儿的长期生存率。

【预后】

近年来，由于化疗方法不断改进，ALL 已成为一种可治愈的恶性肿瘤。目前，儿童 ALL 缓解率可达 95% 以上，5 年无病生存率已达 70%～85%，治愈率已达 80%；ANLL 的 5 年无病生存率为 60%～65%。

表 11 - 5 小儿白血病常用化疗药物简介

药物	主要作用	给药途径	毒性作用
泼尼松（Pred）	溶解淋巴细胞	口服	高血压、Cushing's 综合征、骨质疏松、易感染
地塞米松（Dex）	同上	口服	同上
环磷酰胺（CTX）	抑制 DNA 合成，使细胞停止在分裂期，阻止进入 S 期	口服、静注	骨髓抑制、脱发、出血性膀胱炎、肝损害、口腔溃疡

续表

药物	主要作用	给药途径	毒性作用
甲氨蝶呤（MTX）	抗叶酸代谢，阻止四氢叶酸生成，抑制 DNA 合成	口服、肌注、静滴、鞘注	骨髓抑制，肝损害，口腔、胃肠道溃疡，恶心、呕吐、巨幼红样变
6 – 巯嘌呤（6 – MP）	抗嘌呤合成，使 DNA 和 RNA 合成受抑制	口服	骨髓抑制、肝损害
阿糖胞苷（Ara – c）	抗嘧啶代谢，抑制 DNA 合成，作用于 S 期	静滴、肌注、鞘注	骨髓抑制，脱发、口腔溃疡，恶心、呕吐
柔红霉素（DNR）	抑制 DNA 和 RNA 合成	静滴	骨髓抑制，心脏损害，胃肠道反应，局部刺激
去甲氧柔红霉素（IDA）	抑制 DNA 合成	静滴	骨髓抑制，心脏毒性，肝损害，胃肠道反应
多柔比星/阿霉素（ADM）	抑制 DNA 和 RNA 合成	静滴	骨髓抑制，心脏毒性，脱发、胃肠道反应
门冬酰胺酶（ASP）	溶解淋巴细胞，分解门冬酰胺	静滴	肝损害、过敏反应、胰腺炎、氮质血症、尿糖
长春新碱（VCR）	抑制 DNA 合成，阻滞细胞分裂	静注	周围神经炎、脱发
三尖杉酯碱（H）	抑制蛋白质合成，水解门冬酰胺	静滴	骨髓抑制，心脏损害，胃肠反应
依托泊苷（VP – 16）	抑制 DNA 和 RNA 合成	静滴	骨髓抑制，肝肾损害，胃肠反应
全反式维 A 酸（ATRT）	诱导分化剂	口服	维 A 酸综合征
三氧化二砷（As_2O_3）	下调 Bcl – 2 基因表达，诱导细胞分化和促进凋亡	静滴	消化道症状，皮肤色素沉着，关节肌肉酸痛，肝脾功能损害

⊕ 知识链接

CAR – T 治疗

　　嵌合抗原受体 T 细胞（chimeric antigen receptor T cell，CAR – T）治疗是一种新型细胞疗法，在治疗急性白血病和非霍奇金淋巴瘤上有着显著疗效，目前被认为是最有前景的肿瘤治疗方式之一。2017 年，靶向 CD19 的 CAR – T 细胞被美国 FDA 批准上市，标志着 CAR – T 治疗真正进入临床。CD19 CAR – T 细胞是指嵌合抗原受体的 T 细胞，通过基因转导从而使 T 淋巴细胞表达特定的抗原受体，通过该受体特异性识别靶抗原，即 B 淋巴细胞上的 CD19，达到 T 细胞杀伤靶细胞的目的。CD19 在不同分化阶段的 B 淋巴细胞表面均有特异性表达，95% 以上的 B 淋巴细胞白血病均表达 CD19 抗原。因此，建立识别 CD19 抗原的嵌合型抗原受体的 CAR – T 细胞，可达到对绝大多数 B 淋巴细胞肿瘤治疗的目的。

【护理评估】

　　1. 健康史　评估患儿有无放射线、辐射、重金属等接触史及感染史，家族中有无肿瘤病史，了解患儿住院史、手术史等。

　　2. 身体状况　评估患儿主要症状和体征，观察贫血及其程度，有无出血倾向，有无出血点、瘀点、瘀斑、黏膜出血，有无肝、脾、淋巴结肿大，有无骨关节疼痛等，了解血常规、骨髓检查结果等。

　　3. 心理社会状况　评估患儿家长对疾病相关知识的了解程度、对健康教育的需求、家庭经济状况及其支持系统等；评估患儿及家长的心理反应，对突发应激事件的应对能力等。

【常见护理诊断/问题】

　　1. 体温过高　与白细胞浸润、坏死、感染有关。

　　2. 活动无耐力　与贫血导致组织缺氧有关。

　　3. 有感染的危险　与机体免疫功能低下有关。

　　4. 营养失调：低于机体需要量　与疾病消耗、摄入不足、化学治疗致恶心、呕吐、食欲下降有关。

　　5. 潜在并发症　如颅内出血、骨髓抑制导致胃肠道反应等。

　　6. 疼痛　与白血病细胞浸润有关。

　　7. 恐惧　与病情重、预后不良、侵入性治疗及护理多等有关。

　　8. 悲伤　与白血病久治不愈有关。

【护理措施】

　　1. 维持正常体温　监测体温，观察热型，遵医嘱予物理降温或药物降温，禁止酒精擦浴。

2.休息与活动　合理安排休息，一般不需绝对卧床休息。长期卧床者，应预防压疮。

3.加强营养　高蛋白、高维生素、高热量，清洁、清淡饮食；忌食过热、过硬、油炸、刺激性食物；必要时静脉补充营养。

4.防治感染

（1）保护性隔离　与其他病种患儿分室居住，防止交叉感染。粒细胞数极低和免疫功能低下者住单间，有条件者住空气层流室或无菌单人层流床。限制探视人数和次数，感染者禁止探视；接触患儿前认真洗手。

（2）注意个人卫生　教会家长及年长儿正确洗手方法。加强口腔护理，进食后温开水或漱口液漱口；使用软毛牙刷或海绵；口腔真菌感染者，可用氟康唑或伊曲康唑涂患处。勤换衣裤，减少皮肤感染。保持大便通畅，便后用温开水或淡盐水清洁肛周；肛周溃烂者，每日坐浴。

（3）无菌技术　严格无菌技术操作，遵守操作规程。

（4）预防接种　免疫力低下者避免接种疫苗，如麻疹、风疹、水痘、流行性腮腺炎等减毒活疫苗和脊髓灰质炎糖丸等。

（5）观察早期感染征象　观察有无牙龈肿痛、咽红、咽痛，皮肤破损、红肿，肛周、外阴有无异常等；发现征兆及时处理，遵医嘱应用抗生素；监测血常规结果。

5.防治出血　注意皮肤瘀点（斑）变化，监测血小板计数。当血小板 $< 50 \times 10^9$/L 时示有出血倾向；当血小板 $< 20 \times 10^9$/L，应绝对卧床休息，避免下床活动。监测生命体征，若面色苍白加重，心率、呼吸加快，血压下降提示有失血性休克的可能；若出现烦躁、嗜睡、头痛、呕吐，甚至惊厥、昏迷等提示有颅内出血的可能；若呼吸变慢或不规则，双侧瞳孔不等大，对光反射迟钝或消失提示有脑疝的可能；如出现腹痛、便血常提示有消化道出血可能。

6.输血　遵医嘱正确输血（成分输血），并观察输血不良反应。

7.应用化疗药物的护理

（1）熟悉各种化疗药物的药理作用，观察并处理毒副作用；熟悉各种化疗方案及其注意事项；输注前确保静脉通路畅通，避免药物外渗，一旦发现渗漏，立即停止输液，并作局部处理，避免引起局部坏死；有条件者选用经外周穿刺中心静脉置管（PICC）、中心静脉导管（CVC）或植入式静脉输液港（PORT）输注药物；注意自我防护和保护环境，正确处理化疗废物。

（2）观察处理药物毒性反应，绝大多数药物可致骨髓抑制，应监测血常规，及时防治感染，并观察有无出血倾向和贫血。恶心、呕吐严重者，用药前给予止吐药；口腔溃疡者宜选用清淡、易消化的流质或半流质饮食，加强口

腔护理；可能致脱发者应先告知年长儿和家长，可备假发、帽子或围巾；糖皮质激素应用可出现满月脸及情绪变化等。

8.减轻疼痛　评估患儿的疼痛情况，必要时遵医嘱应用止痛剂。

9.情感支持和心理疏导

（1）向患儿及家长讲解白血病相关知识、主要治疗方法、巩固治疗的重要性以及化疗药物的毒副作用等，各种诊疗操作前充分告知患儿及家长，让患儿及家长正确认识疾病，积极配合治疗。

（2）耐心与患儿及家长沟通，解除疑问和恐惧。鼓励患儿及家长表达感受，疏导不良情绪；与患儿一起做游戏、听音乐、画画等，使患儿精神愉快。

（3）定期召开家长座谈会或病友联谊会，介绍成功案例，为患儿及家庭提供相互交流的机会，提高家长的应对能力，增强治愈信心。

10.健康教育　讲解疾病相关知识、化疗药的作用及毒副作用；指导预防感染的措施；感染、出血征象的观察。鼓励患儿参与锻炼，化疗间歇期酌情参加学校学习。化疗间歇期的注意重点是：定期复查血常规；遵医嘱按时服药；加强营养，避免剧烈运动，避免过度疲劳；避免感冒；如出现发热、出血等症状及时到医院就诊；定期随访。

（马晶晶）

目标检测

答案解析

一、选择题

A1 型题

1.营养性缺铁性贫血的形态学特征是（　）

  A. 小细胞正色素性

  B. 大细胞低色素性

  C. 小细胞低色素性

  D. 大细胞正色素性

  E. 单纯小细胞性贫血

2.血友病 A 是由于哪种凝血因子缺乏（　）

  A. Ⅶ因子　　　　　　　　B. Ⅷ因子

  C. Ⅸ因子　　　　　　　　D. Ⅺ因子

  E. Ⅻ因子

3.免疫性血小板减少症的主要临床特点有（　）

  A. 发热　　　　　　　　　B. 感染

  C. 表情呆滞　　　　　　　D. 肝脾淋巴结肿大

  E. 皮肤黏膜自发性出血

4. 新生儿贫血的诊断标准是（　　）

A. Hb < 90g/L　　　　　　　B. Hb < 100g/L

C. Hb < 110g/L　　　　　　　D. Hb < 120g/L

E. Hb < 145g/L

5. 缺铁性贫血患儿治疗时口服铁剂至（　　）

A. 症状消失

B. 血红蛋白达正常水平

C. 网织红细胞达正常水平

D. 血红蛋白正常后1~3周

E. 血红蛋白正常后6~8周

6. 生理性贫血发生在出生后（　　）

A. 1~2个月　　　　　　　B. 2~3个月

C. 3~4个月　　　　　　　D. 5~6个月

E. 出生~1个月

A2型题

7. 患儿，女，10个月。单纯母乳喂养，近2个月面色苍白，精神差，以"贫血待诊"收住院。血常规检查示：Hb 76g/L，RBC 3.1 × 10^{12}/L，红细胞大小不等，以小细胞多见。该患儿贫血的程度是（　　）

A. 正常　　　　　　　B. 轻度贫血

C. 中度贫血　　　　　　　D. 重度贫血

E. 极重度贫血

8. 患儿，女，11个月，以"面色苍白2个月"入院。入院后经检查诊断为营养性巨幼细胞贫血，此患儿最适宜的治疗是（　　）

A. 铁剂　　　　　　　B. 输血

C. 激素口服　　　　　　　D. 叶酸 + 维生素C

E. 维生素B_{12}和（或）叶酸

9. 患儿，男，3岁4个月。诊断为急性白血病，当日血常规示血小板5 × 10^9/L，突然出现剧烈头痛、呕吐、意识模糊，该患儿最有可能出现了（　　）

A. 偏瘫　　　　　　　B. 颅内出血

C. 急性胃肠炎　　　　　　　D. 肿瘤压迫症状

E. 中枢神经系统白血病

X型题

10. 急性白血病患儿可出现的临床表现有（　　）

A. 发热　　　　　　　B. 出血

C. 贫血　　　　　　　D. 肝脾肿大

E. 骨关节疼痛

二、思考题

1. 简述营养性缺铁性贫血的病因及护理措施。

2. 简述血友病的临床表现。

3. 患儿，男，3岁5个月。因"发热、面色苍白15天"入院。入院前15天，患儿无明显诱因发热，体温波动于37.8~38.6℃，并出现面色苍白、精神稍差。入院查体：T 38.5℃，P 120次/分，R 36次/分。面色苍白，全身浅表淋巴结肿大，躯干部及双下肢可见瘀点、瘀斑，肝肋下2.5cm，质中，缘钝。血常规提示：Hb 80g/L，WBC 61 × 10^9/L，PLT 19 × 10^9/L。查见幼稚淋巴细胞。骨髓涂片：原始和幼稚淋巴细胞占85%，以小细胞为主，大小一致。

请回答：

（1）目前该患儿最可能的医疗诊断是什么？

（2）作为责任护士，针对该患儿目前病情应采取的护理措施有哪些？

书网融合……

本章小结　　　　微课　　　　题库

第十二章　泌尿系统疾病患儿的护理

知识要求：

1. **掌握**　急性肾炎和肾病综合征的护理评估、护理诊断和护理措施。

2. **熟悉**　儿童泌尿系统解剖生理特点；急性肾炎、肾病综合征的病因与发病机制、治疗要点；泌尿道感染的病因、护理评估、护理诊断和护理措施。

3. **了解**　泌尿道感染的发病机制。

技能要求：

1. 掌握儿童泌尿系统功能的临床评估技能。

2. 具备运用泌尿系统疾病的基本知识和技能对急性肾炎、肾病综合征患儿进行整体护理的能力。

素质目标：

1. 具备良好的人文关怀精神和儿科护士职业素养。

2. 具有尊重和保护患儿权利的素质及预防医疗事故发生的意识。

3. 具备评判性思维，能应用于泌尿系统疾病患儿的临床护理决策。

泌尿系统疾病的种类很多，包括各种原因引起的肾小球、肾小管、肾间质和肾血管疾病。本章主要介绍急性肾小球肾炎、肾病综合征、泌尿系统感染患儿的护理。

第一节　儿童泌尿系统解剖生理特点

（一）解剖特点

1. 肾脏　儿童年龄越小，其肾脏相对越大、越重，新生儿两肾重量约占体重的1/125，而成人两肾重量约为体重的1/220。婴儿期肾脏位置比较低，下极位于髂嵴以下第4腰椎水平，2岁以后才达髂嵴以上。因此，2岁以下健康儿童，由于肾脏位置较低，加上腹部肌肉松弛，在腹部触诊时可以扪及肾脏。新生儿肾脏表面呈分叶状，直到2~4岁时消失，如此后继续存在，应视为分叶畸形。

2. 输尿管　婴幼儿输尿管较长而弯曲，平滑肌和弹力纤维发育不全，很容易扩张、受压、扭曲而造成排尿不畅，从而诱发泌尿道感染。

3. 膀胱　婴儿膀胱位置相对较高，尿液充盈后其顶部常达耻骨联合以上，腹部触诊时可以扪及膀胱，随着年龄的增长，膀胱逐渐降入盆腔内。

4. 尿道　女婴的尿道比较短，新生女婴尿道仅长1cm（性成熟期3~5cm），外口接近肛门且暴露，易受到粪便的污染而发生上行感染。男婴尿道虽比较长，但常有包茎，污垢积聚时也可能导致上行性细菌感染。

（二）生理特点

儿童的肾脏功能发育是由未成熟逐渐趋向成熟，主要通过肾小球的滤过和肾小管的重吸收、分泌、排泄来完成其生理功能。其生理功能主要包括：①排泄体内代谢终末产物；②调节水、电解质及酸碱平衡，维持内环境的相对稳定；③分泌激素和生物活性物质，如促红细胞生成素、肾素、前列腺素、维生素D等。儿童出生时肾单位数量（每个肾约100万个）已达到成人的数量，基本具备上述生理功能，但其调节能力比较弱，储备能力也较差，到1~2岁时逐渐接近成人水平。

1. 肾小球滤过率　新生儿的肾小球滤过率（gromerular filtration rate，GFR）为成人的1/4，3~6个月为成人的1/2，2岁时达到成人水平，因此，婴幼儿在特殊情况下不能有效排出过多的水分和溶质。血肌酐（SCr）是反映肾小球滤过率功能的一个常用指标。

2. 肾小管功能　①重吸收和排泄功能：新生儿对Na^+的排泄能力较差，在病理情况下，很容易导致钠潴留和水肿，又容易发生低钠血症。生后10天的新生儿排钾能力较弱，故血钾偏高。同时新生儿对药物的排泄能力差，用药种类及剂量均应慎重选择。②浓缩和稀释功能：新生儿及婴幼儿浓缩功能不足，易发生脱水甚至诱发肾功能不全；尿稀释功能接近成人，但肾小球滤过率较低，大量水负荷或输液过快时易出现水肿。

3. 酸碱平衡功能　新生儿和婴幼儿肾脏保碱排酸能力较差，因此很容易发生酸中毒。

4. 内分泌功能　肾脏是一个具有内分泌功能的器官，产生的激素和生物活性物质，如促红细胞生成素、肾素、前列腺素、维生素 D 等在调节血压、水电解质平衡、红细胞生成、钙磷代谢等方面均起着重要作用。新生儿的肾素 - 血管紧张素 - 醛固酮系统活性等于或略高于成人，生后数周内逐渐降低。新生儿肾血流量低，前列腺素合成速率较低。由于胎儿血氧分压较低，合成红细胞生成素较多，生后随着血氧分压增高，其合成逐渐减少。另外，婴儿期的血清 1, 25 -(OH)$_2$D$_3$ 水平会高于儿童期。

（三）儿童泌尿系统功能的临床评估

儿童泌尿系统通过排出尿液来完成其主要生理功能，临床通常通过尿液检查和其他相关检查来了解和评估儿童泌尿系统功能状况。

1. 排尿次数　新生儿一般会在生后 24 小时内开始排尿。出生后最初几天由于摄入少，每日排尿为 4～5 次；1 周后摄入量逐渐增加，代谢旺盛，同时膀胱容量小，排尿次数增至 20～25 次/日；1 岁时排尿 15～16 次/日。一般在一岁半左右可逐渐自我控制排尿，排尿时间逐渐延长，至学龄前和学龄期为每日 6～7 次。

2. 尿量　儿童的正常尿量随年龄而不同。除泌尿系统本身的原因外，还与液体的摄入量、食物种类、气温、湿度和活动等因素有关，故个体差异比较大。正常尿量新生儿为 80～300ml/d；婴儿为 400～500ml/d；幼儿为 500～600ml/d；学龄前期为 600～800ml/d；学龄期为 800～1400ml/d，＞14 岁 1000～1600ml/d。新生儿尿量少于 1.0ml/(kg·h) 为少尿，少于 0.5ml/(kg·h) 为无尿。学龄儿每日尿量少于 400ml，学龄前儿少于 300ml，婴幼儿少于 200ml 为少尿；每日尿量少于 50ml 为无尿（表 12 - 1）。

表 12 - 1　不同年龄儿童尿量

	正常	少尿	无尿
新生儿	1～3ml/(kg·h)	＜1ml/(kg·h)	＜0.5ml/(kg·h)
婴儿	400～500ml/d	＜200ml/d	＜50ml/d
幼儿	500～600ml/d	＜200ml/d	＜50ml/d
学龄前	600～800ml/d	＜300ml/d	＜50ml/dml/d
学龄儿	800～1400ml/d	＜400ml/d	＜50ml/d

3. 排尿控制　婴儿期排尿由脊髓反射完成，以后建立由脑干 - 大脑皮质控制。一般至 3 岁左右儿童已能完全自我控制排尿。在 1.5～3 岁间，儿童主要通过尿道外括约肌和会阴肌来控制排尿；若 3 岁后仍然保留这种排尿机制，不能控制膀胱逼尿肌收缩，则被称为不稳定膀胱（张力性膀胱），其主要临床表现为白天尿频、尿急或尿失禁和夜

间遗尿等。

4. 儿童尿液特点

（1）尿色　正常儿童尿色淡黄色且透明，出生后最初几天尿色逐渐加深，稍混浊，因含尿酸盐较多，放置后会出现淡红色或红褐色尿酸盐结晶。婴幼儿在寒冷季节时，尿液排出后会变为白色混浊，是由于尿中盐类结晶所导致，加热后会溶解，属于生理现象，应该注意与乳糜尿和脓尿相鉴别。

（2）酸碱度　出生后最初几天尿内含尿酸盐比较多，呈酸性，以后逐渐接近中性或弱酸性，pH 在 5～7。

（3）尿比重　新生儿尿比重为 1.006～1.008，随着辅食的添加而逐渐增高，到 1 岁左右接近成人水平，尿比重范围为 1.011～1.025。

（4）尿蛋白　正常儿童尿中会含微量蛋白，定量一般不超过每天 100mg，定性试验为阴性，随意尿蛋白（mg/dl）/肌酐（mg/dl）≤0.2；如 24 小时尿蛋白定量超过 150mg，定性为阳性则为异常。

（5）尿细胞和管型　正常儿童新鲜尿液离心后沉渣显微镜下检查，红细胞 ＜3 个/HP，白细胞 ＜5 个/HP，管型阴性，偶尔可以见到透明管型；12 小时尿细胞计数红细胞 ＜50 万个，白细胞 ＜100 万个，管型 ＜5000 个为正常。

5. 肾功能检查

（1）血尿素氮（BUN）和血肌酐（SCr）测定　两者均经肾脏排出，当体内积蓄时代表肾脏的排泄功能障碍。BUN 的产生可以受多种因素的影响：肾前因素包括饮食中蛋白含量、组织代谢状态（如创伤、感染和药物等）和肝功能状态；肾脏因素包括 GFR 和尿量等，当 BUN 增高时注意有无上述因素的影响。BUN 正常值：新生儿期 1.8～6.4mmol/L（4～8mg/dl），婴儿和儿童 2.5～6.4mmol/L（7～18mg/dl）。肌酐（Cr）为骨骼肌的代谢产物，也是通过经肾排出，其值较为恒定。新生儿期 SCr 与母体水平相近，生后 2～4 周降至 8.8～17.7μmol/L（0.1～0.2mg/dl），其后随着年龄的增长、肌肉的发育逐渐达到成人水平。

（2）内生肌酐清除率（CCr）测定　CCr 一直以来被视为肾小球滤过功能的经典指标。试验前患儿需要无肌酐饮食 3 天，并限蛋白入量，避免剧烈的运动，使血中内生肌酐浓度达到稳定水平。试验前 24 小时禁止服用利尿剂，留取 24 小时的尿液，其间保持适当的水分摄入量，禁止服用咖啡、茶等利尿性物质，准确计量全部尿量 V（ml）。测尿肌酐（U）和血肌酐（P），将以上 V、U 和 P 三个参数代入公式进行计算。CCr = U × V/P（ml/min）。V：每分钟尿量（ml/min）= 全部尿量（ml）÷（24 × 60）（min）；U：尿肌酐，μmol/L；P：血肌酐，μmol/L。儿童校正清除率 = CCr × 1.73/儿童体表面积（m^2）。

知识链接

肾功能诊断

1. **肾功能正常** BUN、SCr、内生肌酐清除率（CCr）正常。

2. **肾功能不全代偿期** BUN、SCr 值正常，CCr 为 $50 \sim 80 ml/(min \cdot 1.73 m^2)$。

3. **肾功能不全失代偿期** BUN、SCr 增高，CCr 为 $30 \sim 50 ml/(min \cdot 1.73 m^2)$。

4. **肾衰竭期（尿毒症期）** CCr 为 $30 \sim 10 ml/(min \cdot 1.73 m^2)$，SCr $>353.6 \mu mol/L$，出现临床症状，如疲乏、不安、胃肠道症状、贫血、酸中毒等。

5. **终末肾** CCr 为 $30 \sim 10 ml/(min \cdot 1.73 m^2)$，如无肾功能替代治疗难以生存。

第二节 急性肾小球肾炎

案例引导

案例 患儿，男，14岁。因咽痛，发热2周，眼睑及下肢水肿2天入院。入院诊断：急性肾小球肾炎。患儿2周前，因受凉后出现咽痛，咳嗽。体格检查：T 36.8℃，P 76 次/分，R 20 次/分，BP 20.3/13.3kPa（160/100mmHg），体重38kg。患儿神态清楚，眼睑、颜面水肿，咽部充血扁桃体二度肿大；双肺清；心率齐；腹稍胀；双下肢踝关节处有凹陷性水肿。辅助检查：血常规示 Hb 120g/L，WBC $6.0 \times 10^9/L$。尿常规示酱油样色尿，RBC 满视野/HP，蛋白质（＋＋＋）；血沉 50mm/h，抗 O 1:500，C3 0.6g/L，C4 0.1g/L。肾功能示 BUN 6.22mmol/L，Scr 130μmol/L；咽拭子培养示溶血性链球菌阳性。

讨论：

1. 该患儿的病因可能有哪些？如何导致发病？

2. 入院后如何指导患儿休息和饮食？

急性肾小球肾炎（acute glomerulonephritis, AGN）简称急性肾炎，是一组不同病因所致的免疫反应引起的急性肾小球非化脓性炎症，临床表现以血尿为主，伴蛋白尿，可有水肿、高血压或肾功能不全。本病常见于感染之后，其中多数在溶血性链球菌感染后发病，被称为急性链球菌感染后肾炎（acute post - streptococcal glomerulonephritis, APSGN）。而由其他感染后引起的急性肾炎，称为急性非链球菌感染后肾炎。本节重点介绍 APSGN。

本病多见于儿童和青少年，以 5 ~ 14 岁儿童为最多见，男女比例为 2:1。本病在儿童常呈良性自限过程，预后良好。但近年来由于抗生素普遍使用，急性肾炎的临床发病有所减少。临床上，通常对累及到肾脏的疾病，如果出现肾脏功能损害、高血压、尿检查异常和少尿，称为急性肾炎综合征。

【病因和发病机制】 📱微课

1. **病因** 急性肾炎的病因比较多，以 A 组乙型溶血性链球菌感染后引起的免疫复合物性肾小球肾炎多见，溶血性链球菌感染类型以上呼吸道或扁桃体感染最为常见，占 51%，脓皮病或皮肤感染次之。其他多种病原体如细菌、病毒、原虫、支原体、真菌、钩端螺旋体、立克次体和疟原虫等也可导致急性肾炎。

2. **发病机制** 目前认为急性肾炎的发生主要与 A 组乙型溶血性链球菌中的致肾炎菌株感染有关。发病与以下三个方面有关。①链球菌的成分或阳离子蛋白如肾炎菌株蛋白作为外来抗原刺激机体产生抗体，形成抗原 - 抗体复合物引起的肾小球毛细血管炎性病变。②某些链球菌株可通过神经氨酸苷酶或唾液酸酶改变机体的免疫球蛋白（IgG）免疫原性，产生自身抗体，形成免疫复合物而致病。③链球菌某些抗原与肾小球基膜糖蛋白间具有交叉抗原性，可使少数病例呈现抗肾抗体型肾炎。

免疫复合物形成时，激活补体及各种炎症介质从而导致肾小球炎性损伤。肾小球毛细血管内皮细胞增生，毛细血管管腔闭塞，导致 GFR 下降；肾素 - 血管紧张素 - 醛固酮系统被激活，发生水钠潴留，临床表现为尿少、水肿、高血压和氮质血症；此时肾小球基底膜（glomerular basement membrane, GBM）完整性受损，出现血尿、蛋白尿。急性链球菌感染后肾小球肾炎发病机制见图 12 - 1。

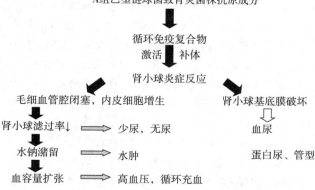

图 12 - 1 急性链球菌感染后肾小球肾炎发病机制

【临床表现】

急性肾炎临床表现差异比较大，轻者可无明显的临床症状，仅于尿检时发现异常，表现为镜下血尿，重者呈急进性过程，迅速出现肾功能衰竭而危及生命。

1. 前驱感染 90% 的病例有链球菌感染的前驱症状，经过 1～3 周无症状的间歇期而急性发病。呼吸道感染为诱因者发病前 6～12 天（平均 10 天），多有发热、颈淋巴结肿大和咽部渗出等表现。皮肤感染为诱因者见于病前 14～28 天（平均 20 天）有脓皮病、疖肿。

2. 典型表现 起病时可有低热、食欲减退、疲倦、乏力、头晕、腰部钝痛等非特异症状。急性起病，主要有以下四大临床表现。

（1）少尿和水肿 均由肾小球滤过率减低而导致。水肿为最早出现的症状，70% 的患儿有水肿，初期多为眼睑及颜面部的水肿，逐渐波及到躯干和四肢，重者遍及全身，水肿为非凹陷性，少数可伴有胸水和腹水。水肿一般多为轻、中度，伴有少尿，水肿一般会在 1～2 周内随着尿量的增多而逐渐消退。

（2）血尿和蛋白尿 血尿是急性肾炎患儿最为常见的临床表现，几乎见于全部患儿，50%～70% 患儿有肉眼血尿。血尿的颜色随着尿液 pH 变化而发生变化，pH 较高时，尿液呈洗肉水样或鲜红色，pH 低时，尿液呈烟灰色或棕色。肉眼血尿一般在 1～2 周转为镜下血尿。蛋白尿程度不同，约 20% 的病例可以达肾病综合征水平。

（3）高血压 30%～80% 的急性肾炎患儿可有轻度或中度血压增高，主要因水钠潴留、血容量扩大所导致。一般学龄前儿童 > 120/80mmHg，学龄儿童 > 130/90mmHg。一般在 1～2 周内随尿量的增多而逐渐恢复正常。

（4）氮质血症 肾功能减退主要表现为不同程度的氮质血症，血尿素氮和肌酐一般在 2 周内随着利尿消肿而逐渐恢复。

3. 重症症状 一般发生在起病 2 周内，主要表现为以下三种情况。

（1）严重循环充血 由于水钠潴留，血浆容量增加而出现循环充血，轻症患儿可出现呼吸增快和肺部湿啰音；严重患儿表现为明显气急、端坐呼吸、咳嗽、咳泡沫痰甚至粉红色泡沫痰，满肺湿啰音，心脏扩大，心率增快，有时可出现奔马律，肝脏增大而硬，水肿加重时可出现胸水和腹水等类似左心衰竭的表现，主要是由于血容量扩大所致，与真正的心力衰竭有不同，超声心电图检查心脏功能一般正常。危重病例可因急性肺水肿在数小时内死亡。

（2）高血压脑病 水钠潴留、血容量增加导致血压升高达到一定程度的时候，超过脑血管代偿机制，脑血管会被动扩张，使脑组织血液灌注在短时间内急剧增多而致脑缺氧、脑水肿。临床上患儿会出现烦躁不安、呕吐、剧烈头痛、眼花、复视、一过性失明，严重者突然出现惊厥和昏迷，甚至脑疝而导致死亡。如能及时控制高血压，上述症状可迅速消失。当患儿血压 > 140/90mmHg 同时伴视力障碍、惊厥、昏迷三项之一即可诊断为高血压脑病。

（3）急性肾衰竭 由于肾功能减退发展为急性肾衰竭。临床表现为尿量显著减少，甚至无尿，血尿素氮和肌酐明显增高、血钾增高、代谢性酸中毒等。一般可持续 3～5 日，在尿量逐渐增多后，患儿病情逐渐好转。若持续数周仍不恢复，则预后比较严重。

4. 非典型表现

（1）无症状性急性肾炎 常见于链球菌感染患者的密切接触者，临床常无明显表现，进行连续尿液及补体检查后可发现镜下血尿或血清补体的降低，肾组织学也有病变。此类患儿临床无明显症状，预后良好。

（2）肾外症状性急性肾炎 患儿出现水肿、高血压，有时甚至发生高血压脑病或严重循环充血，但尿常规检查结果正常或轻微改变，有链球菌前驱感染史和血清补体水平明显降低。

（3）以肾病综合征表现的急性肾炎 部分急性肾炎患儿有肾病综合征的表现，如大量蛋白尿及严重水肿，血中白蛋白也有下降，症状持续时间长，预后比较差，部分病儿可演变为慢性进行性肾炎。此类患儿一般不多见。

【辅助检查】

1. 尿液检查 尿蛋白在 + ～ + + + 之间，镜下除见大量红细胞外，可见透明、颗粒或红细胞管型。疾病早期还可见较多的白细胞和上皮细胞，但并不提示感染。

2. 血液检查

（1）血常规和红细胞沉降率 早期红细胞、血红蛋白轻度减少，白细胞计数增多或正常；血沉增快。

（2）血清抗链球菌抗体 抗链球菌溶血素 O（ASO）、抗透明质酸酶、抗脱氧核糖核酸酶升高，提示为新近链球菌感染，是诊断链球菌感染后肾炎的依据。早期如应用抗生素可影响 ASO 的阳性率。

（3）血清总补体（CH50）及 C3 90% 的患儿在病程早期显著下降，多在 6～8 周逐渐恢复正常。

（4）肾功能和血生化检查 少尿期有轻度氮质血症，尿素氮、肌酐暂时性升高，还可有轻度高钾血症和低钠血症。

（5）肾穿刺活检 建议在症状不典型、持续大量蛋白尿、肾功能进行性下降等情况下时进行肾穿刺活检。

【治疗要点】

本病为自限性疾病，无特异治疗，主要为对症处理，清除残留感染灶，防治合并症，保护肾功能。

1. 一般治疗 发病 2 周内应卧床休息，一般待肉眼血尿消失、水肿消退、血压降至正常以后，逐步下床活动。有水肿、高血压的患儿要限制钠盐的摄入，有氮质血症的患儿应限制蛋白的摄入量，有尿少、循环充血患儿限制水的入量。

2. 病因治疗 控制链球菌感染和清除病灶，常选用对链球菌敏感的青霉素，疗程为 10～14 天；青霉素过敏患儿可以改用红霉素等药物，避免使用肾毒性的药物。

3. 对症治疗

（1）利尿 在控制水、盐的入量后如仍有水肿，少尿或高血压患儿应给予利尿剂，一般用氢氯噻嗪 1～2mg/（kg·d），分 2～3 次进行口服，口服效果差及重症患儿用呋塞米肌注或静脉注射，每次 1～2mg/kg，每 6～8 小时一次。一般应忌用渗透性利尿剂如甘露醇等。

（2）降压 经休息、限盐、利尿而血压仍高的患儿，当舒张压高于 90mmHg（12.0kPa）时应给降压药，一般首选硝苯地平 0.25～0.5mg/（kg·d），分 2～3 次口服。

（3）高血压脑病的治疗 原则上应选用降压效力强而迅速的药物。首选硝普钠，5～20mg 加入 5% 葡萄糖液 100ml 中，以 1μg/（kg·min）速度进行静脉滴注。此药滴入后即起降压效果，应严密监测血压，根据医嘱调节滴速，一般最快速度不得超过 8μg/（kg·min），以防发生低血压。高血压脑病除降压外，还需要给予对症处理，有惊厥的患儿及时给予地西泮镇静止痉，脑水肿患儿给予呋塞米利尿脱水和给氧等治疗。

（4）严重循环充血的治疗 主要治疗为纠正水钠潴留，减轻循环负荷，恢复正常血容量。可以选用强利尿剂（如呋塞米）、酚妥拉明或硝普钠。如已发生肺水肿则可用硝普钠（用法同上）扩张血管降压；利尿、扩血管等处理无效时可采用腹膜透析或血液透析治疗。

（5）急性肾功能衰竭的治疗 主要治疗是帮助患儿能度过少尿期（肾衰期），将少尿引起的内环境紊乱减少至最小。具体措施有维持水、电解质及酸碱平衡，及时处理水过多、高钾血症和低钠血症等危及生命的水、电解质紊乱，必要时采用透析治疗。

【护理评估】

1. 健康史 询问患儿的健康状态；病前 1～4 周有无上呼吸道或皮肤感染病史，目前有无发热、乏力、头痛、呕吐及食欲下降等全身症状；若主要症状有水肿或血尿，应了解水肿开始时间、持续时间、发生部位、发展顺序及程度。了解患儿 24 小时排尿的次数及尿量、尿色。询问目前药物的治疗情况，用药的种类、剂量、疗效及副作用等。既往有无类似疾病及治疗情况等。

2. 身体状况 评估患儿目前的体征，包括一般状态，如神志、呼吸、脉搏、血压、体位及体重等。检查水肿的部位、程度及指压凹痕，有无颈静脉怒张及肝大，肺部有无啰音，心率是否增快及有无奔马律等。查看实验室检查结果，注意有无血尿、蛋白尿；有无低补体血症及抗链球菌溶血素"O"增高；有无血浆尿素氮、肌酐升高等。

⊕ 知识链接

肾穿刺活检

1. 术前准备 向患儿及家属做好解释和宣教工作，练习卧床排尿、进行体位和吸气－憋气动作训练。

2. 操作过程 超声定位下操作，穿刺点选择右侧肾脏下极，相当于十二肋下缘与腰方肌及背长肌外缘构成的三角区内。局麻后用穿刺枪穿刺，B 超显示引导针进入肾脏包膜下，嘱患儿深呼吸、屏气，快速穿破肾包膜，到位后引导针管腔内插入穿刺枪针头，按下扳机即可一秒钟完成穿刺。穿刺结束伤口用创口贴十字形敷贴、压沙袋。

3. 术后护理 术后 24 小时绝对卧床休息，72 小时后可以床旁活动，1 个月内避免剧烈活动。密切观察生命体征、尿常规结果。鼓励患儿多饮水。注意观察有无血尿、尿潴留，患儿术后有轻微的腰酸、腰痛，一般 1 周后自行消失。

3. 心理社会状况 了解患儿及家长的心态以及对本病的认识程度。患儿大部分为年长儿，心理压力来源较多，除因疾病和治疗对活动及饮食严格限制的压力以外，还有来自家庭和社会的压力，如中断了日常与同伴的玩耍，需要严格休息不能上学而担心学习成绩下降等，会产生紧张、忧虑、抱怨等心理，主要表现为情绪低落、烦躁易怒等。家长因缺乏对急性肾炎疾病的有关知识，担心转变为慢性肾炎会影响患儿将来的健康，可产生焦虑、失望、自责等心理，渴望寻求最好的治疗方法，愿意接受健康指导与医务人员合作。学龄期患儿的老师及同学因缺乏本病的有关知识，会表现出过度关心和怜悯，忽略对患儿积极的心理支持，使患儿产生自卑心理。

【常见护理诊断/问题】

1. 体液过多 与肾小球滤过率下降有关。

2. 营养失调：低于机体需要量 与水肿导致消化功能下降以及限制饮食有关。

3. 活动无耐力 与水肿、血压升高有关。

4. 潜在并发症 高血压脑症、严重循环充血、急性肾衰竭。

5. 焦虑 与病程长、医疗性限制、疾病相关知识缺乏等有关。

6. 知识缺乏 患儿及家长缺乏本病的相关知识。

【护理目标】

1. 患儿尿量增加、水肿消退。

2. 患儿能遵照嘱咐进行饮食，保证营养。

3. 患儿活动耐力增加。

4. 患儿无高血压脑症、严重循环充血及肾功能衰竭等情况发生或发生时得到及时发现与处理。

5. 患儿得到心理支持。

6. 患儿及家长了解限制活动的意义及饮食调整方法，配合治疗及护理。

【护理措施】

1. 促进休息 一般起病的 2 周内应该卧床休息，直至水肿消退、血压降至正常、肉眼血尿消失后，可以下床轻微活动或到户外散步；1~2 个月内的活动量宜以限制，3 个月内应该避免剧烈活动；血沉正常后可上学，但仍需要注意避免体育活动；Addis 计数正常后可以恢复正常的生活。

2. 饮食管理 对有尿少、水肿、高血压的患儿应限盐限水，限制钠盐的摄入，每日钠盐以 60mg/kg 为宜，摄入水量的计算一般以不显性失水加尿量来估算。有氮质血症时应限制蛋白质的摄入量，每日给予优质动物蛋白 0.5g/kg。给予高糖饮食以满足儿童对热量的需要。在尿量增加、水肿消退、血压恢复正常以后，逐渐由低盐饮食逐渐过渡到普通饮食，以保证儿童正常生长发育的需要。由于儿童生长发育较快，限制盐及蛋白质的时间不宜过长，低盐饮食味道不佳时，可用糖、醋等调味品进行烹调，以增进患儿食欲，保证营养的供给。

3. 用药护理 遵医嘱给予利尿剂和降压药。应用利尿剂前后应注意观察体重、尿量、水肿的变化并做好记录，尤其是静脉注射呋塞米后要注意有无大量利尿、脱水和电解质紊乱等现象发生；应用硝普钠应现配现用，放置 4 小时候后即不能再用，使用专门的避光输液管或整个输液管道须用黑纸或锡箔包裹遮光。快速降压时必须严密监测血压、心率和药物的副作用。硝普钠的主要副作用有恶心、呕吐、情绪不安定、头痛和肌肉痉挛等。

3. 病情观察

（1）密切观察生命体征和神志等变化。注意血压变化，若患儿出现血压突然升高、剧烈头痛、呕吐、眼花等，提示高血压脑病，除降压外还需要镇静，脑水肿时应给予脱水剂。密切观察呼吸、心率、脉搏等变化，警惕严重循环充血的发生。如发生循环充血应将患儿安置于半卧位、吸氧，遵医嘱给药。

（2）观察尿量、尿色及水肿。准确记录 24 小时出入水量，应用利尿剂时每日要监测体重，每周留尿标本送尿常规检查 2 次。患儿尿量增加，肉眼血尿消失，提示病情

好转。如尿量持续减少，出现头痛、恶心、呕吐等，要警惕急性肾功能衰竭的发生，除限制钠、水入量外，应限制蛋白质及含钾食物的摄入，以免发生氮质血症及高钾血症；要绝对卧床休息以减轻心脏和肾脏的负担，并作好透析前的心理护理。

（3）定期复查尿常规和肾功能，了解病情的变化。

（4）观察药物的疗效以及不良反应。

4. 心理护理 护理人员态度要和蔼，多与患儿及家属交流，告诉家长和患儿本病为自限性，绝大多数预后良好，讲解疾病的相关知识，强调休息和限制饮食的重要性，同时创造良好的休养环境，提供适合患儿的床上娱乐活动和学习条件，消除患儿和家属的焦虑。

5. 健康教育

（1）向患儿及家长讲解相关的疾病知识。本病是一种自限性疾病，强调限制患儿活动是控制病情进展的重要措施，尤以起病的前 2 周最为关键。向患儿及家长讲解防治感染是预防本病的关键。指导防治方法，如平时应加强锻炼、增强体质，注意皮肤的清洁卫生，预防呼吸道和皮肤感染，一旦发生了上呼吸道或皮肤感染，应及早应用抗生素以彻底清除感染灶，感染后 1~3 周时应查尿常规以及时发现异常。

（2）讲解药物治疗如利尿剂、降压药的相关知识，指导家长观察疗效和不良反应，使患儿及家长主动配合，遵医嘱用药。

（3）讲解控制饮食的重要性，低盐饮食虽可造成患儿食欲下降，但可使病情得以控制，需要取得家属和患儿的配合。

（4）做好出院后的家庭护理，告诉患儿及家长随访的重要性。本病预后良好，痊愈率高，出院 1~2 个月适当限制活动，定期查尿常规，按时随访。

【护理评价】

患儿尿量是否增加，水肿是否逐渐消退，血压能否维持在正常范围；患儿及家长是否掌握休息、饮食的调控方法以及心理调适，学会自我管理。

⊕ 知识链接

儿童血液透析

血液透析（hemodialysis，HD）的主要功能是利用半透膜的原理，通过弥散、对流、吸附清洁体内的毒素，通过超滤和渗透排泄水分，并调节电解质和酸碱平衡紊乱。血液透析是救治儿童急、慢性肾功能衰竭最有效和最普遍应用的血液净化措施之一。

儿童血液透析方式：①间歇性血液透析（intermittent hemodialysis，IHD）；②超滤（ultrafiltration，UF）；③序贯透析（sequential dialysis，SD）；④低温透析（low-temperature dialysis，LHD）；⑤可调钠透析（Profiling hemodialysis，PHD）；⑥高通量透析（high flux dialysis，HFD）；⑦每日短时透析：患儿易于接受，并发症少，提高患儿生活质量，但由于经济条件和患儿依从性的限制，目前未能广泛开展；⑧夜间家庭透析（home nocturmal hemodialysis，HNHD），国外研究表明该透析方式在儿童是可行和安全的，可以改善患儿生活质量；⑨持续缓慢低效血液透析（sustained low efficient dialysis）：是介于 IHD 和连续性肾脏替代治疗（continuous renal replacement therapy，CRRT）之间的一种治疗模式，具有血液动力学稳定的优势。

第三节　肾病综合征

⇒案例引导

案例　患儿，男，6 岁，因"全身水肿 5 天伴少尿下肢水肿三天"入院。入院诊断：肾病综合征。入院时体格检查：T 36.4℃，P 100 次/分，R 30 次/分，BP 90/60mmHg。患儿神态清楚，精神可，眼睑、颜面水肿，双肺未闻及中、小水泡音；心率 100 次/分，律齐，心音有力，无杂音；腹稍胀，肝脾肋下未触及，移动性浊音阴性；下肢可凹性水肿，阴囊中度水肿。生殖器无畸形，无病理反射。辅助检查：尿蛋白（＋＋＋＋），血浆总蛋白及白蛋白明显减少，血胆固醇明显升高，补体 C 正常。

讨论：

1. 该病常见的并发症有哪些？

2. 预防感染的护理措施有哪些？

肾病综合征（nephrotic syndrome，NS）简称肾病，是一组由于不同原因所致肾小球基底膜通透性增加引起大量蛋白质从尿液中丢失而导致的一系列病理生理改变的临床综合征，主要表现为大量蛋白尿、低蛋白血症、水肿和高脂血症。肾病在儿童肾脏疾病中的发病率为（1.15～16.9）/10 万，男女比例约为 3.7：1，发病年龄多为学龄前儿童，3～5 岁为发病的高峰年龄段。

【分类】

1. **按病因**　可分为原发性、继发性和先天性 3 大类。

原发性肾病综合征（primary nephrotic syndrome，PNS）病因不明，约占儿童时期的肾病综合征约 90%，按其临床表现又分为单纯性肾病和肾炎性肾病两型，其中以单纯性肾病多见。继发性肾病可继发于全身性疾病（如过敏性紫癜、系统性红斑狼疮等）和肾小球疾病（如 APSGN、急进性肾炎等）以及感染、药物和金属中毒等。儿童时期的肾病综合征 90% 左右为原发性肾病综合征，故本节主要叙述原发性肾病综合征。

2. **按临床表现**　原发性肾病按其临床表现又分为单纯型肾病和肾炎型肾病，其中以单纯型肾病多见。

3. **按糖皮质激素反应**　①激素敏感型肾病（steroid sensitive nephrotic syndrome，SSNS）：泼尼松标准给药方案 [60mg/（m²·d）或 2mg/（kg·d），最大量 60mg/d] 治疗 4 周内症状完全缓解（至少连续 3 次尿蛋白/肌酐比（urinary protein/creatinine ratio，UPCR）（晨尿或 2h 尿）≤20mg/mmol（0.2mg/mg）或试纸检测尿蛋白微量或阴性）。②激素依赖型肾病（steroid dependent nephrotic syndrome，SDNS）：对于 SSNS，连续两次减量或停药 2 周内复发者。③激素耐药型肾病（steroid resistant nephrotic syndrome，SRNS）：以泼尼松标准给药方案治疗 4 周后未达完全缓解。④肾病复发与频复发：复发是指连续 3 天，尿蛋白由阴性转为（＋＋＋）或（＋＋＋＋），或 24 小时尿蛋白定量≥50mg/kg 或尿蛋白/肌酐（mg/mg）≥2.0；频复发是指肾病病程中半年内复发≥2 次，或 1 年内复发≥3 次。

【病因及发病机制】

病因目前尚未完全明了，推断可能与免疫因素有关。对 PNS 发病机制的研究已经证明以下事实。①肾小球毛细血管结构或电荷的改变：微小病变时肾小球滤过膜多阴离子的丢失，导致静电屏障破坏，使大量带阴电荷中小分子血浆白蛋白滤出，形成高选择性蛋白尿。②分子滤过屏障的损伤，则尿中出现大、中分子量的多种蛋白和红细胞，从而形成低选择性蛋白尿和（或）血尿。滤过膜静电屏障损伤原因可能与 T 细胞免疫功能紊乱有关。

十多年来，对足细胞和裂孔隔膜的认识已经从超微结构跃升到细胞分子水平，研究证明了足细胞分子是肾病综合征发生蛋白尿的关键因素。近年来研究发现肾病的发病具有遗传倾向，并且有家族性表现，其发病还可能与环境和人种有关。

【病理生理】

1. **蛋白尿**　是肾病最根本和最重要的生理病理改变，也是导致肾病综合征其他三大临床特点的基本原因。正常儿童尿液中仅含有少量蛋白，肾小球滤过膜屏障复杂的解剖和静电特性（富含阴电荷）阻碍了带负电荷的血浆蛋白从肾小球毛细血管腔滤过。肾病综合征时，由于基底膜构成改变导致血浆中分子量较大的蛋白也可以通过肾小球滤出（非选择性蛋白尿）；另一方面由于基底膜阴电荷位点和上皮细胞表面的阴电荷减少，使带阴电荷的蛋白（如白蛋白）能大量通过（选择性蛋白尿）。长时间持续大量蛋白尿会促进肾小球系膜硬化和间质病变，可导致肾功能不全。

2. 低蛋白血症　是肾病的临床及实验室特征。大量血浆蛋白自尿中丢失是造成低蛋白血症的主要原因，而大部分滤过的白蛋白经肾小管上皮细胞摄取并被分解成氨基酸则是造成低蛋白血症的次要原因，同时蛋白的丢失超过了肝脏合成蛋白的速度，也导致血浆蛋白减低。血浆蛋白下降将影响机体内环境的稳定，并可影响药物的药代动力学。

3. 水肿　是肾病主要的临床表现。水肿的发生是由于：①低蛋白血症导致血浆胶体渗透压降低，使水由血管内向血管外渗透到组织间隙，当血浆白蛋白低于 25g/L 时，液体主要在间质区潴留，低于 15g/L 时可同时形成胸水和腹水。②由于水由血管内向血管外渗透到组织间隙，有效循环血量减少，肾素 - 血管紧张素 - 醛固酮系统被激活，远端肾小管对水、钠的重吸收增多，造成水钠潴留。③低血容量导致交感神经兴奋性增高，近端肾小管钠的重吸收增加。

4. 高脂血症　低蛋白血症促进肝脏代偿性合成蛋白质的同时导致脂质、载脂蛋白和部分极低密度脂蛋白（VLDL）的增加，其中大分子脂蛋白难以从肾排出而导致患儿血清总胆固醇、三酰甘油、低密度脂蛋白、极低密度脂蛋白浓度增高，形成高脂血症，持续高脂血症可促进肾小球硬化和间质纤维化。

肾病综合征的病理生理过程见图 12 - 2。

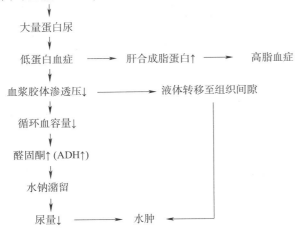

图 12 - 2　肾病综合征的病理生理过程

【临床表现】

1. 前驱症状　一般起病隐匿，常无明显的诱因。30%

左右患儿有病毒感染或细菌感染病史，上呼吸道感染也可导致微小病变型肾病的复发。70% 肾病的复发与各种感染或过敏有关。

2. 水肿　最常见的症状，也是患儿就诊的主要原因，开始见于眼睑部位，以后逐渐遍布全身，下肢的水肿常为可凹性的。严重患儿可以出现腹水或胸腔积液，男孩可出现阴囊水肿（图 12 - 3）。

3. 其他症状　患儿尿量会减少，颜色变深，排尿时出现较多泡沫。长期蛋白尿的患儿，可能出现蛋白营养不良，表现为毛发干枯发黄，皮肤干燥，指（趾）甲出现白色横纹等。肾炎性肾病患儿可出现血尿、高血压或肾功能不全等表现。病程长、反复发作、长期应用糖皮质激素的患儿可导致生长发育落后。

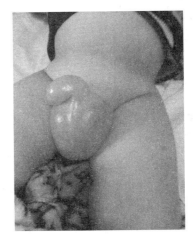

图 12 - 3　阴囊水肿

4. 并发症

（1）感染　最为常见的并发症，也是导致本病死亡的主要原因。由于肾病患儿免疫功能低下，蛋白质营养不良以及患儿多用皮质激素和（或）免疫抑制剂治疗等原因，患儿容易发生各种感染，常见的感染有呼吸道感染、皮肤感染、泌尿感染和原发性腹膜炎等，其中上呼吸道感染占 50% 以上，以病毒感染最为常见。如患儿在病程中出现腹痛、腹部有轻压痛，要警惕可能为原发性腹膜炎。肾病患儿的医院感染不容忽视，最常见的院内感染为呼吸道和泌尿道感染，以条件致病菌感染为主。

（2）电解质紊乱　常见的电解质紊乱有低钠、低钾、低钙血症等。由于长期禁盐，过多应用利尿剂以及感染、腹泻、呕吐等均可导致低钠、低钾血症。由于钙在血液中与白蛋白结合，可随白蛋白由尿中丢失，维生素 D 结合蛋白从尿中丢失，维生素 D 水平降低，肠钙吸收不良及服用激素等因素导致低钙血症，可出现低钙惊厥和骨质疏松。

（3）低血容量　由于低蛋白血症导致血浆胶体渗透压降低、显著水肿，有效循环血量不足，尤其在各种诱因引起低钠血症时很容易出现低血容量性休克。

（4）血液高凝状态和血栓形成　血液高凝状态是肾病一个非常重要的临床并发症，与体内凝血和纤溶系统及血小板功能的改变有关。高脂血症时血液黏滞度增高，过多使用强效利尿剂、长期大量使用糖皮质激素也是促成因素。高凝状态很容易导致各种动、静脉血栓形成，其中以肾静脉血栓最为常见，发生肾静脉血栓时患者可表现为突发腰痛，出现血尿或血尿加重，尿少甚至急性肾功能衰竭。除肾静脉血栓外，患儿也可出现脑血栓、肺血栓、下肢动、静脉血栓等，因累及动、静脉部位不同，会出现相应的临床表现，但血栓缓慢形成者其临床表现可不明显，容易忽视。

（5）急性肾功能衰竭　本病急性起病时，可有暂时性的轻度氮质血症，约5%微小病变型肾病可并发急性肾衰竭。

【辅助检查】

1. 尿液检查　尿蛋白定性为 +++ ～ ++++，大多可见透明管型和颗粒管型，肾炎性肾病患儿尿内红细胞可增多。蛋白定量：24 小时尿蛋白定量 $\geqslant 50mg/(kg \cdot d)$，单次晨尿尿蛋白/肌酐（mg/mg）$\geqslant 2.0$。

2. 血液检查　血小板可出现增多；血沉明显增快；血浆总蛋白及白蛋白明显减少，血清白蛋白低于 25g/L 可诊断为肾病的低白蛋白血症；胆固醇明显增多 > 5.7mmol/L 和三酰甘油升高，LDL 和 VLDL 增高；肾炎性肾病者可有血清补体（CH50、C3）降低；有不同程度的氮质血症；血电解质测定一般正常，有时血钠、血钙降低。

3. 肾穿刺活检　大多数肾病患儿不需要进行诊断性肾活检。如患儿对糖皮质激素治疗耐药、频繁复发，肾炎性肾病或继发性肾病患儿可以考虑进行肾活检。

4. 其他检查　B 超检查可检查双肾，探测腹水；常规胸部 X 线检查可排除肺部潜在病灶，观察有无胸腔积液。

【治疗要点】

1. 一般治疗

（1）休息　一般情况下无需卧床休息，但在疾病初期，有严重水肿、高血压、低血容量的患儿需卧床休息，应经常变换体位，病情缓解后逐渐增加活动量，定期进行体育锻炼。在校儿童肾病活动期需要休学。

（2）饮食　饮食营养方面建议使用新鲜食材，并摄取足够的能量，避免含高盐或磷食物的摄入。水肿患儿要限制盐的摄入以 $60mg/(kg \cdot d)$ 为宜，严重水肿、高血压时要无盐饮食，病情缓解后不必继续限制盐的摄入；除非存在氮质血症，一般适量供应优质蛋白 $2g/(kg \cdot d)$。同时注意补充多种维生素，特别是维生素 D 和钙剂等。

2. 对症治疗

（1）防治感染　注意皮肤护理，防止交叉感染，应避免到公共场所；抗生素不作为预防用药；一旦发生感染应及时治疗，应停用免疫抑制剂激素减量，同时注射丙种球蛋白；在起病时全面评估预防接种史，尽快完成所有预防接种，注意在糖皮质激素和免疫抑制剂治疗期间不能接种活疫苗。

（2）利尿消肿　激素敏感者用药 1～2 周可利尿，一般无须另外给予利尿剂。对有严重水肿者应用袢利尿剂（如呋塞米）。对顽固性水肿者，也可考虑加用美托拉宗、噻嗪类利尿剂或保钾利尿剂。由于有导致血栓形成风险，对于有血容量不足征象（包括毛细血管再充盈时间延长、心动过速、低血压和少尿）者不应使用利尿剂。

3. 激素治疗　激素有免疫抑制、使尿蛋白减少或消失以及利尿的作用，糖皮质激素为治疗肾病综合征较有效的首选药物。

（1）初治病例　确诊后即开始泼尼松标准给药方案 $[60mg/(m^2 \cdot d)$ 或 $2mg/(kg \cdot d)$，最大量 60mg/d] 治疗，持续 8 周（每日泼尼松标准给药方案 4 周，然后隔日泼尼松标准给药方案 4 周），或 12 周（每日泼尼松标准给药方案 6 周，然后隔日泼尼松标准给药方案 6 周）。

（2）复发病例　①积极寻找复发原因，积极控制感染，少数患儿感染控制后会自行缓解。②激素治疗：泼尼松标准给药方案 $60mg/(m^2 \cdot d)$ 或 $2mg/(kg \cdot d)$，最大量 60mg/d）治疗，直至尿蛋白连续转阴 3 天后减少至 $40mg/(m^2 \cdot d)$ 或 $1.5mg/(kg \cdot d)$，最大量 50mg/d，隔日晨顿服，用 4 周以上后逐渐减量；在上呼吸道和其他感染发作期间每天给予泼尼松 $0.5mg/(kg \cdot d)$，持续 5～7 天，以降低复发风险。

4. 免疫抑制剂　适用于激素部分敏感、耐药、依赖及复发的病例，在小剂量糖皮质激素隔日使用的同时，可选用以下免疫抑制剂。

（1）环磷酰胺（cyclophosphamide，CTX）　每日 2～3mg/kg，分次口服 8 周为 1 个疗程；或 8～12mg/(kg·d) 静脉冲击疗法，每 2 周连用 2 天，总剂量 ≤200mg/kg，或每月静注 1 次，每次 $500mg/m^2$，共 6 次。其副作用主要有胃肠道反应、出血性膀胱炎、脱发、骨髓抑制及远期性腺损害等。

（2）环孢素 A（cyclosporine A，CsA）　剂量为 3～7mg/(kg·d) 或 100～150mg/(m²·d)，调整剂量使血药浓度维持在 80～120ng/ml，疗程为 1～2 年。

（3）其他免疫抑制剂　钙调磷酸酶抑制剂、霉酚酸酯、咪唑立宾、他克莫司、利妥昔单抗等。

5. 抗凝治疗　对肾病儿童进行基线凝血测试；对血栓形成高风险儿童进行抗凝蛋白的遗传缺陷、凝血酶原及 V 因子单核苷酸多态性筛查，且可使用低分子量肝素和维生素 K 拮抗剂进行预防性抗凝治疗。

6. 其他治疗　如肾素 - 血管紧张素 - 醛固酮系统拮抗剂、降脂治疗、免疫调节剂、中医中药治疗等治疗。

【常见护理诊断/问题 】

1. 体液过多　与蛋白尿引起低蛋白血症导致的水钠潴留有关。

2. 营养失调：低于机体需要量　与大量蛋白自尿中丢失有关。

3. 有感染的危险　与免疫力低下和使用激素和免疫抑制剂有关。

4. 有皮肤完整性受损的危险　与皮肤高度水肿有关。

5. 潜在并发症　电解质紊乱、血栓形成、药物副作用。

6. 焦虑　与病情反复及病程长有关。

7. 知识缺乏　缺乏疾病的相关知识。

【护理措施】

1. 注意休息　一般不需要严格地限制活动。严重水肿和高血压时须卧床休息，经常变换体位，以防血管栓塞等并发症，病情缓解后可逐渐增多活动量，但要注意不要过度劳累，以免病情复发。在校儿童肾综活动期应休学。

2. 合理饮食　一般患儿不需要特别限制饮食，但因消化道黏膜水肿使消化能力减弱，应注意减轻消化道的负担，给予容易消化的食物，如优质蛋白（乳类、蛋、鱼、家禽等）、少量脂肪、足量碳水化合物及高维生素饮食，同时要注意及时补充多种维生素和微量元素，特别是维生素 D 和钙剂；明显水肿的患儿可适当限制钠、水的摄入量，给予低盐（2g/d）饮食，待水肿好转后逐渐增加食盐摄入量。大量蛋白尿期间蛋白质的摄入量不宜过多，控制在 $2g/(kg \cdot d)$ 左右比较合适，尿蛋白消失后长期使用糖皮质激素治疗的期间，因糖皮质激素可使机体蛋白质分解代谢增强，出现负氮平衡，所以应注意多补充蛋白质。应少食动物脂肪以减轻高脂血症，以植物性脂肪为佳。

3. 对症护理

（1）皮肤护理　患儿出于高度水肿、使用激素和免疫抑制剂等原因容易造成皮肤受损和继发感染。应注意保持皮肤清洁干燥，及时更换内衣，保持床铺清洁、平整，被褥松软，经常更换体位，注意避免拖、拉、拽等动作；水肿严重时，臀部和四肢等受压部位衬以棉圈或睡气垫床；水肿的阴囊可用阴囊托或丁字带托起；避免医源性皮肤损伤，尽量减少不必要的注射，必须肌注时，选用 5 ~ 6 号针头，拔针后注意按压 5 ~ 10 分钟，防止药物渗出，导致局部潮湿、糜烂或感染；去除皮肤的胶布时，注意动作轻柔，避免皮肤损伤；如发生皮肤破损，可涂碘伏消毒来预防感染。

（2）预防感染　①首先向患儿及家长解释预防感染的重要性。肾病患儿由于免疫力低下易继发感染，而感染会导致病情加重或复发，严重的感染甚至可危及患儿生命。②作好保护性隔离。避免到人多的公共场所；肾病患儿与感染性疾病患儿分室收治，病房每日进行空气消毒，减少探视人数。③加强皮肤护理。④作好会阴部清洁，每日用 3% 硼酸坐浴 1 ~ 2 次来预防尿路感染。⑤注意监测体温、血象等，及时发现感染迹象，发现感染给予抗生素治疗。

4. 用药护理

（1）激素治疗期间注意每日尿量、尿蛋白变化及血浆蛋白恢复等情况，注意观察激素的副作用，如库欣综合征、高血压、消化道溃疡、骨质疏松等。遵医嘱及时补充维生素 D 及钙质，以免发生手足搐搦症。

（2）应用利尿剂时注意利尿效果和不良反应，观察尿量，定期复查血钾、血钠，尿量过多时应及时与医师联系，因大量利尿可加重血容量不足，可能导致低血容量性休克或静脉血栓形成的危险。

（3）使用免疫抑制剂治疗时，应严格掌握剂量，防止对性腺的远期损坏，尤其是处于青春期的儿童和青少年，同时注意观察近期的毒副作用如胃肠道反应、骨髓抑制和肝肾功能损坏等表现。如使用环磷酰胺时，应注意有无白细胞数下降、脱发、胃肠道反应及出血性膀胱炎等不良反应，用药期间要多饮水和定期查血常规；环孢素 A 有高血压、高血钾、低血镁、多毛、牙龈增生等副作用，注意观察血压和生化检查结果；使用钙调磷酸酶抑制剂会出现高血压、肾毒性、神经毒性（震颤）、腿痉挛、低镁血症等不良反应，注意用最小有效剂量，根据药物监测调整，出现严重不良反应时减量。

（4）抗凝和溶栓疗法能改善患儿的临床症状，在使用肝素过程中应注意监测凝血时间及凝血酶原时间，注意有无出血、过敏等不良反应。

5. 病情观察　①一般情况和生命体征：特别注意观察体温、血压和体重变化。②观察症状、体征的改善情况，如水肿以及伴随症状。③观察药物疗效和不良反应的发生。④监测并发症的发生，如体温和血常规的变化，及时发现感染和电解质紊乱；患儿出现腰痛、血尿等症状可能提示有肾静脉血栓的形成。

6. 心理护理　多与患儿及家长交谈，了解他们的心理变化情况；注意关心、爱护患儿，鼓励其说出内心的感受，如害怕、忧虑等，同时指导家长多给予患儿心理支持，使其保持良好的情绪；创造良好的环境，组织适合的游戏或安排适当的学习，增加生活乐趣，以增强患儿的自信心，积极配合治疗，争取早日康复；活动时注意安全，避免奔跑和打闹，以防摔伤和骨折。

7. 健康教育

（1）向患儿及家长讲解相关的疾病知识　本病病程

长、容易复发。感染是是本病最常见的并发症及复发的诱因，因此应采取有效措施预防感染，避免受凉、感冒，避免劳累和剧烈的体育活动。

（2）向较大患儿及家长讲解如何观察水肿的变化，如何监测体重和血压，教会患儿和家属使用试纸测尿蛋白的方法。

（3）讲解药物治疗的相关知识　特别强调激素治疗对本病治疗的重要性，指导其进行系统规范的治疗，使患儿及家长能主动配合，坚持按计划用药。使用免疫抑制剂的患儿，指导家长观察疗效和不良反应。

（4）做好出院后的家庭护理，指导患儿及家属做好心理调适，告诉患儿及家长随访的重要性以及预防接种的注意事项，如预防接种需在病情完全缓解且停用糖皮质激素3个月后进行。

第四节　泌尿道感染

泌尿道感染（urinary tract infection，UTI）是指病原体直接侵入泌尿道并侵犯黏膜或组织而引起的炎症损伤。儿童发生泌尿道感染时，可有或无明显的临床症状，而且感染仅局限在泌尿道某一部位者比较少见，因此，临床上常难以准确定位，故常统称为泌尿道感染。根据患儿有无临床症状可以分为症状性泌尿道感染和无症状性菌尿。

泌尿道感染是儿童泌尿系统常见的疾病之一。在2～24个月无明显发热原婴幼儿中，泌尿道感染发病率约为5%。在新生儿期间，男孩的发病率会高于女孩，然而到婴幼儿期以及整个儿童期，由于女孩解剖生理特点，泌尿道感染发病率女孩普遍高于男孩，有1.2%～1.9%学龄期女童发生泌尿道感染，高发年龄段为7～11岁。

【病因和分类】

1. 病因　多数细菌均可引起泌尿道感染，由于肛门靠近尿道的原因，大便中的微生物为最主要的感染源，最常见的病原体是大肠埃希菌。其他常见的病原体有B族链球菌、变形杆菌、肺炎克雷伯菌、肠埃希菌、肠球菌和葡萄球菌。1岁以上的男孩主要致病菌是变形杆菌，新生儿的泌尿道感染主要是肺炎克雷伯菌和肠球菌。

2. 分类　尿路感染可按感染部位不同，分为上尿路感染（肾盂肾炎）和下尿路感染（膀胱炎、尿道炎）。按发病次数不同分为首次发病和复发，按严重程度不同分为简单和严重，按有无症状可以分为无症状和有症状或按照有无并发症分为不复杂和复杂几种类型。欧洲泌尿系学会提出根据感染部位、发病次数、症状和混杂因素将泌尿道感染分为以下四类（表12-2）。

表12-2　儿童泌尿系感染的分类及表现

分类依据	分类	表现
部位	膀胱炎（下尿路感染）	尿痛、尿频、尿急、恶臭尿液、尿失禁、血尿和耻骨上区疼痛
	肾盂肾炎（上尿路感染）	发热（体温>38℃）、腰痛；年幼儿可表现为纳差、生长落后、嗜睡、易激惹、呕吐或腹泻等
发病次数	初次感染	第1次发病
	复发性感染	第2次及以上
症状	无症状菌尿	无白细胞尿或症状；对于菌尿显著者，可能存在无症状白细胞尿
	症状性泌尿系感染	尿路刺激症状、耻骨上区疼痛（膀胱炎）、发热和乏力（肾盂肾炎）等
混杂因素	简单型	泌尿系统结构和功能正常，肾功能正常，免疫系统正常
	复杂型	伴有泌尿系结构或功能异常

【发病机制】

1. 感染途径

（1）上行感染　是UTI最主要的感染途径，致病菌从尿道口上行并进入到膀胱，引起膀胱炎，进入到膀胱的致病菌再经输尿管移行至肾脏，导致肾盂肾炎。膀胱输尿管反流（vesico ureteric reflux，VUR）是细菌上行性感染的直接因素。

（2）血源性感染　是全身性败血症的一部分，主要见于新生儿和小婴儿。通过血源性感染导致泌尿道感染的致病菌主要是金黄色葡萄球菌。

（3）淋巴感染和直接蔓延　结肠内的细菌和盆腔感染可通过淋巴管感染肾脏，肾脏周围邻近器官或组织的感染也可直接蔓延导致泌尿道感染。

2. 易感因素

（1）儿童解剖生理特点　儿童的输尿管长而弯曲，容易被压扁、扭曲，发生尿潴留而发生感染；女孩尿道短，尿道口接近肛门，容易被粪便污染；男孩有包皮易于积垢而导致上行性感染。

（2）先天性或获得性尿道畸形　如后尿道瓣膜、肾盂积水等，常造成尿潴留有利于细菌生长，这是高危因素。

（3）尿道菌种的改变及细菌在尿路上皮细胞黏附　是发生UTI的先决条件。

（4）sIgA缺陷以及基础疾病　有sIgA缺陷的患儿容易

发生 UTI。患有糖尿病、慢性肾脏疾病或长期使用糖皮质激素的患儿发生 UTI 的概率比较高。

3. 细菌毒力　除了以上个体因素，病原体的毒力是决定细菌能否引起上行性感染的主要因素。

【临床表现】

1. 急性尿路感染　上尿路感染可累及肾实质，导致全身症状（如高热等）和局部症状（如腰痛等）以及尿路刺激征；下尿路感染可只有尿路刺激征（如尿频、尿急、尿痛、排尿困难等），没有全身症状。但在不同年龄段的患儿急性尿路感染的临床症状差异较大，一般病程在 6 个月以内。①新生儿期：临床症状不明显，以全身症状为主，表现为发热或体温不升、吃奶差、呕吐、腹泻，可有生长发育停滞、黄疸，甚至有嗜睡、烦躁和惊厥等神经系统的症状。②婴幼儿期：临床症状也不典型，以全身症状为主，主要表现为发热、呕吐、腹痛、腹泻等，其中发热最为突出。尿路症状可不明显，部分患儿可出现尿线中断、排尿时哭闹、夜间遗尿等。由于尿频致尿布经常浸湿可导致顽固性尿布疹。③年长儿：上尿路感染时，发热、寒战、腹痛等全身症状比较突出，尿路刺激症状明显，常伴有腰痛、肾区叩击痛。下尿路感染以膀胱刺激症状为主，如尿频、尿急、尿痛，全身症状轻微。

2. 慢性尿路感染　指病程迁延或反复在 6 个月以上的尿路感染。轻者可无明显症状，也可间断出现发热、脓尿或菌尿。反复发作者可有消瘦、生长发育迟缓、贫血、乏力、腰痛等，重症患儿有肾实质损害，出现肾功能不全及高血压。

3. 无症状性菌尿　在健康儿童常规尿筛检中，可以发现无任何尿路感染症状的菌尿，以学龄女孩为常见。无症状性菌尿患儿一般既往有尿路感染史，常伴有尿路畸形等。病原体常为大肠埃希菌。

【辅助检查】

1. 尿常规及尿细胞计数

（1）尿常规　清洁中段尿离心沉渣中白细胞 ≥10 个/HPF，即可怀疑为尿路感染。尿常规检查中血尿也很常见，其中肾盂肾炎患儿可有中等蛋白尿、白细胞管型尿及晨尿的比重和渗透压减低。

（2）测 1 小时尿白细胞排泄率　$<20 \times 10^4/h$ 可排除尿路感染，如白细胞 $>30 \times 10^4/h$ 可疑为尿路感染。

2. 尿培养细菌学检查　在抗生素治疗前进行，为诊断和治疗的主要依据。如经耻骨上膀胱穿刺取尿培养菌落计数［每毫升集落生成单位（CFU/ml）］ ≥10CFU/ml，导尿法取尿培养菌落计数 ≥1000～50000CFU/ml，清洁中段尿培养菌落计数 $\geq 10^4$ CFU/ml（有症状时）或 $\geq 10^5$ CFU/ml（无症状时）可确诊尿路感染。

尿培养标本采集方法

1. 常规留取尿标本法　清洁消毒外阴，取中段尿及时送检。

2. 集尿袋和导尿法　为婴幼儿常用的尿标本采集方法。集尿袋法是在外阴清洗、消毒之后，用无菌集尿袋固定在外阴部留尿，但若 30 分钟未留到尿液需再次消毒。导尿法简单宜行，并能提供可靠的培养结果，必须严格消毒。

3. 耻骨上穿刺取尿法　是尿培养尿标本的金标准，培养阳性即可确诊，临床上较少应用。方法是患儿取平卧位，在膀胱充盈状态下（可在下腹部叩及或触及）常规进行皮肤消毒，用 25 号或 22 号穿刺针在耻骨联合上一横指宽腹中线处进行穿刺，用注射器抽取 1～2ml 尿液做细菌培养。

3. 影像学检查　目的在于：①检查泌尿系统有无先天性或获得性畸形；②了解慢性肾损害或瘢痕进展的情况；③辅助 UTI 定位。反复感染或迁延不愈患儿应进行影像学检查，以观察有无泌尿系统的畸形和膀胱输尿管反流。常用方法有 B 超检查、静脉肾盂造影加断层摄片（检查肾瘢痕形成）、排泄性膀胱尿路造影（检查 VUR）、肾核素造影和 CT 扫描等。

【治疗要点】

治疗的目的主要是控制症状、消除感染、去除诱因、预防复发。

1. 一般治疗　急性期应叮嘱患儿卧床休息，鼓励多饮水，勤排尿，同时注意保持外阴的清洁。鼓励患儿进食，加强营养，以增强机体的抵抗力。

2. 对症治疗　有高热、头痛、腰痛的患儿给予解热镇痛剂缓解症状；对尿路刺激症状明显者，可用阿托品等抗胆碱类药物治疗，缓解平滑肌的痉挛，也可以给予碳酸氢钠口服碱化尿液，减轻尿路刺激症状。

3. 抗生素治疗　在留取尿标本送尿细菌培养后应及早开始抗生素的治疗。选用抗生素的原则如下。①感染部位：对肾盂肾炎应选择血浓度高的药物，对膀胱炎应选择尿浓度高的药物如硝基呋喃类。②感染途径：对上尿路感染一般首选磺胺类药物，全身症状明显或血源性感染多选用青霉素类、氨基糖苷类或头孢菌素类等药物单独或联合治疗。③根据尿培养及药敏试验结果，同时结合临床疗效选用抗生素。④选用对肾功能损害小的药物。

（1）症状性 UTI　对于单纯性有症状的 UTI，初次治疗首选阿莫西林/克拉维酸钾或复方磺胺甲噁唑，疗程 7～

10 天，对于上尿路感染或有泌尿道畸形的患儿一般选用广谱或 2 种抗生素联合治疗，如头孢曲松或头孢噻肟，疗程共 10 ~ 14 天。开始治疗后应连续 3 天留取尿标本进行尿细菌培养，如果 24 小时后尿培养阴性，表示所选用的药物有效，否则应按尿培养药敏试验的结果来调整用药。停药一周后再做尿培养 1 次。

（2）无症状性菌尿　一般的无症状性菌尿患儿无需治疗，合并尿道畸形或既往有感染留有肾瘢痕的患儿应给予抗生素治疗 1 ~ 2 周，随后可给予小剂量的抗生素进行预防。

（3）复发 UTI　在进行尿细菌培养后可以选用两种抗菌药物，疗程为 10 ~ 14 天，以后可以小剂量抗生素维持治疗，预防再发。

4. 其他治疗　行为矫正疗法可以帮助患儿形成良好的饮水和排尿习惯；盆底生物反馈疗法等有助于改善排尿功能障碍儿童的排尿症状和尿动力学参数。

【常见护理诊断/问题】

1. 体温过高　与细菌感染有关。

2. 排尿异常　与膀胱、尿道炎症有关。

3. 知识缺乏　家长及年长患儿缺乏本病的防护知识。

【护理措施】

1. 体温过高的护理

（1）降温措施　患儿体温升高若没有超过 38.5℃ 时，一般多喝水、注意休息即可。当患儿体温升高超过 38.5℃ 时，要及时进行物理降温或药物退热，可用温水擦浴，也可用冷毛巾湿敷头部，同时根据医嘱给患儿服用退热药。高热患儿应注意监测体温变化，每 4 个小时测量一次体温。

（2）注意休息　发热时应卧床休息，以降低机体消耗。待体温恢复正常，尿路刺激症状减轻后可以增加活动。

（3）合理饮食　发热患儿宜给予流质或半流质饮食。食物应清淡易于消化，含足够热量、丰富的蛋白和维生素，以增加机体抵抗力。鼓励患儿多饮水，多饮水可以保证体液平衡并排出足够的尿量，加速细菌、毒素及炎性分泌物排出，还可降低肾髓质及肾乳头部的组织渗透压，不利于细菌的生长繁殖。

2. 减轻排尿异常的护理　鼓励患儿多饮水，增加尿量，促进细菌或毒素排出；幼儿不穿开裆裤，保持会阴部清洁；女婴清洁外阴时要注意从前往后擦洗，单独使用洁具，便后冲洗外阴；小婴儿要勤换尿布，尿布用开水烫洗晒干，或煮沸、高压消毒；患儿有尿频、尿急时，应提供合适的排尿环境；指导患儿采用良好的如厕姿势，让骨盆底肌肉得到充分放松，从而减少功能障碍性排尿异常。

3. 用药护理　按医嘱应用抗菌药物，注意药物副作用。口服抗菌药物可出现恶心、呕吐、食欲减退等现象，

饭后服药可减轻胃肠道症状；服用磺胺药时应多喝水，并注意有无血尿、尿少、无尿等不良反应的发生。婴幼儿哭闹、尿道刺激症状明显者，遵医嘱应用 654 - 2 等抗胆碱药或采用碳酸氢钠碱化尿液来缓解症状，注意观察疗效。

4. 病情观察　观察患儿生命体征，特别是体温的变化，注意有无感染的发生；了解病情的变化，观察排尿情况，每天排尿次数、性状、尿量以及排尿时的表现等，观察有无消化系统症状及神经系统症状；注意尿常规和尿培养的检查结果，遵医嘱定期复查尿常规和尿培养，观察药物的疗效以及不良反应。

5. 心理护理　多关心、爱护患儿，经常与患儿及家长交谈，鼓励其说出内心的感受，如紧张、焦虑等，指导家长多安抚和鼓励患儿，保持良好的情绪，同时可以让患儿参与一些轻松的娱乐活动，分散注意力。

6. 健康教育

（1）向患儿及家长解释本病的护理要点及预防知识。养成良好的卫生习惯，睡前、便后用温水清洗外阴部，清洗外阴时从前向后擦洗，单独使用洁具，避免交叉感染；婴儿勤换尿布，便后洗净臀部，保持清洁；幼儿不穿开裆裤；如发现女孩有处女膜伞、男孩有包茎等情况，要及时给予处理。

（2）指导按时服药，定期随访复查，防止复发与再感染。一般急性感染于疗程结束后每月随访一次，除尿常规外，还应做中段尿培养，连续 3 个月，如无复发可以认为治愈，反复发作者每 3 ~ 6 个月复查一次，共 2 年或更长时间。

（沈　曲）

目标检测

答案解析

一、选择题

A1 型题

1. 肾病综合征导致水肿的主要原因是（　）

　　A. 低钾血症　　　　　　B. 低钠钾症

　　C. 氮质血症　　　　　　D. 高胆固醇血症

　　E. 低蛋白血症

2. 患儿，9 岁。因为高度水肿，尿蛋白（＋＋＋＋）入院，医生诊断为肾病综合征，治疗应首选的药物是（　）

　　A. 肾上腺皮质激素

　　B. 青霉素

C. 白蛋白

D. 利尿剂

E. 环磷酰胺

3. 患儿因急性肾小球肾炎诊断入院，2 天后尿量很少，水肿加重，患儿出现了呼吸困难，两肺有湿啰音，肝脏增大，心律呈奔马律。该患儿可能发生了（　　）

    A. 支气管肺炎　　　　B. 急性肾衰竭

    C. 高血压脑病　　　　D. 急性心力衰竭

    E. 电解质紊乱

4. 急性肾小球肾炎持续比较久的临床表现是（　　）

    A. 水肿　　　　　　　B. 高血压

    C. 肉眼血尿　　　　　D. 镜下血尿

    E. 恶心、呕吐

5. 指导急性肾小球肾炎患儿恢复正常活动的标准是（　　）

    A. 血沉正常

    B. 血压正常

    C. 尿 Addis 计数正常

    D. 补体 C3 正常

    E. 抗链球菌溶血素 O 效价正常

6. 急性肾炎引起水肿的主要机制是（　　）

    A. 低蛋白血症

    B. 心力衰竭

    C. 肾小球滤过率下降

    D. 醛固酮过多引起水钠潴留

    E. 高血压

7. 肾病综合征患儿全身显著水肿，阴囊水肿发亮，表皮破损，全身无力。对该患儿的护理，下列错误的是（　　）

    A. 卧床休息

    B. 加强皮肤护理，以防感染

    C. 尽量少用肌内注射，以免引起注射处感染

    D. 给低蛋白、高盐饮食

    E. 卧床休息时注意变换体位

8. 女婴易患尿路感染的主要原因是（　　）

    A. 输尿管壁肌肉及弹力纤维发育差，易被压扁或扭转而致尿潴留

    B. 尿道过短，尿道口径相对大

    C. 尿路畸形女多于男

    D. 血行感染女多于男

    E. 婴儿膀胱位置相对较高

二、思考题

1. 患儿，男，4 岁。面部及双下水肿 2 周收入院。查体：精神可，眼睑颜面水肿，心、肺、腹无异常，阴囊中度水肿，下肢为可凹性水肿。实验室检查：尿蛋白（＋＋＋＋），血浆总蛋白及白蛋白明显减少，血胆固醇明显升高，补体 C3 正常。

请讨论：

（1）该患儿主要的护理问题有哪些？

（2）如何做好皮肤护理？

2. 患儿，男，7 岁。少尿、水肿 5 天，加剧伴气促 2 天以急性肾小球肾炎收入院。5 天前出现尿量减少，每日 2~3 次，每次约 100ml，浓茶色。同时眼睑水肿，晨起较明显，后加重至全身。2 天前患儿出现烦躁、气促、头痛，有时有呕吐，呕吐物为胃内容物，非喷射性。半个月前患儿有发热 3~4 天，当地医院予阿奇霉素及退热药口服，而后体温逐渐降为正常。既往体健，营养状态良好。次日查体 BP 140/85mmHg，精神疲倦，反应差，端坐位，颈静脉怒张，心率 140 次/分，律齐，心音低钝，无杂音。双肺闻及中、小水泡音。腹稍胀，肝右肋下 2cm，质中等，边缘较钝，脾未触及，神经系统检查未见异常。

请讨论：

（1）该患儿可能出现什么严重并发症，在工作中应当严密监测哪些指标？

（2）请向家长解释逐渐恢复正常活动的方案。

书网融合……

本章小结

微课

题库

第十三章 神经系统疾病患儿的护理

PPT

学习目标

知识要求：

1. **掌握** 儿童化脓性脑膜炎、病毒性脑炎、儿童癫痫的概念、临床表现、治疗要点及护理措施。

2. **熟悉** 脑性瘫痪、急性感染性多发性神经根神经炎及注意缺陷多动障碍的护理要点；熟悉儿童化脓性脑膜炎、急性散发性病毒性脑炎、儿童癫痫、脑性瘫痪的病因和发病机制。

3. **了解** 儿童神经系统的解剖生理特点和检查方法；脑性瘫痪、急性感染性多发性神经根神经炎及注意缺陷多动障碍的临床特点。

技能要求：

1. 能够熟练应用护理程序为神经系统疾病患儿进行护理。

2. 能对癫痫发作患儿进行急救护理。

素质目标：

1. 尊重和爱护患儿，具备良好的职业道德和心理素质。

2. 具备与患儿及其家长良好沟通的能力和素养。

儿童神经系统疾病中多见感染引起的各种脑膜炎、脑炎。儿童时期机体处于不断生长发育的动态变化过程中，在不同年龄阶段，神经系统的结构和功能各具特征。神经系统疾病在临床特点、治疗方法、护理措施等多方面都存在差异性。因此，早期识别和诊断疾病，及时提供合适的治疗和护理，加强神经系统功能的恢复训练，有助于神经系统疾病患儿的康复。

第一节 儿童神经系统解剖生理特点及检查

一、儿童神经系统解剖生理特点

神经系统由脑、脊髓以及附于脑和脊髓的周围神经组成，其作用是控制和调节其他系统的活动，以及维持机体与外环境间的统一。儿童神经系统发育较早，速度亦快，各年龄阶段存在一定的解剖生理特点。

（一）脑

脑由胚胎时期神经管前部分化发育而成，出生时新生儿脑的重量占体重的10%~12%，已达成人脑重的25%左右。1岁时脑重约占成人的60%，4~6岁时已达到成人的85%~90%。出生时新生儿大脑表面已有全部主要的沟回，但皮层较薄，脑回较宽，沟裂较浅，神经细胞数目已与成人相同，但其树突和轴突数量少而短。出生后脑重量的增加主要是脑细胞体积的增大和树突的增多、加长以及神经髓鞘的形成和发育。3岁时神经细胞分化基本完成，8岁时已接近成人。出生后婴幼儿的神经纤维髓鞘逐渐形成，但神经活动不稳定，皮质下中枢兴奋性较高，各种刺激引起的神经冲动传导速度慢且易于泛化，表现为婴幼儿的睡眠时间长，同时肌肉张力较高，常出现无意识的手足徐动，遇到强刺激时易出现惊厥、昏迷。基础代谢状态下，成人脑耗氧量占机体总耗氧量的20%，而儿童为50%，所以儿童对缺氧的耐受性较成人差。

（二）脊髓

胎儿的脊髓发育较为成熟，出生后即具有觅食、吸吮、吞咽、拥抱、持握等一些先天性反射和对强光、寒冷、疼痛的反应。其中一些无条件反射如吸吮、拥抱、握持等随年龄增长而消失。脊髓随年龄增加而增长，脊髓下端在新生儿时位于第2腰椎下缘，4岁时上移至第1腰椎，故婴幼儿时期腰椎穿刺位置要低，以第4~5腰椎间隙为宜，以免损伤脊髓，4岁后以第3~4腰椎间隙为宜。

（三）脑脊液（cerebrospinal fluid，CSF）

儿童脑脊液的量和压力（表13-1）随着年龄的增长和脑室的发育逐渐增加，新生儿脑脊液的量少、压力低，故抽取较困难。

表 13 - 1　儿童脑脊液测定正常值

项目	年龄	正常值
总量（ml）	新生儿	5
	儿童	100 ~ 150
压力（kPa）	新生儿	0.29 ~ 0.78
	儿童	0.69 ~ 1.96
细胞数（×10^6/L）	新生儿	0 ~ 34
	婴儿	0 ~ 20
	儿童	0 ~ 10
蛋白质总量（g/L）	新生儿	0.2 ~ 1.2
	儿童	0.2 ~ 0.4
糖（mmol/L）	婴儿	3.9 ~ 5.0
	儿童	2.8 ~ 4.5
氯化物（mmol/L）	婴儿	110 ~ 122
	儿童	117 ~ 127

二、神经系统检查

（一）儿童神经系统检查的特点

儿童神经系统的检查内容与成人基本相同，但由于儿童神经系统处于生长发育阶段，因此，对其所采取的评估方法和评估结果的判断需结合其实际年龄。通常需按不同年龄、不同患儿和不同病种选做必要的检查，检查时还需重视儿童的心理和生理特征，减少其恐惧、不安的情绪。对婴幼儿，尤其新生儿，应选择在其觉醒状态、四肢活动而又不哭闹时进行检查，一般在吃奶前一小时左右最佳。对婴幼儿的检查也有特定的方法和内容，如新生儿 NBAS 评分、原始反射的检查等，对神经系统疾病的早期发现及干预有很大帮助。

（二）检查内容

1. 一般检查　包括意识、精神行为状态、皮肤有无异常色素斑、身体有无特殊气味等。可根据儿童对外界声、光、疼痛、语言等刺激的反应来判断有无意识障碍。

2. 头颅和脊柱检查　应注意检查头颅的外形、大小、前囟是否闭合及其张力情况、叩诊有无"破壶音"、颅骨透照试验是否阳性等。检查脊柱有无畸形、脊柱裂、叩击痛和异常弯曲等。

3. 运动检查　应观察头、躯干及四肢的随意动作，如卧、坐、立、走、跑、跳及手的动作，注意是否达到该年龄的正常标准。检查有无肌肉萎缩或假性肥大、肌张力、肌力、共济运动、姿势和步态等，运动系统疾病、发育落后和智力低下可引起随意运动障碍。在儿童哭闹时检查肢体的肌张力不准确，需在平静状况下进行。新生儿屈肌张

力较高，手呈握拳状态，3 个月后才自然松开，否则属异常。6 个月做"蒙面试验"，正常发育儿童能将覆盖物从脸上移开，智力低下及肢体瘫痪儿童不能完成该动作。

4. 反射检查　儿童反射异常的表现有：①不对称；②该出现时未出现；③应消失时未消失；④出现病理反射征。儿童反射检查的内容有以下几方面。

（1）出生时即存在，终生不消失的反射　角膜反射、瞳孔对光反射、结膜反射、吞咽反射等。这些反射减弱或消失，提示神经系统有病理改变。

（2）出生时已存在，以后逐渐消失的反射　拥抱反射、握持反射、觅食反射于出生后 3 ~ 4 个月消失，吸吮反射于出生后 4 ~ 7 个月消失，颈肢反射于出生后 5 ~ 6 个月消失。当神经系统发生病理改变时，这些反射存在与消失的时间将发生变化。

（3）出生时不存在，以后逐渐出现并终生存在的反射　腹壁反射、提睾反射、腱反射等。这些反射在新生儿期不易引出，婴儿期不明显，1 岁后较稳定。提睾反射正常时可有轻度不对称。在某些病理情况下这些反射可减弱或消失。

（4）病理反射　由于神经系统发育不成熟，3 ~ 4 个月以内的婴儿出现 Kernig 征阳性、2 岁以内的婴幼儿出现 Babinski 征双侧阳性为生理现象。脑膜炎、蛛网膜下腔出血和颅内压增高时，可出现脑膜刺激征，但由于婴儿颅缝和囟门可以缓解颅内压力，所以脑膜刺激征可能不明显或出现较晚。

（三）辅助检查

1. 腰椎穿刺和脑脊液检查　腰椎穿刺术对神经系统疾病的诊断和治疗有重要价值。可测定脑脊液压力，进行脑脊液常规、生化、细胞学、免疫学和细菌学等检查；可向蛛网膜下腔注入各种药物。在某些脑膜炎、正压性脑积水和脑炎时，可放取适量脑脊液以降低颅内压和改善临床症状。

2. 脑电图（electroencephalography，EEG）　EEG 是借助头皮电极（或颅内电极）对大脑皮质神经元电生理功能的检查。包括常规脑电图、动态脑电图监测（AEEG）、视频脑电图监测（VEEG）。儿童不同年龄期大脑成熟度不同，脑电背景波也不同，故儿童脑电图正常或异常的判定标准与成人不同。EEG 是癫痫诊断、分型的主要实验室依据。

3. 诱发电位（evoked potentials，EPs）　EPs 是神经系统在外来或内在刺激时产生的生物电活动，如脑干听觉诱发电位（BAEP）可用于包括新生儿在内任何不合作儿童的听力筛查，以及昏迷患儿脑干功能评价。

4. 神经影像学检查　包括电子计算机断层扫描（computed tomography，CT）、磁共振成像（magnetic resonance imaging，MRI）、数字减影血管成像（DSA）等，可以显示脑组织、脑室系统、脊髓、脑血管等结构形态和组织学特征，在神经系统疾病的诊断中有重要的作用。

第二节　化脓性脑膜炎

⇒ 案例引导

案例　患儿，男，8月龄，主述因"发热嗜睡3天，抽搐1次"入院。患儿3天前无明显诱因出现发热，体温39~40℃，流涕、咳嗽，精神差，嗜睡，伴喷射状呕吐，每日3~4次。入院当日抽搐1次，表现为意识丧失，双眼上翻，牙关紧闭，双手握拳，四肢阵挛抽动，口周发青，无大小便失禁，持续约2分钟。体格检查：T 39℃，P 136次/分，R 34次/分，体重8.2kg，精神反应差，嗜睡，头围44cm，前囟隆起，双侧瞳孔等大等圆，对光反射迟钝。颈抵抗，四肢肌张力增高，腱反射活跃，角膜反射、腹壁反射正常引出，跟膝腱反射正常引出，Brudzinski 征阳性，Kernig 征阴性，双侧 Babinski 征阳性。化验检查结果：脑脊液检查示压力220mmH$_2$O，外观浑浊，白细胞数12800×10^6/L，多核 0.90，氯化物106mmol/L，糖0.38mmol/L，蛋白质3.35 g/L。血常规检查示白细胞18.4×10^9/L。胸片未见异常。

讨论：

1. 该患儿最可能的临床诊断是什么？

2. 该患儿有哪些护理诊断/问题？

3. 对该患儿的主要护理措施有哪些？

化脓性脑膜炎（purulent meningitis，PM）是由化脓性细菌感染引起的中枢神经系统急性感染性疾病，儿童时期常见，以婴幼儿发病居多。临床以发热、惊厥、意识障碍、颅内压增高、脑膜刺激征、脑脊液呈化脓性改变为特点。随着脑膜炎球菌及流感嗜血杆菌疫苗、肺炎球菌疫苗的接种和对该病诊断治疗水平不断提高，本病发病率和病死率明显下降。

【病因与发病机制】

1. 病因

（1）致病菌的侵袭　许多化脓性细菌都能引起本病，但2/3以上患儿是由脑膜炎球菌、流感嗜血杆菌和肺炎链球菌3种细菌引起。致病菌类型与患儿年龄有密切关系。新生儿及2个月以内的婴儿以革兰阴性细菌（大肠埃希菌、变形杆菌、铜绿假单胞菌、产气杆菌）、金黄色葡萄球菌、B组溶血性链球菌等致病多见；3个月至3岁的患儿以流感嗜血杆菌感染为主；5岁以后的患儿以脑膜炎球菌、肺炎链球菌致病多见。由脑膜炎球菌引起的脑膜炎呈流行性。

（2）机体的免疫功能下降　儿童机体免疫力较弱，血-脑屏障功能也较差，尤其是婴幼儿，所以化脓性脑膜炎的发生率高。若患儿有原发性或继发性免疫缺陷疾病，则更易感染，甚至可见一些条件致病菌如表皮葡萄球菌、铜绿假单胞菌等。

2. 发病机制　化脓性脑膜炎多是由体内感染灶（如上呼吸道、胃肠道黏膜、新生儿皮肤、脐部等）的致病菌通过血行即菌血症播散所致。细菌进入血液后能否引起持续性菌血症取决于机体抵抗能力和细菌防御能力的相对强弱。少数化脓性脑膜炎可因邻近组织感染扩散所致，如中耳炎、乳突炎等。另外，细菌也可通过颅底骨折、颅脑手术、脑室引流、皮肤窦道或脑脊膜膨出等通道直接侵入蛛网膜下腔。在细菌毒素和多种炎症因子的作用下，软脑膜、蛛网膜及表层脑组织发生炎症反应，出现广泛性血管充血、大量中性粒细胞浸润和纤维蛋白渗出，以及弥漫性血管源性和细胞毒性脑水肿。

【临床表现】

呈亚急性起病者多为流感嗜血杆菌或肺炎链球菌性脑膜炎，发病前数日常有上呼吸道或胃肠道感染的症状，典型临床表现为感染中毒表现、脑膜刺激征和颅内压增高等。脑膜炎球菌引起的危重暴发型，发病急骤，患儿很快出现进行性休克、皮肤瘀斑、紫癜、弥漫性血管内凝血及中枢神经系统受累的症状，如不及时治疗可以在24小时内死亡。典型化脓性脑膜炎表现如下。

1. 感染性全身中毒及急性脑功能障碍症状　发热、烦躁不安和进行性加重的意识障碍。约30%的患儿有反复的全身或局限性惊厥发作。脑膜炎球菌感染者可出现皮肤出血点、瘀斑等。

⊕ 知识链接

儿童昏迷评分

儿童意识状态的评估常用格拉斯哥昏迷评分（Glasgow Coma Scale，GCS），对4岁以下的儿童也可以使用改良版的 GCS，即儿童昏迷评分（Children Coma Scale，CCS）。CCS 基于儿童的发育特点，通过其睁眼、语言及肢体运动等反应对患儿的意识状态进行评分，满分15分表示正常，≤7分提示昏迷，3分表示不可逆脑损害。儿童昏迷评分标准见下表。

项目	得分
睁眼反应	
自动睁眼	4
听到语言指令睁眼	3
疼痛刺激睁眼	2
对于刺激不睁眼	1
语言反应	
微笑，声音定位，互动	5
哭闹，可安慰，不正确互动	4
呻吟，对安慰异常反应	3
无法安慰	2
无语言反应	1
运动反应	
（≤1 岁）自发运动/（>1 岁）服从命令运动	6
对疼痛刺激定位反应	5
对疼痛刺激肢体回缩	4
对疼痛刺激弯曲反应	3
对疼痛刺激伸直反应	2
无任何反应	1

2. 脑膜刺激征 颈强直、Brudzinski 征及 Kernig 征阳性，其中以颈强直最常见。

3. 颅内压增高表现 患儿表现为头痛、呕吐、表情淡漠、意识状态改变等。婴幼儿则有易激惹，喂养困难，双眼凝视，前囟饱满或隆起、张力增高，颅骨缝增宽、头围增大。重者可合并脑疝，出现双瞳孔不等大、对光反应减弱或消失。

年龄小于 3 个月的婴儿患化脓性脑膜炎时表现多不典型，主要表现在：①体温可高可低，甚至体温不升；②惊厥可不典型，如仅见面部、肢体局灶或多灶性抽动、局部或全身性肌阵挛，或呈眨眼、屏气等不显性发作；③脑膜刺激征不明显，与婴儿肌肉不发达，肌力弱及反应低下有关；④颅内压增高表现可不明显，与婴儿颅缝及囟门未闭，对颅内高压有一定的缓冲作用有关。另外婴儿不会述头痛，可能仅有吐奶、尖叫或颅缝分离，应予注意。

4. 并发症 化脓性脑膜炎在病程中可出现神经和其他系统并发症。

（1）硬脑膜下积液 30%～60% 的化脓性脑膜炎患儿发生硬脑膜下积液，加上无症状者，其发生率可高达80%。主要发生在 1 岁以下婴儿。其特点为经有效治疗48～72 小时后体温不退，或热退后数日复升，或一般症状

好转后又出现意识障碍、颅内压增高等症状。

（2）脑室管膜炎 多见于诊断治疗不及时的革兰阴性杆菌感染的婴儿脑膜炎患者，常造成严重后遗症。患儿在有效抗生素治疗下出现发热不退、惊厥频繁、意识障碍不改善、进行性加重的颈项强直甚至角弓反张，CT 可见脑室扩大，脑室穿刺检查脑脊液结果始终异常。

（3）抗利尿激素异常分泌综合征 由于炎症累及下丘脑和垂体后叶致抗利尿激素不适当分泌，临床呈现低钠血症及血浆渗透压降低，使脑水肿加重而产生低钠性惊厥和意识障碍加重，甚至昏迷。

（4）脑积水 如炎症渗出物阻碍脑脊液循环，可引起交通性或非交通性脑积水。患儿头围迅速增大、额大面小、颅缝裂开、前囟扩大饱满、头皮静脉扩张，头颅叩诊呈"破壶音"。严重脑积水时颅内压增高压迫眼球，形成双目下视、巩膜外露的特殊表情，称"落日眼"。

（5）其他 颅神经受累可产生耳聋、失明等。脑实质损害可产生继发性癫痫和智力发育障碍等。

【辅助检查】

1. 脑脊液 脑脊液检查为本病确诊的重要依据。典型改变为压力增高，外观混浊，白细胞数显著增多，达 1000×10^6/L 以上，以中性粒细胞为主；糖含量显著降低，常<1.1mmol/L，甚至测不出；蛋白质含量增多，定量在 1.0 g/L 以上。脑脊液培养可明确致病菌。

2. 血液

（1）血常规 外周血白细胞计数明显增高，达（20～40）×10^9/L，以中性粒细胞增高为主，占 80% 以上。感染严重者，有时可见白细胞总数反而减少。

（2）血培养 病程早期血培养可帮助确定病原菌。

3. 神经影像学 对有显著颅内压增高、出现局限性神经系统异常体征等情况而疑有并发症者，进行神经影像学检查以便及时处理和随访。头颅 MRI 较 CT 可以更清晰地反应脑实质病变。

【治疗要点】

1. 抗生素治疗 采用病原菌敏感的、易透过血-脑屏障、毒性低的抗生素，早期、足量、足疗程静脉用药。病原菌不明者，任何年龄组患儿均可选用头孢噻肟 200～300mg/（kg·d）或头孢曲松 80～100mg/（kg·d），疗程不少于 2～3 周或治疗至临床症状消失后复查脑脊液，如检查结果正常可停药。

2. 肾上腺皮质激素治疗 可抑制多种炎症因子的产生，降低血管通透性，有利于退热、缓解颅内压增高及感染中毒症状。常用地塞米松每日 0.6mg/（kg·d），连续2～3日。

3. 对症和支持治疗 维持水、电解质及酸碱平衡；及

时处理高热、惊厥和感染性休克；及时降低颅内压，预防脑疝的形成。

4. 并发症的治疗 ①硬膜下积液量多时行硬膜下穿刺放液，每次放出的积液量为每侧不多于15ml。硬膜下积脓者，还需根据病原菌注入敏感抗生素，必要时行外科处理。②脑室管膜炎可行侧脑室穿刺引流，并注入敏感抗生素。③脑性低钠血症需适当限制液体入量，酌情补充钠盐。④脑积水可行正中孔粘连松解、导水管扩张及脑脊液分流手术。

【护理评估】

1. 健康史 了解患儿发病前有无呼吸道、消化道或皮肤等的感染史；有无中耳炎、鼻窦炎、先天性发育畸形（如脑脊膜膨出）等病史；新生儿应询问生产史、脐带感染史；近期有无接种流脑疫苗。

2. 身体评估 测量患儿的生命体征，评估患儿有无头痛、呕吐、意识状态改变等症状。评估患儿的面色、精神状态、饮食情况等。如为婴幼儿应评估其囟门大小、有无膨隆、搏动情况及紧张程度，有无脑膜刺激征等。评估患儿的血液、脑脊液等检查结果。

3. 心理社会评估 评估患儿有无因疾病及环境刺激而产生的焦虑和恐惧，特别是意识清楚的年长儿情况可能会更突出。化脓性脑膜炎重症病例死亡率较高，神经系统后遗症发生率较高。因此，应注意评估患儿家长对疾病的认知程度，对患儿健康的要求以及对治疗护理知识的掌握程度，是否有焦虑或恐惧。评估家庭的经济承受能力和社会支持水平。

【常见护理诊断/问题】

1. 体温过高 与细菌感染有关。

2. 潜在并发症 颅内压增高。

3. 营养失调：低于机体需要量 与摄入不足、机体消耗增多有关。

4. 有受伤的危险 与惊厥发作有关。

5. 焦虑（家长） 与疾病预后不良有关。

【护理目标】

1. 患儿体温恢复正常。

2. 患儿颅内压恢复正常。

3. 患儿能够获取充足营养，保证足够热量，维持正常的水、电解质平衡。

4. 患儿未发生受伤的情况。

5. 患儿家长能够掌握疾病相关的知识，能够用正确的态度对待患儿疾病，配合治疗护理工作，对疾病的焦虑或恐惧减轻。

【护理措施】

1. 维持正常体温 保持病室安静清洁，每日开窗通风

3~4次，维持适宜的温湿度。密切观察患儿的体温变化及伴随症状。高热时，患儿应卧床休息，多饮水，保证足够的液体摄入量，观察患儿有无出现脱水症状，必要时遵医嘱静脉补液，准确记录液体出入量。体温过高时，给予物理降温或遵医嘱给予药物降温，以减少脑细胞对氧的消耗，防止发生惊厥。了解各种药物的使用要求、配伍禁忌及不良反应，严格准确用药，及时观察药物的疗效和不良反应。患儿退热出汗时应及时更换汗湿的衣物，保持皮肤的清洁干燥，注意保暖，记录降温效果。

2. 严密观察病情变化 密切监测患儿的生命体征，观察患儿意识状态、面色、瞳孔、囟门、头围等变化，详细记录观察结果，早期预测病情变化。若患儿呼吸节律不规则、瞳孔忽大忽小或两侧不等大、对光反应迟钝、血压升高，应警惕脑疝及呼吸衰竭的发生，及时做好抢救准备。若患儿出现意识障碍、囟门、瞳孔改变、躁动不安、频繁呕吐、四肢肌张力增高等症状应警惕惊厥的发生。如患儿出现硬脑膜下积液、脑室管膜炎、脑积水等并发症，提示疾病预后不良，应注意观察患儿有无出现发热不退或退而复升、前囟饱满、惊厥发作频繁、呼吸衰竭、颅骨缝裂开、出现"落日眼"等症状，以早期发现并及时处理。

3. 补充营养 根据患儿体重及营养状况评估，提供患儿机体所需营养，给予高热量、高蛋白、高维生素、易消化的清淡流质或半流质饮食，少量多餐，防止呕吐发生。能进食者应鼓励患儿进食，注意食物的调配，增加患儿食欲；频繁呕吐及不能进食者，遵医嘱给予肠外营养。定期测量患儿体重，了解营养状况。

4. 安全护理 保持环境及患儿安静，专人守护及陪伴，护理操作动作尽量轻柔、集中进行。患儿惊厥发作时，应立即置牙垫或厚纱布包裹的压舌板于上下齿之间以防舌咬伤。将患儿头偏向一侧，及时清除呕吐物，防止窒息。做好口腔护理，保持呼吸道通畅。适当应用约束带，避免惊厥或躁动时发生伤害或坠床。及时清除大小便，保持皮肤清洁干燥，预防压疮。

5. 心理护理 根据患儿及家长的接受程度，介绍病情及治疗护理的目的与方法，缓解其焦虑恐惧的心理，主动配合治疗。及时解除患儿不适，取得患儿及家长的信任。

6. 健康教育 加强卫生知识的大力宣传，做好预防化脓性脑膜炎的卫生宣教并采取相应的预防措施。指导家长关于营养、皮肤护理、安全等的相关知识，对恢复期和有神经系统后遗症的患儿，应与家长一起根据患儿具体情况制订功能训练的计划，并教会家长训练方法，以减少后遗症的发生，促进机体康复。

【护理评价】

1. 评价患儿生命体征是否维持在正常范围，意识状态

是否恢复。

2. 评价是否有效地避免了外伤、误吸的发生，患儿的并发症是否得到良好的控制。

3. 评价患儿所需能量、水分及其他营养物质是否得到满足，体重是否维持在正常范围。

4. 评价家长对疾病相关知识的掌握情况，能否正确对待患儿疾病，焦虑或恐惧能否得到改善。对有后遗症的患儿，家长能否掌握康复护理方法。

第三节 病毒性脑炎

病毒性脑炎（viral encephalitis）是由各种病毒感染引起的中枢神经系统急性感染性疾病。若炎症主要累及脑膜，则称为病毒性脑膜炎；若主要累及大脑实质，则称为病毒性脑炎。由于解剖上两者相邻，若脑膜炎和脑实质同时受累，则称为病毒性脑膜脑炎。

【病因与发病机制】

1. 病因 目前仅能在 1/4 ~ 1/3 的中枢神经病毒感染病例中确定其致病病毒。其中 80% 以上由肠道病毒感染引起，如柯萨奇病毒、埃可病毒等。其次为虫媒病毒（如流行性乙型脑炎病毒、森林脑炎病毒）、单纯疱疹病毒、腮腺炎病毒和其他病毒等。

2. 发病机制 病毒经呼吸道、肠道侵入人体，在淋巴系统内繁殖后经血循环（虫媒病毒直接进入血流）感染全身各脏器，患儿可出现发热等全身症状。若病毒在定居脏器内进一步繁殖，可能通过血 - 脑屏障侵犯脑膜及脑实质，出现中枢神经系统症状。此外若宿主对病毒抗原发生强烈免疫反应，将进一步导致神经脱髓鞘病变、血管及血管周围的损伤。

【临床表现】

病情轻重取决于病变累及部位。病毒性脑炎的临床症状多较病毒性脑膜炎严重，重症脑炎更易发生急性期死亡或后遗症。

1. 病毒性脑膜炎 急性起病，或先有数日前驱传染性疾病。主要表现为发热、恶心、呕吐、嗜睡。年长儿会诉头痛，颈背下肢痛，畏光及感觉过敏，婴儿则烦躁不安，易激惹。一般很少有严重意识障碍和惊厥。可有颈项强直等脑膜刺激征，但无局限性神经系统体征。病程大多为 1 ~ 2 周。

2. 病毒性脑炎 起病急，临床表现取决于脑实质病理改变的部位、范围和严重程度。多数患儿首发症状为急性全身感染症状，如发热、头痛、呕吐、腹泻等，婴儿可有发作性尖声哭叫。当体温逐渐上升后，患儿出现精神萎靡、惊厥发作、不同程度意识障碍和颅内压增高症状。惊厥大多呈全身性发作，但也可有局灶性发作，严重者呈惊厥持续状态。轻者可有反应淡漠、迟钝、嗜睡或烦躁，重者可有昏睡、昏迷、深度昏迷，甚至去皮质状态等不同程度意识改变。若出现呼吸节律不规则或瞳孔不等大，要考虑颅内高压并发脑疝可能性。根据受损部位不同，可出现偏瘫、不自主运动、面瘫、吞咽障碍等。

若病变主要累及额叶皮层运动区，临床则以反复惊厥发作为主要表现。多数为全部性或局灶性强直 - 阵挛或阵挛性发作，少数表现为肌阵挛或强直性发作。皆可出现癫痫持续状态。

若病变主要累及额叶底部、颞叶边缘系统，患儿则主要表现为精神情绪异常，如躁狂、幻觉、失语、以及定向力、计算力与记忆力障碍等。多种病毒可引起此类表现，但由单纯疱疹病毒引起者最严重，该病毒脑炎的神经细胞内易见含病毒抗原颗粒的包涵体，此时被称为急性包涵体脑炎，常合并惊厥与昏迷，病死率高。

本病呈自限性，病程大多 2 ~ 3 周，多数患儿完全恢复，但少数临床病情重、全脑弥漫性病变者预后差，遗留癫痫、肢体瘫痪、智能发育迟缓等后遗症。

【辅助检查】

1. 脑脊液检查 压力正常或增高，外观清亮，白细胞数轻度增高，大多 $<300 \times 10^6/L$，早期以中性粒细胞为主，后期以淋巴细胞为主，蛋白质大多数正常或轻度增高，糖和氯化物一般在正常范围。颅内几种常见感染性疾病的脑脊液改变特点（表 13 - 2）。

表 13 - 2 颅内几种常见感染性疾病的脑脊液改变特点

	化脓性脑膜炎	病毒性脑膜炎	结核性脑膜炎	隐球菌性脑膜炎
压力（kPa）	增高	正常或增高	增高	增高或明显增高
外观	米汤样浑浊	清亮	微浑，毛玻璃样	微浑
白细胞（$\times 10^6/L$）	数百至数千，多核为主	正常至数百，淋巴细胞为主	数十至数百，淋巴细胞为主	数十至数百，淋巴细胞为主
蛋白（g/L）	明显增高	正常或轻度增高	增高	增高
糖（mmol/L）	明显降低	正常	降低	降低

续表

	化脓性脑膜炎	病毒性脑膜炎	结核性脑膜炎	隐球菌性脑膜炎
氯化物（mmol/L）	多数降低	正常	降低	多数降低
查找病原	涂片或培养可发现致病菌	特异性抗体阳性，病毒分离可阳性	涂片或培养可发现抗酸杆菌	涂片墨汁染色可发现隐球菌

2. 病毒学检查　发病早期应收集大便、咽分泌物和脑脊液等作病毒学诊断。脑脊液中分离出病毒可明确病原，但仍有部分病例无法肯定致病病毒。恢复期患儿血清特异性抗体滴度高于急性期 4 倍以上时具有诊断意义。

3. 脑电图　急性期出现多发性、弥漫性的高幅慢波或局灶性慢波，慢波活动背景只能提示异常脑功能，病情好转后恢复正常，但无特异性。某些患者脑电图也可正常。

4. 影像学检查　MRI 比 CT 更具优势，可发现病变的部位、范围和性质。

【治疗要点】

本病无特异性治疗，急性期及时正确的支持与对症治疗是保证患儿顺利恢复、降低病死率和致残率的关键。

1. 对症与支持治疗　密切观察病情变化，惊厥发作时，给予地西泮、苯巴比妥等药物。有颅内压增高症状或抽搐频繁者，应考虑使用脱水剂，如 20% 甘露醇等静脉滴入。严格限制液体入量。有呼吸衰竭者，应保持呼吸道通畅、吸氧，必要时给予呼吸兴奋剂、人工呼吸器等。保证水、电解质平衡及营养的供给。

2. 抗病毒治疗　疱疹病毒性脑炎可选用阿昔洛韦治疗，其他病毒感染可酌情选用干扰素、更昔洛韦、利巴韦林或静脉注射免疫球蛋白等。

【常见护理诊断/问题】

1. 体温过高　与病毒血症有关。

2. 潜在并发症　颅内压增高。

3. 营养失调：低于机体需要量　与摄入不足、机体消耗增多有关。

4. 有受伤的危险　与惊厥有关。

5. 躯体移动功能障碍　与昏迷、肢体瘫痪有关。

【护理措施】

1. 维持正常体温　保持病室安静，空气新鲜，急性期卧床休息。监测患儿体温变化，采取物理或药物降温，做好皮肤护理。保证足够的液体摄入量，注意评估有无脱水症状。

2. 严密观察病情变化　注意观察患儿的生命体征、意识状态、瞳孔的大小变化及对光反射、呼吸变化、惊厥发作情况、四肢张力、头痛、呕吐等症状，及时发现异常并处理。

3. 补充营养　根据患儿情况提供充足的营养。频繁呕吐者，应暂时禁食，给予静脉营养；有意识障碍者，宜鼻饲或经静脉营养。

4. 安全护理　患儿惊厥发作时，立即取侧卧位，保持呼吸通畅，置牙垫或厚纱布包裹的压舌板于上下齿之间，防止舌咬伤。适当应用约束带，避免惊厥或躁动时发生伤害或坠床。遵医嘱给予镇静药或止惊剂。

5. 积极促进机体功能的恢复　去除影响患儿情绪的不良因素，创造良好的环境，针对患儿存在的幻觉、定向力错误的现象采取适当措施，提供保护性照顾。保持肢体于功能位。病情稳定后，及早督促指导患儿进行肢体的被动或主动功能锻炼。

6. 心理护理　向患儿及家长介绍病情、治疗及护理方法，增强战胜疾病的信心。对昏迷较久、抽搐频繁者应给予家长以安慰和耐心解释病情，使其配合诊疗及护理。

7. 健康教育　向患儿及家长介绍日常生活护理及保护患儿的有关知识，指导并鼓励家长做好智力训练和瘫痪肢体功能训练。

第四节　儿童癫痫

癫痫（epilepsy）是由多种原因导致的，以持久性的产生癫痫发作倾向为特征的慢性脑部疾病。癫痫发作（seizures）是由于脑部神经元发作性异常放电引起脑功能障碍的一组临床症状，多数癫痫发作持续时间短暂呈自限性。癫痫发作和癫痫是两个不同的概念，前者是指发作性皮质功能异常所引起的一组临床症状，而后者是指以反复癫痫发作为主要表现的慢性脑功能障碍性疾病。我国癫痫的年发病率约为 35/10 万人口，累计患病率为 4‰~7‰，其中 60% 的患者在儿童期发病。

【病因】

1. 遗传因素　癫痫有显著的遗传倾向，多数为单基因遗传，病理基因影响到神经细胞膜的离子通道，使癫痫发作阈值降低而发病。

2. 脑内结构异常　多种先天、后天性脑损伤产生异常放电的致病灶或降低了癫痫发作阈值。如脑发育异常、脑血管问题、各种原因所致的脑损伤等。

3. 诱发因素　年龄、内分泌情况、睡眠状况等与癫痫有关。饥饿、过饱、饮酒、劳累、感情冲动等均可诱发癫痛发作。

【临床表现】

（一）癫痫发作

癫痫发作的临床表现取决于同步化放电神经元的放电部位、强度和扩散途径，分为局灶性发作与全面性发作两大类。

1. 局灶性发作　是癫痫发作最常见的类型，神经元过度放电起源于一侧大脑半球的网络内，临床表现和脑电图异常均以局部开始。起始后若扩散至双侧网络，则会继发全身性发作。根据发作期间意识是否清楚，分为意识清楚的单纯局灶性发作和意识受损的复杂局灶性发作。有时发作时的意识情况不详，可直接根据起始症状分为运动起始发作和非运动起始发作。

（1）单纯局灶性发作　临床以局灶性运动起始发作最常见。发作中无意识和知觉损害，表现为身体局部的强直或阵挛性抽动、头眼持续同向偏斜、多汗、呕吐等症状，发作时间平均为 10 ~ 20 秒。部分患儿局灶性运动性发作后，抽动部位可出现暂时性麻痹，持续数分钟甚至数小时后消失，称为 Todd 麻痹。

（2）复杂局灶性发作　发作中有意识和知觉损害，主要特征有意识障碍、错觉、幻觉等精神症状，自动症等运动障碍。

2. 全面性发作　神经元过度放电起源于两侧大脑半球，临床症状和脑电图异常均呈双侧异常，发作时常伴有意识障碍。

（1）强直 - 阵挛发作　临床最常见，在原发性癫痫中也称大发作，以全身抽搐和意识障碍为特征。其典型发作包括强直期、阵挛期及发作后状态。发作时全身骨骼肌出现剧烈的强直性收缩伴意识丧失，呼吸暂停与发绀，即强直期；强直症状持续数秒至数十秒后出现全身反复、短促的猛烈屈曲性抽动，持续 1 ~ 5 分钟，即阵挛期；发作后昏睡，逐渐醒来的过程中可有自动症、头痛、疲乏等发作后状态。

（2）强直发作　发作时全身肌肉强烈收缩伴意识障碍，使患儿身体固定于某种姿势，如头眼偏斜、双上肢屈曲或伸直、呼吸暂停、角弓反张等，持续 5 ~ 20 秒或更长。

（3）阵挛发作　仅有肢体、躯干或面部肌肉节律性抽动而无强直成分。

（4）肌阵挛发作　广泛性脑损害的患儿多见。表现为全身或局部骨骼肌突然快速短暂的收缩，如突然点头、身体前倾、两臂抬起等。轻者感到患儿"抖"了一下，重者可致跌倒。多见于预后较好的原发性癫痫患者。

（5）失张力发作　发作时肌张力突然减低，以致姿势突然改变，表现为头、肩或肢体突然下垂、曲髋屈膝或跌倒，持续数秒至 1 分钟，时间短者意识障碍可不明显，发作后立即清醒。

（6）失神发作　儿童癫痫失神发作有遗传倾向，多在 5 ~ 7 岁起病。以意识丧失为主要症状，典型失神发作时突然中止正在进行的活动，双眼凝视，持续数秒后意识恢复，可继续原来的活动，对所发生的情况并无记忆。失神发作频繁，每天可发作数十次，过度换气往往可以诱发。

（二）儿童癫痫综合征

1. 良性癫痫　是儿童最常见的一种癫痫综合征，占儿童癫痫的 15% ~ 20%，有明显的遗传倾向，大多在 2 ~ 14 岁起病，8 ~ 9 岁为发病高峰。癫痫发作与睡眠关系密切，多数患儿于入睡后或觉醒前呈局灶性运动性发作，从口面部开始，如喉头发声、唾液增多、面部抽搐等，部分患儿很快继全面性强直 - 阵挛发作。患儿智力发育正常，体格检查无异常，预后良好，药物易于控制，多于 12 ~ 16 岁前停止发作。

2. 婴儿痉挛　又称 West 综合征，多在婴儿期起病，出生后 4 ~ 8 个月为发病高峰，男孩多于女孩。发作形式为屈曲型、伸展型和混合型三种，以屈曲型和混合型居多。发作时表现为两臂前举内收，头和躯干前屈，似点头状；少数患儿可呈头背后屈。发作时间通常是在刚入睡或刚醒而意识尚处于朦胧状态时。该病大多属于难治性癫痫，预后不良。若患儿病前已有脑损伤，精神运动发育异常则治疗效果差，多数患儿可能遗留智力障碍。若病前无脑损伤，早期治疗后约 40% 的患儿智力与运动发育可基本正常。

（三）癫痫持续状态

癫痫持续状态（status epilepticus，SE）是指癫痫频繁发作，间歇期意识未完全恢复达 30 分钟以上，或一次发作持续 30 分钟以上。癫痫持续状态为儿科急症，各种颅脑疾病均可引发，但临床以强直 - 阵挛持续状态最常见。

【辅助检查】

1. 脑电图　是确诊癫痫发作和癫痫最重要的检查手段。典型脑电图显示棘波、尖波、棘慢波、尖慢波等癫痫波形。因癫痫波多为间歇发放，不能只依据一次脑电图来进行判断。

2. 影像学检查　对有局灶性症状和体征的癫痫患儿，应通过 CT、MRI 等影像学检查寻找病因。

【治疗要点】

癫痫的治疗原则是在控制发作的同时，尽可能减少不良反应。

1. 病因治疗　对可明确病因的癫痫患儿，应积极进行病因治疗，如局灶性皮层发育不良、苯丙酮尿症、免疫性癫痫等。

2. 药物治疗　抗癫痫药物是癫痫的最主要治疗方法。常用的抗癫痫药物有卡马西平（CBZ）、氯硝西泮（CZP）、苯妥英钠（PHT）、丙戊酸（VPA）、托吡酯（TPM）、拉莫三嗪（LTG）等。药物治疗的基本原则包括：①在充分评估患儿情况的基础上，选择合适时机开始抗癫痫药物治疗。②综合考虑患儿情况选择药物。能够诊断癫痫综合征的，按照综合征选药原则选择抗癫痫药物；不能诊断综合征的，按发作类型选择药物。③首选单药治疗，治疗困难的病例可以适时进行不同作用机制药物的联合治疗。④用药剂量个体化，服药应规则、不间断。⑤必要时定期监测血药浓度。⑥如需替换药物，应逐渐过渡。⑦疗程要长，一般需要治疗至少连续 2 年不发作，并且脑电图癫痫样放电完全或者基本消失，才能开始逐渐减药。⑧缓慢停药，减停过程一般要求大于 3 ~ 6 个月。⑨在整个治疗过程中应定期随访，监测药物可能出现的不良反应。

癫痫持续状态时，应尽快控制发作，首选静脉注射地西泮，大多数可于 1 ~ 2 分钟内缓解，必要时 0.5 ~ 1 小时后可重复使用，24 小时内可用2 ~ 4次。用药同时采取其他支持疗法，维持呼吸通畅，保护脑及其他重要脏器的功能，防治并发症。发作停止后，立即开始长期抗癫痫治疗。

3. 手术治疗　有明确的脑内局限性病变，经抗癫痫药物治疗无效或效果不佳、发作频繁影响发育的患儿，在充分评估的前提下应及时实施手术治疗。如颞叶病灶切除、胼胝体切除、皮层切除等。采用外科手术的方法，可完全治愈或不同程度地改善癫痫状态。但伴有进行性大脑疾病、严重精神智能障碍等患儿禁忌手术。

4. 其他疗法　生酮饮食疗法、免疫治疗。

【常见护理诊断/问题】

1. 有窒息的危险　与癫痫发作时喉头痉挛、呼吸道分泌物增多有关。

2. 有受伤的危险　与癫痫发作时意识丧失、抽搐有关。

3. 潜在并发症　脑水肿、酸中毒、呼吸衰竭、循环衰竭。

4. 焦虑/恐惧（家长）　与担心疾病再发作及预后有关。

5. 知识缺乏（家长）　缺乏癫痫发作的急救知识及正确服用抗癫痫药物的知识。

【护理措施】

1. 维持呼吸道通畅　发作时应立即使患儿平卧，头偏向一侧，松解衣领及腰带，在上下白齿间放置牙垫或厚纱布包裹的压舌板，防止舌咬伤，切勿用力撬开以免造成损伤。舌后坠者用舌钳将舌拉出，以免影响呼吸。及时清理呼吸道的分泌物，保持呼吸道通畅，必要时行气管插管或气管切开。给予持续低流量吸氧。

2. 安全护理　保持环境安静，减少外部刺激。患儿癫痫发作时切勿强行按压肢体，以免肌肉关节的损伤、骨折或脱臼，应顺势保护患者的关节和肢体，在关节处置软物防擦伤或碰伤。移开患儿周围可能导致受伤的物品。专人守护，保持床挡一直拉起，防止坠床。对情绪激动、精神症状明显，有潜在自伤或伤人危险的患者，要严格控制其行为，防自伤或伤人，必要时保护性约束。患儿意识恢复后仍要加强保护措施，防止因身体衰弱或精神恍惚发生意外事故。

3. 严密观察病情变化　观察癫痫发作状态，发作时伴随症状、持续时间，患儿的生命体征，瞳孔大小、对光反射及神志改变。观察呼吸变化，监测动脉血气分析结果。观察有无循环衰竭的征象，做好抢救准备。

4. 心理护理　针对不同年龄患儿的心理特点，有针对性地进行心理护理，帮助患儿正确认识疾病，消除患者及家属的孤独、焦虑、恐惧心理，减轻或消除自卑、羞耻、悲观、抑郁、急躁情绪，建立自信心，正确对待疾病，防止精神刺激，保持平静乐观心境，积极配合治疗。帮助家长端正对待疾病的态度，建立健康的心理，消除对疾病发作的焦虑、恐惧，从而正确应对疾病，给予情感支持，稳定患儿的情绪和行为。

5. 健康教育

（1）加强围生期保健，去除导致癫痫发作和癫痫的因素，如胎儿宫内窘迫。积极预防、治疗颅内感染等与癫痫发作及癫痫有关的疾病。

（2）告知疾病的相关知识，使其正确认识疾病发作的原因、诱因、耐心解释病情、治疗与预后的关系，告知及时找医生诊治、定期癫痫门诊随诊的重要性。告知坚持药物治疗原则的重要性，指导用药。

（3）指导患儿和家属癫痫发作时的紧急护理措施。外出时携带卡片，卡片上注明姓名、诊断、用药名称、家庭地址、电话、联系人等。

（4）指导家长合理安排患儿的生活和学习，劳逸结合，避免过度劳累，保证充足睡眠、规律作息。避免情绪激动、受寒、感染，禁止游泳或登高等运动。

第五节　脑性瘫痪 _ｅ微课

脑性瘫痪（cerebral palsy，CP），简称脑瘫，是发育中胎儿或婴幼儿脑部非进行性损伤导致的一组综合征。主要表现为中枢性运动和姿势发育异常、活动受限，严重病例还伴有智力、感觉、行为异常等。我国的脑瘫发病率为2‰左右。

【病因】

胚胎早期阶段发育异常是导致早产、围生期缺血缺氧的重要原因，也是发生脑瘫的重要基础。脑瘫的致病因素一般分为三类。

1. 出生前因素 如胎儿期的感染、缺血、缺氧和脑发育畸形，母亲患有妊娠期高血压疾病、糖尿病、营养不良等疾病，母亲摄入药物、接触放射线以及多胎妊娠等。这些因素均可造成胚胎早期发育异常。

2. 出生时因素 如羊水或胎粪吸入、脐带绕颈所致的窒息，以及难产、机械损伤等，可致缺氧及新生儿颅内出血，早产、低体重等也是造成脑瘫的重要原因。

3. 出生后因素 如婴儿严重感染、头部外伤及长期缺氧等均可导致脑瘫。

【临床表现】

1. 运动障碍 运动障碍是脑瘫患儿最基本的表现形式，其特征是运动发育落后和瘫痪肢体主动运动减少，肌张力、姿势及反射异常。除运动障碍外，脑瘫常伴有一系列发育异常，如智力低下、癫痫、视力异常（如斜视、弱视、球震颤等）、听力减退、语言障碍、认知和行为异常等。根据运动障碍脑瘫分为以下几型。

（1）痉挛型 是脑瘫中最常见的类型，占全部病例的50%～60%，多数系锥体束受累所致。表现为肌张力增高，肢体活动受限。上肢屈曲内收，肘、腕及指尖关节屈曲，拇指内收，手握拳状；下肢内收交叉呈剪刀腿，扶立时足跟悬空，足尖着地，坐位时双下肢向前伸直困难。轻症者两手动作不灵敏，步态不稳，严重可有肢体失用性萎缩和下肢生长受累，与上半身正常生长发育不成比例。腱反射亢进、踝阵挛、Babinski 征阳性。

（2）手足徐动型 约占脑瘫的20%，病变在基底神经节。有意识运动时，表现为不自主、不协调、无效的运动状态，紧张时加重、安静时减轻、睡眠时消失。面部呈鬼脸表情、吞咽困难和流涎。

（3）肌张力低下型 病变在锥体系和锥体外系，多见于婴幼儿期，主要表现为肌张力显著降低呈软瘫状，自主运动很少，关节活动范围增大，腱反射存在。

（4）强直型 此型较少见。全身肌张力显著增高，身体异常僵硬。活动减少，四肢做被动运动时，感觉肢体呈齿轮、铅管样持续性肌张力增高。腱反射正常，常伴有严重智力低下。

（5）共济失调型 较少见，病变部位在小脑。婴儿期肌张力低下，肌腱反射不易引出。2岁左右逐渐出现身体稳定性差，意向震颤，步态不稳，走路时两足间距加宽，四肢动作不协调。

（6）震颤型 此型很少见，表现为四肢静止性震颤。

（7）混合型 同时具有两种或两种以上类型的表现。临床以痉挛型和手足徐动型混合存在多见。

2. 伴随症状 作为脑损伤引起的共同表现，脑瘫患儿可能合并智力障碍、癫痫、语言功能障碍、视力障碍、听力障碍等症状。其他还可能有与脑瘫自身的运动功能障碍相关的症状，如流涎、关节脱位等。

【辅助检查】

1. 影像学检查 CT 显示为脑萎缩、脑室扩大、脑室密度减低、脑积水、钙化灶及畸形等。

2. 脑电图检查 可帮助判断病变的部位、范围及是否合并癫痫。

3. 脑干听觉诱发电位 用于听路损害的早期诊断，阳性率约1/3。

【治疗要点】

治疗主要原则为早发现，早干预，促进各系统功能恢复和正常运动发育，采用多样化的综合治疗手段及康复指导，减轻其伤残程度。治疗手段包括功能训练、针灸、按摩、理疗等疗法，改善运动障碍及异常姿势。可使用辅助矫形器械帮助完成训练。在儿童步态趋于成熟后（6～10岁），可采用手术方法矫正肢体畸形，减轻肌肉痉挛。

【常见护理诊断/问题】

1. 生长发育迟缓 与脑损伤有关。

2. 有失用综合征的危险 与肢体痉挛性瘫痪有关。

3. 营养失调：低于机体需要量 与进食困难有关。

4. 有受伤的危险 与运动障碍、癫痫、视力障碍等有关。

【护理措施】

1. 培养患儿生活自理能力 指导家长根据患儿年龄进行日常生活的训练，如训练患儿自己穿脱衣裤、进食及大小便；鼓励患儿与正常儿童一起参加集体活动，调动其积极性，防止发生孤独、自卑心理，促进各个方面的健康成长。

2. 坚持功能训练 根据患儿病情和年龄制订各种功能训练计划，并选择适当的康复方法。患儿瘫痪的肢体应保持功能位，并进行被动或主动运动，配合推拿、按摩、针刺及理疗等，促进肌肉、关节活动和改善肌力。另外，对运动障碍和姿势异常的患儿进行体能运动训练，对伴有语言障碍的患儿进行语言训练。

3. 补充营养 根据患儿年龄及进食困难程度制定饮食计划，给予高热量、高蛋白、高维生素、易消化的饮食。对独立进食困难的患儿应进行饮食训练，尽早达到饮食自理。吞咽困难者遵医嘱给予鼻饲或静脉营养。

4. 安全护理 专人护理，提供安全的环境和设备，如加床挡，在床栏上围海绵等。活动时，移开多余的设备，地板保持清洁干燥。勿强行按压患侧肢体，以免引起骨折。患儿进行自理活动时，照顾者应在旁监护，以防意外发生。

5. 心理护理　家庭、学校以及社会应关爱脑瘫患儿，不歧视和拒绝患儿，鼓励患儿多参与集体活动，培养患儿信心和耐心，避免产生自卑、孤独、怪癖等异常心理。由于脑瘫患儿需长期进行治疗护理，家长可能会表现为焦虑、无助、恐惧和情感沮丧，应关注家长的心理状态，提高其对不良事件的应对能力，以良好的心理状态和积极的态度配合医务人员进行康复治疗。

6. 健康教育　家长参与健康教育活动是康复护理工作中非常重要的内容之一。告知家长疾病相关知识，教会家长掌握康复训练的技能和患儿的安全知识，帮助家长制订切实可行的康复计划，让患儿在安全愉快中学习生活技能，控制异常姿势，实现生活自理，提高生活质量，减少脑瘫导致的危害。

⊕ 知识链接

下肢康复机器人在脑瘫患儿康复中的应用

　　约 1/4 的脑瘫患儿不能正常行走，严重影响其生活质量。传统下肢康复需要投入大量的人力物力，仅靠目前的医护人员难以满足需求。下肢康复机器人是根据机器人学、仿生学、控制理论及信息处理技术等原理设计出的在使用者操纵下完成特定动作的智能化、机械化的穿戴仿生机器人。国际上已有多种类型下肢康复机器人投入临床，逐渐取代传统康复训练器械。

第六节　急性感染性多发性神经根神经炎

急性感染性多发性神经根炎（acute infectious polyradiculoneuritis），又称吉兰 - 巴雷综合征（Guillain - Barre syndrome，GBS），是儿童最常见的急性周围神经病。主要临床特征为急性进行性、对称性、弛缓性肢体瘫痪，伴有周围感觉障碍，病情严重者可引起呼吸肌麻痹而危及生命。

【病因与发病机制】

1. 病因　尚未完全明确，目前多认为本病是免疫介导的迟发型超敏反应，感染是启动免疫反应的首要因素，最主要的感染因子为空肠弯曲菌、巨细胞病毒、EB 病毒、带状疱疹病毒、肺炎支原体等。

2. 发病机制　感染、创伤、手术等刺激因素改变机体的免疫系统，导致淋巴细胞对髓鞘敏感，出现髓鞘损伤和神经脱髓鞘的现象，运动、感觉神经冲动传导速度减慢甚至停滞。

【临床表现】

发病前 1~3 周多有上呼吸道感染和腹泻等，以空肠弯曲菌感染多见。急性起病，病情通常在 2 周内达到高峰，2~3 周后开始恢复。疾病进展期表现为如下症状。

1. 运动障碍　进行性肌无力是本病突出的临床表现。多数患儿自肢体远端开始呈上行性进展麻痹，首先表现为肌张力减退，下肢对称性肌无力，表现为足下垂、行走无力，易跌倒。2~3 天扩展到上肢、躯干、胸部、颈部和头面部，表现为手下垂、不能坐起和翻身，对称性、弛缓性肢体瘫痪，腱反射减弱或消失。进展迅速者在 24 小时内即可出现严重的肢体瘫痪和（或）呼吸肌麻痹。

2. 脑神经麻痹　可表现为对称或不对称的脑神经麻痹，以面神经受损引起的面瘫最常见。当两侧 IX、X、VII 脑神经受累时，可出现进食呛咳、声音低哑、吞咽困难等症状。

3. 感觉障碍　症状相对轻微，主要表现为神经根痛和皮肤感觉过敏，大多在数日内消失。年长儿可表现为手套或袜套状分布感觉减退。

4. 自主神经功能障碍　症状较轻微，可出现视物不清、多汗、面色潮红、腹痛、便秘、一过性尿潴留、血压轻度升高或心律失常等。

本病呈自限性，大多在数周内完全恢复。少数病例可留有不同程度的肌肉萎缩、肌肉营养障碍、肌肉麻痹后遗症或因合并呼吸衰竭、肺部感染而死亡。

【辅助检查】

1. 脑脊液检查　80%~90% 患儿出现脑脊液特征性蛋白 - 细胞分离现象，即患儿脑脊液中蛋白增高，但细胞计数和其他指标均正常。

2. 电生理检查　以运动神经轴索变性为主要病变者，神经传导速度基本正常，运动神经反应电位波幅明显降低。以髓鞘脱失为主要病变者，神经传导速度明显减慢，而波幅减低不明显。

【治疗要点】

本病暂时缺少特效治疗，但病程呈自限性，大多可以完全康复，积极的支持治疗和护理是顺利康复的关键。

1. 支持治疗

（1）保持呼吸通畅　对咳嗽无力、呼吸道分泌物聚积、呼吸困难的患者应注意保持呼吸道通畅，防止坠积性肺炎的发生。

（2）呼吸肌麻痹的抢救　对病情进展快，出现呼吸衰竭，或因咳嗽无力及呼吸肌麻痹导致呼吸道分泌物积聚的患者，应及时行气管插管或切开，必要时应用机械辅助通气。

（3）营养支持　保证足够的水、能量及电解质供应，补充 B 族维生素、胞磷胆碱、神经生长因子等，促进神经修复。吞咽困难者应给予鼻饲。

2. 免疫治疗

（1）静脉注射免疫球蛋白（IVIG）　早期静脉滴注大剂量免疫球蛋白，400mg/（kg·d），连用 5 天，能明显延缓本病的进展速度，减轻症状的严重程度，降低呼吸肌麻痹的发生率，改善预后。

（2）血浆交换治疗　每次血浆交换量为 30～50ml/kg，在 1～2 周内进行 3～5 次。注意血浆交换的禁忌证，包括严重感染、心律失常、心功能不全、凝血系统疾病等。

3. 康复治疗　病情稳定后应早期开展康复训练，对瘫痪的肢体应注意功能位摆放，可以使用辅助器具，避免出现足下垂、跟腱挛缩等继发肢体障碍。配合针刺、理疗等，防止肌肉萎缩，促进肌力恢复。

【常见护理诊断/问题】

1. 低效性呼吸型态　与呼吸肌麻痹、咳嗽反射消失有关。

2. 躯体活动障碍　与肢体瘫痪、感觉障碍有关。

3. 营养失调：低于机体需要量　与吞咽困难影响进食有关。

4. 有皮肤完整性受损的危险　与肢体瘫痪、长期卧床、感觉异常有关。

【护理措施】

1. 改善呼吸功能　保持室内空气新鲜，温湿度适宜。观察患儿面色、呼吸、心率、血压及胸廓活动幅度，保持呼吸道通畅，鼓励患儿咳嗽，及时清理呼吸道的分泌物。呼吸困难者给予低流量氧气吸入。出现呼吸极度困难、呼吸浅慢、咳嗽无力时应作好气管插管、机械通气准备。已采取机械通气的患儿，应定时拍背、雾化、吸痰，作好呼吸道管理。

2. 肢体功能锻炼　保持肢体于功能位置，防止发生足下垂、爪形手等；帮助患儿做肢体被动运动，幅度由小到大，由大关节到小关节，注意安全。恢复期鼓励、指导、督促患儿自主活动，加强对自理生活能力的训练，注意强度适中、循序渐进、持之以恒。

3. 补充营养　给予患儿高蛋白、高能量、高维生素、易消化饮食，少量多餐。根据患儿吞咽和咀嚼能力，选择流质或半流质饮食，防止误吸。不能经口进食者给予鼻饲。

4. 皮肤护理　动态评估患儿的皮肤状况，注意受压部位的皮肤颜色及完整情况。保持床单的整洁、无渣屑，注意皮肤的清洁及完整性，定时翻身，根据情况正确使用保护具，预防压疮的发生。

5. 健康教育　向家长介绍疾病的相关知识，指导其对卧床患儿进行翻身、按摩、肢体功能锻炼等。鼓励恢复期患儿坚持瘫痪肢体的主动锻炼，定期复查。

第七节　注意缺陷多动障碍

注意缺陷多动障碍（attention deficit hyperactivity disorder，ADHD）是一种常见的慢性神经发育障碍，起病于儿童时期，主要特征是与发育水平不相称的注意缺陷和（或）多动冲动。ADHD 不仅损害儿童的学习能力，还存在其他多方面的损害，其影响可延续至成年期。65% 以上的患儿同时患有其他发育障碍、精神心理障碍或躯体疾病。全球儿童发病率约为 7.2%，国内儿童的发病率为 5.5%，其中男孩发病率高于女孩。

【病因与发病机制】

病因与发病机制尚不完全清楚，目前认为 ADHD 的发生是由遗传易感性与多种不利因素协同作用的结果。

（1）遗传因素　国内外大量研究表明 ADHD 的发生具有遗传倾向，分子遗传学研究也证实多基因位点与 ADHD 的发生有密切关系，但具体机制还需要进一步研究。

（2）其他可导致脑损伤的因素与 ADHD 发病之间的关系仍在继续探讨之中，如胎儿宫内窘迫、低出生体重、中枢神经系统病毒感染、营养不良、部分抗癫痫药物长期服用等。

【临床表现与诊断标准】

1. 临床表现　ADHD 的核心症状是注意缺陷、多动和冲动。不同年龄阶段 ADHD 的症状有差异性（表 13-3），有的患儿症状可较早出现，如自幼睡眠不安、喂养困难、脾气不好等，进入幼儿园或小学后，症状更趋明显，如常发现患儿喜欢激惹周围的小朋友、在班上坐立不安、注意力分散、不能听从教导和作业完成不好等。

表 13-3　不同年龄阶段注意缺陷多动障碍的症状线索

年龄阶段	注意缺陷症状	多动症状	冲动症状
学龄前期	容易转移注意力，似听非听	过分喧闹和捣乱，无法接受幼儿园教育	明显的攻击行为，不好管理

续表

年龄阶段	注意缺陷症状	多动症状	冲动症状
学龄期	不能完成指定任务，容易转移注意力，不能集中精神	烦躁、坐立不安，走来走去，过多的语言	自制力差，难以等待按顺序做事情，言语轻率
青少年期	不能完成作业，容易转移注意力	主观上有不安宁的感觉	自制力差，经常参与危险性活动

2. 诊断标准 12 岁以前即持续出现注意缺陷和（或）多动、冲动相关症状至少 6 个月且程度与发育水平不一致的患儿需考虑 ADHD。对具有高危因素的儿童应尽早启动筛查和评估，在全面临床访谈和心理社会评估的基础上进行诊断。筛查和评估可以参考筛查量表或应用诊断性工具。临床常用的量表有：ADHD 诊断量表父母版、Vanderbilt 父母及教师评定量表、Swanson，Molan and Pelham 评定量表（Swanson，Nolan and Pelham Rating Scales，SNAP）– IV、Conners 量表、困难儿童问卷（questionnaire – children with difficulties，QCD）等。因 ADHD 具有显著异质性，对 ADHD 的诊断主要仍依靠父母和教师对小儿行为的评估，各种实验室诊断只可作为参考。

【治疗要点】

4 ~ 6 岁的 ADHD 患儿首选非药物治疗，6 岁以后采用药物治疗和非药物治疗相结合的综合治疗。

（一）非药物治疗

1. 知识教育 向家长及教师进行 ADHD 的相关知识教育，是治疗该病的前提。指导家长和教师帮助患儿建立规律生活，合理安排教学计划，注意教育方法，减少对患儿的不良刺激，如歧视、辱骂等。在家庭和学校建立简单的患儿行为和治疗观察报告卡，以帮助医生及时评价患儿疗效和调整治疗方案，推动教师及相关工作人员共同监测、早期识别及转介 ADHD 患儿并参与治疗和疗效监测。

2. 心理行为治疗 运用行为学技术和心理学原理帮助患儿逐步达到目标行为，是干预学龄前儿童 ADHD 的首选方法。常用的行为学技术包括正性强化法、暂时隔离法、消退法、示范法等。治疗方法主要为行为治疗、认知行为治疗、应用行为分析、社会生活技能训练等。

（二）药物治疗

ADHD 的治疗药物以中枢兴奋剂和非中枢兴奋剂为主，注意剂量应逐步增加以达到最佳。此外，根据病情还可选择抗抑郁剂、抗精神病药等作为辅助治疗。

1. 中枢兴奋剂 常用哌甲酯（methylphenidate）和安非他明。

2. 非中枢兴奋剂 包括选择性去甲肾上腺素再摄取抑制剂如盐酸托莫西汀和 α_2 肾上腺素能受体激动剂如可乐定、胍法辛。

治疗期间应持续监测药物及不良反应，监测体格生长指标、心率、血压等。症状完全缓解 1 年以上可考虑减量及停药。6 岁以下儿童原则上不推荐药物治疗，仅在症状造成多方面显著不良影响时才建议谨慎选择药物治疗。

【常见护理诊断/问题】

1. 有受伤的危险 与多动、冲动有关。

2. 焦虑（家长） 与难以管教患儿、担心患儿成长有关。

3. 知识缺乏（家长） 缺乏 ADHD 相关知识。

【护理措施】

1. 安全护理 为患儿提供一个安全、安静、舒适的环境，防止因为环境的影响而分散患儿的注意力。同时，注意预防患儿因好动、冲动给自己和他人带来威胁和伤害，确保患儿安全。

2. 社会生活适应能力训练 协助和督促患儿做好生活护理，提高患儿自理能力。针对不同年龄的患儿，安排适当的家务活动、体育锻炼等。通过适当的游戏比赛等活动，对患儿进行注意力训练。

3. 心理护理 家庭、学校及社会应关爱 ADHD 患儿，理解患儿，鼓励患儿参与各种活动，培养患儿注意力和耐心。由于患儿需要长期照顾和康复训练，其照顾需求远超过正常儿童，家长承担着巨大的负担，影响着家长的身心健康和社会功能，所以应关注家长的心理状态，提高其对不良事件的应对能力，以良好的心理状态和积极的态度配合医务人员进行康复治疗。

4. 健康教育 向家长介绍 ADHD 相关知识，帮助家长正确认识 ADHD，理解患儿的行为，减少对患儿的不良刺激，如频繁的责备、打骂等，选择适当的方式与患儿建立良好的亲子关系。提高家长对于患儿行为问题的管理能力，帮助家长学习良好的方法限制患儿的不良行为，例如教会患儿完成一些力所能及的家务活动，运用代币制度建立系统的奖惩模式、对患儿的良好行为及时给予正性强化和鼓励等。

（李雪娇）

目标检测

答案解析

一、选择题

A1 型题

1. 化脓性脑膜炎最常见的感染途径是（ ）

    A. 直接感染　　　　　　B. 血行感染

    C. 周围感染　　　　　　D. 淋巴感染

    E. 呼吸道感染

2. 儿童病毒性脑膜炎、脑炎最常见的病原体为（ ）

    A. 肠道病毒　　　　　　B. 虫媒病毒

    C. 腮腺炎病毒　　　　　D. 疱疹病毒

    E. 脊髓灰质炎病毒

3. 儿童脑性瘫痪最常见的类型是（ ）

    A. 强直型　　　　　　　B. 痉挛型

    C. 震颤型　　　　　　　D. 共济失调型

    E. 肌张力低下型

4. 脑脊液检查显示蛋白 - 细胞分离现象的疾病是（ ）

    A. 化脓性脑膜炎　　　　B. 病毒性脑炎

    C. 癫痫　　　　　　　　D. 脑性瘫痪

    E. 吉兰 - 巴雷综合征

A2 型题

5. 患儿，女，7 岁。无诱因突然出现写作业中断、发呆、手中铅笔落地，约 10 秒钟后又继续写作业。1 周内上述表现连续发作 4 次，每次发作均无记忆，患儿癫痫发作的类型是（ ）

    A. 肌阵挛发作　　　　　B. 失张力发作

    C. 失神发作　　　　　　D. 局灶性发作

    E. 强直 - 阵挛发作

A3／A4 型题

（6～8 题共用题干）

患儿，男，2 岁，因发热、抽搐、呕吐入院。查体；T 39.7℃，前囟饱满，双侧瞳孔反射不对称。脑膜刺激征阳性。血常规检查示白细胞 20×10^9/L，以中性粒细胞增多为主。

6. 该患儿可能的疾病诊断是（ ）

    A. 发热惊厥　　　　　　B. 低钙惊厥

    C. 癫痫发作　　　　　　D. 肺炎脑病

    E. 化脓性脑膜炎

7. 对该患儿首选的常见护理诊断/问题是（ ）

    A. 体温过高　　　　　　B. 疼痛

    C. 有受伤的危险　　　　D. 躯体活动障碍

    E. 潜在并发症：颅内压增高

8. 对该患儿的处理，不妥当的是（ ）

    A. 立即进行物理降温

    B. 按医嘱静脉用抗生素

    C. 保持安静舒适的环境

    D. 禁食以防止患儿呕吐

    E. 按医嘱应用脱水剂降低颅内压

二、名词解释

1. 化脓性脑膜炎

2. 癫痫持续状态

三、思考题

1. 对脑瘫患儿的家长应实施哪些健康教育？

2. 患儿，男，10 岁。4 年前开始出现抽搐大发作，每年发生 4～6 次。今晨患儿起床后突然全身抽搐，意识丧失，口唇青紫，持续 2～3 分钟。

请讨论：

（1）患儿抽搐发作时应如何进行急救？

（2）患儿的护理诊断/问题有哪些？

（3）对癫痫发作患儿应采取哪些安全防护措施？

书网融合……

本章小结　　　　微课　　　　题库

第十四章　内分泌系统疾病患儿的护理

PPT

📖 **学习目标**

知识要求：

1. 掌握　先天性甲状腺功能减退症、生长激素缺乏症、儿童糖尿病及性早熟的概念、临床表现与治疗要点、护理诊断及护理措施。

2. 熟悉　先天性甲状腺功能减退症、生长激素缺乏症、儿童糖尿病及性早熟的病因及辅助检查。

3. 了解　儿童内分泌系统特点、儿童糖尿病的病理生理变化。

技能要求：

1. 能为先天性甲状腺功能减退症、生长激素缺乏症、性早熟的患儿提供用药护理。

2. 能快速识别 1 型糖尿病患儿酮症酸中毒、低血糖昏迷，并能配合抢救。

3. 能为糖尿病患儿制定护理计划并实施护理。

4. 能正确实施各种生长激素激发试验。

素质要求：

1. 尊重、爱护患儿，具有同理心、爱伤观念和慎独精神。

2. 具备护理内分泌系统疾病患儿的临床思维和循证意识。

在儿童生长发育过程中，内分泌激素的产生、分泌，内分泌器官的结构和功能异常，均可导致儿童内分泌系统疾病。常见的内分泌疾病有生长迟缓、性分化异常、性早熟、甲状腺疾病、糖尿病、肾上腺疾病、尿崩症等。生化代谢紊乱和激素功能异常会严重影响儿童体格和智能发育。对于儿童内分泌疾病应早期发现、早期诊断、早期治疗，给予合理的护理并密切随访，以促进患儿正常的生长发育。

第一节　概　述

内分泌系统是人体重要的调节系统之一，与神经系统、免疫系统相互调节并共同作用，维持人体生理功能的完整和稳定。

一、内分泌器官

1. 垂体　垂体位于蝶鞍的垂体窝内，借垂体柄与下丘脑相连，是人体最重要的内分泌腺，可分泌多种激素并调控其他多种内分泌腺，在神经系统与内分泌系统的相互作用中具有重要地位。垂体可分为腺垂体和神经垂体两部分。腺垂体包括远侧部、结节部和中间部；神经垂体由神经部和漏斗部组成。远侧部和结节部又合称为垂体前叶，主要分泌生长激素（GH）、促甲状腺激素（TSH）、促肾上腺皮质激素（ACTH）、促卵泡生成素（FSH）、促黄体生成

素（LH）等；中间部和神经垂体合称为垂体后叶，主要贮存和释放下丘脑分泌的抗利尿激素（ADH）及催产素（OXT）。

2. 甲状腺　胎儿甲状腺的发育开始于孕 3 周，起源于咽底部。孕 11~12 周，胎儿甲状腺可以浓缩碘和合成甲状腺素。但在出生前，经胎盘通道从母体获得仍然是胎儿甲状腺激素的主要来源。甲状腺位于颈部气管前下方，分左右两叶、峡部，腺体后有甲状旁腺及喉返神经。甲状腺的主要功能是合成与分泌甲状腺素，调节机体基础代谢及生长发育，在婴儿期神经系统的发育中起着重要作用。

3. 甲状旁腺　共有 4 个，位于甲状腺两叶的上下极，自胚胎 15 周开始由第三、第四对咽囊背侧的上皮细胞发育形成。甲状旁腺分泌的甲状旁腺素（PTH）和甲状腺滤泡旁细胞分泌的降钙素在钙磷平衡、骨骼代谢等方面起重要作用。

4. 肾上腺　位于腹膜后脊柱两侧肾脏上端，左侧肾上腺呈半月形，右侧多呈三角形。肾上腺实质分为皮质和髓质两部分。肾上腺皮质激素主要分为三类，即糖皮质激素、盐皮质激素、性激素。肾上腺髓质中的嗜铬细胞主要合成和储存儿茶酚胺类激素。

5. 胰腺　胰腺的内分泌部为胰岛，主要由 α、β、δ 与 PP 四种类型的细胞构成。其中 α 细胞约占胰岛细胞总数的 20%，合成分泌胰高血糖素；β 细胞为胰岛的主要细胞，约占 75%，合成分泌胰岛素；δ 细胞约占 5%，合成分泌

生长抑素；PP 细胞数量极少，可分泌胰多肽。在上述多种激素中，胰岛分泌入血的激素仅有胰岛素和胰高血糖素，二者在血糖的调节中起着重要作用。

6. 卵巢、睾丸　胚胎 3 月龄时，女性卵巢位于骨盆下方，卵巢主要产生卵子、分泌雌激素和孕激素。男性睾丸于胚胎 7~8 月龄时至阴囊，主要作用是产生精子、分泌雄激素。

二、神经内分泌轴

下丘脑虽然不是传统的内分泌器官，但具有重要的内分泌功能，并且与垂体在结构及功能方面密切相关，共同构成下丘脑－垂体神经内分泌系统。下丘脑作为神经内分泌系统的高级中枢，其分泌的激素作用于腺垂体调节相应的激素分泌，后者分泌的激素再作用于周围靶器官；另一方面，靶器官分泌的激素反过来又可影响腺垂体和下丘脑的分泌活动。因此，下丘脑、垂体、靶器官三者连成具有重要调节功能的神经内分泌轴。人体重要的神经内分泌轴主要有下丘脑－垂体－生长轴、下丘脑－垂体－甲状腺轴、下丘脑－垂体－肾上腺轴、下丘脑－垂体－性腺轴。

1. 下丘脑－垂体－生长轴　主要包括下丘脑、垂体、肝脏和长骨。下丘脑分泌 GH 释放激素（GHRH）与生长抑素（SS），调节垂体 GH 的分泌，GH 作用于肝脏等组织刺激胰岛素样生长因子（IGF-1）的分泌，后者作用于长骨促进生长，该轴即为下丘脑－垂体－生长轴。GH 的分泌呈脉冲式，分泌频率夜间比白天多、青春期比成年期多，其分泌峰值一般在入睡后 45~90 分钟出现。此外，运动、应激状态、血糖等代谢物质也会对 GH 的分泌产生不同程度的影响。生长轴中任何环节出现异常均可引起生长障碍。

2. 下丘脑－垂体－甲状腺轴　在维持机体正常甲状腺水平中有着重要作用。下丘脑分泌促甲状腺激素释放激素（TRH），作用于垂体前叶使其分泌 TSH，TSH 与甲状腺滤泡上皮细胞表面的受体相结合，刺激甲状腺激素的合成与释放。当下丘脑神经元感知到外周血液循环中甲状腺素水平下降时，TRH 分泌增多刺激垂体合成并分泌 TSH，在 TSH 的作用下甲状腺素的合成与分泌增多，使血液循环中甲状腺素水平增高；而增高的甲状腺素又可负反馈性抑制 TRH 与 TSH 的分泌，使体内甲状腺素维持在稳定的水平。若下丘脑－垂体－甲状腺轴功能异常导致甲状腺激素分泌不足，可引起智能落后、身材矮小等症状。

3. 下丘脑－垂体－肾上腺轴　包括下丘脑、垂体、肾上腺三者复杂的反馈调节活动。下丘脑促肾上腺皮质激素释放素（CRH）调控垂体 ACTH 的分泌，后者则刺激肾上腺皮质激素的合成与分泌；而血中游离皮质醇可负反馈性调节 CRH 和 ACTH 的分泌，皮质醇浓度高时 CRH、ACTH 的分泌减少，皮质醇浓度低时两者的分泌增加。此外，应激状态也可通过刺激下丘脑 CRH 的释放，刺激肾上腺皮质激素的分泌，ACTH 与皮质醇的分泌具有清晨高、夜间低的昼夜节律，一般在清晨 4：00~6：00 增多，在上午 8：00 左右达到峰值，后逐渐下降，午夜降至最低。皮质醇的昼夜节律是由于 ACTH 的昼夜节律导致，而 ACTH 的昼夜节律可能与 CRH 的分泌节律、光亮与黑暗的循环、摄食循环等相关。

4. 下丘脑－垂体－性腺轴　在胎儿及婴儿期，下丘脑－垂体－性腺轴（HPG）处于较为活跃的状态，即所谓的"微小青春期"，外周血性激素处于青春发育早期的水平。随后，下丘脑－垂体－性腺轴进入相对静止或休眠状态，直至青春期出现再激活。当青春期发育启动后，下丘脑以脉冲形式分泌促性腺激素释放激素（GnRH），刺激腺垂体分泌促性腺激素（Gn），即促黄体生成素（LH）和促卵泡生成素（FSH），促进卵巢和睾丸发育，并分泌雌二醇和睾酮，出现性征和性器官发育。下丘脑－垂体－性腺轴功能异常的儿童可出现性发育异常，如性腺功能减退、性腺发育障碍、性早熟等。

儿童内分泌疾病一旦确诊，常常需要长期甚或终生治疗，治疗剂量需个体化，并根据病情以及生长发育情况及时调整。在治疗过程中需要密切随访，以保证患儿有正常的生长发育。

第二节　先天性甲状腺功能减退症 📱微课

⇨ 案例引导

案例　患儿，女，14 天。"接到新生儿疾病筛查阳性电话通知 1 天"来院就诊。G_1P_1，孕 39^{+1} 周顺产，出生体重 2850g，身长 51cm，出生否认窒息、产伤、抢救病史。生后母乳喂养，进食奶量偏少，哭声低弱。新生儿筛查检测：新生儿 TSH 186.43μU/ml。静脉血甲状腺功能检测：TSH > 100mU/L。FT_4 7.53pmol/L，FT_3 3.74pmol/L，TT_4 5.63μg/dl，TT_3 126.36ng/dl。初步诊断为"先天性甲状腺功能减退症"。

讨论：

1. 先天性甲状腺功能减退症患儿会有哪些临床表现？

2. 应该给患儿提供哪些治疗与护理？

先天性甲状腺功能减退症（congenital hypothyroidism,

CH）简称先天性甲减，是指出生时下丘脑－垂体－甲状腺轴功能障碍使得甲状腺激素产生不足，导致患儿生长障碍、智能落后。如果出生后未及时治疗，将导致生长发育迟缓和智力低下，是引起儿童智力发育及体格发育落后的常见内分泌疾病之一，也是可预防、可治疗的疾病。

【甲状腺激素的合成、释放与功能】

1. 甲状腺激素的合成 甲状腺的主要功能是合成甲状腺素（T_4）和三碘甲状腺原氨酸（T_3）。血液循环中的无机碘被摄取到甲状腺滤泡上皮细胞内，经过甲状腺过氧化物酶的作用氧化为活性碘，再与酪氨酸结合成单碘酪氨酸（MIT）和双碘酪氨酸（DIT），两者再分别偶联生成 T_3 和 T_4。这些合成步骤均在甲状腺滤泡上皮细胞合成的甲状腺球蛋白（TG）分子上进行。

2. 甲状腺激素的释放 甲状腺滤泡上皮细胞通过摄粒作用将 TG 形成的胶质小滴摄入胞内，由溶酶体吞噬后将 TG 水解，释放出 T_3 和 T_4。

甲状腺激素的合成和释放受下丘脑、腺垂体和血浆中甲状腺激素水平的调节，以维持血浆激素水平的动态平衡。

3. 甲状腺激素的功能

（1）产热 甲状腺激素能加速体内细胞氧化反应的速度，从而释放热能。

（2）促进生长发育及组织分化 甲状腺激素促进细胞组织的生长发育和成熟；促进钙、磷在骨质中的合成代谢和骨、软骨的生长。

（3）对代谢的影响 促进蛋白质合成，增加酶的活力；促进糖的吸收、糖原分解和组织对糖的利用；促进脂肪分解和利用；使维生素 B_1、维生素 B_2、维生素 B_3 和维生素 C 的需要量增加，促进胡萝卜素转变成维生素 A 及维生素 A 生成视黄醇。

（4）对中枢神经系统的影响 甲状腺激素对神经系统的发育及功能调节十分重要，特别在胎儿期和婴儿期，甲状腺激素不足会严重影响脑的发育、分化和成熟，且不可逆转。

（5）对消化系统的影响 甲状腺激素分泌过多时食欲亢进，肠蠕动增加，排便次数多，但性状正常。分泌不足时常有食欲缺乏及腹胀、便秘等。

（6）对肌肉的影响 甲状腺激素过多时常可出现肌肉神经应激性增高，出现震颤。

（7）对循环系统的影响 甲状腺激素能增强 β 肾上腺素能受体对儿茶酚胺的敏感性，故甲亢患者出现心跳加速、心排出量增加等。

【病因与分类】

1. 原发性甲减 是指甲状腺自身产生 T_4、T_3 减少所致的功能失调。

（1）甲状腺不发育、发育不全或异位 是先天性甲减最主要的原因，约占 90%。多见于女孩。有 1/3 病例是甲状腺完全缺如，其余为发育不全或甲状腺在下移过程中停留在其他部位形成异位甲状腺，部分或完全丧失其功能。造成甲状腺发育异常的原因尚未阐明，可能与遗传因素或免疫介导机制有关。

（2）甲状腺激素合成障碍 多为常染色体隐性遗传病，是导致先天性甲减的第 2 位常见原因。多见于甲状腺激素合成和分泌过程中酶（过氧化物酶、偶联酶、脱碘酶及甲状球蛋白合成酶等）的缺陷，造成甲状腺素不足。

2. 继发性甲减 亦称下丘脑－垂体性甲减或中枢性甲减，由于 TSH 或 TRH 生成减少或生物活性降低所致。常见于特发性垂体功能低下或下丘脑、垂体发育缺陷，其中因 TRH 不足所致者较多见。

3. 外周性甲减 因甲状腺受体功能缺陷所致。

4. 暂时性甲减 母亲服用抗甲状腺药物；母亲患自身免疫性疾病，存在抗 TSH 受体抗体，抗体可通过胎盘而影响胎儿；孕妇饮食缺碘，致使胎儿在胚胎期因碘缺乏而导致甲状腺功能低下。

【临床表现】

患儿症状出现的早晚及轻重程度与残留甲状腺组织的量及其功能低下的程度有关。先天性无甲状腺或酶缺陷患儿在婴儿早期即可出现症状，甲状腺发育不良者常在生后 3~6 个月时出现症状，亦偶有在数年之后始出现症状者。患儿的主要临床特征包括智能落后、生长发育迟缓和生理功能低下。

1. 新生儿甲减 患儿出生时无特异性临床症状或症状轻微。患儿常为过期产，出生体重大于第 90 百分位，身长和头围可正常，前、后囟大；胎便排出延迟，生后常有腹胀、便秘、脐疝，易被误诊为先天性巨结肠；黄疸较重或黄疸消退延迟；患儿常处于睡眠状态，对外界反应低下，哭声低，肌张力低，吮奶差，呼吸慢，体温低（常＜35℃），四肢冷，末梢循环差，皮肤出现斑纹或有硬肿现象等。若中枢性甲减合并其他垂体促激素缺乏，可表现为低血糖、小阴茎、隐睾以及面中线发育异常，如唇裂、腭裂、视神经发育不良等。

2. 婴幼儿甲减 常在出生半年后出现典型症状。

（1）特殊面容 头大，颈短，皮肤粗糙、面色苍黄，毛发稀疏、无光泽，面部黏液水肿，眼睑水肿，眼距宽，鼻梁低平，唇厚，舌大而宽厚、常伸出口外。

（2）生理功能低下 ①精神差，安静少动，对周围事物反应少，嗜睡，声音低哑。②体温低、怕冷。③心血管功能低下：脉搏慢，心音低钝，心脏扩大，可伴心包积液，心电图呈低电压、P－R 间期延长、T 波平坦等改变。④消化功能紊乱：食欲缺乏，肠蠕动慢，腹胀，便秘，易被误诊为先天性巨结肠。

（3）生长发育迟缓　①患儿身材矮小，躯干长而四肢短小，上部量/下部量 > 1.5，囟门关闭迟，出牙迟。②运动发育障碍，如翻身、坐、立、走的时间均延迟。③智能发育低下，表情呆板、淡漠，神经反射迟钝。

3. 地方性甲减　因在胎儿期缺乏碘而不能合成足量甲状腺激素，影响中枢神经系统发育。临床表现为两种不同的类型，但可相互交叉重叠。

（1）"神经性"综合征　以共济失调、痉挛性瘫痪、聋哑和智能低下为特征，但身材正常，甲状腺功能正常或轻度减低。

（2）"黏液水肿性"综合征　临床上有显著的生长发育和性发育落后、智能低下、黏液性水肿等。血清 T_4 降低、TSH 增高。约 25% 患儿有甲状腺肿大。

【辅助检查】

1. 新生儿疾病筛查　先天性甲减发病率高，在新生儿期多无特异性临床症状，若在临床发病后开始治疗，将影响患儿的智力和体格发育。因此，对新生儿进行群体筛查是早期发现、早期诊断的必要手段。

《新生儿疾病筛查技术规范》要求采血时间在出生 72 小时后，充分喂奶 6 次以上。采集新生儿足跟血，制成滤纸干血片标本，检测 TSH 浓度作为初筛，结果大于 15 ~ 20mU/L 时，进一步检测血清 T_4、TSH 以确诊。该方法只能检出原发性甲减和高 TSH 血症，无法检出中枢性甲减以及 TSH 延迟升高的患儿等。因此，对筛查阴性病例，如有可疑症状，仍应采血检测甲状腺功能。低或极低出生体重儿可在生后 2 ~ 4 周或体重超过 2500g 时重新采血测定甲状腺功能。

2. 甲状腺功能检查　任何新生儿筛查结果可疑或临床可疑的儿童均应检测血清 T_4、TSH 浓度，如 T_4 降低、TSH 明显升高即可确诊。血清 T_3 浓度可降低或正常。

3. TRH 刺激试验　若血清 T_4、TSH 均低，则疑 TRH、TSH 分泌不足，可进一步做 TRH 刺激试验：静脉注射 TRH 7μg/kg，正常者在注射 20 ~ 30 分钟内出现 TSH 峰值，90 分钟后回至基础值。若未出现高峰，应考虑垂体病变；若 TSH 峰值甚高或出现时间延长，则提示下丘脑病变。

4. 骨龄测定　骨龄是发育成熟程度的良好指标，可通过 X 线片观察手腕、膝关节骨化中心的出现及大小来加以判断。患儿骨龄常明显落后于实际年龄。

5. 甲状腺放射性核素检查　采用静脉注射 ^{99m}Tc 后以单光子发射计算机体层摄影术（SPECT）检测患儿甲状腺发育情况及甲状腺的大小、形状和位置。

【治疗要点】

本病应早期确诊，尽早治疗，以避免对脑发育的损害。一旦诊断确立，应终生服用甲状腺制剂，不能中断。

治疗首选左旋甲状腺素钠（L－T_4），一般起始剂量为每日 8 ~ 9μg/kg，大剂量为每天 10 ~ 15μg/kg。用药量应根据甲状腺功能及临床表现适当调整，应使：①TSH 浓度正常，血 T_4 正常或偏高值，以备部分 T_4 转变成 T_3。新生儿甲减应尽早使 FT_4、TSH 恢复正常，FT_4 最好在治疗 2 周内达到正常，TSH 在治疗 4 周内达到正常。②临床表现：大便次数及性状正常，食欲好转，腹胀消失，心率维持在正常范围，智能及体格发育改善。

对于 TSH 大于 10mU/L，而 T_4 正常的高 TSH 血症，复查 TSH 仍然持续增高者应予 L－T_4 治疗，起始治疗剂量可酌情减量。

【护理评估】

1. 健康史　评估患儿的年龄、疾病史、家族史；患儿是否有智力低下及发育迟缓，评估患儿的精神、食欲、活动情况以及是否有喂养困难。

2. 身体状况　评估新生儿有无病理性黄疸、反应迟钝、喂养困难、哭声低、腹胀、便秘、声音嘶哑、体温低、四肢循环差、皮肤斑纹或硬肿；婴幼儿有无特殊面容、生长发育迟缓、消化道功能紊乱、神经系统功能障碍。评估新生儿筛查结果，血清 T_4、T_3、TSH 水平，甲状腺放射性核素摄取或显像结果，骨龄测定的结果。

3. 心理-社会状况　评估家长是否了解本病相关知识，尤其是服药方法和副作用的观察，以及对患儿进行智力、体力训练的方法等；评估家庭环境、经济状况，家长心理状况等。

【护理诊断/问题】

1. 体温过低　与代谢率低有关。

2. 营养失调：低于机体需要量　与喂养困难、食欲差有关。

3. 便秘　与肌张力低下、活动量少有关。

4. 生长发育迟缓　与甲状腺素合成不足有关。

5. 知识缺乏　患儿父母缺乏疾病相关知识。

【护理措施】

1. 保暖　由于患儿基础代谢低下，活动量少，体温低且怕冷，应注意保持合适的室内温度，适时增减衣服，避免受凉。

2. 保证营养供给　指导家长采取正确的喂养方法，对吸吮困难、吞咽缓慢者要耐心喂养，提供充足的进餐时间，必要时给予鼻饲喂养。经治疗后，患儿代谢增强，生长发育加速，须给予患儿高蛋白、高维生素、富含钙及铁剂的易消化食物，以保证生长发育所需。

3. 保持大便通畅　指导家长采取防治便秘的措施：为患儿提供充足液体入量；每日早餐前喝一杯温开水，刺激肠道蠕动；给患儿多吃水果、蔬菜；适当增加活动量；每日顺肠蠕动方向按摩腹部数次；养成定时排便的习惯；必要时遵医嘱服用缓泻剂、软化剂或灌肠。

4. 促进生长发育　定期监测生长发育各项指标，了解患儿生长发育情况。加强早期训练，指导家长通过各种方法促进智力、体力、行为发展，使其掌握基本生活技能。

5. 用药护理

（1）告知家长患儿终生用药的必要性、药物服用方法、疗效和副作用的观察。

（2）对小婴儿，L－T₄片剂应压碎后在勺内加入少许水或奶服用，不宜置入奶瓶内喂药，避免与豆奶、铁剂、钙剂、纤维素和硫糖铝等可能减少甲状腺素吸收的食物或药物同时服用。

（3）甲状腺制剂作用缓慢，用药1周左右方达最佳效力。服药后要密切观察患儿食欲、活动量及排便情况，定期测量体温、脉搏、体重及身长、智商、骨龄以及血 T_3、T_4 和TSH的变化，根据变化调整药量。药量过小，影响智力及体格发育；药量过大，可出现烦躁、多汗、消瘦、腹痛和腹泻等甲亢症状。因此，在治疗过程中应告知家长及患儿注意按时随访。治疗开始时每2周随访1次；血清TSH和 T_4 正常后，每3个月1次；服药1～2年后，每6个月1次。在随访过程中根据血清 T_4、TSH水平及时调整剂量，并注意监测智能和体格发育情况。

6. 健康教育

（1）本病早期诊断、早期治疗至关重要，护理人员应尽力宣传新生儿筛查的重要性，一经诊断立即治疗，可避免严重神经系统功能损害，提高患儿的治疗效果。

（2）告知家长患儿终生用药的必要性、服药方法及疗效观察，按要求复诊，重要体征的监测方法，以及喂养和早期训练方法，帮助家长和患儿树立战胜疾病的信心。

第三节　生长激素缺乏症

生长激素缺乏症（growth hormone deficiency，GHD）又称垂体性侏儒症，是由于腺垂体合成和分泌生长激素（GH）部分或完全缺乏，或由于GH分子结构异常等所致的生长发育障碍性疾病。患儿身高处于同年龄、同性别正常健康儿童生长曲线第3百分位数以下或低于平均数减两个标准差，呈匀称性身材矮小，智力发育正常。发生率为

20/10万～25/10万，男女比例为3∶1，大多为散发性，少部分为家族性遗传。

【生长激素的合成、分泌和功能】

人生长激素（GH）是由腺垂体嗜碱细胞合成和分泌，在血液循环中，大约50%的GH与生长激素结合蛋白（GHBP）结合，以GH－GHBP复合物的形式存在。GH的释放受下丘脑分泌的两种神经激素，即生长激素释放激素（GHRH）和生长激素释放抑制激素（SRIH或GHIH）的调节。垂体在这两种激素的作用下以脉冲方式释放GH，而中枢神经系统则通过多巴胺、5－羟色胺和去甲肾上腺素等神经递质调控下丘脑GHRH和SRIH的分泌。

GH的自然分泌呈脉冲式，每2～3小时出现一个峰值，夜间入睡后分泌量增高，且与睡眠深度有关，在Ⅲ或Ⅳ期睡眠时相达高峰；白天空腹时和运动后偶见高峰。初生婴儿血清GH水平较高，分泌节律尚未成熟，因此睡－醒周期中GH水平少有波动。生后2～3周血清GH浓度开始下降，分泌节律在生后2个月开始出现。儿童期GH每日分泌量高于成人，在青春发育期更明显。

GH的主要生物效应为：①促生长效应：促进人体各种组织细胞增大和增殖，使骨骼、肌肉和各系统器官生长发育，骨骼的增长使身体长高。②促代谢效应：促进蛋白质的合成和氨基酸的转运和摄取；促进肝糖原分解，减少对葡萄糖的利用，降低细胞对胰岛素的敏感性，使血糖升高；促进脂肪组织分解和游离脂肪酸的氧化生酮过程；促进骨骺软骨细胞增殖并合成含有胶原和硫酸黏多糖的基质。

【病因】

下丘脑－垂体功能障碍或靶细胞对GH无应答反应等均会造成生长落后，根据病因可分为原发性、继发性和暂时性三类。

1. 原发性　占极大多数，常由下丘脑－垂体功能障碍、遗传性生长激素缺乏所致。

（1）下丘脑－垂体功能障碍　垂体发育异常，如不发育、发育不良或空蝶鞍均可引起生长激素合成和分泌障碍，其中有些伴有视中隔发育不全、唇裂、腭裂等畸形。由下丘脑功能缺陷所造成的生长激素缺乏症远较垂体功能不足导致者多。其中因神经递质－神经激素功能途径的缺陷，导致GHRH分泌不足引起的身材矮小者称为生长激素神经分泌功能障碍，这类患儿在GH药物刺激试验中GH峰值 $>10\mu g/L$。

（2）遗传性生长激素缺乏　GH1基因缺陷引起单纯性生长激素缺乏症（IGHD），而垂体Pit－1转录因子缺陷导致多种垂体激素缺乏症（MPHD），临床上表现为多种垂体激素缺乏。

2. 继发性　多为器质性，常继发于下丘脑、垂体或其

他颅内肿瘤、感染、细胞浸润、放射性损伤和头颅创伤等。

3. 暂时性　社会心理性生长抑制、原发性甲状腺功能减退等均可造成暂时性 GH 分泌功能低下，在外界不良因素消除或原发疾病治疗后即可恢复正常。

【临床表现】

1. 原发性生长激素缺乏症

（1）生长障碍　患儿出生时身长和体重均正常，1 岁后出现生长速度减慢，身高落后比体重低下更为显著，身高低于同年龄、同性别正常健康儿童生长曲线第 3 百分位数以下（或低于平均数减两个标准差），身高年增长速率 <5cm。患儿虽生长落后，但身体各部比例匀称。

（2）智能发育正常。

（3）骨成熟延迟　患儿头颅呈圆形，面容幼稚，脸圆胖，皮肤细腻，头发纤细，下颌和颏部发育不良，牙齿萌出延迟且排列不整齐。骨骼发育落后，骨龄落后于实际年龄 2 岁以上，但与其身高的年龄相仿，骨骺融合较晚。

（4）多数患儿青春期发育延迟。

（5）有些生长激素缺乏患儿同时伴有一种或多种其他

垂体激素缺乏，这类患儿除生长迟缓外，尚有其他伴随症状：伴促肾上腺皮质激素（ACTH）缺乏者容易发生低血糖；伴促甲状腺激素（TSH）缺乏者可有食欲缺乏、活动较少等轻度甲状腺功能不足的症状；伴促性腺激素缺乏者性腺发育不全，出现小阴茎，至青春期仍无性器官和第二性征发育等。

2. 继发性生长激素缺乏症　可发生于任何年龄，其中由围生期异常情况导致者，常伴有尿崩症。颅内肿瘤导致者则多有头痛、呕吐、视野缺损等颅内压增高以及视神经受压迫的症状和体征。

【辅助检查】

1. 生长激素刺激试验　生长激素缺乏症的诊断依靠 GH 水平的测定。单次测定血 GH 水平不能真正反映机体的 GH 分泌情况，对疑诊患儿必须进行 GH 刺激试验，以判断其垂体分泌 GH 的功能。生长激素刺激试验的具体方法见表 14 - 1。一般认为 GH 峰值 <10μg/L 即为分泌功能不正常。GH 峰值 <5μg/L，为 GH 完全缺乏；GH 峰值 5 ~ 10μg/L，为 GH 部分缺乏。

表 14 - 1　生长激素刺激试验

试验	方法	采血时间
生理性试验		
1. 运动	禁食 4 ~ 8 小时后，剧烈活动 15 ~ 20min	开始活动后 20 ~ 40min
2. 睡眠	晚间入睡后用脑电图监护	III ~ IV 期睡眠时
药物刺激试验		
1. 胰岛素	0.05 ~ 0.1U/kg，静注	0、15、30、60、90min 测血糖、GH
2. 精氨酸	0.5g/kg，用注射用水配成 5% ~ 10% 溶液，30min 静滴完	0、30、60、90、120min 测血 GH
3. 可乐定	0.004mg/kg，1 次口服	0、30、60、90、120min 测血 GH
4. 左旋多巴	10mg/kg，1 次口服	0、30、60、90、120min 测血 GH

2. 胰岛素样生长因子（IGF - 1）和胰岛素样生长因子结合蛋白（IGFBP - 3）的测定　IGF - 1 和 IGFBP - 3 都是检测 GH - IGF 轴功能的指标。两者呈非脉冲式分泌，较少日夜波动，血液循环中的水平比较稳定。IGF - 1、IGFBP - 3 可作为 5 岁至青春发育期前儿童 GHD 筛查指标。

3. 血 24h GH 分泌谱测定　正常人 GH 峰值与基值差别很大，24 小时 GH 分泌量可以比较准确地反映体内 GH 分泌情况。尤其是对生长激素神经分泌功能障碍（GHND）患儿，其 GH 分泌功能在药物刺激试验可为正常，但其 24 小时分泌量则不足，夜晚睡眠时的 GH 峰值亦低。

4. X 线检查　常用左手腕、掌、指骨正位片评定骨龄。生长激素缺乏症患儿骨龄常落后于实际年龄 2 岁或 2 岁以上。

5. MRI 检查　已确诊为生长激素缺乏症的患儿，需行头颅 MRI 检查，以了解有无下丘脑 - 垂体发育异常及器质性病变，尤其对检测肿瘤有重要意义。

6. 其他内分泌检查　生长激素缺乏症诊断一旦确立，应检查下丘脑 - 垂体轴的其他内分泌功能。根据临床表现可选择测定 TSH、T4 或 TRH 刺激试验和 GnRH 刺激试验以判断下丘脑 - 垂体 - 甲状腺轴和性腺轴的功能。

7. 染色体检查　对身材矮小的患儿具有体态发育异常者应进行核型分析，尤其是女性矮小伴青春期发育延迟者，应常规行染色体分析，排除常见的染色体疾病如 Turner 综合征等。

8. 基因检测　可进行与腺垂体发育缺陷相关的基因、与 GH - IGF - 1 轴缺陷相关的基因分析。

【治疗要点】

1. 生长激素替代治疗　基因重组人生长激素（rhGH）替代治疗已被广泛应用，目前大都采用 0.1U/（kg·d），每晚临睡前皮下注射一次（或每周总剂量分 6 ~ 7 次注射）的方案。促生长治疗应持续至骨骺闭合为止。治疗时年龄越小，效果越好，以第 1 年效果最好，身高增长可达到 10

~12cm/y 以上，以后生长速率可有下降。

对恶性肿瘤及严重糖尿病患者不建议用 rhGH 治疗。考虑合并多种垂体激素缺乏者，治疗过程中还需注意监测肾上腺皮质功能。

2. 同时伴有性腺轴功能障碍的生长激素缺乏症患儿，骨龄达 12 岁时可开始用性激素治疗。

⊕ 知识链接

特发性矮小症

特发性矮小症（idiopathic short stature，ISS）的定义为：身高低于同年龄、同性别、同种族健康儿童身高均值 2 个标准差（-2SD）或处于第 3 百分位以下；基于骨龄延迟判断成年身高不可能达到正常范围；无全身性、内分泌性、营养性或染色体异常表现；出生时体重正常，生长激素水平正常；是一类不明原因导致的身材矮小的统称。包括体质性青春发育延迟（constitutional delayed puberty，CDGP）和家族性矮身材（familial short stature，FSS），其发病机制尚不明确。CDGP 指出生及出生后数年身高均正常，青春期前生长速度减慢，青春期启动晚。FSS 患儿每年身高增长速率符合实际年龄递增标准，一般有矮身材家族史，其最终身高与其父母平均身高相称。骨龄可稍延迟，或与正常实际年龄相符，青春发育年龄开始正常或稍延迟。

【护理诊断/问题】

1. 生长发育迟缓　与生长激素缺乏有关。

2. 体像紊乱　与生长发育迟缓有关。

【护理措施】

1. 用药护理　告知家长及年长患儿生长激素替代治疗的重要性，GH 替代疗法在骨骺愈合以前均有效，应坚持足疗程，疗程过短对患儿最终身高获益不大。基因重组人生长激素（rhGH）于晚上睡前皮下注射，常用注射部位为脐部 2cm 以外的部位，注射吸收效果较好，但也需适当更换注射部位（大腿中段或上臂三角肌下缘）。观察 rhGH 治疗副作用：①注射局部红肿，与 rhGH 制剂纯度不够以及个体反应有关，停药后可消失。②少数患者注射后数月会产生抗体，但对促生长疗效无显著影响。③暂时性视盘水肿、颅内高压等，较少见。用药过程中监测患儿身高及体重，依据不同年龄进行相应的智力测定。rhGH 治疗过程中可能出现甲状腺功能减退，故须进行监测，必要时遵医嘱加用左旋甲状腺素钠维持甲状腺功能正常。

2. 饮食护理　激素治疗使患儿生长发育速度加快、食欲增加，应注意及时补充足够的营养物质及维生素，特别

注意维生素 D 及铁剂的补充。

3. 症状护理　继发性生长激素缺乏患儿如出现头痛、呕吐、视野缺损及视神经受压迫的颅内肿瘤相关症状时，应及时报告医生，并按颅内高压进行护理。

4. 心理护理　运用沟通交流技巧，与患儿及其家长建立良好信任关系。鼓励患儿表达自己的情感和想法，提供其与他人及社会交往的机会，帮助其正确地看待自我形象的改变，树立正向的自我概念。

5. 健康教育　指导家长及患儿正确用药，强调替代疗法需坚持规律遵医嘱用药，每 3 个月随访 1 次：测量身高，评估生长速率以观察疗效。在开始治疗的 1～2 年身高增长很快，以后减速。每年检查骨龄 1 次，同时密切观察性发育情况。

第四节　儿童糖尿病

⇒ 案例引导

案例　患儿，女，11 岁，因"多饮、多尿、体重减轻半个月，恶心、气促 1 天"入院。半个月前患儿无明显诱因出现多饮、多尿，每天饮水量较前明显增加，约 3000ml，夜尿 3～4 次。入院前 1 天，患儿精神差，食欲减退，出现乏力、恶心、气促。体格检查：T 36.8℃，P 124 次/分，R 32 次/分，体重 35kg。辅助检查：血糖 22.6mmol/L。尿常规检查示尿糖（++++）、尿酮体（++++）。

讨论：

1. 该患儿最可能的临床诊断是什么？

2. 该患儿目前有哪些主要的护理诊断/问题？

3. 应为患儿提供哪些治疗和护理措施？

糖尿病（diabetes mellitus，DM）是由于胰岛素分泌绝对缺乏或相对不足引起的糖、脂肪、蛋白质代谢紊乱，致使血糖增高、尿糖增加的一种病症，分为原发性和继发性两类。原发性糖尿病可分为以下几种类型。①1 型糖尿病：由于胰岛 B 细胞破坏，胰岛素分泌绝对不足所造成，必须使用胰岛素治疗，故又称胰岛素依赖性糖尿病（IDDM）。②2 型糖尿病：由于胰岛 B 细胞分泌胰岛素不足或靶细胞对胰岛素不敏感（胰岛素抵抗）所致，亦称非胰岛素依赖性糖尿病（NIDDM）。③青年成熟期发病型糖尿病（MODY）：是一种罕见的遗传性 B 细胞功能缺陷症，属常染色体显性遗传。④新生儿糖尿病（NDM）：是指出生后 6 个月内发生的糖尿病，通常需要胰岛素治疗，可分为永久性新生儿糖尿病（PNDM）和暂时性新生儿糖尿病（TN-DM）。继发性糖尿病大多由一些遗传综合征（如 21-三体

综合征、Turner 综合征和 Klinefelter 综合征等）和内分泌疾病（如 Cushing 综合征、甲状腺功能亢进症等）所引起。98%的儿童糖尿病为 1 型糖尿病，2 型糖尿病甚少，但近年来随儿童肥胖症的增多而有增加趋势。本节主要介绍 1 型糖尿病。

【病因和发病机制】

1 型糖尿病是由于胰岛素的绝对缺乏，其确切发病机制尚未完全阐明。目前认为是在遗传易感基因的基础上由外界环境因素的作用引起的自身免疫反应，导致了胰岛 β 细胞的损伤和破坏。当 90%以上的 β 细胞被破坏后，其残存的胰岛素分泌功能即不足以维持机体的生理需要。遗传、免疫、环境等因素在 1 型糖尿病发病过程中都起着重要的作用。

1. 遗传易感性　1 型糖尿病患者的亲属患病风险增加，提示存在明显的遗传因素。根据对同卵双胎的研究，1 型糖尿病的患病一致性为 50%，说明本病病因除遗传因素外还有环境因素作用，属多基因遗传病。

2. 环境因素　1 型糖尿病的发病与病毒感染（如风疹病毒、腮腺炎病毒、柯萨奇病毒等）、化学毒物（如链尿菌素、四氧嘧啶等）、食物中的某些成分（如牛乳中的 α、β - 酪蛋白、乳球蛋白等）有关，以上因素可能会激发易感性基因者体内免疫功能的变化，产生 β 细胞毒性作用，最后导致 1 型糖尿病。

3. 自身免疫因素　约 90%的 1 型糖尿病患者在初次诊断时血中出现胰岛细胞自身抗体（ICA）、胰岛 β 细胞膜抗体（ICSA）、胰岛素自身抗体（IAA）以及谷氨酸脱羧酶（GAD）自身抗体、胰岛素受体自身抗体（IRA）等多种抗体，并已证实这些抗体在补体和 T 淋巴细胞的协同作用下具有对胰岛细胞的毒性作用。新近的研究证实，细胞免疫异常对 1 型糖尿病的发病起着重要作用，树突状细胞源性细胞因子白介素 - 12 会引起大量炎症介质的释放，进而损伤胰岛 β 细胞。

【病理生理】

胰岛 β 细胞大都被破坏，分泌胰岛素明显减少，而分泌胰高血糖素的细胞和其他细胞则相对增生。正常情况下，胰岛素可促进细胞内葡萄糖的转运，促进糖的利用和蛋白质的合成，促进脂肪合成，抑制肝糖原和脂肪的分解。糖尿病患儿的胰岛素分泌不足或缺如，使葡萄糖的利用减少，而反调节激素如胰高血糖素、生长激素、皮质醇等增高，又促进肝糖原分解和葡萄糖异生作用，使脂肪和蛋白质分解加速，造成血糖和细胞外液渗透压增高，细胞内液向细胞外转移。当血糖浓度超过肾阈值时即产生糖尿。尿糖增高导致渗透性利尿，出现多尿，钠、钾和其他电解质丢失，因而造成严重的电解质失衡和慢性脱水。由于机体的代偿，

患儿呈现渴感增强、饮水增多；因组织不能利用葡萄糖，能量不足而产生饥饿感，引起多食。胰岛素不足和反调节激素增高促进了脂肪分解，使血中脂肪酸增高，肌肉和胰岛素依赖性组织即利用这类游离脂肪酸供能以弥补细胞内葡萄糖不足，而过多的游离脂肪酸进入肝脏后，则在胰高血糖素等生酮激素的作用下加速氧化，导致乙酰辅酶 A 增加，超过了三羧酸循环的氧化代谢能力，致使乙酰乙酸、β - 羟丁酸和丙酮等酮体在体液中累积，形成酮症酸中毒。

酮症酸中毒时氧利用减低，大脑功能受损。酸中毒时 CO_2 严重潴留，为了排出较多的 CO_2，呼吸中枢兴奋而出现不规则的深快呼吸，呼气中的丙酮产生特异的气味（腐烂水果味）。

【临床表现】

1. 一般表现　1 型糖尿病患儿起病较急剧，多有感染或饮食不当等诱因。其典型症状为多饮、多尿、多食和体重下降（即"三多一少"）。但婴儿多饮、多尿不易被发觉，很快即可发生脱水和酮症酸中毒。儿童因为夜尿增多可发生遗尿。年长儿还可出现消瘦、精神不振、倦怠乏力等体质显著下降症状。

约 40%的 1 型糖尿病患儿以酮症酸中毒状态入院就诊，这类患儿常因急性感染、过食、诊断延误、突然中断胰岛素治疗等因素诱发。多表现为起病急，进食减少，恶心，呕吐，腹痛，关节或肌肉疼痛，皮肤黏膜干燥，呼吸深长，呼气中带有酮味，脉搏细速，血压下降，体温不升，甚至嗜睡、淡漠、昏迷。酮症酸中毒迄今仍然是儿童糖尿病急症死亡的主要原因。

2. 自然病程　儿童糖尿病的病程可分为 4 个期。

（1）急性代谢紊乱期　从出现症状到临床确诊，时间多在 1 个月以内。多数患儿表现为糖尿病酮症酸中毒；也有患儿出现糖尿病酮症，无酸中毒；其余仅为高血糖、糖尿和酮尿。

（2）暂时缓解期　约 75%的患儿经胰岛素治疗后，临床症状消失、血糖下降、尿糖减少或转阴，即进入缓解期，也称"蜜月期"。此时胰岛 β 细胞恢复分泌少量胰岛素，对外源性胰岛素需要量减至 0.5U/（kg·d）以下，少数患儿甚至可以完全不用胰岛素。这种暂时缓解期一般持续数周，最长可达半年以上。此期应定期监测血糖、尿糖水平。

（3）强化期　经过缓解期后，患儿出现血糖增高和尿糖不易控制的现象，胰岛素用量逐渐或突然增多，称为强化期。在青春发育期，由于性激素增多等变化，增强了对胰岛素的拮抗，因此该期病情不甚稳定，胰岛素用量较大。

（4）永久糖尿病期　青春期后，病情逐渐稳定，胰岛素用量比较恒定，称为永久糖尿病。

【辅助检查】

1. 尿液检查

（1）尿糖　定性一般阳性。尿糖可间接反映糖尿病患者血糖控制状况。在空腹状态下先排空膀胱，半小时后排尿为"次尿"，可作为空腹时血糖的参考；从餐后至下次餐前一小时的尿为"段尿"，可作为餐后血糖水平的参考。所得结果可粗略估计当时的血糖水平，利于胰岛素剂量的调整。

（2）尿酮体　糖尿病伴有酮症酸中毒时呈阳性。

（3）尿蛋白　监测尿微量白蛋白，可及时了解肾脏病变情况。

2. 血液检查

（1）血糖　符合下列任一标准即可诊断为糖尿病。①有典型糖尿病症状并且餐后任意时刻血糖水平≥11.1mmol/L。②空腹血糖（FPG）≥7.0mmol/L。

空腹血糖受损（IFG）：FPG 为 5.6～6.9mmol/L；糖耐量受损（IGT）：口服 1.75g/kg（最大 75g）葡萄糖后 2 小时血糖在 7.8～11.0mmol/L。IFG 和 IGT 被称为"糖尿病前期"。

（2）血脂　血清胆固醇、甘油三酯和游离脂肪酸明显增加，适当的治疗可使之降低，故定期检测血脂水平，有助于判断病情控制情况。

（3）血气分析　酮症酸中毒在 1 型糖尿病患儿中发生率极高，当血气分析显示患儿血 pH < 7.30，HCO_3^- < 15mmol/L 时，即有代谢性酸中毒存在。

（4）糖化血红蛋白（HbA1c）　血红蛋白在红细胞内与血中葡萄糖或磷酸化葡萄糖呈非酶化结合，形成 HbA1c，其量与血糖浓度成正相关。HbA1c 可作为患儿在以往 2～3 个月期间血糖是否得到满意控制的指标。正常人 HbA1c < 7%，治疗良好的糖尿病患儿应 < 7.5%，HbA1c 7.5%～9% 提示病情控制一般，如 > 9% 时则表示血糖控制不理想。

3. 葡萄糖耐量试验（OGTT）　用于空腹血糖正常或正常高限，餐后血糖高于正常而尿糖偶尔阳性的患儿。OGTT 2h 血糖≥11.1mmol/L 可诊断为糖尿病。

【治疗要点】

1. 糖尿病酮症酸中毒的治疗

（1）液体治疗　纠正脱水、酸中毒和电解质紊乱。酮症酸中毒时脱水量约为 100ml/kg，一般均属等渗性脱水，应遵循下列原则输液。①快速补液：输液开始的第 1 小时，按 20ml/kg（最大量 1000ml）快速静滴生理盐水，以纠正血容量不足、改善血液循环和肾功能。第 2～3 小时，按 10ml/kg 静滴 0.45% 氯化钠溶液。当血糖 < 17mmol/L（300mg/dl）后，改用含有 0.2% 氯化钠的 5% 葡萄糖液静滴。②48 小时均衡补入累积损失量及维持液，总液体张力 1/2 张～2/3 张。③患儿排尿后即应在输入液体中加入氯化

钾溶液，输入浓度不得 > 40mmol/L（0.3g/dl），并应监测心电图或血钾浓度。④为了避免发生脑细胞酸中毒和高钠血症，对酮症酸中毒不宜常规使用碳酸氢钠溶液，仅在血 pH < 7.1，HCO_3^- < 12mmol/L 时，始可按 2mmol/kg 给予 1.4% 碳酸氢钠溶液静滴，先用半量，当血 pH≥7.2 时即停用。

（2）胰岛素治疗　采用小剂量胰岛素持续静脉输入。对有休克的患儿，在补液治疗开始、休克逐渐恢复后才可应用胰岛素，以避免钾迅速从血浆进入细胞内，导致心律失常。将胰岛素 25U 加入等渗盐水 250ml 中，按每小时 0.1U/kg，自另一静脉通道缓慢匀速输入。每小时复查血糖，并根据血糖情况调整胰岛素输入量。

（3）控制感染　酮症酸中毒常并发感染，应在急救同时采用有效抗生素治疗。

2. 长期治疗措施　糖尿病治疗强调综合治疗，包括胰岛素治疗、饮食管理、运动锻炼、自我血糖监测、糖尿病知识教育和心理支持。

（1）胰岛素治疗　胰岛素是糖尿病治疗能否成功的关键，应制定个体化的胰岛素治疗方案。胰岛素的种类、剂量、注射方法都与疗效有关。各种胰岛素的作用时间见表 14-2。

表 14-2　胰岛素的种类和作用时间

胰岛素种类	开始作用时间	作用最强时间	作用最长时间
速效胰岛素类似物	10～15min	1～2h	4～6h
短效（RI）胰岛素	0.5h	3～4h	6～8h
中效（NPH）胰岛素	1.5～2h	4～12h	18～24h
长效（PZI）胰岛素	3～4h	14～20h	24～36h
甘精胰岛素	2～4h	无峰	24h
地特胰岛素	1～2h	6～12h	20～24h
预混胰岛素	0.5h	双峰 1～12h	16～24h

（2）饮食管理　糖尿病的饮食管理是进行计划饮食而不是限制饮食，其目的是维持正常血糖和保持理想体重。食物的热量要适合患儿的年龄、生长发育和日常活动的需要。

（3）运动治疗　运动增加葡萄糖的利用，有利于血糖的控制。1 型糖尿病的学龄儿童每天都应参加 1 小时以上的适当运动。运动时必须做好胰岛素用量和饮食调节。

（4）教育和管理　向患儿及家长详细介绍有关知识，强调本病需要终生饮食控制和注射胰岛素。医护、家长和患儿应密切配合，帮助患儿坚持有规律的生活和治疗，同时加强管理制度，定期随访复查。出院后家长和患儿应遵守医生的安排，接受治疗，同时做好家庭记录，包括饮食、胰岛素注射次数和剂量、血糖监测情况等。

（5）血糖监测　包括日常血糖监测和定期总体血糖监

测。日常血糖监测包括自我血糖监测和连续血糖监测。

（6）预防慢性并发症　青春期前发病的糖尿病患者，发病 5 年后或满 11 岁或至青春期，每年筛查一次糖尿病肾病、糖尿病视网膜病变等慢性并发症；青春期发病的糖尿病患者发病 2 年后每年筛查一次各项并发症，年龄达到 12 岁的患者应进行血脂的监测。

【护理评估】

1. 健康史　评估患儿有无糖尿病家族史，询问患儿发病前有无多尿、遗尿、乏力、消瘦等情况，既往是否诊断过此病，是否进行过糖尿病治疗及用药情况。

2. 身体状况　评估患儿有无多尿、多饮、多食、体重下降等症状，有无呼吸深长、呼吸中有无酮味等糖尿病酮症酸中毒的表现，有无皮肤弹性差、眼窝凹陷等脱水的表现。评估尿液检查、血糖检测、糖耐量试验、糖化血红蛋白等的检查结果。

3. 心理 - 社会评估　评估患儿及家长是否了解本病治疗的长期性、艰巨性，及家长是否因担心疾病预后、学习生活、经济情况等问题而有焦虑和恐惧情绪。评估患儿及家长对糖尿病的认识程度和需求。

【护理诊断/问题】

1. 营养失调：低于机体需要量　与胰岛素缺乏所致代谢紊乱有关。

2. 排尿障碍　与渗透性利尿有关。

3. 潜在并发症　酮症酸中毒、低血糖。

4. 有感染的危险　与蛋白质代谢紊乱所致抵抗力低下有关。

5. 知识缺乏　患儿及家长缺乏糖尿病控制的有关知识和技能。

【护理措施】

1. 饮食控制　合理的饮食是糖尿病综合治疗的一部分。食物的热量要适合患儿的年龄、生长发育和日常活动的需要，每日所需热能（kcal）为 1000 + [年龄 ×（80 ~ 100）]，对年幼儿宜稍偏高，而年龄大的患儿宜偏低。此外，还要考虑体重、食欲及运动量，全日热能分配为早餐 1/5，中餐和晚餐分别为 2/5，每餐中留出少量（5%）作为餐间点心。饮食中能源的分配为：蛋白质 15% ~ 20%，糖类 50% ~ 55%，脂肪 30%。蛋白质成分在 3 岁以下儿童应稍多，其中一半以上应为动物蛋白，因其含有必需氨基酸。禽类、鱼类、各种瘦肉类为较理想的动物蛋白质来源。糖类则以含纤维素高的，如糙米或玉米等粗粮为主，因为它们形成的血糖波动远较精制的白米、面粉或土豆等制品为小，蔗糖等精制糖应该避免。脂肪应以多价不饱和脂肪酸的植物油为主，蔬菜选用含糖较少者。每日定时进食，

饮食量在一段时间内应固定不变。

2. 运动锻炼　指导患儿每天做适当运动，在进餐后 1 ~ 3 小时进行，不宜空腹运动，注意保护患儿运动时的安全，避免发生运动后低血糖。

3. 胰岛素用药护理

（1）熟练掌握胰岛素泵、胰岛素笔、皮下注射胰岛素针的使用方法。

1）胰岛素注射笔。所用制剂为短效胰岛素、长效胰岛素以及中效胰岛素，其成分和比例随笔芯的不同而不同。皮下注射部位应选择大腿、上臂和腹壁等处，按顺序轮流注射，1 个月内不要在同一部位注射 2 次，两针间距 2.0cm 左右，以防日久局部皮肤组织萎缩，影响疗效。注射部位参与运动时会加快胰岛素的作用，打球或跑步前不应在手臂和大腿注射，以免过快吸收引起低血糖。

2）胰岛素泵。能模拟正常胰腺的胰岛素分泌模式，持续 24 小时向患者体内输入微量胰岛素，更利于血糖的控制。胰岛素泵一般使用短效胰岛素或速效胰岛素类似物，但胰岛素使用剂量低于一般治疗方案。长期佩戴胰岛素泵的患儿，应注意注射局部的消毒和保持清洁，并定期更换部位，以防感染。

3）皮下注射时可选上臂外侧、大腿前外侧、腹部及臀部，并经常更换部位，以免局部皮下脂肪萎缩硬化。

（2）防止胰岛素过量或不足　①胰岛素过量可致 Somogyi 现象，即在午夜至凌晨时发生低血糖，随即反调节激素分泌增加，使血糖升高，清晨出现高血糖，即出现低血糖 - 高血糖反应。如未及时诊断，因日间血糖增高而盲目增加胰岛素用量，可造成恶性循环。②胰岛素不足可致黎明现象，即患儿夜间血糖控制良好，夜间无低血糖发生，在清晨 5 ~ 9 时呈现血糖和尿糖增高。这是因为晚间胰岛素用量不足引起，可加大晚间注射剂量或将注射时间稍往后移即可。持久的胰岛素用量不足可使患儿长期处于高血糖状态，症状不能完全消除，导致生长停滞、肝脾大、高血糖、高血脂，容易发生酮症酸中毒。③患儿在无酮症酸中毒情况下，每日胰岛素用量 >2U/kg 仍不能使高血糖得到控制时，在排除 Somogyi 现象后称为胰岛素耐药。可换用更纯的基因重组胰岛素。

4. 排尿异常的护理　患儿多尿与烦渴由高渗利尿引起，需详细记录出入量。对多尿患儿应及时提供便盆并协助排尿，对遗尿儿童夜间定时唤醒排尿。尿糖刺激会阴部可引起瘙痒，需每天 2 次清洗会阴部，婴儿需及时更换尿布。对烦渴儿童提供足够的饮用水，防止发生脱水。

5. 预防糖尿病酮症酸中毒　密切观察病情变化，监测血气、电解质以及血和尿液中糖和酮体的变化。一旦发现酮症酸中毒，应立即采取措施：①建立 2 条静脉通路，一

条为纠正脱水酸中毒快速输液用，常用生理盐水 20ml/kg，在半小时至 1 小时输入，随后根据患儿脱水程度继续输液。另一条静脉通路输入小剂量胰岛素降血糖，最好采用微量输液泵调整滴速，保证胰岛素匀速滴入。②密切观察并详细记录体温、脉搏、呼吸、血压、神志、瞳孔、脱水体征、尿量等。③及时遵医嘱抽血化验血糖、尿素氮、血钠、血钾、血气分析。每次排尿均应查尿糖及尿酮。

6. 低血糖时的护理　当注射胰岛素过量或注射后进食过少可引起低血糖，表现为突发饥饿感、心慌、脉速、多汗，严重者出现惊厥、昏迷、休克甚至死亡。应教会患儿及家长识别低血糖反应，一旦发生立即平卧，进食糖水或糖块，必要时静脉注射 50% 葡萄糖注射液。

7. 血糖监测　包括自我血糖监测和持续血糖监测。自我血糖监测记录应包括：血糖水平、胰岛素剂量、影响血糖控制的特殊事件（患病、聚会、运动、月经等）、低血糖事件及其严重程度，以及潜在的日常生活习惯改变等。连续血糖监测是指将含有传感器的导管或小塑胶片插入皮下，连续监测组织间液血糖，血糖传感器可将血糖水平数据传输至接收器或胰岛素泵。连续血糖监测有助于了解饮食、胰岛素方案以及运动对血糖的影响，并及时指导其调整；可发现隐匿性高血糖/低血糖以及血糖异常持续的时间，有助于及时调整胰岛素治疗方案。定期总体血糖监测建议患儿每 3~6 个月定期至医院进行糖化血红蛋白、肝肾功能等检查。

8. 预防感染　保持良好的卫生习惯，避免皮肤破损，坚持定期进行身体检查，特别是口腔、牙齿的检查，维持良好的血糖水平。

9. 心理支持　针对患儿不同年龄发展阶段的特征，提供长期的心理支持，帮助患儿保持良好的营养状态、适度的运动、并建立良好的人际关系以减轻心理压力。指导家长避免过于溺爱或干涉患儿的行为，应帮助患儿逐渐学会自我护理，以增强其战胜疾病的自信心。

10. 健康教育

（1）指导家长及患儿严格控制饮食的方法，解释每天活动锻炼对降低血糖水平、增加胰岛素分泌、降低血脂的重要性。

（2）教会患儿及家长正确抽吸和注射胰岛素，并定期随访以便调整胰岛素用量。

（3）鼓励和指导患儿及家长独立进行血糖和尿糖检测，教会患儿或家长用纸片法检测末梢血糖值，用班氏试剂或试纸法做尿糖监测。

（4）教育患儿随身携带糖块及卡片，写上姓名、住址、病名、膳食治疗量、胰岛素注射量、医院名称及负责医师，以便任何时候发生并发症可立即救治。

【护理评价】

1. 患儿是否得到合理、充足的营养。

2. 患儿是否发生并发症，或患儿发生并发症后是否得到及时发现和处理。

3. 患儿是否发生感染。

4. 患儿及家长是否掌握了疾病治疗和护理知识。

第五节　性早熟

性早熟（precocious puberty）指任何一个性征出现的年龄早于正常人群平均年龄的 2 个标准差。女孩在 8 岁前出现第二性征发育或 10 岁前月经来潮，男孩 9 岁以前出现第二性征为性早熟。女童性早熟的发生率明显高于男童。

【病因和分类】

性早熟的病因多种多样，根据有无性腺轴的启动，分为中枢性性早熟（central precocious puberty，CPP）和外周性性早熟（peripheral precocious puberty，PPP）。

1. 中枢性性早熟　亦称促性腺激素释放激素依赖性或真性性早熟，是指由于下丘脑 - 垂体 - 性腺轴提前激活，GnRH 脉冲分泌增加，导致性腺发育及功能成熟，与正常青春发育成熟机制完全一致。患儿除有第二性征发育外，还有卵巢或睾丸的发育。

（1）特发性性早熟　又称体质性性早熟，是指经检查未发现患儿提前启动青春发育器质性病因的性早熟，由下丘脑对性激素负反馈的敏感性下降、促性腺素释放激素过早增加分泌所致。女性多见，约占女孩 CPP 的 80% 以上。

（2）继发性性早熟　多见于中枢神经系统异常。包括：①肿瘤或占位性病变：下丘脑错构瘤、囊肿、肉芽肿；②中枢神经系统感染；③获得性损伤：外伤、术后、放疗或化疗；④先天发育异常：脑积水，视中隔发育不全等。

（3）其他疾病　少数未经治疗的原发性甲状腺功能减退症患者可出现中枢性性早熟。

2. 外周性性早熟　亦称非促性腺激素释放激素依赖性或假性性早熟，是指并非由下丘脑 - 垂体 - 性腺轴功能的激活而是由其他来源的性激素刺激而引起，仅有部分性征发育而无性功能的成熟，其性早熟症状是某种基础疾病的临床表现之一，并非一种独立疾病。

（1）性腺肿瘤　卵果颗粒 - 泡膜细胞瘤、黄体瘤、睾丸间质细胞瘤、畸胎瘤等。

（2）肾上腺疾病　肾上腺肿瘤、先天性肾上腺皮质增生症等。

（3）外源性的性激素　如含雌激素的药物、食物、化妆品等。

（4）其他疾病　如 McCune - Albright 综合征。

3. 不完全性性早熟　患儿有第二性征的表现，但性征发育呈自限性（包括乳房早熟、阴毛早熟）及单纯月经初潮提前而无其他青春期发育的表现。

【临床表现】

性早熟以女孩多见，女孩发生特发性性早熟约为男孩的9倍；而男孩性早熟患者中枢神经系统异常（如肿瘤）的发生率较高。中枢性性早熟提前出现的性征发育与正常青春期发育顺序相似，但临床表现差异较大。

1. 女孩 乳房发育是首个体征。可以先一侧乳房增大，开始时会有硬结和轻触痛，数月后另一侧才开始发育。乳房发育约6个月后身高增长加速，其后才有阴毛发育。一般在乳房开始发育至少2年后初潮呈现，如在2年内呈现初潮应视为快速进展型。

2. 男孩 睾丸增大（≥4ml）是首发表现，继而阴茎增大，身高增长速度加快（迟于女孩，在睾丸达8～10ml时），阴毛发育，一般在睾丸开始增大后至少2年才变声和遗精；如在2年内发生应视为快速进展型。

在性发育的过程中，男孩和女孩皆有身高和体重过快增长和骨骼成熟加速。早期患儿身高较同龄儿童高，但由于骨龄过快增长可使骨骺融合过早，成年后的身材反而较矮小。部分患儿可出现心理社会问题。

外周性性早熟性发育过程与上述规律迥异。男孩性早熟应注意睾丸的大小，睾丸容积增大提示中枢性性早熟；如果睾丸未见增大，但男性化进行性发展，则提示外周性性早熟，其雄性激素可能来自肾上腺。

颅内肿瘤所致的性早熟患儿在病程早期常仅有性早熟表现，后期始见颅内压增高、视野缺损等定位征象。

🜨 知识链接

Tanner 分期

Tanner 分期又称性成熟度分级，是用于评估青春期发育程度的工具，常用于生理发育和性早熟的评估。评估指标包括女孩乳房变化、男孩外生殖器变化、男女阴毛变化，由不成熟到成熟依次分为五个等级。

女孩乳房发育分期

1期：青春期前，未发育，触摸不到乳房乳腺组织。

2期：乳房萌芽，乳房和乳头轻微隆起，乳晕扩大。

3期：乳房和乳晕进一步增大，乳晕轮廓不清。

4期：乳晕和乳头突出于乳房上方，形成第二丘。

5期：乳房发育成熟，乳晕回退至乳房水平，乳头突出于乳房和乳晕。

男孩外生殖器发育分期

1期：青春期前，未发育。

2期：睾丸和阴囊增大，阴囊皮肤变红、出现纹理变化。

3期：阴茎变长，睾丸进一步增大。

4期：阴茎变粗，龟头发育，睾丸和阴囊进一步增大，阴囊皮肤颜色加深。

5期：睾丸、阴囊、阴茎与成人相同。

【辅助检查】

1. 基础血清促性腺激素水平 黄体生成素（LH）升高达到青春期水平，3.1～5.0IU/L可作为初筛的标准，如LH>5.0IU/L，可确定其性腺轴启动，无需进行促性腺激素释放激素（GnRH）激发试验而确诊。

2. 促性腺激素释放激素（GnRH）刺激试验 亦称黄体生成素释放激素（LHRH）刺激试验，特发性性早熟患儿血FSH、LH基础值可能正常，需借助于GnRH刺激试验诊断。一般采用静脉注射GnRH，按2.5μg/kg（最大剂量100μg/次），于注射前（基础值）和注射后30、60、90及120分钟分别采血测定血清LH和FSH。当LH峰值>12U/L（女），或>25U/L（男）（放免方法）；LH峰值>5U/L（免疫化学发光法）或LH/FSH峰值>0.6，可认为其性腺轴功能已经启动。

3. 骨龄测定 根据手和腕部X线片评定骨龄。性早熟患儿一般骨龄超过实际年龄。

4. 盆腔B超检查 盆腔B超检查女孩卵巢、子宫的发育情况；男孩注意睾丸、肾上腺皮质等部位。若盆腔B超显示卵巢内可见4个以上直径≥4mm的卵泡，则提示青春期发育；若发现单个直径>9mm的卵泡，则多为囊肿；若卵巢不大而子宫长度>3.5cm并见内膜增厚则多为外源性雌激素作用。

5. MRI检查 可作为CPP病因诊断的辅助检查，尤其是6岁以下的CPP患者。当存在进展性CPP时，考虑与颅内病变相关为头颅磁共振检查（MRI）的指征，以评估是否存在下丘脑的病变。

6. 其他检查 根据患儿的临床表现可进一步选择其他检查，如怀疑甲状腺功能低下可测定T_3、T_4、TSH；先天性肾上腺皮质增生症患儿血17-羟孕酮（17-OHP）、脱氢表雄酮（DHEA）、雄烯二酮（An）明显增高。

【治疗要点】

中枢性性早熟的治疗目的是：①抑制或减慢性发育进程，避免女孩过早月经初潮；②抑制骨骼成熟，改善成人期最终身高；③预防与性早熟相关的社会心理问题。

1. 病因治疗　肿瘤引起者应手术切除或进行化疗、放疗；甲状腺功能低下所致者予甲状腺制剂纠正甲状腺功能；先天性肾上腺皮质增生症者可采用肾上腺皮质激素治疗。

2. 药物治疗　应用促性腺激素释放激素类似物（GnRHa），其作用是通过受体下降调节，抑制垂体－性腺轴，抑制或延缓性发育，抑制骨骼成熟，改善成人期最终身高。目前应用的缓释剂主要有曲普瑞林和亮丙瑞林。首剂 80～100μg/kg，最大量 3.75mg；其后每 4 周肌内注射 1 次。体重≥30kg 者，曲普瑞林每 4 周肌内注射 3.75mg；已有初潮者，首剂后 2 周宜强化 1 次；维持剂量个体化；对以上处理性腺轴功能的抑制作用仍不佳者可酌情缩短注射时间或增量。治疗过程中需定期随访监测性发育、身高增长及性激素水平等。由于骨骼发育至青春期完成，所以治疗至少应坚持到 12～13 岁。

【护理诊断/问题】

1. 生长发育改变　与下丘脑－垂体－性腺轴功能失调有关。

2. 自我概念紊乱　与性早熟有关。

【护理措施】

1. 配合检查　指导患儿及家属积极配合，做好各项检查前的准备。由专人定期用同一标尺对患儿进行身高测量，以保证其准确性。

2. 用药护理　促性腺激素释放激素类似物治疗可延缓骨骺愈合，应尽早使用，注意掌握药物剂量及副作用。药物注射前轻轻摇动药瓶，抽吸时避免丢失药液以保证剂量，注射时宜选用较大针头并经常更换注射部位，现配现用。GnRHa 常见的副作用主要为注射部位局部反应，如红斑、硬化、水疱、无菌性水肿以及首次应用可能出现阴道分泌物增多或阴道出血等。

在促性腺激素释放激素类似物（GnRHa）治疗过程中，应每 3 个月监测性发育情况、生长速度及身高，每半年监测 1 次骨龄，监测任意或激发后的激素水平以评估性腺轴抑制情况。剂量过大时会抑制生长，如生长速度每年<4cm，应在不影响性腺抑制疗效的前提下适当减量，年龄<6 岁剂量可减半。由于骨骼发育至青春期完成，所以治疗至少应坚持到 12～13 岁。

3. 心理护理　由于本病的外在表现与患儿的实际年龄不相符，使患儿的心理压力过大，造成患儿孤独、抑郁、自责、焦虑，甚至产生攻击性或破坏性行为，因此对患儿和家长做好心理护理尤为重要。注意倾听患儿及家长的感受，并在治疗过程中多给予鼓励，帮助其处理好心理上的矛盾，增强其信心，解除思想顾虑，积极配合治疗。

4. 健康教育

（1）告知患儿及家长有一些具有雌激素活性的内分泌干扰化学物质如双酚 A（BPA）可能导致青春期早期发病和（或）快速发展，尤其是对于女孩。此外，广泛分布于食物、牛奶和饮用水中的玉米赤霉烯酮（ZEA），其雌激素效应会干扰生物体生长发育。因此，减少和避免儿童长期接触塑料制品、一次性餐盒，避免进食各种存在严重农药残留的食物，可减少环境因素对内分泌系统的影响。

（2）儿童肥胖增加了青春期性早熟的风险，而女孩的风险显著高于男孩。改善膳食习惯，按时吃早餐，减少晚餐的食物摄入量，减慢进餐的速度，减少高热量、油炸、膨化食品的摄入，增加食物种类等，有助于控制体重并预防性早熟的发生。告诫家长避免给患儿购买含有激素的各种保健药和补药，如花粉、蜂王浆、人参、鸡粉等。

（3）增加体育锻炼、减少电子产品的使用。有研究表明经常使用电视、电脑、手机等电子产品可能引发儿童性早熟，这主要是由于电视或电脑的强光照可导致褪黑激素水平降低，诱发性早熟。

（4）随着性发育征象的出现，患儿的身心将有许多变化。根据患儿的年龄及所处的文化背景，进行适时、适量、适度的性教育，包括生理特点和性卫生保健知识的宣教。

（王　茜）

目标检测

答案解析

一、选择题

A1 型题

1. 先天性甲状腺功能减退症患儿，最早引起注意的症状是（　）

　　A. 黏液性水肿

　　B. 皮肤粗糙

　　C. 生理性黄疸时间延长

　　D. 生长发育迟缓

　　E. 特殊面容

2. 先天性甲状腺功能减低症应用甲状腺片治疗后，患儿代谢增强，生理功能改进，生长发育加速，应注意（　）

　　A. 休息

　　B. 预防感染

　　C. 补充水分

D. 适当补充各种营养

E. 供给大量碘

3. 先天性甲状腺功能减退症患儿的治疗原则是（　　）

　　A. 甲状腺片治疗维持到症状好转

　　B. 甲状腺片治疗维持到学龄期结束

　　C. 甲状腺片治疗维持到青春期开始

　　D. 甲状腺片治疗到青春期结束

　　E. 甲状腺片维持终生治疗

4. 引起垂体性侏儒症的原因是（　　）

　　A. 性激素缺乏

　　B. 甲状腺素缺乏

　　C. 生长激素缺乏

　　D. 糖皮质激素缺乏

　　E. 盐皮质激素缺乏

5. 关于生长激素缺乏症的临床表现，不正确的是（　　）

　　A. 面容幼稚　　　　　B. 1 岁后生长缓慢

　　C. 骨成熟延迟　　　　D. 青春期发育推迟

　　E. 智力不正常

6. 下列不是儿童糖尿病临床特点的是（　　）

　　A. 起病较急骤

　　B. 多饮、多尿、多食和体重下降

　　C. 消瘦、精神不振、倦怠乏力

　　D. 容易出现糖尿病性周围神经炎

　　E. 急性感染时易发生酮症酸中毒

7. 下列不是酮症酸中毒救护措施的是（　　）

　　A. 立即建立两条静脉通路

　　B. 心理护理

　　C. 查血生化

　　D. 常规查尿酮体

　　E. 密切观察生命体征

8. 婴幼儿患糖尿病，其早期的症状多表现为（　　）

　　A. 烦躁　　　　　　　B. 多食

　　C. 消瘦　　　　　　　D. 多饮

　　E. 遗尿

9. 关于性早熟，下列叙述不正确的是（　　）

　　A. 发育启动年龄较正常儿童平均年龄提前 2 个标准差以上

　　B. 发育启动年龄较正常儿童平均年龄提前 1 个标准差以上

　　C. 一般认为女孩在 8 岁以前出现性发育征象，临床可判断为性早熟

　　D. 一般认为男孩在 9 岁以前出现性发育征象，临

床可判断为性早熟

　　E. 性早熟以女孩多见

10. 患儿确诊为特发性性早熟，治疗应首选（　　）

　　A. 甲羟孕酮

　　B. 环丙氯地孕酮

　　C. 促性腺激素释放激素类似物

　　D. 达那唑或雌激素

　　E. 暂不用药物治疗，临床观察，同时加强教育与保护

A2 型题

11. 患儿，女，出生 20 天。出生后 3 天行新生儿筛查发现 TSH 浓度为 30mU/L。为进一步明确诊断，必须进行的检查是（　　）

　　A. 骨龄测定

　　B. 染色体核型分析

　　C. 血清 T_3、T_4、TSH 测定

　　D. TRH 刺激试验

　　E. 血钙、磷及碱性磷酸酶测定

12. 患儿，女，出生 20 天。过期产儿。出生体重 4.2kg，哭声低哑，反应迟钝，食量少，黄疸未退，便秘，体重低，腹胀。该患儿最可能的诊断是（　　）

　　A. 甲状腺功能减低症

　　B. 苯丙酮尿症

　　C. 先天愚型

　　D. 先天性巨结肠

　　E. 黏多糖病

13. 患儿，男，8 岁。多饮、多尿、多食，体重下降，诊断为 1 型糖尿病收入院治疗。其饮食中全日热量的分配方法是（　　）

　　A. 早餐 1/5，中餐 2/5，晚餐 2/5

　　B. 早餐 2/5，中餐 2/5，晚餐 1/5

　　C. 早餐 2/5，中餐 1/5，晚餐 2/5

　　D. 早餐 3/5，中餐 1/5，晚餐 1/5

　　E. 早餐 1/5，中餐 1/5，晚餐 3/5

14. 患儿，男，10 岁。因多饮多尿消瘦入院，确诊为糖尿病，给予胰岛素替代治疗，近日食欲差，今中午突然心慌、脉速、多汗，护士立即给予的处理是（　　）

　　A. 立即呼叫

　　B. 立即口服温开水

　　C. 立即给予高糖 40ml 口服

　　D. 立即保暖

E. 立即输入生理盐水

15. 患儿，女，11 岁。近半个月多食、多饮、多尿，人渐瘦。经查尿糖（＋＋＋）及空腹血糖 16mmol/L，确诊为儿童糖尿病。患儿突然发热、咳嗽、精神萎靡、恶心、腹痛，服退热片，半天后昏迷，呼出气中有酮味。患儿昏迷的最可能原因是（　　）

A. 高渗性非酮症糖尿病昏迷

B. 糖尿病酮症酸中毒

C. 糖尿病乳酸酸中毒

D. 低血糖昏迷

E. 瑞氏综合征

16. 患儿，男，6 个月。出生后常便秘、腹胀。查体：T 36℃，P 72 次/分，四肢凉，皮肤粗糙，毛发枯黄、稀疏，腹部膨隆，脐疝，四肢粗短，舌大，唇厚，以"先天性甲状腺功能减退症"收入院。对该患儿的服药指导正确的是（　　）

A. 终生服药

B. 用药 4 周后开始观察症状有无改善

C. 每年测量体重及身高 1 次

D. 坚持同一用药剂量

E. 疗效与治疗开始时间的早晚无关

17. 患儿，女，7 岁。因"乳房增大及身高增长加速 6 个月"就诊。无阴道出血，否认有误服避孕药、补品病史。查体：身高 128cm，体重 25kg，乳晕颜色正常，乳房 B_2 期，未见阴毛、腋毛。手腕骨 X 线片示骨龄 9 岁。初步诊断为"体质性性早

熟"。为明确诊断，最具诊断价值的检查项目是（　　）

A. 盆腔 B 超检查

B. T_3、T_4、TSH 测定

C. 血雌二醇浓度测定

D. 骨龄测定

E. 黄体生成素释放激素刺激试验

二、思考题

1. 患儿，男，9 岁。主诉"多饮、多尿、消瘦 2 个月，近 3 天发热、咳嗽"入院。辅助检查：空腹血糖 19.5mmol/L，尿酮体阴性，pH 7.26，BE－8.0mmol/L，以"儿童糖尿病"收住入院。

请讨论：

（1）该患儿处于糖尿病自然病程的哪一期？

（2）该患儿入院后主要采用胰岛素治疗，胰岛素的皮下注射方法与注意事项有哪些？

（3）如何指导患儿及家长观察低血糖的表现？

2. 患儿，女，8 岁。因"发现乳房增大 2 个月"就诊。无阴道出血，否认有误服避孕药、补品病史。查体：身高 130cm，体重 27kg，乳晕颜色正常，乳房 B_2 期，未见阴毛、腋毛。手腕骨 X 线片示骨龄 9.5 岁。

请讨论：

（1）为明确诊断，最具诊断价值的检查项目是什么？

（2）该患儿目前的护理诊断有哪些？

（3）如何做好 GnRHa 药物的用药护理？

书网融合……

本章小结　　　　微课　　　　题库

第十五章　免疫缺陷病和风湿性疾病患儿的护理

PPT

学习目标

知识要求：

1. 掌握　风湿热、幼年特发性关节炎、川崎病、过敏性紫癜的临床表现，治疗要点、护理诊断及护理措施。

2. 熟悉　免疫缺陷病的分类、临床特点；风湿热、幼年特性关节炎、川崎病、过敏性紫癜的病因和治疗要点。

3. 了解　儿童免疫系统发育特点，风湿热、幼年特发性关节炎、川崎病、过敏性紫癜的病理生理及发病机制；获得性免疫缺陷综合征患儿的护理措施。

技能要求：

1. 运用相应护理知识协助医生完成对患儿发热、疼痛、皮肤黏膜损害、关节损害等问题的护理，并做好对患儿病情观察。

2. 指导家长了解病情，准确执行住院及出院医嘱。

素质要求：

具有以家庭为中心的护理理念，实施责任制整体护理，对患儿提供全面、全程、连续的护理服务；具有关爱、尊重、保护患儿的意识。

免疫系统（immune system）由免疫器官、免疫细胞和免疫分子组成，是人体识别自我，排除异己，引发免疫应答、发挥免疫效应和最终维持自身稳定的组织系统。如免疫功能不完善，可能出现免疫功能缺陷或低下，不能有效去除有害因子，将会发生感染或肿瘤性疾病；如免疫反应过分强烈，或将自身组织作为靶向，则会发生变态反应或自身免疫性疾病，引起组织严重的结构和功能破坏。

第一节　儿童免疫系统特点

一、非特异性免疫

非特异性免疫反应是先天存在的、机体在长期的种族进化中不断与病原体相互斗争而建立起来的一种系统防御功能。在对抗病原体感染过程中出现早，作用快，反应强度相对稳定。

（一）屏障防御机制

包括由皮肤－黏膜屏障、血－脑脊液屏障、血－胎盘屏障、淋巴结过滤作用等构成的解剖（物理）屏障和由溶菌酶、胃酸等构成的生化屏障。儿童皮肤角质层薄，黏膜薄嫩，且面积相对较大，屏障作用差，易受各种机械或物理损伤而继发感染；呼吸道黏膜柔嫩、纤毛运动差，肠壁薄，通透性高，胃酸、胆酸少，杀菌力差，同时分泌型IgA 缺乏，易发生呼吸道和消化道感染；婴幼儿血－脑屏障发育未完善，易患细菌性脑膜炎。

（二）细胞吞噬系统

主要是单核－巨噬细胞、中性粒细胞和嗜酸性粒细胞的吞噬作用。新生儿单核细胞发育已完善，但因缺乏辅助因子，其趋化、粘附、吞噬、氧化杀菌和抗原提呈能力均较成人差。中性粒细胞是人体血液循环中游动的主要吞噬细胞，出生后12 小时外周血中性粒细胞计数较高，72 小时后逐渐下降。

（三）补体系统

母体的补体不能转输给胎儿，因此新生儿各种补体成分均低于成人，在生后3～6 个月达到成人水平。新生儿的补体经典途径和旁路途径均较弱，使得补体诱导的趋化活动减弱，也使得抗体缺乏时对特定生物的调理作用能力减低。

二、特异性免疫

特异性免疫反应是在生后生活过程中，与微生物、毒素等抗原物质接触后形成的，并能与该抗原起特异性反应的后天获得性免疫功能，包括特异性细胞免疫与特异性体液免疫。与非特异性免疫不同，特异性免疫具有显著的个体特征及特异性，能抵抗同一种微生物的重复感染，但反应强度不稳定甚至出现无反应（免疫耐受）。

（一）特异性细胞免疫

是由T 淋巴细胞介导的特异性免疫反应。胸腺是T 细胞发育的主要场所，早产儿 T 细胞数量较少，足月儿出生时 T 细胞数量已达成人水平。新生儿 T 细胞能产生足量的白细胞介素 2（IL-2）和淋巴毒素，但产生其他细胞因子如 TNF-α、GM-CSF、IFN-γ、IL-4 等均低于成人水平，需要随抗原反复刺激而功能逐渐完善，释放更多的细胞因子，并辅助 B 细胞产生免疫球蛋白，最终发挥清除病原菌作用。

（二）特异性体液免疫

B 淋巴细胞在抗原刺激下转化为浆细胞并产生抗体（即免疫球蛋白 Ig），其特异性地与抗原在体内结合而引起免疫反应。

1. **IgG** 是唯一能通过胎盘的 Ig 类别。早产儿的血清 IgG 浓度较低，而足月新生儿血清 IgG 高于其母体 5%~10%，有利于出生后至数月内防御某些细菌及病毒感染。新生儿出生后由于母体 IgG 分解、自身合成能力低下、循环血量增加等因素，IgG 浓度迅速下降，3 个月时降至最低点，6 个月时来自母体的 IgG 几乎完全消失，至 10~12 个月时体内 IgG 均为自身产生，到 8~10 岁时达成人水平。

2. **IgM** 在胎儿期产生极少，不能通过胎盘由母体获得，故新生儿血浆中 IgM 含量较低。生后 4~7 天后浓度迅速上升，4 个月时含量达成人 50%，男孩于 3 岁时，女孩于 6 岁时达到成人血清水平。脐血 IgM 水平增高，提示宫内感染。

3. **IgA** 在胎儿期几乎不能合成，不能通过胎盘由母体获得，故新生儿 IgA 含量甚微，如果脐血 IgA 含量增高同样提示宫内感染。IgA 分血清型及分泌型，血清型 IgA 出生后 3 个月开始形成，至青春后期或成人期才达成人水平。分泌型 IgA（SIgA）是由呼吸道、消化道、泌尿生殖道等处黏膜固有层中的浆细胞产生，对机体局部免疫有重要作用，SIgA 出生时测不出，2~4 岁时达成人水平，儿童 SIgA 水平低下是其易患呼吸道感染及肠道感染的重要原因。

4. **IgE** 难以通过胎盘，脐血含量低，6~7 岁达成人水平，主要参与 I 型变态反应，患过敏性疾病时血清 IgE 水平可显著升高。

第二节　原发性免疫缺陷病

原发性免疫缺陷病（primary immunodeficiency disease，PID）是指由先天因素造成免疫细胞（淋巴细胞、吞噬细胞等）和免疫分子（白细胞介素、补体、免疫球蛋白等）发生缺陷引起的机体抗感染免疫功能低下或免疫功能失调的一组临床综合征。临床表现为反复发生严重感染或感染迁延不愈，易发生自身免疫性疾病、过敏性疾病、恶性肿瘤，多在婴幼儿或儿童期发病。

【病因和分类】

1. **病因** 原发性免疫缺陷病的发病机制复杂，主要是免疫系统遗传基因异常，如常染色体显性/隐性遗传或 X 染色体连锁隐性遗传，可导致抗体和（或）淋巴细胞功能异常，或导致由于吞噬细胞、补体成分缺陷所致的非特异性免疫功能低下。

2. **分类** 国际免疫协会 PID 专家委员会 2017 年将 PID 分为以下 9 类，即联合免疫缺陷、具有综合征特点的联合免疫缺陷、以抗体为主的免疫缺陷、免疫失调性疾病、先天性吞噬细胞数量和（或）功能缺陷、固有免疫缺陷、自身炎症性疾病、补体缺陷、原发性免疫缺陷病拟表型。PID 的确切发病率尚不清楚，估计总发病率为 1∶10000，其中单纯免疫球蛋白或抗体缺陷约占 65%，T 细胞与 B 细胞联合免疫缺陷占 10%，其他类型更为少见。

【临床表现】

1. **PID 共同临床表现** 临床表现因病因不同各有差异，但其共同的表现却非常一致，即反复感染、易患肿瘤和自身免疫性疾病。

（1）**反复和慢性感染** 感染是原发性免疫缺陷病最常见的表现，表现为反复、严重、持久、难治的感染。T 细胞缺陷和联合免疫缺陷病患儿可于出生后不久发病，以抗体缺陷为主者，在生后 6~12 个月发生感染。感染部位以呼吸道最常见，其次为消化道、皮肤感染，其他如脑膜炎、骨髓炎，也可出现脓毒血症全身感染。发生感染的病原体的毒力可能并不很强，常呈机会感染。感染的过程常反复发作或迁延不愈，治疗效果欠佳。

（2）**肿瘤** 患儿随年龄增长易发生肿瘤，以淋巴瘤最常见，其次为淋巴细胞白血病。

（3）**自身免疫性疾病** 如溶血性贫血、血小板减少性紫癜、系统性血管炎、系统性红斑狼疮、皮肌炎、免疫复合物性肾炎、1 型糖尿病、免疫性甲状腺功能低下和关节炎等。

（4）**其他表现** 如生长发育迟缓、特殊面容、扁桃体缺如等。部分表现为剧烈的炎症性疾病或严重的过敏性疾病，仅伴有轻度感染表现。

2. **我国常见的几种 PID 临床表现**

（1）**X 连锁无丙种球蛋白血症** 是一种伴性隐性遗传性疾病，只见于男孩。其特征为血液循环中缺乏 B 细胞和各类免疫球蛋白，T 细胞数量和功能正常。通常在生后 6~12 个月发病，容易反复发生化脓性感染。

（2）**婴儿暂时性低丙种球蛋白血症** 此病以婴儿自己生成免疫球蛋白（Ig）时间推迟为特征，因不能及时产生 IgG，故血清 IgG 水平持续低下，期间患儿易罹患皮肤、呼吸道和脑膜感染。约 3 岁后 Ig 才逐渐回升至正常水平。

（3）高免疫球蛋白 M 血症（hyper IgM syndrome，HIM）　其中 X 连锁占 70%。血清中 IgG、IgA、IgE 降低，IgM 正常或明显升高。临床以反复感染为特征，并可出现中性粒细胞减少和血小板减少、溶血性贫血、肿瘤。

（4）湿疹、血小板减少伴免疫缺陷（Wiskott – Aldrich syndrome，WAS）　病因是位于 X 染色体短臂的 WAS 蛋白基因突变。免疫功能呈进行性降低：IgM 下降，多糖抗原特异性抗体反应差，外周血淋巴细胞减少和细胞免疫功能障碍。婴幼儿期发病时表现为特应性皮炎、湿疹、反复感染和血小板减少。淋巴瘤和自身免疫性血管炎发生率高。

（5）严重联合免疫缺陷病（severe combined immunode-ficiency，SCID）　是一组胸腺、淋巴组织发育不全及 Ig 缺乏的遗传性疾病，机体不能产生体液免疫和细胞免疫应答。临床特点为较早发生的、经常性、反复感染，常导致儿童生长发育障碍和营养不良。感染原除常见细菌外，不常见的机会感染原如真菌、结核、病毒、蠕虫等也能引起感染。

【辅助检查】

1. 实验室检查　血清免疫球蛋白测定，包括血清 IgG、IgM、IgA 和 IgE，B 细胞数量（CD19 或 CD20）测定，判断体液免疫功能。外周血淋巴细胞绝对计数及 T 细胞亚群计数，测定细胞免疫功能。补体 CH50 活性及 C3、C4 水平测定。基因突变分析，用于确诊及进行家系调查，并可做出产前诊断。

2. 胸部 X 线片或 CT　婴幼儿期缺乏胸腺影者提示 T 细胞功能缺陷。

【治疗要点】

1. 一般治疗　包括预防和治疗感染，应有适当的隔离措施，注重营养，加强家庭宣教以增强父母和患儿对抗疾病的信心等。一旦发现感染灶应及时治疗，有时需用长期抗感染药物预防性给药。严重免疫缺陷患儿禁用活疫苗，以防发生疫苗诱导的感染。T 细胞缺陷患儿，不宜输血或新鲜血制品，以防发生移植物抗宿主反应（GVHR），最好不作扁桃体和淋巴结切除术，脾切除术视为禁忌。慎用糖皮质激素。

2. 替代治疗　通过补充各种免疫分子（如免疫球蛋白、胸腺素、转移因子、各类淋巴因子等）以提高机体免疫功能，最主要是补充 IgG。

3. 免疫重建　采用正常细胞（胸腺、骨髓、造血干细胞等）或基因片段植入患儿体内以补充免疫细胞或重建免疫功能，以缓解某些原发性免疫缺陷病患儿病情，甚至可以持久地纠正免疫缺陷病。

4. 基因治疗　将正常的目的基因片段整合到患儿干细胞基因组内（基因转化），使其能在患儿体内复制而持续存在。

【护理评估】

1. 健康史

（1）评估患儿的发病年龄、围生期情况，生长发育史及营养状态。

（2）了解患儿是否为首次发病、发病诱因及既往疾病史；患儿免疫接种史，输血史，家族中有无早年夭折或类似病例；了解各系统感染病史，有无营养不良或维生素、微量元素缺乏，是否应用免疫抑制剂。

2. 身体状况　严重或反复感染可导致体重下降、发育滞后、营养不良、贫血和肝脾大。可存在皮肤感染、口腔炎、牙龈炎、口腔念珠菌感染等表现。抗体缺陷可能存在扁桃体和淋巴结变小或缺如。注意有无特殊面容、畸形、皮疹等特殊体征。

3. 心理 – 社会评估　因本病反复发作，患儿可能产生焦虑、恐惧、孤单心理。注意了解患儿家属对疾病的认知度及家庭生活环境、经济状况。

【常见护理诊断/问题】

1. 体温过高　与感染有关。

2. 活动无耐力　与感染及器官功能障碍有关。

3. 营养失调：低于机体需要量　与机体消耗增加、摄入不足有关。

4. 潜在并发症　感染、自身免疫性疾病、肿瘤。

5. 焦虑　与反复住院治疗及对不良预后的担心有关。

【护理措施】

1. 一般护理

（1）隔离消毒　住院患儿应住单间病室并给予保护性隔离，不与感染性疾病患儿接触；患儿的食具、用具作好消毒处理；工作人员操作前应洗手、戴口罩；禁止呼吸道感染或皮肤感染人员进入隔离区。病室定期消毒，定时通风，保持空气新鲜，但应避免着凉、感冒。

（2）生活护理　指导患儿及家长进食易消化、营养丰富的饮食，提供足够热量、蛋白质和维生素，以保证营养的摄入，增强机体的抵抗力。加强皮肤、黏膜护理。合理安排日程活动。

2. 对症护理

（1）发热的护理　监测体温变化，维持体温正常，预防高热惊厥。应用退热药后如出汗过多注意补充液体，避免脱水。

（2）疼痛的护理　了解疼痛部位，同时注意疼痛的性质及伴随症状，评估疼痛程度。安置卧床患儿于舒适体位，通过心理治疗（同情、安慰与鼓励）及药物治疗解除疼痛。

（3）咳嗽与呼吸困难护理　保持病室适宜的温度与湿度，及时清理患儿口鼻分泌物，保持呼吸道通畅，出现呼吸困难或低氧血症予以吸氧。

（4）皮肤的护理　保持皮肤的清洁和干燥，穿干净、宽松的棉质衣服，剪短患儿指甲避免抓破皮肤，如皮肤有伤口应注意无菌操作，出现感染可局部应用抗生素乳膏，长期卧床患儿定时翻身以避免压疮。

3. 病情观察　观察患儿的一般状态，定期测量体重、体温、脉搏、呼吸，观察精神状况、进食量；观察皮肤、黏膜（口腔、生殖道）的病损存在和演变情况；患儿有无咳嗽、咯痰、胸痛、气短等呼吸道症状；有无头痛、呕吐及意识障碍等神经精神症状；观察大便性状、次数，尿量，有无脱水及电解质紊乱等。

4. 药物护理　抗体缺陷者，几乎终生需用免疫球蛋白维持治疗，用药过程中有的患儿可发生过敏反应，需密切观察病情变化，以免发生意外。抗病毒、抗肿瘤、抗生素、解热镇痛药等药物可能出现皮疹、骨髓抑制、外周神经炎、高乳酸血症、胰腺炎、消化道出血等不良反应，一旦出现应该立即通知医生，调整治疗。对严重免疫缺陷患儿禁忌接种活疫苗，以免发生疫苗诱导的感染。

5. 心理护理　年长儿由于自幼多病、反复感染，易产生孤独、焦虑、沮丧、恐惧心理，应经常和患儿及家长交谈，倾听患儿和家长的心声，及时给予心理支持。帮助其克服困难，减轻负性情绪，以利于疾病的康复。并且要评估家长对疾病的认识程度，向他们介绍疾病治疗的相关知识，以减轻其心理负担。

6. 健康教育

（1）经常和患儿家长交谈，介绍本病的病因、预防感染的卫生知识、疫苗接种的注意事项、主要的治疗方法和护理方法。

（2）做好遗传咨询，检出致病基因携带者。对曾生育过免疫缺陷患儿的孕妇应做羊水检查，以确定是否终止妊娠。

第三节　继发性免疫缺陷病

一、概述

【病因和发病机制】

继发性免疫缺陷病（secondary immunodeficiency disease，SID）是出生后因不利的环境因素导致免疫系统暂时性功能障碍，特异性免疫与非特异性免疫均可受累，一旦不利因素被纠正，免疫功能可恢复正常。常见病因见表15-1。

表 15-1　导致继发性免疫缺陷病的因素

营养紊乱	蛋白质-热能营养不良，铁缺乏症，锌缺乏症，维生素 A 缺乏症，肥胖症
免疫抑制剂	放射线，抗体，糖皮质激素，环孢菌素，细胞毒性药物，抗惊厥药物
遗传性疾病	染色体异常，染色体不稳定综合征，酶缺陷，血红蛋白病，张力性肌萎缩症，先天性无脾症，骨骼发育不良
肿瘤和血液病	组织细胞增生症，类肉瘤病，淋巴系统肿瘤，白血病，霍奇金病，淋巴组织增生性疾病，再生障碍性贫血
新生儿	生理性免疫功能低下
感染	细菌感染，霉菌感染，病毒感染，寄生虫感染
其他	糖尿病，蛋白质丢失性肠病，肾病综合征，尿毒症，外科手术和外伤

【临床表现】

与原发性免疫缺陷病大致相同，但程度往往更轻，治疗效果也较好，除感染外，并发肿瘤与自身免疫性疾病的机会相对较少。最常见的临床表现为反复呼吸道感染，包括反复上呼吸道感染、支气管炎和肺炎，亦有胃肠道感染者，一般症状较轻。反复感染尤其是胃肠道感染可引起更严重的营养吸收障碍而加重营养不良；感染本身也可直接引起免疫功能的进一步恶化。如此，形成"营养不良－免疫功能下降－感染－加重营养不良"的恶性循环，构成了儿童时期重要的疾病谱。

【辅助检查】

1. 实验室检查　血常规检查白细胞升高提示细菌感染，血红蛋白降低提示贫血；微量元素检测了解有无锌缺乏症；血浆蛋白测定了解有无低蛋白血症；血培养及各类病毒抗体监测了解感染病原情况。

2. 影像学检查　肺部 CT 了解肺内感染及支气管、肺部发育情况；心脏超声、心动图可除外先天性心脏病，泌尿系造影可了解有无膀胱输尿管反流或畸形。

【治疗要点】

SID 的发病率远高于 PID，且为可逆性，因此及早确诊，并找到其诱因及时予以纠正。

1. 寻找病因，积极控制感染，根据病原选择有效抗菌素或抗病毒药物。

2. 大力提倡母乳喂养，制定合理喂养方案，纠正不良营养行为，按需补充维生素及微量元素。

3. 加强支持治疗，严重免疫功能低下者可输注丙种球蛋白。

二、获得性免疫缺陷综合征 （艾滋病）

获得性免疫缺陷综合征（acquired immunodeficiency syndrome，AIDS），即艾滋病，是由人类免疫缺陷病毒（HIV）所引起的一种传播迅速、病死率极高的感染疾病。临床主要特征为 $CD4^+T$ 细胞显著减少，同时伴反复的机会感染、恶性肿瘤以及中枢神经系统退行性病变。

【病因】

HIV 属 RNA 逆转录病毒，直径 100～200nm，为圆形或椭圆形，外层为类脂包膜，表面有锯齿样突起，内有圆柱状核心，含 Mg^{2+} 依赖性逆转录酶。病毒对热敏感，56℃ 30 分钟可将其灭活，50% 乙醇、0.3% 过氧化氢、0.2% 次氯酸钠及 10% 漂白粉，经 10 分钟能灭活病毒，但病毒对甲醛溶液、紫外线和 γ 射线不敏感。

【流行病学】

截至 2020 年底，全球现存 HIV/AIDS 患者 3770 万人，其中 0～14 岁儿童 170 万人，当年新发 HIV 感染者 150 万。小儿患病自成人传播而来，HIV 感染的新生儿通常在感染后第 1 年即出现临床症状，到 1 岁时约 1/3 的感染患儿死亡，到 2 岁时如没有有效治疗近一半患儿将面临死亡。

1. 传染源 病人和无症状病毒携带者是本病的传染源，特别是后者。病毒主要存在于血液、精子、子宫和阴道分泌物中。其他体液如唾液、眼泪和乳汁亦含有病毒，均具有传染性。

2. 儿童 HIV 感染的传播方式

（1）母婴传播 是儿童感染的主要途径。感染本病的孕妇可以通过胎盘，产程中及产后血性分泌物或喂奶等方式传播给婴儿。

（2）血源传播 如输血、注射或器官移植等。

【发病机制】

HIV 侵入人体主要以 $CD4^+$ 淋巴细胞为靶细胞。HIV 产生的逆向转录酶能以病毒 RNA 为模板，逆向转录而产生 cDNA，然后整合入宿主细胞 DNA 链中，随着宿主细胞 DNA 的复制而得以繁殖。$CD4^+T$ 淋巴细胞被大量破坏，导致细胞免疫功能降低或衰竭，同时丧失辅助 B 淋巴细胞分化及激活巨噬细胞、NK 细胞的能力，引起各种机会性感染，如结核菌、卡氏肺囊虫、巨细胞病毒、真菌等感染，或出现严重化脓性病变。

【临床表现】

儿童感染 HIV 后潜伏期短、起病较急、进展快，比成人更易出现临床症状。

1. 一般表现 包括发热、厌食、体重减轻、活动无力、慢性腹泻、淋巴结肿大、肝脾大、生长发育障碍等。

2. 特征表现 包括：①反复或持续性感染：机会性感染发病率高，常见有卡氏肺囊虫肺炎、白色念珠菌感染、隐球菌感染伴腹泻、疱疹病毒感染、巨细胞病毒感染、结核杆菌感染等，是其发病和死亡的重要因素。②肿瘤：可发生淋巴瘤、Kaposi 肉瘤、胃肠道平滑肌肉瘤等。③神经系统异常：HIV 脑病在儿童发生率高，且发病早、进展快、预后差，表现为生长发育停滞、智能倒退、脑萎缩、后天性系统性运动功能障碍（瘫痪、共济失调等）。④血小板减少、慢性腹泻、淋巴结肿大等。

【辅助检查】

1. HIV 病原学检查

（1）病毒抗体检测 ①血清或尿的酶联免疫吸附试验敏感性高，用作初筛试验；②蛋白印迹试验或免疫荧光检测试验特异性强，用作确认试验。

（2）病毒抗原检测 主要是检测病毒核心抗原 p24，一般在感染后 1～2 周内即可检出。

（3）病毒核酸检测 利用聚合酶链反应（PCR）或连接酶链反应（LCR）技术，可检出微量病毒核酸。

2. 免疫学检查 $CD4^+T$ 淋巴细胞总数减少，$CD4^+/CD8^+$ 倒置，自然杀伤细胞活性降低，皮肤迟发性变态反应减退或消失，抗淋巴细胞抗体和抗精子抗体、抗核抗体阳性。

3. 继发感染病原检查 如细菌培养、真菌检测，尽早实施针对性治疗。

4. 影像学检查 肺 CT 检查、头颅 MRI 检查明确感染部位。

【治疗要点】

1. 抗病毒治疗 提倡 2 种以上药物联合治疗，包括：①核苷逆转录酶抑制剂：如齐多夫定、拉米夫定，此类药物能选择性与 HIV 逆转录酶结合，并渗入正在延长的 DNA 链中，使 DNA 链中止，从而抑制 HIV 的复制和转录。②非核苷逆转录酶抑制剂：如奈韦拉平，其主要作用于 HIV 逆转录酶的某个位点，使其失去活性，从而抑制 HIV 复制。③蛋白酶抑制剂：如茚地那韦、奈非那韦，其机制通过抑制蛋白酶即阻断 HIV 复制和成熟过程中所必需的蛋白质合成，从而抑制 HIV 的复制。

2. 免疫学治疗 给予 IL－2、IL－12，抑制促炎细胞炎症因子产生，扩增 $CD4^+T$ 细胞和 $CD8^+T$ 细胞，改善免疫功能，增强免疫细胞杀伤被 HIV 感染细胞的能力。

3. 支持及对症治疗 保证患儿获得足够的蛋白质、热量与维生素，必要时可输血。

4. 抗感染和抗肿瘤治疗 发生感染或肿瘤时，应给予相应的治疗。

【常见护理诊断/问题】

1. 有感染的危险 与免疫功能缺陷有关。

2. 营养失调：低于机体需要量 与厌食、腹痛、腹泻及疾病消耗有关。

3. 恐惧 与 AIDS 病情重、治疗效果差、预后不良及担心受歧视有关。

4. 社交孤立 与 AIDS 病人不易被社会接受有关。

【护理措施】

1. 一般护理

（1）预防和控制各种感染 是减轻患儿痛苦、延缓病情、延长患儿生命的重要措施。严格执行各种感染源于控制制度，对患儿采取保护性隔离，注意饮食卫生，以减少感染机会，同时注意观察患儿有无继发各种机会致病菌感染。

（2）休息与运动 如病情允许，可以户外活动；病情加重或出现严重并发症时，应限制活动或卧床休息，鼓励患儿深呼吸和咳嗽、咳痰，以保持呼吸道通畅，同时注意皮肤清洁干燥，及时翻身、按摩，以防压疮发生。出现运动功能障碍、意识障碍时，应注意预防跌倒、坠床。

（3）改善营养 给予患儿习惯或偏好的平常饮食，富含蛋白质及维生素、微量元素，少量多餐。为保持热量充足，可应用口服肠内营养粉剂，不能进食者给予管饲喂养或静脉营养。

2. 对症护理

（1）维持正常体温，中、高度发热可予以药物（布洛芬、对乙酰氨基酚等）降温，同时注意寻找感染部位。长期低热警惕继发结核感染。

（2）肺炎患儿注意保持呼吸道通畅，吸氧、排痰，监测生命体征及氧合情况，并遵医嘱给予药物治疗。

（3）腹泻患儿注意预防脱水，注意保持外阴、肛周清洁，依据大便培养结果选择药物治疗。

（4）控制疼痛，疼痛多因患儿的皮肤黏膜破损或组织器官感染，常见有口腔溃疡、肛周糜烂、盆腔感染、关节感染、胸膜炎等，同时治疗中的有创操作、监护等也可导致疼痛。应根据患儿病情制定个体化的治疗方案，减轻患儿疼痛。

（5）保持皮肤黏膜完整，认真做好口腔、眼、鼻腔、肛周及外阴部的护理，应用润肤剂防止皮肤干燥皲裂，避免皮肤刺伤、擦伤，长期卧床需定期翻身避免压疮，出现皮损及时治疗。

3. 病情观察

（1）观察患儿一般状况，如精神状态，有无疲乏、消瘦、盗汗等。每日测量体温、脉搏、呼吸及血压 2～4 次，每周测量体重 1～2 次。

（2）观察患儿有无咳嗽、咳痰、胸痛或呼吸困难等呼吸道症状，必要时留取痰液做培养。

（3）观察患儿有无头痛、呕吐、意识障碍、抽搐、智力下降、运动障碍等神经系统症状；有无关节肿胀、肢痛等骨骼肌肉受累症状。

（4）了解患儿有无腹泻以及排便的次数、量及性状，必要时留取粪便做培养。

（5）观察皮肤、口腔和外阴处黏膜的病损情况，有无皮肤的斑丘疹、疱疹、瘀点、瘀斑、结节，口腔黏膜白斑、溃疡，外阴黏膜糜烂。

4. 药物护理

（1）抗 HIV 治疗应用的抗病毒药物种类多、疗程长，且常同时应用抗生素、抗真菌药及免疫制剂等，使用中要注意骨髓抑制、肝肾功能损害、头痛、恶心、菌群比例失衡等副作用。

（2）输血或免疫球蛋白、白蛋白需注意观察有无过敏、发热、循环超负荷等不良反应，及时予以处理。反复应用解热镇痛药物可能出现皮疹、肝肾功能损害、骨髓抑制、消化道出血等不良反应，应常规监测。

5. 心理护理

（1）对患儿给予更多的帮助和同情，在严格执行血液/体液隔离措施的前提下，多巡视患儿，多和患儿及家长交谈，了解患儿需要、困难，尽量满足其合理要求，以解除其孤独、恐惧感。鼓励患儿面对现实，树立恢复正常生活的信心，调动患儿及家长内在因素，解除压抑、沮丧的不良心理状态。

（2）做好患儿家属工作以配合医生开展治疗，要正确对待患儿，尊重患儿人格，多给予关怀、温暖和同情，帮助解决各种困难，不可歧视、孤立患儿，要注意及时沟通，解决其心理障碍问题。

6. 健康教育

（1）开展广泛的宣传和综合的治理，使群众了解 AIDS 的病因及感染途径，采取自我防护措施进行预防，尤其加强性健康教育，预防 HIV 感染及传播。家长要了解儿童 HIV 感染与 AIDS 发生、发展的特点。

（2）严格管理、合理安全使用血液制品，控制 HIV 的血源传播。在进行有创医疗操作过程中应严格无菌操作，防止医源性感染。

（3）建立 AIDS 监测网络，加强对 HIV 感染者的管理、高危人群的监测。

（4）儿童 AIDS 病的预防应特别注意以下几点。①加强宣传教育，普及 AIDS 知识，减少育龄期女性 HIV 感染。②HIV 感染者避免妊娠，对于 HIV 感染或 AIDS 孕妇应规劝其终止妊娠或尽量选择剖宫产，避免母乳喂养。③严格禁止高危人群献血，在供血员中必须除外 HIV 抗体阳性者。④严格控制血液及各种血制品的质量，合理用血。⑤HIV 抗体阳性母亲及其新生儿应服用齐多夫定（AZT），以降低母婴传播。

（5）由于免疫功能低下，患儿常死于机会性感染，应向患儿及家长介绍预防和减少感染的措施、感染时的症状及体征、常见的危急症状，以及必要时采取的紧急措施和护理。

第四节 风湿性疾病

风湿性疾病（rheumatic diseases）是一组病因不明的自身免疫性疾病，因主要累及不同脏器的结缔组织和胶原纤维，故曾称为结缔组织病。虽然其病因不明，但一般认为风湿性疾病的发病机理均有共同规律，即感染原刺激具有遗传学背景（多基因遗传）的个体，发生异常的自身免疫反应。本节主要介绍有风湿热、幼年特发性关节炎、川崎病、过敏性紫癜。

一、风湿热

⇒ 案例引导

案例 患儿，男，6 岁，主因"发热 2 周，肘、膝关节不规则疼痛 1 周"入院。患儿 2 周前出现发热，体温最高 39℃，伴有咽痛、乏力。口服抗生素治疗效果欠佳。近 1 周出现肘、膝关节的疼痛。体格检查：T 38.0℃，P 110 次/分，R 30 次/分，BP 95/55mmHg。精神尚好，面色略苍白，胸部可见 2 处淡红色环形皮疹。咽部充血。心尖处可闻及 2/6 级吹风样杂音。左侧肘关节及右侧膝关节肿胀、触痛、皮温升高，活动受限。辅助检查：血常规：WBC 13×10^9/L，GRA 75%，LYM 20%，RBC 3.7×10^{12}/L，HGB 110g/L，血沉 60mm/h，ASO 600IU/ml，心电图 P-R 间期延长。

讨论：

1. 患儿的最可能的诊断是什么？

2. 患儿目前主要的护理诊断有哪些？

3. 患儿的主要护理措施是什么？

风湿热（rheumatic fever，RF）是 A 组乙型溶血性链球菌感染后出现的免疫性疾病，主要临床表现为心脏炎、游走性关节炎，可伴有发热、舞蹈病、环形红斑和皮下小结，如治疗不彻底可遗留风湿性心脏瓣膜病。本病可见于任何年龄，好发于 5~15 岁，3 岁以下少见。一年四季均可发病，以冬春多见，无性别差异。

【病因和发病机制】

0.3%~3% A 组乙型溶血性链球菌引起的咽峡炎患儿于 1~4 周后发生风湿热，皮肤及其他部位 A 组乙型溶血性链球菌感染不会引起风湿热。

A 组乙型溶血性链球菌自身组分及产物具有高度抗原性及特异性，各种抗原分子结构与机体器官抗原存在同源性，机体的抗链球菌免疫反应与正常组织免疫交叉反应，导致器官损害，这是风湿热的主要发病机制。同时链球菌抗原模拟的自身抗原与抗链球菌抗体可形成循环免疫复合物沉积于人体关节滑膜、心肌、心瓣膜，激活补体成分产生炎性病变。

【病理】

病变可累及全身各器官，但以心脏、血管、浆膜等处受累最为明显。

1. 急性渗出期 受累部位如心脏、关节、皮肤等结缔组织变性和水肿，淋巴细胞和浆细胞浸润；心包膜纤维素性渗出，关节腔内浆液性渗出。本期持续 1 个月。

2. 增生期 特点为形成风湿小体（Aschoff 小体），主要存在于心肌和心内膜（包括心瓣膜）。此外，风湿小体还可分布于肌肉及结缔组织，好发部位为关节处皮下组织和腱鞘，形成皮下小结，是诊断风湿热的病理依据，表示风湿活动。本期持续 3~4 个月。

3. 硬化期 风湿小体中央变性和坏死物质被吸收，炎症细胞减少，纤维组织增生和瘢痕形成。心瓣膜边缘可有嗜伊红性疣状物，瓣膜增厚，形成瘢痕。二尖瓣最常累及，其次为主动脉瓣，很少累及三尖瓣。此期约持续 2~3 个月。

【临床表现】

风湿热多呈急性起病，亦可为隐匿性进程。急性风湿热发生前 1~5 周有链球菌感染后的咽峡炎病史，发热和关节炎是最常见的主诉，临床主要表现为心脏炎、游走性多发性关节炎、舞蹈病、皮下小结和环形红斑，这些症状可单独或合并出现。

1. 一般表现 急性起病者发热在 38~40℃，1~2 周后转为低热。隐匿起病者仅为低热或无发热。其他表现有精神不振、疲倦、胃纳不佳、面色苍白、多汗、鼻出血、关节痛和腹痛等，个别有胸膜炎和肺炎。

2. 心脏炎 心脏炎和最终导致的慢性风湿性心脏病是急性风湿热患儿最严重的临床表现。首次风湿热发作时，一般于起病 1~2 周内出现心脏炎的症状，以心肌炎和心内膜炎最多见，同时累及心肌、心内膜和心包膜者，称为全心炎。

（1）心肌炎 轻者可无症状。重者可伴不同程度的心力衰竭；心脏扩大，心尖搏动弥散；心音低钝，可闻奔马律；心尖部轻度收缩期吹风样杂音，75%的初发患儿主动脉瓣区可闻及舒张中期杂音。X线检查心脏扩大，心脏搏动减弱；心电图示 P－R 间期延长，伴有 T 波低平和 ST 段异常，或有心律失常。

（2）心内膜炎　主要侵犯二尖瓣和主动脉瓣，造成关闭不全。二尖瓣关闭不全表现为心尖部Ⅱ～Ⅲ级吹风样全收缩期杂音；主动脉瓣关闭不全时胸骨左缘第三肋间可闻及舒张期叹气样杂音。急性期瓣膜损害多为充血水肿，恢复期可渐消失，多次复发可造成心瓣膜永久性瘢痕形成，导致风湿性心瓣膜病。

（3）心包炎　可有心前区疼痛，有时于心底部听到心包摩擦音。积液量多时心前区搏动消失，心音遥远，有颈静脉怒张、肝大等心包填塞表现。

3. 关节炎　典型表现为游走性多关节炎，以膝、踝、肘、腕等大关节为主。表现为关节红、肿、热、痛，活动受限。每个受累关节持续数日后自行消退，不留畸形，但此起彼伏，可延续3～4周。

4. 舞蹈病　表现为全身或部分肌肉的无目的、不自主快速运动，如伸舌歪嘴、挤眉弄眼、耸肩缩颈、语言障碍、书写困难、细微动作不协调等，兴奋或注意力集中时加剧，入睡后即消失。患儿常伴肌无力和情绪不稳定。舞蹈病常在其他症状出现后数周至数月出现；如风湿热其他症状较轻，舞蹈病可能为首发症状。

5. 皮肤症状

（1）环形红斑　环形或半环形边界明显的淡色红斑，大小不等，中心苍白，出现躯干和四肢近端，呈一过性，或时隐时现呈迁延性。

（2）皮下小结　常伴有严重心脏炎，呈坚硬无痛结节，与皮肤不粘连，直径 0.1～1cm，出现于肘、膝、腕、踝等关节伸面，或枕部、前额头皮以及胸、腰椎脊突的突起部位，经 2～4 周消失。

【辅助检查】

1. 链球菌感染证据　链球菌感染 1 周后血清抗链球菌溶血素 O（ASO）滴度开始上升，2 个月后逐渐下降。80%风湿热患儿 ASO 升高，同时测定抗脱氧核糖核酸酶 B、抗链球菌激酶（ASK）、抗透明质酸酶（AH）则阳性率可提高到95%。

2. 风湿热活动指标　外周血白细胞计数和中性粒细胞增高、血沉增快、C－反应蛋白阳性，但仅能反映疾病的活动情况，对诊断本病并无特异性。

3. 其他检查　胸部 X 线可以发现心脏扩大及肺部淤血表现。超声心动图检查能更敏感地发现临床听诊无异常的隐匿性心瓣膜炎。心电图可有心肌缺血和心律失常表现。

【治疗要点】

1. 一般治疗　急性期无心脏炎患儿卧床休息 2 周，随后逐渐恢复活动，于 2 周后达正常活动水平。心脏炎无心力衰竭患儿卧床休息 4 周，随后于 4 周内逐渐恢复活动。心脏炎伴充血性心力衰竭患儿则需卧床休息至少 8 周，在以后 2～3 个月内逐渐增加活动量。给予患儿易消化、高蛋白饮食，心功能不全时限盐限水，注意保持大便通畅。

2. 清除链球菌感染　大剂量青霉素持续点滴，疗程 2～3 周，以彻底清除链球菌感染。青霉素过敏者可改用其他有效抗生素如红霉素等。

3. 抗风湿热治疗　心脏炎时宜早期使用糖皮质激素，总疗程 8～12 周。无心脏炎的患儿可用阿司匹林，疗程 4～8 周。

4. 对症治疗　有充血性心力衰竭时应视为心脏炎复发，及时给予大剂量静脉注射糖皮质激素，应用洋地黄制剂，但剂量宜小，以免发生洋地黄中毒，同时可给予吸氧、利尿剂和血管扩张剂。舞蹈病时可用苯巴比妥、地西泮等镇静剂。关节肿痛时应予制动。

【护理评估】

1. 健康史　了解患儿既往健康情况；家族中有无风湿性疾病病史；发病前有无咽部链球菌感染病史、抗生素应用情况、青霉素过敏史；患儿起病时间，可能出现的发热、关节痛、不自主运动、心血管症状或皮疹情况。

2. 身体状况　评估生命体征，注意精神状况。明确关节受累部位、数量，是否具备典型红、肿、热、痛表现；是否存在心悸、乏力、胸痛、呼吸困难等心脏受累表现；身体是否有不自主运动；是否有典型环形红斑及皮下结节。了解是否进行了心脏超声检查，实验室检查是否明确链球菌感染。

3. 心理－社会状况　了解家长对疾病的认识程度，家庭的经济状况，评估关节疼痛或严重心脏并发症对患儿及家长造成的焦虑与恐惧心理。

【常见护理诊断/问题】

1. 体温过高　与感染病原体及免疫反应有关。

2. 疼痛　与关节受累有关。

3. 活动无耐力　与心脏受累有关。

4. 焦虑　与心脏损害、舞蹈病等预后担心有关。

5. 不依从行为（家长）　由于经济、感情等原因不能配合长期治疗。

【护理措施】

1. 一般护理

（1）限制活动　急性期卧床休息 2 周，有心肌炎时轻者绝对卧床 4 周，重者卧床 6～12 周，待急性症状完全消失，血沉接近正常时方可下床活动，伴心力衰竭者待心功能恢复后再卧床 3 ~ 4 周，活动量要根据心率、心音、呼吸、有无疲劳而调节。一般恢复至正常活动量所需时间是：无心脏受累者 1 个月，轻度心脏受累者 2 ~ 3 个月，严重心肌炎伴心力衰竭者 6 个月。

（2）加强饮食管理　给予易消化、营养丰富饮食，少量多餐，心力衰竭患儿适当限制盐和水，并详细记录出入量，保持大便通畅。

2. 对症护理

（1）发热时采用物理降温法或按医嘱应用退热药物治疗。

（2）有心力衰竭者加用洋地黄制剂，同时配合吸氧、利尿，维持水电解质平衡等治疗。

（3）关节疼痛时，患儿保持舒适体位，避免患肢受压，移动肢体时动作要轻柔，也可用热水袋热敷局部关节止痛。注意患肢保暖，避免寒冷潮湿，并做好皮肤护理。

（4）舞蹈症患儿应保持安静，减少刺激，卧床休息，但避免坠床受伤，密切观察病情，遵医嘱应用镇静药物。

3. 病情观察　观察患儿一般状况，如精神状态，有无疲乏、多汗、水肿、少尿等。每日测量体温、脉搏、呼吸及血压 2 ~ 4 次，每周测量体重 1 ~ 2 次。有烦躁不安、面色苍白、疲乏无力及水肿提示心功能恶化。观察患儿有无性格改变或不自主动作等舞蹈症表现，及时处理。注意观察皮疹部位、形态及出现时间，记录受累关节部位、数量。

4. 用药护理　服药期间注意观察药物副作用，如阿司匹林可引起胃肠道反应、肝功能损害和出血，可饭后服药以减少对胃刺激，并按医嘱加用维生素 K 防止出血；使用泼尼松后引起的副作用，如满月脸、肥胖、消化道溃疡、肾上腺皮质功能不全、精神症状、血糖升高、血压升高、电解质紊乱、抑制免疫等；发生心肌炎时对洋地黄敏感且易出现中毒，用药期间应注意观察有无恶心、呕吐、心律不齐、心动过缓等副作用。

5. 心理护理　向患儿耐心解释各项检查、治疗、护理措施的意义，以争取其配合。关心爱护患儿，及时解除各种不适，如发热、出汗、疼痛等，以利于缓解急躁情绪，增强其战胜疾病的信心。

6. 健康教育

（1）积极锻炼身体，增强体质，预防上呼吸道感染；避免寒冷潮湿。教育家长在疾病流行季节期间，尽量减少带儿童去公共场所。发生链球菌感染后，应及时彻底治疗。

（2）合理安排患儿日常生活，避免剧烈活动，防止受凉。讲解疾病的有关知识和护理要点，使家长学会观察病情、预防感染和防止疾病复发的各种措施。

（3）定期到医院复诊，强调预防复发的重要性，预防

药物首选长效青霉素（苄星青霉素）120 万单位肌内注射，每月 1 次，至少持续 5 年，最好至 25 岁。有风湿性心脏病者，宜终身药物预防。

> **⊕ 知识链接**
>
> ### 风湿热的预防
>
> 一级预防：A 组链球菌咽部感染后立即开始治疗。①单剂肌注苄星青霉 G，体重 > 25kg 者用量为 120 万单位，体重 ≤ 25kg 者用量为 60 万单位。②肌注青霉素钠 40 万单位，每日两次，共 10 天。③对青霉素过敏，可使用红霉素每天 30mg/kg，共 10 天。
>
> 二级预防：患儿一旦罹患心脏炎，无论有无瓣膜受累，需要持续预防用药直至成年，甚至有可能需终生预防。若心脏瓣膜受累，用药时间需至少坚持到最后一次风湿热发作后 10 年，或至少到 40 岁，那些未患风湿性心脏炎的患者，二级预防：目的是防止急性风湿热再发作。无心脏炎患者需预防用药至最后一次发作至少 5 年，或持续到 21 岁；风湿性心脏病患者或出现病情反复发作，至少预防用药 10 年，甚至需终身预防用药。苄星青霉素 G 120 万单位每 3 ~ 4 周一次肌注；青霉素 V 250mg 每日 2 次口服，红霉素 250mg 每日 2 次口服，每月口服 6 ~ 7 天。苄星青霉素 G 120 万单位每 3 ~ 4 周一次肌注，青霉素 V 250mg 每日 2 次口服，红霉素 250mg 每日 2 次口服。

二、幼年特发性关节炎

幼年特发性关节炎（juvenile idiopathic arthritis, JIA）是儿童时期（小于 16 岁）以慢性关节滑膜炎为主要特征、伴有全身多脏器功能损害的全身性自身免疫性疾病。

【病因和发病机制】

病因尚不清楚，可能与多种因素如感染、免疫及遗传有关。细菌、病毒等病原的特殊成分（如超抗原 - 热休克蛋白）作用于具有遗传学背景的人群，激活免疫细胞，通过直接损伤或分泌细胞因子、自身抗体出发异常免疫反应，引起自身组织的损害和变性。自身组织的变性成分也可作为内源性抗原引发针对自身组织成分的免疫反应，进一步加重免疫损伤。

【病理】

早期关节病变呈非特异性水肿、充血、纤维蛋白渗出、淋巴细胞和浆细胞浸润。反复发作后滑膜组织增厚呈绒毛状向关节腔突起，并沿软骨延伸，形成血管翳。血管翳中大量淋巴细胞和其他单个核细胞聚集，侵蚀关节软骨。关

节面由纤维性或骨性结缔组织所代替，发生粘连融合，导致关节僵直和变形。受累关节周围可以发生肌腱炎、肌炎、骨质疏松和骨膜炎。

胸膜、心包膜及腹膜可见纤维性浆膜炎。皮疹部位毛细血管有炎症细胞浸润，眼部病变可见虹膜睫状体肉芽肿样浸润。类风湿结节的病理所见为均匀无结构的纤维素样坏死，外周有类上皮细胞围绕。

【临床表现】

1. 全身型　可发生于任何年龄，以幼年者为多，无性别差异，约占 JIA 的 20%。弛张型高热是此型的特征，体温每日波动在 36 ~ 40℃之间，患儿发热时呈重病容，热退后玩耍如常。发热持续数周至数月。约 95% 的患儿出现皮疹，呈淡红色斑点或环形红斑，见于身体任何部位，皮疹于高热时出现，热退后消失，不留痕迹。局部取暖或外伤也可诱发皮疹。急性期常因全身症状而忽视了关节痛或一过性关节炎的临床表现，待到病程数月或数年后关节症状才成为主诉。

2. 多关节型　分为类风湿因子阳性和阴性两种类型。5 个或 5 个以上关节受累，女性多见，先累及大关节如踝、膝、腕和肘，常为对称性。早晨起床时关节僵硬（晨僵）是为特点。随病情进展逐渐累及小关节。类风湿因子阳性患儿关节损害较重，并可见类风湿结节。

3. 少关节型　发病 6 个月内受累关节 ≤4 个，踝、膝等下肢大关节为好发部位，常呈不对称分布。若病程已逾 6 个月，受累关节无增多，为持续型少关节炎型，如受累关节 ≥5 个称为扩展型。20% ~ 30% 可发生单侧或双侧慢性虹膜睫状体炎，早期只有用裂隙灯检查才能诊断。后期可因虹膜后位粘连、继发性白内障和青光眼而致永久性视力障碍甚至失明。

4. 与附着点炎症相关的关节炎　常见于男孩，多 6 岁以上起病。四肢关节炎常为首发症状，以下肢大关节，如髋、膝、踝关节受累为多见，表现为肿痛和活动受限。HLA – B27 阳性者占 90%，多有强直性脊柱炎、与附着点炎症相关的关节炎、炎症肠病性关节炎等疾病家族史。

5. 银屑病性关节炎　儿童时期罕见，女性占多数。1 个或更多的关节炎合并银屑病，或关节炎合并以下任何 2 项：指趾炎；指甲凹陷或指甲脱离；家族史中一级亲属有银屑病。

【辅助检查】

1. 实验室检查　任何实验室检查项目都不具备确诊价值，但可帮助了解疾病程度和除外其他疾病。

（1）血液学检查　血常规常见轻、中度贫血，外周血白细胞总数和中性粒细胞增高，可伴类白血病反应。C 反应蛋白升高，血沉多明显加快。

（2）免疫学检查　类风湿因子（RF）阳性提示严重关节病变及有类风湿结节。部分患儿抗核抗体（ANA）阳性。抗环瓜氨酸肽抗体（ACCP）阳性提示预后不良。

2. 影像学检查　关节早期（病程 1 年左右）X 线仅显示软组织肿胀、关节周围骨质疏松、关节附近呈现骨膜炎，晚期才能见到关节面骨破坏。MRI 检查可较早地全面评估关节病变。活动期超声检查可以发现关节积液、滑膜增厚、软骨浸润和变薄，心脏、肺部超声可了解有无心包或胸膜腔积液。

【治疗要点】

治疗原则是：控制病变活动度，减轻或消除关节疼痛和肿胀，预防感染和关节炎症的加重；预防关节功能不全和残疾，恢复关节功能、生活与劳动能力。

1. 一般治疗　除急性发热外，不主张过多地卧床休息。鼓励患儿参加适当的运动，尽可能像正常儿童一样生活。定期进行裂隙灯检查以发现虹膜睫状体炎。

2. 药物治疗　非甾体抗炎药（NSAIDs）是治疗 JIA 的一线药物，能减轻疼痛、肿胀等关节症状，但不能延缓或组织关节破坏。甲氨蝶呤、柳氮磺胺吡啶、羟氯喹为二线药物，起效慢，但在患儿尚未出现严重关节破坏前及早使用可以控制病情加重和减少关节破坏，降低致残率。其他有糖皮质激素、免疫抑制剂、生物制剂等。

3. 理疗康复　对保持关节活动、肌力强度是极为重要的。采用医疗体育、物理疗法等措施可减轻关节强直和软组织挛缩。为保护患儿关节活动，减少运动功能障碍，可以夹板固定受累关节于功能位，改善肌肉和关节挛缩，避免关节变形。

【护理评估】

1. 健康史　了解患儿既往健康情况、家族史、发病前有无感染性疾病。了解患儿起病时间、首发症状及伴随症状，病程时间、病情演变及治疗情况。

2. 身体状况　评估生命体征，注意精神状况。如发热症状明显，注意有无皮疹、淋巴结肿大、肝脾大、浆膜腔积液；如关节症状明显注意受累关节部位、数量、活动受限情况，是否伴有眼、脊柱、骶髂关节受累。了解类风湿因子检验结果、关节影像学检查结果。

3. 心理 – 社会状况　评估因疾病确诊困难、病程迁延、多器官损害及后遗症对患儿及家长造成的焦虑、抑郁，了解家庭的经济状况及医疗保险情况。

【常见护理诊断/问题】

1. 体温过高　与非化脓性炎症有关。

2. 疼痛　与关节炎或浆膜炎有关。

3. 躯体活动障碍　与关节疼痛、畸形有关。

4. 潜在并发症　如关节畸形，虹膜睫状体炎、巨噬细胞活化综合征。

5. 焦虑　与关节畸形、僵硬不能活动，视力受损，担心药物不良反应有关。

【护理措施】

1. 一般护理　急性期卧床休息。保持室内温暖、整洁、空气新鲜，注意与感染患儿隔离。出汗要及时擦干，更换衣服，保持皮肤清洁，防止受凉。要保证患儿充足的水分及热量，并给予高热量、高蛋白质、高维生素、易消化饮食。

2. 对症护理

（1）发热护理　密切监测体温，遵医嘱应用解热镇痛药物。

（2）关节病变的护理　急性期卧床休息，可利用夹板、沙袋固定患肢于舒适位置或利用支架保护患肢不受压以减轻疼痛。也可教患儿采用放松、分散注意力的方法控制疼痛或局部热敷止痛。急性期过后尽早开始关节的康复治疗，指导家长帮助患儿做关节的被动运动与按摩，同时将治疗性的运动融入游戏中，如游泳、骑脚踏单车、踢球等有氧、低强度运动，以恢复关节功能，防止畸形。若运动后关节疼痛肿胀可暂时停止活动。

3. 病情观察　密切监测生命体征，注意热型，观察有无皮疹。患儿呼吸困难、胸痛、腹胀、腹痛等表现提示有心、肺、腹腔脏器受累可能；患儿进行性贫血、出血、白细胞下降、肝功能异常可能出现巨噬细胞活化综合征，提示病情危重。记录受累关节部位、数量，注意观察关节炎症状，有无晨僵、疼痛、肿胀、热感、运动障碍及畸形。

4. 用药护理　非甾体抗炎药物和免疫抑制剂常见的副作用有胃肠道反应、肝肾功能损害、过敏反应、血细胞减少等。患儿应该2~3个月检查血常规及肝、肾功能。激素可诱发或加重感染，长期用药可引起医源性肾上腺皮质机能亢进表现，突然停药可能发生肾上腺危象。

5. 心理护理　关心患儿，多与患儿家长沟通，了解患儿及其家长的心理感受，并及时心理安慰。指导患儿及家长做好受损关节的功能锻炼，帮助患儿克服因慢性病或残疾造成的自卑心理。

6. 健康教育　指导父母不过度保护患儿，多让患儿接触社会，并且多尝试一些新的活动，对其独立性做出奖赏。鼓励患儿参加正常日常活动和学习，促进其身心健康的发展。宣传引发本病的诱因，如寒冷、潮湿、疲劳、营养不良、外伤、精神因素等，介绍本病的治疗进展和有关康复的信息，以提高他们战胜疾病的信心。

⊕ 知识链接

巨噬细胞活化综合征

巨噬细胞活化综合征（macrophage activation syndrome，MAS）是幼年特发性关节炎患儿严重的、致死性的并发症，多见于JIA全身型，临床主要表现为持续发热，淋巴结及肝脾大，全血细胞减少，严重肝功能损害，凝血障碍及神经系统受累等多脏器病变。骨髓细胞学显示有分化良好的巨噬细胞吞噬血细胞现象。MAS实质是机体免疫功能异常，T细胞和分化良好的巨噬细胞活化与增生，大量细胞因子释放引起多器官炎症反应及组织损伤。其他慢性风湿性疾病如系统性红斑狼疮、皮肌炎、渗出性多形性红斑等也可合并MAS，早期诊断是抢救成功的关键。

三、川崎病 ⓔ微课1　ⓔ微课2

⇒ 案例引导

案例　患儿，男，10月龄，主因"发热6天，皮疹2天"入院。入院6天前出现发热，体温38~39.5℃，无咳嗽、呕吐、腹泻。应用抗生素治疗无效。近2天躯干出现红色皮疹，并有双眼发红症状。体格检查：T 39.0℃，P 140次/分，R 34次/分。精神欠佳。躯干可见红色斑疹，无水泡与结痂。右侧颌下可触及肿大淋巴结。双侧球结膜充血，口唇鲜红、干裂，舌呈草莓样。肺、心、腹部未见异常。双手指可触及硬性水肿。辅助检查：血常规示白细胞19×10^9/L，中性粒细胞百分比80%，淋巴细胞百分比15%，红细胞3.7×10^{12}/L，血红蛋白95g/L，血小板500×10^9/L，血沉60mm/h，C反应蛋白80mg/L。心脏超声可见冠脉扩张。

讨论：

1. 患儿可能的诊断是什么？哪些表现可作为诊断依据？

2. 患儿主要的护理诊断有哪些？

3. 需要给予哪些护理措施？

川崎病（Kawasaki disease，KD）于1967年由日本川崎富作首先报告，又称为皮肤黏膜淋巴结节综合征（mucocutaneous lymphnode syndrome，MCLS），是儿童期的一种急性发热性血管炎，15%~20%未经治疗的患儿发生冠状动脉病变（coronary artery lesion，CAL）。1970年以来，世界各国均有发生，以亚裔人发病率为高。本病呈散发或小流行，四季均可发病。发病年龄以婴幼儿多见，80%在5

岁以下。

【病因和发病机制】

1. 病因不明，流行病学资料提示立克次体、丙酸杆菌、葡萄球菌、链球菌、逆转录病毒、支原体感染可能为其病因，但均未能证实。

2. 发病机制尚不清楚，推测为感染原的特殊成分刺激机体产生广泛的免疫反应，多种因素综合效应导致血管内皮细胞损伤。

【病理】

本病的病理变化为全身性血管炎，中等动脉尤其冠状动脉病变最严重。早期表现为小动脉周围炎症，随后以中等动脉炎性病变为主，冠状动脉主要分支全层血管炎，形成冠状动脉瘤及血栓，后期冠状动脉发生肉芽肿，出现狭窄、梗阻、血栓、动脉瘤。除血管炎外，还可出现心肌炎、心包炎、心内膜炎，肝脏、脑、肾脏等亦可受累。

【临床表现】

1. 主要表现

（1）发热　体温为 39～40℃，持续 7～14 天或更长，呈稽留或弛张热型，抗生素治疗无效。

（2）双侧球结膜充血　于起病 3～4 天出现，无脓性分泌物，热退后消散。

（3）唇及口腔表现　唇充血皲裂，口腔黏膜弥漫充血，舌乳头突起，充血呈草莓舌。

（4）手足症状　急性期手足硬性水肿和掌跖红斑，恢复期指、趾端甲下和皮肤交界处出现膜状脱皮，严重者可累及整个手和脚。

（5）皮肤表现　多形性红斑或猩红热样皮疹，常在第 1 周出现，无水泡、结痂。肛周皮肤发红、脱皮，卡介苗接种处发红。

（6）颈淋巴结肿大　单侧或双侧颈淋巴结肿大，质地硬，有或无触痛，表面不红，无化脓。

2. 心脏表现　于病后 1～6 周可出现心包炎、心肌炎、心内膜炎、心律失常。发生冠状动脉瘤或狭窄者，可无临床表现，少数可有心肌梗塞的症状。冠状动脉损害多发生于病程 2～4 周，也可发生于疾病恢复期。心肌梗塞和冠状动脉瘤破裂可致心源性休克甚至猝死。

3. 其他　可有间质性肺炎、无菌性脑膜炎、消化系统症状、无菌性尿道炎、关节痛和关节炎。

【辅助检查】

1. 实验室检查

（1）血液检查　周围血白细胞增高，以中性粒细胞为主，伴核左移。轻度贫血，血小板早期正常，第 2～3 周增多。血沉增快，C 反应蛋白等急性时相蛋白、血浆纤维蛋白原和血浆黏度增高；血清转氨酶、总胆红素升高，降钙素原轻中度升高。

（2）免疫学检查　血清 IgG、IgM、IgA、IgE 和血循环免疫复合物升高；炎症因子如 IL-6、TNF-α 明显增高，总补体和 C3 正常或增高。

2. 心电图　早期示非特异性 ST-T 变化；心包炎时可有广泛 ST 段抬高和低电压；心肌梗死时 ST 段明显抬高、T 波倒置及异常 Q 波。

3. 影像学检查

（1）胸部 X 线　肺部纹理增多、模糊或有片状阴影，心影可扩大。

（2）超声心动图　为本病最重要的辅助检查。急性期可见心包积液，左室内径增大，二尖瓣、主动脉瓣或三尖瓣反流；可有冠状动脉异常，冠状动脉直径 >3mm 为扩张、≤4mm 为小型冠状动脉瘤、4～7mm 为中型冠状动脉瘤、≥8mm 为巨大冠状动脉瘤，甚至导致冠状动脉狭窄。

（3）冠状动脉造影　超声检查有多发性冠状动脉瘤或心电图有心肌缺血表现者，应进行冠状动脉造影，以观察冠状动脉病变程度，指导治疗。

【治疗要点】

1. 阿司匹林　首选药物，有抗炎及抗血小板聚集作用。每日 30～50mg/kg，分 2～3 次服用，热退后 3 天复查炎性指标（白细胞计数及 CRP）恢复正常，逐渐减量至每日 3～5mg/kg，应用至病程 2～3 个月。有冠状动脉病变时，应延长用药时间，直至冠状动脉恢复正常。

2. 静脉注射丙种球蛋白（IVIG）　剂量为 2g/kg，于 8～12 小时左右静脉缓慢输入，宜于发病早期（10 天以内）应用，大体重患儿（如 >20kg）可采用每天 1g/kg 的剂量，连用 2 天。部分患儿对 IVIG 输注后无效，可重复使用 1 次。

3. 糖皮质激素　IVIG 治疗无效的患儿可考虑使用糖皮质激素，多与阿司匹林和双嘧达莫合并应用。泼尼松剂量为每日 2mg/kg，用药 2～4 周逐渐减量停药。

4. 其他治疗

（1）抗血小板聚集　除阿司匹林外可加用双嘧达莫每日 3～5mg/kg。

（2）对症治疗　根据病情给予对症及支持疗法，如补充液体、护肝、控制心力衰竭、纠正心律失常等，有心肌梗死时应及时进行溶栓治疗。

（3）心脏手术　严重的冠状动脉病变需要进行冠状动脉搭桥术。

【护理评估】

1. 健康史　了解患儿既往健康情况；家族中心血管疾病史；发病前有无感染性疾病。了解患儿起病时间、发热及伴随症状、应用抗生素治疗情况。重点关注体温、皮疹、结膜充血、口唇皲裂、手足肿胀等表现。

2. 身体状况　评估患儿生命体征，注意精神状况。明确是否有皮疹、结膜充血、口唇皲裂、杨梅舌、颈部淋巴结肿大、手足硬肿。了解患儿是否进行了心脏超声检查，否有心肌酶或肝功能异常，血培养结果。

3. 心理－社会状况　了解家长对疾病的认识程度，家庭的经济状况，评估心脏并发症对家长造成的心理压力。

【常见护理诊断/问题】

1. 体温过高　与感染、免疫反应等因素有关。

2. 皮肤黏膜完整性受损　与血管炎有关。

3. 体液不足　与患儿发热不显性失水增多及摄入量不足有关。

4. 潜在并发症　心脏受累、关节炎、无菌性脑膜炎等。

【护理措施】

1. 一般护理　急性期患儿应绝对卧床休息。维持室内适当的温度、湿度。给予清淡的高热量、高维生素、高蛋白的流质或半流质饮食，禁食生、辛、硬的食物，保持大便通畅。心功能正常患儿鼓励多饮水，必要时静脉输液。

2. 对症护理

（1）发热护理　高热患儿遵医嘱口服阿司匹林，必要时加用布洛芬口服退热，配合物理降温。

（2）皮肤护理　保持皮肤清洁，每天清洗患儿皮肤，剪短指甲，以免抓伤和擦伤皮肤，衣被质地柔软清洁；对半脱的痂皮用干净剪刀剪除，切勿强行撕脱，防止出血和继发感染。

（3）黏膜护理　观察口腔黏膜病损情况，每日晨起、睡前、餐前、餐后漱口，保持口腔清洁，防止继发感染。口唇干裂者可涂护唇油，必要时遵医嘱给予药物涂擦口腔创面。每日用生理盐水洗眼 1～2 次，也可涂眼膏，以保持结膜清洁，预防感染。

3. 用药护理　遵医嘱给药并注意观察应用阿司匹林有无出血倾向、胃肠损害，静脉注射丙种球蛋白有无过敏反应，一旦发生及时处理。应用过 IVIG 的患儿在 9 个月内不宜接种麻疹、风疹、腮腺炎等疫苗。激素治疗可能诱发感染、精神症状、血糖升高。

4. 监测病情　监测生命体征，持续发热可能为 IVIG 无反应型川崎病。密切观察患儿有无心血管受损表现，如面色、精神状态、心率、心律、心音、心电图异常，一旦发现立即进行心电监护，行心脏超声检查，根据心血管损害程度采取相应的护理措施。

5. 心理支持　家长因患儿心血管受损及可能发生猝死而产生不安心理，应及时向家长交代病情，给予心理支持，以取得配合；给患儿安排一些床上娱乐，制定合理的活动

与休息计划，多给其精神安慰，减少各种不良刺激。

6. 健康教育　介绍所患疾病特点，使家长认识到大多数患儿预后良好，呈自限性经过，通过适当的治疗可以逐渐康复，解除家长的焦虑，取得家长配合。恢复期要定期复查，对于无冠状动脉病变患儿于出院后 1、3、6 月及 1～2 年进行一次全面检查（包括体检、心电图和超声心动图等）。

⊕ 知识链接

川崎病休克综合征

川崎病休克综合征（Kawasaki disease shock syndrome，KDSS）为川崎病重症表现，是指持续存在下列任何一种情况并需要进行液体复苏或给予血管活性药物者。①收缩压低于同年龄正常收缩压20%以上；②合并组织低灌注的临床表现如心动过速、毛细血管充盈时间延长、四肢末端发凉、脉搏细弱、尿量减少或意识障碍。KDSS 发生率为1.2%～6.9%，西方国家相对较高，发生机制上不明确。几乎所有的 KDSS 患儿具有明显 CRP 升高、白蛋白降低和持续低钠血症以及 BNP 显著升高等特征。KDSS 患儿大剂量静脉注射丙种球蛋白（IVIG）无应答发生率明显增高；CAL 发生率高达33.3%～72.8%，左心室射血分数降低和二尖瓣反流发生率也明显增高；患儿更易出现多脏器损伤，包括胃肠道受累、神经系统损伤、急性肾损伤、肺部受累等。如能及时识别并给予积极治疗，大多数 KDSS 的预后良好。

四、过敏性紫癜

⇒ 案例引导

案例　患儿，女，7 岁。主因"双下肢皮疹 5 天，腹痛及踝关节痛 2 天"入院。患儿 5 天前出现双下肢皮疹，对称分布，成批出现，颜色鲜红。逐渐出现腹痛及双侧踝关节的疼痛，便血 1 次，尿色、尿量正常。无发热表现。体格检查：T 36.4℃，P 90 次/分，R 22 次/分，BP 95/60mmHg。精神欠佳，双侧小腿对称分布大小不等紫癜，伸侧较多，小腿、踝关节、足背轻度水肿。心、肺未见异常。腹部有压痛，无肌紧张及反跳痛，肝脾无肿大。辅助检查：血常规示白细胞 7.2×10^9/L，中性粒细胞百分比 65%，淋巴细胞百分比 20%，红细胞 3.9×10^{12}/L，血红蛋白 125g/L，血小板 200×10^9/L。

讨论：

1. 患儿可能的诊断是什么？哪些表现可作为诊断依据？

2. 该患儿的护理诊断有哪些？

3. 为患儿采取哪些护理措施？

过敏性紫癜（anaphylactoid purpura）又称亨 - 舒综合征（HSP），是以小血管炎为主要病变的系统性血管炎。临床特点为非血小板减少性紫癜，常伴关节肿痛、腹痛、便血、血尿和蛋白尿。HSP 可发生于所有年龄段儿童，75% 患儿小于 8 岁。秋冬季节发病多见。

【病因和发病机制】

病因尚未明确，可能涉及感染（细菌、病毒、寄生虫等）、免疫紊乱（疫苗接种）、遗传等因素。有报道食物过敏（蛋类、乳类、豆类等）、药物（阿司匹林、抗生素等）可能导致发病，但均无确切证据。近年关于链球菌感染导致过敏性紫癜的报道较多，约 50% 过敏性紫癜患儿有链球菌性呼吸道感染史，可能是诱发过敏性紫癜的重要原因。

过敏性紫癜的发病机制为：各种刺激因子包括感染原和过敏原作用于具有遗传背景的个体，激发 B 细胞克隆扩增，导致体液免疫异常为主的免疫紊乱，主要为 IgA 介导的系统性小血管性血管炎。T 细胞功能异常、细胞因子及炎症介质也在发病中起重要作用。

【病理】

过敏性紫癜的病理变化为广泛的白细胞碎裂性小血管炎，以毛细血管炎为主，亦可波及小静脉和小动脉。在皮肤和肾脏荧光显微镜下可见 IgA 为主的免疫复合物沉积。病变累及皮肤、肾脏、关节及胃肠道，少数涉及心、肺等脏器，可出现血管神经性水肿、栓塞或出血表现。

【临床表现】

多为急性起病，各种症状可以不同组合，先后出现。首发症状以皮肤紫癜为主，少数病例以腹痛、关节炎或肾脏症状首先出现。起病前 1 ~ 3 周常有上呼吸道感染史。可伴有低热、纳差、乏力等全身症状。

1. 皮肤紫癜 反复出现皮肤紫癜为本病特征。初起呈红色斑丘疹，多见于四肢及臀部，对称分布，伸侧较多，面部及躯干较少，压之不褪色，数日后转为暗紫色，最终呈棕褐色而消退，较少遗留色素沉着（图 15 - 1，图 15 - 2）。少数重症患儿紫癜可形成大疱伴出血性坏死。急性发作期部分患儿可伴有荨麻疹和血管神经性水肿。皮肤紫癜分批出现，一般在 4 ~ 6 周后消退，部分患儿间隔数周、数月后又复发。部分患儿皮疹可晚于腹痛、关节痛等症状出现，此时极易误诊。

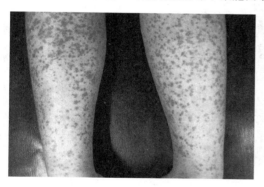

图 15 - 1 双下肢皮肤紫癜

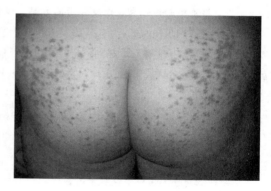

图 15 - 2 臀部皮肤紫癜

2. 胃肠道症状 由血管炎引起的肠壁水肿、出血、坏死或穿孔，是产生胃肠道症状及严重并发症的主要原因，主要影响患儿近期预后。多表现为阵发性剧烈腹痛，呈绞痛，常位于脐周或下腹部，可伴呕吐，但呕血少见，部分患儿可有黑便或血便。偶见大量出血、肠套叠、肠梗阻或肠穿孔者。

3. 关节症状 约 30% 病例可出现膝、踝、肘、腕等大关节疼痛，常伴有水肿、活动受限，可自行缓解而不遗留关节损害。

4. 肾脏损害 病程 6 个月内，出现血尿和（或）蛋白尿，可诊断紫癜性肾炎，但症状轻重不一，与肾外症状的严重度无一致性关系。肾脏损害多发生于起病 1 个月内，亦可在其他症状消失后发生，少数为过敏性紫癜的首发症状。肾脏受累严重程度与过敏性紫癜患儿远期预后密切相关，有些患儿的血尿、蛋白尿持续数月甚至数年，但大多数都能完全恢复，少数发展为慢性肾炎，死于慢性肾功能衰竭。

5. 其他表现 神经系统受累可出现头痛、惊厥、瘫痪、昏迷、失语、颅内出血。偶尔累及循环系统发生心肌炎和心包炎，累及呼吸系统发生鼻出血、喉头水肿、哮喘、间质性肺炎、肺出血。也可发生结膜出血、腮腺炎、睾丸炎等。

🌐 **知识链接**

紫癜性肾炎临床分型与活检

紫癜性肾炎临床分型为①孤立性血尿型；②孤立性蛋白尿型；③血尿和蛋白尿型；④急性肾炎型；⑤肾病综合征型；⑥急进性肾炎型；⑦慢性肾炎型。其中血尿和蛋白尿的诊断标准分别为：①血尿为肉眼血尿或镜下血尿；②蛋白尿：满足以下任一项者：1周内3次尿常规蛋白阳性；24h尿蛋白定量 > 150 mg；1周内3次尿微量白蛋白高于正常值。肾活检指征：对于无禁忌证的患儿，尤其是以蛋白尿为首发或主要表现的患儿（临床表现为肾病综合征、急性肾炎、急进性肾炎者），应尽可能早期行肾活检，根据病理分级选择治疗方案。

【**辅助检查**】

1. 实验室检查

（1）血液检查　①外周血白细胞正常或增加，中性粒细胞、嗜酸性粒细胞可增高；一般无贫血，血小板计数正常甚至升高。②出血和凝血时间正常，部分患儿毛细血管脆性试验阳性。③血沉轻度增快，C反应蛋白升高，少数患儿转氨酶升高或有白蛋白减低。

（2）免疫学检查　血清IgA升高，IgG和IgM正常，亦可轻度升高；C3、C4正常或升高；抗核抗体及RF阴性。

（3）尿常规　可有红细胞、蛋白、管型，重症有肉眼血尿。

（4）便常规　消化道受累大便隐血试验阳性。

2. 影像学检查　腹部超声检查对于过敏性紫癜消化道损伤的早期诊断和鉴别诊断有重要价值，是排除肠套叠的首选检查；严重腹痛或消化道出血可行内镜检查；对有中枢神经系统症状患儿可予头颅MRI检查。

3. 其他　肾脏症状较重和迁延者可行肾穿刺以了解病情。临床皮疹不典型或疑诊患儿可行皮肤活检协助诊断。

【**治疗要点**】

1. 一般治疗　卧床休息，积极寻找和去除致病因素，如控制感染、补充维生素。有荨麻疹或血管神经性水肿时，应用抗组胺药物和钙剂。腹痛时应用解痉剂，关节疼痛可应用非甾体抗炎药，消化道出血时应禁食并予胃肠外营养支持治疗。

2. 糖皮质激素和免疫抑制剂　适用于有胃肠道症状和关节痛、血管神经性水肿、严重肾损害、其他器官严重受累的急性血管炎患儿，但不能预防肾脏损害的发生，亦不能影响预后。轻症患儿泼尼松每日1~2mg/kg（最大剂量60mg/d），分次口服。病情较重者可使用氢化可的松琥珀酸钠、甲基泼尼松龙、地塞米松每日静脉滴注，症状缓解后即可逐渐减量。糖皮质激素反应不佳、依赖或重症过敏性紫癜肾炎可加用免疫抑制剂。

3. 抗凝治疗

（1）阻止血小板聚集和血栓形成的药物　阿司匹林每日3~5mg/kg，或每日25~50mg，每天一次服用；双嘧达莫每日3~5mg/kg，分次服用。

（2）肝素　如有明显高凝状态，可应用低分子肝素，持续7天。

4. 其他　钙通道拮抗剂、非甾体抗炎药等均有利于血管炎的恢复。严重症状（坏死性皮疹、肠出血、肠梗阻、脑血管炎等）可使用IVIG，急进性紫癜性肾炎可给予血浆置换。抗过敏、抑酸治疗的作用尚不确切。

【**护理评估**】

1. 健康史　了解患儿发病前有无感染、疫苗接种、用药物等病史；了解既往有无药物、食物过敏史；了解皮肤紫癜出现顺序、分布规律，是否伴有关节痛、腹痛、便血，尿量及尿色有无异常。

2. 身体状况　评估生命体征，观察皮肤紫癜的分布、大小，有无皮肤坏死、水肿，注意关节有无肿胀、腹部是否有压痛、肌紧张。

3. 心理－社会状况　了解家长对疾病的认识情况，评估患儿和家长的担忧及焦虑，评估患儿的疼痛程度及对患儿身心的影响。

【**常见护理诊断/问题**】

1. 皮肤黏膜完整性受损　与血管炎有关。

2. 疼痛　与关节肿痛、消化道受累有关。

3. 营养失调：低于机体需要量　与饮食限制或消化道受累入量减少、禁食有关。

4. 潜在并发症　如消化道出血、肠套叠、紫癜性肾炎。

5. 焦虑　与皮疹、腹痛的反复发作及担心疾病预后不良有关。

【**护理措施**】

1. 一般护理　急性发病期卧床休息，监测生命体征及出入量。病室内要保持适宜的温度和湿度，注意病室内空气流通，做好保护性隔离。给予易消化饮食，出现消化道出血者需禁食。

2. 对症护理

（1）皮肤护理　保持皮肤清洁，防止擦伤和抓伤，防止出血和感染；衣着宽松、柔软，保持清洁、干燥。除去可能存在的致敏原。

（2）关节肿痛的护理　保持患肢功能位，协助患儿选用舒适体位，避免受伤、负重，做好日常生活护理。

（3）腹痛的护理　观察有无腹绞痛、呕吐、血便。注意大便次数及性状。禁止腹部热敷，以防肠出血。腹型紫癜患儿应给予无动物蛋白、无渣的流质饮食，严重者禁食，给予静脉营养。遵医嘱应用肾上腺皮质激素，同时注意观察应用激素可能出现的不良反应。

（4）紫癜性肾炎的护理　注意观察尿色、尿量、血压，定期做尿常规检查。卧床休息，避免应用肾毒性药物，出现水肿注意限制水、钠摄入，少尿期注意钾摄入。

3. 病情观察　观察皮疹形态、数量、部位，是否反复出现；记录关节疼痛部位、疼痛程度及肿胀情况；观察腹痛的性质及部位，是否伴有呕吐、血便，出现持续腹胀及肌紧张需及时向医生报告；观察有无水肿及尿量、尿色，紫癜性肾炎患儿需监测血压。

4. 药物护理　激素可诱发或加重感染，长期用药可引起骨质疏松或医源性肾上腺皮质机能亢进表现，突然停药可能发生肾上腺危象。抗凝药物可能导致出血加重，每日观察有无出血倾向。使用免疫抑制剂患儿应注意副作用，如白细胞降低、血小板减少。

5. 心理护理　过敏性紫癜可反复出现皮疹或腹痛、关节疼痛，紫癜性肾炎可能发展为慢性肾炎、肾衰竭，给患儿及家长带来不安、紧张和痛苦，鼓励患儿树立战胜疾病的信心。

6. 健康教育　预防感染，注意休息，合理饮食，不要食用易出现过敏的鱼、虾、牛奶、蛋类等易过敏食物，学会观察病情。出院后定期来院复查，避免疾病复发，及早发现各种并发症。

（孙　鹏）

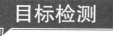

答案解析

一、选择题

A1 型题

1. 能够通过胎盘由母亲传给胎儿的免疫球蛋白是
（　　）

A. IgA　　　　　　　　B. IgD

C. IgE　　　　　　　　D. IgG

E. IgM

2. 反映获得性免疫缺陷综合征患儿疗效及预后的实验室检查是（　　）

A. 血常规

B. 血清 HIV 抗体检测

C. 血培养

D. $CD4^+$ 淋巴细胞数量

E. 骨髓检查

3. 导致风湿热最常见的病原体是（　　）

A. 肺炎链球菌

B. A 组乙型溶血性链球菌

C. 金黄色葡萄球菌

D. 铜绿假单胞菌

E. 流感嗜血杆菌

4. 不属于川崎病主要临床表现的是（　　）

A. 草莓舌

B. 多形性红斑样皮疹

C. 化脓性眼结膜炎

D. 手足硬性水肿

E. 颈淋巴结肿大

5. 川崎病急性期的首选治疗是（　　）

A. 阿司匹林

B. 糖皮质激素

C. 阿司匹林联合糖皮质激素

D. 人免疫球蛋白

E. 阿司匹林联合人免疫球蛋白

6. 以下疾病皮疹常呈对称分布的是（　　）

A. 麻疹　　　　　　　　B. 川崎病

C. 风湿热　　　　　　　D. 过敏性紫癜

E. 幼年特发性关节炎

7. 关于川崎病患儿的药物护理，以下说法错误的是
（　　）

A. 口服阿司匹林注意出血倾向

B. 静脉注射丙种球蛋白有无过敏反应

C. 应用激素治疗后 9 月内不宜接种疫苗

D. 应用激素可能诱发精神症状

E. 口服阿司匹林注意胃肠道损害

8. 以下与过敏性紫癜患儿远期预后密切相关的是
（　　）

A. 皮肤紫癜复发的次数

B. 关节受累程度

C. 是否出现消化道出血

D. 血液高凝状况

E. 肾脏受累严重程度

X型题

9. 原发性免疫缺陷病患儿共有的临床特征有（　　）

　　A. 反复感染

　　B. 慢性感染

　　C. 易患肿瘤

　　D. 继发自身免疫性疾病

　　E. 猝死发生率高

10. 反映风湿热患儿疾病活动的实验室指标有（　　）

　　A. 外周血白细胞计数增高

B. 血沉增快

C. 心肌酶升高

D. C反应蛋白升高

E. 抗链球菌溶血素O（ASO）升高

二、思考题

1. 川崎病的主要护理诊断及护理措施是什么？

2. 免疫缺陷患儿共有的临床特征有哪些？可采取哪些对症护理？

3. 过敏性紫癜的临床特征有哪些？主要采取哪些护理措施？

书网融合……

本章小结　　　　微课1　　　　微课2　　　　题库

第十六章 遗传代谢性疾病患儿的护理

PPT

遗传（heredity）是研究遗传物质的复制、传递和遗传信息的表达过程；遗传性疾病是指由遗传物质发生改变而引起的或者是由致病基因控制的疾病，简称遗传病（genetic disease）。尽管单一遗传病的发病率很低，但总体上，遗传病在儿科疾病中所占的比例较高。然而，由于大多数遗传病目前缺乏有效的治疗方法，存活患儿常伴有智能低下和体格残疾，疾病的预防就显得格外重要。

第一节 概 述

一、医学遗传基础

遗传物质主要由生殖细胞、受精卵和体细胞中的染色体及其基因组成。

染色体（chromosome，CS）是由一条线性的、完整的双螺旋脱氧核糖核酸（DNA）分子和围绕其中的组蛋白和非组蛋白构成的，位于细胞核内，是细胞遗传物质（基因）的载体，在保证基因稳定传递、基因分离和自由组合上具有重要意义。正常人体细胞有 23 对（46 条）染色体，每对染色体中一条来自父亲，另一条来自母亲。其中 22 对为常染色体，男女相同，另一对为决定性别的性染色体（sex chromosome）。这种在生物学上具有成对染色体的细胞，称为二倍体。正常女性染色体核型为 46，XX；男性为 46，XY。遗传信息相对稳定的基础是染色体数目和形态的相对稳定。

基因（gene）是指能够表达和产生一定功能产物的核酸序列（DNA 或 RNA），是遗传的基本功能单位，在一定条件下，决定着遗传信息的表达，从而决定人体的遗传性状。人体每个细胞中包含有 2 万 ~ 2.5 万个基因，可分为结构基因和调控基因两类。前者编码多肽链，经加工、修饰和形成各种高级结构后执行各种蛋白质功能，包括结构蛋白、酶、受体及各种转运蛋白等；调控基因只起调控基因表达的作用，包括启动子、增强子和沉默子等，不作为合成蛋白质的模板。人体细胞的遗传物质信息几乎全部编码在组成染色体的 DNA 分子长链上，DNA 分子是由两条多核苷酸链依靠核苷酸碱基之间的氢键相连接而成的双螺旋结构。其中一条核苷酸链的腺嘌呤（A）、鸟嘌呤（G）分别与另一条上的胸腺嘧啶（T）、胞嘧啶（C）连接，互补成对的 A 和 T、G 和 C 即称为互补碱基。在 DNA 长链上，每 3 个相邻的核苷酸碱基组成的特定顺序（密码子）代表一种氨基酸，即 DNA 分子贮存的遗传信息。

基因突变（gene mutation）是指 DNA 序列中的碱基改变。大多数突变可以自发性修复，一些突变导致了疾病的发生，一些突变未发现与疾病有关，而是构成了人类基因的多态性。

基因组（genome）是指人类细胞中的全部基因，人的基因组 DNA 大约有 30 亿个碱基对组成。每个基因在染色体上都有自己特定的位置，称为基因位点。染色体都是成对存在的，因此，基因也是成对地位于相对应的染色体上，这种成对的基因称为等位基因。等位基因的性状分为显性和隐性，显性基因只需要一对等位基因存在一个，即可表现性状；隐性基因只有一对等位基因都存在时才能够得到表现。

机体不能脱离环境而孤立的生活，环境的变化也必然要影响机体的代谢和生长发育，生物体的一切性状都是基因和环境共同作用的产物，即基因型＋环境产生表现型。环境中的致病因素众多，即包括内环境（如母体的生理、病理或解剖异常等）和外环境（如感染、药物、饮食、辐射等）均可引起基因突变或染色体畸变，形成出生缺陷。

二、遗传病的临床分类

临床上根据遗传物质的结构和功能改变的不同，可将遗传病分为5大类。

1. 染色体病（chromosomal disorders） 指由于染色体数目异常和（或）结构异常引起的疾病，是人类最为多见的先天性遗传病。染色体数目异常（numerical abnormalities）是指整条染色体的丢失或增加形成非整倍体（aneuploidy），如唐氏综合征；染色体结构异常（structural abnormalities）包括缺失、重复、易位、倒位、插入、环形染色体等大片段结构改变。根据涉及的染色体，染色体病可分为常染色体病（如三体综合征、单体综合征、部分三体综合征和嵌合体）和性染色体病两大类（如Klinefelter综合征、Turner综合征、XYY综合征等）。该病的共同特点包括低出生体重、生长发育落后、智力障碍、面容特殊、特殊肤纹、多发性先天畸形等，这些共同特征可作为临床诊断染色体病的线索。

2. 单基因遗传病（single gene disorders） 指单个基因突变所致的遗传性疾病。在一对基因中只要有1个致病基因突变存在就能表现性状，称为显性致病基因；在一对基因中需2个等位基因突变同时存在才能表现出性状，称为隐性致病基因。单基因遗传病根据不同的遗传形式可分为以下5种。

（1）常染色体显性遗传（autosomal dominant inheritance，AD） 致病基因位于常染色体上，亲代只要有1个显性致病基因传递给子代，子代就会表现性状，如结节性硬化症、神经纤维瘤病等。AD特点包括：①致病基因位于常染色体上，与性别无关，男女患病率均等。②双亲中有一个患病，致病基因由亲代传递给子代，子代出现与亲代表型相同，表现为垂直传递。但由于绝大多数为杂合子，患儿子代患病风险为50%。③双亲无病时，子代一般不患病，如有患病可能存在基因突变。④遗传系谱中存在连续传递现象。根据疾病的外显率不同，可表现为完全显性、不完全显性、共显性、延迟显性（如遗传性舞蹈病）等。此外，由于新发突变在常染色体显性遗传病的发生中频率较高，较多常染色体显性遗传病患儿没有可追溯的家族史。

（2）常染色体隐性遗传（autosomal recessive inheritance，AR） 致病基因位于常染色体上，为一对隐性基因。位于常染色体上的致病基因在杂合状态Aa时不表现相应的疾病（称为携带者），而只有在纯合子aa时才致病。临床上大多数的代谢性疾病为AR，如苯丙酮尿症、白化病、甲基丙二酸尿症。AR特点包括：①致病基因位于常染色体上，与性别无关，男女患病率相同；②在遗传系谱上呈现水平分布，即患儿在同胞中出现；③亲代为携带者时，子代患病风险为25%，携带者为50%；④近亲婚配时后代患病风险明显增高。

（3）X连锁显性遗传（X-linked dominant inheritance，X-LD） 致病基因位于X染色体上，为显性致病基因，如抗维生素D性佝偻病。X-LD特点包括：①患病群体中女性患儿比男性患儿多近一倍，女性病情相对较轻；②患儿的亲代中有患儿；③男性患儿后代中女性均患病，男性均正常；④女性杂合子的后代患病风险为50%；⑤遗传系谱中存在连续传递现象。

（4）X连锁隐性遗传（X-linked recessive inheritance，X-LR） 致病基因位于X染色体上，为隐性致病基因，如血友病、杜氏肌营养不良、Rett综合征、重症联合免疫缺陷等。X-LR特点包括：①患病群体中男性患儿比女性患儿多，遗传系谱中往往只有男性患儿；②亲代没有患病，后代中男性可能患病，女性则不患病；父亲如果患病，母亲为携带者，后代中女性为携带者的可能性为50%；③男性患儿的兄弟、外祖父、姨表兄弟、外甥及外孙可能为患儿；④若女性为患儿，其母亲为携带者，父亲必为患者。

（5）Y连锁遗传（Y-linked inheritance） 致病基因位于Y染色体上，只有男性出现症状，由父传子，如性别决定基因（SRY基因）突变所致的性反转等。

3. 多基因遗传病（polygenic disease） 指两对以上异常基因及环境因素共同作用，每对基因的作用是微效的，但有积累效应，多对基因叠加并加上环境因素影响使超出阈值时起病。此类疾病病种繁多，如高血压、冠心病、先天性心脏病、高热惊厥、糖尿病等。

4. 线粒体病（mitochondrial disease） 线粒体DNA是独立于细胞核染色体之外的一组基因组，其突变或异常会导致人体组织器官发生疾病，如线粒体肌病、线粒体脑病（脑肌病）、视神经疾病、耳聋等。线粒体疾病多以母系遗传为特征，目前OMIM已收录68种线粒体基因突变及相关疾病，线粒体功能缺陷导致的疾病非常复杂，由于线粒体蛋白质是由核基因组和线粒体DNA基因组共同编码的，其遗传方式可能是常染色体显性或隐性遗传，也可能是不遵循孟德尔遗传定律的母系遗传；疾病表现复杂，累及多系统器官，且相同突变在不同个体的临床表现具有差异性；环境因素和遗传背景对疾病的发生发展有复杂影响。

5. 基因组印记（genomic imprinting） 指基因根据

亲代的不同而有不同的表达，控制某一表型的一对等位基因因亲代来源不同呈差异性表达，即两条等位基因若均来自父源或母源则有不同的表现形式。如 Angelman 综合征和 Prader – Willi 综合征都是 15q11 – 13 缺失，Angelman 综合征是母源性 15q11 – 13 缺失（父源单亲二体），Prader – Willi 综合征是父源性 15q11 – 13 缺失（母源单亲二体）。基因组印记还影响某些遗传病的表现度、外显率等。

三、遗传病的诊断

遗传病的诊断是开展遗传咨询和遗传病防治的基础，应广泛收集临床资料和实验室数据，以提供临床诊断依据。

1. 病史采集　新生儿期若出现持续黄疸、呕吐、腹泻、反复惊厥、肝大、低血糖、酸中毒、高氨血症、电解质异常以及特殊体味等，应做进一步检查，以明确是否有遗传代谢性疾病；对有先天性畸形、特殊面容、智力发育落后、生长发育障碍、性发育异常或有遗传病家族史者，应做详细的家系调查和家谱分析；详细询问母亲妊娠史、孕期用药史及疾病史等有无异常。

2. 体格检查　观察头面部外观特点，有无小头、大头、方颅、舟状头、窄前额、面中部发育不良、发迹高低等；观察眼部特征，有无眼距宽、眼球内陷或突出、内眦赘皮、小眼球、角膜环、蓝巩膜等；观察耳部外形，有无低位耳、小耳、大耳、耳廓畸形等；观察鼻部，有无鼻梁低平、鼻根宽大、鼻孔前倾等；观察颈部，有无颈短、颈蹼等；测量身体上部量与下部量比例、手指长度，观察指距及指纹、外生殖器、脊柱、四肢及关节有无异常；注意黄疸、肝脾大和神经系统症状；嗅到一些不正常的汗液或尿味等，提示可能为某些遗传代谢病。

3. 辅助检查

（1）染色体核型分析　是习惯性流产、不孕不育、性发育落后以及智力低下等患儿寻找遗传学病因的常用检查方法，是诊断染色体病的重要手段。其方法是取患儿外周血进行淋巴细胞培养制备染色体进行分析，也可采用骨髓细胞或皮肤成纤维细胞进行培养分析。但是，染色体核型分析只能检查染色体数目异常和大片段结构异常，对于染色体的微缺失、微重复与各类基因突变无法通过此种方法检出。

（2）荧光原位杂交（fluorescence in situ hybridization，FISH）技术　是用荧光素标记的特定 DNA 作为探针进行原位杂交来检测患儿样本中目的 DNA 序列，通过荧光显微镜对样品进行观察，能够实时看到探针信号的有无及在染色体上的位置。该技术主要应用于诊断微缺失、重复综合征，只能监测已知疾病，如 Angelman 综合征、Prader – Willi 综合征等。

（3）基因芯片技术　是一种高分辨率、高通量的新技术，可以通过一次实验对样本的整个基因组进行检测。主要用于：①检测染色体拷贝数变异的疾病，是目前临床诊断各类染色体微缺失和微重复综合征的首选方法；②进行单核苷酸多态性分析，用于复杂急性以及多基因遗传病的临床相关性研究。

（4）常用分子学诊断方法　包括聚合酶链反应（polymerase chain reaction，PCR）技术、限制性内切酶、印记杂交、DNA 测序等方法，进行各种基因病变的检测。DNA 一般来源于白细胞和其他组织，包括羊水细胞和绒毛膜绒毛细胞（用于产前诊断）、口腔黏膜细胞（咽拭子）和成纤维细胞（皮肤活检），从这些组织中可以提取到足够的 DNA。

（5）其他检查　包括生化检查、酶活性检测、免疫学检查、影像学检查、神经电生理检查等，可为相关疾病的诊断提供依据。

四、遗传病的治疗

近年来，遗传病的治疗有了较大进展，一方面可通过饮食、药物、手术、脏器移植等方法改善患儿内、外环境以纠正代谢紊乱，改善症状；另一方面可改造和修补有缺陷的基因，来达到治疗目的。主要的治疗方法包括如下。

1. 饮食及药物疗法　包括补充缺乏物质（如维生素、电解质和氨基酸等），避免摄入有害物质（如蚕豆、乳糖类、苯丙氨酸等），排除过多有害物质（如铜、尿酸）等。

2. 酶疗法　通过酶诱导、酶补充等补充必须的酶，纠正代谢缺陷。

3. 外科治疗　通过脏器移植、干细胞移植和矫形手术等，修复或替换丧失功能的组织和器官，矫正畸形和帮助恢复机能。

4. 基因治疗　基因治疗是指运用 DNA 重组技术设法修复或构建患儿细胞中有缺陷的基因，使细胞恢复正常功能而达到治疗疾病或赋予机体新的抗病功能。基因治疗的目标：一是治疗体细胞中的基因缺陷，使患儿的症状消失或得到缓解；二是治疗生殖细胞中的基因缺陷，使其有害基因终止在人群中的散布。

五、遗传病的预防

遗传病是一类严重危害患儿身心健康的难治疾患，不仅给家庭及社会带来沉重负担，而且危及子孙后代，直接影响人口素质的提高。因此为减少遗传病的发生，广泛开展预防工作就显得格外重要。目前防治的重点是贯彻预防为主的方针，做好三级预防，防止和减少遗传病患儿的发生和出生，或者在出生后及早开始治疗。

一级预防：是最有效、最经济的预防措施，通过健康教育、遗传咨询、孕前保健、合理营养、避免接触放射线及有毒有害物质、预防感染、谨慎用药、戒烟戒酒等孕前阶段综合干预，防止遗传病患儿的发生。

二级预防：通过孕期筛查和产前诊断识别胎儿的严重先天性缺陷，及早发现，早期干预，减少遗传病患儿的出生。根据特定的遗传病或先天缺陷，可用不同的产前诊断方法进行诊断。

三级预防：对新生儿疾病早期筛查，早期诊断，及时治疗，避免或减轻致残，提高患儿的生活质量。目前新生儿疾病筛查正在全国逐步推广，可使患儿出生 2~4 周内得到确诊。通过后续积极治疗，极大地降低了遗传代谢病的危害。

第二节　21－三体综合征

→ 案例引导

案例　患儿，女，1 月龄，因生后吃奶、反应差入院。患儿系 G_2P_1，足月顺产，无窒息史，母乳喂养，其父母非近期婚配，其母年龄 42 岁，孕早期时曾多次接受 X 线透视，有农药接触病史。体格检查：T 36.6℃，P 132 次/分，R 44 次/分；W 3.0kg，身长 49.6cm。发育落后，反应差，发际低，眼距宽，眼裂小，双眼外眦上斜，有内眦赘皮，鼻梁低平，外耳小，舌伸出口外，流涎。四肢短，肌张力低，手指粗短，小指向内弯曲，通贯手，atd 角 50°。

讨论：

1. 该患儿最可能的诊断是什么？诊断依据有哪些？

2. 为确诊需要进一步做哪些检查？

3. 导致该患儿发病的原因有哪些？

4. 请提出该患儿目前存在的护理诊断并制定合适的护理计划。

21－三体综合征（trisomy 21 syndrome）又名唐氏综合征、先天愚型或 Down 综合征（Down syndrome，简称 DS），是由常染色体异常所导致的出生缺陷类疾病，我国活产婴儿中发生率为 0.5‰~0.6‰。其细胞遗传学特征为 21 号染色体呈现三体征。患病率与母亲分娩年龄密切相关，随

母亲年龄增大而增高。临床主要表现为智能障碍、特殊面容、皮纹异常和体格发育落后，并可伴有多种畸形。

【病因和发病机制】　微课 1　微课 2

1. 病因

（1）母亲妊娠年龄过大　孕母年龄愈大，子代发生染色体病的可能性愈大，可能与母体卵细胞老化有关。35 岁及以上时约 0.3%，40 岁时约 1%，45 岁时高达 2%~5%。单卵双生子或三生子 100% 同时患病，而双卵双生子或三生子仅 3% 同时患病。

（2）放射线　能诱发染色体畸变，孕母接触放射线后，其子代发生染色体畸变的危险性明显增高。

（3）病毒感染　EB 病毒、流行性腮腺炎病毒、风疹病毒、肝炎病毒等都可造成胎儿染色体畸变。

（4）化学因素　许多化学药物（如抗代谢药物、抗癫痫药物等）和农药、毒物（如苯、甲苯等）可致染色体畸变增加。

（5）遗传因素　染色体异常的父母（多是易位型）可将畸变的染色体遗传给下一代。

2. 发病机制　21－三体的形成是由于在亲代之一的生殖细胞在减数分裂形成配子时或在妊娠初期受精卵有丝分裂时出现 21 号染色体不分离，使一个配子含多 1 条 21 号染色体，另一配子 21 号染色体有缺失，受精后形成异常的三体型或单体型子代细胞。由于单体型患儿多不能存活，故一般只能出生三体型后代。本病根据染色体核型可分为三型。

（1）标准型　约占 DS 患儿总数的 95% 左右。发生机制涉及染色体不分离，即配子形成中细胞染色体第一次减数分裂不分离，导致子细胞含多余染色体。其核型特征为 47，XX，+21 或 47，XY，+21（图 16－1）。

（2）易位型　占 2.5%~5%，染色体总数为 46 条，其中一条是额外的 21 号染色体的长臂与一条近端着丝粒染色体长臂形成的易位染色体，即发生于近着丝粒染色体的相互易位，称罗伯逊易位（Robertsonian translocation），亦称着丝粒融合。有 D/G 易位和 G/G 易位两类。①D/G 易位：最常见，D 组中以 14 号染色体为主，其核型为 46，XY（或 XX），－14，+t（14q21q）。②G/G 易位：此型易位中绝大多数为两条 21 号染色体发生着丝粒融合，形成等臂染色体，核型为 46，XY（或 XX），－21，+t（21q21q）。

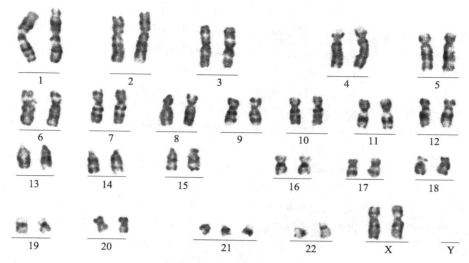

图 16 - 1 21 - 三体综合征患儿染色体

（3）嵌合型 占 2% ~4%。患儿体内具有两种以上细胞系，90% 嵌合型为 47，XY，＋21/46，XY 或 47，XX，＋21/46，XX。其发病机制是受精卵在早期卵裂过程中有丝分裂的不分离，使体内一部分为正常细胞，一部分为 21 - 三体细胞。此型患儿临床表现的严重程度与正常细胞所占百分比有关。

【临床表现】

1. 特殊面容 患儿出生时即可有明显的特殊面容（图 16 - 2），表情呆滞、颅缝宽、前囟大、新生儿时可有第三囟门，头发细软而较少，面容圆而扁平、眼距宽、眼裂小、两眼外角上斜、内眦赘皮，鼻梁低平、舌体宽厚、口常半张或舌伸出口外，舌面沟裂深而多、耳位低、耳小而圆、耳垂小、外耳道小、硬腭窄小、腭弓高，常张口伸舌，流涎多，颈短，颈蹼，常呈嗜睡状，喂养困难。

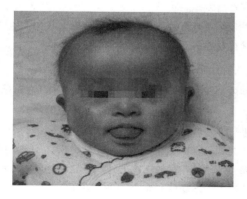

图 16 - 2 21 - 三体综合征患儿面容

2. 智能低下 是本病最突出、最严重的临床表现，但其严重程度不完全相同，一般随年龄增大而日益明显，嵌合体型患儿临床表现因嵌合比例以及 21 号染色体三体细胞在中枢神经中的分布而有很大差异。智商（intelligence quotient，IQ）通常在 25 ~ 50 之间。

3. 生长发育迟缓 患儿出生的身长和体重均较正常儿低，生后体格发育、动作发育均迟缓，身材矮小，骨龄落后于实际年龄，出牙迟且顺序异常；四肢短、韧带松弛，关节可过度弯曲；肌张力低下，腹膨隆，可伴有脐疝；手指粗短，小指两节，且向内弯曲；性发育延迟，部分女性可有生育能力，男孩可有隐睾，成年后大多无生育能力。

4. 皮肤纹理 尺侧箕形指纹频率高，手掌出现猿线（俗称通贯手），轴三角的 atd 角度一般大于 45°（图 16 - 3），环指桡箕增多，拇指球区胫侧弓形纹。

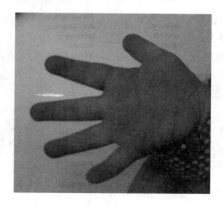

图 16 - 3 21 - 三体综合征患儿的皮纹

5. 伴发畸形 约 50% 患儿伴有先天性心脏病，以室间隔缺损、房间隔缺损、动脉导管未闭多见。胃肠道畸形高于群体的发生率，如肠闭锁、膈疝、脐疝等。部分男性可有隐睾，女性无月经，成年后仅少数可有生育能力。因免疫功能低下，患各种感染，先天性甲状腺功能减退症和急性淋巴细胞白血病的发生率明显高于正常人群。如存活至成人期，则常在 30 岁以后即出现老年性痴呆症状。

【辅助检查】

1. 细胞遗传学检查 这是临床确诊 21 - 三体综合征的关键检测手段。一般在妊娠 14 ~ 16 周对羊水细胞或出生后对外周血淋巴细胞进行染色体核型检查，本病患儿第 21 号常染色体比正常人多一条，即第 21 号染色体三体。根据核型分析可分为三型。①标准型：47，XX（或 XY），+ 21；②嵌合型：46，XX（或 XY）/47，XX（或 XY），+ 21；③易位型：有 D/G 易位和 G/G 易位，其中常见的为 D/G 易位，如 46，XX（或 XY），- 14，+ t（14q21q）。

2. 荧光原位杂交（FISH 技术） 用荧光素标记的 21 号染色体的相应片段序列作探针，与外周血中的淋巴细胞或羊水细胞进行 FISH 杂交分析，可快速、准确的进行诊断。在本病患儿的细胞中呈现三个 21 号染色体的荧光信号。

【治疗要点】

目前尚无有效治疗方法，采取综合措施，包括医疗和社会服务，对患儿应进行长期耐心的教育和训练，如伴有畸形，可手术纠正。婴幼儿时期体质弱，易患感染性疾病，需针对感染治疗。伴有先天性心脏病者，可根据身体条件，择期选择手术治疗。针对智力发育迟缓者，可试用 γ - 氨酪酸、谷氨酸、维生素 B₆、叶酸等，能起到稳定肌力和促进智力的作用。

【护理评估】

1. 健康史 评估患儿是否有家族遗传病史，父母是否是近亲结婚，母亲妊娠年龄，母孕期是否接触过放射线、化学药物及是否有病毒感染性疾病等。评估患儿智力及体格发育情况，患儿有无发育较同龄儿落后等。

2. 身体状况 观察患儿是否有特殊面容及皮纹，测量身高、体重、头围，检查心脏是否有杂音，分析染色体核型检查结果，明确患儿病变类型。

3. 社会心理状况 评估患儿有无因疾病导致烦躁、哭闹等不良反应。评估患儿的父母有无内疚、焦虑、恐惧等心理。评估患儿及家长对疾病相关知识的了解程度，患儿父母角色是否称职，家庭环境和经济状况等。

【常见护理诊断/问题】

1. 自理缺陷 与智能低下、生长发育迟缓有关。

2. 有感染的危险 与患儿自身免疫功能低下有关。

3. 知识缺乏 患儿家长缺乏照顾和养育患儿的相关知识和技能。

4. 焦虑（家长）/恐惧 与儿童患严重疾病有关。

【护理措施】

1. 促进智力发育 协助患儿父母制定教育、训练方案，并进行示范，使患儿通过训练能逐步实现生活自理，从事简单劳动。

2. 加强生活护理 细心照顾患儿，协助患儿吃饭、穿衣，适当活动，防止意外事故。保持皮肤干燥清洁，患儿长期流涎，应及时擦干，保持下颌及颈部清洁，以免皮肤糜烂。喂养者应细心仔细，避免因吸吮或吞咽无力而致吸入性肺炎或窒息。

3. 预防感染 保持室内空气清新，尽量少去公共场所，注意个人卫生，勤洗手，加强体育锻炼，注意保护性隔离，避免接触感染者，若有呼吸道感染者接触患儿时，需佩戴口罩。

4. 心理护理 向家长介绍本病的相关知识，阐明目前本病尚无特效的治疗方法，家长有足够的心理准备，帮助他们面对现实，树立信心，增强心理承受能力，尽快适应疾病对家庭的影响。引导父母做好患儿的心理护理，尤其是伴随着患儿的成长过程，易产生孤独、自卑等心理问题，需要及时发现和疏导，更需要父母与他人"爱"的关注与真诚接纳。

5. 健康教育 35 岁以上高龄妊娠妇女推荐做羊水检查。30 岁以下的母亲，子代有先天愚型者，或姨母、姨表姐妹中有此患儿，应及早检查子代染色体核型。孕期避免接受 X 线照射，勿滥用化学药物，接触毒物及放射线，预防病毒感染。指导家长照顾患儿生活、训练患儿自理能力的具体方法。

第三节 苯丙酮尿症

苯丙酮尿症（phenylketonuria, PKU）是一种常染色体隐性遗传病，为先天性氨基酸代谢障碍中最常见的一种。由于苯丙氨酸羟化酶（phenylalanine hydroxylase, PAH）基因突变导致酶活性降低，使得苯丙氨酸不能转变成为酪氨酸，导致苯丙氨酸及其酮酸蓄积，并从尿中大量排出。主要临床特征为智能低下、皮肤及毛发色素脱失、鼠尿臭味。PKU 的发病率具有种族和地域差异，根据我国各地新生儿疾病筛查数据，发病率为 1/10000 ~ 1/11000。

【病因和发病机制】

苯丙氨酸（phenylalanine, Phe）是人体必需的氨基酸之一，食入体内的 Phe 一部分用于蛋白质的合成；一部分通过 PAH 作用转变为酪氨酸，酪氨酸再通过不同酶的作用可产生黑色素、甲状腺素和乙酰乙酸；仅有少量的 Phe 经过次要代谢途径，在转氨酶的作用下转变为苯丙酮酸。根据生化缺陷的不同可分为典型 PKU 和 BH₄ 缺乏型两类，绝大多数为典型 PKU，10% ~ 15% 为 BH₄ 缺乏型。

1. 典型 PKU PKU 因 PAH 基因突变导致 PAH 活性降低或丧失，由于患儿肝细胞缺乏 PAH，不能将苯丙氨酸转化为酪氨酸，因此苯丙氨酸在血、脑脊液、各种组织和尿液中的浓度极度增高，同时经旁路代谢产生大量的苯丙酮酸、苯乙酸和苯乳酸等，并从尿中排出，血中苯丙氨酸超过肾阈而大量排出，产生苯丙氨基酸尿。由于酪氨酸生成减少，致使甲状腺素、肾上腺素和黑色素等合成不足，而蓄积的高浓度的苯丙氨酸及其旁路代谢产物导致导致脑损伤，影响中枢神经系统发育。

2. BH₄缺乏型 机体内苯丙氨酸的代谢还需辅酶四氢生物蝶呤（BH₄）的参与，人体内的BH₄来源于三磷酸鸟苷（GTP），BH₄的合成和代谢需要三磷酸鸟苷环化水解酶（GTP-CH）、6-丙酮酰四氢蝶呤合成酶（6-PTPS）或二氢生物蝶呤还原酶（DHPR）的参与。BH₄缺乏时，不仅苯丙氨酸不能转变成酪氨酸，而且造成多巴胺、5-羟色胺等重要的神经递质合成受阻，可加重神经系统的损害。故BH₄缺乏型的临床症状更重，治疗更困难。

【临床表现】

出生时患儿虽然存在高苯丙氨酸血症，但因未进食故血中苯丙氨酸及其有害的代谢产物浓度不高，所以无临床症状。随着进奶以后，一般在3~6个月时出现症状，1岁时症状明显。

1. 神经系统表现 以智能发育落后最为突出，早期伴有神经行为异常，如兴奋不安、多动或嗜睡、萎靡，可有癫痫小发作，少数呈现肌张力增高和腱反射亢进，约1/4患儿有癫痫发作；继之智能发育落后日渐明显，80%有脑电图异常。BH₄缺乏型PKU神经系统症状出现较早且较严重。

2. 外观体征 患儿在出生数月后因黑色素合成不足，毛发、皮肤和虹膜色泽变浅。皮肤白皙、干燥，易有湿疹，皮肤湿疹较常见，可持续数年（图16-4）。

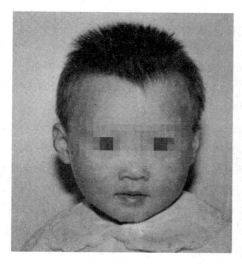

图16-4 21-三体综合征患儿的外观特征

3. 其他 由于患儿的尿和汗液中可排出苯乙酸，故有特殊的鼠尿臭味；生长发育迟缓。

【辅助检查】

1. 新生儿疾病筛查 新生儿哺乳3~7天，足跟采集外周血滴于专用采血滤纸上，晒干后送至实验室进行苯丙氨酸浓度测定。如Phe浓度大于切割值，应进行进一步检查和确诊。

2. 血苯丙氨酸浓度测定 正常浓度<120μmol/L（2mg/dl），轻度为120~360μmol/L，中度为360~1200μmol/L，典型>1200μmol/L。

3. 尿三氯化铁试验 用于较大婴儿和儿童的筛查。将三氯化铁滴入尿液，如立即出现绿色反应，则为阳性，表明尿中苯丙氨酸浓度增高。新生儿PKU因苯丙氨酸旁路代谢尚未健全，患儿尿液测定为阴性。

4. 尿蝶呤图谱分析和DHPR活性测定 采用高压液相（HPLC）分析尿中新蝶呤（N）和生物蝶呤（B），主要进行BH₄缺乏症的鉴别诊断，尿蝶呤图谱分析显示异常者需进一步确诊。DHPR活动测定，二氢生物喋啶还原酶缺乏症时该酶活性明显降低。

5. DNA分析 可应用此方法分析相关基因缺陷，进行产前诊断、基因诊断及基因突变检测。

【治疗要点】

本病为少数可治性遗传代谢病之一，如果早期诊断并及早治疗，可避免神经系统不可逆性损伤。

1. 低苯丙氨酸饮食治疗

（1）治疗原则 ①开始治疗的年龄越小，预后越好；②一般应保持血苯丙氨酸浓度在120~360μmol/L较为理想。过度治疗将导致苯丙氨酸缺乏，出现嗜睡、厌食、贫血、腹泻，甚至死亡；③根据患儿情况调整食谱，治疗至少持续到8~12岁；④家长合作是饮食治疗成功的关键因素之一；⑤成年女性患者在怀孕前应开始进行饮食控制，直到分娩，以免高苯丙氨酸血症影响胎儿。

（2）治疗方法 给予低苯丙氨酸配方奶喂养，待血苯丙氨酸浓度降至理想浓度时，可逐渐添加天然饮食，首选母乳，因母乳中血苯丙氨酸含量仅为牛奶的1/3。较大婴儿及儿童可适当加入牛奶、粥、蛋等，添加食品应以低蛋白、低苯丙氨酸食物为原则。由于Phe是合成蛋白质的必需氨基酸，缺乏时亦会导致神经系统损害，甚至死亡。故应注意不要极度限制Phe摄入，定期检测Phe水平，以便调整饮食。Phe浓度过高或过低都将影响生长发育。饮食控制至少需持续到青春期，终生治疗对患儿更有益。

2. 生物蝶呤 用于治疗对低苯丙氨酸饮食无反应的变异型。单独使用BH₄的优点是不需要价格昂贵的特殊饮食治疗，每天仅需服药1次，不足之处是并非对每一例本型PKU患儿都具有特殊的治疗效果。故多数患儿仍需合并应用低苯丙氨酸饮食、左旋多巴、5-羟色胺治疗。

【护理评估】

1. 健康史 评估是否有家族史，父母是否近亲结婚，患儿有无智力低下和体格发育落后。评估患儿喂养情况、饮食结构等。

2. 身体状况 观察患儿皮肤毛发颜色，身体气味，测身高、体重、头围，检查有无肌张力的改变，分析实验室结果，明确患儿疾病程度。

3. 心理社会状况 评估患儿家长是否掌握该病的相关知识，特别是饮食治疗方法。评估家庭环境和经济状况，家长有无焦虑、恐惧等心理，是否具备照顾患儿和配合治疗的能力。

【常见护理诊断/问题】

1. 生长发育迟缓 与高浓度的苯丙氨酸导致神经细胞受损有关。

2. 营养失调：低于机体需求量 与饮食治疗限制食品种类有关。

3. 有皮肤完整性受损的危险 与汗液及尿液的排泄刺激有关。

4. 焦虑/恐惧 与担心患儿疾病及预后有关。

5. 潜在并发症 癫痫。

6. 知识缺乏 与患儿家长缺乏本病的治疗及护理等相关知识有关。

【护理措施】

1. 饮食护理

（1）低苯丙氨酸饮食治疗作用 低苯丙氨酸饮食可预防脑损害及智力低下的发生。一旦确诊，应立即开始治疗，超过 1 岁以后开始治疗，虽可改善癫痫症状，但智力低下是不可逆转的。

（2）低苯丙氨酸饮食治疗原则和方法 既要保证苯丙氨酸的摄入量，满足儿童生长发育和体内代谢的最低需要，又要保持血中苯丙氨酸不能过高。①6 个月内患儿可给予特制的低苯丙氨酸奶粉；6 个月后添加辅食时应以淀粉类、蔬菜、水果等低蛋白质、低苯丙氨酸食物为主，忌用或少用乳、蛋、肉、豆等蛋白质含量高的食物。②治疗期间应定期监测血中苯丙氨酸浓度，若血苯丙氨酸浓度异常，每周监测一次，如血苯丙氨酸浓度在理想控制范围内，饮食无明显变化时可适当延长时间，并观察患儿生长发育情况。③饮食控制应至少持续到青春期以后，终身治疗对患儿更有益。④成年女性患者在怀孕前应重新开始饮食控制，将血苯丙氨酸浓度控制在 120~360μmol/L，直至分娩，避免高苯丙氨酸血症影响胎儿。

（3）注意观察体格发育和智力发育的全过程，需要时给予"低苯丙氨酸水解蛋白"以保证蛋白质供给。同时要注意补充各种维生素、矿物质及微量元素等。

2. 皮肤护理 避免局部刺激，保持皮肤清洁、干燥，尤其是皮肤皱褶处如腋下、腹股沟、臀部等部位，保持床褥平整、清洁，有湿疹时应及时处理。

3. 心理护理 主动询问患儿家长的想法，倾听其需要，主动告知有关本病的病因、发病机制、特殊症状和体征及相关治疗、预后情况。向患儿家长解释本病是可治疗性的遗传代谢性疾病，只要及早开始饮食治疗，认真合理安排饮食，大多数患儿智力发育可不受影响。从而减轻其焦虑，获得对治疗护理的配合。

4. 并发症护理 该病患儿因饮食治疗不及时或不按医嘱治疗或治疗过晚，部分患儿可能继发癫痫，一旦发生，及早开始抗癫痫药物治疗，严格按医嘱按时服药，不能擅自减药或停药，定期门诊复查，注意观察患儿神经精神发育情况。同时保持室内环境安静、空气新鲜，避免不必要的刺激，并且不能喂哺过饱，以免诱发癫痫发作。

5. 健康教育 避免近亲婚配，大力宣传新生儿疾病筛查的重要性和必要性。饮食治疗成功与否直接关系到患儿的智力和体格发育，患儿的预后与开始治疗的年龄关系密切，要让家长充分了解患儿饮食治疗的重要性，坚持长期饮食治疗。协助患儿家长制订饮食治疗方案，指导其观察饮食治疗效果，生长发育情况等。对已有 PKU 患儿的家庭欲再生育时，向其介绍该病的基础上，建议其做产前诊断，避免 PKU 患儿的出生，减少家庭的经济负担和精神压力。

> ◉ **知识链接**
>
> ### 苯丙酮尿症的风险评估
>
> 苯丙酮尿症（phenylketonuria，PKU）为常染色体隐性遗传病，患儿为 PAH 基因突变的纯合或复合杂合子，其双亲为杂合子。患儿的同胞有 25% 的机会患病、50% 为无症状的杂合子，25% 为正常（两个等位基因皆正常）。若不做基因分析，患儿的正常同胞为杂合子的概率为 2/3。杂合子个体的子女为杂合子的风险为 1/2，其他血亲为携带者的风险随亲缘系数（n）增加而递减。治疗过的患儿可以结婚生育，其子女为杂合子的风险为 100%；如果其配偶也是杂合子，则其生育患儿的风险为 1/2，余下的 1/2 为杂合子。家系中任何一个血亲生育患儿的风险为 $10^{-2} \times 2^{-(n+1)}$（中国人中 PKU 杂合子频率为 0.02）；如果配偶为近亲，则生育患儿的风险增加更多。因此，有家族史的血亲个体在生育前应对自己和配偶进行杂合子检测。

第四节 糖原贮积症

糖原贮积症（glycogen storage disease，GSD）是一组由于先天性酶缺陷所造成的糖代谢障碍性疾病，多为常染色体隐性遗传性疾病。其共同生化特征是糖原代谢异常，以致结构正常或异常的糖原累积在肝脏、肌肉、心脏、肾脏等组织中储积量增加，从而出现一系列的临床症状。根据临床表现和受累器官分为肝糖原贮积症和肌糖原贮积症。GSD 依据其缺陷的酶可分为 12 型，多数属分解代谢缺陷，使糖原异常堆积。GSD Ⅰ型是 GSD 中最常见的类型，约占 25%。除 GSD Ⅸa 型为 X 连锁隐性遗传外，其余都是常染色体隐性遗传。发病率为 1/20000 ~ 1/25000。下面主要介绍 GSD Ⅰ型。

【病因和发病机制】

该病的病因尚未清楚。GSD Ⅰ型是由于肝、肾组织中葡萄糖 -6- 磷酸酶（G6PC）系统活力缺陷造成的。正常情况下，G6PC 分解糖原为葡萄糖，在维持血糖稳定方面起重要作用。该酶编码基因位于第 17 号染色体上，由于遗传因素导致的该酶系统活力受损，即造成 GSD Ⅰ型。

G6PC 是糖异生和糖原降解的限速酶，G6PC 转运体可将 6-磷酸葡萄糖（G6P）从细胞浆转运到内质网腔，并被 G6PC 分解成葡萄糖和磷酸，G6PC 转运体仅在 G6PC 存在下转运 G6P 的功能才明显，故两者对维持血糖稳定均发挥重要作用，任一缺陷均可导致低血糖。而低血糖又不断导致组织蛋白分解，向肝脏输送糖异生原料。这些异常代谢都加速了肝糖原的合成。糖代谢异常同时还造成脂肪代谢紊乱，亢进的糖异生和糖酵解过程不但使血中丙酮酸和乳酸含量增高导致酸中毒，还产生大量乙酰辅酶 A，为脂肪和胆固醇的合成提供原料，同时还产生合成脂肪和胆固醇所必需的辅酶。这些代谢改变最终造成脂质合成旺盛，引起高脂血症、肝脂肪变性等。G6PC 的底物 G6P 堆积使戊糖代谢旁路活跃，产生过量嘌呤，嘌呤分解产生大量尿酸导致高尿酸血症。

【临床表现】

临床表现轻重不一，大多数起病隐匿，婴儿期除肝大外，无其他典型表现。轻者在幼儿期表现为生长落后、身材矮小、肝大、鼻出血、易感染。重者在新生儿期即可出现严重低血糖、酸中毒、呼吸困难和肝大等症状，少数可出现低血糖惊厥、高乳酸血症、高尿酸血症。主要临床表现如下。

1. 生长发育落后 由于糖代谢紊乱、慢性酸中毒以及肝脏受损，患儿身材矮小，骨龄落后，骨质疏松，但身体各部分比例正常。

2. 腹部膨隆 肝脏体积增大而质地变实，表面光滑无触痛，不伴黄疸或脾大。

3. 饥饿性低血糖 患儿常有低血糖和腹泻，严重者可因低血糖伴发惊厥。随年龄增长，低血糖发作次数减少。

4. 其他表现 肌肉松弛，四肢伸侧皮下可见黄色瘤。患儿常有鼻出血等出血倾向。青春期延迟，视网膜黄斑周围病变等。

5. 并发症 GSD Ⅰ型的主要并发症是肝脏腺瘤和进行性肾功能不全，肝腺瘤有恶变倾向。肾脏病变是晚期并发症。

【辅助检查】

1. 血生化检查 低血糖、酸中毒，血乳酸、血脂和尿酸升高，肝功能异常。

2. 口服糖耐量试验 空腹测定血糖和血乳酸，给予葡萄糖 2g/kg（最多 50g）口服，服糖后 30 分钟、60 分钟、90 分钟、120 分钟、180 分钟测定血糖和血乳酸，正常时血乳酸升高不超过 20%。血乳酸明显下降提示 GSD Ⅰa 型。

3. 胰高血糖素刺激试验 空腹和餐后 2 小时内注射胰高血糖素 30 ~ 100μg/kg，于注射后 15 分钟、30 分钟、45 分钟、60 分钟测定血糖。空腹刺激试验，正常时 45 分钟内血糖可升高超过 1.4mmol/L，而患儿血糖无明显升高。餐后刺激试验，正常时可诱导餐后血糖进一步升高，而患儿无此反应。

4. 肝组织活检 可见 PAS 染色阳性物增多，电镜可见胞质糖原增多。

5. DNA 分析 外周血白细胞 DNA 分析进行基因诊断，基因突变分析是分型最可靠的依据。

⊕ 知识链接

新生儿筛查

早期诊断，尤其是症状前诊断，早期 ERT 可显著改善婴儿型糖原累积病Ⅱ型的预后。新生儿筛查多采用串联质谱法或荧光法检测干血纸片样本的 GAA 酶活性。对于筛查阳性者，建议采集外周血白细胞或淋巴细胞进行 GAA 酶活性测定，如果 GAA 酶活性降低，则应同时进行遗传咨询、多学科临床评估、GAA 基因变异分析以明确诊断并分型。

【治疗要点】

治疗目标是维持血糖正常以阻断异常的生化过程，减轻临床症状，延缓并发症的出现。

1. 严重低血糖治疗 在严重低血糖时，可静脉给予葡萄糖 $0.5g/(kg \cdot h)$。

2. 饮食治疗 饮食治疗是治疗的重要手段，主要通过增加进餐次数维持正常的血糖水平。婴儿期可每 2~3 小时进行母乳或麦芽糊精喂养一次，6 个月后可调整为生玉米淀粉混悬液，幼儿期为每次 1.0~1.5g/kg，间隔 4~6 小时一次；儿童期为每次 1.5~2.0g/kg，间隔 4~6 小时一次。采用低脂饮食预防高脂血症，需注意补充各种微量元素和矿物质。

3. 其他治疗 肝移植、骨髓移植、重组腺病毒介导的基因治疗等。

【护理评估】

1. 健康史 评估患儿精神食欲及体格发育情况，有无生长发育落后。评估患儿家族成员中是否有类似疾病发生，母亲妊娠史有无异常，既往健康状况等。

2. 身体状况 评估患儿有无身材矮小、骨龄落后、骨质疏松、低血糖、腹泻等表现，有无腹部膨隆等体征。评估血生化检查、口服葡萄糖耐量试验、胰高血糖素刺激试验结果。

3. 心理 - 社会状况 评估家长有无焦虑，对该病的预后、疾病的护理方法、低血糖的预防等知识的认识程度。评估患儿家庭环境及经济状况，既往有无住院经历。

【常见护理诊断/问题】

1. 活动无耐力 与酶缺乏致低血糖有关。

2. 生长发育迟缓 与糖、脂肪、蛋白质代谢障碍有关。

3. 有感染的危险 与免疫力低下有关。

4. 有外伤的危险 与骨质疏松和血小板功能不良有关。

5. 焦虑 与患儿家长对疾病本身不了解及对疾病的预后担忧有关。

【护理措施】

1. 饮食护理 避免血糖过高，既能维持机体生长发育的需要，又可减少糖原在肝、肾等地方的累积，避免低血糖的发生。平时饮食可以少量多餐，根据不同年龄和血糖浓度及时调整食物种类，保证必要营养物质供给。避免剧烈活动，减少体力消耗，防止低血糖。一旦发生低血糖症状立即进食或每次口服 10% 葡萄糖 5~10ml/kg，或每次静推 10% 葡萄糖 2ml/kg，并密切监测血糖。

2. 预防酸中毒 患儿糖异生功能障碍，导致体内丙酮酸及乳酸堆积，容易出现酸中毒。低脂肪饮食可减少酮体与血脂的产生，防止酸中毒的发生。需密切观察患儿有无神志改变、乏力、口唇樱红、呼吸深慢等酸中毒表现，并注意监测血气分析，血气分析若提示酸中毒，可用碳酸氢钠纠正酸中毒，因体内存在乳酸堆积，禁用乳酸钠纠酸。

3. 预防感染 由于体内缺乏 G6PC，机体不能利用糖原，蛋白质、脂肪分解代谢加强，出现营养不良，易继发感染，而感染易诱发低血糖，加重酸中毒。因此患儿需适当加强锻炼，增强体质，尽量少去公共场所，注意个人卫生，勤洗手，避免患儿与感染者接触，一旦发现患儿有感染迹象时应及时给予治疗。

4. 避免外伤 患儿因贫血、骨质破坏、关节肿痛等原因行动不便并伴有头晕乏力，应加强生活护理，卧床期间避免坠床。活动时应有人陪同，穿防滑鞋，避免地面有水及障碍物。

5. 心理护理 GSD I 型是一组常染色体隐性遗传的糖原代谢障碍性疾病，目前尚无有效办法根治，由于反复低血糖、肝脾大、严重贫血等易导致患儿及家长产生焦虑、恐惧心理，尤其是生长发育异常，患儿常较自卑。应协助制定合适的有针对性的心理治疗计划，逐渐增强其心理承受力，多向患儿及家长进行宣教，介绍国内外案例，讲解此病经长期治疗可正常发育，以增加其信心。

6. 健康教育 详细向患儿及家长讲解该病的发病机制、治疗及预后等，坚持少食多餐，定期监测血糖，维持空腹血糖在正常范围内。定期监测肝肾功能，定期门诊随诊，如有病情变化，及时去医院就诊。

（张晓丽）

目标检测

答案解析

一、选择题

A1 型题

1. 人类单基因遗传病不包括的是

    A. 常染色体显性遗传病

    B. 常染色体隐性遗传

    C. X 连锁显性遗传

    D. Y 连锁遗传

    E. 线粒体疾病

2. 21 - 三体综合征患儿出生时即能使医护人员疑为本病的特征是

    A. 极低出生体重   B. 母亲高龄

C. 多发畸形

D. 智能低下

E. 特征性面容

3. 21 - 三体综合征属于

A. 染色体疾病

B. 单基因遗传病

C. 多基因遗传病

D. 内分泌病

E. 免疫缺陷症

4. 典型苯丙酮尿症的发病机制是

A. 苯丙氨酸 - 4 - 羟化酶缺陷

B. 四氢生物蝶呤生成不足

C. 酪氨酸羟化酶受抑制

D. 脑内 5 - 羟色胺不足

E. 二氢生物蝶呤还原酶先天缺陷

5. 有关糖原贮积症的描述，不正确的是

A. 糖原合成代谢障碍病

B. 体内糖原贮积过多病

C. 糖原分解代谢障碍病

D. 体内糖原贮积量过少病

E. 先天性糖缺陷

A2 型题

6. 患儿，男，2 岁。眼距宽，鼻梁低平，眼外侧上斜，舌常伸出，染色体核型为 46，XX（或 XY）/47，+21。该患儿最可能的诊断是

A. 肝豆状核变性

B. 苯丙酮尿症

C. 先天性卵巢发育不全

D. 先天性睾丸发育不全

E. 21 - 三体综合征

A3 型题

患儿，男，5 个月，近 1 周来抽搐 3 次。查体：智力发育落后，表情呆滞，皮肤白嫩，头发枯黄，尿有鼠尿样臭味。

7. 考虑该患儿最可能的诊断是

A. 癫痫

B. 糖原累积病

C. 先天愚型

D. 苯丙酮尿症

E. 侏儒症

8. 给予该患儿的饮食是

A. 高糖饮食

B. 低盐饮食

C. 低苯丙氨酸饮食

D. 低脂肪饮食

E. 低蛋白饮食

二、思考题

1. 如何运用苯丙酮尿症相关知识为患儿制定合理的护理计划？

2. 如何运用所学知识对高龄孕妇进行产前指导？

3. 患儿，男，14 个月。母乳喂养，生后 4 个月开始出现反复抽搐，喂养困难，头发由黑变黄，并有间歇性呕吐，尿液出现难闻臭味，智力发育落后于同龄儿。查体：神清，表情呆滞，皮肤白，面部湿疹，毛发浅褐色，尿有鼠尿臭味。

请回答：

（1）目前该患儿最可能的诊断是什么？

（2）作为责任护士，如何做好该患儿的饮食管理？

书网融合……

本章小结　　　　　微课 1　　　　　微课 2　　　　　题库

第十七章　感染性疾病患儿的护理

PPT

学习目标

知识要求：

1. **掌握**　常见感染性疾病的临床表现、常见护理诊断/问题及其护理措施；结核菌素试验结果的临床意义、结核性脑膜炎脑脊液检查的特点。

2. **熟悉**　常见感染性疾病的流行病学特征。

3. **了解**　常见感染性疾病的病因及其发病机制、常用的辅助检查和治疗要点。

技能要求：

1. 学会结核菌素试验的技术操作及结果判断方法。

2. 具备运用感染性疾病相关知识和护理程序的方法解决患儿护理问题的技能，实施整体护理。

素质目标：

1. 关爱感染性疾病患儿，实施"以患儿及其家庭为中心"的护理。

2. 具备评判性思维能力，开展儿童感染性疾病护理研究，促进护理学科发展。

感染性疾病（infectious diseases）是指能在人群中引起流行的疾病，通常由各种病原微生物（病原体）感染所致，包括可传播的和非传播性的疾病。本章主要指可传播性疾病。儿童免疫功能不完善，是感染性疾病的高发人群。

我国非常重视感染性疾病的防治，从国家政策、法律、法规和规章等各层面加强传染病的管理，儿童计划免疫的实施和传染病治疗管理等措施，使某些传染病已得到控制甚至消灭，许多儿童传染病的发病率和死亡率已大大降低。但是，自20世纪80年代以来，某些传染病如结核、麻疹、梅毒、淋病等重新加剧；新发现的传染病和感染性疾病如手足口病、人禽流感等的传染性强，危害极大。儿科护士应掌握儿童常见传染病的发病规律、临床表现及主要防治措施，全面评估患儿病情，做好相应的护理和管理工作，促进患儿康复。

第一节　麻　疹　微课1

⇒ 案例引导

案例　患儿，男，1岁1个月，因"发热5天，皮疹2天"入院。查体：体温39.5℃，心率122次/分，呼吸30次/分。烦躁不安，面红，口周发绀，三凹征，耳后发际、颈部、面部、胸背部、手臂均见红色斑丘疹，疹间皮肤正常；双肺呼吸音粗，可闻及湿啰音。血常规显示：RBC 3.3×10^{12}/L，Hb 120g/L，WBC 4.1×10^9/L，淋巴细胞占0.59。

讨论：

1. 作为责任护士，对该患儿还需要护理评估哪些内容？

2. 目前该患儿最可能的诊断是什么？

3. 该患儿目前主要的护理问题有哪些？应采取哪些护理措施？

麻疹（measles）是由麻疹病毒引起的传染性极强的急性出疹性呼吸道传染病，临床上以发热、结合膜炎、上呼吸道炎、麻疹黏膜斑、全身斑丘疹和退疹后糠麸样脱屑并留有色素沉着为特征。我国在广泛应用麻疹减毒活疫苗接种后，其发病率和死亡率已显著降低。

【病原学】

麻疹病毒属副黏液病毒，呈球形颗粒状，仅一个血清型，抗原性较稳定。在前驱期和出疹期患者的鼻咽分泌物、血和尿中可分离出麻疹病毒。麻疹病毒体外生存力弱，对干燥、酸、紫外线和一般消毒剂敏感，加热至56℃ 30分钟可被灭活，在流通空气中很快失去活性，但在低温中可长期存活。

【流行病学】

患者是唯一的传染源，出疹前后5天均具有传染性。主要通过呼吸道飞沫传播，也可经密切接触污染物或污染的手传播。人群普遍易感，多见于6个月～5岁的儿童。病后可获得持久免疫力。四季皆可发病，以冬春季多见。

【发病机制】

病毒主要经鼻咽部侵入，在局部上皮细胞内繁殖，播散到局部淋巴组织，并有少量病毒侵入血流形成第一次病毒血症；然后，病毒在单核－吞噬细胞系统中增殖，大量病毒再次侵入血流出现第二次病毒血症，引起广泛的病变（皮肤和内脏），出现一系列临床表现。以后，病毒血症逐渐消失，病毒快速减少至消除。

【病理变化】

广泛分布的多核巨细胞是其病理特征。主要病损出现于皮肤、眼结膜、鼻咽部、支气管和肠道黏膜等处。皮疹处见典型上皮合胞体巨大细胞，含细胞核内和细胞浆内包涵体，并见角化不全、角化不良，细胞间和细胞内水肿；表皮血管扩张伴有周围淋巴细胞与组织细胞浸润。麻疹黏膜斑的病理改变与皮疹相似。疹退后，表皮细胞坏死、角化形成糠麸样脱屑。

【临床表现】

1. 典型麻疹　潜伏期6～21天，一般10～14天。

（1）前驱期　持续3～4天。主要表现为：①发热：热型不定，中度以上。②上呼吸道感染症状：咳嗽、喷嚏、流涕、咽部充血。③结合膜炎：结膜充血、眼睑水肿、畏光、流泪等。④麻疹黏膜斑（Koplik spots，柯氏斑）：是麻疹早期的特征性体征。在出疹前1～2天，于第二磨牙对应的颊黏膜上出现0.5～1mm的灰白色小点，周围有红晕，并迅速增多，可累及整个颊黏膜，出疹后1～2天迅速消失。通常伴有全身不适、食欲减退、呕吐、腹泻等非特异性症状。

（2）出疹期　一般3～5天。皮疹初见于耳后、发际，渐延及面、颈、躯干、四肢，最后到手掌、足底。开始时皮疹稀疏、不规则，呈红色斑丘疹，压之褪色，伴痒感，疹间皮肤正常，以后可融合成片，色加深呈暗红色。出疹时，全身和呼吸道症状加重，体温升高可达40℃及以上，可伴谵妄、嗜睡；咳嗽加剧、气促、肺部可闻及啰音。常出现肺炎、喉炎、脑炎等并发症。

（3）恢复期　一般3～5天。皮疹开始按出疹顺序消退，伴有糠麸样脱屑及褐色色素沉着，体温逐渐下降，症状也随之好转。整个病程大约10天。

2. 非典型麻疹

（1）轻型麻疹　见于有部分免疫者。主要表现为潜伏期长，前驱期短、症状轻微；麻疹黏膜斑可无或持续时间短；皮疹小而稀疏，消失快；脱屑可无色素沉着；无并发症。

（2）重型麻疹　见于病毒毒力特强或有基础病的虚弱患儿。中毒症状重，皮疹常密集成片或出疹不透或出而骤退，或呈出血性皮疹伴黏膜出血。常伴肺炎、脑炎等并发症。

（3）异型麻疹　见于接种过麻疹减毒活疫苗而再感染者。前驱期短或无，常无麻疹黏膜斑，出疹期全身症状重，皮疹及出疹顺序不典型，常伴头痛、肌肉痛，易发生肺炎。

（4）无皮疹麻疹　见于应用免疫抑制剂者。全程无皮疹。麻疹黏膜斑可有或无。常以鼻咽部分泌物找到多核巨细胞或特异性抗体诊断。

【常见并发症】

在麻疹病程中，常并发肺炎、喉炎、脑炎、心肌炎、营养不良和维生素A缺乏，并可使原有的结核病恶化。

1. 肺炎　是最常见的并发症之一。多见于重度营养不良或免疫力低下的患儿。可由麻疹病毒本身所致（间质性肺炎），也可继发细菌感染而致细菌性肺炎。患儿表现为咳嗽、气促，可有发绀，肺部呼吸音增粗或有湿啰音等。

2. 喉炎　2～3岁以下儿童多见，常因继发细菌感染所致。表现为声音嘶哑、犬吠样咳嗽、吸气时伴喘鸣、吸气性呼吸困难、发绀等；可因喉梗阻而危及生命。

3. 麻疹脑炎　罕见，临床表现和脑脊液改变似其他病毒性脑炎，主要表现为高热、惊厥、头痛、嗜睡甚至昏迷。易遗留后遗症，死亡率较高。

4. 心肌炎　多见于2岁以下儿童，表现为烦躁、气促、面色苍白、发绀、心音低钝、心率增快甚至心律紊乱及心电图改变。

麻疹应注意与其他出疹性疾病相鉴别，见表17-1。

表17-1　儿童常见出疹性疾病鉴别要点

疾病名	病原体	全身症状及体征	皮疹特点	发热与皮疹的关系
麻疹	麻疹病毒	上呼吸道卡他症状、结膜炎、口腔麻疹黏膜斑	红色斑丘疹，自发际耳后、额面部、颈部、躯干、四肢，疹退伴脱屑和遗留色素沉着	发热3～4日，出疹时热度更高，热退疹渐退
水痘	水痘－带状疱疹病毒	全身症状较轻，发热、不适、厌食等	分批出现，斑疹、丘疹、疱疹和结痂同时存在，向心性分布，结痂后一般不留瘢痕	发热1～2日出疹
风疹	风疹病毒	全身症状轻，耳后、枕部淋巴结肿大触痛	斑丘疹，自面部、躯干、四肢，疹退无脱屑及色素沉着	症状出现1～2日出疹

续表

疾病名	病原体	全身症状及体征	皮疹特点	发热与皮疹的关系
幼儿急诊	人疱疹病毒 6 型	全身症状轻，可有高热、惊厥、耳后、枕部淋巴结可肿大	红色细小密集斑丘疹，头颈及躯干多，1 日出齐，次日开始消退	高热 3～5 日，热退出疹
手足口病	肠道病毒（EV-71、CV-A16）	发热、咳嗽、流涕	口腔黏膜散在疱疹，易破溃；手、足、臀部散在斑丘疹、疱疹，躯干偶见；疹退不留瘢痕	急性发热后出疹
猩红热	A 组乙型溶血性链球菌	发热、咽痛、头痛、呕吐、杨梅舌、口周苍白圈、颈部淋巴结肿大	可累及全身皮肤，弥漫充血，上有密集针尖大小丘疹，疹退伴脱皮	发热 1～2 日出疹，出疹时高热
药物疹	/	有服药史及原发病表现	斑丘疹、疱疹、猩红热样皮疹、荨麻疹等，摩擦及受压部位多见，痒感明显	发热为原发病症状

【实验室检查】

外周血白细胞数常减少，淋巴细胞减少更多。取患儿的鼻、咽、眼分泌物涂片查多核巨细胞。发热期患者的血、尿或鼻咽分泌物进行病毒分离。病毒特异性 IgM 抗体和麻疹 IgG 抗体滴度增高可诊断急性期感染。

【治疗要点】

1. 一般治疗 无特异性药物治疗，加强护理，注意休息和营养，保证水分的摄入，防止受凉或过热，注意消毒隔离。

2. 对症治疗 高热者适当降温处理。

3. 并发症的治疗 中医药治疗助透疹，积极防治并发症，补充维生素 A 防止干眼症等。

【护理评估】

1. 健康史 麻疹疫苗接种史，麻疹患者的接触史，发病情况（现病史）以及有无应用易致皮疹的药物等。

2. 身体状况 包括患儿的生命体征，精神状态，热型和热度，皮疹的出疹时间、顺序和特点，实验室检查结果等。

3. 心理社会状况 患儿的情绪，家长对疾病的认识、护理知识和消毒隔离知识的掌握程度等。

【常见护理诊断/问题】

1. 体温过高 与病毒血症和（或）继发感染有关。

2. 皮肤黏膜完整性受损 与麻疹病毒感染有关。

3. 营养失调：低于机体的需要量 与高热消耗、食欲下降有关。

4. 潜在并发症 如肺炎、脑炎、心肌炎等。

5. 有感染传播的危险 与麻疹病毒自呼吸道或直接接触传播有关。

【护理目标】

1. 患儿体温逐渐下降并维持正常。

2. 患儿出疹顺利、无破损及合并感染等。

3. 患儿摄入营养足够。

4. 患儿无并发症或并发症得以及时诊治。

5. 未发生感染的传播。

【护理措施】

1. 维持正常体温 卧床休息至皮疹消退、体温正常为止。保持室内空气新鲜，温湿度适宜。衣被合适、清洁、干燥，勿捂汗。监测体温，观察热型。高热时可用温水浴降温，慎用退热剂，禁用酒精擦浴和冷敷。观察降温效果，注意摄入足够的液体量。

2. 保持皮肤黏膜的完整性

（1）保持床单元和皮肤清洁干燥，每日沐浴更衣（忌用肥皂）。剪短指甲，避免抓伤皮肤致继发感染。及时评估出疹情况，透疹不畅时，可用中药促进血循环，帮助透疹。

（2）多喂温开水，常用生理盐水洗漱口腔。保持呼吸道通畅。室内光线柔和，用温盐水清洁双眼，分泌物较多者可滴抗生素眼液或涂眼膏，可加服鱼肝油防干眼症。防止呕吐物或眼泪流入耳道致中耳炎。

3. 保证营养摄入 给予清淡、易消化、营养丰富的流质或半流质饮食，少食多餐。多喂开水及热汤，利于排毒、退热和透疹。恢复期应添加富含热能、蛋白质和维生素的食物。无需忌口。

4. 病情观察 观察患儿生命体征尤其是体温变化；注意患儿有无咳嗽、咳痰、气促及肺部异常体征；观察患儿的精神状态、意识等有无改变；及时发现各种并发症表现，并通知医生处理。观察患儿出疹情况如出疹时间、顺序和皮疹特点，关注皮疹消退情况等。

5. 预防感染传播

（1）管理传染源 飞沫及接触隔离患儿至出疹后 5 天，有并发症者延长至疹后 10 天；接触的易感儿应隔离观察 3 周。

（2）切断传播途径 病室每日通风换气，保持空气清新，并行空气消毒。患儿的衣被、玩具阳光下曝晒，食具等及时消毒。医务人员接触患儿前后应洗手，更换隔离衣。

（3）保护易感儿　限制易感儿探视。流行期间易感儿避免到公共场所。8 个月以上未患过麻疹者应接种麻疹减毒活疫苗。易感儿接触后及早注射人丙种球蛋白。

6. 健康教育　向家长介绍麻疹相关知识，强调隔离的重要性。在家中隔离者，教会家长消毒隔离方法、护理方法等，告知家长及年长儿并发症相关表现，出现异常及时就诊。

【护理评价】

1. 患儿的高热是否得到正确控制。

2. 患儿的皮肤黏膜有无继发感染。

3. 患儿的营养素摄入是否足够。

4. 患儿有无并发症发生，并发症是否得到及时的观察及处理。

5. 消毒隔离措施落实是否到位，有无发生感染的传播。

第二节　水　痘

水痘（chickenpox，varicella）是由水痘 - 带状疱疹病毒（varicella - zoster virus，VZV）引起的一种传染性极强的急性出疹性疾病。临床特点是皮肤黏膜相继出现和同时存在斑疹、丘疹、疱疹和结痂等各类皮疹，全身症状轻微。

【病原学】

人是 VZV 唯一的贮存宿主。该病毒属疱疹病毒科 α 亚科，为一种双链 DNA 病毒。该病毒对热、酸和各种有机溶剂敏感，在痂皮中不能生存。该病毒具有潜伏 - 活化特性，原发感染后可潜伏在脊髓背神经节或三叉神经节内，被激活后将导致带状疱疹。

【流行病学】

水痘患者是唯一的传染源。从出疹前 1 ~ 2 天到疱疹全部结痂为止均具有极强传染性。主要通过飞沫传播，也可接触疱液或污染的用具而感染。人群普遍易感，主要见于儿童，以 2 ~ 6 岁为高峰。四季皆可发病，以冬春季高发。病后可获得持久免疫力，但在青少年或成人后可因各种原因诱发而发生带状疱疹。

【发病机制】

病毒经口、鼻侵入人体，在局部黏膜及淋巴组织内增殖，然后进入血流产生病毒血症。病毒可在单核 - 吞噬细胞系统内再次增殖入血，出现第二次病毒血症，引起广泛的皮肤、黏膜损害而发病，偶尔累及内脏。由于病毒间歇性侵入血流，临床表现为分批出现的皮疹。出疹后产生特异性细胞免疫和抗体，症状随之缓解。

【病理变化】

皮肤上皮细胞水肿变性、裂解、液化和组织液渗入形成水泡，疱液中含大量病毒，以后液体吸收、结痂。由于病变表浅，愈后不留瘢痕。若疱疹破溃，留下浅表溃疡，很快愈合。黏膜病变同皮肤。多器官可受累。

【临床表现】

1. 典型水痘　临床表现轻重不一。潜伏期 10 ~ 21 天。前驱期 1 ~ 2 天，表现为低热、头痛、不适、厌食等，偶有轻微腹痛。出疹期皮疹的特点为：①首发于头、面和躯干，继而四肢，以躯干为主，呈向心性分布。②初为红色斑疹或丘疹，迅速发展为清亮、椭圆形水疱，周围有红晕，易破溃；1 ~ 2 天后疱液变浑浊，出现脐凹现象，然后干燥结痂。③皮损分批出现，高峰期可见斑疹、丘疹、疱疹和结痂同时存在，伴明显痒感。④黏膜皮疹可出现在口腔、结膜和生殖道等处，易破溃形成浅溃疡。本病为自限性疾病，10 天左右痊愈。如无合并感染，愈后不留疤痕。

2. 重型水痘　多见于各种原因所致免疫力低下者。持续高热，全身中毒症状重，皮疹广泛且可融合成大疱型或出血性皮疹，常并发内脏器官受累、水痘肺炎、凝血功能障碍或严重出血而危及生命。

3. 先天性水痘综合征　妊娠早期母亲感染水痘所致，主要影响皮肤、肢体、眼和脑，胎儿多发先天性畸形，如皮肤锯齿形瘢痕、肢体短且发育不良、白内障、大脑广泛发育不全、关节挛缩或先天性髋关节脱位等。多于 1 岁内死亡，存活者遗留神经系统伤残。若孕妇在分娩前后数天感染水痘可致新生儿水痘，新生儿患水痘时病情重、死亡率较高。

4. 并发症　最常见继发细菌感染，甚至败血症。水痘后脑炎常见，也可发生肺炎、心肌炎、肾炎和关节炎等。

【实验室检查】

1. 血常规　白细胞总数正常或稍低，合并细菌感染时可升高。

2. 疱疹刮片　可发现多核巨细胞和核内包涵体。

3. 病毒检测　患者疱液、咽部分泌物或血液可进行病毒检测。

4. 血清学检测　特异性抗体 IgM 检测可助早期诊断，双份血清特异性 IgG 抗体滴度增高 4 倍以上有助于诊断。

【治疗要点】

1. 一般治疗　发热患儿应卧床休息，防止受凉或过热，加强护理预防并发症。

2. 对症治疗　高热者酌情予以降温处理，忌用阿司匹林。可局部应用止痒剂或口服抗组胺药物控制剧烈的痒感。

3. 抗病毒治疗　应尽早使用抗病毒药物，首选阿昔洛韦，根据病情可口服或静脉给药。早期使用α-干扰素能较快抑制皮疹发展，加速康复。继发细菌感染者加用抗生素。不宜使用糖皮质激素。

【常见护理诊断/问题】

1. 体温过高　与病毒血症有关。

2. 皮肤黏膜完整性受损　与水痘带状病毒致皮肤黏膜损害和继发细菌感染有关。

3. 潜在并发症　如脑炎、败血症、肺炎等。

4. 有传播感染的风险　与病毒自呼吸道排出及疱液污染传播有关。

【护理措施】

1. 发热护理　卧床休息至热退、症状减轻。室温适宜，衣被穿盖合适，防止受凉。高热可用物理降温或适量退热剂，但是忌用阿司匹林，以免增加 Reye 综合征的危险。提供足够水分摄入和易消化的食物。

2. 皮肤黏膜护理

(1) 勤换内衣，保持全身皮肤及会阴部清洁。

(2) 剪短指甲，小婴儿可戴软的棉手套，或遵医嘱应用少量镇静剂，避免抓伤皮肤继发感染。

(3) 勿穿盖过热，温水洗浴，防止皮肤发热、干燥增加痒感；痒感明显者可局部涂炉甘石洗剂或其他止痒剂，也可遵医嘱口服抗组胺药物。继发细菌感染者局部用抗生素软膏，或遵医嘱口服抗生素。

(4) 加强口腔护理，有口腔疱疹或破溃者，饮食应清淡、营养丰富、温热的流质、半流质或软食，多饮开水和汤。疼痛明显可应用溃疡糊剂或镇痛药。

(5) 保持眼部的卫生，伴发炎症者予以眼药水点眼。

3. 病情观察　个别患儿可出现并发症，应注意观察有无脑炎、肺炎、心肌炎等表现，并予以相应的治疗和护理。

4. 预防感染的传播

(1) 隔离传染源　隔离患儿至皮疹全部结痂为止。易感儿接触后隔离检疫 3 周。

(2) 切断传播途径　保持室内空气清新，做好环境和物品的消毒工作。托幼机构做好晨检，及时检出水痘患儿。

(3) 保护易感儿　水痘减毒活疫苗接种能有效预防发病。避免易感者接触患儿。易感者接触水痘后 72 小时内肌内注射水痘-带状疱疹免疫球蛋白，可起到预防或减轻症状的作用；在暴露后 8～9 天内开始使用阿昔洛韦，持续 7 天。

5. 健康教育　介绍水痘相关知识，指导护理患儿和消毒隔离的方法，告知患儿及家属水痘常见并发症的表现，出现异常及时处理等。水痘为国家儿童计划免疫预防的疾病，按期接种疫苗对预防患儿水痘非常重要。

第三节　流行性腮腺炎

流行性腮腺炎（epidemic parotitis）是由腮腺炎病毒引起的急性呼吸道传染病，主要表现为以腮腺非化脓性炎症和腮腺区肿痛为特征，唾液腺和其他多种腺体组织器官和神经系统也常受累。目前我国已将腮腺炎病毒减毒活疫苗接种列入国家免疫规划，通常以麻疹、腮腺炎和风疹三联疫苗即 MMR 的形式实施接种，其发病率已显著降低；自 2020 年 6 月起，我国实施 2 剂 MMR 免疫程序，即 8 月龄和 18 月龄各接种 1 剂 MMR。2004～2013 年，全国腮腺炎年平均发病率为 24.20/10 万。自 2004 开始实行流行性腮腺炎突发公共卫生事件网络直报以来，到 2020 年，我国流行性腮腺炎报告突发公共卫生事件数总体呈波动性下降，2020 年报告数量达到报告以来的最低。

【病原学】

腮腺炎病毒为单链 RNA 副黏液病毒，呈圆形颗粒状，有包膜；仅一个血清型，有 A～L 共 12 个基因型，我国流行的主要是 F 型。存在于患儿的唾液、脑脊液、血和尿中。人是本病毒的唯一宿主。该病毒在外界抵抗力弱，来苏尔、甲醛溶液 2～5 分钟将其灭活，紫外线照射也可杀灭，加热至 56℃ 20 分钟即失去活性；在冷冻条件下可较长久存活。

【流行病学】

传染源为患者和隐性感染者，在腮腺肿大前 7 天到发病后 9 天均可具有传染性。主要经空气飞沫传播，也可经唾液污染食具、玩具等接触传播。人群普遍易感，好发于 5～15 岁儿童。感染后可获得持久免疫力。全年均可发病，以冬春季多见。

【发病机制】

病毒经口、鼻侵入机体后，在局部上皮组织和淋巴组织内繁殖，引起局部炎症和免疫反应。然后入血产生病毒血症，经血液播散至腮腺及全身各器官，引起炎症病变；也可从口腔经腮腺管传播到腮腺。该病毒对腺体组织和神经组织具有高度亲和性，使其发生非化脓性炎症改变。

【临床表现】

潜伏期为 14～25 天，平均 18 天左右。前驱期短，症状较轻微或无症状，表现为发热、头痛、乏力、食欲减退等。

1. 腮腺肿大和疼痛　常为首发表现，通常先一侧肿大，2～3 天后波及对侧，有时仅为单侧，腮腺管口常红肿。腮腺肿大以耳垂为中心，向前、后、下发展，边缘不清；触之有弹性感、触痛，局部灼热，但不发红。张口、咀嚼或吃酸性食物时疼痛加剧。5 天后逐渐缩小至消退。

患儿伴不同程度的发热，多为中度；持续时间短则 1～2 天，多数 5～7 天，部分患儿体温始终正常。

2. 颌下腺和舌下腺肿胀 腮腺肿胀时，颌下腺和舌下腺也可明显肿大，舌下腺肿胀时可出现吞咽困难。

3. 发热 程度可有不同，持续时间短则 1～2 日，长则 5～7 日。部分患儿体温始终正常。可伴有头痛、乏力和食欲减退等。

4. 并发症

（1）**脑膜炎和脑炎** 是儿童时期最常见的并发症，常在病程高峰时出现。表现为高热、头痛、呕吐、脑膜刺激征、意识障碍等，脑脊液改变同其他病毒性脑炎相似，大多预后良好，2 周左右恢复。

（2）**睾丸炎** 男孩最常见的并发症，青少年多见，常在起病后 4～5 天，肿大的腮腺开始消退时发生，多为单侧，表现为睾丸疼痛，继之肿胀伴剧烈触痛。可并发附睾炎、鞘膜积液和阴囊水肿。大多数患儿突发高热、寒战等全身反应。一般 10 天左右消退，部分病例可发生睾丸萎缩，双侧受累可致不育症。

（3）**卵巢炎** 5%～7% 青春期女孩可发生，可出现下腹痛和压痛、腰部酸痛等。

（4）**胰腺炎** 常在腮腺肿大数日后发生，表现为上腹部剧痛、触痛，伴发热、寒战、恶心和反复呕吐。血清脂肪酶升高有助诊断。

（5）**其他** 如耳聋、心肌炎、肾炎和其他组织炎症等。

【**实验室检查**】

1. 血常规 白细胞数正常或稍高，淋巴细胞相对增多。

2. 血清学检查 血淀粉酶轻度至中度增高。血清特异性 IgM 抗体阳性可早期快速诊断，双份血清特异性 IgG 抗体滴度 4 倍以上增高可诊断。可用 PCR 技术检测腮腺炎病毒 RNA，敏感性很高。

3. 病毒分离 早期可从患儿唾液、脑脊液、血、尿中分离病毒。

4. 尿淀粉酶增高。

【**治疗要点**】

无需特殊治疗，主要是对症治疗和并发症治疗。腮腺肿胀、头痛及睾丸疼痛者可给予镇痛药，高热者适当降温，并注意补充水、电解质和能量。早期可试用利巴韦林，重症者短期使用肾上腺激素治疗。

【**常见护理诊断/问题**】

1. 疼痛 与腮腺及其他组织非化脓性炎症有关。

2. 体温过高 与病毒血症有关。

3. 潜在并发症 如脑膜脑炎、睾丸炎、胰腺炎等。

4. 有感染传播的危险 与病毒可经呼吸道和直接接触传播有关。

【**护理措施**】

1. 减轻疼痛 保持口腔清洁，常用温盐水或开水漱口。给予清淡、易消化的半流质或软食，忌酸、辣、干、硬食物。局部冷敷或中药湿敷。睾丸炎时可用丁字带托起阴囊，局部间歇冷敷。必要时给予镇痛剂。

2. 监测体温 急性期注意休息，保持室内空气新鲜。高热时给予物理或药物降温。鼓励患儿多饮水。

3. 观察病情 密切观察病情变化，及时发现并发症表现并予以相应处理和护理。

4. 预防感染的传播 隔离患儿至腮腺肿大完全消退为止。在流行期间应加强托幼机构晨检，接触者检疫 3 周。对患儿的分泌物及污染物应消毒处理。易感儿可接种腮腺炎减毒活疫苗。

5. 健康教育 单纯腮腺炎患儿可在家中隔离治疗护理，须指导家长做好隔离、用药、饮食、退热等护理。教会家长观察病情，必要时及时就诊。

第四节 流行性乙型脑炎

流行性乙型脑炎（epidemic encephalitis type B）简称乙脑，是由乙脑病毒引起的急性中枢神经系统传染病。临床主要表现为高热、惊厥、意识障碍、脑膜刺激征和呼吸衰竭等。该病病情重、病死率高，后遗症多。

【**病原学**】

乙脑病毒为虫媒病毒，对常用消毒剂（如乙醚、酸、乙醇、甲醛等）敏感，加热 56℃ 30 分钟、100℃ 2 分钟可灭活，对低温和干燥抵抗力强。

【**流行病学**】

乙脑是自然疫源性疾病，人畜共患。传染源和扩散宿主主要是感染的动物。猪是乙脑的主要传染源和最重要的中间宿主。蚊虫是主要的传播媒介，故乙脑有明显的发病季节，在南方为 6～8 月，北方为 7～9 月。人群普遍易感，10 岁以下尤其 2～6 岁儿童多见。感染后可获得持久免疫力。

【**发病机制**】

带病毒的蚊虫叮咬人后，病毒由皮肤进入血循环，是否发病取决于病毒量和毒力，尤其是自身防御力。大多乙型脑炎病毒感染仅引起隐匿性感染或出现轻微、非特异性症状，并获得持久免疫。当机体抵抗力低，病毒量大而毒力强时，病毒突破血－脑屏障侵入中枢神经系统，还可在神经元内增殖，导致细胞病变、凋亡而引起一系列脑炎表现。

【病理】

中枢神经系统病变广泛，大脑皮质、脑干和基底核病变最明显，桥脑、小脑和延脑次之，脊髓最轻。基本病理改变为血管病变、神经细胞变性坏死、局部胶质细胞增生和脑水肿。

【临床表现】

潜伏期为 4~21 天，一般为 10~14 天。

1. 前驱期　1~3 天。骤起高热，伴头痛、呕吐，易激惹、倦怠和嗜睡。

2. 极期　5~10 天。主要表现为：①高热：体温可达40℃以上，持续数日或数十日，可伴寒战。②意识障碍：程度不等，甚至昏迷。③反复或频繁抽搐。④有颅内压征、锥体束征、锥体外束征及脑膜刺激征阳性，甚至发生脑疝。⑤浅反射减弱或消失，深反射先亢进后减退或消失。呼吸衰竭是乙脑最严重表现和主要的死亡原因。

3. 恢复期　病程的第 8~11 天体温开始下降，症状逐渐好转至消失。2 周左右恢复正常。重症患儿需 1~6 个月逐渐恢复。

4. 后遗症期　少数病例 6 个月后仍遗留精神神经症状，如痴呆、失语、瘫痪、扭转痉挛等。

【实验室检查】

1. 血常规　白细胞总数增高，中性粒细胞占 80%以上。

2. 脑脊液检查　外观无色透明或微混，压力增高，白细胞数（50~500）×10^6/L，早期以中性粒细胞为主，后以淋巴细胞为主。蛋白质轻度增高，糖正常或偏高，氯化物正常。

3. 免疫学检查　测定乙脑特异性 IgM 抗体。IgG 抗体增高 4 倍以上有诊断意义。

4. 病毒分离　脑脊液或尸体脑组织中可进行病毒分离。

5. 影像学检查　脑部 CT 和 MRI 检查可见异常信号。

【治疗要点】

无特效药物治疗，以对症、支持治疗和防治并发症为主，如降温、控制惊厥、降低颅内压、保护脑组织及防治呼吸衰竭等综合治疗。

【常见护理诊断/问题】

1. 体温过高　与病毒血症和脑炎有关。

2. 有受伤的危险　与意识障碍、惊厥有关。

3. 潜在并发症　如惊厥、昏迷、脑疝、呼吸衰竭等。

4. 焦虑（家长）　与预后差有关。

5. 有感染传播的危险　与病毒可经媒介传播有关。

6. 知识缺乏　患儿及家长缺乏疾病及护理相关知识。

【护理措施】

1. 维持正常体温　监测体温，高热时及时采取有效的降温措施如物理降温或遵医嘱药物降温，必要时在物理降温的同时遵医嘱采取亚冬眠疗法。亚冬眠疗法期间注意患儿的呼吸变化，保持呼吸道通畅。及时更换汗湿的衣物，保持皮肤清洁干燥。维持营养和水分的供给，昏迷者可鼻饲或静脉补充。

2. 控制惊厥　观察患儿的意识及惊厥发作情况，遵医嘱应用止惊药物，降低体温，用 20% 甘露醇、利尿剂等降低颅内压，保持水电解质平衡。

3. 保持呼吸道通畅　患儿取侧卧位或头偏向一侧，防止呕吐物吸入；及时清除口鼻咽分泌物，分泌物较多时可用吸引器吸出。防止舌后坠。氧气吸入，必要时辅助呼吸，维持血氧饱和度。

4. 防止受伤　反复惊厥、意识障碍者放牙垫于上下齿之间，防止舌咬伤；加床档，必要时适当约束，防止坠床或外伤。强直抽搐者勿强行按压肢体，昏迷者注意定时翻身，做好皮肤、口腔、眼部护理。

5. 观察病情变化　密切观察并记录患儿的生命体征、神志、面色及瞳孔变化，发现病情危重及时通知医生并协助处理，备好急救药品和器械。遵医嘱正确用药，观察各种药物治疗效果及其不良反应。

6. 心理护理　告知患儿家长病情进展及治疗效果，提供心理支持，减轻焦虑。

7. 预防感染传播　做好隔离措施，注意防蚊、灭蚊。对易感者接种乙脑疫苗。

8. 健康教育　指导家长观察病情变化及如何防止外伤。指导喂养和配合治疗护理，出院前做好出院和用药指导，定期随访。对恢复期和有后遗症者应进行康复治疗和训练，促进早日康复。

第五节　手足口病 ⓔ微课2

手足口病（hand-foot-mouth disease, HFMD）是由肠道病毒（enterovirus, EV）引起的急性发热出疹性疾病。临床主要表现为发热，手、足及口腔黏膜斑丘疹和疱疹。少数病例可出现脑膜炎、脑干脑炎、脑脊髓炎、神经源性肺水肿或肺出血和呼吸循环衰竭等重症表现，病情进展迅速甚至死亡。

该病 1957 年新西兰首次报道，1959 年命名为手足口病，1981 年上海报道中国大陆首例 HFMD，2008 年发生全国性大暴发。我国原卫生部于 2008 年将该病纳入法定报告的丙类传染病管理，目前 HFMD 已位列全国法定报告传染病发病数和死亡数的前五位。

【病原学】

我国主要以肠道病毒 71 型（EV71）和柯萨奇病毒 A16 型（Coxsackie virus A16，CV－A16）多见。均属于小 RNA 病毒科，血清型多样，各型间一般无交叉免疫。该类病毒外界生活里较强，耐低温，适合在湿热环境中生存，不易被胃酸和胆汁灭活，对乙醚、来苏尔、三氯甲烷等不敏感；不耐强碱，对干燥和紫外线敏感；高锰酸钾、漂白粉、甲醛和碘能使其灭活。

【流行病学】

人类是已知的人肠道病毒的唯一宿主。传染源是患者和隐性感染者。发病前几日，从感染者的眼部分泌物与粪便中即可检出病毒，粪便中排毒时间可长达 3~5 周。主要经粪－口途径传播，也可经呼吸道飞沫传播和直接接触患儿分泌物、疱液及污染物而感染。人群普遍易感，多见于学龄前尤其是 5 岁以下儿童，易在托幼机构内引起流行，同一儿童可感染不同血清型而多次发病。感染后可获得同型持久免疫力。全球流行，四季发病，夏秋季最易流行。

【发病机制】

目前尚不完全清楚。病毒经呼吸道或消化道侵入机体，在局部上皮细胞或淋巴组织内繁殖，进入血液后形成病毒血症，并随血流播散至靶组织（脑膜、脑、脊髓、心脏、皮肤、黏膜等）继续复制，引起炎症性病变并出现相应的临床表现。大多数患者通过机体防御机制可使感染被控制而成为无症状或轻症感染；仅极少数成为重症感染（大部分为 EV71 感染所致）。

【临床表现】

潜伏期一般为 2~10 天，平均为 3~5 天。多数无前驱症状。

1. 普通病例　起病急，发热，可伴有咳嗽、流涕、食欲不振等。在手、足、口和臀部出现散在斑丘疹、疱疹，疱内液体少，偶见于躯干，少数有瘙痒。口腔内（舌、颊黏膜、咽峡、硬腭等处）散在疱疹或溃疡，疼痛明显致拒食、流涎。部分病例仅表现为皮疹或疱疹性咽峡炎。预后良好，疹退不留瘢痕或色素沉着。多在 1 周内痊愈。

2. 重症病例　少数病情进展迅速，多见于 3 岁以下婴幼儿。除手足口表现外，伴有以下任一系统并发症即为重症病例。

（1）神经系统表现　在发病 1~5 天出现无菌性脑膜炎、脑炎、脑干脑炎、脑脊髓炎、急性弛缓性麻痹等。表现为持续或反复高热，精神萎靡、嗜睡或激惹、易惊、头痛、呕吐、谵妄甚至昏迷；肢体抖动、肌阵挛、眼球震颤、共济失调、眼球运动障碍；无力或急性弛缓性麻痹、惊厥等。可有脑膜刺激征、腱反射减弱或消失，巴氏征等病理征阳性。

（2）呼吸系统表现　可发生肺水肿、肺出血、肺功能衰竭等。呼吸浅促、呼吸困难、呼吸节律改变或窘迫，口唇紫绀，咳嗽加重，咳白色、粉红色或血性泡沫痰，肺部湿啰音。可出现酸中毒的表现。

（3）循环系统表现　心率增快或减慢，脉搏浅速或减弱甚至消失；面色灰白、皮肤花纹、四肢凉、指（趾）端发绀；出冷汗、血压持续下降；毛细血管充盈时间延长或心衰表现。

【辅助检查】

1. 血常规　白细胞总数正常或降低，重症者白细胞计数明显升高。

2. 血生化检查　部分病例可有轻度谷丙转氨酶（ALT）、谷草转氨酶（AST）、肌酸激酶同工酶（CK－MB）升高，危重者可有肌钙蛋白（cTnI）和血糖升高。C反应蛋白（CRP）一般不升高。

3. 血气分析　呼吸系统受累时动脉血氧分压降低、血氧饱和度下降、二氧化碳分压增高。

4. 脑脊液检查　神经系统受累时脑脊液外观清亮，压力增高，白细胞计数增多，以单核细胞为主，蛋白正常或轻度增多，糖和氯化物多正常。

5. 病原学检查　鼻咽拭子、气道分泌物、疱疹液、粪便标本中 CV－A16、EV71 等肠道病毒特异性核酸阳性或分离到肠道病毒可确诊。血清在特异性病毒中和抗体滴度 4 倍以上升高也可确诊。

6. 其他　如胸部 X 线、脑电图、心电图、磁共振等检查异常改变。

【治疗要点】

1. 普通病例　尚无特效治疗，主要是对症治疗，注意休息和防止交叉感染。

2. 重症病例　降低颅内压，酌情应用糖皮质激素、丙种球蛋白，防治呼吸循环衰竭，降温、镇静、止惊，并予以支持治疗如保护各脏器功能、维持内环境稳定。

3. 恢复期治疗　促进各脏器功能恢复、康复治疗和中西医结合治疗等。

【常见护理诊断/问题】

1. 皮肤黏膜完整性受损　与病毒感染所致皮疹有关。

2. 疼痛　与口腔疱疹、溃疡有关。

3. 体温过高　与病毒血症有关。

4. 潜在并发症　如心肌炎、脑炎、肺水肿、呼吸衰竭、循环衰竭等。

5. 有感染传播的危险 与病毒可经消化道、呼吸道和直接接触传播有关。

【护理措施】

1. 皮肤护理 保持床铺平整、清洁、干燥；着柔软、舒适、宽大的棉质衣服；剪短指甲，勿抓破疱疹；保持臀部清洁、干燥。

2. 口腔护理 鼓励患儿多饮水，避免酸辣食物和酸性饮料。用温淡盐水或口泰漱口，每日数次，保持口腔清洁。有溃疡者可用溃疡糊剂及促进黏膜修复的药物。

3. 发热护理 注意休息，保持房间空气新鲜。监测体温，可采用物理降温或遵医嘱给予退热剂。给予清淡易消化的流质或半流质饮食，如稀粥、米汤、奶制品等，保证营养和水分的摄入。

4. 病情观察 观察生命体征、意识、瞳孔等变化，警惕并发症（重症先兆）的表现，发现异常及时通知医生。

5. 预防感染传播 隔离患儿，保持室内空气流通。各区域应清洁、消毒。接触患儿前后应洗手或消毒手，患儿的食具、玩具、便器等应消毒处理。患儿注意手卫生，勤洗手；尽量减少陪护及探视。流行期间不宜到人群密集的公共场所。我国研发的 EV71 手足口病灭活疫苗已于 2016 年批准上市，对 EV-71 所致的手足口病的保护效果可达 90%，对重症手足口病的保护效果好。

⊕ 知识链接

手足口病灭活疫苗

我国研发的 EV71 手足口病灭活疫苗在Ⅰ~Ⅲ期临床试验中显示了较好的安全性、免疫原性和有效性。该疫苗于 2016 年被批准上市，已在Ⅳ期临床研究中，观察到在大规模人群中接种的安全性良好，儿童接种后不良反应发生率较低且多为轻中度，同时具有良好的免疫持久性。目前全球范围内已有 3 种 EV71 疫苗上市。

2013 年 4 月中华生物学杂志发布：中科院上海巴斯德研究所自主研发的基于适应 CV-A16 病毒的小鼠感染模型，首次在国际上成功评价 CV-A16 候选疫苗的主动免疫保护效果，相关论文已在 Vaccine 在线发表，该成果为进一步研发包含 EV71 和 CV-A16 的"双价手足口病疫苗"打下了坚实的基础。以上研究对疫苗策略有效控制手足口病疫情具有重要意义。

6. 健康教育 向患儿及家长介绍手足口病的流行特点、临床表现及预防和护理措施。指导消毒隔离方法，讲解危重症的表现及病情观察要点，如病情有变化及时就医。平时加强锻炼，提高免疫力；注意个人卫生，流行期间不带孩子到公共场所。

第六节 传染性单核细胞增多症

传染性单核细胞增多症（infectious mononucleosis，IM），简称传单，是由 EB 病毒（Epstein-Barr virus，EBV）所致的急性感染性疾病。临床主要表现为发热、咽峡炎、肝脾和淋巴结肿大及外周血中淋巴细胞增多并出现异常淋巴细胞。该病临床表现复杂，病情差异性较大，多数恢复较好。

【病因】

EBV 属于疱疹病毒科 γ 亚科，是一种嗜淋巴细胞的 DNA 病毒，具有潜伏和转化特征。EBV 有五种抗原成分，均能产生各自相应的抗体。该病毒在环境中生存力弱，主要存在于患儿的口咽分泌物及 B 淋巴细胞中。

【流行病学】

患者及隐形感染者是传染源。主要的传播方式是接触含有病毒的唾液，也可经飞沫传播，偶尔经过输血及器官移植传播。主要见于儿童及青少年，性别差异不大，6 岁以下者多表现为隐形或轻型感染，15 岁以上感染者多呈典型症状。该病世界各地均有分布，多呈散发，也可出现一定规模的流行；全年均可发病，以晚秋至初春多见。

【发病机制】

EB 病毒进入口腔后，主要累及咽部上皮细胞、B 淋巴细胞、T 淋巴细胞和 NK 细胞。EBV 先在咽部细胞中增殖，导致局部炎症和淋巴结肿大；还可在腮腺和其他唾液腺上皮细胞中繁殖，并间歇或长期向唾液中排放，然后入血导致病毒血症，再累及周身淋巴系统。

受感染的 B 淋巴细胞表面抗原发生改变，引起 T 淋巴细胞强烈的免疫应答而转化为细胞毒性 T 细胞（TCL），也即血液中的大量异常淋巴细胞（又称异型细胞）；TCL 细胞既杀伤受感染的 B 细胞，也侵犯许多组织器官而产生一系列临床表现。

主要病理改变是淋巴细胞的良性增生，可见非化脓性淋巴结肿大，淋巴细胞及单核-巨噬细胞高度增生。肝、心、肾、肾上腺、肺、皮肤、中枢神经系统和脾脏均可受累。

【临床表现】

潜伏期 5~15 天，起病急缓不一，部分患儿有前驱症状，如乏力、头痛、恶心、食欲减退等。典型临床表现如下。

1. 发热 几乎都有，体温 38~40℃，持续 10 天左右，之后逐渐降至正常，个别患儿可持续数月。

2. 淋巴结肿大 全身淋巴结均可肿大，以颈部最常见，其次是腋下及腹股沟；直径一般为 1 ~ 3 cm，中等硬度，无明显压痛和粘连，通常热退后数周甚至数月消退；肠系膜淋巴结肿大时可引起腹痛及压痛。

3. 咽峡炎　绝大多数患儿可表现为咽部、扁桃体、腭部等充血、肿胀、疼痛，可见出血点；部分患儿扁桃体表面可见白色渗出物或假膜形成；肿胀严重者可出现呼吸和吞咽困难。

4. 肝脾大　20% ~ 62% 的患儿出现肝大，并伴有急性肝炎的上消化道症状，多有肝功能异常，少数可出现黄疸；约半数患儿有轻度脾大，伴疼痛和压痛，偶可发生脾破裂。

5. 皮疹　部分患儿在病程 4 ~ 6 天出现多形性皮疹，以丘疹及斑丘疹常见，亦可有荨麻疹、猩红热样皮疹、出血性皮疹等，躯干为主，持续 1 周左右消退，无脱屑及色素沉着。

6. 其他　少数严重的病例可有急性无菌性脑膜脑炎、周围神经根炎、多发性硬化、心包炎、心肌炎、肾炎、间质性肺炎、胃肠道出血、血小板减少性紫癜等表现。

病程为自限性，一般 2 ~ 3 周，预后良好，也可迁延数月。

【辅助检查】

1. 血常规　血象改变是本病的重要特征，早期白细胞总数正常或稍低，以后逐渐升高，高者可达（30 ~ 50）× 10^9/L；早期中性粒细胞增多，以后淋巴细胞可达 60% 以上，并出现异型淋巴细胞，异型淋巴细胞多达 10% 以上或绝对数超过 1.0×10^9/L 时具有诊断意义。

2. 血清嗜异性凝集试验　患儿血清中可出现一种能凝集绵羊或马红细胞的 IgM 型嗜异性抗体，阳性率可达 80% ~ 90%，凝集价在 1∶64 以上。

3. EB 病毒特异性抗体检测　血清中 VCA - IgM 阳性是新近 EB 病毒感染的标志，低亲和力 VCA - IgM 阳性是急性原发感染标志，EA - IgG 一过性升高是近期感染或 EB 病毒复制活跃的标志。

4. EBV - DNA 检测　实时定量聚合酶联反应能快速、敏感、特异性地检测血清中 EBV - DNA 浓度。

5. 其他检查　如肝肾功能异常、心肌酶升高、T 细胞亚群 CD4/CD8 比例降低或倒置。

【治疗要点】

无特异性治疗，主要是对症治疗。疾病早期，阿昔洛韦有一定疗效。并发感染时选用抗生素，慎用氨苄西林或阿莫西林，以免引起皮疹，加重病情。早期静脉用免疫球蛋白可改善症状，缩短病程。病情重者，可短期使用肾上腺皮质激素减轻症状。发生脾破裂者应立即输血并行手术治疗。

【常见护理诊断/问题】

1. 体温过高　与病毒感染有关。

2. 皮肤完整性受损　与病毒引起皮疹有关。

3. 潜在并发症　脑炎、心肌炎、肾炎等多器官功能受损。

4. 有感染传播的危险　与病毒经接触和飞沫传播有关。

5. 知识缺乏　家长及患儿缺乏疾病及护理相关知识。

【护理措施】

1. 高热护理　急性期应卧床休息，房间温湿度适宜。监测患儿体温变化，高热者给予物理降温，如温水浴、置冰袋或冰枕等，必要时遵医嘱予以退热剂，多饮温热水，加强口腔护理。

2. 皮肤护理　保持皮肤清洁干燥，着柔软宽松的棉质衣裤，剪短指甲，嘱患儿及家属防止抓搔，以免发生皮肤继发感染。

3. 病情观察及处理　本病可累及多个脏器和系统，可有肝炎、肾炎、心肌炎、血小板减少性紫癜、脾破裂等并发症，应密切观察病情变化，遵医嘱予以对症处理。

（1）观察面色、呼吸、血压、脉搏、心律、神志变化及淋巴结肿大进展情况。

（2）观察有无颜面和眼睑水肿，关注尿常规、肾功能有无异常。

（3）观察患儿有无消化道症状及皮肤巩膜黄染。脾明显肿大者应严禁参加运动，避免撞击腹部，体检时动作轻柔，防止用力过猛导致脾破裂。

（4）观察有无出血表现，如黏膜出血、皮肤紫癜等，关注患儿血象变化。

4. 合理饮食　予高蛋白、高热量、高维生素、易消化食物。因发热、咽峡炎影响进食者，可予流质、半流质软食，避免粗纤维、干硬、辛辣食物，改进烹调方法及丰富食物种类，促进患儿食欲。小婴儿应指导家属正确的喂养方式。

5. 预防传播　急性期应采取接触和飞沫隔离，对口腔分泌物及其污染物进行消毒处理；发病 6 个月后才能献血；目前临床上仍无有效疫苗预防本病。

6. 健康教育　讲解疾病相关知识，使家长重视并积极配合治疗；出院后患儿应注意休息，避免剧烈运动；对肝肾功能受损及心肌受损患儿，指导遵医嘱服用相应药物，并定期门诊复查及随访。

EB 病毒与嗜血细胞综合征

嗜血细胞综合征是一种单核 – 吞噬系统反应性增生的组织细胞病，可分为原发性和继发性两大类。继发性可由多种原因引起。感染是其中一种，主要是 EB 病毒感染。严重感染可引起强烈的免疫反应，可导致全血细胞减少，尤其是血小板减少较明显，肝肾功能明显异常，骨髓出现嗜血现象，凝血功能障碍，NK 细胞数量及功能异常，CD25、IFN – γ和 TNF 等细胞因子增多。本病目前缺乏特异性诊断方法，广泛采用国际组织细胞协会制定的 2004 年诊断标准，早期较难与传染性单核细胞增多症鉴别；病情进展迅速、治疗复杂、病死率较高。

EB 病毒感染还与一些恶性疾病，如霍奇金淋巴瘤、鼻咽癌等的发病有关。

第七节 猩红热

猩红热（scarlet fever）是由 A 组乙型溶血性链球菌引起的急性呼吸道传染病。临床上以发热、咽峡炎、全身弥漫性红色皮疹和疹退后明显脱屑为特征。少数可出现心、肾、关节的损害。

【病原学】

A 组乙型溶血性链球菌，革兰阳性菌。无动力、无芽孢及鞭毛；菌壁具有多种蛋白抗原。链球菌可释放多种毒素和蛋白酶类。外界生存力强，在痰液和脓液中可生存数周，0℃环境中可存活数月；对热及干燥敏感，加热 56℃ 30 分钟可灭活，一般消毒液均可将其杀灭。

【流行病学】

患者和带菌者为主要传染源，自发病前 24 小时至疾病高峰期传染性最强，恢复期 1～3 周内仍有传染性。主要通过空气飞沫传播，也可直接密切接触传播。也可由皮肤伤口或产道侵入，引起"外科型"或"产科型"猩红热。人群普遍易感，感染后可持久获得型特异性抗菌免疫和抗毒免疫。温带地区和冬春季节多见。主要见于学龄前及学龄儿童。

【发病机制与病理】

细菌从呼吸道侵入，引起局部炎症，并可向临近组织器官扩散，也可经血行播散。主要引起以下三种病变。

1. 炎症性病变 细菌侵入后黏附于黏膜上皮细胞，并侵入组织引起炎症，M 蛋白保护细菌不被吞噬，在链激酶、透明质酸酶及链球菌溶素的作用下，引起炎症扩散和组织坏死。舌乳头黏膜充血、红肿、突起形成杨梅舌。

2. 中毒性病变 毒素进入血循环引起全身毒血症状。皮肤充血、水肿、上皮细胞增殖、炎症细胞浸润，以毛囊周围最明显，形成猩红热样皮疹；恢复期表皮细胞角化死亡，并逐渐脱落致脱皮。肝、脾、淋巴结单核细胞浸润，不同程度充血及脂肪变性；心肌变性，甚至坏死；肾脏呈间质性炎症改变。

3. 变态反应性病变 感染后 2～3 周，个别病例可出现变态反应性病变。心、肾及关节滑囊浆液性炎症。

【临床表现】

潜伏期 1～7 天，平均 2～3 天。

1. 普通型 流行期间大多为此型。

（1）前驱期 通常不超过 1 天。①高热：起病急骤，体温常高达 39～40℃，伴畏寒、头痛、恶心、呕吐、食欲减退和全身不适等。婴儿可有惊厥和谵妄等。②咽峡炎：咽部和扁桃体明显充血、水肿，严重者可有脓性渗出物，软腭及咽可见点状红色斑疹或出血点（黏膜内疹）；患儿诉咽痛及吞咽痛。③颈部及颌下淋巴结肿大、压痛。

（2）出疹期 皮疹是猩红热最重要的症状之一，常于发病后 1～2 天内出疹。出疹时体温更高，皮疹从耳后、颈部及上胸部开始，迅速蔓延至胸、背部、上肢和下肢。

1）皮疹特点：全身皮肤弥漫性充血、发红，其上广泛均匀分布密集的、针尖大小、猩红色丘疹，高出皮面、压之变白，去压后数秒复现，伴痒感，摸之有细沙样感觉，疹间无正常皮肤；偶有带黄白色脓头且不易破溃的"粟粒疹"。严重者可有出血性皮疹。

2）口周苍白圈：面部皮肤充血潮红，但无皮疹，口、鼻周围充血不明显，相对苍白，形成"口周苍白圈"征。

3）草莓舌及杨梅舌：病程初期，舌淡红，白苔白厚，舌乳头水肿凸出于白苔之上，称为"草莓舌"；2～3 天后，白苔脱落，舌面光滑呈肉红色，舌乳头仍突出，形似杨梅，称为"杨梅舌"。

4）帕氏线：在颈部、腋窝、肘窝及腹股沟等皮肤皱褶处，皮疹密集成线，色深红或因摩擦出血而呈紫色，形成"线状疹"，又称为"Pastia 线"或"帕氏线"。

（3）恢复期 皮疹一般于 48 小时内达到高峰，之后按出疹顺序逐渐消退，一般 2～3 天退尽，部分可达 1 周左右。疹退后皮肤脱屑，皮疹愈多愈密，脱屑愈明显。手、脚掌、指（趾）部呈大片或套装脱皮，面部和躯干呈糠屑样。全身中毒症状及局部炎症逐渐消退至痊愈。

2. 轻型 近年来较多见，患儿仅低热或不发热；咽部轻度充血、轻微咽痛；皮疹不典型，少而色淡，消退较快，脱屑少。病程 2～3 天。

3. 脓毒型 目前已罕见。呈化脓性咽峡炎,渗出物多形成脓性假膜,局部可有坏死溃疡。细菌扩散导致化脓性中耳炎、鼻窦炎、颈淋巴结炎,甚至败血症。

4. 中毒型 表现为明显毒血症,患儿高热、头痛、剧烈呕吐、意识改变,甚至出现感染性休克;皮疹可呈片状或出血性瘀斑。此型病死率高,但目前已罕见。

5. 外科型 病原菌从创口侵入机体,局部先出现皮疹,由此延及全身。全身症状多较轻,无咽峡炎。

【辅助检查】

1. 血常规 白细胞总数增高,以中性粒细胞为主(80% 以上),严重者可见核左移及中毒性颗粒。

2. 细菌培养 可做咽拭子及病灶分泌物培养。

3. 血清学检查 咽拭子涂片进行快速检测。

【治疗要点】

1. 抗菌治疗 青霉素为首选药物,对青霉素过敏者,可用红霉素或其他抗生素。

2. 对症和并发症治疗 发生感染性休克者,予抗休克治疗;已有化脓病灶者,必要时切开引流或手术治疗。降温、补充营养和能量。

【常见护理诊断/问题】

1. 体温过高 与细菌感染及毒血症有关。

2. 皮肤完整性受损 与红疹毒素使皮肤损伤有关。

3. 疼痛 与细菌所致咽峡炎有关。

4. 潜在并发症 如风湿热、肾小球肾炎。

5. 有传播感染的风险 与细菌经飞沫或直接接触传播有关。

【护理措施】

1. 降低体温 急性期应卧床休息,保持室内空气流通,高热时予物理降温,必要时遵医嘱予药物降温。监测体温变化,及时更换汗湿的衣物。

2. 皮肤护理 保持皮肤清洁干燥,穿柔软棉质衣裤,忌用绒布、化纤类衣裤,以免刺激皮肤,衣被勤换洗。皮肤瘙痒时,剪短患儿指甲,勿搔抓;可于温水洗浴皮肤,不用刺激性强的肥皂或沐浴液;可局部外涂炉甘石洗剂,以减轻痒感。皮肤脱屑时,任其自然脱落,不可用手撕扯,以免撕伤导致皮肤继发感染。

3. 减轻疼痛 多饮水或用温盐水漱口。给予营养丰富、易消化的流质或半流质饮食,忌酸、辣、干、硬食物。保证足够的休息。疼痛明显时,根据疼痛评分结果采取必要的干预措施,也可提供一定的娱乐活动,分散患儿注意力,缓解疼痛体验。

4. 病情观察 观察患儿血压、尿量,有无颜面、眼睑水肿,有无关节肿痛等症状体征,患病后 3 周内应经常查尿,并做心电图检查,及时发现并发症并处理。

5. 预防感染的传播 应隔离至咽峡炎治愈,或咽拭子培养 3 次阴性,或从治疗日起隔离 7 日;密切接触患儿的易感儿需检疫 1 周,也可做咽拭子培养,必要时预防性应用青霉素。可疑病例应及时隔离。接触患者应戴口罩,患儿分泌物及污染物应随时消毒,室内可行空气消毒。

6. 健康教育 讲解疾病相关知识,注意个人卫生,勤晒被褥,房间空气流通,流行期间避免儿童去公共场所。

第八节 中毒性细菌性痢疾

中毒性细菌性痢疾(bacillary dysentery, toxic type)是急性细菌性痢疾的危重型。起病急,突然高热、寒战,可有惊厥、嗜睡、昏迷,迅速发展为循环和呼吸衰竭,病死率高。

【病原学】

病原体为痢疾杆菌,属志贺菌属,分为 A、B、C、D 四个群(志贺菌、福氏菌、鲍氏菌、宋内菌)48 个血清型,我国以福氏和宋内菌志贺菌多见。痢疾杆菌对阳光敏感,加热 60℃经 10 分钟被杀灭,对酸和一般消毒剂敏感;耐寒,在物品表面及蔬菜和瓜果上可存活 10~20 天,在冰块中可存活 96 天。

【流行病学】

急、慢性患者及带菌者是主要的传染源,通过进食污染的食物和水经消化道感染。人类普遍易感,多见于 2~7 岁体格健壮的儿童。好发于夏秋季。

【发病机制及病理】

志贺菌侵入人体后,通过其菌毛黏附于回肠末端和结肠黏膜上皮细胞表面,继而穿入上皮细胞内繁殖形成感染灶。志贺菌产生大量内毒素和少量外毒素。内毒素作用于肠壁,使其通透性增加,促进内毒素的吸收,引起高热、毒血症和急性中毒性休克;还可破坏肠黏膜,形成炎症和溃疡,出现黏液脓血便;还可致胃肠功能紊乱、蠕动失调和痉挛,出现腹痛、里急后重等症状。外毒素可作用于中枢神经系统,致四肢麻痹、死亡等;还具有肝肾毒性和肠毒性。

通常肠道病变轻微,充血、水肿,个别有浅溃疡。全身病变重,出现多脏器的微血管痉挛、通透性增加;脑组织病变最明显,大脑和脑干水肿,神经细胞变性及点状出血,甚至脑疝。

【临床表现】

潜伏期 1~2 天或数小时,起病急、发展快。高热可 > 40℃(少数不高),迅速发展为反复惊厥、休克、呼吸衰竭或昏迷。肠道症状多不明显甚至无腹痛、腹泻，也可在发热、排脓血便后2~3天发展为中毒型。临床常分为三型。

1. 休克型（皮肤内脏微循环障碍型） 主要表现为感染性休克。早期精神萎靡或烦躁、面色灰白、四肢冷、指（趾）端发白、脉搏细速、心率和呼吸加快、血压略降低；逐渐发展为面色青灰、唇周发绀、皮肤湿冷或伴花斑、脉细速或细弱甚至不能触及、心音低钝、血压下降甚至测不出、少尿或无尿、神志模糊或昏迷。可伴心、肺、肾等多器官功能紊乱表现。

2. 脑型（脑微循环障碍型） 因脑缺氧、脑水肿而发生反复惊厥、昏迷和呼吸衰竭。早期表现为精神萎靡或嗜睡、头痛、呕吐、血压偏高、呼吸增快、心率相对缓慢、惊厥等。随病情进展很快谵妄、昏迷，频繁或持续惊厥；严重者瞳孔不等大、对光反应消失、呼吸不规则甚至呼吸停止而死亡。

3. 肺型（肺微循环障碍型） 又称呼吸窘迫综合征，常在脑型或休克型基础上发展而来，病情危重、病死率高。

上述两型或三型同时或先后出现即为混合型，是最凶险的一种，病死率很高。

【实验室检查】

1. 血常规 白细胞总数多升高，中性粒细胞增高为主。当有 DIC 时，血小板减少。

2. 大便常规 病初可无腹泻，常表现为黏液便、黏液血便、脓血便等，镜检可见大量脓细胞、红细胞及吞噬细胞。

3. 大便培养 大便及肛拭子培养检出痢疾杆菌，阳性率高。

4. 其他 免疫学检测较快速，但有假阳性。特异性核酸检测灵敏度高、特异性强、方便快速。

【治疗要点】

首先是改善微循环，保护重要脏器功能；纠正酸中毒，维持水电解质平衡；综合应用各种物理降温或药物降温；镇静止惊，迅速控制惊厥；降低颅内压，防治脑水肿；吸氧，维持正常呼吸，防治呼吸衰竭；应用抗生素，可选用喹诺酮类、第三代头孢菌素类和丁胺卡那霉素等药物治疗。

【常见护理诊断/问题】

1. 组织灌注量不足 与微循环障碍有关。

2. 体温过高 与毒血症有关。

3. 潜在并发症 颅内高压、脑疝、呼吸衰竭等。

4. 有感染传播的危险 与痢疾杆菌经食物或水源传播有关。

5. 焦虑（家长） 与患儿病情危重有关。

【护理措施】

1. 维持有效血循环 监测生命体征，密切观察神志、面色、肢端温度、尿量等变化。适当保暖，改善微循环。建立并维持静脉通道，保证输液通畅；遵医嘱应用血管活性药物，液体疗法等抗休克治疗，注意输液速度，准确记录 24 小时出入量。

2. 维持正常体温 绝对卧床休息，监测体温。保持室内通风良好、空气清新、凉爽宜人。采用温水浴、冰袋或冷盐水灌肠等方法降温，必要时遵医嘱药物降温或亚冬眠疗法。观察降温效果，防止虚脱，注意水分补充。

3. 降低颅内压和控制惊厥 严密观察病情变化，注意神志、面色、瞳孔、抽搐等情况。保持室内安静，减少刺激。遵医嘱使用镇静剂、脱水剂、利尿剂等，并观察疗效及副作用。抽搐患儿注意安全，防止外伤。保持呼吸道通畅，予以氧气吸入，必要时予以气道辅助通气。

4. 预防感染传播 采取接触隔离至临床症状消失后 1 周或连续 3 次大便培养阴性为止。定期对饮食餐饮行业和托幼机构工作人员行大便培养，及早发现带菌者并予以治疗。做好消毒处理，加强手卫生，患儿的食具和用物应消毒，排泄物尤其是粪便应应用 1% 含氯制剂消毒处理。及时正确留取大便标本送培养，应选择新鲜、有黏液或脓血的粪便，不能混有尿液，提高痢疾杆菌检出的阳性率；无大便者也可取肛门拭子进行检查。加强卫生宣教，注意个人卫生，如饭前便后洗手；做好环境卫生，加强水源、饮食及粪便管理，积极灭蝇。流行期间，易感儿可口服多价减毒活菌苗，有一定的保护作用。

5. 心理护理 关心患儿及家长的心理状态，加强沟通，提供心理支持，减轻焦虑情绪。

第九节　结核病

一、概述

结核病（tuberculosis）是由结核杆菌引起的慢性感染性疾病。各个脏器均可受累，但以肺结核最常见。世界卫生组织发布的《2020 年全球结核病报告》显示：2019 年估算全球新发结核病患者 1000 万例，儿童约占 12%；约 140 万人死于结核病，其中儿童 23 万。结核病是全球前十位死因之一。我国是结核病高负担国家之一，居世界第三位，2019 年新发患者约 83.3 万。近年来，耐药结核病、多耐药或耐多药结核病已成为结核病防治的严重问题。

【病原学】

结核杆菌属于分枝杆菌，革兰染色阳性，具抗酸性，抗酸染色呈红色。分裂繁殖慢。分为人型、牛型、鸟型和鼠型，对人致病的主要是人型和牛型，其中人型为人类结核病的主要病原体。结核杆菌抵抗力较强，在外界环境中可长期存活并保持致病力。湿热 68℃ 20 分钟即可灭活，干热100℃需20分钟以上才可灭活；痰液中的结核杆菌以5%苯酚或20%漂白粉需经24小时处理才被杀灭。

【流行病学】

开放性肺结核患者是主要的传染源。主要的传播途径是经呼吸道飞沫传播，少数经消化道传播，经皮肤或胎盘传染者少见。生活贫困、居住拥挤、营养不良、社会经济落后等是人群结核病高发的原因。新生儿对结核杆菌非常易感。儿童是否发病还取决于：①结核菌的毒力和数量。②机体的抵抗力强弱。③遗传因素与本病发生有一定关系。单卵双胎结核病的一致性明显高于双卵双胎儿；亚洲人发病率最高，白种人最低；身材瘦长者较矮胖者易感；组织相容性抗原（HLA）与结核病密切相关，特别是有 HLA - BW$_{35}$ 抗原者发生结核病的危险性比一般儿童高7倍。

【发病机制】

结核菌是否引起人体发病不仅取决于细菌的毒力和数量，更重要的是与机体的免疫力，尤其是细胞免疫力的强弱。机体感染结核杆菌后，在产生免疫力的同时，也产生变态反应，均为致敏T细胞介导，是同一细胞免疫过程的两种不同表现。

1. 细胞介导的免疫反应　巨噬细胞吞噬和消化结核杆菌，并将特异性抗原传递给辅助T淋巴细胞（CD4$^+$T细胞），巨噬细胞分泌 IL - 2，诱导 CD4$^+$T 细胞向 TH$_1$ 细胞极化，分泌、释放 IFN - γ。IFN - γ增强细胞毒性T淋巴细胞和自然杀伤（NK）细胞的活性。这些细胞反应可最终消灭结核杆菌，但也可导致宿主细胞和组织破坏。当细胞免疫不足以控制感染时将进展为活动性结核病。

2. 迟发型变态反应　人体感染结核杆菌4～8周后，机体对结核杆菌及其代谢产物产生迟发性变态反应，也由T细胞介导，以巨噬细胞为效应细胞，病原量少时有利于结核杆菌的清除。但是，变态反应可直接和间接地引起细胞坏死及干酪样改变，甚至空洞形成。

机体感染结核菌后可获得免疫力，90%可终生不发病，5%因免疫力低当即发病（原发性肺结核），另5%仅于日后免疫力降低时才发病，称为继发性肺结核，是成人结核的主要类型。初染的结核杆菌除隐匿于胸部淋巴结外，也可随感染初期菌血症转到其他脏器，并长期潜伏，成为肺外结核发病的来源。

【辅助检查】

1. 结核菌素试验（tuberculin skin test，TST）　可测定受试者是否感染过结核杆菌。

（1）试验方法　常用0.1ml含5个结核菌素单位的纯蛋白衍化物（protein purified derivative，PPD），在左前臂内侧中、下1/3交界处做皮内注射，形成一个直径6～10mm皮丘。

（2）结果判断　注射48～72小时后观测反应结果。

测定硬结的直径，取横、纵径的平均值。记录时应标记实际毫米数而不是以符号表示。硬结平均直径 <5mm 为阴性（－）；5～9mm 为阳性（＋），10～19mm 为中度阳性（＋＋），≥20mm 为强阳性（＋＋＋）；局部除硬结外，还可见水疱、溃疡、淋巴管炎或双圈反应等为极强阳性（＋＋＋＋）。

（3）临床意义

1）阳性反应：①接种过卡介苗。②年长儿无明显临床症状仅呈阳性反应，表示曾感染过结核。③3 岁以下（尤其1岁内）儿童未接种过卡介苗的阳性反应多表示体内有新的结核病灶；年龄愈小，活动性结核可能性愈大。④强阳性和极强阳性反应表示体内有活动性结核病。⑤由阴性转为阳性，或反应强度从原来的 < 10mm 增至 > 10mm，且增幅 >6mm 者，表示有新近感染。

2）阴性反应：①未感染过结核杆菌。②初次感染后4～8周内。③因机体的免疫功能低下或受抑制而呈假阴性，如急性传染病（麻疹、腮腺炎、水痘），部分重症结核病，重度营养不良，原发或继发免疫缺陷病，糖皮质激素或免疫抑制剂治疗期间等。④技术误差或结核菌素效价不足。

2. 实验室检查

（1）结核菌检查　痰液、胃液、脑脊液、浆膜腔液涂片或培养结核杆菌阳性率较高。

（2）免疫学诊断或分子生物学诊断　可用酶联免疫吸附试验、酶联免疫电泳技术、聚合酶联反应检测患儿体液中的抗结核抗体。DNA 探针、聚合酶联反应（PCR）可快速检测结核杆菌。

（3）血沉　活动期多增快。

3. 影像学检查　既可进行诊断，还可进行疗效判断。胸部 X 线可确定病变的部位、范围、性质和发展等，CT检查可发现隐匿病灶。

4. 其他　如纤维支气管镜检查、周围淋巴结穿刺检查、肺穿刺活检等。

【预防】

1. 控制传染源　早期发现、合理治疗和隔离结核菌涂片阳性患者是预防小儿结核病的根本措施。

2. 卡介苗接种　是预防小儿结核病的有效措施。我国要求在全国城乡普及新生儿卡介苗接种。接种的禁忌证为：先天性胸腺发育不良或严重联合免疫缺陷病患者，急性传染病恢复期，注射局部有湿疹或患全身性皮肤病者，结核菌素试验阳性者。

3. 预防性化疗　常用异烟肼口服，每日 10mg/kg，疗程 6～9 个月。预防性化疗指征如下。

（1）密切接触家庭内开放性肺结核者。

（2）结核菌素试验阳性伴以下情况者　①3 岁以下婴幼儿未接种卡介苗；②新近由阴性转阳性；③伴结核中毒

症状；④新近患麻疹、百日咳等急性传染病；⑤需较长时间用肾上腺皮质激素或其他免疫抑制剂。

【治疗要点】

主要是抗结核治疗。

1. **常用的抗结核药** ①全杀菌药：异烟肼（INH）、利福平（RFP）。②半杀菌药：链霉素（SM）、吡嗪酰胺（PZA）。③抑菌药：乙胺丁醇（EMB）和乙硫异烟胺（ETH）等。

2. **治疗原则** 早期、联合、全程、规律、适量和分阶段治疗。

（1）**标准疗法** 一般用于无明显症状的原发型肺结核。INH、RFP和（或）EMB，疗程为9～12个月。

（2）**两阶段疗法** 用于急性粟粒性肺结核、结核性脑膜炎等重症结核病。①强化治疗阶段：联合3～4种杀菌药。一般需3～4个月，短程疗法2个月。②巩固治疗阶段：联用2种抗结核药物，疗程12～18个月，短程疗法4个月。

（3）**短程疗法** 快速杀灭机体内结核杆菌，使痰菌尽早转阴并持久阴性；并且病变吸收快，远期复发少。通常疗程6～9个月。常用方案有：2HRZ/4HR，2SHRZ/4HR，2EHRZ/4HR（数字代表月数）；若无PZA则疗程为9个月。

3. **耐药结核病的治疗** 常用利福喷汀、氟喹诺酮类药物、丁胺卡那霉素（阿米卡星）、丙硫异烟胺、利奈唑胺等药物，需多药联合、延长疗程。

🌐 **知识链接**

耐药结核病

耐药结核病是指结核病患者感染的结核分枝杆菌被体外试验证实对一种或多种抗结核药物耐药的现象。一般分为四类。①单耐药（monoresistance）：对一种抗结核药物耐药。②多耐药（polyresistance）：对一种以上的抗结核药物耐药，但不包括同时耐异烟肼、利福平。③耐多药（multidrug resistance，MDR）：至少同时对异烟肼、利福平耐药。④广泛耐药（extensively drug resistance，XDR）：除至少同时对异烟肼、利福平耐药外，还对任何氟喹诺酮类药物产生耐药，以及三种二线抗结核注射药物（卷曲霉素、卡那霉素和阿米卡星）中的至少一种耐药。目前，XDR-TB已在全球所有区域被发现。2020年6月WHO发布了最新的结核病整合指南，其中的模块4即为耐药结核病治疗，对耐药结核病治疗、管理和关怀提出了建议。

二、原发型肺结核

原发型肺结核（primary pulmonary tuberculosis）是结核杆菌初次侵入肺部后发生的原发感染，是儿童肺结核的主要类型，包括原发综合征和支气管淋巴结结核。

【病理】

结核杆菌经呼吸道进入肺部后，在局部引起炎症即原发灶，再由淋巴管引流至局部气管或支气管旁淋巴结，形成原发综合征。肺部原发灶多位于胸膜下、肺上叶底部和下叶上部，右侧多见。基本病变为渗出、增殖、坏死。渗出性病变以炎症细胞、单核细胞和纤维蛋白为主要成分；增殖性病变以结核结节和结核性肉芽肿为主；坏死则为干酪样病变，常出现于渗出病变中。

原发型肺结核多吸收好转或钙化，亦可进展形成空洞、干酪样肺炎、结核性胸膜炎或血行播散致急性粟粒性肺结核或结核性脑膜炎。

【临床表现】

轻者可无症状。起病缓慢，可有低热、盗汗、食欲下降、疲乏等结核中毒症状。婴幼儿及症状较重者可骤起高热，但一般情况好，2～3周后转为低热，并伴有结核中毒症状。干咳和轻度呼吸困难最常见。婴儿可表现为体重不增或生长发育障碍。部分患儿可出现疱疹性结膜炎、结节性红斑和（或）多发性一过性关节炎等。胸内淋巴结高度肿大时，可产生一系列压迫症状，出现百日咳样痉咳、喘鸣、声音嘶哑或胸部静脉怒张。

周围淋巴结不同程度肿大。肺部体征不明显，与肺内病变不一致。

【辅助检查】

1. **胸部X线或CT检查** 是诊断小儿肺结核的重要方法。原发综合征典型的哑铃样"双极影"即肺部原发灶、肿大的肺门淋巴结和两者间发炎的淋巴管（已少见）。若因肺内原发灶小或被纵隔掩盖，X线不能查出，或原发灶已吸收，仅遗留局部肿大的淋巴结，故临床诊断支气管淋巴结结核多见。

2. **支气管镜检查** 可观察支气管内膜病变、受压情况，也可取肉芽、分泌物或坏死物做检查。

3. **结核菌素试验** 呈阳性或由阴性转为阳性。

4. **实验室检查** 见本节概述中。

【治疗要点】

1. **无明显症状的原发型肺结核** 采用标准疗法。联合异烟肼、利福平和（或）乙胺丁醇，9～12个月。

2. **活动性原发型肺结核** 宜采用直接督导下短程疗法，常用方案是2HRZ/4HR。

【常见护理诊断/问题】

1. 营养失调：低于机体需要量　与食欲下降、消耗过多有关。

2. 活动无耐力　与结核杆菌感染有关。

3. 体温过高　与结核杆菌致中毒症状有关。

4. 有感染传播的危险　与结核杆菌经过飞沫和接触传播有关。

5. 知识缺乏　家长及患儿缺乏结核病防治的相关知识。

【护理措施】

1. 保证营养供给　食物应以高能量、高蛋白、高维生素、富含钙质为宜。尽量提供患儿喜爱的食品，注意食物的制作以增进食欲。

2. 建立合理的生活制度　保持室内空气新鲜，阳光充足。保证足够的睡眠，适当户外活动。避免受凉致上呼吸道感染。患儿出汗多，应加强皮肤护理。

3. 监测体温并观察病情变化　定时测量体温，高热者注意降温，出汗多者注意补充水分，及时更换衣物，保持皮肤清洁。观察患儿的呼吸，注意有无咳嗽、咳痰情况，观察痰液的性质和量。保持呼吸道通畅，活动性结核者指导咳嗽方法，避免剧烈运动。

4. 预防感染传播　结核病活动期应进行隔离，对患儿的分泌物、痰杯和食具进行消毒处理。避免与其他急性传染病患者、开放性结核患者接触，以免重复感染加重病情。积极防治各种急性传染病如麻疹、百日咳等，防止病情恶化。

5. 健康教育　讲解肺结核相关知识，患儿护理措施、消毒隔离方法等。指导家长及年长儿观察病情变化，坚持全程规律的化疗，观察药物疗效及副作用，一旦发生副作用及时就诊。养成良好的卫生习惯，加强体格锻炼。指导家长做好患儿的日常生活和饮食护理。定期复查。

三、结核性脑膜炎

结核性脑膜炎（tuberculous meningitis）简称结脑，是小儿结核病中最严重的类型。常在原发感染后1年内尤其是3~6个月内发生。多见于3岁以下婴幼儿。病情危重，病死率及后遗症率高。

【发病机制与病理】

结核性脑膜炎常是全身性粟粒性结核的一部分，通常是原发感染灶的结核杆菌经血行播散侵入脑膜所致。也可能是初次感染形成菌血症时，结核杆菌种植于脑膜，突破蛛网膜下腔而致脑膜炎。少数经脊柱、颅骨、中耳或乳突结核病灶直接蔓延而侵犯脑膜。

软脑膜呈弥漫性充血、水肿、炎性渗出，并形成许多结核结节。蛛网膜下腔大量炎性渗出物积聚于脑底部；纤维蛋白渗出物包裹挤压致脑神经（Ⅶ、Ⅲ、Ⅳ、Ⅵ、Ⅱ）受损。脑血管病变表现为急性动脉炎，甚至栓塞性动脉内膜炎，引起脑梗死、缺血、软化致偏瘫；也可损害毛细血管和静脉。炎症可蔓延至脑实质，使充血、水肿、结核结节及结核瘤形成；也可累及室管膜、脊髓和脊髓膜等。大量渗出物可使脑脊液循环受阻致脑积水。

【临床表现】

多起病缓慢，婴儿可骤起高热、惊厥。典型病例可分为3期。

1. 早期（前驱期）　1~2周。主要表现为性情改变，精神呆滞、双目凝视、懒动，易激惹，嗜睡等；可伴有低热、纳差、盗汗、呕吐、便秘、消瘦等，年长儿可述头痛。

2. 中期（脑膜刺激期）　1~2周。因颅内压增高致剧烈头痛、喷射性呕吐、嗜睡或烦躁不安、惊厥等。可见脑膜刺激征阳性，婴幼儿表现为前囟膨隆或张力增高、颅骨骨缝裂开。可出现脑神经麻痹，以面神经瘫痪最常见，其次为动眼神经和外展神经。部分患儿可出现脑炎的症状和体征如定向障碍、运动障碍或语言障碍等。

3. 晚期（昏迷期）　1~3周。上述症状逐渐加重，意识模糊，甚至昏迷；频繁阵挛或强直性惊厥，甚至角弓反张、去脑强直。患儿极度消瘦，常伴水、电解质紊乱。危重者可因急剧颅内压升高导致脑疝，使呼吸和血管运动中枢麻痹而死亡。

【辅助检查】

1. 脑脊液检查　压力增高，呈透明或呈毛玻璃样，可呈黄色，静置12~24小时后，可有蛛网状薄膜形成，取之涂片抗酸染色可检出结核杆菌。白细胞总数（50~500）×10⁶/L，以淋巴细胞为主。蛋白含量明显增高（1.0~3.0g/L），有脑积水和梗阻时更高（40~50g/L），呈蛋白细胞分离现象。糖、氯化物均降低（结脑的典型改变）。也可对脑脊液进行结核杆菌抗原检测、抗结核抗体测定和分枝杆菌培养等。

2. X线检查　约85%结脑患儿胸片可见结核病变，其中90%为活动性病变。胸片证实有血行播散性结核病对结核性脑膜炎的确诊很有意义。

3. 脑CT或MRI　早期可正常，随着病情进展，可发现为结核瘤，脑实质粟粒状结核灶，基底池密度增高、模糊、钙化、脑室扩大、脑水肿、脑积水和脑梗死等。

4. 结核菌素试验　阳性有助诊断，但是约50%可呈阴性反应。

5. 其他　血沉、CRP可升高。

【治疗要点】

重点是抗结核治疗和降低颅内压，同时加强对症支持治疗和并发症治疗。

1. 抗结核治疗　联合应用易透过血 – 脑屏障的抗结核杀菌药，分阶段治疗。①强化阶段：INH、RFP、PZA 及 SM，疗程 3 ~ 4 个月；开始治疗的 1 ~ 2 周，将 INH 全日剂量的 1/2 加入 10% 葡萄糖溶液中静脉滴注，余量口服，病情稳定后改为全日量口服。②巩固阶段：继续应用 INH、RFP 或 EMB，RFP 或 EMB 9 ~ 12 个月。总疗程不少于 12 个月，或待脑脊液恢复正常后继续治疗 6 个月。

2. 降低颅内压　应用脱水剂、利尿剂，必要时行侧脑室穿刺引流、腰椎穿刺减压及鞘内注药、分流手术等。

3. 糖皮质激素应用　可抑制炎症渗出降低颅内压，减轻中毒症状和脑膜刺激症状，可减少粘连，减轻或防止脑积水的发生，早期使用效果好。一般用泼尼松 1 ~ 2mg/(kg·d)，每日 <45mg，1 个月后逐渐减量，疗程 8 ~ 12 周。

4. 对症治疗　控制惊厥，纠正水、电解质紊乱。

5. 随访观察　停药后随访观察至少 3 ~ 5 年，凡临床症状消失、脑脊液正常、疗程结束后 2 年无复发者，方可认为治愈。

【常见护理诊断/问题】

1. 潜在并发症　颅内高压、脑疝。

2. 营养失调：低于机体需要量　与摄入不足、消耗过多有关。

3. 有皮肤完整性受损的危险　与长期卧床有关。

4. 焦虑　与病情重、预后差有关。

5. 有感染传播的危险　与结核杆菌播散有关。

6. 知识缺乏　患儿及家长缺乏结核性脑膜炎防治及护理相关知识。

【护理措施】

1. 密切观察病情变化，维持正常生命体征　①观察体温、脉搏、呼吸、血压、神志、双瞳孔大小及对光反应和惊厥状况，早期发现颅内高压或脑疝，积极采取抢救措施。②绝对卧床休息，保持室内安静，减少对患儿不必要的刺激。③惊厥发作时，应采取措施防止舌咬伤或跌伤；保持呼吸道通畅，防止误吸和窒息；吸氧，必要时吸痰或行人工辅助呼吸。④拉起床档，移开床上各种不必要的物品，防止坠床和受伤。⑤遵医嘱合理应用抗结核药及其他各种药物，并观察药物疗效及其副作用，协助处理药物副作用。

2. 保证营养摄入，维持水、电解质平衡　评估患儿的进食及营养状况，为患儿提供足够的热量、蛋白质及维生素。少食多餐，耐心喂养。昏迷不能进食者，可鼻饲或静脉补充。

3. 保持皮肤黏膜的完整性　保持床单整洁干燥，及时更换尿布，保持会阴部清洁干燥，及时清除呕吐物。昏迷或瘫痪长时间卧床者应注意预防压疮。昏迷不能闭眼者，涂以眼膏或以纱布覆盖，保护角膜。保持口腔卫生。

4. 有肺部结核病灶者，应予以隔离。

5. 心理护理　关怀体贴患儿及家长，及时解除患儿的不适，满足日常生活需要。加强与家长的沟通，关注心理及情绪，耐心解释病情进展，提供心理支持，减轻焦虑情绪。

6. 健康教育　见"原发型肺结核"。留有后遗症者加强康复训练与指导，促进恢复。

（赵秀芳）

目标检测

答案解析

一、选择题

A1 型题

1. 麻疹患儿早期诊断的特异性表现是

　　A. 上呼吸道炎　　　　　　B. 发热

　　C. 麻疹黏膜斑　　　　　　D. 结膜炎

　　E. 上消化道症状

2. 下列疾病不是冬春季节好发的是

　　A. 麻疹　　　　　　　　　B. 水痘

　　C. 流行性腮腺炎　　　　　D. 猩红热

　　E. 中毒性细菌性痢疾

3. 关于水痘患儿发热时的护理措施，错误的是

　　A. 卧床休息

　　B. 保持室温适宜

　　C. 温水浴

　　D. 对乙酰氨基酚口服

　　E. 必要时应用阿司匹林

4. 关于流行性腮腺炎的临床特征，正确的是

　　A. 仅一侧腮腺受累

　　B. 只出现腮腺病变

　　C. 发热少见

　　D. 腮腺导管口有大量分泌物

　　E. 甚少出现二次发病

5. 下列关于乙型脑炎患儿的临床表现，不正确的是

　　A. 中度以上发热

　　B. 易出现意识障碍

　　C. 颈强直

D. 频繁抽搐

E. 反射减弱或消失

6. 关于手足口病的描述，正确的是

    A. 一种慢性出疹性疾病

    B. 由肠道病毒所致

    C. 皮疹为疱疹

    D. 皮肤疱疹极易破溃形成溃疡

    E. 易发展为重型病例

7. 传染性单核细胞增多症患儿的常见体征是

    A. 咽部充血、肿痛

    B. 颈部淋巴结肿大

    C. 肝脾大

    D. 皮肤疱疹

    E. 腹部可有压痛

8. 猩红热病原治疗首选的药物是

    A. 青霉素　　　　　　　B. 红霉素

    C. 氯霉素　　　　　　　D. 头孢菌素

    E. 喹诺酮类

A2 型题

9. 患儿，男，5 岁。1 天前外出进食，突然高热（39.4℃），腹痛、大便 5 次，含黏液脓血，量不多，抽搐 2 次。查体：精神萎靡，四肢冷，脉细速（145 次/分），血压 78/55mmHg。首要的护理措施是

    A. 冷盐水灌肠

    B. 建立静脉通道，遵医嘱迅速补液

    C. 禁食

    D. 做好接触隔离

    E. 氧气吸入

A3 型题

患儿，女，9 月龄。发热、咳嗽 5 天，皮疹 2 天。查体：体温 39.1℃，心率 130 次/分，呼吸 25 次/分。烦躁，耳后颈部、面部、躯干和手臂有红色斑丘疹，疹间皮肤正常。血常规正常。未进行过预防接种。

10. 最可能的诊断是

    A. 猩红热　　　　　　　B. 麻疹

    C. 水痘　　　　　　　　D. 手足口病

    E. 幼儿急疹

11. 以下降温措施，最适合的是

    A. 不做处理　　　　　　B. 对乙酰氨基酚口服

    C. 温水浴　　　　　　　D. 酒精擦浴

    E. 阿司匹林口服

二、思考题

患儿，女，10 岁，因"间断发热 1 个月，昏迷 3 天"入院。查体：昏迷，重压眶有反应，四肢肌张力高，双侧瞳孔等大等圆，直径 3mm，对光反射迟钝，颈抵抗阳性，Kernig 征阳性。头颅 CT 示双侧脑室及第三脑室明显扩大，双侧脑室旁见斑片低密度影。实验室检查：脑脊液蛋白定量 3092.9mg/L，糖 0.70mmol/L，氯化物 113.0mmol/L。患儿于 1 个月前无明显诱因出现低热、盗汗，体重减轻 4kg；3 天前患儿出现昏迷。

请讨论：

1. 患儿可能的诊断是什么？

2. 目前主要的护理问题有哪些？

3. 应采取哪些护理措施？

书网融合……

本章小结　　　　　　微课 1　　　　　　微课 2　　　　　　题库

第十八章　急危重症患儿的护理

学习目标

知识要求：

1. 掌握　小儿惊厥、急性呼吸衰竭、充血性心力衰竭、心跳呼吸骤停的护理措施。

2. 熟悉　急危重症患儿的临床特点、治疗要点。

3. 了解　急危重症患儿的病因及发病机制、辅助检查。

技能要求：

1. 熟练掌握各种急症的紧急处理与护理措施。

2. 能准确进行心肺复苏等急救技术操作。

素质目标：

1. 能运用护理程序对急危重症患儿实施整体护理。

2. 提升急救意识和能力，争分夺秒抢救生命。

3. 积极主动科学普及急救知识。

儿科危重病学（pediatric critical care medicine）是对儿科危重症进行临床诊治和相关研究的一门学科。儿童急危重症种类多样，具有突发性、不可预测性，病情难辨、多变；病因复杂，病情进展快，预后差；多涉及多个脏器等特征。由于时间紧迫，应强化时间概念，争分夺秒，赶在"时间窗"内开展治疗和护理工作。我国从 20 世纪 80 年代起，已陆续建立儿科重症监护治疗病房（pediatric intensive care unit，PICU）和新生儿重症监护治疗病房（neonatal intensive care unit，NICU），在提高儿科危重病的抢救质量和护理水平，降低病死率，避免并发症和后遗症等方面发挥了很大作用。

第一节　惊　厥　e 微课 1

→ 案例引导

案例　3 个月男婴，因发热 6 天，反复呕吐 1 天伴抽搐 4 次就诊。发作时知觉消失，手足发生节律性抽动，面部肌痉挛，眼球上翻，大小便失禁，每次发作持续 1～2 分钟。既往无产伤、发育障碍、传染病史和中毒病史。查体：体温 40℃，脉搏 140 次/分，呼吸 50 次/分，神志清楚，前囟隆起，颈有抵抗感，巴氏征阳性，踝阵挛阳性。心、肺正常，肝肋下 1.5cm，质软，脾未扪及。左上臂三角肌处可见"卡

痕"。血常规检查示外周血象白细胞 $16.6 \times 10^9/L$，中性 0.79，淋巴 0.21。

讨论：

1. 患儿诊断考虑为什么疾病？

2. 进一步确定诊断，需作哪些相关检查？

惊厥（convulsion）是最常见的小儿神经系统症状之一，自新生儿至各年龄小儿均可发生，表现为全身或局部骨骼肌群突然发生不自主收缩，以强直性或阵挛性收缩为主要表现，常伴意识障碍。惊厥是儿科常见急症，以婴幼儿多见，年龄越小发生率越高。反复发作可引起脑组织缺氧性损害。

【病因及发病机制】

1. 病因

（1）感染性疾病

1）颅内感染　各种病原体如细菌、病毒、寄生虫、真菌等的感染引起的脑膜炎或脑炎，常表现为反复而严重的惊厥发作，伴有不同程度的意识障碍和颅内压增高表现。

2）颅外感染　以呼吸道、消化道感染引起的多见，如高热惊厥、败血症、重症肺炎、细菌性痢疾、百日咳等非颅内感染性疾病引起的惊厥发作。常于原发病的极期出现反复惊厥、意识障碍及颅内压增高的症状。

（2）非感染性疾病

1）颅内疾病　①蛛网膜下腔出血、晚发性维生素 K

缺乏症等导致的颅内出血；②颅内血肿、脑肿瘤等颅内占位性病变，以及脑积水、颅脑发育异常等先天发育畸形等颅内器质性病变。

2）颅外疾病 ①新生儿出生后窒息引起的缺氧缺血性脑病、呼吸衰竭、窒息、心肺严重疾病等缺氧缺血性疾病；②水、电解质紊乱或酸碱平衡失调等急性代谢紊乱，急性或慢性中毒如一氧化碳中毒及药物、杀鼠药、农药、中枢神经兴奋药中毒等，苯丙酮尿症等各种遗传代谢性疾病。

2. 发病机制

（1）解剖因素 婴幼儿的大脑皮层处于不断发育完善过程中，抑制功能较差，且神经髓鞘尚未完全形成，绝缘保护性差，受刺激后，兴奋冲动传导易泛化而致惊厥。此外，小儿血-脑屏障功能也不成熟，各种毒素易进入大脑，使大脑受损而致惊厥。

（2）遗传因素 近年来研究发现，某些特殊疾病如先天性脑发育不全和遗传代谢病出现的惊厥性放电与其基因突变有关。

（3）生化因素 脑组织内兴奋性神经递质（乙酰胆碱、谷氨酸、门冬氨酸等）与抑制性神经递质（酪氨酸、多巴胺、5-羟色胺等）失衡，在前者占优势的情况下，神经元细胞膜内外电位差减少，膜去极化，产生兴奋性突触后电位，使兴奋性扩散而致惊厥发生。

（4）机体内环境因素 血中正常浓度钙离子可维持正常神经肌肉兴奋性；当钙离子浓度降低时，神经肌肉对钠离子的通透性增加而发生除极化，导致惊厥发生；血清钠降低时，水易由细胞外进入细胞内，使神经细胞水肿，颅内压增高而发生抽搐或惊厥；缺氧、低血糖时，脑细胞能量代谢障碍，引起脑神经元功能紊乱而出现惊厥。此外，高热使中枢神经系统处于过度兴奋状态，使脑对内外环境各种刺激的敏感性增高，一方面使神经元代谢率增高，氧消耗增加，葡萄糖代谢增加而含量降低，使神经元功能紊乱而引起惊厥。

（5）生理因素 各种刺激因素作用于中枢神经系统或脑的某一部位，致使神经细胞处于过度兴奋状态，神经元发生过度的反复放电活动，这种放电活动可为局限性，或由局部扩散到脑的其他部位甚至传布全脑，超过一定限度，临床上就表现为局限性抽搐，或全身性抽搐。

【临床表现】

1. 惊厥 典型表现为发作时意识突然丧失，面部及四肢肌肉呈强直性或阵挛性抽动，可伴有双眼上翻、口周青紫、口吐白沫、大小便失禁等。发作大多在数秒钟或几分钟内自行停止，严重者可持续数十分钟或反复发作，抽搐停止后多入睡。新生儿或小婴儿可表现为局限性抽搐，惊厥发作不典型，多为微小发作，如表现为面部、肢体局灶或多灶性抽动、局部或全身性肌阵挛，或表现为突发瞪眼、咀嚼、呼吸暂停、发绀等不显性发作，一般神志清楚。如抽搐部位局限而固定，常有定位意义。

2. 惊厥持续状态（status convulsion） 惊厥发作持续30分钟以上，或惊厥反复发作，且在发作间歇期意识不能恢复者称惊厥持续状态，为惊厥的危重型，死亡率较高。由于抽搐时间过长可引起高热、脑缺氧性损害、脑水肿甚至脑疝形成等，故应尽快控制。

3. 热性惊厥（febrile seizure，FS） 是儿科最常见的急性惊厥。70%以上与上呼吸道感染有关，还可见于出疹性疾病、中耳炎、下呼吸道感染等疾病，但一般不包括颅内感染和各种颅脑病变引起的急性惊厥。患儿常有热性惊厥家族史。首次发作年龄多见于6个月至3岁间，6个月以下小婴儿较少见，绝大多数5岁后不在发作。多发生在热性疾病初期，体温骤然升高，一般在38℃以上时突然出现惊厥。多数患儿首次发作后，以后不再复发，复发率为30%~40%。根据惊厥起病年龄、发作类型、持续时间、惊厥前后神经系统的体征24小时内发作次数等特征，可分为单纯型热性惊厥和复杂型热性惊厥（表18-1）。

表18-1 单纯型热性惊厥与复杂型热性惊厥的主要区别

	单纯型热性惊厥	复杂型热性惊厥
发病率	在FS中占70%	在FS中占30%
起病年龄	6个月至5岁	<6个月，6个月至5岁，>5岁
惊厥发作形式	全面性发作	局灶性发作
惊厥持续时间	短暂，<15分钟	长，>15分钟
惊厥发作次数	24小时内仅有1次发作，偶有2次	24小时内反复多次发作
神经系统异常	阴性	可阳性
惊厥持续状态	少有	较常见

若干因素使热性惊厥患儿发生癫痫的危险性增加，称为癫痫危险因素，主要包括：①有癫痫家族史。②首次发作为复杂型FS。③神经系统异常或发育落后。具有2~3个危险因素者，7岁时癫痫的发生率平均在9%以上；无危

险因素者，癫痫的发生率不到1%。

【辅助检查】

1. **实验室检查** ①血、尿、大便常规：白细胞计数显著增高，中性粒细胞百分比增高提示细菌感染；嗜酸性粒细胞显著增高提示脑寄生虫病；对突然高热惊厥伴有中毒症状的患儿，用冷盐水灌肠留取粪便镜检除外中毒型菌痢。婴幼儿发生高热惊厥如无任何特殊表现时，应作尿常规排除泌尿道感染。②血生化检查：一般包括血糖、血钙、血磷、血镁、血钠、尿素氮和肌酐等。③血、尿特殊检查：疑有遗传代谢病时，应取血、尿作特殊检查，以便及时发现苯丙酮尿症、果糖不耐受症和半乳糖血症等。④脑脊液检查：疑有颅内感染时，应作脑脊液检查包括墨汁染色、留薄膜涂片抗酸染色和培养，以明确病因。

2. **影像学检查** ①颅脑CT、MRI：对颅内出血、各种占位性病变和颅脑畸形、感染等均有诊断意义。②脑电图检查：癫痫患儿脑电图可见癫痫样放电波；中枢神经系统感染患儿脑电图可见背景慢波活动增加等。脑电图随访复查还有助于判断惊厥的预后。

【治疗要点】

本病预后与原发病及惊厥发作持续时间有关。颅外疾病引起或发作时间短者预后较好。颅内疾病或发作时间长者预后差，脑或皮质发育异常者预后极差。一旦出现惊厥发作，需立即处理，控制惊厥发作，寻找并治疗病因，预防惊厥复发。

1. **一般治疗** 保持呼吸道通畅、吸氧、监护生命体征，建立静脉输液通路。

2. **镇静止惊**

（1）地西泮 为首选药物，对各型发作都有效，尤其适合于惊厥持续状态。其作用发挥快，1～3分钟内生效。剂量按0.3～0.5mg/kg缓慢静脉推注（最大剂量≤10mg；婴幼儿≤2mg；速度为1mg/min），必要时5～10分钟可以重复使用。推注时注意监测呼吸、血压，避免呼吸抑制。

（2）苯巴比妥钠 是新生儿惊厥首选药物，静脉或肌肉注射，负荷量为10mg/kg肌内注射，每日维持量为5mg/kg。其作用起效慢，维持时间长，一般不适宜急救。

（3）10%水合氯醛 每次0.5ml/kg，一次最大剂量不超过10ml，由胃管给药或加等量生理盐水保留灌肠。

（4）苯妥英钠 多用于惊厥持续状态，可按每次15～20mg/kg静脉注射，速度为每分钟0.5～1.0mg/kg，苯妥英钠必须用0.9%的生理盐水稀释后使用。使用时应密切监测血压和心电图。

3. **对症治疗** 脑水肿者可静脉应用甘露醇、呋塞米或肾上腺皮质激素。高热者给予物理降温或药物降温，维持机体内环境稳定。

4. **病因治疗** 对于水电解质紊乱或酸碱平衡失调所致惊厥者，需及时纠正内环境紊乱。对于维生素B₆缺乏或依赖症者，需静脉注射维生素B₆ 50～100mg，惊厥发作可立即停止。因各种原因引起中毒所致惊厥者，必须做相应治疗。各种原因引起的脑炎或脑膜炎所致惊厥者，需给予抗感染治疗。

【护理评估】

1. **健康史** 了解发病情况，有无明显的病因及诱因，患儿是否有发热、低钙、中毒、外伤等情况；有无惊厥史及家族史，既往发作的频率及时间等；出生时有无产伤及窒息史；对已确诊为癫痫的患儿，应了解其抗癫痫药物的使用情况。

2. **身体状况** 评估患儿意识、体温，观察惊厥发作的类型、持续时间及伴随症状；检查呼吸和循环情况，尤其要注意呼吸的节律是否规则；观察瞳孔变化及肢体运动，有无神经系统阳性体征；检查有无机体受伤。

3. **心理社会状况** 由于年龄及致病原因不同，患儿可产生不同的心理反应，年长的癫痫患儿在醒来后可产生自卑、恐惧等心理，年幼儿心理改变不明显。家长的恐惧及焦虑比较突出。应注意评估家长及患儿对本病的认识、了解程度及患儿、家属的情感状态。

【常见护理诊断/问题】

1. **急性意识障碍** 与惊厥发作有关。

2. **有窒息的危险** 与惊厥发作、咳嗽和呕吐反射减弱导致误吸有关。

3. **有受伤的危险** 与惊厥时意识丧失，易发生跌倒或舌咬伤有关。

4. **体温过高** 与感染或惊厥持续状态有关。

5. **潜在并发症** 颅内压增高、脑水肿等。

6. **知识缺乏** 与缺乏疾病相关知识有关。

【护理措施】

1. **急救处理**

（1）保持安静，就地抢救 发作时禁止一切不必要的刺激，切勿大声喊叫或摇晃患儿。遵医嘱应用止惊药物，如地西泮、水合氯醛等，观察并记录患儿用药后的反应。

（2）气道管理 保持呼吸道通畅，立即让患儿平卧，头偏向一侧，松解衣扣，清除患儿口鼻腔分泌物、呕吐物等，保证气道通畅。备好急救用品，如开口器、吸痰器、气管插管用具等。有发绀者给氧。

（3）预防受伤 床边设置防护床栏，防止坠床。在床栏杆处放置棉垫，防止患儿抽搐时碰到栏杆，并将床上一切硬物移开。切勿强行按压或牵拉患儿肢体，以免骨折或脱臼。专人守护，以防发作时受伤。患儿倒地发作时，给予皮肤保护、防止皮肤摩擦受损;发作时勿强硬地往患儿口内塞物品;牙关紧闭时,勿用力撬开,以免伤牙齿。

2. 控制体温 及时松解患儿的衣被,降低环境温度,立即使用退热剂,同时给予物理降温,如头枕冰袋、温水擦浴等。患儿清醒后鼓励多饮水,给予富含高热量、高蛋白、高维生素的食物,保持病室内空气清新,及时更换污染的衣物等。

3. 观察病情变化 详细记录患儿抽搐的发作类型、持续时间、间隔时间、伴随症状、精神状态等情况。注意密切观察患儿体温、脉搏、呼吸、血压、意识及瞳孔变化。

4. 并发症护理 若惊厥持续时间长、频繁发作,应警惕脑水肿、颅内压增高的发生。如发现患儿收缩压升高、脉搏减慢、呼吸慢而节律不规则、两侧瞳孔扩大,则提示颅内压增高,应及时报告医生,遵医嘱给予脱水剂如20%甘露醇,降低颅内压减轻脑水肿。用药时注意输入速度,应在30分钟内滴完,同时防止药液外渗。

5. 健康教育 向家长详细解释惊厥的有关知识,指导家长掌握惊厥的预防、急救措施及后遗症的观察。如介绍在高热时可采取的降温方法;惊厥抽搐时切忌喂食物,以免呛入呼吸道;切勿强行制止,以免骨折。保持镇静,发作缓解后迅速将患儿送往医院。原有癫痫患儿应按时服药,药物调整遵从医嘱,不能随便减药停药。有高热惊厥史患儿,在发热初起时,除及时降温,还应服用止惊药物。同时强调定期门诊随访的重要性,根据病情及时调整药物。

第二节 急性颅内压增高

⇒ 案例引导

案例 患儿,女,5岁,既往健康。一天前不慎从行驶中的三轮摩托车上摔下当即昏迷,未呕,无抽搐。1小时后送至本院。查体:患者神志浅昏迷,瞳孔等大,光反应好,其他检查无特殊,留急症室观察。伤后3小时,患儿出现呻吟、烦躁、间呼头痛,且伴有呕吐多次,呕吐物为胃内容物。重病容,躁动不安。左后枕部可扣及3cm×3cm×1cm大小的头皮血肿,面部有多处软组织擦伤。心肺与腹部无异常,脊柱与四肢正常。耳、鼻无血液及其他液体流出。

讨论:

1. 患儿最有可能的诊断为?

2. 此时应该采取哪些护理措施?

急性颅内压增高(acute intracranial hypertension)简称颅内高压,是指脑实质液体增加引起的脑实质和颅内液体量增加所致的一种临床综合征。在正常情况下,颅内压保持相对恒定(60~160mmH$_2$O),当其中的一种内容物容积在一定范围内增加时,其余内容物相应减少以维持颅内压相对稳定。当脑脊液压力超过180mmH$_2$O(1.67kPa)称为颅内高压。重者迅速发展成脑疝而危及生命。

【病因及发病机制】

1. 病因 多种疾病均可致颅内压增高,根据病因可将其分成感染性和非感染性。

(1)感染性

1)中枢神经系统感染 脑炎、脑膜炎、脑脓肿。

2)颅内感染。

3)严重全身感染或多器官衰竭。

(2)非感染性

1)缺氧缺血脑损害 缺氧缺血脑病。

2)中毒与窒息 各类食物中毒、CO中毒、药物中毒、溺水等。

3)代谢性疾病 糖尿病酮症酸中毒,肝性脑病,尿毒症,尿素循环障碍,肾上腺皮质功能衰竭症,甲状旁腺功能减退症,甲状腺功能减退症等。

4)充血性心力衰竭、急性低钠血症、Reye综合征等。

2. 发病机制

(1)生理调节功能丧失 任何原因破坏了颅内压的生理调节功能,使脑组织缺血缺氧,血-脑屏障破坏,使脑血管通透性增加或脑细胞内能量代谢障碍、钠泵失活而致细胞内、外液体量增多,使脑组织体积增大和颅内压增高。

(2)脑脊液循环障碍 各种原因引起的脑室、蛛网膜下腔阻塞和脑脊液分泌吸收异常,均可引起脑脊液循环障碍,致脑积水和脑脊液量增加,使颅内压增高。

(3)脑血流循环障碍 脑的血液循环和动脉血压及颅内压的改变关系密切,当动脉血压显著升高或降低,可影响脑的血流量,改变颅内血管床的容积,颅内压随之升降。而颅内压增高后又可使脑血流量减少,血-脑屏障受损,使脑血管通透性增加,造成脑水肿,进一步增加颅内压,形成恶性循环。

(4)脑疝形成 当脑组织容积和重量继续增加,颅内压不断增高,迫使较易移位的脑组织被挤压到较低的空间或孔隙中去,形成脑疝。

由于未闭囟门或颅缝对颅内压增高具有一定的缓冲作用,可减轻颅内高压对脑的损伤,但也会在一定程度上掩盖颅内压增高的临床表现而延误诊断,故对婴幼儿应密切注意。

【临床表现】

临床表现及其严重程度与发病原因、病变部位及病情变化速度密切相关。早期临床表现多样且缺乏特异性,晚期常合并生命体征改变,死亡风险增加。

1. 头痛 颅内高压使脑膜、血管、脑神经受到牵拉及炎症变化刺激神经所致。前额和双颞侧为主，发病时多呈阵发性，逐渐发展为持续性，清晨较重，常于咳嗽、打喷嚏、用力大便、弯腰或起立时而使头痛加重。婴幼儿因前囟未闭和颅骨缝尚未闭合，可部分缓解颅内高压，故头痛症状可不明显，也可表现为烦躁不安、尖声哭叫、拍打头部。新生儿则表现为睁眼不睡及尖叫。

2. 呕吐 由于延髓呕吐中枢受刺激所致，在剧烈头痛时发生，以喷射性多见，与进食无关，常不伴恶心。

3. 头部体征 婴儿可见前囟隆起，失去正常搏动，晚期可出现颅缝裂开、头颅增大、头皮静脉怒张等。

4. 意识障碍 与颅内高压引起大脑皮质的广泛损害及脑干上行网状结构损伤有关，早期出现表情淡漠、反应迟钝、嗜睡或躁动，以后可发生昏迷。

5. 肌张力改变及惊厥 颅内高压对脑干、基底节、大脑皮质和小脑某些椎体外系的压迫，可使肌张力明显增高，表现为去大脑僵直和去皮层僵直。脑缺氧或炎症刺激大脑皮质时，可致抽搐甚至痫性发作。

6. 眼部体征 眼部改变多提示中脑受压，表现为眼球突出、复视、视野改变、视乳头水肿等。重症脑积水可出现落日眼。意识障碍、瞳孔扩大、血压增高伴缓脉称库欣三联征，为颅内高压危象，常为脑疝的先兆。

7. 生命体征改变 在颅内压急剧增高时可出现血压先升高，脉搏变慢，呼吸变慢且不规则。如不能及时治疗，可发生脑疝。体温调节中枢受累可出现高热。

8. 脑疝 小脑幕切迹疝因动眼神经受累，患侧瞳孔先缩小后扩大，对光反应减弱或消失，眼睑下垂，斜视或凝视；由于中脑的呼吸中枢受压，可出现双吸气、叹息样或抽泣样呼吸、呼吸暂停等中枢性呼吸节律紊乱。枕骨大孔疝因延髓受压，患儿昏迷迅速加深，双侧瞳孔散大，对光反应消失，眼球固定，常因中枢性呼吸衰竭而呼吸骤停。

【辅助检查】

1. 实验室检查 ①腰椎穿刺：是诊断颅内压增高比较确切的方法，用以确定炎症、出血、肿瘤或颅内其他病变。疑有颅内压增高者，行腰椎穿刺有诱发脑疝的危险，应尽量避免。②血、尿、便常规检查及肝、肾功能等检查：以确定相应的病因。

2. 影像学检查 ①CT、MRI：有助于颅内占位性病变的诊断，颅脑CT可表现为脑组织丰满，脑沟回变浅，外侧裂缩小或消失，脑室受压缩小，中线结构移位等。MRI检查较CT扫描敏感，并可观察到脑疝的形成。②脑血管造影：有助于确诊脑血管畸形。③脑电图：小脑幕切迹疝时，可出现疝侧颞叶慢波，是由于脑干网状结构功能紊乱所致。

3. 眼底检查 可见视神经乳头水肿、视网膜水肿、视神经萎缩等改变。

【治疗要点】

小儿颅压增高，尤其是脑水肿病情进展迅速，常危及生命或留有后遗症，必须及早治疗。

1. 降低颅内压 首选20%甘露醇$0.5 \sim 1g/kg$静脉注射，$15 \sim 30$分钟内注完，根据病情需要每$4 \sim 8$小时重复一次。重症者可加用利尿剂，如呋塞米每次$0.5 \sim 1mg/kg$静脉注射，每日$2 \sim 4$次。也可给予肾上腺皮质激素如地塞米松$0.2 \sim 0.4mg/kg$，每日$2 \sim 3$次，连用$2 \sim 3$天。

2. 对症治疗 如吸氧、止惊、降温、纠正水电解质及酸碱平衡紊乱等。补液时注意液体的出入量，防止补液过量加重脑水肿。

3. 病因治疗 去除病因是治疗本病的根本措施。如控制感染、纠正休克与缺氧，改善通气，防止CO_2潴留，清除颅内占位性病变等。

4. 其他 如充分给氧或高压氧、过度通气疗法、控制性脑脊液引流、低温疗法、液体疗法、机械通气等。

【护理评估】

1. 健康史 了解患儿的原发病史及其表现，如感染史、脑缺氧史、颅内出血及颅内占位性病变史等；询问患儿既往史及喂养情况，若小婴儿纯母乳喂养，伴有神经系统症状，考虑是否有晚发性维生素K缺乏症引起的颅内出血所致颅压增高。

2. 身体状况 评估患儿有无头痛、呕吐及其程度和性质。询问其头痛是否在晨起时严重，当腹压增加或改变头位时头痛是否加重；新生儿有无睁眼不睡、尖叫等表现，婴幼儿有无烦躁不安、尖叫或拍打头部等表现。评估患儿有无意识障碍及惊厥等表现，有无出现两侧瞳孔不等大、对光反射消失、昏迷加重、呼吸节律不规则甚至骤停等脑疝的表现。评估脑脊液及影像学检查结果。因婴儿囟门或颅缝未闭合时，对颅内压增高可有一定的缓冲作用，可减轻临床症状，但同时会掩盖病情，评估时应综合考虑。

3. 心理－社会状况 评估患儿是否因疾病的不舒适、陌生的住院环境而哭闹、恐惧、焦虑；评估家庭环境及经济条件；评估家长是否因缺乏疾病相关知识，担心疾病的预后而产生不良情绪。

【常见护理诊断/问题】

1. 疼痛 与颅内压增高有关。

2. 有急性意识障碍的危险 与颅内压增高有关。

3. 有窒息的危险 与意识障碍、惊厥、呕吐物吸入有关。

4. 潜在并发症 脑疝、呼吸衰竭等。

5. 恐惧　与疼痛、害怕危重病情有关。

【护理措施】

1. 降低颅内压　维持脑组织的正常灌注。

（1）一般护理　①体位：一般采用头高足低位，卧位时头抬高25°～30°，头偏向一侧，以利于颅内静脉回流及防止误吸，从而减轻脑水肿，降低颅内压。②氧疗：根据患儿病情选择合适的氧疗方式，备好呼吸机，必要时给予人工辅助通气。③控制体温：可选用冰袋或冰帽进行物理降温，将冰袋或冰帽放置于头、颈、腋窝、腹股沟大血管处，定时监测体温。④控制液体入量：根据病情及出水量的多少及时调整输液量及输液种类，在应用甘露醇等脱水利尿剂时，可不必过分限制液体入量。

（2）防止颅内压骤然升高　①休息及避免躁动：卧床休息，保持绝对安静，避免躁动，必要时使用镇静剂；有计划地将各项检查及治疗集中进行，保持室内空气流通，减少室内人员流动和陪护，避免声光刺激。②保持呼吸道通畅及避免剧烈咳嗽：呼吸道感染、有意识障碍者，分泌物增多，痰量黏稠而不易咳出，故应保持呼吸道通畅，避免剧烈咳嗽加重颅内压增高。可勤拍背促进痰液排出，采用雾化吸入稀释黏稠痰液及减轻气道高反应性，必要时给予吸痰。③避免便秘：便秘可加重颅内压增高，可给予给高蛋白、高热量、高维生素及易消化的饮食，保持大便通畅，同时避免高压灌肠。

（3）药物治疗的护理　①使用脱水药物的护理：甘露醇应在15～30分钟内静脉滴注，避免药液外渗，以防引起局部组织坏死。同时，可产生一过性头痛加重、视物模糊及注射部位疼痛，应注意观察。甘露醇给药30分钟后，可连用呋塞米，根据患儿病情可4～8小时一次。脑水肿合并脑疝、呼吸衰竭、心或肾功能不全者应"快脱慢补"，使患儿始终保持轻度脱水状态，即眼窝轻度凹陷，口唇黏膜稍干燥，而皮肤弹性与血压则维持在正常范围。②激素治疗的护理：激素一般用于肿瘤或感染引起的脑水肿，常用地塞米松，0.4～1mg/（kg·d），分4次使用。

2. 维持正常的体液容量　颅内高压时，呕吐为常见症状，容易造成体内液体量的缺失，注意监测患儿血气分析，及时纠正水电解质紊乱和酸碱平衡失调；使用脱水治疗时，避免长时间、不合理使用，以免引起"逆脱水"，加重循环缺水。

3. 缓解疼痛　颅内高压时，患儿头痛较剧烈，需及时降低颅内压。

4. 密切观察患儿病情变化　颅内高压起病急，进展迅速，病死率高，应严密观察患儿病情变化，定时监测血压、脉搏、呼吸、体温、瞳孔、肌张力变化以及有无惊厥、意识障碍等；如果出现头痛、呕吐、烦躁、惊厥、视力减退

等症状时，应立即通知医师并积极配合采取降颅压措施，同时要严密监测血压，若血压进行性增高，则易并发脑疝。

5. 预防和处理并发症　脑疝是颅内高压最严重的并发症，如不及时处理，随时可出现呼吸、心跳停止。如患儿在病程中突然出现意识改变，表情淡漠、嗜睡或躁动、昏睡、频繁惊厥，瞳孔出现大小不等，对光反射迟钝或消失及呼吸浅慢或节律不整等情况时，应及时通知医师采取急救措施。

6. 心理护理　由于患儿头痛、呕吐，甚至昏迷，患儿及家长心里负担较重，担心病情难以治愈，情绪焦虑。因此，要针对患儿及家长的心理状态，充分了解其心理变化情况，进行针对性心里疏导，多关心、多询问，解除患儿及家长对疾病的恐惧、紧张及焦虑情绪，使其具备良好的心理状态，积极配合治疗，使其尽快恢复。

⊕ 知识链接

把每一个生命都放在最重要的第一位

第39届南丁格尔奖获得者苏雅香，曾是贵州省人民医院儿科的一名普通护士，她积极响应党中央的号召，主动前往贵州省最边远的贫困山区工作，在实践中她把自己炽热的感情倾注在贫困山区每一位患儿幼小的生命中。一名遗婴在寒冷的冬天被送至医院，她解开上衣把冻僵的孩子紧紧地抱在胸口，用自己的体温温暖冻僵孩子的身体。患儿因颅内压增高伴有多痰，因当时医疗条件不足，她为了抢救孩子的生命，多次胸外按压，甚至口对口为患儿吸痰，终于挽救了幼小的生命。

"把人的生命放在最重要的第一位，牢记自己是一个为生命和健康做出努力的工作者。"她用一生践行着的南丁格尔精神，就是无私、奉献、人道，就是对人民群众的生命负责，就是对我们的护理工作兢兢业业，忘我的工作。

第三节　急性呼吸衰竭

⇒ 案例引导

案例　患儿，女，3月龄。入院前2日有咳嗽，胸部X线片提示有肺炎，入院当日出现吐奶、气促、口唇发绀，腹胀。血常规检查示 WBC 95×10^9/L，HB 112g/L。血气分析示 pH7.34，PaO_2 45.2mmHg，$PaCO_2$ 59.6mmHg，HCO_3^- 31.0mmol/L，BE 5.6mmol/L，

SaO_2 73.3%。查体：神志淡漠，肛温 36.3℃，脉搏 160 次/分，呼吸 48 次/分，血压 78/44mmHg，前囟平软，呼吸急促，三四征阳性，口周发绀，口吐泡沫，咽部充血，双肺可闻及散在湿啰音及痰鸣音，心音有力，节律齐，无杂音，肝肋下 2cm，腹胀明显，四肢末端凉，甲床发绀。

讨论：

1. 患儿存在哪些情况？

2. 诊断该疾病的主要依据有哪些？

急性呼吸衰竭（acute respiratory failure，ARF），简称呼衰，是指由于各种原因导致呼吸生理功能障碍，使动脉血氧分压降低和（或）二氧化碳分压增加，并由此引起一系列生理功能和代谢紊乱的临床综合征。其是儿科危重症抢救的主要问题。

【病因及发病机制】

1. 病因 急性呼吸衰竭根据原发病因可分为中枢性呼吸衰竭和周围性呼吸衰竭。

（1）中枢性呼吸衰竭 由呼吸的驱动障碍所致，但呼吸器官本身可正常，如颅内感染、颅内出血、脑损伤、肿瘤、中毒、窒息、神经肌肉疾病等。

（2）周围性呼吸衰竭 由呼吸器官本身疾病引起，包括原发于气道、肺、胸廓、肺循环等病变，如急性喉炎、异物梗阻、肺炎、哮喘持续状态、气胸等。

除以上两种主要情况外，小儿呼吸衰竭的病因还随着年龄不同有较大差异。如新生儿常与新生儿窒息、吸入性肺炎、呼吸窘迫综合征有关；小于 2 岁儿童常与支气管肺炎、喉炎、哮喘持续状态、气道异物、先天性气道畸形、较大的腺样体或扁桃体、先天性心脏病所致的鼻咽梗阻有关；2 岁以上儿童常与哮喘持续状态、多发性神经根炎、中毒、溺水、脑炎及损伤有关。

2. 发病机制 呼吸衰竭主要病理生理变化是缺氧和二氧化碳潴留。呼吸系统不能有效地进行氧和二氧化碳的气体交换，包括通气不足、弥散障碍、肺内分流、通气-血流（V/Q）比例失调，从而导致低氧血症和高碳酸血症，并由此引起机体代谢紊乱和重要脏器功能障碍。

【临床表现】

1. 原发疾病 如肺炎、脑炎等症状和体征。

2. 呼吸系统

（1）中枢性呼吸衰竭 主要表现为呼吸节律改变，呼吸快慢深浅不匀，可出现潮式呼吸、叹息样呼吸、呼吸暂停及下颌式呼吸等。

（2）周围性呼吸衰竭 主要表现为呼吸困难、三凹征、鼻翼扇动、点头样呼吸。早期表现为呼吸频率增快，到晚期呼吸减慢无力，若呼吸频率减至 8~10 次/分，提示呼吸衰竭严重，如慢至 5~6 次/分，提示呼吸随时可能停止。新生儿和小婴儿可出现呼气性呻吟，是由于呼气时声门部分关闭以增加呼气末正压的保护性反应。严重的周围性呼吸衰竭也可伴中枢性呼吸衰竭。

3. 低氧血症

（1）发绀 一般血氧饱和度（SaO_2）<80% 时出现发绀。严重贫血时虽缺氧严重，发绀可不明显。休克时由于末梢血液循环不良，SaO_2 即使高于 80% 也可有发绀。

（2）神经系统 早期可有睡眠不安、烦躁、易激惹，晚期可出现嗜睡、反应低下、定向障碍甚至昏迷。

（3）循环系统 早期可有心率增快、血压增加、心排血量增加；晚期可有心率减慢、心音低钝、血压降低、心排血量减少，并可因血压下降引起休克。

（4）消化系统 可有食欲减退、恶心等胃肠道反应，严重时可出现消化道出血、肝功能受损等症状。

（5）泌尿系统 出现少尿或无尿，尿中可有蛋白、红细胞、白细胞、管型，因严重缺氧引起肾小管坏死，可导致肾衰竭。

4. 高碳酸血症

（1）早期表现 可有头痛、烦躁、摇头、多汗、肌震颤。

（2）神经精神异常 淡漠、嗜睡，严重者可有抽搐、昏迷、视乳头水肿，甚至出现脑疝的相应症状及体征。

（3）循环系统表现 心率增快、心输出量增加、血压上升，严重时可有心率减慢、心输出量减少、血压降低、心律不齐等。

（4）毛血管扩张 可有皮肤潮红、眼结膜充血等。

5. 水电解质平衡 缺氧和二氧化碳潴留可引起高钾血症和低钠血症，部分病例还可出现水钠潴留倾向，发生水肿。

【辅助检查】

实验室检查 血气分析测定 PaO_2、$PaCO_2$、pH、SB、BE、BB 等，以判断呼吸衰竭的类型、程度及酸碱平衡紊乱的程度。

【治疗要点】

呼吸衰竭的治疗目标是恢复正常的气体交换，同时减少呼吸衰竭并发症的发生。治疗的关键在于呼吸支持，以改善呼吸功能，维持血气接近正常，争取救治时间。

1. 病因治疗 在抢救的同时对其原发疾病和并发症进

行有效治疗，维持重要脏器的功能。如肺炎患儿应给与抗感染治疗；重症哮喘患儿应及时给予激素和支气管解痉药物；先天性心脏病心力衰竭肺水肿所致的呼吸功能不全，应采用强心剂和利尿剂等。但是对于严重濒危患者，应先行抢救，争取时间再明确病因，给予针对性治疗。

2. 氧疗与呼吸支持   可经鼻导管、面罩或头罩给氧，也可经持续气道正压通气给氧。气道温湿化、雾化、排痰、拍背，解除支气管痉挛和水肿，保持呼吸道通畅，必要时可进行气管插管和气管切开。呼吸道通畅而呼吸不规则或浅表者使用呼吸兴奋剂。严重的呼吸衰竭者需以机械通气维持呼吸。

3. 机械通气   目前机械通气已成为呼吸衰竭治疗的主要手段。有下列情况之一者可考虑行机械通气。①频繁呼吸暂停或呼吸骤停；②给予充分氧疗发绀仍不能缓解者；③呼吸频率下降仅及正常的1/2以下时；④病情急剧恶化，经上述治疗无效。机械通气可以允许一定程度的低氧血症和一定程度的高碳酸血症，其目的是减少机械通气所致的肺损伤。呼吸机有多种通气模式，需根据患儿具体情况决定。

⊕ 知识链接

呼吸机相关性肺炎

随着近年来儿科医学的不断发展，现代危重症患儿在接受治疗时，应用呼吸机治疗能够有助于改善患儿的临床病症，对于后续康复治疗来说也有积极意义，呼吸机在对危重症患儿进行抢救时发挥了巨大的作用，但由于呼吸机所引起的各种并发症导致患儿出现相关性肺炎，在临床医学上也有一定的高发性。呼吸机相关性肺炎（ventilator - associated pneumonia, VAP）主要是指患儿本身未见肺部炎症，患儿在接受机械通气治疗后48小时发生肺部炎症，或者本身具有肺部炎症的患儿在接受呼吸机治疗48小时后出现肺部炎症进展状况。

呼吸机相关性肺炎诊断标准包括发热>38.5℃，白细胞增多>10.0×10^9/L或白细胞减少<4×10^8/L，化脓性气管支气管分泌物和胸部X线片上新的或持续性浸润等，并通过阳性确认呼吸样本的定量培养情况，即支气管肺泡灌洗液（显著阈≥10^4 CFU/ml）或插入伸缩导管（显著阈≥10^3 CFU/ml）或定量的气管内吸出远侧肺分泌样品（显著阈≥10^6 CFU/ml）。

4. 药物治疗

（1）纠正酸碱平衡紊乱，维持机体内环境稳定   呼吸衰竭时的酸碱平衡紊乱主要以呼吸性酸中毒为主，可通过改善通气予以纠正。当存在混合型酸中毒或代谢性酸中毒，血气 pH <7.20 时，可在保障通气的情况下酌情给予补碱，常用 5% 碳酸氢钠溶液。

（2）其他药物   烦躁患者可适当镇静，颅内压增高时使用脱水剂，循环障碍时可应用血管活性药物等。

5. 特殊的呼吸支持   体外膜肺氧合（ECMO）、液体通气、高频通气的应用，一氧化氮（NO）、氦气的吸入治疗以及肺泡表面活性物质的应用等。

【护理评估】

1. 健康史   详细询问患儿近期内有无呼吸道感染病史，尤其有无声音嘶哑、犬吠样咳嗽等急性喉炎病史，有无异物吸入史，有无颅内感染、中毒等病史，有无外伤导致颅内出血病史。既往有无先天性心脏病、先天性肺发育异常等疾患。新生儿重点评估有无早产、出生时有无窒息等。

2. 身体状况   快速评估患儿的通气状态，包括呼吸频率、节律和幅度，有无发绀及上呼吸道梗阻；有无呼吸节律不齐、快慢深浅不匀和异常呼吸，如潮式呼吸、叹息样呼吸、双吸气及下颌式呼吸等中枢性呼吸衰竭的表现；评估低氧血症和高碳酸血症的程度；有无心血管、神经、消化系统等重要脏器的功能异常。

3. 心理 - 社会状况   评估患儿及家长的应对状态，有无焦虑、恐惧或其他不良情绪；评估其对本病的了解程度，家庭经济状况等。

【常见护理诊断/问题】

1. 气体交换受损   与各种原因所致的通气与换气功能障碍有关。

2. 低效型呼吸型态   与气道阻塞，呼吸阻力增加有关。

3. 清理呼吸道无效   与呼吸道分泌物过多、感染、咳嗽无力有关。

4. 活动无耐力   与缺氧有关。

5. 有感染的危险   与呼吸机的应用有关。

6. 潜在并发症   感染、心律失常、心力衰竭、DIC、深静脉血栓形成等。

7. 恐惧   与害怕危重病情有关。

【护理措施】

1. 氧疗   主要目的在于纠正低氧血症，满足机体代谢所需。Ⅰ型呼吸衰竭时体内无二氧化碳潴留，呼吸中枢对二氧化碳有正常的反应性，可根据患儿缺氧程度，分别给予低浓度到高浓度吸氧。Ⅱ型呼吸衰竭患儿体内缺氧伴有二氧化碳潴留，呼吸中枢对二氧化碳的敏感性降低，给予持续低流量吸氧。维持患儿的 PaO_2 在 65~85mmHg（8.67~11.33kPa）为宜。

2. 保持呼吸道通畅　患儿取舒适体位，对于重症呼吸衰竭需呼吸支持者，采取俯卧位可能对通气及患儿预后更为有利；每日摄入足量的水分和热量，鼓励深呼吸或训练更缓慢、更有效地呼吸。患儿痰液粘稠者，可给予超声雾化稀释痰液，勤拍背，必要时给予吸痰；遵医嘱给予抗感染、平喘等治疗。

3. 控制体温　鼓励多饮水，给予富含高热量、高蛋白、高维生素的食物，做好基础护理，重视口腔、皮肤的护理防止并发细菌感染，加重感染。保持病室内空气清新，及时更换污染的衣物，必要时给予退热、抗感染等治疗。

4. 病情观察　密切观察患儿意识、面色、呼吸频率及节律、心率、心律、血压、皮肤颜色、末梢循环情况等。监测血气分析和电解质。加强并发症的观察，如心力衰竭、脑水肿、感染等。

5. 用药护理　遵医嘱用洋地黄类药、血管活性药、脱水药、利尿药等，密切观察药物的疗效及不良反应。

6. 机械通气的护理

（1）护理人员应明确机械通气的指征，合理解释以获得患儿及其家属的配合。

（2）专人监护　使用呼吸机的过程中，应每半小时巡查各项参数是否符合要求；观察患儿面色、胸廓起伏、末梢循环等，防止通气不足（常表现为自主呼吸与呼吸机不同步）或通气过度（可引起血压下降、抽搐等呼吸性碱中毒表现）；注意有无导管脱落、堵塞及气胸等情况的发生。

（3）防止继发感染　定期更换呼吸机管道、湿化器、气管内套管等物品，每日更换加温湿化器滤纸及湿化液。加强口鼻腔护理。吸痰时要注意无菌操作。

（4）停用呼吸机的指征　①患儿病情改善，呼吸循环系统功能稳定；②能持续自主呼吸 2~3 小时以上无异常改变；③吸入氧气浓度 <40% 时，PaO_2 >50~60mmHg（6.7~8kPa）；④在间歇指令通气，间歇性强制换气法等辅助通气下，能以较低的通气条件维持血气正常。

撤机前需对患儿进行自主呼吸锻炼，即逐渐减少机械通气的次数或降低压力水平，或每日停用呼吸机数次，并逐渐延长停用时间，若患儿脱离呼吸机 2~3 小时无异常，则可安全撤机。

7. 心理支持　①向患儿家长介绍有关呼吸衰竭的知识，指导家长合理喂养，帮助患儿有效咳嗽、拍背协助排痰的方法；经常和患儿及家长交流，增加其战胜疾病的信心。②理解患儿因不舒适、环境陌生及治疗性痛苦而哭闹，可让其最亲近的人陪伴或探视。尽量避免侵入性或增加疼痛的操作，根据医嘱必要时实施适当的疼痛治疗。

🌐 知识链接

应用呼吸机的并发症

在使用呼吸机前，应充分了解应用呼吸机所产生的并发症，主要如下。①呼吸机相关肺炎：是患儿接受机械通气治疗48小时后或停用机械通气，拔出人工气道48小时内发生的肺实质感染性炎症，是机械通气治疗中常见的院内感染。②肺不张：气管插管过深，常滑入右侧，造成左侧肺不张。右上肺和左下肺吸痰管难以达到，为肺不张的好发部位。③肺损伤：由于应用呼吸机时潮气量过大或在肺泡施加过高压力，可造成不同的肺损伤，如肺气肿、纵隔气肿和张力性气胸等。④氧中毒：由于应用呼吸机，容易造成长时间吸入高浓度氧的条件，使发生氧中毒的机会明显高于普通给氧方式。

第四节　充血性心力衰竭

⇒ 案例引导

案例　患儿，男，6 月龄。咳嗽 4 日，给予抗生素治疗，效果不明显，入院前 1 日无明显诱因出现烦躁，喘息，口周发绀，呼吸急促。查体：神志清楚，营养中等，烦躁不安，急性病面容，颜面及双眼睑水肿，鼻翼翕动，口唇发绀，吸气三四征，呼吸急促，78 次/分，心音有力，有奔马律，158 次/分，肝右肋下 2cm，双下肢中度水肿。血常规示 WBC 19.3×10^9/L，N 83%，L 17%。X 线胸片提示两肺野纹理粗，心影略向左扩大。心电图显示窦性心动过速，ST-T 段轻度改变。

讨论：

1. 患儿存在哪些情况？

2. 此时应做的处理措施有哪些？

充血性心力衰竭（congestive heart failure）简称心衰，指各种原因引起的心室收缩和（或）舒张功能障碍使心排出量绝对或相对不足，不能满足全身组织代谢的需要的病理状态，为儿科常见急症，严重危害儿童健康。

【病因及发病机制】

1. 病因　根据心衰时的血流动力学及病理生理基础，其病因如下。

（1）心肌收缩功能障碍　如心肌炎、心肌病、心内膜弹力纤维增生症、川崎病、电解质紊乱等心肌本身病变导致的心肌收缩力减弱。

（2）心室负荷过重　心室容量负荷过重包括左向右分流型先天性心脏病、瓣膜反流性疾病、静脉输液过多过快等。压力负荷过重包括主动脉瓣狭窄、肺动脉瓣狭窄、肺动脉瓣闭锁等。

（3）心室充盈障碍　包括限制型心肌病、肥厚型心肌病等。

2. 发病机制　心衰的发病机制和病理生理复杂，其本质多为心肌收缩或舒张功能障碍。心脏功能从正常发展到心力衰竭，经过一段无临床症状的代偿期，可出现心率增快，心肌肥厚，心脏扩大，是心输出量增多以满足机体需要。如病因持续存在，心功能进一步减退，代偿机制不能维持足够的心输出量，则出现静脉回流受阻、组织间液过多、脏器淤血等，即发展为充血性心力衰竭。诱因主要有感染，特别是呼吸道感染，患有先天性心脏病的患儿在肺炎基础上极易并发心衰；过度劳累和情绪激动；贫血；心律失常；短时间内静脉输液过多过快；电解质紊乱和酸碱平衡失调；洋地黄中毒。

【临床表现】

年长儿心衰的症状与成人类似，临床表现如下。①心输出量不足：乏力、劳累后气急、食欲减退、心率增快、呼吸浅快等。②肺循环淤血：呼吸困难、咳嗽，病情较重者可出现端坐呼吸，肺底部可闻及湿啰音。心脏听诊常可听到心尖区第一心音减低和奔马律。③体循环淤血：颈静脉怒张，肝大有压痛，肝颈静脉反流征阳性，尿少和水肿。

婴幼儿心衰的临床表现有其特点，主要表现如下：①安静时心率增快，婴儿>180次/分，幼儿>160次/分，不能用发热或缺氧解释。②呼吸困难，发绀突然加重，安静时呼吸>60次/分。③肝脏增大，超过肋缘下3cm以上。

或在短时间内较前增大，且不能以横膈下移等原因解释。④心音明显低钝或出现奔马律。⑤突然出现烦躁不安，面色苍白或发灰，而不能用原有疾病解释。⑥尿少及下肢水肿。⑦婴幼儿心衰时，颈静脉怒张和肺部湿啰音等体征不明显。

【辅助检查】

1. 实验室检查　心肌酶谱临床应用较广。心肌炎或心肌缺血时，心肌酶谱可高于正常，其中肌酸激酶同工酶升高意义较大。

2. 影像学检查　①胸部X线检查：有助于评价心脏大小、肺部情况。急性心衰及舒张性心衰时，不一定有心脏增大表现。如胸片显示肺静脉充血、肺间质及肺水肿，提示严重左心室功能不全。②心电图检查：对各种心律失常及心肌缺血所致的心衰有诊断，对应用洋地黄治疗有指导意义。③超声心动图检查：对病因诊断、病情评估十分重要。可见心室和心房扩大，心室收缩时间延长，射血分数降低。

【治疗要点】

治疗的原则是去除病因及诱因、改善血流动力学状况，保护心功能。

1. 病因治疗　去除心力衰竭的病因是治疗心衰的重要措施。先天性心脏病患儿，特别是左向右分流型先天性心脏病合并心力衰竭经药物治疗效果欠佳时应及时手术治疗。重症肺炎并心衰者，应积极治疗肺炎。

2. 一般治疗　卧床休息以减轻心脏负担，避免患儿烦躁、哭闹，必要时可适当给予苯巴比妥等镇静剂。减少饮食中钠盐的摄入。呼吸困难者及时给予吸氧。

3. 洋地黄类药物　洋地黄类药具有正性肌力、负性传导、负性心率等作用，是儿科临床上广泛使用的强心药物之一。小儿时期常用的洋地黄制剂为地高辛，可口服和静脉注射，口服吸收好，起始作用快，蓄积少。此外，还可应用毛花苷丙（西地兰）等药物。因洋地黄制剂中毒量与治疗量较接近，应严格把握洋地黄指征，体现个体化原则。洋地黄类药物的临床应用见表18-1。

表18-1　洋地黄类药物的临床应用

洋地黄制剂	给药方法	洋地黄化总量（mg/kg）	每日平均维持量	效力开始时间	效力消失时间
地高辛	口服	<2岁0.05~0.06 >2岁0.03~0.05 （总量不超过1.5mg）	1/5洋地黄化量，分2次	2小时	4~7天
	静脉	口服量的1/3~1/2		10分钟	
毛花苷丙（西地兰）	静脉	<2岁0.03~0.04； >2岁0.02~0.03		15~30分钟	2~4天

4. **利尿剂** 利尿剂能减轻肺水肿，降低血容量、回心血量及心室充盈压，减轻心室前负荷，改善心功能。如使用洋地黄类药物而心衰仍未得到完全控制或伴有显著水肿者，宜加用利尿剂。

5. **血管扩张剂** 血管扩张剂主要降低心脏前后负荷，增加心排出量；还可扩张动脉和静脉，使心室壁张力下降、氧耗减少，改善心功能。常用的药物有硝酸甘油、硝普钠、酚妥拉明等。

6. **其他药物治疗** 心力衰竭伴有血压下降时可应用多巴胺，有助于增加心排血量，使血压升高；出现心律失常可给予抗心律失常药物治疗等。

【护理评估】

1. **健康史** 了解患儿的原发病史及发病诱因，症状出现的时间、程度等。

2. **身体状况** 评估患儿面色、呼吸、肺部体征、心率、尿量、肝脏大小等情况，判断患儿心衰的程度。

3. **心理－社会状况** 评估家长及年长儿对疾病的认知程度及心理状态，有无焦虑、恐惧或其他不良情绪，评估其家庭经济状况及社会关系。

【常见护理诊断/问题】

1. **心输出量减少** 与心肌收缩力降低有关。

2. **体液过多** 与心排血量下降，静脉回流受阻有关。

3. **气体交换受损** 与肺循环淤血有关。

4. **潜在并发症** 肺水肿、洋地黄中毒等。

5. **恐惧** 与疾病的危险程度及环境改变有关。

6. **知识缺乏** 与缺乏疾病相关知识有关。

【护理措施】

1. **休息** 病室应安静、舒适，避免各种刺激。集中进行护理，避免引起婴幼儿哭闹，鼓励年长儿保持情绪稳定，协助其翻身，将常用物品及玩具置于患儿伸手可取的位置。哭闹、烦躁不安者，可适当给予镇静剂。有明显左心衰竭时，取半卧位或坐位，双腿下垂，以减少回心血量，减轻心脏负荷。

2. **给氧** 患儿有呼吸困难和发绀时应及时给予氧气吸入，根据患儿情况选择合适的给氧方式，必要时给予机械通气。

3. **用药护理**

（1）应用洋地黄制剂 应注意给药方法、剂量，密切观察有无洋地黄中毒症状。①每次应用洋地黄前应测量脉搏，必要时听心率。如婴儿脉率 < 90 次/分，年长儿 < 70 次/分应暂停给药，并通知医生。②严格按时按量服药。如洋地黄注射用药量 < 0.5ml 时，应先用生理盐水稀释后用 1ml 注射器抽取，以保证剂量准确，静脉注射速度要慢（不少于 5 分钟）。口服药则应单独服用，如患儿服药后呕

吐，立即通知医生，决定是否补服或经其他途径给药。③如出现心脏反应（心律失常）、消化道反应（恶心呕吐、食欲减退、腹痛、腹泻等）、神经系统反应（黄绿视、视物模糊、嗜睡、头晕等）等洋地黄毒性反应时，应立刻停用洋地黄和利尿剂，及时补充钾盐，并报告医生采取相应措施。

（2）应用利尿剂 尽量在清晨或上午给药，以免患儿夜间多次排尿影响睡眠。因利尿剂的使用可使钾的丢失增多，低钾血症可增加洋地黄的毒性反应，应鼓励患儿进食含钾丰富的食物，如香蕉、柑橘、豆类等。密切观察低血钾的表现，如患儿出现精神萎靡、四肢无力、腹胀、心音低钝、心律失常等，应及时通知医生处理。

（3）应用血管扩张剂 给药时避免药液外渗，以防局部组织坏死。使用硝普钠时应现配现用，全程遮光输注，以免药液失效。应用多巴胺时应精确调整每分钟输入剂量。密切观察心率和血压的变化，随时调节输液速度，避免血压过度下降。

4. **控制水盐摄入** 一般给予低盐饮食，少量多次喂养，防止过饱。婴儿喂奶所用奶头开孔宜稍大，以免吸吮费力，但需注意防止呛咳。吸吮困难者采用滴管，必要时进行鼻饲。水肿严重时应限制液体入量，输液速度宜慢，以每小时不超过 5ml/kg 为宜。

5. **密切观察病情** 密切观察生命体征、肢端温度及精神状态等变化，脉搏必须监测 1 分钟，必要时监测心率；详细记录出入量，定时测量体重，了解水肿的变化。

6. **保持大便通畅** 鼓励患儿多进食蔬菜、水果，定时排便，避免用力排便。必要时用开塞露通便。

7. **健康教育** 向年长患儿和家长介绍心力衰竭的病因、诱因、防治措施及预后，合理喂养，防治受凉感冒。指导家长做好预防，避免感染、劳累及情绪激动等诱因的作用。强调避免让患儿用力及过度兴奋，以免加重心脏负担。教会家长和年长儿自我检测脉搏的方法，以及出院后一般用药和家庭护理方法。出院时针对原发病对家长进行健康指导。

⊕ **知识链接**

心脏病患儿的心功能分级

临床上可将心脏病患儿（除外婴儿）心功能分为四级。

Ⅰ级：体力活动不受限制。学龄期儿童能够参加体育课，能和正常儿童一样活动。

Ⅱ级：体力活动轻度受限。休息时无任何不适，但一般活动可引起疲乏、心悸和呼吸困难。学龄期儿童能够参加体育课，但活动量比正常同龄儿童小。可能存在继发性生长障碍。

Ⅲ级：体力活动明显受限。少于平时活动即可出现症状，如步行 15 分钟即可出现疲乏、心悸和呼吸困难。学龄期儿童不能参加体育活动。存在继发性生长障碍。

Ⅳ级：在休息状态时有症状，完全丧失劳动力。存在继发性生长障碍。

第五节　急性肾衰竭

→ 案例引导

案例　患儿，男，11 月龄，因发热、腹泻 13 天伴面色苍白、尿少 10 天入院。患儿于入院前 13 天无明显诱因出现发热，体温 38.1℃，伴腹泻（水样便）6～7 次/日，在当地医院给予对症及支持治疗，腹泻好转，发热减轻。但出现面色苍白，间断腹痛，尿量减少，尿色变深呈酱油色。疑诊为"溶血尿毒综合征"收治入院。患儿既往体健，按时预防接种，G_1P_1，足月顺产，生长发育正常。

查体：T 36.3，P 120 次/分，R 40 次/分，BP 90/60mmHg。贫血貌神志清，精神差，呼吸稍急促，双眼睑水肿。皮肤黏膜未见出血点及黄疸。心肺无异常；腹平坦，压痛（±），无反跳痛，无移动性浊音，肝肋下 2cm。脾肋下 1.5cm，双肾区无叩击痛。无神经系统阳性体征。

辅助检查：血液检查见 WBC 11×10^9/L，GR 0.80，Hb 82g/L，PLT 42×10^9/L；RBC 形态为盔形红细胞。Ccr 28ml/（min · 1.73m²），Scr 177μmol/L，BUN 20mmol/L。尿液检查见蛋白（＋＋），RBC > 100/HP。

讨论：

1. 该患儿的主要护理问题有哪些？

2. 针对患儿应采取哪些护理措施？

急性肾衰竭（acute renal failure，ARF）简称肾衰，是由多种原因引起的肾功能在短期内急剧下降或丧失的临床综合征，临床主要表现为氮质血症、水及电解质紊乱和酸碱平衡失调等。

【病因和发病机制】

1. 病因　急性肾衰竭常见的病因可分为肾前性、肾性和肾后性三类。

（1）肾前性肾衰竭　任何原因引起有效循环血容量降低，使肾血流量下降，肾小球滤过率显著降低所致。常见原因包括大量失血、严重烧伤、重度脱水、DIC、呕吐、外科大手术等。

（2）肾性肾衰竭　由各种肾实质病变引起，或由于肾前性肾衰竭未能及时去除病因、病情进一步发展所致，最常见病因包括急性肾小球肾炎、急进性肾炎、急性肾小管坏死、急性间质性肾炎、肾血管病变（血管炎、血管栓塞、弥散性血管内栓塞）等。

（3）肾后性肾衰竭　各种原因所致的泌尿道梗阻引起的急性肾衰竭。常见病因包括双侧输尿管连接部狭窄、肾结石、肾结核、肿瘤压迫输尿管等。

2. 发病机制　急性肾衰竭的发病机制尚不十分清楚，目前有肾血流减少学说、肾小管损伤学说、缺血再灌注损伤学说等解释。

（1）肾血流减少　任何原因引起有效循环血量减少，肾血流量下降，均可引起急性肾衰竭。肾血流减少主要表现为肾皮质血管收缩，血管阻力增加，同时肾皮质缺血，使肾小球滤过率降低，肾血管内压降低，导致肾小管的原尿减少，对尿素氮、水及钠的重吸收增加，从而引起血尿素氮升高、尿量减少及尿比重增加。且因肾小管对钠的重吸收增加，使尿钠排出量减少，钠排泄分数明显降低，肾衰指数下降。此外由于肾脏缺血，使体内肾素 - 血管紧张素、儿茶酚胺、前列腺素分泌增加以及内皮素水平升高，加重肾内动脉收缩，肾血流进一步减少，加重肾衰。

（2）肾小管损伤　肾缺血或中毒均可引起肾小管损伤，使肾小管上皮细胞变性、坏死，基膜断裂。一方面脱落的上皮细胞引起肾小管阻塞，造成管内压升高和小管扩张，致使肾小球有效滤过压降低和少尿；另一方面肾小管上皮细胞受损，引起肾小管液回漏，导致肾间质水肿。

（3）缺血再灌注肾损伤　肾缺血后，当肾血流再通时，反而可见细胞的损伤继续加重称为缺血再灌注性肾损伤。由于缺血细胞内钙通道开放，Ca^{2+} 细胞内流，使细胞内钙超负荷，再灌注后局部产生大量氧自由基，使细胞损伤继续加重，可使肾小管的可逆性损伤发展为不可逆性损伤。

【临床表现】

根据尿量是否减少，急性肾衰竭可分为少尿型和非少尿型，临床以少尿型急性肾衰竭多见。

1. 少尿型急性肾衰竭　临床过程分为少尿期、多尿期、恢复期三期。

（1）少尿期　少尿或无尿。一般持续 10 天左右，持续时间越长，肾损害越严重，预后越差。少尿期的系统症状如下。①水钠潴留：全身水肿、高血压、肺水肿、脑水肿和心力衰竭，是此期死亡重要原因。有时可因水潴留而出现稀释性低钠血症。②电解质紊乱：常见高钾、低钠、低钙、高镁、高磷和低氯血症，以高钾血症最多见。③代谢性酸中毒：表现为精神萎靡、乏力、嗜睡、呼吸深快、面色发灰、口唇樱桃红色，甚至昏迷。④尿毒症：因肾排泄障碍，使各种毒性物质在体内积聚所致。表现为食欲缺乏、恶心、呕吐、腹泻等消化系统症状；也可出现高血压、心力衰竭、心律失常等心血管系统症状以及意识障碍、躁动、抽搐、昏迷等神经系统症状；血液系统主要表现为贫血、出血倾向、皮肤瘀斑等。⑤感染：最常见的并发症，以呼吸道和尿路感染多见。

（2）多尿期　尿量逐渐增多，全身水肿减轻，多尿持续时间不等，一般持续1~2周，长者可达1个月。此期由于大量排尿，可出现脱水、低钠血症和低钾血症。此期患儿抵抗力低，易并发感染。感染是多尿期患儿死亡的主要原因。

（3）恢复期　多尿期后，肾功能逐渐恢复，尿量、血尿素氮、肌酐逐渐恢复正常。而肾浓缩功能需数月才能恢复正常，少数患儿遗留不可逆的肾功能损害。此期患儿主要表现为虚弱无力、消瘦、营养不良、贫血和免疫功能低下等。

2. 非少尿型急性肾衰竭　药物所致的急性肾小管坏死多为非少尿型肾衰竭。与少尿型急性肾衰竭相比，症状较轻，并发症少，病死率低。主要表现为血尿素氮、血肌酐迅速升高，而不伴有少尿或无尿。

【辅助检查】

1. 实验室检查　①尿液检查：有助于鉴别肾前性急性肾衰竭和肾性急性肾衰竭，如尿沉渣、尿比重、尿渗透压、尿钠等。②血生化检查：动态监测血电解质、血肌酐和尿素氮的变化以利于判断肾功能恢复情况。③肾活检：对原因不明的急性肾衰竭，可行肾活检，有助于诊断和评估预后。

2. 影像学检查　采用腹部平片、超声、CT、磁共振等检查有助于了解肾脏的大小、形态，输尿管及膀胱有无梗阻，也可了解肾血流量、肾小球和肾小管的功能。

【治疗要点】

治疗原则是去除病因，积极治疗原发病，减轻症状，改善肾功能，防止并发症的发生。

1. 少尿期

（1）一般治疗　积极治疗原发病，卧床休息，预防感染，监测患儿体重、血压、尿量、血气分析、电解质等。

应选择高糖、低蛋白、富含维生素的食物，尽可能供给足够的能量。每日供给热量210~250kJ（50~60kcal）/kg，以蛋白质0.5g/kg为宜，脂肪占总热量30%~40%。

（2）液体疗法　严格控制水、钠摄入，坚持"量出为入"的原则，有透析指征时可适当放宽液体入量。每日液体量=尿量+不显性失水+显性失水（呕吐、大便、引流量）-内生水。无发热患儿每日不显性失水，按300ml/（m² · d）计算；体温每升高1℃，不显性失水增加75ml/（m² · d），此液体可用10%葡萄糖补充；内生水在非高分解代谢状态为250~350ml/m²。所用液体均为非电解质液。

（3）纠正电解质、酸碱失衡　①高钾血症：避免进食含钾较多的食物和含钾的药物，避免输库存血。当血钾增高时，可给予离子交换树脂、10%葡萄糖酸钙、5%碳酸氢钠溶液等治疗。②低钙血症及高磷血症：低钙血症常出现在酸中毒纠正后，可选择10%葡萄糖酸钙。高磷血症时，应严格限制含磷多的食物或药物，必要时给予10%氢氧化铝凝胶口服。③代谢性酸中毒：轻者多不需处理。当血浆HCO₃⁻<12mmol/L时，可补充5%碳酸氢钠5ml/kg。

（4）透析治疗　凡上述保守治疗无效者，应尽早进行透析。透析的方法包括腹膜透析、血液透析和连续动静脉血液滤过三种，儿童首选腹膜透析。透析的指征是：①严重水钠潴留，有肺水肿、脑水肿的倾向；②血钾≥6.5mmol/L或心电图有高钾表现；③严重酸中毒，血浆HCO₃⁻<12mmol/L或动脉血pH<7.2；④严重氮质血症，血浆尿素氮>28.6mmol/L或血浆肌酐>707.2μmmol/L，特别是高分解代谢的患儿。

2. 多尿期　应密切监测尿量、血压、电解质的变化，及时纠正水、电解质紊乱。当血肌酐接近正常水平时，应增加饮食中蛋白质摄入量。

3. 恢复期　此期肾功能日趋恢复正常，少数患者遗留不可逆性肾功能损害，应注意休息和加强营养，防治感染。

【护理评估】

1. 健康史　了解患儿既往有无肾脏疾病史、少尿、血尿史及外伤史；发病前有无体液丢失史、尿路梗阻情况；使用肾毒性药物史、毒物中毒史。

2. 身体状况　评估患儿的精神状态，有无恶心、呕吐、厌食等；有无尿量减少、是否无尿；有无水肿以及水肿的部位、性质和程度；血压是否正常。

3. 心理-社会状况　评估患儿及家长的心理状况，对本病的了解程度、家庭经济状况及对治疗护理的特殊需求。

【常见护理诊断/问题】

1. 体液过多　与肾功能下降排尿减少致水潴留有关。

2. 有感染的危险　与限制蛋白质饮食、透析、免疫力降低等有关。

3. 营养失调：低于机体需要量　与氮质血症引起食欲减退、恶心、呕吐及饮食限制有关。

4. 潜在并发症　如高血压、心力衰竭、心律失常等。

5. 恐惧　与肾功能急剧恶化、害怕危重病情有关。

6. 知识缺乏　与缺乏疾病相关知识有关。

【护理措施】

1. 密切观察病情　密切观察生命体征、心律、尿量、电解质、肾功能等的变化，观察有无嗜睡、肌张力低下、心律不齐、恶心、呕吐等症状，有无高血压、心功能不全、心律失常等先兆。准确记录 24 小时出入量，定期监测体重。

2. 维持体液平衡　准确记录 24 小时出入量，包括口服或静脉进入的液量、尿量、呕吐物、胃肠引流液及粪便内水分等。小婴儿用尿袋收集尿液，尿布过磅秤称量。每日同一时间同一磅秤测体重，以观察水肿情况。按医嘱控制液体入量。

3. 休息　患儿卧床时间视病情而定，一般少尿期、多尿期均应卧床休息，保持安静，有助于肾功能恢复。恢复期逐渐增加活动。

4. 饮食护理　少尿期应选择高糖、低蛋白、富含维生素的食物，严格控制含钾、磷的食物及药物的摄入，可选食西瓜、冬瓜等利水之品，也可用薏苡仁、大枣、扁豆、莲子煮粥食用，以健脾利湿。不能进食者给予静脉营养。透析治疗时不需限制蛋白质入量，长期透析时可输血浆、水解蛋白、氨基酸等。

5. 预防感染　保持环境洁净，采取保护性隔离措施。行透析治疗的患儿应严格无菌操作。保持口腔、皮肤清洁，定时翻身，防止水肿皮肤长时间受压。帮助并鼓励卧床患儿进行深呼吸及有效咳嗽。避免受凉感冒。

6. 心理支持　充分了解患儿和家长的心理状态，进行针对性心理疏导。耐心向家长解释疾病的相关知识，告知病情及采取的治疗方案，并给予患儿和家长精神支持，稳定其情绪，以取得他们的支持和配合。

7. 健康教育　告诉患儿家长肾衰竭早期透析的重要性，以取得他们的理解。指导家长及患儿有关预防感染的方法，养成良好的卫生习惯，预防上呼吸道、泌尿系统及消化道感染。

指导家长在恢复期给患儿加强营养，注意休息，适当活动，避免劳累。坚持服药，不得自行减量，避免使用对肾功能有损害的药物，如氨基糖苷类药物。注意个人卫生。

第六节　儿童急性中毒　微课 2

⇒ 案例引导

案例　患儿，女，1 岁 9 个月，家长给患儿进食经微波炉"烤熟"的白果仁 30 余粒，约 3 小时后出现呕吐 3 次，呕出未消化的果仁 10 粒左右，3~4 分钟后抽搐一次，表现为双眼上翻、牙关紧闭、双手握拳，无四肢明显抽动、大小便失禁及面色青紫，呼之能应答，经按压人中、合谷穴持续 4~5 秒后缓解，急诊就诊。

讨论：

1. 应从哪几方面对患儿进行护理评估？

2. 患儿好转可以体现在哪些方面？

中毒（poisoning）是指因毒性物质接触或进入人体而产生的一系列影响健康或危及生命的病理过程和临床表现。好发年龄为婴幼儿至学龄前期。婴幼儿时期常发生误服药物中毒，学龄前期主要为有毒物质中毒。儿童中毒与外界环境密切相关，常为急性中毒（acute poisoning），是儿童时期常见的急症之一。

【病因、中毒途径及发病机制】

1. 病因　儿童年幼无知，缺乏生活经验，不能辨别物质有毒或无毒而误食。婴儿往往喜欢将东西放入口中。幼儿期常将药片误当成糖丸吞服。学龄前期活动范围增大，接触毒物导致中毒机会增加。

2. 中毒途径

（1）消化道吸收　最常见。毒物可通过口腔和胃肠道黏膜吸收，如食物中毒、误服药物、灌肠时药物过量等。

（2）皮肤接触　小儿皮肤薄，表面脂质较多，接触脂溶性毒物后易于吸收；还可经皮脂腺、毛孔、汗腺吸收进入血液，发生中毒。如穿被农药污染的衣服、蜂刺、虫咬、动物咬伤等。

（3）呼吸道吸入　是气体或挥发性毒物中毒的主要途径。因肺泡表面积大、吸收快，多为急性中毒。如一氧化碳中毒等。

（4）注射吸收　误注药物最多见。如毒物或药物经静脉注入体内。

（5）经创口或创面吸收　大面积创伤的患儿，如创面用药不当，可引起吸收中毒。

3. 发病机制

（1）干扰酶系统　通过抑制酶活性而产生毒性作用。

（2）抑制血红蛋白的携氧功能　如一氧化碳中毒，可使氧合蛋白、亚硝酸盐中毒形成高铁血红蛋白，导致丧失携氧功能，引起机体缺氧。

（3）直接化学性损伤 如误服强酸、强碱化学物质。

（4）变态反应 由抗原抗体作用在体内触发各种异常的免疫反应。

（5）麻醉作用 如苯、汽油等有机溶剂和吸入性麻药，可通过血-脑屏障抑制脑细胞功能。

（6）干扰细胞膜或细胞器的生理功能 如部分重金属和河豚毒素等可破坏细胞膜、细胞器，干扰细胞膜的离子运动、膜兴奋性和能量代谢而产生毒性作用。

【临床表现】

儿童急性中毒的临床症状和体征常无特异性，首发症状多为腹痛、腹泻、呕吐、惊厥或昏迷，严重者可出现多脏器功能衰竭。呼吸、呕吐物等有特殊气味，皮肤毛发有特殊表现如口唇、面颊樱桃红等，以及肌肉震颤、抽动等，对中毒有诊断意义。

【辅助检查】

1. 血液检查 已明确或基本明确为中毒毒物者，应检测毒物血清浓度。严重中毒患儿需检测全血细胞计数、凝血酶原时间、血电解质、血糖、血气分析、血清渗透压、尿素氮、肌酐、肝功能等。

2. 毒物筛查 对疑似中毒患儿，可采集血液、呕吐物、尿液、粪便或可疑物品液做毒物筛查。

【治疗要点】

急性中毒的治疗原则是立即治疗；在毒物性质未明前，可按一般中毒治疗原则抢救患儿，尽快清除未被吸收的毒物，促进毒物的排泄；做好对症治疗维持呼吸、循环等脏器的功能。一旦明确诊断，尽快使用特效解毒剂。

【护理评估】

1. 健康史 评估患儿发病经过，有无毒物接触史，包括病前饮食、生活情况、活动场所、家属职业、周围环境有无有毒物品、家中常备药情况、日常接触人群、是否有同伴一起患病等。

2. 身体状况 评估患儿意识、面色、皮肤颜色、瞳孔、呼吸、心率、肌张力等情况，注意观察特征性的中毒症状和体征。

3. 心理-社会状况 评估家长及年长儿对疾病的了解程度、家庭经济状况及社会关系；评估家长及患儿的心理状态，有无焦虑、恐惧或其他不良情绪。

【常见护理诊断/问题】

1. 意识障碍 与毒物抑制脑细胞的功能等有关。

2. 气体交换受损 与毒物抑制血红蛋白携氧功能、呼吸道分泌物过多有关。

3. 体液不足 与中毒致严重呕吐、腹泻等有关。

4. 焦虑/恐惧 与病情危重有关。

5. 知识缺乏 与患儿及家长缺乏安全防护知识有关。

【护理措施】

1. 尽快清除毒物

（1）催吐 催吐是口服中毒者排出胃内毒物的最简便方法，适用于年龄较大、意识清醒、能配合的患儿。一般在服入毒物后 4～6 小时内进行，可用手指、筷子、压舌板等刺激咽部引起呕吐。但强酸强碱中毒、煤油汽油中毒、严重心脏病、食管静脉曲张、昏迷、持续惊厥的患儿及 6 个月以内婴儿，均不宜采用催吐方法。

（2）洗胃 洗胃的目的是及时清除尚在胃内的毒物，可进行毒物鉴定。适用于流质、水溶性毒物中毒，应尽量在摄入毒物后 1 小时内进行，否则毒物进入肠道，效果不理想。方法是经鼻或口插入胃管后，用 50ml 注射器抽吸清洗，直至洗出液清澈无味为止，首次抽出物送毒物鉴定。常用的洗胃液有温水、生理盐水、2%～5%碳酸氢钠、1∶10000 高锰酸钾、0.45%氯化钠溶液等。强酸强碱中毒或其他有腐蚀性毒物中毒切忌洗胃，可服用牛奶、豆浆等中和毒物，起到保护胃肠黏膜、延缓吸收的作用。洗胃后，可将活性炭加水后注入或吞服，有助于迅速吸附毒物。

（3）导泻 毒物进入肠道，应服泻剂使毒物尽快排出。临床常用硫酸钠或硫酸镁，可口服或经胃管灌入。中枢抑制药（如巴比妥类）中毒时不宜用硫酸镁导泻，以免加重中枢抑制。较小儿童应警惕导泻后发生脱水和电解质紊乱。

（4）灌肠 适用于中毒时间超过 4 小时以上者。常用"Y"形管以大量液体进行高位连续灌洗，儿童用量 1500～3000ml，直至洗出液变清澈为止。灌肠液常用 1%温盐水、清水，也可加入活性炭。腐蚀性毒物中毒或极度虚弱的患儿，禁止导泻及灌肠。

（5）接触中毒者 应立即脱去污染的衣服，用清水冲洗被污染的皮肤。也可用中和法，即用弱酸、弱碱分别中和腐蚀性碱、腐蚀性酸；如用清水冲洗酸、碱等毒物，应至少持续 10 分钟。毒物溅入眼内时，应以清水或室温生理盐水冲洗至少 5 分钟，后送眼科处理。

（6）吸入中毒的处理 应立即将患儿移离有毒现场，呼吸新鲜空气，保持呼吸道通畅，必要时吸氧。

（7）止血带的应用 对皮下、肌内注射中毒或有毒动物咬伤者，在肢体近心端用止血带结扎，以阻止毒物经静脉或淋巴管扩散。止血带应每 15 分钟放松 1 分钟。

2. 促进已吸收毒物的排泄

（1）利尿 鼓励患儿多饮水，静脉输注葡萄糖液，遵医嘱使用利尿剂。

（2）碱化或酸化尿　常用碳酸氢钠碱化尿液，增加弱酸类毒物清除率；常用维生素 C 酸化尿液，增加弱碱类毒物排出。

（3）血液净化　①透析疗法：危重的中毒患儿，可用腹膜透析、血液透析促进毒物排出。②血液灌流法：将患儿血液通过体外循环，用吸附剂吸附毒物后再输回体内。③换血疗法：血液中毒物浓度极高时使用，因需血量极多，临床较少使用。④血浆置换：用于清除与血浆蛋白结合的毒物，如部分抗生素、降压药、降糖药等。

（4）高压氧　适用于一氧化碳、硫化氢、氰化物、氨气等中毒。

3. 使用特异性解毒剂　一旦明确中毒原因，应立即按医嘱使用特效解毒剂。如亚硝酸盐中毒可应用亚甲蓝或维生素 C 治疗，有机磷中毒可予以解磷定、阿托品治疗，苯甲二氮䓬类中毒可用氟马西尼静脉注射解毒。

4. 病情观察　监测患儿生命体征，密切观察患儿意识、呼吸和循环功能，详细记录出入量，保证出入量平衡。

5. 心理护理　根据患儿年龄、心理发育特点，采用合适的方式表达安慰、关心患儿。向家长介绍病情和治疗、护理过程，关心安慰家长，指导其合理的发泄情绪，减轻家长的焦虑情绪，取得家长的配合。

6. 健康教育　指导家长做好儿童急性中毒的预防工作。告知家长妥善保管一切药品和毒物，以防小儿误事；不要擅自给小儿用药；不吃变质或有毒的食品；普及有毒植物识别的相关知识，教育儿童不可随意摘食野生植物。禁止玩耍含有毒物质的器具，如装敌敌畏的小玻璃瓶、灭鼠用具等。

第七节　脓毒性休克

案例引导

案例　患儿，女，5 岁，因"呕吐伴反应差 1 天余"入院。发病后 2 天患者全身皮疹，下颌部肿块逐渐增大。患儿反应差，面色苍白，毛细血管充盈时间 3 秒。血气分析示 pH 7.22，PaO_2 273.0mmHg，$PaCO_2$ 27.4mmHg，乳酸 9.8mmol/L，氧合指数 455。经血常规检测白细胞含量明显高于正常值，体内炎症反应严重。

讨论：

1. 该患儿应如何急救？

2. 在护理此类患儿时，有哪些需要特别注意的点？

由感染引起的全身炎症反应综合征称为脓毒症（sepsis）。脓毒症合并心血管功能障碍称为脓毒性休克（septic shock）或感染性休克，是发生在严重感染的基础上，由致病微生物及其产物所引起的急性循环障碍，有效循环血容量减少，组织血流灌注不足而致的复杂综合病症。脓毒症或脓毒性休克治疗困难，医疗用品贵，是引起危重患儿死亡的重要原因。

【病因及发病机制】

1. 病因　细菌、病毒、真菌、支原体、立克次体等多种病原微生物感染均可伴发感染性休克，但以细菌最常见。细菌感染中以革兰阴性菌最常见，包括痢疾杆菌、脑膜炎球菌、铜绿假单胞菌、大肠埃希菌、克雷伯菌、沙门菌属及变形杆菌等。

全身免疫功能缺陷患儿，如患有慢性病、血液系统疾病、器官移植、长期应用免疫抑制剂、各种动静脉导管留置等，均易诱发感染性休克。

2. 发病机制　现在认为，休克是在外因、内因和医源性因素构成的致病网络作用下，机体由全身炎症反应综合征（SIRS）、严重败血症发展为多脏器功能不全综合征过程中的急性循环衰竭。

（1）微循环障碍　在休克发生发展过程中，微血管经历痉挛、扩张和麻痹三个阶段。有效循环血量减少，回心血量进一步降低，血压明显下降。缺氧和酸中毒更明显。

（2）免疫炎症反应失控　全身或局部感染时，病原体刺激机体细胞（主要是血管内皮细胞、中性粒细胞和单核 - 巨噬细胞）产生多种促炎和抗炎介质，由于促炎/抗炎平衡失调，产生 SIRS 或代偿性抗炎反应综合征。

（3）神经体液、内分泌机制和其他体液介质。

【病理生理】

脓毒症的病理生理学基础是全身性炎症反应、凝血/纤溶系统障碍和免疫功能紊乱等。病原微生物侵入机体后，其毒素促使单核 - 巨噬细胞、中性粒细胞和淋巴细胞产生和释放细胞因子及炎性介质，引发复杂的免疫反应，导致过度甚至失控的炎性反应。早期过度的炎性介质和细胞因子的释放是脓毒症发病中重要的环节。凝血/纤溶系统障碍可导致微血栓形成及微循环障碍，致组织细胞血液灌注不足，氧供减少。脓毒症的高代谢状态可使心率增快、心脏氧耗增加，氧供和氧耗间的不匹配导致组织缺血缺氧，组织器官灌注不足，进一步发展成脓毒性休克，甚至引起多器官功能障碍综合征。

【临床表现】

1. 代偿期（早期）　出现以下 6 项表现之中的 3 项。

（1）意识改变　烦躁不安或萎靡，表情淡漠，意识模糊，甚至昏迷、惊厥。

（2）皮肤改变　面色苍白发灰，唇周、指（趾）发绀，皮肤花纹，四肢凉。如有面色潮红、四肢温暖、皮肤干燥为"暖休克"。

（3）心率脉搏　外周动脉搏动细弱，心率、脉搏增快。

（4）毛细血管再充盈时间≥3秒（需除外环境因素影响）。

（5）尿量<1ml/（kg·h）。

（6）代谢性酸中毒（除外其他缺血缺氧及代谢因素）。

2. 失代偿期　代偿期灌注不足表现加重伴血压下降，则进展为失代偿。收缩压小于该年龄组第5百分位，或小于该年龄组平均值减2个标准差。即1～12个月<70mmHg，1～10岁<70+［2×年龄（岁）］mmHg，≥10岁<90mmHg。

【辅助检查】

1. 实验室检查　①外周血象：白细胞计数以及中性粒细胞增加，核左移，血细胞比容和血红蛋白增高为血液浓缩的标志。②病原学检查：在抗菌药物治疗前常规进行血液或其他体液、渗出液、脓液培养（包括厌氧菌培养）。分离得到致病菌后进行药物敏感试验。③尿常规和肾功能检查：发生肾衰竭时，尿比重由初期的偏高转为低而固定。④血液生化及血气分析：血清电解质测定、血清酶测定。⑤血液流变学和有关DIC检查：发生DIC时，血小板计数进行性降低、凝血酶原时间及凝血活酶时间延长、纤维蛋白原减少、纤维蛋白降解产物增多、凝血酶时间延长、血浆鱼精蛋白副凝试验（3P试验）阳性。

2. 影像学检查　心电图、X线检查等可按需进行。

【治疗要点】

早期识别，及时诊断，及早治疗是改善预后，降低病死率的关键。

1. 液体复苏　充分液体复苏是逆转病情、降低病死率最关键的措施。需迅速建立2条静脉或骨髓输液通道。条件允许应放置中心静脉导管。

（1）第1小时快速输液　常用0.9%氯化钠，首剂20ml/kg，10～20分钟静脉推注。然后评估循环与组织灌注情况（心率、血压、脉搏、毛细血管再充盈时间等）。若循环无明显改善，可再予第2剂、第3剂，每次均为10～20ml/kg。总量最多可达40～60ml/kg。第1小时输液既要重视液量不足，又要注意心肺功能（如肺部啰音、奔马律、肝大、呼吸做功增加等）。条件允许应做中心静脉压检测。第1小时液体复苏不用含糖液，血糖应控制在正常范围，若有低血糖，可用葡萄糖0.5～1g/kg纠正；当血糖>11.1mmol/L（200mg/dl）时，用胰岛素0.05U/（kg·h），称强化胰岛素治疗。

（2）继续和维持输液　由于血液重新分配及毛细血管渗漏等，感染性休克的液体丢失和持续低血容量可能持续数日，因此要继续补液和维持补液。动态观察循环状态，评估液量是否恰当，随时调整输液方案。

2. 血管活性药物　在液体复苏的基础上休克难以纠正，血压仍低或仍有明显灌注不良，可考虑使用血管活性药物以提高血压、改善脏器灌流。如多巴胺、肾上腺素、去甲肾上腺素、莨菪类药物、正性肌力药物、硝普钠。

（1）多巴胺　5～10μg/（kg·min）持续静脉泵注，根据血压监测调整剂量，最大量不宜超过20μg/（kg·min）。

（2）肾上腺素　0.05～2μg/（kg·min）持续静脉泵注，冷休克或有多巴胺抵抗时首选。

（3）去甲肾上腺素　0.05～0.31μg/（kg·min）持续静脉泵注，暖休克或有多巴胺抵抗时首选。对儿茶酚胺反应的个体差异很大，用药要注意个体化原则。

（4）莨菪类药物　主要有阿托品、山莨菪碱（654-2）、东莨菪碱。

（5）正性肌力药物　伴有心功能障碍，疗效不佳时可使用正性肌力药物。常用多巴酚丁胺5～10μg/（kg·min）持续静脉泵注，根据血压调整剂量，最大量不宜超过20μg/（kg·min）。对多巴酚丁胺抵抗，可用肾上腺素。若存在儿茶酚胺抵抗，可选用磷酸二酯酶抑制剂氨力农、米力农。

（6）硝普钠　心功能障碍严重且又存在高外周阻力的患儿，在液体复苏及应用正性肌力药物的基础上可使用半衰期短的血管扩张剂，如硝普钠0.5～8μg/（kg·min），应从小剂量开始，避光使用。

在治疗过程中进行动态评估，适时调整药物剂量及药物种类，使血流动力学指标达到治疗目标。切勿突然停药，应渐减少用药剂量，必要时小剂量可持续数天。

3. 控制感染和清除病灶　抗生素使用原则为选用强有力、抗菌谱广、对病原微生物敏感的抗生素，剂量要足，必要时联合用药。

4. 肾上腺皮质激素　对重症休克疑有肾上腺素皮质功能低下、ARDS及长期使用肾上腺皮质激素或出现儿茶酚胺抵抗性休克时可以使用。目前主张小剂量、中疗程。

5. 纠正凝血障碍　早期可给予小剂量肝素5～10μg/kg皮下或静脉输注，每6小时1次。

6. 其他治疗　保证氧供及通气；注意各脏器功能支持；保证能量营养供给。

【护理评估】

1. 健康史

（1）一般情况　患儿的年龄、体重，有无出血、脱水、溶血等，有无感染、急性肾上腺皮质功能衰竭、过敏、

剧痛、低血糖、心脏病等

（2）营养状况　通过询问患儿家长了解患儿进食情况、进食种类及数量等，评估患儿有无恶心、呕吐、腹污等。初步评估患儿营养状况，测量患儿的体重、身高、皮下脂肪厚度等。

（3）既往史　既往健康状况，有无心脏病、糖尿病、感染性疾病或肿瘤等

2. 身体状况

（1）生命体征　监测患儿体温、脉搏、呼吸、血压、脉压等，观察脉搏强弱，有无脉搏细弱，是否发生血压不稳或下降明显，甚至监测不到，有无呼吸急促、心率增快、高热或低体温。

（2）意识状态　观察患儿有无意识状态的改变，出现烦躁、嗜睡或昏迷等。

（3）皮肤色泽及肢端　观察面色、甲床、肢端颜色，是否出现面色苍白、甲床青紫、肢端发凉、出冷汗，有无全身皮肤花纹、瘀斑、毛细血管再充盈时间延长。

（4）其他　留置中心静脉导管，监测中心静脉压；观察患儿的排尿情况，尿量的多少。

（5）辅助检查　血常规、CSF、血培养、血气离子分析、血乳酸测定、心肌酶谱、CRP、PCT 等；胸部 X 线检查患儿有无肺部改变。

3. 心理 - 社会状况　了解患儿及其家长对休克的心理变化、应对状况以及对疾病的认知态度等。

【常见护理诊断/问题】

1. 体液不足　与失液、失血或体液分布异常有关。

2. 组织灌注量改变　与微循环障碍、有效循环血量不足有关。

3. 气体交换受损　与肺组织灌流量不足、肺水肿有关。

4. 体温异常　与感染或交感 - 肾上腺髓质兴奋有关。

5. 焦虑/恐惧　与疾病有关。

6. 潜在并发症　多系统器官衰竭、DIC 等。

【护理措施】

1. 迅速补充血容量

（1）迅速建立静脉通路　早期建立有效的循环是抢救成功的关键，因此迅速建立两条或以上静脉或骨髓输液通道，尽量采用静脉留置针穿刺技术，条件允许者可留置中心静脉导管，以保证大量输血输液的通畅。抢救中一般选择其中一条通路进行输血或补液扩容治疗，选择另一条通路用于各种抢救药物的给药。创伤性失血性休克患儿注意选择离受伤部位远的血管。

（2）液体复苏　补充血容量在休克治疗中占有重要地位，是决定预后的重要环节。除心源性休克补液要慎重外，其他休克都要迅速扩充血容量，多使用生理盐水，也可应用人血白蛋白、血浆、低分子右旋糖酐等胶体液，大量失血需补充血液。休克患儿液体复苏时，应严格准确记录出入液体量，加强血压、心率、中心静脉压及尿量的监测与记录，遵医嘱调节输液速度，预防心力衰竭及肺水肺的发生。

2. 改善组织灌注

（1）体位　患儿取平卧位或休克体位，休克体位时保持头和躯干抬高 20°～30°，下肢抬高 15°～20°，以增加回心血量，预防脑水肿的发生，且有利于保持呼吸道通畅。对休克循环状态不稳定的患儿，应首先以抢救生命为主，避免过多搬动、翻身，避免因护理不当引起血压波动、加重休克的病情变化，甚至导致死亡。

（2）应用血管活性药物的护理　提高血压、增强心肌收缩力、改善脏器灌注是应用血管活性药物的主要目的，通常在给予扩容后循环仍然无明显改善时考虑使用血管活性药。给药时，尽量使用微量注射泵从中心静脉的单独通路持续给药，注意药物间的配伍禁忌。使用血管活性药物时注意间隔 5～10 分钟测量血压 1 次，待血压平稳后可间隔 15～30 分钟测量，有条件者可监测有创动脉血压以动态观察血压变化。严密观察输液部位，避免药物外渗。遵医嘱更换血管活性药物时应泵对泵更换，避免因操作不当而导致患儿血压波动。

3. 改善呼吸功能　检查呼吸道并迅速清理口腔及呼吸道分泌物及异物，保持呼吸道通畅。如患儿喉头水肿应立即配合医师实施气管切开或气管插管，对于昏迷患儿舌根后坠者可应用口咽通气道或气管插管。遵医嘱给氧。协助并鼓励患儿咳嗽、咳痰，对于口咽及气道内分泌物应及时清除。

4. 维持体温正常　注意保暖，及时复温，尽量维持体温在正常范围内。但切忌使用热水袋，防止水温过热导致烫伤，此外还可加重周围血管扩张而加重患儿休克，导致乳酸含量较高的外周血进入体循环，诱发室颤的发生。

5. 病情观察

（1）血压、心率、中心静脉压及脉搏的观察　严密监测并观察血压、心率、中心静脉压及脉搏的变化，患儿休克时中心静脉压和收缩压下降，外周动脉搏动细弱，心率、脉搏增快。1 岁时血压为 70～80mmHg，2 岁以后收缩压按公式计算：收缩压（mmHg）＝年龄（岁）×2＋80mmHg，收缩压的 2/3 为舒张压。收缩压高于此标准 20mmHg 为高血压，低于此标准 20mmHg 为低血压。

（2）呼吸和血氧饱和度的观察　严密观察患儿呼吸的频率和节律，观察是否有呼吸困难及缺氧表现。

（3）意识、瞳孔、肌张力的观察　因血流灌注不足，导致中枢神经系统缺氧，患儿可出现烦躁或精神萎靡，表

情淡漠、意识模糊甚至昏迷、惊厥等表现。应密切观察患儿神志、瞳孔、肌张力等情况。

（4）皮肤颜色和温度的观察　休克患儿可表现为面色苍白发灰，口唇及甲床发绀，四肢凉，毛细血管再充盈时间＞3秒。因此，应严密观察患儿皮肤的颜色和温度的变化。

（5）尿量的观察　密切观察尿量变化，必要时留置尿管监测尿量。

（6）并发症的观察　注意观察患儿有无呼吸窘迫综合征、心力衰竭、肾衰竭、脑水肿及皮肤瘀斑瘀点、出血倾向、DIC等表现。

6. 心理护理　休克患儿及家长易出现精神紧张、恐惧等表现，不良的心理变化可加重患儿的应激反应，使机体出现高代谢、耗氧量增加。因此，护士应注意患儿及家长的心理护理，使患儿及家长共同树立战胜疾病的信心。

第八节　儿童心跳呼吸骤停

⇒ 案例引导

案例　患儿，男，3岁，因"电击伤后15分钟"急来我院。既往体健。体格检查：T不升，P 0次/分，R 0次/分，BP测不到，昏迷状态，呼之不应，双侧瞳孔散大固定，直径6mm，对光反应消失，颈动脉搏动未及，双肺无呼吸音，心音消失，腹软，四肢肌张力低。

讨论：

1. 目前患儿如何进行急救？
2. 目前患儿应如何进行护理？

心跳呼吸骤停（cardiopulmonary arrest，CPA）在临床上是最严重、最危急的疾病状态，表现为心脏机械活动突然停止，患儿对刺激无反应，无脉搏，无自主呼吸或濒死叹息样呼吸，如果不能得到及时有效救治，常致患儿即刻死亡。心肺复苏术（cardiopulmonary resuscitation，CPR）是指在心跳呼吸骤停的情况下，及时有效地采取措施对患者进行抢救治疗，使循环和呼吸恢复，使生命得以维持。

【病因】

1. 窒息　呼吸道异物、痰堵塞、肺栓塞等。

2. 感染　败血症、脓毒性休克、颅内感染等。

3. 心源性因素　心肌病、先天性心脏病、严重心律失常、心力衰竭等。

4. 药物因素　药物中毒和过敏，如洋地黄中毒、青霉素过敏、血清反应等。

5. 电解质与酸碱平衡紊乱　高钾血症或低钾血症、严重酸中毒、低钙喉痉挛等。

6. 突发意外事件　雷击、溺水、交通事故、严重创伤、急性中毒、手术意外等。

【病理生理】

1. 缺氧　缺氧是呼吸、心脏骤停最主要的原因。心脏搏动一旦停止，氧供立即停止，出现能量代谢障碍及代谢性酸中毒。严重缺氧时心肌传导受到抑制，引起心律失常，同时也使心肌收缩受到抑制。一般认为常温下心跳呼吸停止4~6分钟，即存在大脑不可逆性损害，即使复苏成功，留有神经系统后遗症可能性很大。

2. 二氧化碳潴留　呼吸心搏骤停时，因二氧化碳潴留和呼吸性酸中毒不仅可以抑制心肌细胞的兴奋性及传导性，引起心动过缓和心律不齐，还可直接减弱心肌收缩力，并扩张脑血管。缺氧与酸中毒使毛细血管通透性增强，加之心跳恢复后扩张的脑血管血流量增加，造成脑血流过度灌注，均促使脑水肿形成。若体内二氧化碳持续升高可造成二氧化碳麻醉，抑制呼吸中枢。

【临床表现】

临床表现为突然昏迷，部分有一过性抽搐、呼吸停止、面色灰暗或发绀、瞳孔散大和对光反射消失、大动脉（颈动脉、股动脉、肱动脉）搏动消失、听诊心音消失，如做心电图检查可见等电位线、电机械分离或心室颤动等。

【治疗要点】

1. 基础生命支持（basic life support，BLS）

（1）判断　通过轻拍和大声呼叫，判断患儿有无反应；无呼吸或仅有喘息；不能在10秒内明确感觉到脉搏，则应立即启动应急反应系统。

（2）胸外心脏按压（circulation，C）　当患儿无反应，无呼吸或仅有喘息，无脉搏，应立即行胸外按压。

1）按压部位　儿童为胸骨下半段，婴儿为乳头连线下方胸骨。

2）按压方法　将患儿仰卧于地面或硬板床上，施救者通过向脊柱方向挤压胸骨，使心脏内血液被动排出而维持血液循环。①双指按压法（图18-1）：适用于新生儿和婴儿，一手托住患儿背部，将另一手的示指和中指置于双乳头连线下一指处进行按压。②双手环抱拇指按压法（图18-2）：适用于新生儿和婴儿，两手掌及四手指托住两侧背部，双手大拇指重叠按压胸骨下1/3处。③单掌按压法（图18-3）：适用于幼儿，可用一只手固定患儿头部，另一手的手掌根部置于胸骨下半段（避开剑突），手掌根的长轴与胸骨的长轴一致。④双掌按压法（图18-4）：适用于8岁以上年长儿，两手掌重叠，十指相扣，将下面手的手指抬起，手掌根部垂直按压胸骨下半部。

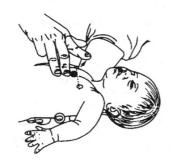

图 18 - 1 双指按压法

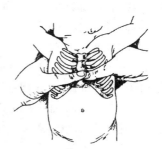

图 18 - 2 双手环抱拇指按压法

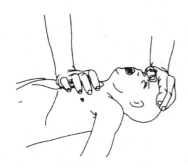

图 18 - 3 单掌按压法

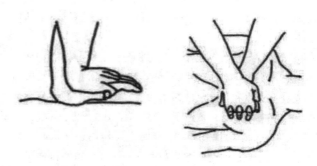

图 18 - 4 双掌按压法

3）按压深度 胸骨下陷深度至少为胸部前后径的 1/3（青少年 5 ~ 6cm，儿童约 5cm，婴儿约 4cm）。

4）按压频率 100 ~ 120 次/分，每次按压后胸部须回弹，应避免按压过程中按压中断。

（3）开放气道（airway，A） 首先应清除气道内的分泌物、异物或呕吐物，保持头部轻度后仰，使气道平直，并防止舌后坠堵塞气道。一般采用"仰头抬颏"法（图 18 - 5）；怀疑头部或颈部受伤的患儿，可采用"推举下颌"法（图 18 - 6）。小婴儿应避免头过度后仰，防止气道塌陷导致气道阻塞。

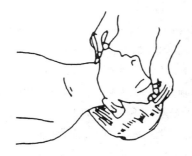

图 18 - 5 仰头抬颏法开放气道

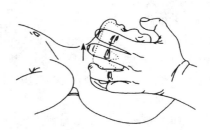

图 18 - 6 托颌法开放气道

（4）人工呼吸（breathing，B）

1）口对口人工呼吸 适合于现场急救。患儿仰卧，头后仰，保持气道开放。术者一手托起患儿下颌，另一手拇指和示指捏住患儿鼻孔，口唇包住其口唇，轻轻吹气至患儿的胸廓抬起。停止吹气后，松开鼻孔，使胸口自动恢复。1 岁内的婴儿，术者口唇可覆盖其口鼻。牙关紧闭者可采用口对鼻孔吹气。吹气频率为 20 ~ 30 次/分。应均匀吹气，不可用力过猛，以免肺泡破裂。按压通气比为新生儿 3∶1，婴儿和儿童为 30∶2（单人施救）和 15∶2（双人施救）。

2）球囊 - 面罩通气 面罩应紧密盖在面部，覆盖住患儿口鼻，并托颌保证气道通畅。可采用"EC"钳方式进行球囊 - 面罩通气：左手拇指和示指呈"C"字形将面罩扣于患儿面部，左手中指、环指、小指呈"E"字形向面罩方向托颌。右手挤压球囊给予通气，每次通气时应观察患儿的胸廓起伏以判断通气的效果。

（5）除颤（defibrillation，D） 在医院外发生且未被目击的心脏骤停先给予 5 个周期的 CPR，然后使用 AED 除颤；若目击突发性心脏骤停，或心电监护有室颤或无脉性室性心动过速，应尽早除颤。1～8岁儿童使用儿科剂量衰减型自动体外除颤器（automated external defibrillator, AED）；婴儿应首选手动除颤仪，如无法获得可考虑使用剂量衰减型AED。初始除颤能量用2J/kg，若需第2次除颤，则电击的能量至少升至4J/kg，但不超过10J/kg。除颤后应立即恢复CPR，尽可能缩短电击前后的胸外按压中断时间（<10s）。2分钟后重新评估心跳节律。顽固性心室颤动或室性心动过速可予胺碘酮或利多卡因，同时治疗可逆性病因。

2. 高级生命支持（advanced life support, ALS）

（1）高级气道通气　包括放置口咽或鼻咽气道、气管插管等。

（2）供氧　复苏需用100%纯氧，而无须顾忌氧中毒。

（3）建立与维持静脉通路　建立静脉通路是使用药物、补充液体和获取血液标本的前提。以周围静脉穿刺最常用，穿刺困难时，可给予骨髓穿刺，建立骨髓通路。

（4）药物治疗　药物治疗的主要作用包括抗心律失常、纠正休克、纠正电解质和酸碱失衡、维持心排血量和复苏后稳定等，常用药物如下。

1）肾上腺素　剂量为0.01mg/kg（1：10000溶液0.1ml/kg），静脉或骨髓腔内给药，或气管内给药0.1mg/kg（1：1000溶液0.1ml/kg）。间隔3～5分钟可重复1次。

2）碳酸氢钠　使用碳酸氢钠可促进CO_2生成，而CO_2比HCO_3^-更易通过细胞膜，引起细胞内酸中毒，从而导致心肌功能不全。考虑应用碳酸氢钠后产生的毒性，轻、中度酸中毒。特别是有通气不足存在时，不宜使用碳酸氢钠，给予改善通气和扩容后酸中毒一般可缓解。

3）阿托品　用于治疗迷走神经张力增高所致的心动过缓、二度房室传导阻滞等。

4）葡萄糖　高血糖和低血糖均可导致脑损伤，因此危重患儿应密切监测血糖浓度，有低血糖时应立即给葡萄糖。CPR后常出现应激性、一过性高血糖，因此在CPR期间宜用无糖液。

5）钙剂　仅在疑有低钙血症时才可予钙剂，在治疗高钾血症、高镁血症、钙通道阻滞剂过量时，也可考虑使用。

6）胺碘酮　可用于多种心律失常，尤其是室性心动过速。

7）利多卡因　无胺碘酮时或胺碘酮无效时可选用利多卡因1mg/kg，能抑制心脏自律性和室性异位起搏点，常用于室颤。

8）其他治疗　根据病情可酌情选用血管活性药物、脱水剂、利尿剂、纳洛酮、镇静剂等。

3. 延续生命支持

（1）亚低温治疗　亚低温对防止脑水肿、降低颅内压非常重要。临床上心脏按压的同时，伤者头部常予以冰帽或冰枕降温，体表大血管处冰敷并配以人工冬眠等治疗。伤者的体温一般降至32～34℃，且持续12～24小时。低温可降低伤者脑组织耗氧量和代谢，减慢缺氧时三磷酸腺苷（ATP）消耗，从而能有效避免乳酸血症的发生。此外，它还有稳定生物膜和维持离子通道完整性、抑制磷脂酶活化、减少氧自由基和脂质过氧化反应、释放多种内源性介质等作用，故能减轻脑水肿，对脑细胞具有保护作用。在降温和维持血压平稳的基础上宜及早应用脱水剂，可保护伤者脑细胞，有效控制恶性循环。

（2）重症监护　首先是循环功能监护，包括动脉血压、心率、心电图，中心静脉压的监测。其次是呼吸功能监测，给予足够的氧，保持氧分压（PaO_2）>13.3kPa，二氧化碳分压（$PaCO_2$）保持在3.33～4.65kPa。护士应严密观察呼吸频率、动脉血气分析，检测血氧饱和度（SaO_2），使SaO_2>97%。再次是脑功能监测，恢复脑血流和脑氧供需平衡是关键。护士应严密观察患者意识状态、瞳孔的变化以及抽搐情况，定期做脑电图，必要时测颅内压，早期发现和防止脑死亡。

（3）气管内插管　气管内插管能够快速建立人工呼吸道，是进行有效通气的最佳方法之一，也是最有效的供氧手段。同时，气管内插管可有效地保证呼吸道通畅并防止呕吐物误吸。故在心跳、呼吸骤停伤病者中应及早由最熟练的急救人员进行气管插管。在场护理人员应快速准备好经口或经鼻气管插管的用物，做好插管前的准备。管道插入后注好气囊并妥善固定，即接呼吸机以机械通气及供氧。开始时选择控制通气方式予以纯氧，自主呼吸心跳恢复后可根据动脉血气分析结果调节通气方式及呼吸机参数。

（4）选择给药途径　目前静脉已作为复苏给药的最佳途径。静脉给药途径依次为中心静脉、肘窝处静脉或颈外静脉、腕或手背及下肢静脉。护士必须在3分钟内开放两条静脉通道。浅静脉留置套管针具有操作简便、输液快速的优点，作为一项新护理技术应用于临床，现已成为处理时开放静脉通路的首选措施。

（5）预防感染　因患者各种侵入性导管较多，病情危重，自身抵抗力和保护能力较差，容易发生感染。伤者一旦感染，会加重原发病。因此，要注意预防感染，严格消毒制度，严格无菌操作。

【复苏成功和停止复苏的指征】

1. 心脏复苏成功的标志　按压的同时可触及颈动脉、股动脉搏动；瞳孔缩小，对光反射恢复；口唇、甲床色泽好转；肌张力增强或出现不自主运动；出现自主呼吸。

2. 停止复苏的指征　凡证实脑死亡应停止抢救。但过度通气或有些药物等可造成脑死亡的假象，应反复排除以上可能情况。一般情况下，若心脏对各种刺激（包括药物）有反应，心脏按压至少应持续 1 小时以上。

【护理评估】

1. 健康史　评估患儿既往有无导致心跳、呼吸骤停基础疾病，如先天性心脏病、重症肺炎、哮喘、神经系统疾病等；了解患儿的抢救过程，治疗用药等；了解患儿有无因一些必要的临床操作加重或诱发患儿心跳、呼吸骤停。

2. 身体状况　评估患儿意识水平、大动脉（颈动脉、股动脉、肱动脉）搏动、血压、心音、呼吸、瞳孔等。

3. 心理 – 社会评估　患儿家长对疾病的病因及抢救措施的了解程度，评估患儿有无因疾病导致失眠、烦躁、哭闹等，评估患儿家庭环境和家庭经济情况。

【常见护理诊断/问题】

1. 心输出量减少　与心脏搏动突然停止引起心肌收缩力降低有关。

2. 不能自主呼吸与呼吸停止有关。

3. 有受伤的危险　与实施心肺复苏有关。

4. 有感染的危险　与长期使用机械通气有关。

5. 恐惧　与害怕死亡和后遗症有关。

【护理措施】

心肺复苏后要继续监护治疗，以维持心肺功能的稳定，避免继发多脏器功能损伤和中枢神经系统后遗症。

1. 专人监护　密切观察患儿皮肤、口唇、指（趾）甲的颜色，肢体的温度和静脉充盈等，以判断循环功能恢复情况。每 15 分钟观察心率、血压、脉搏等生命体征的变化，并做好记录。

2. 维持呼吸功能　定时湿化气道，及时吸痰以保持呼吸道通畅。遵医嘱使用抗生素，预防肺部感染。高级气道通气和呼吸机辅助呼吸患儿，应注意防止导管堵塞、松脱等。

3. 维持有效循环及水、电解质、酸碱平衡　准确记录液体出入量，遵医嘱及时对症处理。

4. 防止继发感染　注意患儿个人卫生，做好皮肤、口腔护理。监测体温变化，及时发现感染征象。

5. 积极脑复苏　密切观察血压变化，必要时给予脱水剂等治疗颅内高压；动态监测血氧饱和度；遵医嘱使用地西泮等治疗缺氧后的惊厥发作；加强体温监测，维持体温正常。

6. 心理护理　及时与患儿家长沟通，向患儿家长交代患儿病情、治疗及预后，使其具备良好的心理状态，积极配合抢救。

（陈洪涛）

目标检测

答案解析

一、选择题

A1 型题

1. 惊厥持续状态是指惊厥持续

　　A. >10min　　　　　　　　B. >15min

　　C. >20min　　　　　　　　D. >25min

　　E. >30min

2. 引起婴幼儿高热惊厥最常见的疾病是

　　A. 呼吸道感染　　　　　　　B. 消化道感染

　　C. 泌尿道感染　　　　　　　D. 中毒性菌痢

　　E. 破伤风

3. 小儿惊厥发作时，首先的护理措施是

　　A. 立即送入抢救室

　　B. 置牙垫于上下磨牙之间

　　C. 手心和腋下放入纱布

　　D. 将舌轻轻向外牵拉

　　E. 立即解松衣领，平卧，头侧位

4. 急性颅内压增高的常见病因是

　　A. 感染　　　　　　　　　　B. 脑缺氧

　　C. 颅内出血　　　　　　　　D. 脑积水

　　E. 高血压脑病

5. 急性颅内高压可以引起的生命体征改变是

　　A. 血压下降　　　　　　　　B. 呼吸深长

　　C. 呼吸急促　　　　　　　　D. 脉搏增快

　　E. 体温下降

6. Ⅰ型呼吸衰竭时，其血气分析检查的结果是

　　A. $PaO_2 < 60mmHg$，$PaCO_2$ 正常或降低

　　B. $PaO_2 > 60mmHg$，$PaCO_2$ 正常或降低

　　C. $PaO_2 < 60mmHg$，$PaCO_2 > 50mmHg$

　　D. $PaO_2 > 60mmHg$，$PaCO_2 > 50mmHg$

　　E. $PaO_2 > 60mmHg$，$PaCO_2 < 50mmHg$

7. 中枢性呼吸衰竭的主要表现是

　　A. 呼吸频率和幅度改变

　　B. 呼吸节律紊乱

　　C. 呼吸浅快

D. 口唇发绀

E. 三四征明显

8. 急性肾衰竭少尿期的临床表现不包括

A. 尿毒症　　　　　　B. 电解质紊乱

C. 代谢性碱中毒　　　D. 水钠潴留

E. 感染

9. 双人小儿心肺复苏时胸外按压与人工通气之比为

A. 15：1　　　　　　B. 15：2

C. 15：3　　　　　　D. 2：15

E. 1：15

10. 对于急性中毒儿童的护理措施不包括

A. 尽快清除未被吸收的毒物

B. 对症治疗

C. 应用特异性解毒剂

D. 促进已吸收毒物的排泄

E. 抗感染治疗

A2 型题

11. 患儿，男，10 个月，诊断为支气管肺炎。现突然出现烦躁不安，喘憋加重，口周发绀，呼吸 68 次/分，心率 180 次/分，心音低钝，双肺可闻及细粗湿啰音，肝肋下 3.5cm，可能并发了

A. 脓胸　　　　　　　B. 急性心力衰竭

C. 肺气胸　　　　　　D. 肺大疱

E. 肺不张

12. 患儿，男，6 个月，诊断为"支气管肺炎"。入院后呼吸困难加重，面色苍白，呼吸 70 次/分，心率 180 次/分，心音低钝，肝脏肋下 3.5cm。患儿目前最可能发生的情况是

A. 中枢性呼吸衰竭

B. 周围性呼吸衰竭

C. 急性心力衰竭

D. 呼吸性酸中毒

E. 肺水肿

13. 患儿，男，3 岁。急性上呼吸道感染，体温 39.6℃，因全身抽搐就诊。为明确抽搐原因，护士在收集患儿健康史时应重点询问

A. 生长史　　　　　　B. 喂养史

C. 药物史　　　　　　D. 既往发作史

E. 过敏史

A3/A4 型题

患儿，女，1 岁 6 个月。因发热、头痛、呕吐、精神不振、抽风 1 次入院治疗。患儿半年前曾被确诊为原发型肺结核，曾服异烟肼治疗 3 个月，症状好转后自行停药。查体：嗜睡，颈项强直，心肺（－），脑膜刺激征（＋）。

14. 该患儿的首选护理诊断是

A. 有感染的危险

B. 体温调节无效

C. 活动无耐力

D. 潜在并发症：颅内压增高

E. 营养失调，低于机体需要量

15. 该患儿的护理措施不妥的是

A. 密切监测体温

B. 严格消毒隔离

C. 保证营养摄入

D. 注意药物毒副作用

E. 注意休息，适当活动

二、思考题

1. 心肺复苏程序如何？

2. 如何对急危重症患儿进行护理？

书网融合……

本章小结　　　　微课 1　　　　微课 2　　　　题库

参考文献

［1］崔焱，仰曙芬.儿科护理学［M］.6版.北京：人民卫生出版社，2017.

［2］王卫平，孙锟，常立文.儿科学［M］.9版.北京：人民卫生出版社，2018.

［3］崔焱，仰曙芬.儿科护理学［M］.6版.北京：人民卫生出版社，2017.

［4］范玲.儿童护理学［M］.3版.北京：人民卫生出版社，2017.

［5］王卫平，孙锟，常立文.儿科学［M］.9版.北京：人民卫生出版社，2018.

［6］袁正伟.神经管畸形发病机制研究进展与新策略［J］.发育医学电子杂志，2020，8（3）：4.

［7］毕叶，官祥丽."袋鼠式护理"对早产儿神经行为及体格发育的影响［J］.解放军护理杂志，2017，34（17）：5.

［8］张琳琪，王天有.实用儿科护理学［M］.北京：人民卫生出版社，2018.

［9］段红梅，葛莉.儿科护理学［M］.3版.北京：人民卫生出版社，2021.

［10］范玲，于新颖.辽宁省儿科护理规范［M］.沈阳：辽宁科学技术出版社，2020.

Foreword

In order to adapt to the teaching reform of higher medical education development of our country and the needs of the Chinese medicine modernization of college physical education, to promote international exchanges of traditional Chinese medicine and to meet the needs of international talents of Chinese medicine, under the guidance of the Ministry of Education and the State Medical Products Administration, this textbook is compiled according to the requirements of the Ministry of Education on the teaching syllabus of physics for various specialties in medical colleges and universities.

This textbook is the first bilingual planning textbook for physics and related courses in Chinese medicine colleges and universities. Physics course is a compulsory course offered by all kinds of medical colleges and universities in China. It plays an extremely important role in the education of medical professionals and is a necessary basis for studying other medical courses. This textbook focuses on the application of the principles and methods of physics in medicine and pharmacy, so as to enable students to acquire the knowledge of physics and further improve the students' scientific literacy of physics in medical colleges.

The textbook maintains the systematicness and integrity of knowledge system in physics, and highlights the combination of theory and practice. The present textbook is divided into thirteen chapters based on the systemic knowledge of physics. They are particle mechanics, rigid body mechanics, hydrodynamics, molecular physics, thermodynamics, electrostatic field and bioelectric phenomenon, direct-current (CD) circuit, electromagnetic phenomenon, mechanical vibration and mechanical wave, wave optics, quantum physics, nuclear physics, X-ray, etc. This teaching material is the integration of books and websites teaching material, namely the paper teaching material organic integration of electronic teaching material, teaching supporting resources (PPT, micro lessons, exercises reference answers), digital teaching services, so as to make the teaching resources diversified. This textbook can be used by undergraduates majoring in traditional Chinese medicine, acupuncture and moxibustion, massage, fractures, nursing, health care, rehabilitation, health management, etc. in colleges and universities of traditional Chinese medicine. It can also be used by medical workers in related fields, adult education in various medical colleges and universities, distance education and related persons.

This textbook is written by teachers with rich teaching experience in Chinese medicine colleges and universities. The language is clear and concise, and the content highlights the teaching characteristics of physics in medical colleges and universities. Many of the current popular original English textbooks have been referenced by the editors in writing this textbook. The editors strive for science and refinement in their statements of physical concepts, definitions, laws and theorems, and provide Chinese explanations of key points in order to help readers understand and master them.

The authors would like to thank the experts for their guidance and kindly help, thank the leaders of all the institutions for their support, thank the editors for their hard work.

The authors are sincerely appreciative for your any comments and advice on the questions and inadequacies in this textbook.

Authors

August 2020

目录 | Contents

Chapter 1 Mechanics of a Particle ································· 1

第 1 章　质点力学 ··· 1

  1.1　Some Fundamental Physical Quantities and Concepts ········· 2

  1.2　Newton's Laws of Motion ·········· 5

  1.3　Momentum and the Law of Conservation of Momentum ········· 7

  1.4　Work and Energy ··· 11

Chapter 2 Mechanics of a Rigid Body ························· 19

第 2 章　刚体力学 ··· 19

  2.1　Rotation of a Rigid Body ·········· 20

  2.2　Rotational Kinetic Energy and Moment of Inertia ········· 22

  2.3　Law of Rotation ··· 28

  2.4　Law of Conservation of Angular Momentum ··············· 29

  2.5　Motion of a Gyroscope ·· 31

Chapter 3 Hydrodynamics ··· 35

第 3 章　流体动力学 ··· 35

  3.1　Steady Flow of the Ideal Fluid ········· 36

  3.2　Bernoulli Equation ··· 39

  3.3　Applications of Bernoulli Equation ····················· 42

  3.4　Flow of the Viscous Fluid ····································· 45

  3.5　Poiseuille's Law and Stokes's Law ························· 49

Chapter 4 Molecular Physics ····································· 55

第 4 章　分子物理学 ··· 55

  4.1　Pressure Formula of an Ideal Gas ························· 56

  4.2　Degrees of Freedom and the Theorem of Equipartition of Energy ········· 62

  4.3　Phenomena on Liquid Surfaces ························· 66

  4.4　Phenomenon of Adhesive Layer of Liquid ··············· 77

Chapter 5　Thermodynamics ⋯⋯ 82

第 5 章　热力学 ⋯⋯ 82

5.1　Several Fundamental Concepts of Thermodynamics ⋯⋯ 83
5.2　First Law of Thermodynamics ⋯⋯ 85
5.3　Applications of the First Law of Thermodynamics ⋯⋯ 87
5.4　Carnot Cycle and Efficiency of a Heat Engine ⋯⋯ 91
5.5　Second Law of Thermodynamics ⋯⋯ 94
5.6　Entropy and Principle of Entropy Increase ⋯⋯ 97

Chapter 6　Electrostatic Field and Bioelectric Phenomena ⋯⋯ 105

第 6 章　静电场与生物电现象 ⋯⋯ 105

6.1　Electric Field Intensity ⋯⋯ 106
6.2　Gauss's Law in the Electrostatic Field ⋯⋯ 110
6.3　Work Done by the Electric Field Force, Potential ⋯⋯ 114
6.4　Dielectric in Electrostatic Field ⋯⋯ 117
6.5　Bioelectrical Phenomena ⋯⋯ 122
6.6　Basic Principle of the Formation of ECG Waves ⋯⋯ 125

Chapter 7　Direct Current Circuit ⋯⋯ 132

第 7 章　直流电路 ⋯⋯ 132

7.1　Current Density ⋯⋯ 132
7.2　Ohm's Law in a Section of Circuit with Sources ⋯⋯ 135
7.3　Kirchhoff's Rules ⋯⋯ 138
7.4　Wheatstone's Bridge ⋯⋯ 140
7.5　Electrophoresis and Electrotherapy ⋯⋯ 142

Chapter 8　Electromagnetic Phenomena ⋯⋯ 149

第 8 章　电磁现象 ⋯⋯ 149

8.1　Magnetic Fields Induced by Electric Currents ⋯⋯ 150
8.2　Magnetic Force on Moving Charges ⋯⋯ 156
8.3　Magnetic Force on a Current Carrying Conductor ⋯⋯ 160
8.4　Law of Electromagnetic Induction ⋯⋯ 164
8.5　Magneto-biology and Magneto Therapy ⋯⋯ 169

Chapter 9　Mechanical Oscillations and Mechanical Waves ⋯⋯ 176

第 9 章　机械振动与机械波 ⋯⋯ 176

9.1　Simple Harmonic Motion ⋯⋯ 177
9.2　Fundamental Theories of Wave Motions ⋯⋯ 187

9.3　　Sound Waves ·· 200

9.4　　Ultrasonic Waves and Infrasound Waves ···················· 205

Chapter 10　　Wave Optics ·· 216

第 10 章　　波动光学 ··· 216

10.1　Light ··· 217

10.2　Interference of Light ··· 219

10.3　Diffraction of Light ·· 225

10.4　Polarization of Light ··· 235

10.5　Absorption of Light ·· 242

Chapter 11　　Quantum Physics ·· 247

第 11 章　　量子物理学 ··· 247

11.1　Thermal Radiation ··· 248

11.2　Photoelectric Effect and Compton Effect ·················· 251

11.3　Wave Particle Duality ·· 255

11.4　Uncertainty Principle ··· 257

11.5　Hydrogen Spectral Series and Bohr's Theory ············· 259

11.6　Four Quantum Numbers ··· 264

11.7　Atomic Spectrum and Molecular Spectrum ················ 266

11.8　Laser and Its Applications ··· 268

Chapter 12　　Nuclear Physics ·· 278

第 12 章　　原子核物理学 ·· 278

12.1　Composition of the Nucleus ··· 278

12.2　Radioactivity and the Decay Law ································ 279

12.3　Radiation Dose and Radiation Protection ··················· 282

12.4　Applications of Radioactivity in Medicine ················· 284

12.5　Nuclear Magnetic Resonance ······································· 286

Chapter 13　　X-Rays ·· 292

第 13 章　　X 射线 ·· 292

13.1　Properties of X-rays ··· 292

13.2　X-ray Generator ··· 294

13.3　Hardness and Intensity of X-rays ································ 294

13.4　Diffraction of X-rays ·· 295

13.5　X-ray Spectra ··· 297

13.6　Attenuation of X-rays ··· 299

13.7　Medical Applications of X-rays ⋯⋯⋯⋯⋯⋯⋯⋯⋯⋯⋯⋯⋯⋯⋯⋯⋯ 300

Appendixes ⋯⋯⋯⋯⋯⋯⋯⋯⋯⋯⋯⋯⋯⋯⋯⋯⋯⋯⋯⋯⋯⋯⋯⋯⋯⋯⋯⋯⋯⋯ 307

附录 ⋯⋯⋯⋯⋯⋯⋯⋯⋯⋯⋯⋯⋯⋯⋯⋯⋯⋯⋯⋯⋯⋯⋯⋯⋯⋯⋯⋯⋯⋯⋯⋯⋯ 307

Appendix 1　Conversions of Units ⋯⋯⋯⋯⋯⋯⋯⋯⋯⋯⋯⋯⋯⋯⋯⋯ 307

Appendix 2　Names and Symbols of Multiples or Fractions ⋯⋯⋯⋯ 308

Appendix 3　Greek Alphabet and the Pronunciations of Letters ⋯⋯⋯ 308

Appendix 4　Physical Constants in Common Use ⋯⋯⋯⋯⋯⋯⋯⋯ 309

Appendix 5　Fundamental Concepts and Formulas of Calculus and Vector Algebra ⋯⋯⋯⋯ 310

References ⋯⋯⋯⋯⋯⋯⋯⋯⋯⋯⋯⋯⋯⋯⋯⋯⋯⋯⋯⋯⋯⋯⋯⋯⋯⋯⋯⋯ 314

参考文献 ⋯⋯⋯⋯⋯⋯⋯⋯⋯⋯⋯⋯⋯⋯⋯⋯⋯⋯⋯⋯⋯⋯⋯⋯⋯⋯⋯⋯ 314

Chapter 1　Mechanics of a Particle
第 1 章　质点力学

 学习目标

知识要求

1. 掌握　位置、位移、速度、加速度等物理量的定义及矢量表达；牛顿运动定律的内涵及其应用；动量和冲量的概念、动量定理及动量守恒定律；质点的动能定理；机械能守恒定律。

2. 熟悉　直线运动规律的微积分导出；质点系的动量定理；保守力的功及势能的引出。

3. 了解　速率的概念；功和能的概念以及相互关系；动能定理的应用。

能力要求

1. 对描述运动学所必需物理量的矢量概念有进一步的理解，学会求解一维情况下的质点动力学问题，能计算直线运动情况下变力的功。

2. 学会应用牛顿三个运动定律解决实际问题，掌握运用动量守恒定律和机械能守恒定律分析问题的手段。

3. 初步学会物理学分析问题解决问题的思想和方法，为本门课程后续内容的学习奠定基础。

Mechanics is a subject to study the laws of mechanical motion of objects. Mechanical phenomenon is common in nature and life activities. Mechanical motion is the most simple and basic primary form of motion of matter. Almost all the motion in nature contains components of mechanical motion.

Mechanics is based on Newton's three laws of motion which is also called Newtonian mechanics (牛顿力学). There are time and space effects in mechanics, that is, the concepts of momentum and work, and the laws of conservation of momentum and conservation of mechanical energy.

The concepts of vector and particle, the descriptions of motion forms, Newton's laws of motion, momentum, work and related conservation laws will be introduced in this chapter.

医药大学堂
WWW.YIYAODXT.COM

1.1 Some Fundamental Physical Quantities and Concepts

In this section, the concept of particle — an ideal model, and the concept of vector — a mathematical concept necessary to describe kinematics will be introduced firstly.

1.1.1 Ideal Models and Vector

1. Particle

Any object has size and shape. Generally, the motion of an object is very complex. For example, the Earth not only moves around the Sun but also rotates itself. In physics, to make things simpler, an ideal model (理想模型) — particle (质点) is introduced here.

For solving some problems of motion, the size and shape of a body may be neglected. So, a body can be treated as a geometrical particle which only has mass and no size or shape.

(1) For translational motion of an object, the motion of each point of this object remains same. So the motion of any point can be used to stand for the motion of the whole body. This object can be taken as a particle.

(2) When the size of an object is far less than the correlation degree of a studied problem and the motion of each point of the object are same. For that case, the object can be taken as a particle.

Generally, an object system consists of many particles is called system of particles (质点系).

2. Vector

Force is one of many quantities in physics that are called vectors (矢量). Vectors are so important in physics. Some vector quantities defined in this section include position, velocity, acceleration and momentum. All vectors have a direction as well as a magnitude. Force, as defined in physics, has magnitude and direction. Suppose a man is pushing a desk with a force of 100 N to the north. The magnitude of the force is 100 N, the direction of the force is north. Furthermore, all vectors follow the same rules of addition, and these rules take into account the directions of the vectors being added. Mass is not a vector, it is a scalar (标量). A scalar quantity has magnitude, but no direction. Scalar quantities obey the rules of ordinary arithmetic. For example, 1kg of water plus 2kg of water is always equal to 3kg of water.

1.1.2 Position, Velocity and Acceleration

In this section, velocity (速度), acceleration (加速度) and motion in line will be introduced based on the characteristics of particle motion.

1. Position Vector

Position of a particle can be described by a vector. We assume that a particle is at point P at time t, from the reference point (generally we choose the original point of certain 3-dimension coordinate), a line segment with direction from the reference point to the position of the particle is drawn and is called position vector (位置矢量) at time t, denoted by $\boldsymbol{r}$, as shown in Figure 1-1. Position vector $\boldsymbol{r}$ is a function of time t (位置矢量是时间t的函数), usually expressed by

$$\boldsymbol{r} = \boldsymbol{r}(t) \tag{1-1}$$

It describes the position and direction of a particle relative to the coordinate origin at time t, and is called the motion vector equation of a particle (质点运动的矢量方程).

2. Displacement

The displacement of a particle is defined as its change in position.

We assume that a particle is at point P (t) at time t, its position vector is $\boldsymbol{r}_1$, after a time interval Δt, it moves to point Q $(t+\Delta t)$, its position vector is $\boldsymbol{r}_2$. A line segment $\overline{PQ}$ with a direction from the initial position P to the final position Q of the particle is called displacement (位移) of the particle for that time interval, denoted by $\Delta \boldsymbol{r}$, as illustrated by Figure 1-2.

$$\Delta \boldsymbol{r} = \boldsymbol{r}_2 - \boldsymbol{r}_1 \tag{1-2}$$

Here, we notice that position vector depends on the choice of coordinate, while displacement vector does not.

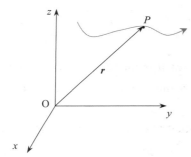
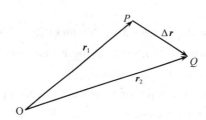

Figure 1-1　Position vector	Figure 1-2　Displacement vector
图 1-1　位置矢量	图 1-2　位移矢量

3. Velocity

A quantity describes how fast an object moves and in which direction it moves is velocity. The average velocity (平均速度) during a time interval is the displacement divided by Δt.

$$\overline{\boldsymbol{v}} = \frac{\Delta \boldsymbol{r}}{\Delta t} \tag{1-3}$$

The average velocity is a vector quantity, which has a direction as same as that of the displacement. To accurately reflect the speed of a particle and the direction it was going at a particular instant in time, instantaneous velocity (瞬时速度) of the particle is introduced here, or shortly velocity (速度), which is defined as the limit of the average velocity as the time interval becomes infinitesimally small.

$$\boldsymbol{v} = \lim_{\Delta t \to 0} \frac{\Delta \boldsymbol{r}}{\Delta t} = \frac{\mathrm{d} \boldsymbol{r}}{\mathrm{d} t} \tag{1-4}$$

Velocity is a vector quantity. The magnitude of it shows how fast a particle moves at time t. Its direction is along with the movement direction, along the tangent of particle locus and points to the movement direction. It shows the motion state of a particle at time t, as illustrated in Figure 1-3. Speed (速率) is the magnitude of velocity, denoted by v. Here, Δs is the length of the path that a particle travels during time interval Δt. As Δt becomes infinitesimally small, $|\Delta \boldsymbol{r}|$ approaches Δs.

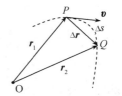

Figure 1-3　Velocity vector
图 1-3　速度矢量

$$v = |\boldsymbol{v}| = \lim_{\Delta t \to 0} \frac{|\Delta \boldsymbol{r}|}{\Delta t} = \lim_{\Delta t \to 0} \frac{\Delta s}{\Delta t} = \frac{\mathrm{d}s}{\mathrm{d}t} \tag{1-5}$$

4. Acceleration

During the motion of a particle, the velocity of it may changes with time. Acceleration is introduced here to describe the change in velocity of a particle.

Average acceleration is defined as the ratio between change of velocity to a given time interval.

$$\bar{\boldsymbol{a}} = \frac{\boldsymbol{v}_2 - \boldsymbol{v}_1}{\Delta t} = \frac{\Delta \boldsymbol{v}}{\Delta t} \tag{1-6}$$

Where the particle has velocity $\boldsymbol{v}_1$ at time t_1 and then velocity $\boldsymbol{v}_2$ at time t_2. The instantaneous acceleration, or simply acceleration (加速度) is defined as

$$\boldsymbol{a} = \lim_{\Delta t \to 0} \frac{\Delta \boldsymbol{v}}{\Delta t} = \frac{\mathrm{d}\boldsymbol{v}}{\mathrm{d}t} \tag{1-7}$$

We can combine $\boldsymbol{v} = \dfrac{\mathrm{d}\boldsymbol{r}}{\mathrm{d}t}$ with Equation (1-7) to write

$$\boldsymbol{a} = \frac{\mathrm{d}^2 \boldsymbol{r}}{\mathrm{d}t^2} \tag{1-8}$$

Acceleration is also a vector quantity. The direction of it is along with the velocity increase as Δt goes to zero. For a motion along a line, acceleration is a function of time. For uniform acceleration motion, acceleration is a constant.

In SI unit, the units of velocity and acceleration are meter per second (m/s) and meter per second squared (m/s^2), respectively.

1.1.3　Kinematics in One Dimension (直线运动的规律)

For the motion with constant acceleration (匀加速直线运动), the acceleration of a particle is constant. So that Equation (1-7) becomes

$$\int_{v_0}^{v} \mathrm{d}v = \int_0^t a \mathrm{d}t$$

By integrating, we get

$$v = v_0 + at \tag{1-9}$$

Substituting Equation (1-9) into Equation (1-5):

$$\int_{s_0}^{s} \mathrm{d}s = \int_0^t \left(v_0 + at\right) \mathrm{d}t$$

By integrating, we get

$$s = s_0 + v_0 t + \frac{1}{2} at^2$$

If $s_0 = 0$, we get

$$s = v_0 t + \frac{1}{2} at^2 \tag{1-10}$$

Finally, we can obtain an expression that doesn't contain time t by solving Equation (1-9) for t and substituting into Equation (1-10), resulting in

$$v^2 - v_0^2 = 2as \tag{1-11}$$

1.2 Newton's Laws of Motion

In this section, we will talk about particle dynamics (质点动力学). The basic laws of dynamics are Newton's laws of motion (牛顿运动定律). Newton's laws of motion are the basis of classical mechanics. Although they are generally for particles, they do not affect the wide applicability of the laws, because in many cases, an object can be regarded as a set of particles. Newton proposed three laws of particle motion in the mathematical principles of natural philosophy published in 1687. His theory sums up the relationship among inertia, acceleration and force through various phenomena of particle motion, and reveals the common laws of particle motion.

1.2.1 Newton's First Law of Motion

Newton's first law of motion (牛顿第一运动定律) expresses that if there is no net force on a body, the body remains at rest if it is initially at rest or moves in a straight line at constant speed if it is in motion.

Newton's first law of motion puts forward the concept of inertia, which is any object has nature to maintain its original state of motion invariable. So Newton's first law of motion is also called the law of inertia (惯性定律). It also expresses the relationship between force and motion. Motion can occur even in the absence of forces. The state of motion of an object changes only when a non-zero net force is applied on it. That is to say, force causes changes in motion.

1.2.2 Newton's Second Law of Motion

Newton's second law of motion (牛顿第二运动定律) is summarized as the net external force acting on an object is proportional to the rate of change of the momentum of it with time (作用在一个物体上的合外力与该物体的动量 p 对时间的变化率成正比); the direction of the net force is the same as the direction of the rate of change of momentum.

$$F = \frac{\mathrm{d}p}{\mathrm{d}t} = \frac{\mathrm{d}(mv)}{\mathrm{d}t} = m\frac{\mathrm{d}v}{\mathrm{d}t} + v\frac{\mathrm{d}m}{\mathrm{d}t} \tag{1-12}$$

At that time, Newton thought that mass of an object is independent of the velocity of it. So, Equation (1-12) can be written as

$$F = m\frac{\mathrm{d}v}{\mathrm{d}t} = ma \tag{1-13}$$

In Newton's mechanics, Equation (1-12) and Equation (1-13) are equal. When the velocity of an object is close to the speed of light, mass is obviously related to the velocity. In that situation Equation (1-12) does work perfectly while Equation (1-13) does not anymore.

From Newton's second law of motion, when the net force is a constant, the greater the mass of a body, the less it accelerates under the action of a given applied force; smaller mass is, larger acceleration it gets. That is to say, it is hard for an object with large mass to cause changes in motion; on the contrary, it's easier. Mass is a measure of an object's ability to remain its motion.

Here are some statements as follows.

(1) Newton's second law of motion is the law of instantaneous action of force, that is to say the instantaneous net force corresponds to the instantaneous acceleration. There is instantaneity and simultaneity between force and acceleration.

(2) The expression of Newton's second law is in vector form. When it is applied in practice, it is necessary to select an appropriate coordination system according to the motion characteristics of the object and list the component formula of Newton's second law. After the component is solved, it can be synthesized as required.

(3) All the objects mentioned here are for particles.

1.2.3 Newton's Third Law of Motion

Newton's third law of motion (牛顿第三运动定律) is described as follows: if two objects interact, the force $\boldsymbol{F}_{12}$ exerted by object 2 on object 1 is equal in magnitude but opposite in direction to the force $\boldsymbol{F}_{21}$ exerted by object 1 on object 2. The mathematical form of the law is

$$\boldsymbol{F}_{12} = -\boldsymbol{F}_{21}$$

This law states that objects interact with each other. An object that experiences an action force must exert a reaction force. The action force and the reaction force have the same property. They act at the same time and disappear at the same time. They are equal in magnitude and opposite in direction. In all cases, the action and reaction forces act on different objects.

Application scopes of Newton's laws of motion (牛顿运动定律适用的范围) are as follows.

(1) Newton's laws of motion are applied to inertial reference system (惯性参照系).

(2) Newton's laws of motion are applied to objects moving at the speeds much lower than light's speed (低速运动的物体); otherwise relativistic mechanics should be applied.

(3) Newton's laws of motion are applied to macroscopic objects (宏观物体); however, quantum mechanics is applied to microscopic ones (10^{-10}—10^{-15}m).

1.2.4 Applications of Newton's Laws of Motion

Generally, mechanical problems are divided into two categories: one is to solve for the motion with the forces we know, and the other is to solve for the forces with the known motion. The key for solving problems is to analyze the forces exerted on the object correctly.

Example 1-1 An incline of mass M is at θ with respect to the horizontal and stands on a smooth horizontal surface. A block of mass m is put upon the incline. Ignore the frictional force between the incline and block. Determine the accelerations of two objects separately and interaction forces between them.

Solution We start by choosing the incline and block separately as research objects. The free-body diagram for each object is drawn separately in Figure 1-4. Since ground surface is smooth, the block accelerates down the incline, while the incline accelerates backward. So we choose the x-axis parallel to the ground (toward the left) and the *y*-axis perpendicular to the ground.

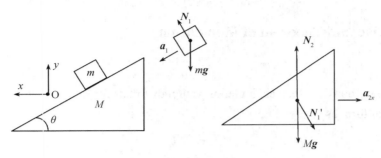

Figure 1-4　Sketch for example 1-1
图 1-4　例题 1-1 图

In Figure 1-4, *mg* is the weight of the block and N_1 is the normal force exerted on the block by the incline. The acceleration of the block is a_1. We have

$$N_1 \sin\theta = ma_{1x}$$

$$N_1 \cos\theta - mg = ma_{1y}$$

Mg is the weight of the incline; N_2 is the normal force exerted by the ground on the incline and N_1' is the normal force exerted by the block. We have

$$-N_1' \sin\theta = -Ma_{2x}$$

$$N_2 - Mg - N_1' \cos\theta = 0$$

From Newton's third law of motion, we know $N_1 = N_1'$.

$a_{1x} + a_{2x}$ and a_{1y} are the *x*-components and *y*-components of acceleration of the block relative to the incline, respectively. We find

$$\mathrm{tg}\,\theta = \frac{-a_{1y}}{a_{1x} + a_{2x}}$$

By substituting, we have

$$a_{1x} = \frac{Mg\sin\theta\cos\theta}{M + m\sin^2\theta}, \quad a_{2x} = \frac{mg\sin\theta\cos\theta}{M + m\sin^2\theta}$$

$$a_{1y} = \frac{-(m+M)g\sin^2\theta}{M + m\sin^2\theta}, \quad N_1 = \frac{Mmg\cos\theta}{M + m\sin^2\theta}$$

1.3　Momentum and the Law of Conservation of Momentum

微课 2
（动量守恒定
律和机械能
守恒）

Newton's second law of motion is the law of instantaneous action of force, that is to say the instantaneous net force corresponds to the instantaneous acceleration. The action of the force on the object may last for some time, and the action of the force will accumulate to produce a total effect. At the same time, the force acts not only on a particle, but also on a system of particles more generally. We mainly discuss the law of accumulation action of force for time-theorem of momentum and conservation law under specific conditions-law of conservation of momentum in this section.

1.3.1 Impulse and Theorem of Momentum

1. Impulse

In many cases, we consider the accumulation action of forces for time. Newton's second law can be written in differential form as

$$\boldsymbol{F}\mathrm{d}t = \mathrm{d}\boldsymbol{p} \tag{1-14}$$

After integrating, we get

$$\int_{t_1}^{t_2} \boldsymbol{F}\mathrm{d}t = \int_{p_1}^{p_2} \mathrm{d}\boldsymbol{p} = \boldsymbol{p}_2 - \boldsymbol{p}_1 \tag{1-15}$$

The left integral term in the above formula represents the impulse (冲量) of the net external forces from t_1 to t_2, denoted by $\boldsymbol{I}$.

$$\boldsymbol{I} = \int_{t_1}^{t_2} \boldsymbol{F}\mathrm{d}t \tag{1-16}$$

2. Theorem of Momentum

Equation (1-15) can be rewritten as

$$\boldsymbol{I} = \boldsymbol{p}_2 - \boldsymbol{p}_1 \tag{1-17}$$

It shows that the impulse of the net external force acting on an object for a given time interval equals the change in momentum of that object, which is called the theorem of momentum (动量定理).

The term on the left side of Equation (1-17) is an impulse, which is a process quantity. The increment of momentum on the right is a state quantity, the action of the force. In the case that the momentum change is the same, the forces required are inversely proportional to the time interval over which those forces act.

In collisions situations, the action time interval is very short, so the action force called impulse force (冲力) would change rapidly. In order to analyze this rather complex interaction, it is useful to define an average impulse force, denoted by $\overline{\boldsymbol{F}}$. The average impulse force can be calculated by using theorem of momentum.

$$\overline{\boldsymbol{F}} = \frac{\int_{t_1}^{t_2} \boldsymbol{F}(t)\mathrm{d}t}{t_2 - t_1} = \frac{\boldsymbol{p}_2 - \boldsymbol{p}_1}{t_2 - t_1} \tag{1-18}$$

Example 1-2 A ball of mass m=2.5g initially moving at a 45° to the normal of the desk with a velocity of $\upsilon_1 = 20\text{m/s}$, collides with the surface of the desk, and then rebounds at a 30° to the normal of the desk with a velocity of $\upsilon_2 = 18\text{m/s}$ in Figure 1-5. Determine the impulse delivered to the ball. If the time interval is 0.01s, find the average impulse force exerted during the collision.

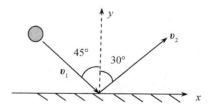

Figure 1-5 Sketch for example 1-2
图 1-5 例题 1-2 图

Solution We start by considering the ball as a particle and setting right-angle coordinate system, as shown in Figure 1-5. Theorem of momentum along x- axes and y- axes is as follows

$$I_x = m\upsilon_2 \sin 30° - m\upsilon_1 \sin 45° = -1.29 \times 10^{-2} \text{ N} \cdot \text{s}$$

$$I_y = m\upsilon_2 \cos 30° - \left(-m\upsilon_1 \cos 45°\right) = 7.4 \times 10^{-2} \text{ N} \cdot \text{s}$$

Impulse delivered to the ball is

$$I = \sqrt{I_x^2 + I_y^2} = 7.5 \times 10^{-2} \, \text{N} \cdot \text{s}$$

The angle to x-axis is

$$\alpha = \text{arctg} \frac{I_y}{I_x} = 99.9°$$

During the collision, the ball experiences gravitational force mg and supporting force N. The impulse delivered by the net external force to the ball is

$$I = \int_{\Delta t} (mg + N) \, dt = mg\Delta t + N\Delta t$$

The average impulse force acting on the ball is

$$\overline{N} = \left(|I| / \Delta t \right) - mg$$

Since $mg \ll |I|/\Delta t$, we get $\overline{N} \approx |I|/\Delta t = 7.5 \, \text{N}$.

In a collision, the time interval over which the force is applied is relatively short and the average force is large. Gravitational force or frictional force is negligible compared to the average impulse force.

1.3.2　Theorem of Momentum for a Particle System

A system of many interaction particles (or elements of mass) is called a particle system (质点系). The interaction force among particles in a system of particles is called the internal force (内力), and the force exerted by the object outside the system of particles on any particle in the system of particles is called the external force (外力).

Firstly, a particle system of two particles is discussed. Consider these two particles having masses m_1 and m_2 experiencing external forces F_1 and F_2, respectively. Internal forces for interaction are f_{12} and f_{21}, respectively. Using theorem of momentum, we have

$$\int_{t_1}^{t_2} (F_1 + f_{12}) \, dt = p_1 - p_{10} \,, \quad \int_{t_1}^{t_2} (F_2 + f_{21}) \, dt = p_2 - p_{20}$$

Add them,

$$\int_{t_1}^{t_2} (F_1 + f_{12}) \, dt + \int_{t_1}^{t_2} (F_2 + f_{21}) \, dt = p_1 + p_2 - (p_{10} + p_{20})$$

Newton's third law states that $f_{12} = -f_{21}$. So we have

$$\int_{t_1}^{t_2} (F_1 + F_2) \, dt = p_1 + p_2 - (p_{10} + p_{20})$$

This result is extended to a system of many particles. Since the internal forces in a system of particles always exist as action forces and reaction forces, their vector sum is zero. It shows that the impulse of net external forces on a system of particles equals the change in momentum of that, which is called theorem of momentum for a particle system (质点系动量定理).

$$\int_{t_1}^{t_2} \sum_i F_i \, dt = \int_{t_1}^{t_2} F_{\text{external}} \, dt = p - p_0 \tag{1-19}$$

1.3.3　Law of Conservation of Momentum

If the net external force on a system of particles is zero, i.e. $\boldsymbol{F}_{external} = 0$, the change in momentum of that also is zero. Using Equation (1-19), we have

$$\boldsymbol{p} = \boldsymbol{p}_0 \qquad\qquad (1\text{-}20)$$

That is to say, if the net external force on a system of particles is zero, the total momentum of the system remains constant in time, which is called the law of conservation of momentum (动量守恒定律).

A few notes on this law are explained in detail.

(1) The law of conservation of momentum is derived from Newton's laws, and it is also correct in inertial system. Momentum on both sides of Equation (1-20) must be observational values in the same inertial system.

(2) The law of conservation of momentum is the universal law of nature, which is applicable not only in the macro scope but also in the microscopic scale.

(3) When the net external force on a particle system is much smaller than internal forces on it, the external force has little influence on the change of total momentum of the system; the net external force is zero, and the conservation of momentum can be applied again. Problems such as collision, strike, explosion, etc. can be dealt with in this way.

If the net external force on a system of particles is not zero, but the component of the net external force on a certain coordinate axis is zero, then the component of the total momentum along this coordinate axis is conserved, although the total momentum of the system of particles is not conserved.

Example 1-3　A car moves with a velocity $v_0 = $ 3m/s on horizontal smooth tracks. The mass of the car is $m_1 = $ 200kg. A man of mass $m_2 = $ 50kg stands on the car. If this man jumped out horizontally at $v_2 = $ 6m/s relative to the ground at a angle of 30° to the direction of velocity v_0 of the car, estimate the velocity of the car as the man jumped out and the impulse delivered to the tracks.

Solution　Select the man and the car as a system. There are three external forces acting on the system: the gravity, the supporting force exerted by the tracks and the lateral force exerted by the tracks. Since the tracks are smooth, the lateral force is perpendicular to the direction of tracks. The x-direction component of net external force is zero; the momentum for the x-direction is conserved. The surface of the Earth is taken as our reference, set right-angle coordinate system as illustrated in Figure 1-6.

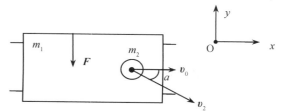

Figure 1-6　Sketch for Example 1-3
图 1-6　例题 1-3 图

We assume that the velocity of the car after jump is v_1 and the lateral force exerted by the tracks on the car is $\boldsymbol{F}$.

Since $\sum_i \boldsymbol{F}_{ix} = 0$,

Therefore,

$$p_x = \text{constant}$$

We have

$$\left(m_1 + m_2\right)v_0 = m_1 v_1 + m_2 v_2 \cos\alpha$$

Solving for v_1, we get

$$v_1 = \frac{\left(m_1 + m_2\right)v_0 - m_2 v_2 \cos\alpha}{m_1} = 2.45\,\text{m/s}$$

Using theorem of momentum, we get

$$\int_{t_0}^{t} F\,\mathrm{d}t = \left(m_1 \times 0 - m_2 v_2 \sin\alpha\right) - \left(m_1 + m_2\right) \times 0 = -150\,\text{N}\cdot\text{s}$$

Impulse delivered to the car is in the negative x-direction. Using Newton's second law, the impulse delivered to the tracks is 150 N · s and is vertically upward.

1.4　Work and Energy

In many real situations, the force acting on a particle varies not only with time but also with its position. Sometimes we don't know the relationship between force and time, but know in advance the relationship between force and position. So we can discuss the law of accumulation action of force for position.

In this section, we mainly talk about some concepts about work, kinetic energy and potential energy and discuss the conversion relationship between work and energy during the motion of a particle or a system of particles, then derive theorem of kinetic energy, principle of work and energy and law of conservation of mechanical energy.

1.4.1　Work, Theorem of Kinetic Energy

1. Work

Figure 1-7 shows a particle moves along a curved line from point a to point b under a variable force. The whole curve is divided into a number of small segments of displacement element dr. Work (功) done by the force $\boldsymbol{F}$ acting on a particle along the displacement element is

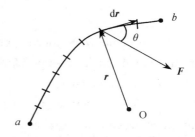

$$\mathrm{d}A = \boldsymbol{F} \cdot \mathrm{d}\boldsymbol{r}$$

Work equals the dot product of force acting on a particle and its displacement. By integrating, we add the work elements of all the segments between point a and point b and thus find the work done by the force on the particle

Figure 1-7   Work done by a varying force along a curve

图 1-7　变力曲线的功

$$A = \int_a^b \boldsymbol{F} \cdot \mathrm{d}\boldsymbol{r} = \int_a^b F\cos\theta\,\mathrm{d}r \tag{1-21}$$

This is the general formula for calculating work, as a result of the integral of the force F between point a and point b, depending not only on the position but also the path it takes.

Here are a few things to note.

(1) A work is a scalar quantity. It can be either positive or negative, but has no direction. When $0 \leq \theta < \pi/2$, $A > 0$. The force does a positive work. When $\theta = \pi/2$, $A = 0$. The force does no work. When $\pi/2 < \theta \leq \pi$, $A < 0$. The force does a negative work.

(2) In practice, a particle experiences a number of forces, so the total work done by these forces acting on the particle is the algebraic sum of the work done by each force on the particle.

$$A = \int_a^b F \cdot dr = \int_a^b (F_1 + F_2 + \cdots) \cdot dr = \int_a^b F_1 \cdot dr + \int_a^b F_2 \cdot dr + \cdots = A_1 + A_2 + \cdots$$

In SI unit, the unit of work is joule (J). $1J = 1N \times 1m = 1N \cdot m$.

2. Theorem of Kinetic Energy

If force does work on an object, what happens to this object? Next we will talk about the accumulation action of force for space. Figure 1-8 shows that a particle with mass m moves from initial point a to point b along a curve under a force F. The velocities are v_a and v_b at points a and b, respectively. The work done by the force F is

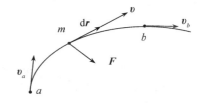

Figure 1-8 Theorem of kinetic energy
图 1-8 动能定理

$$A_{ab} = \int_a^b F \cdot dr = \int_a^b F_t |dr| = m \int_a^b a_t |dr|$$

Since $a_t = \dfrac{dv}{dt}$, $|dr| = vdt$

so we get

$$A_{ab} = m \int_a^b \frac{dv}{dt} v \, dt = m \int_{v_a}^{v_b} v dv = \frac{1}{2} m v_b^2 - \frac{1}{2} m v_a^2 \tag{1-22}$$

Here, the quantity $\dfrac{1}{2} mv^2$ is determined by the state of motion, which called kinetic energy (动能), denoted by E_k.

$$E_k = \frac{1}{2} mv^2 \tag{1-23}$$

Kinetic energy is a scalar quantity and has the same unit as work. Equation (1-22) can also be written as

$$A_{ab} = E_{kb} - E_{ka} \tag{1-24}$$

It shows that work done by the net external force equals the change in kinetic energy, which is called the theorem of kinetic energy (动能定理).

Here are some notes.

(1) When $A_{ab} > 0$, work done by the net external force on a particle is positive, the kinetic energy increases; when $A_{ab} < 0$, work done by the net external force on a particle is negative, the kinetic energy decreases.

(2) Work and kinetic energy are related and different. Work is a process quantity, which is related to the displacement under the net external force. Kinetic energy is a state quantity, which represents the motion of a particle. There is also a connection between these two quantities. Only by combining external forces to do work can make kinetic energy change, that is, work is a measure of energy change.

(3) The formula can be extended to the system of particles. For each particle in the system of particles, we can list the equations similar to formula 1-26, and then add them up to get the kinetic energy theorem of the system of particles.

$$A = A_{\text{exteranl}} + A_{\text{internal}} = E_{\text{k}} - E_{\text{k0}} \tag{1-25}$$

Here, E_{k} and E_{k0} are the total kinetic energy of a system of particles for final state and initial state, respectively. A is the sum of the work A_{external} done by net external force and the work A_{internal} done by the net internal force.

(4) Theorem of kinetic energy is applicable to the inertial system.

Example 1-4　A ball with mass m is attached to one end of a cord with length l. Another end of the cord is attached to a nail on the wall. The ball is released from rest horizontally and drops down. Find the velocity of the ball when the cord makes an angle of θ with horizontal.

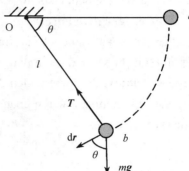

Figure 1-9　Sketch for example 1-4
图 1-9　例题 1-4 图

Solution　The forces acting on the ball are mg and T, as shown in Figure 1-9.

The work done by the net external force on the ball during drop is

$$A_{ab} = \int_a^b (\boldsymbol{T} + m\boldsymbol{g}) \cdot \mathrm{d}\boldsymbol{r} = \int_a^b \boldsymbol{T} \cdot \mathrm{d}\boldsymbol{r} + \int_a^b m\boldsymbol{g} \cdot \mathrm{d}\boldsymbol{r} = \int_a^b mg\mathrm{d}r \cos\theta$$

Since $\mathrm{d}r = l\mathrm{d}\theta$

So
$$A_{ab} = \int_0^\theta mgl \cos\theta \mathrm{d}\theta = mgl\sin\theta$$

Apply theorem of kinetic energy, we have

$$A_{ab} = \frac{1}{2}mv_b^2 - \frac{1}{2}mv_a^2 = \frac{1}{2}mv_b^2$$

And we get

$$v_b = \sqrt{2gl\sin\theta}$$

1.4.2　Work Done by a Conservative Force，Potential Energy

1. Work Done by the Gravitational Force

As illustrated in Figure 1-10, particle 1 of mass M is at rest. Particle 2 of mass m is moving along a path from point a to point b under the gravitational force exerted by particle 1. The magnitude of the gravitational force（万有引力）exerted by particle 1 acting on particle 2 is

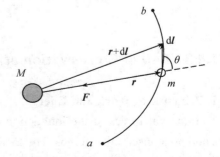

Figure 1-10　Work done by the gravitational force
图 1-10　万有引力的功

$$\boldsymbol{F} = -G\frac{Mm}{r^2} \cdot \boldsymbol{r}_0$$

For any displacement element $\mathrm{d}\boldsymbol{l}$, the work element done by the gravitational force is

13

$$dA = \boldsymbol{F} \cdot d\boldsymbol{l} = F\cos\theta\, dl = -G\frac{Mm}{r^2}\, dr$$

When particle 2 moves from point a to point b, the work done by the force is

$$A_{ab} = \int_a^b dA = \int_{r_a}^{r_b} -G\frac{Mm}{r^2}\, dr = G\frac{Mm}{r_b} - G\frac{Mm}{r_a} \tag{1-26}$$

It shows that the work done by the gravitational force depends only on the beginning and end points of a curve, not the path taken (万有引力的功仅由起点和终点位置决定而与路径无关).

2. Conservative Forces

Gravitational force, elastic force and so on has a common property. A force is a conservative force (保守力) if the work does moving an object between two positions is same no matter what path is taken. On the contrary, the force which doesn't hold for this property is called nonconservative force (非保守力), such as friction, traction, magnetic force, etc. Mathematical expression of the work characteristics of conservative forces

$$\oint_L \boldsymbol{F} \cdot d\boldsymbol{r} = 0$$

3. Potential Energy

Work done by the conservative force depends only on the beginning and end points of a curve, not the path taken. For a system of two particles, there is a state function determined by the relative positions, the difference in which equals the work done by the conservative force from one point to another. The state function is called the potential energy (势能), denoted by E_p, a quantity which depends only the initial and final points. E_{pa} and E_{pb} are the potential energies at point a and b, respectively. The relationship between them and work done by the conservative force is

$$A_{ab} = E_{pa} - E_{pb} = -\Delta E_p \tag{1-27}$$

It shows that for a system moving from point a to point b, the work done by the conservative force equals the decrease in the potential energy.

There are some notes as follows.

(1) Equation (1-27) is not only applicable to a system of two particles, but also a system with multiple particles as long as the forces between these particles are conservative.

(2) The potential energy is relative. The value of potential energy is related to the selection of zero point of potential energy. If point b is chosen as reference point, the potential energy of point a is

$$E_{pa} = A_{a\to\text{zero}} = \int_a^{\text{zero}} \boldsymbol{F} \cdot d\boldsymbol{r} \tag{1-28}$$

1.4.3 Law of Conservation of Mechanical Energies

1. Principle of Work and Energy

The internal forces of the interaction of the particles in a system of particles include conservative forces and nonconservative forces. The total work done by the internal forces is

$$A_{\text{internal}} = A_{\text{conservative}} + A_{\text{nonconservative}}$$

Equation (1-25) can be written as

$$A_{\text{external}} + A_{\text{conservative internal}} + A_{\text{nonconservative}} = E_k - E_{k0}$$

So,

$$A_{\text{external}} + A_{\text{nonconservative}} = \left(E_k + E_p \right) - \left(E_{k0} + E_{p0} \right)$$

In mechanics, the sum of kinetic energy and potential energy is called as mechanical energy (机械能).

$$E = E_k + E_p$$

Then it can also be written as

$$A_{\text{external}} + A_{\text{nonconservative}} = E - E_0 \qquad (1\text{-}29)$$

It shows that the change in mechanical energy of a system of particles equals the sum of work done by the external forces and that done by the nonconservative internal forces, which is called the principle of work and energy (功能原理).

Here are some notes we need to know.

(1) Since the change in potential energy is the work done by the conservative internal forces, the conservative internal force should be excluded in the calculation of work.

(2) Principle of work and energy derived from Newton's laws of motion is only applicable to inertia system.

(3) Work is a process quantity. Kinetic energy and potential energy are state quantities.

Example 1-5　A man rides down from rest along an incline with height h. He reaches the bottom of the incline with a speed of v. The mass of the man and the bike is m_1 and m_2, respectively. Find the work done by the frictional force exerted by the incline.

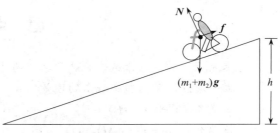

Figure 1-11　Sketch for example 1-5
图 1-11　例题 1-5 图

Solution　Firstly the earth, the man and the bike are considered as a system. The potential energy of the system at the final state is zero as illustrated in Figure 1-11.

Apply principle of work and energy, we have

$$A_f + \int_0^v \boldsymbol{N} \cdot \mathrm{d}\boldsymbol{r} = \left[\frac{1}{2}\left(m_1 + m_2 \right) v^2 + 0 \right] - \left[0 + \left(m_1 + m_2 \right) gh \right]$$

So, the work done by the frictional force is

$$A_f = \frac{1}{2}\left(m_1 + m_2 \right) v^2 - \left(m_1 + m_2 \right) gh$$

The second possibility is to use theorem of kinetic energy to find the work done by the frictional force. Try to compare these two methods.

2. Law of Conservation of Mechanical Energy

In a particle system, work done by the external forces and that done by nonconservative internal forces are zero or are neglected. Only conservative forces do work, the mechanical energy of the particle system is conserved, which is called as the law of conservation of mechanical energy (机械能守恒定律).

$$E_k + E_p = E_{k0} + E_{p0} = \text{constant} \qquad (1\text{-}30)$$

Example 1-6　Try to find the velocity of the ball when the cord makes an angle of θ with horizontal in example 1-4 by using law of conservation of mechanical energy.

Solution　As shown in Figure 1-12, the ball and the Earth are considered as a system of particles.

We choose the potential energy at the plane that passing through point O to be zero. The surface of the Earth is taken as frame of reference. During the motion, the tension is always perpendicular to the velocity of the ball, and it does not do work. Only the conservative force- gravitational force does work, the mechanical energy is conserved. The initial mechanical energy of the system is

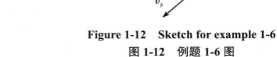

$$E_a = mgh_a + \frac{1}{2}mv_a^2 = 0$$

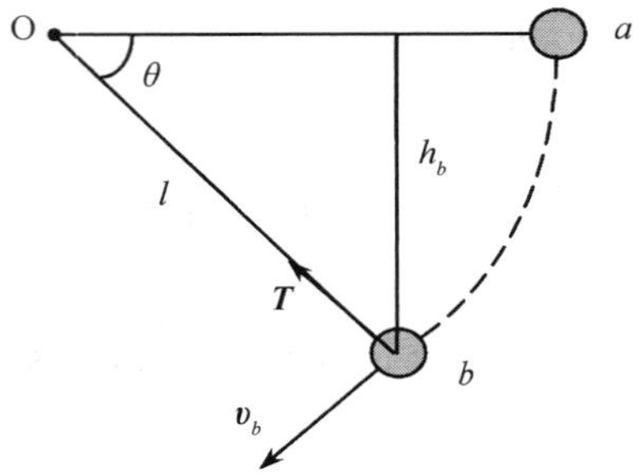

As the cord makes an angle of θ with horizontal, the final mechanical energy is

Figure 1-12　Sketch for example 1-6
图 1-12　例题 1-6 图

$$E_b = mgh_b + \frac{1}{2}mv_b^2 \tag{1-31}$$

Since $h_b = -l\sin\theta$, $E_a = E_b$, we get $v_b = \sqrt{2gl\sin\theta}$. It is same as the previous results, but the calculation is greatly simplified.

重　点　小　结

1. 参照系：描述物体运动时选作参照的其他物体或物体系。

2. 描述质点运动的四个基本物理量：

位置矢量函数 $\mathbf{r} = \mathbf{r}(t)$

位移矢量 $\Delta\mathbf{r} = \mathbf{r}(t + \Delta t) - \mathbf{r}(t)$

速度 $\mathbf{v} = \dfrac{\mathrm{d}\mathbf{r}}{\mathrm{d}t}$

加速度 $\mathbf{a} = \dfrac{\mathrm{d}\mathbf{v}}{\mathrm{d}t} = \dfrac{\mathrm{d}^2\mathbf{r}}{\mathrm{d}t^2}$

3. 匀变速直线运动：$a = \text{constant}$，$v = v_0 + at$；$x = v_0 t + \dfrac{1}{2}at^2$；$v^2 - v_0^2 = 2as$

4. 牛顿运动定律：

第一定律：惯性定律。给出惯性和力的概念，惯性系的定义。

第二定律：$\mathbf{F} = \dfrac{\mathrm{d}(m\mathbf{v})}{\mathrm{d}t} = \dfrac{\mathrm{d}\mathbf{p}}{\mathrm{d}t}$，当 m 为常量时，$\mathbf{F} = m\mathbf{a}$

第三定律：$\mathbf{F}_{12} = -\mathbf{F}_{21}$

5. 动量定理：合外力的冲量等于质点（质点系）动量的增量。

微分形式：$\mathrm{d}\mathbf{I} = \mathbf{F}\mathrm{d}t = \mathrm{d}\mathbf{p}$

积分形式：$\mathbf{I} = \displaystyle\int_{t_1}^{t_2} \mathbf{F}\mathrm{d}t = \mathbf{p}_2 - \mathbf{p}_1$

6. 动量守恒定律：系统所受合外力为零时，$\mathbf{p} = \displaystyle\sum_i \mathbf{p}_i = \text{constant}$

7. 功：$\mathrm{d}A = \mathbf{F} \cdot \mathrm{d}\mathbf{r}$；$A = \displaystyle\int_a^b \mathbf{F} \cdot \mathrm{d}\mathbf{r}$

8. 动能定理：对于一个质点：$A_{ab} = E_{kb} - E_{ka}$

对于质点系：$A_{\text{external}} + A_{\text{internal}} = E_k - E_{k0}$

9. 保守力：做功与路径无关，只与初始和终点位置有关。

10. 势能：对保守力可以引进势能的概念。势能的增量等于保守力做功的负值。

$$A_{\text{conservative}} = -\Delta E_p$$

11. 功能关系：$A_{\text{external}} + A_{\text{nonconservative}} = E - E_0$

12. 机械能守恒定律：在只有保守内力做功的情况下，系统的机械能保持不变。

习　题　一

1-1. The velocity of an object is zero, the acceleration must be zero at the same time; the acceleration of an object is zero, the velocity must be zero at the same time. Is that view correct?

1-2. Someone thinks that Newton's first law of motion is a special case of Newton's second law of motion that is when the net force acting on an object is zero. But why give Newton's first law of motion alone?

1-3. What is a conservative force? What is potential energy? In which condition, the mechanical energy is conserved?

1-4. A particle is moving along the x-axis direction. Its velocity is $v = t^3 + 3t^2 + 2$ m/s. The initial position $x = 4$m at $t = 2$s. What are the position, velocity and acceleration at $t = 3$s?

1-5. A particle is moving along the x-axis direction. The kinematic equation is $x = 4.5t^2 - 2t^3$ m. Find ① its average velocity if the elapsed time was 2s. ② its velocity and acceleration at $t = 1$s and $t = 2$s. ③ How far does the particle move from $t = 0$s to $t = 2$s?

1-6. A softball of mass 0.14kg is thrown at 50m/s in the horizontal direction, and flies back at 80m/s at an angle of 45° above the horizontal after being hit. Find ① the impulse delivered to the softball by the bat; ② the average impulsive force acting on the softball if the duration of striking the softball is 0.02s. How many times the average impulsive force is the weight of the softball?

1-7. A gun has a mass 0.8kg and it fires a bullet of mass 0.016kg at a speed of 70m/s in the horizontal direction. What is the recoil speed of the gun as the bullet leaves the gun barrel?

1-8. An object of mass 20kg is moving from rest as it is pulled by a force of 50 N. Find ① the work done by this force in a time interval of 3s; ② instantaneous power of the car at $t = 3$s.

1-9. As shown in Figure 1-13, an object is moving from point A ($\alpha_1 = 30°$) to point B ($\alpha_2 = 60°$) when it is pulled by a variable force $F = 10\sin\alpha$ (N) through a light rope and light pulley arrangement. Assume the height of the pulley is $h = 2$m above the ground. Find the work done by the pulling force F on the object.

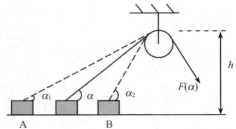

Figure 1-13　Sketch for Exercise 1-9

1-10. As shown in Figure 1-14, a sled is sliding down from an inclined slope from rest and stop after sliding a distance l along horizontal direction. Find ① the coefficient of kinematic friction; ② the incline is $h = 2$m above the ground and makes an angle of 37° to the horizontal. When it arrives at the bottom of the incline, it reaches another incline with respect to 30° after it sliding a distance of $l = 20$m forward. If the coefficient of kinematic friction is 0.01, how far up the incline does it travel before coming to rest and then sliding back down?

1-11. As shown in Figure 1-15, a bullet of mass $m = 0.02$kg is horizontally shot into a wood block of mass $M = 8.98$kg. Then a spring with coefficient of stiffness $k = 100$ N/m is compressed 10cm from its equilibrium position. Find the initial speed of the bullet. The coefficient of kinematic friction between the wood block and the ground surface is 0.2.

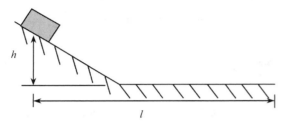

Figure 1-14 Sketch for Exercise 1-10

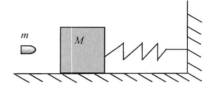

Figure 1-15 Sketch for Exercise 1-11

Chapter 2　Mechanics of a Rigid Body
第 2 章　刚体力学

PPT

学习目标

知识要求

1. 掌握　描述刚体定轴转动的物理量，即角坐标、角位移、角速度、角加速度的定义及其矢量特性；刚体的转动动能、转动惯量的定义及计算方法；力矩的定义、矢量意义及表达形式；转动定律的内容及其矢量意义；角动量的定义、角动量定理、角动量守恒定律及其应用。

2. 熟悉　角量与线量的关系；平行轴定理和垂直轴定理的应用。

3. 了解　质心坐标的描述；陀螺进动的规律。

能力要求

1. 学会利用角坐标、角位移、角速度、角加速度的定义和数学关系解决描述刚体转动的实际问题。

2. 能够熟练地应用转动惯量的定义及计算方法，通过定积分计算出简单几何体的转动惯量。

3. 能够利用转动定律求解刚体转动的实际问题。

4. 学会利用角动量守恒定律解释日常生活中和自然现象中常见的涉及物体转动的运动规律。

5. 通过学习陀螺进动的规律，为理解原子核的拉莫尔进动规律奠定基础。

The mechanical principles we learnt in the previous chapter are mainly about the mechanics of particles, although the objects in our study have the sizes and shapes, if the sizes and shapes of the objects are not so important for the problems discussed, we can use the ideal model of particles to represent these corresponding objects.

However, the model of particles is not applicable in many situations. For example, when an object is rotating, the motion regularity of each point on the object is not the same, the motion of any point on the object is related with the place, size and shape of the object, so that, the object can no longer be taken as a particle, in order to study the rotational motion of the object, we then introduce another ideal model—rigid body (刚体). The so-called rigid body refers to the body with the shape completely fixed and can never be deformed under the action of the external force (所谓刚体是指形状完全固定且在外力作用下永不发生形变的物体). This is an idealized model, because under the actions of the external forces any real objects will have more or less changes in the shapes, however, when the deformation of an object is very small, this object can be looked as a rigid body approximately.

医药大学堂
WWW.YIYAODXT.COM

2.1　Rotation of a Rigid Body

2.1.1　Translation and Rotation of a Rigid Body

1. Translation of Rigid Body

In the motional process of a rigid body, if it is in such a moving way that the connecting line of any two points on a rigid body is always parallel to its initial position, just as the connection of line BD shown in Figure 2-1, then this motion form is called translation (平动).

By the illustration in Figure 2-1 we find that when a rigid body is in translational motion, it can be regarded as a particle (or a mass point) (质点) because the motions of any points on it are same as the motion of its CM (center of mass)(质心). The physical quantities which describe the motions of particles, and the mechanical principles of the particles have been discussed in the previous chapter, so it will no longer be discussed again. Here, the physical quantities to describe the motions of particles and the

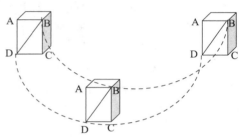

Figure 2-1　Translation of a rigid body
图 2-1　刚体的平动

regularities on the mechanics of particles are all suitable for the translational motions of rigid bodies.

2. Rotation of a Rigid Body

If any points on or inside a rigid body are all performing the circular motions about a certain straight line, this kind of motion is called rotation (转动). And the straight line is called the rotational axis (转轴). If the axis is fixed, the rotation of the rigid body is called the rotation about a fixed axis (定轴转动). For example, the motion of a rotor rotating about its axis in a motor shows a rotation of this kind.

2.1.2　Description of a Rigid Body Rotating about a Fixed Axis

1. Angular Coordinate and Angular Displacement

To give a description of the rotation of a rigid body, we choose a plane that is perpeticular to the fixed axis as the rotational plane, as shown in Figure 2-2, OO′ is the rotational axis and the coordinate axis Ox is a reference line, which is perpendicular to OO′ and in the rotational plane. Now let's discuss a point P on the rotational plane, the connection line from the center O to the point P is the radius vector of r, and the angle θ between r and Ox is called the angular coordinate (or angular position) (角坐标或角位置). This quantity describes the position of the rigid body. In the process of rotation, the angular

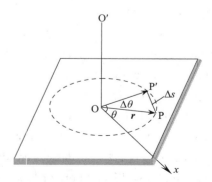

Figure 2-2　Rotation of a rigid body
图 2-2　刚体的转动

coordinate θ will change with time. Suppose in a time interval Δt, point P moves to P′, the radius vector of point P scans an angle of $\Delta\theta$, this means the rigid body rotates the same angle of $\Delta\theta$, then $\Delta\theta$ is called the angular displacement (角位移) of a rigid body within the time interval Δt. It is a physical quantity that can describe the situation of the rotation of the rigid body. Generally, it is defined as a vector and its SI unit is rad.

2. Angular Velocity

The physical quantity that describes how fast or slow a rigid body rotates is called angular velocity (角速度), denoted by ω. The ratio of the angular displacement $\Delta\theta = \theta_2 - \theta_1$ to the time interval $\Delta t = t_2 - t_1$ is called average angular velocity (平均角速度), denoted by $\overline{\omega}$:

$$\overline{\omega} = \frac{\theta_2 - \theta_1}{t_2 - t_1} = \frac{\Delta\theta}{\Delta t}$$

Instantaneous angular velocity (or called simply as angular velocity) is the limit of $\overline{\omega}$ as Dt approaches zero, that is, the derivative of θ with respect to t, and is denoted by ω

$$\omega = \lim_{\Delta t \to 0} \frac{\Delta\theta}{\Delta t} = \frac{d\theta}{dt} \tag{2-1}$$

The angular velocity is also a vector and its SI unit is rad/s.

Angular displacement $\Delta\theta$ and angular velocity ω are both vectors, their direction is commonly expressed by the right-hand screw rule, as shown in Figure 2-3. For example, the representation of the angular velocity vector is: assume a directed line segment on the rotational axis, while keep the four fingers of the right hand and the thumb being perpendicular, and let the grabbing four fingers represent the rigid body's rotation direction, the direction of thumb represents the positive direction of the angular velocity vector, and the length of

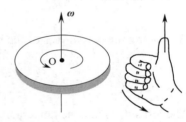

Figure 2-3   Right hand screw rule
图 2-3   右手螺旋法则

the directed line segment represents the magnitude of the angular velocity with a certain percentage.

3. Angular Acceleration

If ω_1 is the instantaneous angular velocity at time t_1, over a time interval $\Delta t = t_2 - t_1$ the instantaneous angular velocity changes to ω_2, the corresponding increment of angular velocity will be $\Delta\omega = \omega_2 - \omega_1$. We can define the average angular acceleration (平均角加速度) as the ratio of $\Delta\omega$ toDt, denoted by $\overline{\beta}$.

$$\overline{\beta} = \frac{\omega_2 - \omega_1}{t_2 - t_1} = \frac{\Delta\omega}{\Delta t}$$

The limit of the average angular acceleration as $\Delta t \to t$ is called the instantaneous angular acceleration or the angular acceleration (角加速度) for short, denoted by β, i.e..

$$\beta = \lim_{\Delta t \to 0} \frac{\Delta\omega}{\Delta t} = \frac{d\omega}{dt} = \frac{d^2\theta}{dt^2} \tag{2-2}$$

The angular acceleration β is also a vector with the direction of dω and its SI unit is rad/s^2。

4. Relations between Linear Quantities and Angular Quantities

The quantities, describing the motions of particles, are commonly called the linear quantities (线量) and the quantities for describing the rotations of rigid bodies are called the angular quantities (角量). When a rigid body rotates about a fixed axis, every point on it moves in a circular path. For a point, its motion can also be described with the quantities which we learnt in previous chapter, such as the

微课 1
（角量与线量
的关系）

医药大学堂
WWW.YIYAODXT.COM

particle's displacement, velocity, acceleration and so on. Since both the angular quantities and the linear quantities can be used to describe the motional regularity of the rigid body, so it is inevitable that there must be certain relations between them.

As shown in Figure 2-2, for point P on the rigid body, during a time interval Δt, the angular displacement is $\Delta\theta$, then the point reaches to point P′ and the corresponding displacement is Δs. If Δt is very small, the chord length can be looked as the arc length approximately, i.e.

$$\Delta s = r \cdot \Delta\theta$$

Or

$$\mathrm{d}s = r \cdot \mathrm{d}\theta \tag{2-3}$$

Here, r is the perpendicular distance from the axis to point P. According to the definition of velocity, the velocity of point P is

$$v = \lim_{\Delta t \to 0} \frac{\Delta s}{\Delta t} = \lim_{\Delta t \to 0} \frac{r \cdot \Delta\theta}{\Delta t} = r \cdot \lim_{\Delta t \to 0} \frac{\Delta\theta}{\Delta t}$$

Thus

$$v = r \cdot \omega \tag{2-4}$$

The vector formula of Equation (2-4) is

$$\boldsymbol{v} = \boldsymbol{\omega} \times \boldsymbol{r} \tag{2-5}$$

By finding the derivatives of the both sides of Equation (2-4) with respect to time t, we have

$$\frac{\mathrm{d}v}{\mathrm{d}t} = r \cdot \frac{\mathrm{d}\omega}{\mathrm{d}t}$$

The left side is just the tangential component of the particle's acceleration, expressed by a_t; and $\frac{\mathrm{d}\omega}{\mathrm{d}t}$ is the angular acceleration of the rigid body, so, there will be

$$a_t = r \cdot \beta \tag{2-6}$$

Moreover, the centripetal acceleration is $a_n = \frac{v^2}{r}$, i.e., $a_n = r\omega^2$, so the integrated acceleration of any point on the rigid body is $\boldsymbol{a} = \boldsymbol{a}_t + \boldsymbol{a}_n$ and its magnitude is

$$a = \sqrt{a_n^2 + a_t^2} \tag{2-7}$$

2.2 Rotational Kinetic Energy and Moment of Inertia

2.2.1 Rotational Kinetic Energy of a Rigid Body

For a rigid body rotating about a fixed axis, it can be looked as being composed of numerous little mass elements with their masses of Δm_1, Δm_2, …, Δm_n, the distances from this elements to the axis are respectively r_1, r_2, …, r_n; any elements rotating about the axis have the same angular velocity of ω, but these elements have different linear velocities of v_1, v_2, …, v_n. The kinetic energy of the rigid body is the sum of the kinetic energies of all these mass elements, i.e.

$$E_k = \frac{1}{2}\Delta m_1 v_1^2 + \frac{1}{2}\Delta m_2 v_2^2 + \cdots + \frac{1}{2}\Delta m_n v_n^2 = \sum \frac{1}{2}\Delta m_i v_i^2 = \sum \frac{1}{2}\Delta m_i r_i^2 \omega^2 = \frac{1}{2}\left(\sum \Delta m_i r_i^2\right)\omega^2 \quad (2\text{-}8)$$

2.2.2　Moment of Inertia

The quantity $\sum \Delta m_i r_i^2$ in Equation (2-8), denoted by I, is called the moment of inertia or rotational inertia (转动惯量) of the rigid body about this axis, therefore, the rotational kinetic energy (转动动能) E_k of a rigid body is

$$E_k = \frac{1}{2}I\omega^2 \quad (2\text{-}9)$$

To compare Equation (2-9) with the expression of the kinetic energy of a particle $\frac{1}{2}\Delta m\, v^2$ we can find that ω corresponds to v in particle mechanics, and I corresponds to the mass of a particle m. We all know that, m is the physical quantity to express the inertia of a particle in motion, similarly, I is the physical quantity to express the inertia of a rigid body in the rotation about some axis. The calculation formula of the rotational inertia is

$$I = \sum \Delta m_i r_i^2 \quad (2\text{-}10)$$

If the mass distribution of a rigid body is continuous, its moment of inertia is rewritten as the integral form:

$$I = \int r^2 \cdot \mathrm{d}m = \int r^2 \cdot \rho \mathrm{d}V \quad (2\text{-}11)$$

Here, $\mathrm{d}V$ represents the volume element corresponding to $\mathrm{d}m$; r represent the density of the rigid body at the point where the volume element $\mathrm{d}V$ existed, and r is the vertical distance from the volume element to the axis of rotation. The unit of the moment of inertia is $\mathrm{kg \cdot m^2}$.

The rotational inertia of a rigid body is not only dependent on the total mass of the rigid body, but also on the shape, the size and the mass distribution of every part of the rigid body. For a certain object, if the position of the axis is different, the moment of inertia will be different.

As shown in Figure 2-4, there is a uniform rod with the mass of m, the length of l, and the cross-section area of S; and the axis is perpendicular to the rod. If the axis passes through the center, then the moment of inertia is

$$I = \int x^2 \cdot \mathrm{d}m = \int x^2 \cdot \rho \cdot S \cdot \mathrm{d}x = \int_{-\frac{l}{2}}^{\frac{l}{2}} x^2 \cdot \frac{m}{S \cdot l} \cdot S \cdot \mathrm{d}x = \frac{1}{12}ml^2$$

If the axis is at one end of the rod, then the moment of inertia is

$$I = \int x^2 \cdot \mathrm{d}m = \int x^2 \cdot \rho \cdot S \cdot \mathrm{d}x = \int_0^l x^2 \cdot \frac{m}{S \cdot l} \cdot S \cdot \mathrm{d}x = \frac{1}{3}ml^2$$

For the rigid bodies with relatively simple geometric shapes, and uniform or regular densities, their rotational inertias can be calculated with mathematical methods; otherwise, their rotational inertias should be determined by experiments. Table 2-1 presents the rotational inertias of several objects with special shapes about their fixed axes for reference.

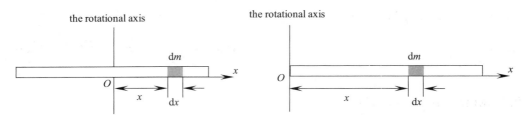

Figure 2-4　Axes at different positions for calculating the moment of inertia
图 2-4　转轴在不同位置转动惯量的计算

Table 2-1　Rotational inertias of several specially shaped objects around their fixed axes
表 2-1　几种特殊形状的物体围绕其固定轴转动的转动惯量

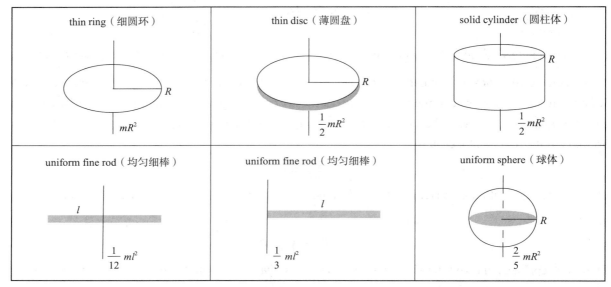

Example 2-1　Figure 2-5 shows a uniform plate disc with mass m and radius R. Determine its moment of inertia about the perpendicular axis through the center.

Solution　Let's assume a mass element of dm as a fine ring with the width of dr, at the distance of r from the center. If the surface density of the disc, i.e., the mass per unit area is s, we have $\sigma = \dfrac{m}{\pi R^2}$, and the mass of the mass element

$$dm = \sigma \cdot 2\pi r \cdot dr$$

Figure 2-5　A uniform plate disc
图 2-5　均匀圆盘

Substituting the corresponding quantity in the equation $I = \int r^2 dm$ with this dm, defining the integral limits of r and performing the appropriate integral, we get

$$I = \int r^2 \cdot dm = \int_0^R r^2 \cdot \sigma \cdot 2\pi r \cdot dr = 2\pi\sigma \int_0^R r^3 \cdot dr = \frac{1}{2}mR^2$$

That is to say, the moment of inertia of this disc about the axis is $\dfrac{1}{2}mR^2$.

2.2.3　Determination of the Coordinate of the Mass Center

If a rigid body is looked as being composed of particles, Newton's second law can be written for one of the particles, i.e.

$$m_i a_i = f_i + F_i \tag{2-12}$$

Here, m_i is the mass of the particle i, a_i is its acceleration, F_i is the integrated external force on it, f_i is the internal force exerted by all the other particles on it. Obviously, the number of this kind of equations should be equal to the number of the particles. The number of the equations is so numerous, that it is too difficult to find out the motional states for all of the particles by solving these equations. However, experiments show that, there is a special point C in the rigid body, the acceleration a_c at that point is equal to the ratio of the vector sum of the external forces on the rigid body F to the mass of the rigid body m, i.e.

$$a_c = \frac{F}{m} \tag{2-13}$$

This means that the overall mass of the rigid body and all the external forces can be looked being concentrated in this point, and its acceleration can be determined by the motional regularities for a particle.Such a special point is known as the center of mass of the rigid body (or center of mass for short).

Now, let's explain how to determine the position of the center of mass. First, let's discuss a particle system composed of two particles, and assume that the masses of the two particles are respectively m_1 and m_2, the coordinate axis Ox is along the the connect line of the two particles, coordinate of m_1 is x_1, coordinate of m_2 is x_2, as shown in figure 2-6. If the center of mass is at point C, x_c — the coordinate of point C should satisfy the following formula

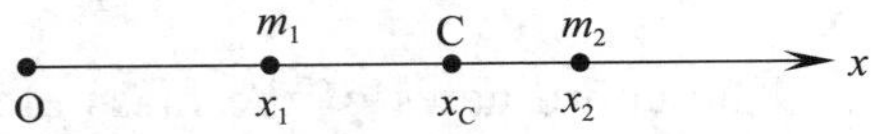

Figure 2-6　Center of mass of two particles
图 2-6　两个质点的质心

$$m_1 \left(x_c - x_1 \right) = m_2 \left(x_2 - x_c \right)$$

Then,

$$x_c = \frac{m_1 x_1 + m_2 x_2}{m_1 + m_2}$$

For the particle system composed of three particles, we can use the above method to determine the center of mass for any two particles, and take this center of mass as a new particle, then find out the center of mass for the new particle and the third particle with the same method. The center of mass determined finally should be the center of mass for the particle system composed of three particles. According to the above principle, for the system of many particles, the position of its center of mass can be determined by the following three formulas.

$$x_c = \frac{\sum m_i x_i}{\sum m_i} \tag{2-14}$$

$$y_c = \frac{\sum m_i y_i}{\sum m_i} \tag{2-15}$$

$$z_c = \frac{\sum m_i z_i}{\sum m_i} \tag{2-16}$$

2.2.4 Parallel Axis Theorem and Perpendicular Axis Theorem

When calculating the rotational inertia of a rigid body, we often use the parallel axis theorem and the perpendicular axis theorem.

1. Parallel Axis Theorem

For the same rigid body, the moments of inertia about different axes are different. Suppose there are two rotational axes, as shown in Figure 2-7, one of them is Cz which is through the mass center C and the other is axis Oz' which is parallel to Cz. We can choose the coordinate systems Cxyz and O$x'y'z'$, and keep the axis Cy being overlapped with the axis Oy', the distance between axis Cz and axis Oz' being δ. If the distances from the mass element Δm_i to axis Cz and axis Oz' are respectively r_i and r_i', and the coordinates of the mass element Δm_i in Cxyz and O$x'y'z'$ coordinate systems are respectively

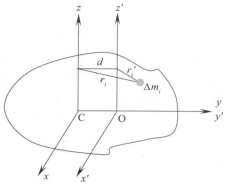

Figure 2-7　Parallel axis theorem
图 2-7　平行轴定理

(x_i, y_i, z_i) and (x_i', y_i', z_i'), then the moment of inertia about the axis Cz and the moment of inertia about the axis Oz' are

$$I_{Cz} = \sum \Delta m_i r_i^2 = \sum \Delta m_i (x_i^2 + y_i^2)$$

$$I_{Oz'} = \sum \Delta m_i r_i'^2 = \sum \Delta m_i (x_i'^2 + y_i'^2)$$

The coordinates of the mass element Δm_i in the two coordinate systems have the following relationships:

$$x_i' = x_i$$
$$y_i' = y_i - d$$
$$z_i' = z_i$$

Substitute these into the expression of $I_{Oz'}$, and we can obtain

$$I_{Oz'} = \sum \Delta m_i [x_i^2 + (y_i - d)^2] = \sum \Delta m_i (x_i^2 + y_i^2) + d^2 \sum \Delta m_i - 2d \sum \Delta m_i y_i .$$

According to the formula of the center of mass Equation (2-15), we know that

$$\sum \Delta m_i y_i = y_C \cdot \sum \Delta m_i$$

Here, y_C is the coordinate of the center of mass of the rigid body. Now if we assume the coordinate for the center of mass of the body in the Cxyz system to be $(0, 0, 0)$, which means it is overlapped with the origin point, then we will find $y_C = 0$, i.e., $\sum \Delta m_i y_i = 0$. We can also determine $I_{Cz} = \sum \Delta m_i (x_i^2 + y_i^2)$, then

$$I_{Oz'} = I_{Cz} + md^2 \qquad (2\text{-}17)$$

As shown in Equation (2-17), the moment of inertia for a rigid body about any rotational axis is equal to its moment of inertia about the axis through its center of mass and parallel to that rotational axis added by the product of the rigid body and the square of the distance between these two axes. This conclusion is called the parallel axis theorem (平行轴定理).

2. Perpendicular Axis Theorem

Suppose there is a thin plate, and the axis Oz of a coordinate system Oxyz is perpendicular to it, the axes Ox and Oy are both in the plane of it, meanwhile, these three axes intersect at point O, which is shown in Figure 2-8.

The moment of inertia of the thin plate about axis Oz is:

$$I_{Oz} = \sum \Delta m_i (x_i^2 + y_i^2) = \sum \Delta m_i x_i^2 + \sum \Delta m_i y_i^2 = I_{Ox} + I_{Oy}$$

(2-18)

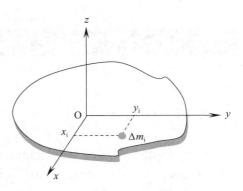

Figure 2-8   Perpendicular axis theorem
图 2-8   垂直轴定理

As expressed in Equation (2-18), the moment of inertia for a thin plate about the axis Oz, which is perpendicular to it, equals to the sum of the two moments of inertia about the two axes Ox and Oy, which is perpendicular to each other in the plane of the plate and intersecting perpendicularly with this axis Oz at the point O. This conclusion is called the perpendicular axis theorem (垂直轴定理).

Example 2-2   A thin disc with a mass of m and a radius of R rotates about an axis, which passes through point A (A is on the edge of the disc) and is perpendicular to the plane of the disc, as shown in Figure 2-9. Find out the moment of inertia of the disc about the axis.

Solution   We know that the moment of inertia for a disc with the mass of m and with the radius of R about the axis through its center of mass is

$$I_C = \frac{1}{2} mR^2$$

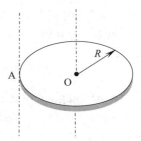

Figure 2-9   Sketch for Example 2-2
图 2-9   例题 2-2 图

According to the parallel axis theorem, we have

$$I_A = I_C + mR^2 = \frac{1}{2} mR^2 + mR^2 = \frac{3}{2} mR^2$$

Example 2-3   Try to find out the moment of inertia I_P of a thin disc with the mass of m and the radius of R, which rotates about an axis OP through its diameter, as shown in Figure 2-10.

Solution   As we known, $I_O = \frac{1}{2} mR^2$ is the moment of inertia of the disc, rotating about the axis through its center and perpendicular to it. By applying the perpendicular axis theorem to this question, we have

$$I_O = 2I_P$$

Then

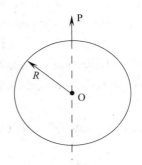

Figure 2-10   Sketch for Example 2-3
图 2-10   例题 2-3 图

$$I_P = \frac{1}{2} I_O = \frac{1}{4} mR^2$$

2.3 Law of Rotation

2.3.1 Torque

For a rigid body with a fixed rotational axis, under the action of external force, the change of its rotational state is dependent not only on the magnitude and the direction of the external force but also on the position of its acting point. Then we need adopt the concept of torque. If the external force on the rigid body, i.e. F is on the plane perpendicular to the rotational axis OO′, as shown in Figure 2-11, the perpendicular distance between the acting line of force and the axis, i.e., d is known as the arm of the force. The product of the force and force arm is called the torque (or the moment of force)(力矩), denoted by M, i.e.

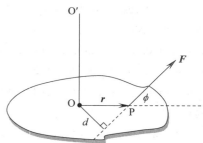

Figure 2-11　Definition of torque
图 2-11　力矩的定义

$$M = Fd \tag{2-19}$$

If the acting point of the force is P, and the position vector of point P is r, with the presentation in the graph we can get $d = r \cdot \sin\phi$; ϕ is the angle between vector F and vector r, so that, Equation (2-19) can be rewritten as

$$M = Fd = F \cdot r \sin\phi \tag{2-20}$$

We can also define the direction of the torque with the right-hand rule, and write its vector expression as

$$M = r \times F \tag{2-21}$$

Equation (2-21) shows that, the direction of the torque vector can be determined as following: when the fingers of the right hand curl from the direction of r to the direction of force F via the angle less than 180º, then, the direction pointed by the thumb is the direction of the torque. If the force is not on the plane perpendicular to the rotational axis, it must be decomposed into two components perpendicularly, one is parallel with the axis; the other is perpendicular to the axis. The former can not change the rotational state of the rigid body; while, the latter can. The SI unit of the torque is $N \cdot m$.

2.3.2 Law of Rotation (转动定律)

First, let's discuss the work done by the torque. As shown in Figure 2-12, under the action of the external force F, a rigid body is rotating about the axis OO′. During a time interval dt, the rigid body rotates an angular displacement of dθ, and the displacement of the acting point of the force is d$s = r \cdot$ dθ, so the work element done by the force F will be

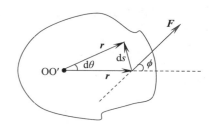

Figure 2-12　Work done by a torque
图 2-12　力矩的功

$$dA = F \cdot \sin\phi \cdot ds = F \cdot \sin\phi \cdot ds = F \cdot \sin\phi \cdot r \cdot d\theta$$

Therefore, according to Equation (2-21), $F \cdot \sin\phi \cdot r$ is just the physical quantity M, i.e.

$$F \cdot \sin\phi \cdot r = M$$

So, the work element done by the torque is rewritten as

$$\mathrm{d}A = M \cdot \mathrm{d}\theta \tag{2-22}$$

By applying the work-energy principle, we know that, the work done by the torque on a rigid body should be equal to the increment of the rotational kinetic energy of the rigid body. So we get

$$M \cdot \mathrm{d}\theta = \mathrm{d}\left(\frac{1}{2}I\omega^2\right)$$

For a rigid body, its moment of inertia I is a constant, then

$$M \cdot \mathrm{d}\theta = I\omega \cdot \mathrm{d}\omega$$

If the two sides of the above equation are divided by the time interval $\mathrm{d}t$, it becomes

$$M\frac{\mathrm{d}\theta}{\mathrm{d}t} = I\omega\frac{\mathrm{d}\omega}{\mathrm{d}t}$$

i.e.

$$M = I\beta \tag{2-23}$$

Equation (2-23) indicates that, the angular acceleration of a rotating rigid body is directly proportional to the torque acting on it, and inversely proportional to its moment of inertia. This conclusion is called the law of rotation (转动定律).

Similar to Newton's second law, the law of rotation can be expressed as its vector form

$$\boldsymbol{M} = I\boldsymbol{\beta} \tag{2-23'}$$

Here, the direction of the external torque $\boldsymbol{M}$ is always the direction of the angular acceleration of the rigid body $\boldsymbol{\beta}$.

2.4   Law of Conservation of Angular Momentum

2.4.1   Angular Momentum

1. Angular Momentum of a Particle

When studying motions of some objects, we often encounter the cases in which particles rotate about a certain point or a certain axis. For example, the electrons inside an atom rotate around the nucleus; the earth turns around the sun and so on. If the mass of a particle is m, the velocity is v, its momentum (动量) should be $\boldsymbol{p} = m\boldsymbol{v}$; and if the position vector of the particle relative to a fixed point of O is $\boldsymbol{r}$, as shown in Figure 2-13, the definition of the angular momentum of the particle with respect to point O (质点相对于定点O的角动量) is expressed as the following.

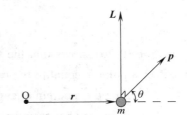

Figure 2-13   Determination of the angular momentum of a particle

图 2-13   质点角动量的确定

$$\boldsymbol{L} = \boldsymbol{r} \times \boldsymbol{p} = \boldsymbol{r} \times m\boldsymbol{v} \tag{2-24}$$

Here, $\boldsymbol{L}$ is perpendicular to the plane on which $\boldsymbol{r}$ and $\boldsymbol{p}$ exist, and its direction can be determined by the right-hand rule, i.e., when the fingers of the right hand curl from the direction of $\boldsymbol{r}$ to the direction of momentum **p** via the angle less than 180º, then, the direction of the thumb is the direction of **L**. The unit of the angular momentum is kg·m²/s.

2. Angular Momentum of a Rigid Body about a Fixed Axis

Suppose there is a rigid body rotates about a fixed axis, which is shown as the axis Oz in Figure 2-14. When we determine the moment of inertia of the rigid body, we can assume that the rigid body is decomposed into many mass elements, the mass of the i th mass element is Δm_i, and the perpendicular distance from Δm_i to the axis Oz is r_i. If the angular velocity of the rigid body is ω, the angular momentum of the ith mass element Δm_i with respect to the axis Oz can be determined with Equation (2-24).

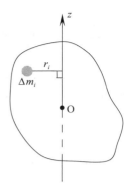

Figure 2-14　Determination of the angular momentum of a rigid body
图 2-14　刚体角动量的确定

$$L_i = \Delta m_i \cdot r_i \cdot v_i = \Delta m_i \cdot r_i^2 \cdot \omega$$

So, the angular momentum of the total rigid body, i.e., the sum of all the angular momentums of the whole mass elements to the axis Oz is

$$L_{Oz} = \sum L_i = \sum \Delta m_i \cdot r_i^2 \cdot \omega = \omega \sum \Delta m_i \cdot r_i^2$$

Here, $I = \sum \Delta m_i \cdot r_i^2$ is just the moment of inertia of the rigid body. So, we have the definition of the angular momentum of a rigid body about the fixed axis Oz (刚体相对于定轴Oz的角动量).

$$\boldsymbol{L}_{Oz} = I\boldsymbol{\omega} \tag{2-25}$$

2.4.2　Theorem of Angular Momentum

According to the law of rotation we have

$$\boldsymbol{M} = I\boldsymbol{\beta} = I\frac{\mathrm{d}\boldsymbol{\omega}}{\mathrm{d}t} = \frac{\mathrm{d}(I\boldsymbol{\omega})}{\mathrm{d}t}$$

Here, the product of the moment of inertia and the angular velocity of a rigid body $I\omega$ is just its angular momentum **L**, while,

$$\boldsymbol{M} = \frac{\mathrm{d}\boldsymbol{L}}{\mathrm{d}t} \tag{2-26}$$

Equation (2-26) shows that the time rate of change of a rigid body's angular momentum about a given axis or a point is equal to the magnitude of the resultant torque about the same axis or point. This conclusion is called the theorem of angular momentum (角动量定理).

Equation (2-26) can be rewritten as

$$\boldsymbol{M} \cdot \mathrm{d}t = \mathrm{d}\boldsymbol{L}$$

Here, $\boldsymbol{M} \cdot \mathrm{d}t$ is called the moment of impulse (冲量矩) acting on the rigid body. So the theorem of angular momentum can also be described as follow: the moment of impulse acting on a rotating rigid body is equal to the increment of the angular momentum of the rigid body in the time interval dt.

During a period of time: from time moment t_0 to time moment t, if the angular velocity of the rigid body changes from ω_0 to ω, we can get

$$\int_{t_0}^{t} \boldsymbol{M} \cdot \mathrm{d}t = \int_{t_0}^{t} \mathrm{d}\boldsymbol{L} = \boldsymbol{L} - \boldsymbol{L}_0 = I\boldsymbol{\omega} - I\boldsymbol{\omega}_0 \qquad (2\text{-}27)$$

The moment of impulse is a vector, and its direction is the same as the direction of the torque vector; the moment of impulse represents the cumulative effect of the torque with time. The unit of the moment of impulse is N · m · s.

2.4.3   Law of Conservation of Angular Momentum

According to the theorem of angular momentum, we know that if the resultant external torque acting on the rigid body is zero (i.e. $\boldsymbol{M} = 0$), then $\mathrm{d}\boldsymbol{L} = 0$. That is

$$\boldsymbol{L} = I\boldsymbol{\omega} = \text{constant} \qquad (2\text{-}28)$$

Equation (2-28) shows that, if the resultant external torque acting on a rigid body is zero, the angular momentum of the rigid body will keep constant. This conclusion is called the law of conservation of angular momentum (角动量守恒定律).

Figure 2-15 is the diagram of a two-particle system, Figure 2-15 (a) shows the initial state of the system and its angular momentum is $I_0\omega_0$; Figure 2-15 (b) shows the state when the distance from the axis to the particles is shortened, i.e., $I < I_0$. According to the law of conservation of angular momentum we know that the angular velocity corresponding to Figure 2-15 (b) is larger than that to Figure 2-15 (a), i.e., $\omega > \omega_0$.

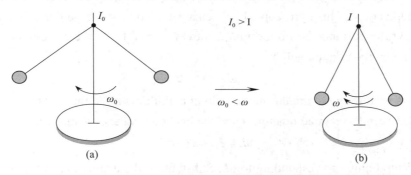

Figure 2-15   Demonstration of the conservation of angular momentum
图 2-15   角动量守恒的演示

The law of conservation of angular momentum is also the mechanical basis to analyse the rotations of human bodies. For example, a figure skater often stretches out his arms and spins with a certain angular velocity first; when he puts his arms back, we can find that, the angular velocity of the skater will increase, so the special tricks will be performed. This case shows that on the condition of the angular momentum being conserved, if the moment of inertia lessens (as the arms being put back), the angular velocity must enlarge.

2.5   Motion of a Gyroscope

If a static gyroscope is put at a fixed supporting point O, because the mass center of the gyroscope is at point C (higher than point O), and there is the torque of the gravity *mg* to the point O (i.e. the torque of *M*), the gyroscope will topple over under the action of the torque *M*. But, if the gyroscope is spinning rapidly about its symmetry axis with a large angular velocity of *ω*, it can be seen that, the the gyroscope will not topple over under the action of the torque *M*, and besides the spinning motion of the gyroscope, the symmetry axis of the gyroscope will slowly rotate about the vertical axis O*z* with a very small angular velocity *Ω*. This kind of motion of a gyroscope is called the precession (进动). Now let's make a quantitative analysis for the precession.

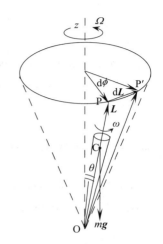

Figure 2-16   Motion of a gyroscope
图 2-16   陀螺的运动

As shown in Figure 2-16, a gyroscope is spinning with a large angular velocity *ω* about its symmetrical axis. If the angle between the rotation axis of the gyroscope and the vertical axis O*z* is *θ*, the distance from the mass center of the gyroscope C to point O is *l*, the magnitude of the torque of gravity *M* on the gyroscope can be expressed as

$$M = mgl \cdot \sin \theta$$

According to the theorem of angular momentum, after a time interval d*t*, the torque *M* will cause a change of the angular momentum of the gyroscope. If the changed amount of the angular momentum is d*L*, the endpoint of the gyroscope's angular momentum *L* moves from P to P′, the corresponding expression of the theorem of angular momentum will be

$$dL = M \cdot dt$$

Because point P is performing a circular motion along a circle with the radius of *L* · sin*θ*, according to the relationship between the angular quantities and the linear quantities, we know that

$$dL = L \cdot \sin \theta \cdot d\phi$$

Here, d*ϕ* is the central angle corresponding to d*L*. Substituting the expression of the theorem of angular momentum with the result of the above formula, we have

$$M \cdot dt = L \cdot \sin \theta \cdot d\phi$$

That is,

$$M = L \cdot \sin \theta \cdot \frac{d\phi}{dt}$$

Here, $\frac{d\phi}{dt}$ represents the rotational angular velocity of the gyroscope's spinning axis about the vertical axis, it is called the angular velocity of precession (进动角速度), denoted by *Ω*. The above formula can be rewritten as

$$M = L \cdot \sin \theta \cdot \Omega$$

Because *M* = *mgl* · sin*θ*, combining this relationship with the above formula, we have

$$\Omega = \frac{mgl}{L} = \frac{mgl}{I\omega} \tag{1-29}$$

By applying the regularity of gyroscope's motion we can explain the phenomenon of nuclear magnetic resonance (核磁共振现象) of nucleus, so as to analyze the structure of matter better. In recent years, the theory nuclear magnetic resonance is widely used in the fields of medical diagnosis and druggery analysis.

重 点 小 结

1. 角速度：$\omega = \lim\limits_{\Delta t \to 0} \dfrac{\Delta \theta}{\Delta t} = \dfrac{\mathrm{d}\theta}{\mathrm{d}t}$

2. 角加速度：$\beta = \lim\limits_{\Delta t \to 0} \dfrac{\Delta \omega}{\Delta t} = \dfrac{\mathrm{d}\omega}{\mathrm{d}t} = \dfrac{\mathrm{d}^2\theta}{\mathrm{d}t^2}$

3. 刚体的转动惯量：$I = \sum \Delta m_i r_i^2$　或　$I = \int r^2 \mathrm{d}m = \int r^2 \cdot \rho \mathrm{d}V$

4. 转动动能：$E_k = \dfrac{1}{2} I \omega^2$

5. 力矩矢量的定义：$\boldsymbol{M} = \boldsymbol{r} \times \boldsymbol{F}$

6. 转动定律：$\boldsymbol{M} = I\boldsymbol{\beta}$

7. 角动量：$\boldsymbol{L} = I\omega$

8. 角动量守恒定律的条件：当物体在一段时间内所受的合外力矩为零时（即，$\Sigma \boldsymbol{M} = 0$），物体的角动量保持恒定（$\boldsymbol{L} = I\omega =$ 恒量）。

9. 陀螺进动的角速度：$\Omega = \dfrac{mgl}{L} = \dfrac{mgl}{I\omega}$

习 题 二

习题参考
答案

2-1. A thin disc is accelerated in rotating. To the two particles at different points with different radiuses on the disc, have they gotten the same tangential acceleration and the same normal acceleration or not?

2-2. A thin disc starts to rotate from resting state with a constant angular acceleration. After 20s, its angular velocity reaches to 60 rad/s, determine the angular acceleration of the disc at that moment and the angle which the disc has turned in this 20s.

2-3. A motor rotor starts to rotate from stationary. After 30s, the rotor's rotating speed increased to 250 r/s; if the diameter of the rotor is 0.04 m, try to find the velocity and the acceleration at a point on the surface of the rotor at $t = 30$s.

2-4. Determine the rotational inertia of a uniform fine rod with the mass of m and length of L about the axis in the following cases.

(1) The axis is through the center of the rod and perpendicular to the rod.

(2) The axis is through one of the end of the rod and perpendicular to the rod.

(3) The axis is through the center of the rod and making an angle of 60° with the rod.

2-5. In a diatomic molecule (双原子分子) the distance between the two atoms is r, and their masses are respectively m_1 and m_2, they can rotate about the axis`which is through the center of mass of the molecule and perpendicular to the connecting line of the two atom shaft. Try to find the moment of inertia of the diatomic molecule.

2-6. A grinding wheel has a diameter of 0.2m, the thickness of 0.025m, and the density of 2.4g/cm^3.

Determine

(1) the moment of inertia of wheel;

(2) the rotational kinetic energy of the wheel when its rotating speed is 2940 rpm, (here, the grinding wheel can be regarded as a solid disk).

2-7. A flywheel with the diameter of 0.3m and mass of 5kg can rotate about the axis, which is perpendicular to the surface of the flywheel and through its center of mass. Now, a rope is winded around the edge of the flywheel and the end of the rope is pulled by a constant force; so that, the flywheel is uniformly accelerated from stationary state. After 0.5s, the rotating speed reaches to 10 r/s, (assume that the flywheel can be regarded as a solid cylinder). Determine

(1) the angular acceleration of the flywheel;

(2) the number of rotations the flywheel turned within this interval of 0.5s;

(3) the work done by the force on the rope within this 0.5s.

2-8. A disc with the radius of $R = 1$m and the mass of $m = 10$kg can rotate about the axis, which is perpendicular to the surface of and its disc through the center of mass. It is assumed that, in the beginning the angular velocity of the disc is 10 rad/s; now, an object (particle) with the mass of $m' = 2.0$kg is put on the edge of the disc, this time, what will be the angular velocity?

2-9. A disc with the radius of $R = 0.5$m and the moment of inertia of $I = 20$kg $\cdot$ m^2 can rotate about the axis, which is perpendicular to the surface of the disc and through its center of mass. In the beginning the disc is stationary, if a constant force with the magnitude of $F = 100$N is put at the edge of the disc along the tangential direction of the edge. Determine

(1) the angular acceleration of disk;

(2) the terminal linear velocity of a point at the edge of the disc at the end of 10th second.

2-10. A uniform fine rod AB with the mass of m and the length of L, can rotate smoothly in the vertical plane about a horizontal axis. The distance from the axis to the end A is $L/3$. Now, the rod begins to rotate about the axis from the horizontal position and the stationary state. Determine

(1) the angular acceleration of the rod when it is at the horizontal position to start the rotation;

(2) the angular velocity and the angular acceleration of the rod when it rotates to the vertical position.

2-11. A fine rod with the length of $2L$ and the mass of M is put on a smooth horizontal plane. The rod can rotate smoothly about the axis, which is perpendicular to the horizontal plane and through the center of mass of the rod. Now, a bullet with the mass of m and the velocity of v_0 along the horizontal direction is perpendicularly shot inside the endpoint of the rod. Determine the angular velocity of the rod with the bullet inside it about the axis.

Chapter 3　Hydrodynamics
第 3 章　流体动力学

PPT

学习目标

知识要求

1. 掌握　理想流体、稳定流动、流量和流阻等概念；连续性方程和伯努利方程；牛顿黏滞定律、雷诺数公式、泊肃叶定律和斯托克斯定律。

2. 熟悉　伯努利方程的应用并解释空吸现象、水流抽气机、文丘里流量计的原理以及体位对血压的影响等；层流和湍流的概念及用雷诺数公式判别流体的流动状态；测量液体黏度的方法。

3. 了解　流体流动的物理规律在医药学中的应用。

能力要求

1. 通过对理想流体作稳定流动的学习，学会计算流量和运用连续性方程及伯努利方程解决复杂实际问题的能力。

2. 通过黏滞性流体流动规律的学习，学会能够灵活运用物理学规律解决黏滞性流体的流动状态的判断能力、解决黏度的测量问题能力。

3. 学会运用流体力学知识解释在医药学方面遇到的问题的能力。

Generally, all of the matters in the natural world exist in three states: solids, liquids and gases. A liquid matter or a gaseous matter is commonly named as fluid (流体).

Hydromechanics (流体力学) is the study to reveal the motion laws of fluids, which includes hydrostatics (流体静力学) and hydrodynamics (流体动力学). Hydrostatics is the study of mechanical laws of fluids in the stationary state, and it has been discussed in high school physics. Hydrodynamics is a subject to study the motion laws of flowing fluids and the interactions between flowing fluids and the adjacent other objects. Many activities inside organisms such as the circulations of blood and lymph, nutrient transporting process, the excreting process of waste and the process of respiration are all closely related to the motions of fluids.

In this chapter, we will discuss some basic laws of hydrodynamics. And the key point is focused on the basic motion laws of the incompressible fluids. Meanwhile, some applications of the laws of hydromechanics in medicine will also be introduced.

3.1 Steady Flow of the Ideal Fluid

3.1.1 Ideal Fluid

In the case that a fluid is under the action of an external force, it is clear that one portion of the fluid will have a relative motion to the other portion easily. That is the most basic characteristic of a fluid called the fluidity (流动性).

Inside an actual fluid, the flow velocities of different portions are not necessarily the same. Along the tangential direction of the interface of two adjacent flow layers with different velocities, there exists a friction — the internal friction. The internal friction hinders the relative sliding between flow layers. This property of fluids is called the viscosity (黏滞性). All of the actual fluids have the viscosity.

Although the actual fluids always have the viscosity more or less, but for some liquids such as water and ethanol, their viscosities are very low; for gases, their viscosities are lower. In many studies, such viscosities have little effect on the motions of fluids. Therefore, in the discussion of the flow of these fluids, their viscosities are ignored, and they are regarded as non-viscous fluids.

The actual fluids are all compressible. The compressibility of liquids is very small; therefore, the compressibility of liquids can generally be ignored. For gases, although the compressibility is very significant, under the condition that gases can flow, a very small pressure difference enables the gases to flow rapidly, and causes little change in their density. Hence, the compressibility of gases can also be ignored.

In the study of physics, in order to highlight the main characteristics of the objects researched and to simplify the problems, the ideal models are commonly used to replace the actual objects for analyzing. In many practical problems of hydromechanics, compressibility and viscosity are only secondary factors to affect the motion of a fluid; the fluidity is the main factor to determine the motion of the fluid. Here, we use an ideal model – the ideal fluid (理想流体) to replace the actual fluid for analyzing; and then, we derive some basic motion laws of the ideal fluid. The so-called ideal fluid is a fluid which is absolutely incompressible and is completely free of viscous (所谓理想流体是指绝对不可压缩的，而且完全没有黏性的流体).

For the model of ideal fluid as the object studied, its compressibility and viscosity are neglected and its fluidity is highlighted. It is a kind of scientific abstract for the study of the motions of the fluids which have smaller compressibility and lower viscosity.

3.1.2 Steady Flow

In general situations, when a fluid is flowing, the particles of the fluid, flowing through any points in the space, have different velocities and the velocities at any points will also vary with time. The flowing form, in which the velocities change with time, is called the unsteady flow. If at any certain point in the space, the flow velocity does not change with time, or to say, at some moment everywhere in the fluid, the flowing velocities may be different, but for the particles of the fluid flowing through any given point in the space the velocity is fixed and does not change with time, we deem that the flowing form is stable. This flow is called the steady flow (稳定流动).

To describe the motion of the fluid visually, let's introduce the concept of streamlines (流线). Streamlines are such a cluster of imaginary curves that the tangential direction at any point on a curve is in the same direction of the velocity of fluid mass elements through the point. As shown in Figure 3-1, although there are different velocities as the fluid flows through the three points A, B and C, at any time the velocity of the fluid flowing through point A is always v_A, the velocity flowing through point B is always v_B, and the velocity flowing through point C is always v_C. Hence, when the fluid is performing a steady flow, the shapes of the streamlines will not change with time. Meanwhile, the streamlines coincide with the trajectories of fluid mass elements. When the fluid is performing an unsteady flow, because all the velocities of the mass elements flowing through any points will change with time, for different time there will be different streamlines, the streamlines and the trajectories of fluid mass elements are no longer coincided.

The density of the streamlines can reflect the magnitude of flowing velocity of the fluid: on the one hand, where the streamlines are intensive, the velocity is higher at that place; on the other hand, where the streamlines are sparse, the velocity is lower. Assume to draw a small section in the flowing fluid and draw a series of streamlines through the points on the periphery, the tubular region surrounded by these streamlines is called the flow tube (流管), as shown in Figure 3-2.

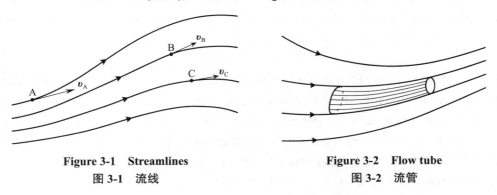

Figure 3-1　Streamlines
图 3-1　流线

Figure 3-2　Flow tube
图 3-2　流管

When a fluid is performing a steady flow, because the shapes of the streamlines do not change with time, the shape of the flow tube will not change with time. Because the fluid particles at a certain point in the space can only have one velocity at every moment, the streamlines can never be intersectional; meanwhile, the fluid flowing inside the flow tube cannot escape to the outside of the flow tube through the sidewall, and the fluid flowing outside the flow tube cannot flow into the flow tube through the sidewall too. The fluid can only flow into the flow tube from one end and flow out from the other end. If the fluid performs a steady flow in the fixed pipe, the fixed pipe itself can be regarded as a flow tube.

3.1.3　Continuity Equation of Steady Flow

The equation of continuity is the discussion about the relation among the rate of flow, the flowing velocity and the area of the section of flow tube on the condition of a fluid performing a steady flow through a flow tube.

As shown in Figure 3-3, assume to select randomly a flow tube with small cross-sectional areas S_1 and S_2 suppose some incompressible fluid is performing a steady flow inside the flow tube. The velocities at the cross-sectional areas of S_1 and S_2 are respectively v_1 and v_2. After a short time Δt, the volumes flowed through the areas of S_1 and S_2 are respectively

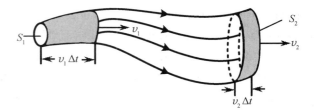

Figure 3-3　Derivation of continuity equation
图 3-3　连续性方程的推导

$$V_1 = S_1 v_1 \Delta t$$
$$V_2 = S_2 v_2 \Delta t$$

Because the fluid being researched is incompressible and keeps on a continuous flow, according to the principle of mass conservation, during the same time, the volume of the fluid flowing through any cross sections of the flow tube should be equal, i.e.

$$S_1 v_1 \Delta t = S_2 v_2 \Delta t$$

and

$$S_1 v_1 = S_2 v_2 \tag{3-1}$$

This relation is correct for any cross sections of the flow tube S, which are perpendicular to the flow tube. The volume flowed through any cross section in the flow tube during a unit time i.e. Sv is called the rate of flow (流量), denoted as Q, and its unit is m^3/s. The equation of continuity for some incompressible fluid performing a steady flow can be expressed as

$$Q = Sv = \text{constant} \tag{3-2}$$

This equation shows that: when an incompressible fluid performs a steady flow, the product of the velocity of the fluid and the cross-sectional area at any points is a constant. Where the cross-sectional area is bigger, the flowing velocity is lower; and where the cross-sectional area is smaller, the flowing velocity is higher. At any point the flow rate is a certain constant value. Therefore, the equations of continuity Equation (3-1) and Equation (3-2) reflect the relation among three quantities: the rate of flow, the flow velocity and the cross-sectional area.

By using the equation of continuity, we can analyze the relation between the velocity of blood flow and the vascular cross-sectional area in the circulatory system of human body approximately. Under normal physiological conditions, the average flow rate of blood in all kinds of vessels should be equal. It has also been revealed by physiological measurements that, in general, during one heartbeat period the quantity of flowing blood shot from the left ventricle is equal to the average quantity of blood flowed back into the left atrium and they will be both equal to the blood volume ejected out from the heart during one heartbeat period. That is to say, the flow of blood in the blood vessels is generally continuous. According to the equation of continuity, the average velocity of blood flowing inside any kind of blood vessel should be inversely proportional to the total cross-sectional area of this kind of vessel. The total cross-sectional area of human aorta is the minimum, which is only about $3cm^2$. So the average velocity of blood in the aorta is the maximum, which can reach up nearly to 30cm/s. As the increase of the vascular branches, the radius of each vessel is constantly decreasing, but the number of blood vessels increases quickly, thus the total cross-sectional area of vessels increases rapidly. The total cross-sectional area of capillaries is the maximum, which is about $900cm^2$, so the velocity of blood flowing in the capillaries is the minimum, which is only about 1cm/s. From capillaries to the vena cava the total cross-sectional area of vessels decreases constantly and it is about 18cm² at the vena cava. Here, the velocity of blood flowing in vena cava is about 5cm/s. Figure 3-4 shows the curves to indicate the relation between the total cross-sectional area of all kinds of blood vessels in the circulation of human body and the average velocities of blood flowing within them.

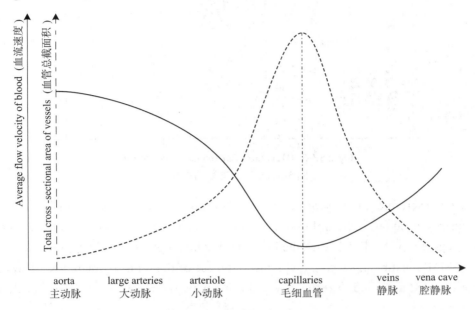

Figure 3-4   The relation between total cross-sectional area of vessels and average flow velocity of blood
图 3-4   血管总截面积和血液平均流速的关系

3.2 Bernoulli Equation

微课 1
（伯努利方程
的推导）

Bernoulli equation (伯努利方程) is the fundamental equation in hydromechanics. It reveals the relationship among the pressure, the flowing velocity and the height of an ideal fluid performing steady flow. We can derive this equation with the work-energy theorem.

Figure 3-5 shows a piece of flow tube of an ideal fluid performing steady flow in the gravitational field. The portion of fluid in the section of flow tube MN is chosen as the object to research. After a very short time Δt, the position of this portion of flowing fluid flows from MN to M′N′. Because the flow tube is very narrow and the time interval Δt is very short, the physical quantities inside the fluid segments of MM′ and NN′ are thought to be uniform. Their pressures, velocities, height, and cross-sectional areas are respectively P_1, v_1, h_1, S_1 and P_2, v_2, h_2, S_2.

The work-energy theorem points out that the increment of mechanical energy of a system is equal to the work done by the external forces and the non-conservative internal forces.

The increment of mechanical energy of a system includes the increments of its kinetic energy and potential energy. It can be seen from Figure 3-5 that before and after this Δt, the fluid section M′N keeps in its original position and the mechanical quantities such as the flowing velocity, the position and the pressure remain unchanged except the fluid particles inside it are replaced, i.e. its mechanical energy

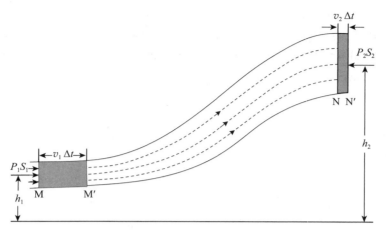

Figure 3-5   Derivation of Bernoulli equation

图 3-5   伯努利方程的推导

remains constant. Therefore, in the process for the fluid flowing from MN to M′N′, the increment of mechanical energy is equal to the difference of the mechanical energies in the fluid segment of NN′ and the fluid segment of MM′. Because the ideal fluid is incompressible, the volume and mass of the fluid segment MM′ must be equal to the volume and mass of the fluid segment NN′. The volume and the mass are denoted as V and m respectively. In this way, the mechanical energy of fluid segment MM′ is

$$E_1 = \frac{1}{2}mv_1^2 + mgh_1$$

The mechanical energy of fluid segment NN′ is

$$E_2 = \frac{1}{2}mv_2^2 + mgh_2$$

The total increment of mechanical energy of the fluid section MN in this time Δt will be

$$\Delta E = E_2 - E_1 = \frac{1}{2}mv_2^2 + mgh_2 - \frac{1}{2}mv_1^2 - mgh_1$$

When we analyze the work done by the forces to the fluid, we only need to consider the external forces i.e. the surrounding pressures on this portion of fluid, because the object discussed here is the ideal fluid and there isn't any viscosity, namely the non-conservative internal force.

The pressure acting on the sidewall of this section of fluid tube is always perpendicular to the sidewall, so it does not do any work and the only work is done by the pressures acting respectively from the two-end faces of S_1 and S_2. The force acting on S_1 pushes the fluid forward and does a positive work of $A_1 = P_1 S_1 \cdot v_1 \Delta t$; the force acting on S_2 impedes the fluid to flow forward, and does a negative work of $A_2 = -P_2 S_2 \cdot v_2 \Delta t$. The total work done by the external forces is

$$A = A_1 + A_2 = P_1 S_1 v_1 \Delta t - P_2 S_2 v_2 \Delta t$$

According to the equation of continuity

$$S_1 v_1 = S_2 v_2$$

and

$$S_1 v_1 \Delta t = S_2 v_2 \Delta t = V$$

so

$$A = P_1V - P_2V$$

By applying the work-energy theorem, we have $\Delta E = A$, i.e.

$$\frac{1}{2}mv_2^2 + mgh_2 - \frac{1}{2}mv_1^2 - mgh_1 = \left(P_1 - P_2\right)V$$

To divide every term with V and then make a transposition, we have

$$P_1 + \frac{1}{2}\rho v_1^2 + \rho gh_1 = P_2 + \frac{1}{2}\rho v_2^2 + \rho gh_2 \tag{3-3}$$

In the equation, $\rho = m/V$ is the density of the fluid. Because the section of fluid MN is chosen arbitrarily, Equation (3-3) can also be written as

$$P + \frac{1}{2}\rho v^2 + \rho gh = \text{constant} \tag{3-4}$$

Equation (3-3) or Equation (3-4) is called Bernoulli equation, which is one of the fundamental laws in hydromechanics. It shows that when an ideal fluid in a thin flow tube is performing a steady flow, the sum of the gravitational potential energy in per unit volume, the kinetic energy in per unit volume and the pressure at this point is a constant.

If the cross-sectional area of the flow tube is chosen to approach to infinity, the equation will show the relation among the pressures, the heights and the flowing velocities at any points on a streamline.

Example 3-1　Water is performing a steady flow in a section of horizontal tube. The cross-sectional area at the outlet of the tube is 2 times of the cross-sectional area of the finest point of the tube. If the flowing velocity at the outlet is 2m/s, determine the pressure of the finest point (it is known that the pressure at the outlet is the pressure of atmosphere).

Solution　Assume that the finest location is at point 1 and the outlet is at point 2. From the hints in the question we know that

$$S_2 = 2S_1, \quad v_2 = 2\text{m/s}, \quad P_2 = P_0 = 1.013 \times 10^5\,\text{Pa}$$

According to the equation of continuity we have

$$S_1 v_1 = S_2 v_2$$

And we can get

$$v_1 = \frac{S_2}{S_1}v_2 = 2\frac{S_1 v_2}{S_1} = 2v_2 = 4\text{m/s}$$

Because the water is flowing in a horizontal tube, we know that $h_2 = h_1$. According to Bernoulli equation we can get

$$P_1 = P_0 + \frac{1}{2}\rho v_1^2 - \frac{1}{2}\rho v_2^2 = 1.013 \times 10^5 + \frac{1}{2} \times 10^3 \left(4 - 16\right) = 9.53 \times 10^4\,\text{Pa}$$

i.e. the pressure at the finest point is 9.53×10^4 Pa.

3.3 Applications of Bernoulli Equation

Bernoulli equation and the equation of continuity are widely applicable in hydromechanics. We can solve many practical problems in hydromechanics by using them. Now, let's illustrate them with some examples.

3.3.1 Relation between Pressure and Flow Velocity in a Horizontal Tube (水平管中压强和流速的关系)

In many cases the fluid is flowing in horizontal tube, therefore, $h_1 = h_2$ and Bernoulli equation is simplified as

$$P_1 + \frac{1}{2}\rho v_1^2 = P_2 + \frac{1}{2}\rho v_2^2 \tag{3-5}$$

By Equation (3-5) we can draw the conclusion that if an ideal fluid is flowing in a horizontal tube, where the flow velocity is lower, the pressure of the fluid is higher; and where the velocity is higher, the pressure is lower.

And by the Equation (3-1) of continuity we can also get a conclusion. When an ideal fluid is performing a steady flow in a horizontal tube with uneven thickness, where the cross-sectional area is bigger, the flowing velocity is lower and the pressure of the fluid is higher; and where the cross-sectional area is smaller, the flowing velocity is higher and the pressure is lower. In this way, when the fluid flows through a tube with a higher velocity, the flowing velocity at the point narrow enough can be so high that the pressure there is lower than the atmosphere pressure. If this narrow part is connected with the outside, this negative pressure can inhale the small particles in the container connected with this part of tube and the inner suction and the particles will be taken to flow away by the fluid flowing quickly. This kind of phenomenon, inhaling the small particles outside the tube by the fluid flowing in the tube, is called the air suction effect (空吸作用). According to this principle, we can design and manufacture equipment such as sprayers, aspirators, nebulizers, flow-meters and so on.

1. Sprayer (喷雾器)

Figure 3-6 is the schematic diagram of the principle of the sprayer. When pushing the piston rod rapidly, the air in the cylinder is forced to rush out through the narrow part with a high speed, so the pressure there could be lower than the pressure of atmosphere. Under the action of atmospheric pressure at point B on the surface of liquid medicine in the bottle, the liquid medicine in the bottle will rise along the vertical fine tube to point A then be blown into the mist and be sprayed from the nozzle by the high-speed flowing air.

2. Aspirator (水流抽气机)

The schematic diagram of the aspirator used in medicine is shown in Figure 3-7. Water is flowing in from point A and flowing out from point B; the higher the velocity at the narrow cone nozzle C is, the smaller the pressure is. When the pressure at point C is lower than the pressure of the gas in the container D, which is connected with the aspirator, the gas in the container will be mixed with water at point C and

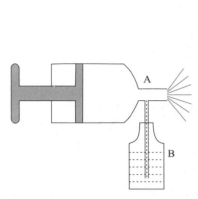

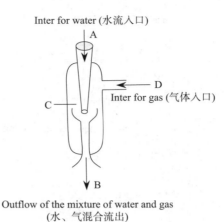

Figure3-6   The principle of sprayer
图 3-6   喷雾器的原理

Figure 3-7   The principle of aspirator
图 3-7   水流抽气机的原理

flow out from B; in this way, the air in the container D can be pumped to the negative pressure, and then the pumping process is completed.

3. Nebulizer (雾化吸入器)

The nebulizer is a commonly used medical instrument for treating diseases in respiratory tract, Figure 3-8 is the schematic diagram of the principle of the nebulizer. When high velocity flowing oxygen is ejected from the nozzle of fine Tube a, the pressure there will be reduced; under the action of atmospheric pressure on the surface of the liquid medicine, the liquid medicine will rise through tube b to the nozzle and be blown into the mist by the high velocity flowing oxygen. The mist is then led into the patient's trachea, bronchus and lung through an inhaling tube; in this way, the direct regional administration could be completed with the oxygen uptake, to the patient's lung, bronchi and trachea.

4. Flow Meter (流量计)

In order to measure the flow rate of liquid flowing in a pipeline, we can join up a Venturi flow meter in the pipeline, as shown in Figure 3-9. It is composed of a main tube with the uneven cross-sectional areas and two fine tubes fixed on the main tube respectively at the points with the known cross sectional areas of S_1 and S_2. Each of the fine tubes is kept vertical and connected with the main tube and the atmosphere by its two ends. When the liquid flows through the horizontal main tube, the difference of the heights of liquid levels in the vertical fine tubes Δh can be measured. By using Bernoulli equation and the calculating formula for the flow rate we can measure the flow rate of the liquid flowing in the main tube. Because the liquid in the horizontal main tube has the same height, here Bernoulli equation is expressed as

$$P_1 + \frac{1}{2}\rho v_1{}^2 = P_2 + \frac{1}{2}\rho v_2{}^2$$

It can be seen from Figure 3-9 that $h_1 > h_2$, so we have

$$P_1 > P_2$$

and

$$P_1 - P_2 = \rho g \Delta h$$

By the equation of continuity

$$S_1 v_1 = S_2 v_2$$

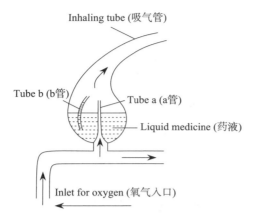

Inhaling tube (吸气管)

Tube b (b管)   Tube a (a管)

Liquid medicine (药液)

Inlet for oxygen (氧气入口)

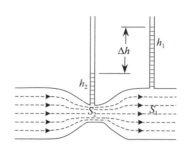

Figure 3-8   The principle of nebulizer
图 3-8   雾化吸入器的原理

Figure 3-9   The principle of flow meter
图 3-9   流量计的原理

and by simplifying the three simultaneous equations we have

$$v_1 = S_2 \sqrt{\frac{2g\Delta h}{S_1^{\;2} - S_2^{\;2}}}$$

That is, the flow rate in the main tube is

$$Q = S_1 v_1 = S_1 S_2 \sqrt{\frac{2g\Delta h}{S_1^{\;2} - S_2^{\;2}}} \tag{3-6}$$

3.3.2   Relation between Pressure and Height in a Uniform Tube

If a fluid flows in a pipeline with a uniform degree of thickness, according to the equation of continuity, the velocity will be constant, and Bernoulli equation can be simplified as

$$P_1 + \rho g h_1 = P_2 + \rho g h_2$$

We can see from the equation above that the fluid flows in the uniform pipeline, where the height is higher the pressure is lower; and where the height is lower the pressure is higher. In this way, we can qualitatively explain the reasons for the change of a person's blood pressure when his position changes. The pressure of blood acting on the vascular lateral wall is the blood pressure, and the value of a blood pressure measured clinically is the number of the exceeded part of this pressure more than the atmospheric pressure; and its unit is kPa. As shown in Figure 3-10, when the human body is in the supine position, the head, feet and the heart have the same height, the arterial pressures of these three locations are almost the same, and the venous pressures are almost the same as well. The only slightly differences are caused by the viscosity of the flowing blood. When the human body is in the upright position, the arterial pressures and venous pressures of these three locations will be significantly different. It is mainly caused by the differences in height. However, no matter the upright position or the supine position is taken the arterial and venous pressures of the heart are not varied. That is to say, the blood pressure of the heart does not vary with the change of the height. This is because the heart is a pump for the flow of blood. So that, when we measure the blood pressure, we often choose the arm at the same height of the heart as the measurement site.

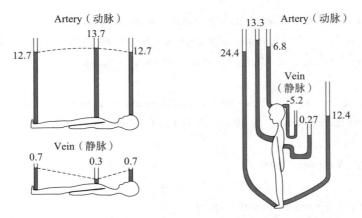

Figure 3-10   The relation between body position and blood pressure (kPa)
图 3-10   体位与血压的关系

3.3.3 Velocity at the Small Hole

As shown in Figure 3-11, there is a huge container filled with liquid, and a small hole locates at the place with the distance of h from the liquid surface, then the liquid will outflow from the hole.

Assume that A and B represent respectively two points at the liquid surface and at the small hole, and the flow velocities at these two points are respectively v_A and v_B. Because the area of the liquid surface is much higher than the area of the small hole, according to the equation of continuity, the velocity at the small hole is much higher than the velocity at the liquid surface, the

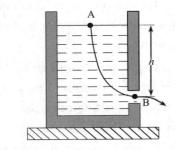

Figure 3-11   Velocity at the small hole
图 3-11   小孔处的流速

velocity at the liquid surface can be regarded as $v_A \approx 0$. Here, both the liquid surface and the small hole contact with the atmosphere, so the pressures at point A and point B are both equal to the atmospheric pressure P_0. Therefore, Bernoulli equation for point A and point B can be rewritten as:

$$P_0 + \rho gh = P_0 + \frac{1}{2}\rho v_B^2$$

By this equation we can get the velocity at the small hole

$$v_B = \sqrt{2gh} \tag{3-7}$$

3.4 Flow of the Viscous Fluid

What we have discussed previously is about the laws of motion of the ideal fluid. Because there are internal frictions in actual fluids, the fluids display their viscous properties as they are flowing. This property is called the viscosity. For some fluids, such as glycerol, blood, heavy oil, and so on, they have higher viscosities; and for some others, such as water and ethanol, their viscosities are much lower, but in the long-distance transportation, the loss of energy caused by the viscosity must be considered. When motions of these fluids are studied, their viscosities cannot be ignored. The model of ideal fluid is no longer suitable.

The fluid, which cannot be ignored of its viscous property, is called the viscous fluid. In this section, we are going to discuss the properties and the flow laws of the viscous fluid.

3.4.1 Newton Viscous Law

1. Internal Friction Phenomenon of Liquid

In the demonstration shown in Figure 3-12, some colorless glycerin is injected in a vertical tube and a section of colored glycerol is injected above it, so there is a distinct boundary between the colored glycerin and the colorless glycerin. If the valve at the lower part of tube is opened, the glycerol will flow out slowly; after a period of time, there will be a tongue-like interface formed at the bottom of the colored glycerol. This indicates that when the glycerol flows out, the flow velocity along the central axis of the tube is the maximum; and as the distance from the axis increases, the corresponding flow velocity becomes lower and lower. It is visible that, the flow of glycerol is stratified.

The glycerol flowing in the tube can be assumed to form many coaxial cylindrical layers, as shown in Figure 3-13. Because there is a relative motion between any two adjacent layers, the faster flow layer will put a forward force on the slower adjacent flow layer and the slower flow layer will put a backward force on the faster adjacent flow layer. This pair forces are parallel to the contact surface and equal in magnitude but opposite in direction. This kind of force is called the internal friction (内摩擦力) or the viscous force (黏滞力).

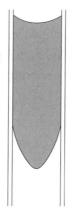

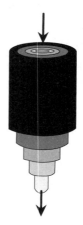

Figure 3-12   The flow of the viscous fluid
图 3-12   黏性流体的流动

Figure 3-13   Diagram of the laminar flow
图 3-13   分层流动示意图

2. Newton Viscous Law

As shown in Figure 3-14, the fluid flowing in y direction is assumed to be divided into many thin liquid films, which are all perpendicular to the z direction and parallel to each other. So, there will be relative sliding between any layers. Suppose there is a difference of velocity dv between two liquid layers with dz apart from each other in z direction, then the quantity of dv/dz is the rate of change of the velocity in the direction perpendicular to the flow velocity, it is called the velocity gradient (速度梯度).

Experiments show that, the magnitude of the internal friction f at the contact surface of two adjacent layers is proportional to the area of contact surface S and the velocity gradient dv/dz, i.e.

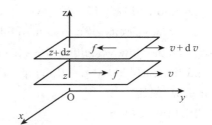

Figure 3-14　Diagram of the distribution of velocity
图 3-14　速度分布示意图

$$f = \eta S \frac{dv}{dz} \tag{3-8}$$

Equation (3-8) is called the Newton viscosity law (牛顿黏滞性定律). In the equation, the proportional coefficient η is called the coefficient of viscosity (黏滞系数) or the viscosity (黏度). In the international system of units, the unit of the viscosity is Pascal second (Pa・s). Its value depends on the nature of the viscous fluid, the more viscous fluid has the higher viscosity of η.

Experiments indicate that, the magnitude of the viscosity is also related to temperature. In general, for liquids, the viscosities decrease as temperature increases; and for gases, the viscosities increase as temperature increases. Table 3-1 lists several numerical viscosity coefficients of fluids.

Table 3-1　The values of the viscous coefficient of several fluids
几种流体的黏滞系数

Liquid （流体）	Temperature （温度 ℃）	η (Pa・s)	Liquid （流体）	Temperature （温度 ℃）	η (Pa・s)
water（水）	0	1.729×10^{-3}	ethanol（乙醇）	20	1.2×10^{-3}
water（水）	20	1.005×10^{-3}	mercury（水银）	20	1.55×10^{-3}
water（水）	37	0.69×10^{-3}	castor oil（蓖麻油）	20	0.990
water（水）	100	0.284×10^{-3}	glycerol（甘油）	20	0.830
air（空气）	0	1.709×10^{-5}	blood（血液）	37	$(2.5\text{-}4.0) \times 10^{-3}$
air（空气）	20	1.808×10^{-5}	plasma（血浆）	37	$(1.0\text{-}1.4) \times 10^{-3}$
air（空气）	100	2.175×10^{-5}	serum（血清）	37	$(0.9\text{-}1.2) \times 10^{-3}$

If the viscosity of a fluid is a constant under certain temperature and the fluid follows Newton viscosity law, this kind of fluid is called the Newton fluid (牛顿流体). The homogeneous fluids like water, ethanol, plasma, serum and so on are all Newton fluids. If the viscosity of a fluid is not a constant under a certain temperature and the fluid does not follow Newton viscosity law, this kind of fluid is called the non-Newton fluid (非牛顿流体). Most of the fluids containing suspended or diffused particles are non-Newton fluids. Blood, which contains a large amount of suspended blood cells, is a non-Newton fluid; Newton viscosity law is only applicable for it in some special conditions.

3.4.2　Laminar Flow, Turbulent Flow and Reynolds Number

The flows of fluids have two basic forms, namely laminar flow and turbulent flow; so are the physiological flows of body fluids in human body.

1. Laminar Flow

If the flow velocity of a viscous fluid is not very high, it performs a stratified flow; because of the difference of the flow velocities, the adjacent layers have a relative sliding, but they do not mix to each other and the particles of the flowing fluid have no transversal motion. This flow form is called the laminar flow (层流).

2. Turbulent Flow

As the flow velocity of the viscous fluid increases, the laminar flow is destroyed. there will be transverse components of velocity emerged in the flowing fluid, the former layers will be confused and a disorder flow state emerges; meanwhile, there may even be the emergence of vortexes. This flow form is called the turbulent flow (湍流). The energy losses and the resistances in turbulent flows are much bigger than that in laminar flows. Turbulent flows can also cause mechanical vibrations, which produce noises, but a laminar flow is a silent form.

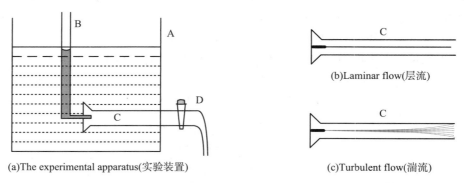

(a)The experimental apparatus(实验装置) (b)Laminar flow(层流) (c)Turbulent flow(湍流)

Figure 3-15　Laminar flow and turbulent flow
图 3-15　层流和湍流

We can observe these two kinds of flow forms of fluid by the experiment shown in Figure 3-15. As shown in Figure 3-15 (a), in the water container A, there is a horizontal glass tube C with a valve and there is a vertical glass tube B filled with colored water. Through a fine tube the colored water can flow into tube C. When the valve D is opened, the colored water in tube B and the colorless water in container A will flow into tube C. If the flow velocity is not high, the colored water in tube C flows as a stable linear trickle, as shown in Figure 3-15 (b), the flow in tube C is a laminar flow. When the valve D is opened more widely and the flow velocity increases to a certain extent, the flow is no longer stable and the colored water trickle spreads and mixes with the colorless water, as shown in Figure 3-15 (c), and the flow becomes the turbulent flow.

3. Reynolds Number

Whether a fluid flows as a laminar flow or as a turbulent flow is dependent not only on the flow velocity v, but also on the viscosity η and the density ρ of the fluid and on the shape, the size and the rigidness of the pipeline. In 1883, after many experimental researches the British physicist Reynolds proposed a unit-less pure number as the deciding basis for judging the transition from laminar flow to turbulent flow for the fluid flowing in a rigid long straight cylindrical pipeline, i.e.

$$Re = \frac{\rho v r}{\eta} \tag{3-9}$$

Where Re is called Reynolds number (雷诺数), and r is the radius of the pipeline. The experimental results show that, if $Re < 1000$, the fluid performs a laminar flow; if $Re > 1500$, the fluid performs a turbulent flow; and if $1000 \leqslant Re \leqslant 1500$, the flow form is unstable, and the fluid may perform a laminar flow or a turbulent flow. It can be seen from Equation (3-9) that, the lower the viscosity of the fluid is, the higher the flow velocity, the radius of the pipeline and the density of the fluid are, the more easily a turbulent flow will take place; on the contrary conditions, a turbulent flow will not take place easily. Whether a turbulent flow appears or not, it is not only related to the radius of the pipeline, the velocity, the density and the viscosity, but also affected by the shape and the smoothness of the inner wall of the pipeline. The sections with sharp bends, branches or sudden changes in the diameter of the pipeline are all the places where turbulent flows appear easily.

The study on the turbulent flow has significant meanings in medicine. The blood vessels, trachea and other pipelines in a healthy human body have good elasticity. Pipe walls can absorb the disturbing energy and play the role of stabilizing, so the blood in the circulatory system and the gas in respiratory system of the normal body are mostly flowing in the form of laminar flow. But at the location where the pipeline has a sharp bend, or branches, or the sudden change of diameter, if the inner wall of the blood vessel or the trachea is rough enough, a turbulent flow may occur even in the situation where Reynolds number is lower. Meanwhile, the high energy of the turbulent flow will cause further damage to the pipe wall and this is so-called "the theory of pathopoiesia by the turbulent flow". The decrease of the blood viscosity caused by the reduce of red blood cells or the decrease of pipeline's elasticity will also make a turbulent flow easier. When a turbulent flow takes place, there will be of a sound accompanied. This has also a very practical value in medicine. At some locations in the human heart, aorta and the bronchus, turbulent flows are easier to take place. According to the sounds from the turbulent flows, with the well-trained ears and a simply structured stethoscope, a clinician can identify whether the blood flow and the breath are normal or not.

Example 3-2   The radius of a artery of somebody is supposed to be 2mm, the average velocity of the blood flow is 50cm/s; and it is known that: The coefficient of viscosity of blood is $\eta = 3.0 \times 10^{-3}$ Pa · s and the density of blood is $\rho = 1.05 \times 10^{3}$ kg/m³. Find its Reynolds number and decide the flow form of the blood.

Solution   From Equation (3-9) we know that

$$Re = \frac{\rho v r}{\eta} = \frac{1.05 \times 10^{3} \times 0.5 \times 2 \times 10^{-3}}{3.0 \times 10^{-3}} = 350$$

This value is far less than 1000, so the flow of the blood here is in the form of a laminar flow.

3.5   Poiseuille's Law and Stokes's Law

3.5.1   Poiseuille's Law

In nineteenth century, the French physiologist Poiseuille researched the case in which the viscous fluid flowed in a thin glass tube and found the following regularity: when the viscous fluid with the coefficient of viscosity of η is performing a steady flow in a horizontal tube with the radius of R and the length of L, the volume flow rate of the fluid is proportional to the difference of the pressure on both ends of the tube ΔP, i.e.

$$Q = \frac{\pi R^4 \Delta P}{8\eta L} \tag{3-10}$$

Equation (3-10) is called Poiseuille's law (伯肃叶定律). By using Poiseuille's law, we can analyze problems about the flow of blood qualitatively. For example, the change of a vessel's radius will affect the flow of blood greatly. When the drop of the blood pressure is fixed, the flow rate of blood will change with the 4th power of the radius; and when an organ's demand of the flow rate of blood is certain for keeping functions, if the vessel's radius becomes smaller, the drop of the blood pressure must be increased with corresponding to the 4th power of the vessel's radius to ensure the adequate blood flow for the organ. And it is an effective way to reduce the blood pressure by dilating blood vessels. In addition, it is also an effective action to reduce the drop of the blood pressure by reducing the viscosity of blood on the condition to ensure the blood perfusion of a certain amount.

Let

$$Z = \frac{8\eta L}{\pi R^4} \tag{3-11}$$

Then Equation (3-11) can be rewritten as

$$Q = \frac{\Delta P}{Z} \tag{3-12}$$

Where Z is called the flow resistance (流阻), in medicine, it is usually called the peripheral resistance, which is decided by the viscosity of the liquid η and the geometric shape of the pipeline. Its unit is $Pa \cdot s/m^3$. It should be particularly noted that the flow resistance is inversely proportional to the 4th power of the radius of the circular tube. The effects on the flow resistance caused by any subtle change of the radius should not be ignored. Because the elasticity of blood vessels is very good, their sectional areas can be changed in certain ranges, which exert a very strong effect on controlling the flow rate of blood. Especially, the small arteries in human body have very sensitive and effective function on controlling the flow rate of blood.

Equation (3-12) is applicable for any fluid flowing in the pipeline of any shape. For a Newton fluid flowing in a circular tube, Z can be calculated by Equation (3-11); for a non-Newton fluid or for the fluid flowing in a non-circular tube, Z is generally determined by experiments.

Similar to the situation of the electric resistance, if the fluid is flowing through several "serial" flow tubes, the total flow resistance equals to the sum of the flow resistances of these flow tubes; if several flow tubes are in "parallel", the reciprocal of the total flow resistance equals to the sum of the reciprocals of the branch flow resistances.

It should be particularly noted that, as the electric resistance, the flow resistance is not the resistant force, and there is no unit of the resistant force, it is only a factor affecting the flow rate. In medical researches on the cardiovascular system, the flow resistance is used to being called the peripheral resistance. By applying Equation (3-12) we can analyze the relationship among the cardiac output of blood, the pressure of blood and the peripheral resistance.

3.5.2   Stokes's Law

When a solid is performing a relative motion in a viscous fluid, it will be affected by the viscous force. The reason is that there is a layer of fluid adhering on the surface of the solid and moving together with the solid piece; thus there will be a relative motion between this layer and the surrounding fluid and an internal frictional force is set up. This force will hinder the motion of the solid piece in the fluid.

Experiments show that, if the moving object in the viscous fluid is a small ball, the viscous force f acting on the small ball is proportional to the radius of the small ball r, the velocity of the small ball's motion v, and the coefficient of viscosity of the fluid h; the proportional coefficient is only related to the shape of the object. Stokes derived theoretically that, for the sphere, the proportional coefficient is 6π. That is to say, for a sphere with the radius of r moving with velocity of v in the viscous fluid with the coefficient of viscosity of η, the viscous force is

$$f = 6\pi\eta vr \tag{3-13}$$

Equation (3-13) is called Stokes's law (斯托克斯定律).

Stokes's law can be used to measure the viscosity of a fluid or the radius of a ball. As a small ball is descending in some viscous fluid, the forces acting on the ball are the gravity, the buoyancy and the viscous force, and the resultant force is

$$F = \frac{4}{3}\pi r^3 \rho_1 g - \frac{4}{3}\pi r^3 \rho_2 g - 6\pi\eta vr$$

Where ρ_1 is the density of the ball, ρ_2 is the density of the fluid. Under the action of this resultant force, the ball will descend with acceleration; but the viscous force will increase as the descending velocity increases. When the velocity increases to a certain value these three forces become balanced, the ball will descend with a uniform velocity. When the ball is performing a motion of a uniform velocity, this corresponding velocity is called the terminal velocity (收尾速度), and it follows the relation of

$$\frac{4}{3}\pi r^3 g(\rho_1 - \rho_2) = 6\pi\eta r v_{\text{terminal}}$$

So the final terminal velocity is

$$v_{\text{terminal}} = \frac{2}{9\eta}r^2(\rho_1 - \rho_2)g \tag{3-14}$$

Equation (3-14) indicates that, when a spherical object is descending in a viscous fluid (such as a particle dust in the air or a blood cell in the plasma), the terminal velocity is proportional to acceleration of gravity, the difference of ball's density and the fluid's density and the square of the radius of the ball, but inversely proportional to the viscosity of the fluid.

Equation (3-14) has been widely used in the field of medicine. For example, when liquid medicines are produced in the pharmaceutical factories, in order to prevent precipitation, the terminal velocities of particles in the solutions should be minimized. From Equation (3-14) we see that, the purpose to reduce the terminal velocity can be achieved by increasing the density of solution and reducing the size of the particle and other measures.

For particles in the suspension liquids, such as blood cells in plasma, biomacromolecules and micelles in viscous liquids, because the sizes of these particles are extremely small, their terminal velocities are very slow. If the sedimentation method is taken to separate particles from the suspension liquid, it has to spend a long time and get a poor effect. In this situation, the suspension liquid is usually put into a high-speed centrifuge, which can increase the effective value of *g* (acceleration), according to Stokes' law, the centrifugation can shorten the separation time and improve the separation performance.

重 点 小 结

1. 理想流体：把绝对不可压缩的，而且完全没有黏滞性的流体称为理想流体。

2. 稳定流动：流体流经空间任意点的速度不随时间发生变化。

3. 流线：假想流体经过的空间分布有许多曲线，曲线上每一点的切线方向代表流体粒子流经该点的速度方向，这些曲线就称为流线。

4. 流管：在流体流经的空间取一个截面，由截面周边各个点的流线所围成的管状区域就称为流管。

5. 流量：单位时间内通过某一截面的体积就称为流量，用 Q 表示，即 $Q = Sv$。

6. 连续性方程：当理想流体做稳定流动时，同一流管的各处截面积与对应该截面积处的流速的乘积为一恒量，即 $Q = Sv =$ 量，常表达为 $S_1 v_1 = S_2 v_2$。

7. 伯努利方程：当理想流体做稳定流动时，同一条流管的压强、流速和高度三者之间的关系为 $P + \dfrac{1}{2}\rho v^2 + \rho g h =$ 恒量。

8. 层流：黏滞性流体表现为分层流动，相邻各流层间因速度不同而相对滑动，彼此之间不相混杂，这种流动状态称为层流。

9. 湍流：黏滞性流体由于各种原因，可造成原来的层流状态遭到破坏，流层之间相互混杂，形成紊乱的流动状态，甚至会出现旋涡，这种流动状态称为湍流。

10. 雷诺数公式：雷诺数是一个无单位的纯数，可以用来作为判定在刚性长直圆形管道中流动的流体的流动状态，$Re = \dfrac{\rho v r}{\eta}$。当 $Re < 1000$ 时，流体做层流；当 $Re > 1500$ 时，流体做湍流；当 $1000 \leqslant Re \leqslant 1500$ 时，流体是过渡阶段。

11. 牛顿黏滞定律：做层流的黏滞性流体，相邻两层接触面的内摩擦力 f 的大小与接触面的面积 S 及速度梯度 $\dfrac{\mathrm{d}v}{\mathrm{d}z}$ 成正比，即 $f = \eta S \dfrac{\mathrm{d}v}{\mathrm{d}z}$。

12. 泊肃叶定律：黏滞系数为 η 的黏性流体在半径为 R、长度为 L 的水平管中做稳定层流时，流体的流量 Q、管两端的压强差 ΔP 及 R、L、η 等满足：$Q = \dfrac{\pi R^4 \Delta P}{8 \eta L}$。

13. 斯托克斯定律：当半径为 r 的球体，以相对于流体的速度 v 在黏滞系数为 η 的流体中运动时，所受到的黏滞阻力为 $f = 6\pi \eta v r$。

习 题 三

3-1. What is the ideal fluid?

3-2. What is the steady flow?

3-3. Are the streamlines and the flow tube objectively existent?

3-4. When the water column spouts from the fire pump toward the sky, why does its cross-sectional

body is restricted, the number of degrees of freedom will be reduced. A rigid body rotating about a fixed axis has only 1 degree of freedom. However, when a molecule is consisted by 2 atoms, there is no such a degree of freedom of θ, which is a tiny slope.

3. Number of Degrees of Freedom for the Motions of Molecules

For a monatomic molecule such as the molecule of helium, or neon, or argon, it can be looked as a freely moving particle, so it has 3 degrees of freedom (i.e., $i = 3$). For a diatomic molecule like the molecule of oxygen, or carbon monoxide, if the relative position between the two atoms is fixed, the molecule of such kind can be regarded as a "dumbbell"-styled rigid molecule composed of two particles, because 3 independent coordinates will be required to determine the position of its center of mass, and two independent coordinates will be required to determine the orientation of the line connecting the two atoms, the diatomic molecule has 5 degrees of freedom ($i = 5$), i.e., a rigid diatomic molecule has 3 translational degrees of freedom and 2 rotational degrees of freedom. Molecules composed of 3 or more than 3 atoms, if regarded as rigid body, should have 6 degrees of freedom ($i = 6$). At room temperature molecules are generally regarded as rigid molecules. For non-rigid molecules, according to the results molecular spectroscopy, atoms have the slight vibrations along the directions of the connecting lines, and the non-rigid molecule can be described by the model of "the two particles connected by a spring of negligible mass". Therefore, except the translational and rotational degrees of freedom, the molecule of this kind has also its vibrational degrees of freedom. For example, a non-rigid diatomic molecule has 6 degrees of freedom ($i = 6$): 3 translational degrees of freedom, 2 rotational degrees of freedom and 1 vibrational degree of freedom. Generally speaking, a non-rigid molecule composed of n atoms ($n \geq 3$) has $3n$ degrees of freedom at most, among them, there are 3 translational degrees of freedom, 3 rotational degrees of freedom, and the rest of the $3n - 6$ are the vibrational degrees of freedom.

It should be pointed out that, the moving status of identical molecules of a gas depends also on the temperature of the gas; if the temperature changes, the degrees of freedom will be different. For example, a molecule of hydrogen can be regarded as two particles connected by a rigid bond at room temperature, only at high temperature its molecular model becomes two particles connected by a spring of negligible mass.

4.2.2　Theorem of Equipartition of Energy

In the previous section we have determined the relation between the average translational kinetic energy of a molecule of ideal gas and the temperature, i.e.,

$$\frac{1}{2}m\overline{v^2} = \frac{3}{2}kT$$

While,

$$\frac{1}{2}m\overline{v^2} = \frac{1}{2}m\overline{v_x^2} + \frac{1}{2}m\overline{v_y^2} + \frac{1}{2}m\overline{v_z^2}$$

It indicates that, for numerous gas molecules at the equilibrium state, they have the equal opportunity to move along any directions. So we have

$$\overline{v_x^2} = \overline{v_y^2} = \overline{v_z^2} = \frac{1}{3}\overline{v^2}$$

From the above formula an important result can be obtained:

$$\frac{1}{2}m\overline{\upsilon_x^2} = \frac{1}{2}m\overline{\upsilon_y^2} = \frac{1}{2}m\overline{\upsilon_z^2} = \frac{1}{2}kT$$

It means that a molecule has the same average kinetic energy in each translational degree of freedom, whose value is $\frac{1}{2}kT$, that is to say the average translational kinetic energy of the molecule of $\frac{3}{2}kT$ is evenly distributed to each translational degree of freedom.

This conclusion can be extended to the rotational and vibrational degrees of freedom of molecules. According to the essential regularity of classical statistical physics, we can deduce a general theorem — the theorem of equipartition of energy: at the equilibrium state, at the temperature of T, for any matters, every degree of freedom of one molecule gets the same average portion of energy, and the value of it is $\frac{1}{2}kT$ (在温度为 T 的平衡状态下，物质分子的每一个自由度上都平均分得相同的一份能量，其大小为 $\frac{1}{2}kT$). Therefore, if a molecule of some gas has t translational degrees of freedom, r rotational degrees of freedom, and s vibrational degrees of freedom, the average translational kinetic energy, the average rotational kinetic energy and the average vibrational kinetic energy of the molecule will be respectively $\frac{t}{2}kT$, $\frac{r}{2}kT$ and $\frac{s}{2}kT$; then, the average total kinetic energy of the molecule will be

$$\overline{e}_k = \frac{i}{2}kT = \frac{(t+r+s)}{2}kT \tag{4-8}$$

The theorem of equipartition of energy is the statistical regularity about the kinetic energy of thermal motions of molecules; it is a statistical averaging result for numerous molecules. For an individual molecule at any time moment, its energies of various forms and its total energy may extremely differ from the average values derived with the theorem of equipartition of energy, and the energy of every form can not necessarily be uniformly distributed according to the degrees of freedom. For numerous molecules as a whole, the equipartition of the energy is the result of molecular random collisions. In the process of a collision, the energy of one molecule can be transmitted to another molecule, one form of energy can be converted into another form, and the energy can be transferred from one degree of freedom to another degree of freedom. If the energy of one form or of a degree of freedom is more, at the time moment of the collision, the probability for the energy to be converted from this form into other forms or to be transferred from this degree of freedom to the other degrees of freedom will be bigger. Therefore, at the equilibrium state, the energy is uniformly distributed according to the degrees of freedom.

Referring to the knowledge of vibration mechanics, we know that the average kinetic energy is the same as the average potential energy in a period of a harmonic motion. Because the slight vibration of the atoms in a molecule can be regarded as harmonic motion, for each vibrational degree of freedom, there are not only the average vibrational kinetic energy of $\frac{1}{2}kT$, but also the average vibrational potential energy of $\frac{1}{2}kT$. Therefore, if the vibrational degrees of freedom of a molecule is s, the average vibrational kinetic energy and the average vibrational potential energy of the molecule will be both $\frac{s}{2}kT$;

the average total energy of a molecule will be

$$\bar{e} = \frac{1}{2}(t + r + 2s)kT \qquad (4\text{-}9)$$

Example 4-2   Try to find the average translational kinetic energy, the average total kinetic energy, and the average total energy of a monatomic molecule, a diatomic molecule with the rigid bond, and a diatomic molecule with the non-rigid bond.

Solution

① For a monatomic molecule, $t = 3, r = 0, s = 0$,

the average translational kinetic energy is $\frac{3}{2}kT$;

the average total kinetic energy is $\frac{3}{2}kT$;

and the average total energy is $\frac{3}{2}kT$.

② For a diatomic molecule with rigid bond, $t = 3, r = 2, s = 0$

The average translational kinetic energy is $\frac{3}{2}kT$;

The average translational kinetic energy is $\bar{e}_k = \frac{1}{2}(t + r + s)kT = \frac{5}{2}kT$

The average total energy is $\bar{e} = \frac{1}{2}(t + r + 2s)kT = \frac{5}{2}kT$

③ For a diatomic molecule with the non-rigid bond, $t = 3, r = 2, s = 1$

The average translational kinetic energy is $\frac{3}{2}kT$;

The average translational kinetic energy is $\bar{e}_k = \frac{1}{2}(t + r + s)kT = 3kT$

The average total energy is $\bar{e} = \frac{1}{2}(t + r + 2s)kT = \frac{7}{2}kT$

4.2.3   Internal Energy of Ideal Gas

In addition to various forms of the kinetic energy and the vibrational potential energy of the atoms inside the molecules, due to the existence of the conservative interacting forces among molecules, the molecules of normal gases also have the potential energy associated with such forces. The sum of various forms of the kinetic energy and the potential energy of all the molecules in a gas is called the internal energy (内能) of the gas . Because there is not the conservative interacting force existed among the molecules of ideal gases, an ideal gas has not the potential energy associated with such force. So the internal energy of an ideal gas is the sum of various forms of the kinetic energy of all the molecules and the vibrational potential energy of all the atoms inside all the molecules of the gas. According to Equation (4-9), if the mass of the ideal gas is M, its internal energy is

$$E = \frac{M}{\mu} N_A \cdot \frac{1}{2}(t + r + 2s)kT$$

That is,

$$E = \frac{1}{2}\frac{M}{\mu}(t + r + 2s)RT \tag{4-10}$$

From the above result we can infer that, for ideal gas with a fixed number of moles, the internal energy is dependent only on the degrees of freedom of the molecules and the temperature of the gas, and independent of its volume and pressure.

Example 4-3　What are the values of the internal energy of 1 mol of O_2 and the internal energy of 1 mol of N_2 at the temperature of 27℃ ? (O_2 and N_2 can be regarded as rigid molecules).

Solution　The molecules of the oxygen gas and nitrogen gas have the same degrees of freedom, i.e., $t = 3$, $r = 2$, $s = 0$, so the internal energies of them are equal.

$$E_{O_2} = E_{N_2} = \frac{5}{2}RT = \frac{5}{2} \times 8.31 \times (273 + 27) = 6.23 \times 10^3 \text{J} .$$

4.3　Phenomena on Liquid Surfaces

The distance between the molecules in liquid is much shorter than the one between the molecules of gas. The order of magnitude of the average distance r_0 is about 10^{-10}m. When the distance between two molecules is longer than r_0, or is in 10^{-10}—10^{-9}m, the force between the molecules is an attractive force. When the distance between the molecules is longer than 10^{-9}m, the attractive force may tend to be zero rapidly. Therefore, we can consider the range of action of the attractive forces among the molecules as a sphere with the radius less than 10^{-9}m. And only the molecules within the sphere can have the attractive forces to the molecule at the center of the sphere. So we call the radius of this sphere is radius of action of molecular attraction (分子引力作用半径). The liquid layer beneath the liquid surface with the thickness of being approximately equal to the radius of action of molecular attraction is called surface layer (表面层) of the liquid.

4.3.1　Surface Tension and Surface Energy of a Liquid

For a molecule C inside a liquid, as shown in Figure 4-4, it will be subject by the forces of the molecules around it. Inside the range of action of the attractive forces the arrangement of molecules is spherically symmetric, so the vector sum of the attractive forces acting on the molecule C is zero. For the molecule of A or B which is in the surface layer of the liquid, the situation is different, it is subject by the attractive forces of the molecules in the liquid on the one hand, and by the forces from the gas molecules outside the liquid on the other hand. Because the

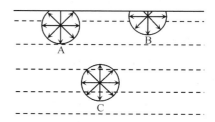

Figure 4-4　The forces on liquid molecules
图 4-4　液体分子所受的力

density of the gas is much smaller than the density of the liquid, the action from the gas can be generally ignored. Thus, for every molecule in the surface layer of the liquid, the vector sum of the attractive forces acted on it by the surrounding molecules is perpendicular to the surface and point to the inside of the liquid, and the closer the molecule is to the liquid surface, the bigger the magnitude of this vector sum will be. So if a molecule is moved from the inside of a liquid to the surface, a work must be done to overcome this resultant force, thus the potential energy of the molecule is increased. That is to say, comparing with the molecule inside the liquid, a molecule inside the surface layer has more potential energy, and this potential energy is called the surface energy (表面能). Because every molecule in the liquid surface is acted by a force pointing to the inside of the liquid, all the molecules in the surface layer has the tendency to squeeze into the inside of the liquid, so the liquid surface is at a state of being tightened, as if a tensed elastic film with a shrinking tendency. From the viewpoint of the surface energy, if a system is in a steady equilibrium, the system will have minimal potential energy, so all of the liquid surfaces have the shrinking tendency. In this way, from the macroscopic viewpoint, there exists the surface tension (表面张力) in the surface layer of the liquid. For examples, when mercury falls on the desktop, it will reduce into small balls; water on a leave will be in the form of dews; putting a small coin gently on a surface of water, the coin will float on the water surface, etc. An experiment is shown in Figure 4-5 (a): a fine wet cotton thread loop is put on the soap film supported by a metal ring. Here, for any segment of the thread, the tensions on both sides of it are equal in magnitude and opposite in the directions, the cotton thread is in a state of balance, thus, its original shape keeps invariant. (b): if the soap film within the cotton thread loop is pierced by a hot needle, the cotton thread loop will be acted only by the soap film outside it, and cotton thread loop is pulled into a circle. From this experiment we can see that, the surface tension is along the liquid surface and tangent with the liquid surface and its direction is perpendicular to the boundary.

Now let's discuss the magnitude of the surface tension. Line segment MN represents an assumed boundary on the surface, as shown in Figure 4-6, and it divides the surface into two parts, i.e.,I and II. On each side of the line segment MN there is a surface tension along the surface and perpendicular to MN. The force f_1 represents the surface tension pulling on surface II by surface I, and f_2 represents the surface tension pulling on surface I by surface II. These two forces are equal in magnitude but opposite in the directions. The magnitude of the surface tension is the proportional to l, i.e., the length of the assumed boundary MN, and this can be written as

$$f = \alpha l \qquad (4\text{-}11)$$

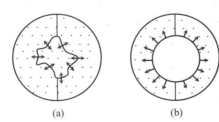

Figure 4-5　The effect of surface tension
图 4-5　表面张力的作用

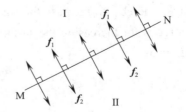

Figure 4-6　The magnitude of surface tension
图 4-6　表面张力的大小

Where the proportional coefficient α is called the coefficient of surface tension (表面张力系数); its unit is the Newton / meter (N/m).

In magnitude, the coefficient of surface tension is equal to the surface tension along the liquid surface acted on a unit length of the boundary (表面张力系数在量值上等于沿液体表面作用在单位分界线长度上的表面张力的大小).

In addition, let's explain the physical meaning of the coefficient of surface tension from the relation between work and energy. As mentioned previously, comparing with the same amount of molecules inside the liquid, the molecules in the surface layer have more potential energy, and this potential is called the surface energy (表面能) of the liquid. It is clear that the bigger the area of the liquid surface is, the more the surface energy will be, and vice versa. When a system is in a steady equilibrium state, its potential energy is always a minimum value. So the liquid surface will shrink as far as possible, till the area of the surface becomes the smallest. Now, let's analyze value of the surface energy. Assume that there is a liquid film supported by a metal frame of ABCD as shown in Figure 4-7, and the side CD can slide freely. Let the length of the side CD is L. The film has a tendency of shrinking, so CD will move to the left to prevent the motion of the side CD, an external force F to the right must be acted on the side CD, and the magnitude of F should be equal to the magnitude of the surface tension acted on the side CD. Because the film has two surfaces, the magnitude of the surface tension acted on the side CD will be

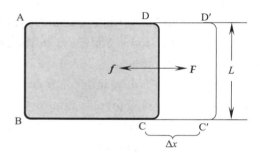

Figure 4-7　The change in surface energy
图 4-7　表面能的变化

$$f = F = 2\alpha L$$

If the sliding side CD moves a distance of Δx the right with a constant speed under the action of external force, the work done by the external force is

$$\Delta W = F\Delta x = 2\alpha L\Delta x = \alpha \cdot \Delta S$$

Where ΔS is the increment of the surface area of the liquid film, it can be derived from this equation:

$$\alpha = \frac{\Delta W}{\Delta S}$$

Thus, the numerical value of the coefficient of surface tension is equal to the work done by external force when liquid surface is increased a unit area (表面张力系数在数值上等于增加液体单位表面积时，外力所做的功).

From the above experiment we can see that: the effect of the work done by the external force is to increase the surface area of the liquid film, or to move more molecules from the inside of the liquid to the surface layer, thereby, to increase the surface energy of the liquid. So we say that, the work done by the external force is for increasing the surface energy of the liquid. If the increment of surface energy is denoted as ΔE, then

$$\Delta E = \Delta W = \alpha \cdot \Delta S$$

or

$$\alpha = \frac{\Delta E}{\Delta S} \tag{4-12}$$

Thus, the coefficient of surface tension (表面张力系数) can also be defined as the increment of the surface energy of the liquid when the liquid surface increases a unit area. Its unit can also be written as J/m^2.

The coefficients of surface tension are related with the properties of liquids, for different liquids, the coefficients of surface tension are different. In addition, the coefficient of surface tension is related with the property of the matter, which contacts the liquid and is outside liquid surface, and the temperature of the liquid. In general, the higher the temperature is, the smaller the coefficient of surface tension will be. Table 4-1 gives the quantities of the coefficients of surface tension of several liquids. In this table, the outer matter contacted with the surfaces of the liquids is air.

Table 4-1   The values of the coefficients of surface tension of several liquids

几种液体的表面张力系数

tiquid (液体)	temperature (温度℃)	α (10^{-3}N/m)	liquid (液体)	temperature (温度℃)	α (10^{-3}N/m)
water (水)	0	75.64	soap-bubble (肥皂泡)	20	40
water (水)	20	72.75	alcohol (乙醇)	20	22
water (水)	40	69.56	mercury (水银)	20	470
water (水)	60	66.18	plasma (血浆)	20	60
water (水)	80	62.62	normal urine (正常尿液)	20	66
water (水)	100	58.65	urine of the icteric patient (黄疸患者尿液)	20	55

Example 4-4   Divide a big drop of water with the radius of 1mm into eight equal small water droplets, what is the increment of the surface energy? (Suppose the coefficient of surface tension of water is 73×10^{-3}N/m).

Solution   Suppose the radius of the big drip of water is R, and the radius of the small water droplet is r, then the increment of the surface energy is

$$\Delta E = \alpha \left(8 \times 4\pi r^2 - 4\pi R^2 \right)$$

Because the mass of the big drip of water is equal to the masses of the eight small water droplets, so we have

$$\rho \frac{4}{3}\pi R^3 = \rho \frac{4}{3}\pi r^3 \cdot 8$$

$$8r^3 = R^3, \quad r^3 = \frac{R^3}{2^3}$$

$$r = 0.5\text{mm}.$$

That is

$$\Delta E = 0.9 \times 10^{-6} \text{J}.$$

4.3.2   Additional Pressure of a Curved Surface of Liquid and Air Embolism

In daily life, we can see that the stationary liquid surface is commonly a plane; but there are also curved surfaces, such as the surfaces of soap bubbles, small water droplets, and the surface of liquid where contacted to a solid, etc.

As shown in Figure 4-8, the three diagrams represent respectively the three cases of the liquid surfaces: the plane, the convex surface and the concave surface.

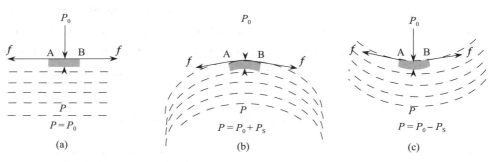

Figure 4-8   The additional pressure on the curved liquid surface
图 4-8   弯曲液面的附加压强

Let's assume a small area of ΔS on the liquid surface. The surface tension acted on ΔS is along the perimeter and perpendicular to the perimeter line and also tangent with the surface. If the liquid surface is a plane, everywhere on the surface, the direction of surface tension is parallel to the surface. Therefore, there is not any additional pressure whose direction perpendicular to the surface and produced by the surface tension. The pressure at a point beneath the surface will be equal to the external pressure of the atmosphere P_0, i.e., $P = P_0$, as shown in Figure 4-8 (a). If the surface is a convex surface, the direction of the integrated force of the surface tension will point to the inside and this integrated force will exert an additional pressure of P_S to the liquid below the convex surface, now, the pressure P at the point beneath the surface should be equal to the sum of the external pressure P_0 and the pressure P_S which is produced by the surface tension, i.e., $P = P_0 + P_S$, as shown in Figure 4-8 (b). If the surface is a concave surface, the direction of the integrated force of the surface tension will point to the outside and this integrated force will exert a pulling effect to the liquid below the concave surface, so the pressure P_S which is produced by the surface tension of should point to the outside of the liquid, so the pressure P at the point beneath the surface should be $P = P_0 - P_S$, as shown in Figure 4-8 (c). The pressure P_S produced by the surface tension on the curved surface of the liquid is called the additional pressure (由于液面弯曲，表面张力所产生的压强 P_S，称为附加压强).

1. Calculation of the Additional Pressure

Let's determine the magnitude of the additional pressure in the case that the surface of the liquid is a portion of a spherical surface with the radius of R. As shown in Figure 4-9, assume a small portion of the spherical surface with the area of ΔS. Then, the surface tension acting on the perimeter line is tangent to the surface and perpendicular to the perimeter line. We can determine the magnitude of the surface tension acting on a line segment of Δl on the perimeter line by Equation (4-11) i.e., $\Delta f = \alpha \cdot \Delta l$.

Here, Δf can be decomposed into two components. One is Δf_1, which has the direction pointing toward the inside of the liquid. The other one is Δf_2, which has the direction perpendicular to the radius of curvature of OC. The integrated

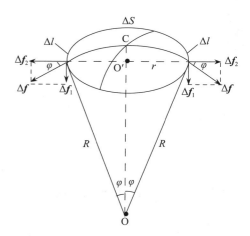

Figure 4-9   Derivation of additional pressure formula
图 4-9   附加压强公式的推导

force of these components of Δf_2 along the perimeter line is zero, so every Δf_2 has no effect to the additional pressure, which needn't to be considered.

By the hints shown in Figure 4-9 we can see that:

$$\Delta f_1 = \Delta f \sin \varphi = \alpha \cdot \Delta l \sin \varphi$$

The integrated force of the components which is along the perimeter line of ΔS and pointing toward the inside of the liquid is

$$f_1 = \sum \Delta f_1 = \alpha \sin \varphi \sum \Delta l = 2\pi r \cdot \alpha \cdot \sin \varphi$$

By substituting the quantity of $\sin \varphi = \dfrac{r}{R}$ into the above equation, we have

$$f_1 = \frac{2\pi \alpha r^2}{R}$$

Owing to the effect of f_1, the small surface element ΔS will be compressed toward the inside of the liquid, if ΔS is small enough, it can be considered as a small circular area with the radius of r and the area of $\Delta S = \pi r^2$. We can calculate the magnitude of the additional pressure of liquid surface ΔS exerting to the inside of the liquid with f_1 divided by ΔS, i.e.,

$$P_S = \frac{2\pi \alpha \cdot r^2}{\pi r^2 R} = \frac{2\alpha}{R} \tag{4-13}$$

Thus it can be seen that the magnitude of the additional pressure is proportional to the coefficient of surface tension, and inversely proportional to the radius of curvature of R, the smaller the radius of curvature is, the bigger the additional pressure will be.

Example 4-5   Try to determine the pressure of the air inside a bubble, which is beneath the surface of water. Suppose that the radius of the bubble is 4×10^{-6} m, the coefficient of surface tension of the water is 73×10^{-3} N/m.

Solution   According to Equation (4-13), we have

$$P_S = \frac{2a}{R} = \frac{2 \times 73 \times 10^{-3}}{4 \times 10^{-6}} = 3.65 \times 10^4 \text{ Pa}.$$

Then we can determine the pressure of the air inside the bubble: $P = P_0 + P_S = 1.38 \times 10^5$ Pa.

Example 4-6   Try to determine the pressure difference between the outside and inside of a soap bubble. Assume that the radius of curvature of the bubble is R, and the coefficient of surface tension of it is α.

Solution   From Figure 4-10, we see that the soap bubble has two surfaces, i.e., the inside and the outside surface. Since the liquid film is very thin, the radiuses of the inside surface and the outside surface of the bubble can be looked as the same. They are both equal to R. We may choose three points respectively at the places outside of the soap bubble, in the liquid of the bubble film, and inside the soap bubble, which are denoted by A, B, and C.

According to Equation (4-13), we know

$$P_B = P_A + \frac{2\alpha}{R}; \qquad P_C = P_B + \frac{2\alpha}{R}$$

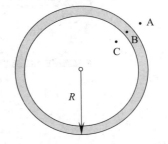

Figure 4-10   **The pressure difference between inside and outside of a soap bubble**

图 4-10   肥皂泡的内外压强差

From the equations above, we can get $P_C - P_A = \dfrac{4\alpha}{R}$, that is the pressure difference between the outside and the inside of the soap bubble.

2. Air Embolism

When some liquid flows through a narrow tube, a gas bubble in the tube will hamper the flow of the liquid; if the tube contains a large number of gas bubbles and is blocked, the flow of the liquid in the narrow tube may be completely stopped. This phenomenon is called the air embolism (气体栓塞).

The reason to produce the air embolism is the existence of the additional pressure on the curved interface between the gas and liquid. As shown in Figure 4-11, let's consider the case that a narrow tube contains a gas bubble. If the liquid pressures on both sides of the bubble are equal (that is, $P_A = P_B$), the two interfaces between the gas and the liquid will be two curved surfaces with the same radius of curvature, as shown in Figure 4-11 (a). According to Equation (4-13), the additional pressures produced by the curved liquid surfaces on both sides of the bubble are equal in magnitude $P_{SA} = P_{SB}$ and opposite in direction. This system is in equilibrium, and the liquid keeps steady. To make the liquid flow toward right from left, the liquid pressure on the left side A should be increased, i.e., $P_A > P_B$. The result is that the shapes of the two interfaces changes, the radius of curvature of the surface on the left side increases, and the radius of curvature of the surface on the right side will decrease, as shown in Figure 4-11 (b). Because the additional pressure is inversely proportional to the radius of curvature, the additional pressures on the two sides will follow $P_{SA} < P_{SB}$ and have the resultant effect of hampering the flow of the liquid toward right. When the pressure difference of the liquid toward right $\Delta P = P_A - P_B$ is just equal to the difference of the additional pressures produced by the two curved surfaces $\Delta P_S = P_{SB} - P_{SA}$, which is toward left, the system is still in equilibrium and the liquid doesn't flow. In the case that the liquid in the narrow tube separated by n gas bubbles, there will be a resistant additional pressure difference of $n \cdot \Delta P_S$, as shown in Figure 4-11 (c). So the more the bubbles are, the bigger the total resistant additional pressure to overcome for moving the liquid column would be. When the total pressure difference of the liquid between the two ends of the tube ΔP is equal to $n \cdot \Delta P_S$, it is still impossible for the liquid to flow in the tube, which will cause the phenomenon of air embolism.

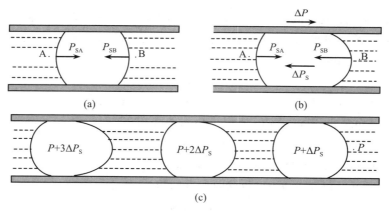

Figure 4-11 Air embolism
图 4-11 气体栓塞

It is not allowed that bubbles existed in blood vessels of human body. If a bubble is very small, it can be discharged from the lungs through the blood circulation. If the bubbles are big enough or more enough, they will cause the obstacle of the blood circulation and even fatal consequence. For example, in the process of intravenous injection or transfusion we should pay special attention to prevent the air from being brought into the blood vessels.

In addition, the gas can dissolve in the liquid and the higher the pressure is, the greater solubility is. For example, when a diver works in deep water, under a high pressure, there will be more gas dissolved in his blood. If he rises to the water surface rapidly, the pressure will suddenly become smaller. Then, a large amount of gas dissolved originally in the blood will be freed immediately from the state of dissolution and generate numerous tiny bubbles in the blood; and these tiny bubbles can gather into large bubbles to cause the extensive air embolisms in all organs. This is a life-threatening result known as decompression sickness in medicine. Therefore, when a diver rises from deep water or someone working in a hyperbaric oxygen chamber comes out, there should be an appropriate buffering time should to avoid the phenomenon of air embolism.

4.3.3   Surface Adsorption and Surfactant the Pressure in the Pulmonary Alveoli（表面吸附和表面活性物质 肺泡中的压强）

1. Surface Adsorption and Surfactant

A small liquid droplet I with the lower density is floating on the surface of another liquid II with the higher density. The upper surface of liquid I is contacted with the air, and its coefficient of surface tension is α_1. The lower surface of liquid I is contacted with the liquid II, as shown in Figure 4-12. There is also the surface tension where the two liquids are in contact with each other, and the coefficient of surface tension of the contacting surface between the two liquids is denoted by a_{12}. For the surface where the

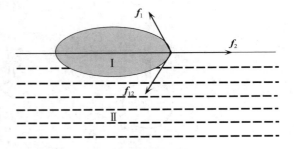

Figure 4-12   The principle of surface adsorption
图 4-12   表面吸附原理

liquid II contacts with the air, its coefficient of surface tension is denoted by α_2. At the junction of droplet I, liquid II and the air, three interfaces connect and form a circle. There are three surface tensions acting on the circle, and they are represented respectively by f_1, f_2 and f_{12}, and each of them is tangential to the corresponding surface. There is a tendency for the droplet to be contracted under the actions of the forces f_1 and f_2; and there is a tendency for the droplet to be stretched under the force f_2. When the droplet is in equilibrium, the vector sum of f_1, f_2 and f_{12} should be zero. Obviously, only when $f_2 < f_1 + f_{12}$, this situation can exist. So we see that, if it is on the condition of

$$\alpha_2 < \alpha_1 + \alpha_{12},$$

droplet I can remain its shape on the surface of liquid II.

If α_2 is much greater than the other two α_1 or α_{12}, so that

$$\alpha_2 > \alpha_1 + \alpha_{12}.$$

In such case, no matter what the shape of the droplet is, the vector sum of f_1 and f_{12} could not be in equilibrium with f_2. Then the droplet I will be stretched into a thin film on the surface of liquid II. The phenomenon that droplet I is stretched into a thin film on the surface of liquid II is called the surface adsorption (表面吸附). Meanwhile, liquid Ⅰ is called the surfactant (表面活性物质) of liquid Ⅱ; liquid Ⅱ is the adsorbent (吸附剂) of liquid Ⅰ. The mass of the surfactant on a unit area of the surface of the adsorbent is called surface concentration (表面浓度) of the surfactant.

It is relative for a liquid to be a surfactant or an adsorbent. Comparing with its adsorbent, the coefficient of surface tension of the surfactant is smaller. According to Equation (4-12), we know that if put the surfactant into the adsorbent, it will reduce the surface energy and the coefficient of surface tension of the adsorbent. This is the chief character of a surfactant. The coefficient of surface tension of the adsorbent will decrease when the surface concentration of the surfactant increases.

2. Pressure in the Pulmonary Alveoli

Now look at an experiment. Supposing two soap bubbles with different sizes are blown on the two ends of a connecting tube and separated by a closed valve, as shown in Figure 4-13 (a). Bubble A is the larger one with the radius R; and bubble B is the smaller one with the radius r. The pressure outside the bubble is P_0. Here, the pressure in bubble A is

$$P_A = P_0 + \frac{4\alpha}{R},$$

The pressure in bubble B is

$$P_B = P_0 + \frac{4\alpha}{r}$$

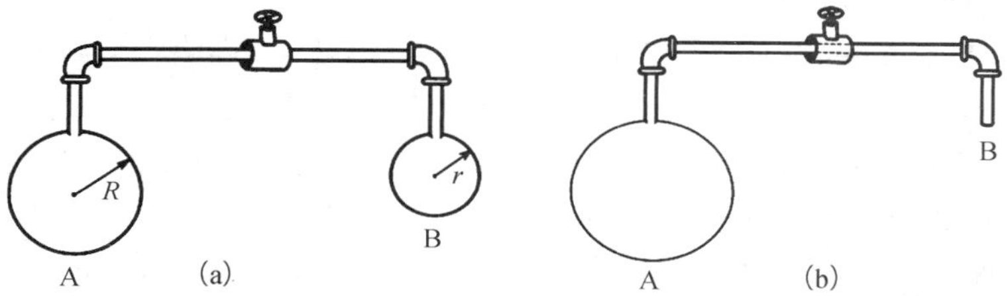

Figure 4-13 **The change of connected soap bubbles with different sizes**
图 4-13 　两个大小不等的肥皂泡连通后的变化

Because $R > r$, $P_A < P_B$. When the valve is opened to connect with each other, the air from the smaller bubble will pass into the larger bubble. The smaller one will gradually become atrophic, and the larger one will be expanded gradually, until the bigger bubble's radius of curvature and the radius of curvature of the remaining portion of the smaller one turns into the same, as shown in Figure 4-13 (b).

During the process of breath the surfactant plays an important role in the lungs. The lungs locate inside the chest. Main bronchi bifurcate to form thinner bronchi and bifurcate further into more and thinner. The ends of the bronchi expand into the cystic gas chambers, and the each gas chamber divides into many tiny sacs, which are called the pulmonary alveoli, as shown in Figure 4-14. It can be said that the breaths complete in the pulmonary alveoli.

For inhaling air into the pulmonary alveoli, the pressure inside the pulmonary alveoli P_i must be lower than the pressure of atmosphere about a quantity about 3mmHg (i.e., $P_i = -3$mmHg). Generally, the pressure outside the pulmonary alveoli, i.e., the intrapleural pressure is averagely −4mmHg, which is 1mmHg lower than that in the pulmonary alveoli. So the lungs cling to the thoracic wall. During the inspiration, because the diaphragm goes down and the chest expands, a negative pressure of −9—

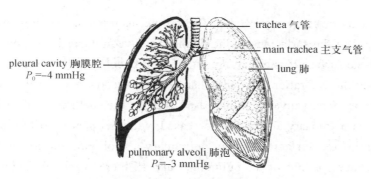

trachea 气管

main trachea 主支气管

pleural cavity 胸膜腔
$P_0=-4$ mmHg

lung 肺

pulmonary alveoli 肺泡
$P_i=-3$ mmHg

Figure 4-14   Illustration of lung and pulmonary alveoli
图 4-14   肺和肺泡示意图

-10mmHg forms. It seems capable to enlarge the pulmonary alveoli and accomplish the inspiration. But it is covered by a layer of viscous interstitial fluid with the coefficient of surface tension about 0.05 N/m on the surface of each pulmonary alveolus, the explanation will not be so simple and convenient. If a pulmonary alveolus is looked as a small ball with an average radius of 0.5×10^{-4} m, the additional pressure produced by the surface of the pulmonary alveolus can be determined with the Equation (4-13):

$$P_S = \frac{2\alpha}{R} = \frac{2\times0.050\text{N/m}}{0.50\times10^{-4}\text{m}} = 2\times10^3\,\text{N/m}^2 \approx 15\text{mmHg}$$

Obviously, the negative pressure produced by the diaphragm's going down and the chest's expanding, is not big enough to overcome this additional pressure and ensure the regular inspiration. This matter is just disposed by the surfactant (something phospholipid) secreted by the walls of the pulmonary alveoli, which could reduce the coefficient of surface tension of the pulmonary alveoli. With the forming of monomolecular layer, this kind of surfactant covers the surface of the viscous liquid on each pulmonary alveolus, and makes the surface tension decrease to $1/15$ — $1/7$ of the original value. So that under the negative pressure of the expanded chest, the process of inspiration in the pulmonary alveoli can carry out. On the other hand, because the quantity of surfactant on each pulmonary alveolus is fixed, when the pulmonary alveolus is expanding, the concentration of the surfactant (i.e., the surfactant on a unit area of the surface) will become decreased relatively, that results in the relative increase of the surface tension and the additional pressure, so that the expansion of the pulmonary alveolus restricts in a range; when the lungs is shrinking, the concentration of the surfactant on every pulmonary alveolus will become increased relatively, that results in the relative decrease of the surface tension and the additional pressure, so that the pulmonary alveolus is kept not atrophying. In this way, for the existence of the surfactant, the surface tension of each pulmonary alveolus could be adjusted and the stabilization of functions of the pulmonary alveoli with different sizes is maintained.

In human lungs there are about 300 million of the pulmonary alveoli with different sizes, and some are connected with each other in the same cystic gas chamber. As the experiment shown in Figure 4-13, if the coefficients of surface tension of the two bubbles are the same, the pressure in the smaller one is higher than the pressure in the bigger one, the gas in the smaller bubble will keep flowing into the bigger one until the smaller one tends to atrophy. But that doesn't take place in the lungs. The reason is also the action of the surfactant as explained above. During the breath, the surfactant can adjust the surface tensions of the pulmonary alveoli of different sizes and stabilize the pressures inside the pulmonary alveoli of different sizes. Thus, the smaller pulmonary alveoli will not become atrophy and the bigger pulmonary alveoli will not be over expanded. During the inspiration, the pulmonary alveoli expands and the concentrations of the surfactant on the pulmonary alveoli decrease, thereby, the coefficients of surface tension and the surface tensions of the pulmonary alveoli are increased, which is beneficial to the expiration; during the expiration, the pulmonary alveoli become smaller and the concentrations of the surfactant on the pulmonary alveoli are increased, thereby, the coefficients of surface tension and the surface tensions of the pulmonary alveoli are decreased, which is beneficial to the inspiration. In the case of the shortage of the surfactant, many pulmonary alveoli can not be stable for the different sizes; and as the surface tensions of the pulmonary alveoli increase, the functions of the pulmonary alveoli are disturbed. That can lead to respiratory distress syndrome, and severe cases can lead to death.

Inside the uterus, fetal pulmonary alveoli are covered by mucus and closed completely under the additional pressures. When the birth is given, although the surfaces of the pulmonary alveoli secrete the surfactant to reduce surface tensions of the mucus, the forceful action of crying loudly is also necessary for the first breath of the newborn baby to overcome the surface tension of the pulmonary alveoli and to survive.

Besides being used in disinfection, sterilization and antisepsis directly, the surfactants are mainly applied in medication to promote the filtration of medicine, to separate the suspension, to be used as suspending agents, to help the emulsification of the oil and the extraction of the effective components, to increase the stabilization of medicine, to improve the absorption of the medicine through the skin, to improve the disintegration of tablets, to intensify the functions of medicines, and so on.

There is other kind of substance which can increase the coefficient of surface tension of the solvent after being dissolved in it. This kind of substance is called the depressant of surface activity. Some of the depressants of surface activity of water are salt, saccharide, starch and so on.

Solid has also the capability of the surface adsorption to the molecules of liquid and gas for reducing its surface energy. Just as the surface of liquid, after being stained with other substances on the surface, the surface energy of the solid will be decreased. The surface of solid has very strong attraction to the molecules adsorbed. In order to removing the adsorbed molecules of the vapor from the surface of a piece of glass thoroughly, the piece of glass will be heated to 400 °C in vacuum. The more the area of the surface of the solid is, the stronger the ability of the surface adsorption will be.

The amount of the gas adsorbed on the surface of the solid is proportional to the area of the surface of the solid. The amount of the adsorbed gas on a unit area of the surface of the solid is called the adsorptivity (吸附度). When the temperature increases, the adsorptivity will decrease. The adsorptivity is also related with the pressure of the gas and the properties of the solid and the gas. The material of porosity has the larger surface area, so it has the stronger ability of adsorption. For example, the adsorptivity of activated carbon is very high, its ability of adsorption is outstanding especially at low temperature. The volume of the gas adsorbed on a piece activated carbon can be several hundred times of the volume of the activated carbon itself. In medical treatment the kaolin (a kind of white clay powder) the activated carbon are often given to the patients as oral medicine to adsorb bacteria, pigments, toxins decomposed from food, and other organic matters in the gastrointestinal tract. In the production process of medication, the activated carbon and other adsorbents are often used to refine glucose, insulin and other medicines.

Solid can not only adsorb gas but also adsorb the matters dissolved in liquid. In the common used water purifiers, water is lead to flow through the different layers of porous materials in the filter; after being filtered the harmful substances in the water are adsorbed by the porous materials, so as to achieve the purpose of water purification.

4.4 Phenomenon of Adhesive Layer of Liquid

4.4.1 Soakage and Non-soakage

If some water droplets are put on the surface of clean glass, these droplets will spread the wet the glass; if a drop of mercury is put on the glass, the mercury will automatically reduce into a ball. Thus it can be seen, when the liquid and solid contact, there will be two different phenomena happened at the contacting place. One is that the contacting surface of liquid and solid has the tendency of expanding, so that the liquid can adhere to the solid easily; this phenomenon is called the soakage (浸润现象). The other is that the contacting surface of liquid and solid has the tendency of shrinking; this phenomenon is the non-soakage (不浸润现象).

The phenomena of soakage and non-soakage are usually described by the contact angle θ. At the point where the liquid surface and the solid surface are contacted, draw a tangent line of the liquid surface, and the angle between the tangent line and solid-liquid interface is defined as the contact angle (接触角或浸润角). As shown in Figure 4-15, when θ is an acute angle, the liquid soaks the solid (液体浸润固体); when θ is zero, the liquid soaks the solid completely (液体完全浸润固体); when θ is an obtuse angle, the liquid does not soak the solid (液体不浸润固体); when θ is 180°, the liquid can never soak the solid at all (液体完全不浸润固体).

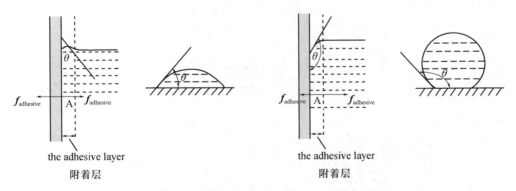

Figure 4-15 Soakage and non-soakage
图 4-15 浸润与不浸润

The phenomena of soakage and non-soakage depend on the attractions of the molecules of the liquid itself and the molecules of the solid and the liquid. The attractive force between the molecules of the liquid itself is called the cohesion (内聚力). And the attractive force between the molecules of the solid and the liquid is called adhesion (附着力). Assume that the effective acting distance of the cohesion is l, and the effective acting distance of adhesion is r. There is a layer of liquid at the contacting surface of the liquid and the solid, which has the thickness of the bigger one of *l* and *r*, is called the adhesive layer (附着层)(as shown in Figure 4-15). For any liquid molecule A within the adhesive layer, it is acted by adhesion on one hand and is acted by the cohesion on the other hand. When the cohesion is bigger than the adhesion, the contacting surface of the liquid and the solid has the tendency of shrinking, i.e., the phenomena of non-soakage happens. When the adhesion is bigger that the cohesion, the contacting surface of liquid and solid has the tendency of expanding, i.e., the phenomena of soakage happens.

4.4.2 Capillary Phenomenon

If we put a fine glass tube into a water container with one end, we can see that the level of water inside the tube is higher than the water surface in the container. The smaller the inner diameter of the tube is, the higher the level of the water inside the tube will be, as shown in Figure 4-16 (a). If the glass tube is put into the container filled with mercury, then we can see that the level of the mercury inside the tube is lower than the surface of the mercury in the container, and the finer the tube is, the lower the level of the mercury inside the tube will be, as shown in Figure 4-16 (b). Either the phenomenon that the liquid of soakage rises in the thin tube or the phenomenon that the liquid of non-soakage falls in the thin tube is called the capillary phenomenon (毛细现象). The tube which is fine enough for the occurrence of the capillary phenomenon is called capillary tube (毛细管).

The height to which the liquid rises or falls along the capillary tube can be determined by the additional pressure. As shown in Figure 4-16 (a), the contact angle is assumed to be θ; because water can soak glass, the angle θ is an acute angle and the liquid level inside the tube is a concave surface, so the pressure at the point beneath the surface is less than atmospheric pressure outside the surface; as a result, the liquid inside the tube will rise along the tube wall until the pressure produced by the liquid column is equal to the additional pressure of the curved surface of liquid, i.e.,

$$P_S = \frac{2\alpha}{R} = \frac{2\alpha}{r}\cos\theta = \rho g h$$

Hence,

$$h = \frac{2\alpha\cos\theta}{\rho g r} \tag{4-14}$$

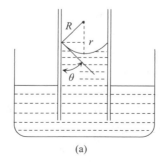
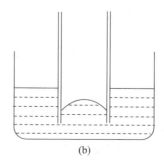

Figure 4-16   The capillary phenomenon
图 4-16   毛细现象

Where ρ is the density of the liquid, R is the radius of curvature of the curved surface of liquid, r is the inner radius of the capillary tube, α is the coefficient of surface tension of the liquid, and h is the maximum height to which the liquid can rise along the tube.

Similarly, we can determine the height to which the liquid of non-soakage can fall inside the capillary tube.

Example 4-7   When we put a capillary tube vertically into water, the height to which the water rises in the tube is 4cm. And if we put it into alcohol, the height to which the alcohol rises in the tube is 2cm. The coefficient of surface tension of water is 73×10^{-2} N/m and the density of alcohol is 0.8×10^3 kg/m^3. What is the coefficient of surface tension of alcohol?

Solution   According to Equation 4-14, and substituting $\theta = 0$, we have

$$h_1 = \frac{2\alpha_1}{\rho_1 gr}; \quad h_2 = \frac{2\alpha_2}{\rho_2 gr}$$

To compare the two equations above, we get

$$\alpha_2 = \frac{\alpha_1 \rho_2 h_2}{\rho_1 h_1} = \frac{73 \times 10^{-3} \times 0.8 \times 10^3 \times 2}{1 \times 10^3 \times 4} = 29.2 \times 10^{-3} \, \text{N/m}$$

So the coefficient of surface tension of alcohol is 29.2×10^{-3}N/m.

The conceptions of the surface tension of liquid, the surface energy, the surfactant, the surface adsorption, the soakage, the capillary phenomenon, and so on are vitally significant in daily life and the production technology, especially in the production, the storage, the usage, and other aspects of medicines. In the production and the stability's maintenance of some liquid medicines, injections, ointments, pills and other products, the knowledge about the phenomena on liquid surfaces is requisite.

The capillary phenomenon is commonly involved in daily life and the production technology. There exist a lot of tiny ducts in the tissues of animals and plants. The capillary phenomenon plays an important role in the transportation and the absorption of the nutrient and water in the plants' tiny ducts, and in the flow of blood in animals' blood capillaries.

Most porosity materials, such as wood, paper, cloth, cotton yarn, etc., can absorb liquid. The reason for the absorption of liquid is that the liquid of soakage can go deep into the numerous tiny ducts in the solid materials. The tiny ducts in soil play a significant role in absorbing and preserving moisture.

During the preparations of medicines some materials which could reduce the connect angles of the medicinal liquids are mixed appropriately in the medicines to increase the soakage capacity of the medicines and promote the absorption of the medicines, so as to improve curative effects of the medicines.

重 点 小 结

1. 理想气体的压强公式：$P = \frac{2}{3} n \left(\frac{1}{2} m \overline{v^2} \right)$ 或 $P = \frac{2}{3} n \overline{e}_k$，其中 $\overline{e}_k$ 是分子的平均平动动能。

2. 阿伏伽德罗定律：$P = nkT$

3. 理想气体的温度和分子平均平动动能的关系：$\overline{e}_k = \frac{3}{2} kT$

4. 能均分定理：在温度为 T 的平衡状态下，物质分子的每一个自由度上都平均分得相同的一

份能量，其大小为$\frac{1}{2}kT$

5. 质量为 M 的理想气体的内能 (刚性理想气体分子的自由度为 i):

$$E = \frac{M}{\mu}\frac{i}{2}RT$$

6. 表面张力: $f = \alpha l$

7. 表面能的增量: $\Delta E = \alpha \cdot \Delta S$

8. 弯曲液面的附加压强: $P_S = \frac{2\alpha}{R}$

9. 浸润与不浸润: 当浸润角为锐角时，称液体浸润固体；当浸润角为钝角时，称液体不浸润固体。

10. 液体在毛细管中上升或下降的高度: $h = \frac{2\alpha}{\rho g R} = \frac{2\alpha \cos\theta}{\rho g r}$

习 题 四

习题参考答案

4-1. The gas of hydrogen and the gas of helium are at the same temperature and have the same mole number. Try to answer the following questions about these two kinds of gases.

(1) If they have the same average kinetic energy of a molecule?

(2) If they have the same average translational kinetic energy of a molecule?

(3) If they have the same internal energy?

4-2. When an ideal gas is compressed, its pressure has an increment of 1.01×10^4 Pa and its temperature is kept as 27℃. Determine the number of molecules increased in a unit volume?

4-3. Some ideal gas with the pressure of 1.33Pa and the temperature of 27℃ is stored in a container. Try to determine the following quantities.

(1) The average translational kinetic energy of a molecule of this gas.

(2) The total average kinetic energy of the molecules in the volume of $1cm^3$.

4-4. When the temperature is increased with 1℃, what is the increment of the internal energy of 1mol of helium gas?

4-5. Explain the physical meanings of the following expressions:

(1) $\frac{1}{2}kT$ 　　　　　　(2) $\frac{3}{2}kT$ 　　　　　　(3) $\frac{1}{2}(t+r+s)kT$

(4) $\frac{1}{2}(t+r+2s)kT$ 　　(5) $\frac{M}{\mu}\frac{1}{2}(t+r+2s)RT$ 　　(6) $\frac{M}{\mu}\frac{3}{2}RT$

4-6. The pressure difference between the inside and the outside of a soap bubble with the radius of 10cm is 16×10^{-3} Pa. What is the coefficient of surface tension of the liquid soap?

4-7. It is observed that in a capillary the alcohol with the density of 790kg/m^3 (and with the coefficient of surface tension of 22.7×10^{-3}N/m) rises to the height of 2.5cm. If the contact angle is assumed to be 30°, what is the radius of the capillary?

4-8. It is know that the coefficient of surface tension of the interface of oil and water is 1.8×10^{-2}N/m. If 1g of the oil is broken up into small oil drops with the radius of 1.0×10^{-6}m in water. Determine the work

医药大学堂
WWW.YIYAODXT.COM

done for this process. (the density of the oil is supposed to be 900kg/m^3)?

4-9. A U-form tube is positioned vertically and some water is poured into it. The inner radiuses of the two sides of the tube are respectively r_1 and r_2; the contact angle of the water surface is zero; and the coefficient of surface tension of water is a. Determine the height difference between the water levels on the two sides of the U-form tube.

Chapter 5　Thermodynamics
第 5 章　热力学

 学习目标

知识要求

1. 掌握　热力学系统、平衡态、准静态平衡过程等热力学基本概念；热力学第一定律的内容及物理意义；热力学第一定律在理想气体等容、等压、等温及绝热过程中的应用；热机效率及卡诺循环效率的计算；熵的概念。

2. 熟悉　定容摩尔热容量、定压摩尔热容量的概念；迈耶公式、泊松公式；卡诺循环的构成及卡诺定理；热力学第二定律两种陈述的内涵；熵增加原理及熵变的计算。

3. 了解　热力学第二定律的统计意义；克劳修斯等式及克劳修斯不等式。

能力要求

1. 学会利用热力学第一定律解决有关理想气体等容、等压、等温及绝热过程中热量传递、做功情况以及内能变化的问题。

2. 学会应用热机循环效率公式解决相应的热机效率计算，尤其是卡诺循环效率的相关问题。

3. 具有应用热力学第一定律和第二定律的内容以及物理意义来解释一些生产、生活中的热现象的能力。

4. 学会利用熵增加原理及熵变的计算方法，解决热力学过程方向判定的问题，为后续课程的学习奠定基础。

Thermodynamics is a subject for studying the forms and conversional regularities of substances' thermal motions; the theoretical foundations of thermodynamics are the first law of thermodynamics and the second law of thermodynamics. The first law of thermodynamics is the law to study the conservation of energy including heat phenomena; while the second law of thermodynamics specifies the directions and the conditions of processes.

The field for applying these basic thermodynamic laws is very extensive. For example, in animal metabolism processes: a human or animal body regardless of rest or work, always transforms the chemical energy stored in food into other necessary forms continuously, for maintaining the functions of the various organs, systems, tissues and cells of the body.

In the metabolic process, the internal energy in an animal body reduces constantly; in order to compensate the reduction of energy, the animal must eat food. The catabolism of part of the food provides the function for the body to do work to the outside system, another part of the food is transformed into the body's heat conducted to the surroundings. This metabolic activity of the animal follows the first law of thermodynamics. The other example is the processes of the traditional Chinese medicine composition and dosage forms, or the extraction and separation of traditional Chinese medicine preparation, in which some problems of chemical reactions and phase changes are often encountered. For solving these problems, we need thermodynamic theories combining with the measured data in practice and the corresponding calculations.

So it is very important for us to learn the content of this chapter well. This chapter focuses on the basic discussion about the first and second laws of thermodynamics.

5.1　Several Fundamental Concepts of Thermodynamics

In order to discuss the basic theory of thermodynamics more clearly and deeply, we must understand some basic concepts used in thermodynamics first.

5.1.1　Thermodynamic Systems

In thermodynamics, the object (or a group of objects) researched is usually called a thermodynamic system (热力学系统), or a system (系统) for short. And the outside substances are often called the external surroundings (外界环境), or the surroundings (环境) for short.

5.1.2　Equilibrium State

For a system at some moment, there are a series of characters corresponding to its state, and for a state, we often use one or several physical quantities to describe its characters. In order to describe the state and the change of the state of the system, we can choose some physical quantities from them. These physical quantities for describing the change of the state are called the state parameters (状态参量). The state in which the system exists in the beginning is called the initial state (初始状态), and after a series of changes, the state in which the system exists is called the final state (终了状态).

For a system, when all the state parameters do not change with time, i.e., in each part of the system any one of the physical quantity has the same and unchanged value, we say that this system is in a certain equilibrium state (平衡状态). Conversely, in different parts of this system, any one of the state parameters has different values or any one of the state parameters in the system changes with time, the system is called in a non-equilibrium state (非平衡状态). In fact, it is impossible to have a system in which all the characters remain unchanged forever in the world. A so-called equilibrium state of a system is only an ideal concept; it is an idealized abstraction for the state of a system under the certain conditions. In this chapter, unless there is a special indication, all the states are considered as the equilibrium states. It should be noted that: an equilibrium state refers to the state in which the macroscopic properties of the system does not change with time, on the microscopic viewpoint, the molecules consisting the system in the equilibrium state are still moving constantly, only the average effect of molecular motion does not change with time. And in the macroscopic viewpoint, the invariance of this average effect indicates that the system reaches the equilibrium state.

5.1.3 Quasi-static Equilibrium Process

When the state of a system changes with time, or in other words, the system changes from one equilibrium state to another, we say that the system undergoes a thermodynamic process (热力学过程). Generally, at any tiny step in the process the state of the system will change and the change of the state must cause the destruction of equilibrium, and before reaching a new equilibrium state, the system will continuously undergo the following tiny step of the process. So in this process the system must experience a series of non-equilibrium states, this process called the non-static equilibrium process (非静态平衡过程, or the non-stationary process, 非静态过程).

In thermodynamics, a significant concept is the quasi-static equilibrium process (准静态平衡过程) or the quasi-stationary process (准静态过程). The so-called quasi-stationary process is: at every moment in the process, the state of the system is always infinitely close to an equilibrium state (所谓准静态过程是指：过程中的每一时刻，系统的状态都无限接近于平衡态), or in other words, the process underwent by the system is composed of a series of equilibrium states.

Here, taking the quasi-stationary process for an example. A container with a piston contains some gas, as shown in Figure 5-1. The gas inside the container is in thermal equilibrium with the outside (the temperature outside remains T_0 unchanged). The state parameters of the gas are represented by P_0, T_0.

When the gas expands, we assume that the piston is frictionless with its outside during the expansion process. If we make the pressure outside of the gas is less than the pressure inside by a little amount, the gas inside will be allowed to expand slowly. During the expansion process, a process can be regarded as a quasi-stationary process if the time for every small expansion step of the gas is longer than the time for the system to reach the next new equilibrium state, and the system is nearly in an equilibrium state at any moment.

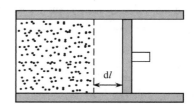

Figure 5-1   The gas pushes on the piston and does work to the outside
图 5-1   气体推动活塞对外界做功

Here, please think about what process will the system undergo if the piston is compressed rapidly by a strong force?

For a gas system with a certain mass, the state parameters are the pressure P, the volume V, and the temperature T. If any two of these parameters are given, the corresponding state of the system will be at an equilibrium state. So in the P-V diagram (or in V-T diagram, P-T diagram) any point corresponds to an equilibrium state, and any curve or straight line corresponds to a quasi-static equilibrium process.

The quasi-stationary process is an infinitely slow and idealized process, the actual processes are all carried out in the finite time, i.e., they can not be infinitely slow, but in many cases, the practical processes can be approximated to the quasi-stationary processes. In the following discussions, the processes are mainly regarded as the quasi-stationary processes.

微课 1
（热力学第一
定律）

5.2   First Law of Thermodynamics

5.2.1   Heat and Work

Many facts show that the change of a thermodynamic system's state is always completed by the system through doing work to the surroundings or by the surroundings through transferring heat to the system, or by both of them.

Now let's study the work done by a system in a quasi-stationary process. As shown in Figure 5-1, a sealed cylindrical container with a movable piston contains a certain amount of gas, and the piston can move around without any friction. Supposed the pressure inside the container is P when the piston moves a little distance of dl, the work was done by the expansion of the gas to push the piston is dA

$$dA = P \cdot S \cdot dl$$

Where S is the area of the piston. Because the volume of the gas increases a quantity of $S \cdot dl$, or $dV = S \cdot dl$, the above equation can be rewritten as

$$dA = P \cdot dV \tag{5-1}$$

We can see from the above if the gas expands, $dV > 0$, and $dA > 0$, it is suggesting that the system does work to the surroundings; if the gas is compressed, $dV < 0$, and $dA < 0$, it is suggesting that the surroundings do work to the system.

Generally speaking, when changing the state of a system through different processes, the works are done by the system to the surroundings will be different.

In a quasi-stationary process, the work done by the system can be expressed in the P-V diagram, as shown in Figure 5-2, where D and E represent respectively the initial state and the final state of the system, the curve DE represents a quasi-stationary expansion process. Assume that the volume of the gas in the initial state is V_1, the volume of the gas in the final state is V_2; by Equation 5-1 we can get the total work done by the system to the surroundings:

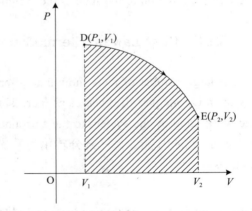

Figure 5-2   The work done by the system to the surroundings is equal to the area under the curve
图 5-2   系统对环境做功的大小等于曲线下的面积

$$A = \int_{V_1}^{V_2} P \cdot dV \tag{5-2}$$

So we know that the area under the curve DE represents the work done by the system to the surroundings. Therefore, the different areas under different curves represent different works done by the system to the surroundings. So we say that the work done by the system to the surroundings is dependent not only on the system's initial and final states but also on the process itself, i.e., the work done by the system to the surroundings is dependent on the path underwent. When work is done to the surroundings by system expansion, the value of work is positive (系统膨胀对外界做功时，功的数值为正值).

As mentioned above, doing work is one of the manners of interactions between the thermodynamic system and surroundings. The surroundings can change the state of a system by doing work on it. Another method to change the state of a thermodynamic system is to transfer heat between the thermodynamic system and the surroundings. Experiments show that, if the system changes from the initial state D to the final state E undergoing different processes, the quantities of heat transferred from the surroundings to the system are different. For example, the quantity of heat absorbed by the system from the surroundings is also dependent on the process path which the system undergoes. Now, we define that, if a system absorbs heat from the surroundings, the quantity of heat itself is positive; if the system transfer heat to the surroundings, the quantity of heat itself is negative (系统从环境吸热时，热量为正值，系统向环境放热时，热量为负值).

The fact that the work was done by the system to the surroundings and the quantity of heat transferred from the surroundings to the system are both dependent on the process path indicates that the work and the quantity of heat are not the characters of the system itself. That is to say, the work and the heat are not dependent on the state of the system, and both of them are not the state parameter of the system. So it is meaningless to say the system's work or the system's heat. The work and the transfer of heat are always accompanied by a specific process which a system undergoes. And it is only meaningful to say the work or the quantity of heat in a process.

Well, in thermodynamics, the internal energy of a system is a quantity, which is dependent only on the system's state and independent of the process underwent by the system, i.e., the internal energy is the monotropic function of the state of the system (系统的内能是状态的单值函数).

5.2.2 First Law of Thermodynamics

A large number of facts show that, after undergoing a process, for the quantity of heat absorbed by a system Q, one part of it serves as increasing the system's internal energy ΔE, the other part turns into the work done by the system to the surroundings A (系统经历某一过程，所吸收的热量一部分用来增加自身的内能，另一部分转化为系统对环境所做的功). The mathematical expression for this conclusion is:

$$Q = \Delta E + A \tag{5-3}$$

This is the first law of thermodynamics (热力学第一定律). When using the equation, we'd better pay attention to the stipulation for the signs: if the internal energy of a system is increased, ΔE is positive, on the contrary, it's negative; if the system does work to the surroundings, A is positive, on the contrary, if the surroundings do work to the system, A is negative; if the system absorbs heat from the surroundings, Q is positive, if the system releases heat to the surroundings, Q is negative. The first law of thermodynamics is the universal form of the law of conservation and transformation of energy including heat.

5.3　Applications of the First Law of Thermodynamics

As simple applications of the first law of thermodynamics, let's study the transformation of the energy of the ideal gas in some processes.

5.3.1　Isochoric Process

The so-called isochoric process refers to the changing process of the system in which the volume of the gas remains constant. In an isochoric process, because the change of the gas' volume $dV = 0$, we know from Equation (5-2), $A = 0$, and according to the first law of thermodynamics, we have:

$$Q = \Delta E$$

It shows that the whole quantity of heat absorbed from the surroundings by the system is served as the increment of the internal energy of the system. Every isochoric process corresponds to a straight line segment parallel to the P-axis in the P-V diagram, as shown in figure 5-3. If temperatures of the system in the initial and final states are respectively T_1 and T_2, from the knowledge of chapter 4 we know that, the internal energy of the ideal gas is a monotropic function of the temperature, i.e.

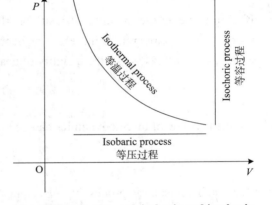

$$\Delta E = \frac{M}{\mu}\frac{1}{2}(t + r + 2s)R(T_2 - T_1)$$

If it is defined that $i=t+r+2s$, we have

$$\Delta E = \frac{M}{\mu}\frac{i}{2}R(T_2 - T_1)$$

Figure 5-3　Isothermal, isobaric and isochoric processes of the ideal gas
图 5-3　理想气体的等温、等压及等容过程

where R is the universal gas constant.

For calculating the quantity of heat absorbed by the system from the surroundings, we use the following calculating formula.

$$Q = \frac{M}{\mu}C_V\left(T_2 - T_1\right)$$

where C_V is called the isochoric molar heat capacity (定容摩尔热容量), C_V expresses the quantity of heat absorbed or released by 1 mol of certain gas through an isochoric process, when the temperature increases or decreases 1 degree. The SI unit of C_V is J / (mol · K).

In an isochoric process, because $Q = \Delta E$, so we have

$$\frac{M}{\mu}C_V\left(T_2 - T_1\right) = \frac{M}{\mu}\frac{i}{2}R\left(T_2 - T_1\right)$$

and

$$C_V = \frac{i}{2} R \tag{5-4}$$

5.3.2 Isobaric Process

An isobaric process refers to the process in which the pressure of system remains constant; every isobaric process corresponds to a straight line parallel to the V axis in the P-V diagram, as shown in Figure 5-3.

In an isobaric process, because the pressure of the gas P is a constant, the work was done by the system to the surroundings is

$$A = \int_{V_1}^{V_2} P \cdot \mathrm{d}V = P(V_2 - V_1)$$

where V_1 and V_2 represent the volumes in the initial and final states, respectively. Then, according to the first law of thermodynamics, we can get:

$$Q = \Delta E + P(V_2 - V_1)$$

If C_P represents the quantity of heat absorbed or released by one molar of certain gas in an isobaric process when temperature increases or decreases 1 Kelvin, i.e., what is called the isobaric molar heat capacity (定压摩尔热容), the quantity of heat absorbed by the system can be expressed as

$$Q = \frac{M}{\mu} C_P (T_2 - T_1)$$

So, the first law of thermodynamics can be rewritten as

$$\frac{M}{\mu} C_P (T_2 - T_1) = \Delta E + P(V_2 - V_1) \tag{5-5}$$

Because in an isobaric process $P_1 = P_2$ comes into existence, so we have

$$A = P(V_2 - V_1) = P_2 V_2 - P_1 V_1 = \frac{M}{\mu} R(T_2 - T_1)$$

For the increment of the internal energy, ΔE is

$$\Delta E = \frac{M}{\mu} \frac{i}{2} R(T_2 - T_1)$$

So, Equation (5-5) can be rewritten as

$$\frac{M}{\mu} C_P (T_2 - T_1) = \frac{M}{\mu} \frac{i}{2} R(T_2 - T_1) + \frac{M}{\mu} \frac{i}{2} R(T_2 - T_1)$$

In this way, we have

$$C_P = \frac{i}{2} R + R = C_V + R \tag{5-6}$$

Equation (5-6) is called Mayer's formula (迈耶公式).

5.3.3　Isothermal Process

For a system in an entire process, if the temperature of the system remains constant, this process is called the isothermal process. And an ideal gas should follow the equation of state

$$PV = \frac{M}{\mu}RT$$

In an isothermal process, the temperature of T is fixed, so from the above equation we see that

$$PV = \text{constant}$$

Thus, every isothermal process in the P-V diagram corresponds to a hyperbolic curve called isotherm (等温线), as shown in Figure 5-3.

Because the internal energy of ideal gas depends only on the temperature, in an isothermal process the internal energy of an ideal gas will also be invariant, i.e. $\Delta E = 0$, so from the first law of thermodynamics we know

$$Q = A = \int P\mathrm{d}V = \frac{M}{\mu}RT\int_{V_1}^{V_2}\frac{\mathrm{d}V}{V} = \frac{M}{\mu}RT\ln\frac{V_2}{V_1} = \frac{M}{\mu}RT\ln\frac{P_1}{P_2} \tag{5-7}$$

where T is the thermodynamic temperature of the system, P_1, V_1 and P_2, V_2 represent the pressures and volumes of the system at the initial and final states respectively.

5.3.4　Adiabatic Process (绝热过程)

For a system in an entire process, if there is no any heat exchange with the surroundings, the process is called adiabatic process (绝热过程). In an adiabatic process, because there is not any exchange of heat, we see that $Q = 0$, and from the first law of thermodynamics we can get

$$A = -\Delta E = -(E_2 - E_1)$$

That is, the work done by the system to the surroundings relies completely on the internal energy of the system itself.

Now let's derive the adiabatic equation. We write down the first law of thermodynamics in differential form:

$$\mathrm{d}Q = \mathrm{d}A + \mathrm{d}E \tag{5-8}$$

Because it's an adiabatic process, $\mathrm{d}Q = 0$, so we have

$$\mathrm{d}A = -\mathrm{d}E$$

That is

$$P \cdot \mathrm{d}V = -\frac{M}{\mu}C_V\mathrm{d}T \tag{5-9}$$

We make differentials to both sides of the state equation of an ideal gas $PV = \frac{M}{\mu}RT$, then we get

$$P \cdot \mathrm{d}V + V \cdot \mathrm{d}P = \frac{M}{\mu}R\mathrm{d}T \tag{5-10}$$

With simultaneous Equation (5-9) and Equation (5-10) to eliminate $\mathrm{d}T$, then referring to $C_P = C_V + R$, and

after simplifying, we have

$$C_V V \cdot dP + C_P P \cdot dV = 0$$

To divide the above equation with $C_V P V$ and to assume $\gamma = \dfrac{C_P}{C_V}$, we have

$$\frac{dP}{P} + \gamma \frac{dV}{V} = 0$$

After the integral to the above equation, we have

$$\ln P + \ln V^\gamma = \text{constant}$$

That is

$$PV^\gamma = \text{constant} \tag{5-11}$$

To combine Equation (5-11) with the state equation of ideal gas simultaneously and to eliminate P or V, we have

$$V^{\gamma-1} T = \text{constant} \tag{5-12}$$

and

$$P^{\gamma-1} T^{-\gamma} = \text{constant} \tag{5-13}$$

Equations (5-11), (5-12), and (5-13) are all equations of an adiabatic process (绝热方程). Moreover, Equation (5-11) is also called Poisson formula (泊松公式), where γ is called the ratio of the specific heat (比热比) of the gas. According to Poisson formula, we can draw a curve in P-V diagram, which is called the adiabat (绝热线). Since $\gamma = \dfrac{C_P}{C_V} > 1$ for any ideal gas, the adiabat on the P-V diagram is steeper than the isotherm on the P-V diagram (P-V图中绝热线比等温线陡), as shown in Figure 5-4.

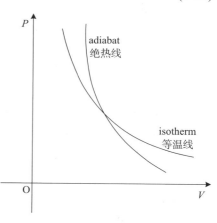

Figure 5-4   An adiabat and an isotherm
图 5-4   绝热线与等温线

Example 5-1   Try to prove that when an ideal gas is in an adiabatic process, the work done by the system to its surroundings follows the formula below

$$A = \frac{1}{\gamma - 1}(P_1 V_1 - P_2 V_2)$$

where g is the ratio of the specific heat.

   Prove   Because the system is in an adiabatic process, then it must follow the Equation (5-11), i.e.

$$P_1 V_1^\gamma = PV^\gamma = P_2 V_2^\gamma$$

The work done by the gas during an adiabatic process is

$$A = \int P \cdot dV = \int_{V_1}^{V_2} P_1 V_1^\gamma \frac{dV}{V^\gamma} = P_1 V_1^\gamma \int_{V_1}^{V_2} \frac{dV}{V^\gamma}$$

$$= \frac{P_1 V_1^\gamma}{1-\gamma}(V_2^{1-\gamma} - V_1^{1-\gamma})$$

Then

$$A = \frac{1}{\gamma - 1}(P_1 V_1 - P_2 V_2) \qquad (5\text{-}14)$$

5.4   Carnot Cycle and Efficiency of a Heat Engine

微课 2
（卡诺机及其
效率）

5.4.1   Cyclic Process

If a thermodynamic system changes its state from an initial state by undergoing a series of processes and coming back to the original state or the initial state, and this situation goes round and round, these series of changing processes compose a cyclic process (循环过程)(or a cycle for short). Each process contained in a cyclic process, or in other words, each process that participates in the composition of the cyclic process is called a component process (分过程). In the discussion of a cyclic process, the substance underwent the cycle is often called the working substance (工作物质).

In the P-V diagram, a cyclic process can be represented by a closed curve. As shown in Figure 5-5. Because the internal energy is the monotropic function of the state when the working substance is undergoing a cycle, its internal energy can not change, i.e. after a cycle $\Delta E = 0$, which is the main property of the cycle process. If a cyclic process is in the clockwise direction in the P-V diagram, we call this cycle a direct cycle (正循环); if the cycle is in the counterclockwise direction it is called a reverse cycle (逆循环). For a direct cycle, as shown in Figure 5-5, in the process of abc, the system keeps expanding continuously and doing work to the surroundings, the work is numerically equal to the area under the curve of abc. In the process of cda, the system compresses continuously, and the surroundings do work on the system, the magnitude of the work is equal to the area under the curve of cda. We know that the value of work is positive when the system does work to the surroundings, while

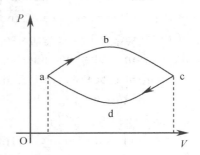

Figure 5-5   A cyclic process
图 5-5   循环过程

it is negative when the surroundings do work on the system. So, we conclude that after undergoing a positive cycle, the system does positive work to the surroundings, the numerical value of the work is the area surrounded by the closed curve of abcda, and this work is usually called the useful work (有用功) in a cyclic process. For the working substance, after undergoing a cycle and coming back to the initial state, its internal energy keeps unchanged. According to the first law of thermodynamics, we know that, after an entire cycle, the summation of the quantity of heat absorbed by the system from the surroundings Q_1 must be more than the summation of the quantity of heat released to the surroundings by the system $|Q_2|$. The difference of the total heat absorbed and the total heat released is equal to the useful work of this cycle, denoted by A_{useful}, i.e.,

$$A_{useful} = Q_1 - |Q_2| \qquad (5\text{-}15)$$

We can obtain that, after undergoing a positive cycle, the working substance dispenses a part of the heat absorbed from the surroundings for doing work to the surroundings and releases the other part of the heat back to the surroundings then makes the system come back to its initial state.

In the production practice, the devices that utilize the working substances for transforming continuously the quantity of heat absorbed into the work to the surroundings are called heat engines (热机).

5.4.2 Efficiency of a Heat Engine

One of the efficacy symbols for a heat engine doing work to the surroundings is its efficiency; that is to say, the efficiency of a heat engine represents that the percentage of heat is transformed into the useful work by the working substance in all the heat it absorbed. The bigger the ratio of the useful work done by the heat engine to the total heat absorbed by the system is, the higher efficiency of the heat engine will get. The efficiency of a heat engine is denoted by η and defined as

$$\eta = \frac{A_{useful}}{Q_1}\% = \frac{Q_1 - |Q_2|}{Q_1}\% \tag{5-16}$$

The efficiency of a heat engine expresses in percentage. Besides heat engines, the devices which can help to obtain the low-temperature is called the coolers (or refrigerators). A refrigerator operates on the reverse cycle of the working substance.

5.4.3 Carnot Cycle and Its Efficiency

In the practical production, people always search for the heat engine with the maximum efficiency. In 1824, a French engineer Carnot presented a kind of ideal heat engine and proved that the efficiency of this kind of heat engine was the maximum. A heat engine of this kind takes an ideal gas as the working substance and lets it undergo a quasi stationary cyclic process; in the cycle, all the component processes will go on between two heat reservoirs with constant temperatures, the heat engine of this kind is called the Carnot heat engine (卡诺热机), the cycle it undergoes called the Carnot cycle (卡诺循环).

A quasi-stationary Carnot cycle consists of two isothermal processes and two adiabatic processes. The working substance we discuss is the ideal gas, and the Carnot cycle can be represented by the diagram in Figure 5-6. The curve AB in the diagram is the isotherm with the temperature of T_1; the curve CD is the isotherm with the temperature of T_2, and curves BC and DA are two adiabats.

Now let's discuss the situations of energy conversion in four component processes and the efficiency of the Carnot cycle.

(1) The process from state A to state B is an isothermal expansion process. In this process, the ideal gas absorbs heat from the surroundings, and the quantity of heat can be derived from Equation (5-7).

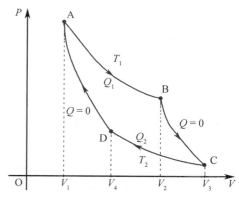

Figure 5-6   Carnot cycle
图 5-6   卡诺循环

$$Q_1 = \frac{M}{\mu}RT_1\ln\frac{V_2}{V_1}$$

(2) The process from state B to state C is an adiabatic expansion process. The temperature of the ideal gas decreases from T_1 to T_2; it has not the exchange of heat with the surroundings; due to the expansion, the working substance continues to do work to the surroundings.

(3) The process from state C to state D is an isothermal compression process. In this process, the surroundings do work to the gas and the ideal gas releases heat to the surroundings, the quantity of heat is

$$|Q_2| = \frac{M}{\mu} R T_2 \ln \frac{V_3}{V_4}$$

(4) The process from state D to the initial state A is an adiabatic process, there is not heat exchange between the system and the surroundings, but the surroundings continue to work to the gas, so the temperature of the gas gets back to T_1 from T_2.

From the analysis above we see that, after undergoing an entire Carnot cycle, the total quantity of heat absorbed by the gas is Q_1, the quantity of heat released by the gas is Q_2; because the system gets back to the initial state, the internal energy of the ideal gas is constant. According to the first law of thermodynamics, the useful work done by the working substance (i.e. the ideal gas) to the surroundings is

$$A_{\text{useful}} = Q_1 - |Q_2| = \frac{M}{\mu} R T_1 \ln \frac{V_2}{V_1} - \frac{M}{\mu} R T_2 \ln \frac{V_3}{V_4}$$

In this way, we can get the efficiency of the Carnot cycle:

$$\eta_{\text{Carnot}} = \frac{A_{\text{useful}}}{Q_1} = \frac{Q_1 - |Q_2|}{Q_1} = 1 - \frac{|Q_2|}{Q_1} = 1 - \frac{T_2 \ln \dfrac{V_3}{V_4}}{T_1 \ln \dfrac{V_2}{V_1}}$$

The above equation can be simplified; the reason is that states A, D and states B, C are respectively in two adiabats, and the working substance is the ideal gas, so it should meet the adiabatic Equation (5-12), i.e.,

$$T_1 V_2^{\gamma-1} = T_2 V_3^{\gamma-1}, \quad T_1 V_1^{\gamma-1} = T_2 V_4^{\gamma-1}$$

By doing the division of the above two equations and rearranging the result, we have

$$\frac{V_2}{V_1} = \frac{V_3}{V_4}$$

So the efficiency of the Carnot cycle is

$$\eta_{\text{Carnot}} = 1 - \frac{T_2}{T_1} \qquad (5\text{-}17)$$

This is the efficiency of the Carnot cycle. The above equation shows that: the efficiency of a Carnot engine is dependent only on the temperatures of the two heat reservoirs. The higher the temperature of the reservoir with the high temperature is, and the lower the temperature of the heat reservoir with the low temperature is, the higher the efficiency of the Carnot cycle will be. The above equation also shows that the temperature of the heat reservoir with a high temperature can not be infinite, and the temperature of the heat reservoir with a low temperature can not be zero, so the efficiency of a Carnot cycle can never be 100%. That is to say, it is impossible to transform the quantity of heat absorbed from the heat reservoir with the high temperature into the useful work completely; a part of this heat must be transferred to the heat reservoir with low temperature.

Example 5-2　For 1mol of some monatomic ideal gas, it undergoes a cyclic process as shown in Figure 5-7, where AB is an isotherm, AC is an isochore, and BC is an isobar. $V_A = 3$ m^3 and

$V_B = 6 \text{ m}^3$ are known. What is the efficiency of this cyclic process?

Solution

(1) A→B is a process of isothermal expansion, so the system absorbs heat from its surroundings, and the numerical value of the heat is

$$Q_{AB} = RT_A \ln \frac{V_B}{V_A} = RT_A \ln 2$$

(2) B→C is a process of isobaric compression, so the system releases heat to its surroundings, and the numerical value of the heat is

$$\left| Q_{BC} \right| = C_P \left(T_B - T_C \right)$$

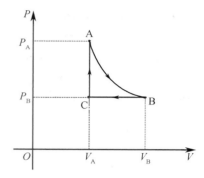

Figure 5-7   Diagram for Example 5-2
图 5-7   例题 5-2 图

(3) C→A is an isochoric process and its temperature rises in this process; then the system absorbs heat, and the numerical value of the heat is

$$Q_{CA} = C_V \left(T_A - T_C \right)$$

Because A→B is an isothermal process, then $T_A = T_B$; B→C is an isobaric process, then $\frac{V_C}{T_C} = \frac{V_B}{T_B}$, that is $T_C = \frac{1}{2} T_B = \frac{1}{2} T_A$. The efficiency is

$$\eta = \frac{Q_{AB} + Q_{CA} - \left| Q_{BC} \right|}{Q_{AB} + Q_{CA}} = \frac{RT_A \ln 2 + C_V \left(T_A - T_C \right) - C_P \left(T_B - T_C \right)}{RT_A \ln 2 + C_V \left(T_A - T_C \right)}$$

The working substance is a monatomic ideal gas, so $C_V = \frac{3}{2} R$. Substitute $T_B = T_A$, $T_C = \frac{1}{2} T_A$ to the above formula, and we have

$$\eta = \frac{RT_A \ln 2 + \frac{3}{4} RT_A - \frac{5}{2} R \cdot \frac{1}{2} T_A}{RT_A \ln 2 + \frac{3}{2} R \cdot \frac{1}{2} T_A} = \frac{\ln 2 + \frac{3}{4} - \frac{5}{4}}{\ln 2 + \frac{3}{4}} = 13.4\%$$

5.5 Second Law of Thermodynamics

The first law of the thermodynamics confirms that the energy in any changing process must be conservational in nature. However, some of the changing processes of energy conservation can not necessarily realize, that is to say, the first law of thermodynamics does not indicate the directions of the processes, it was the second law of thermodynamics that can determine the problem of processing directions. The second law of thermodynamics is found gradually in researches on the cases of how to improve the efficiencies of heat engines; it is another basic law independent of the first law of thermodynamics. The first and the second law of thermodynamics constitute together the main theory foundations of thermodynamics.

5.5.1　Statements for the Second Law of Thermodynamics

There are many descriptions of the second law of thermodynamics in texts. The most common two are Kelvin statement and Clausius statement of the second law of thermodynamics.

Kelvin statement: it is impossible to devise such a cycle, the sole effect of which is to absorb energy in the form of heat from a single thermal reservoir and to deliver an equivalent amount of useful work without producing any other effects (卡尔文表述：仅从单一热源吸收的热量，全部用于有用功的转化，而不产生其他影响的循环过程是不能实现的). It should be pointed out that: in the Kelvin statement, a single thermal reservoir refers to the thermal reservoir with a uniform and constant temperature. Moreover, this statement emphasizes that it is impossible for all the quantity of heat absorbed to be converted into the useful work completely without other effects. If there are other effects, it is possible to transform all the heat absorbed from a single thermal reservoir into the useful work completely.

Clausius statement: It is impossible to transfer heat from a lower temperature body to a higher temperature body without causing other changes (克劳修斯表述：在不引起其他改变的情况下，热量不能从低温物体向高温物体传递) or we can simply say: heat can never flow spontaneously from a low-temperature object to a high-temperature object (热量绝不会自动从低温物体向高温物体传递). Clausius statement indicates that when any two objects with different temperatures are contacted, the heat always passes from the high-temperature object automatically to the lower-temperature object, and finally they reach a common temperature. In daily life, we can never observe the phenomenon that heat passes to the high-temperature object automatically from the low-temperature object, so that the temperature difference between the two objects becomes bigger and bigger. Obviously, this phenomenon, if it would exist, does not violate the first law of thermodynamics, but the changing process corresponding to this phenomenon is not possible, that is to say, any spontaneous changing process of substance has its certain direction.

Although the above two statements of the second law of thermodynamics are in different expressions, they are in fact equivalent. If the first law of thermodynamics shows that the energy conservation is indisputable for any object in any process of change, then the second law of thermodynamics indicates further that not all the changing processes, in which the energy conservation is indeed in existence, can be realized automatically. This law points out that a spontaneous changing process of substance is directional; for some changing processes if the directions are changed the processes can automatically proceed; while for others if the directions are opposite, the processes can not proceed automatically.

5.5.2　Reversible and Irreversible Processes

To discuss the problems about the directions of thermodynamic processes further, it is necessary to introduce the two basic concepts of reversible and irreversible processes. A system starts from an initial state and reaches another state via a process which consists of a series of component changing processes. If the system can come back from the final state to the initial state along the original path in the reverse direction, meanwhile, the system and the surroundings are fully recovered, then the original process is a reversible process (可逆过程); otherwise, the process is an irreversible process (不可逆过程).

For a simple pendulum, if there are not resistances from the air and other friction, after leaving some position in a period, it will return to the original position, the surroundings and the system itself have not any change, so this kind swing of the pendulum can be considered as a reversible process. The heat can flow from a high-temperature object to a low-temperature object; although its inverse process, i.e., in which heat transferred from a cooler body to a hotter one can also be realized, it can only be achieved by the help of the work done by the surroundings (such as a refrigerator). It must cause a change of the surroundings. Therefore, the heat transferring process is an irreversible process.

Kelvin statement of the second law of thermodynamics points out that the process of converting work into heat is an irreversible process. Moreover, Clausius statement indicates that the heat transferring process is another irreversible process. So, every expression about an irreversible process can be considered as a statement of the second law of thermodynamics.

5.5.3 Statistical Significance of the Second Law of Thermodynamics

Now let's interpret the statistical significance of the second law of thermodynamics with the example of the free expansion of gas.

Suppose there is a container with a partition in the middle, as shown in Figure 5-8. A and B are the two parts of the container divided by the partition. A is filled with some gas and B is kept the vacuum. First, assume that there is only one molecule a in part A. After removing the partition, we can guess molecule a will move in A for a while and in B for another while. Molecule a has equally opportunity to be moving in A or B. That is, the probabilities for molecule a to be moving in A and in B are both 1/2.

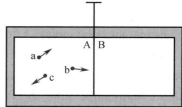

Figure 5-8   Free expansion of a gas
图 5-8   气体的自由膨胀

Then, assume there are three molecules a, b and c in part A at first; after removing the partition, we know that the three molecules will be moving in the whole container. Moreover, there can be eight probable distributions of the three molecules in parts A and B, which is listed in Table 5-1.

Table 5-1   Probable distributions of three molecules
表 5-1   3 个分子可能的分布状态

	1	2	3	4	5	6	7	8
A	abc	ab	ac	bc	a	b	c	0
B	0	c	b	a	bc	ac	ab	abc

From Table 5-1 we see that, there is only a probability of 1/8 for the three molecules to return back into part A at the same time. It can be proved mathematically that if there are N molecules in the container, then the probable distributions of these N molecules will be $1/2^N$. We all know that any macroscopic system contains numerous molecules or atoms. For 1 mole of gas, the number of its molecules is about 6.02×10^{23}. So after the free expansion the probability for all the molecules to be collected to the original region is only $\dfrac{1}{2^{6.02 \times 10^{23}}}$. It is so tiny a result that hints the opportunity to happen the phenomenon in the real situation for the system of gas is considered impossible. In fact, this essentially reflects that any process occurring inside the system always goes on from the macroscopic state with the smaller probability towards the macroscopic state with the larger probability; and any reverse process can never occur on the condition without any change in the surroundings. That is to say, for an isolated thermodynamic system, any process, which happens inside the system, always goes on from the state of small probability towards the one of big probability; or to say that according to the microscopic viewpoint, for an isolated thermodynamic system, any process, which happens inside the system, always goes on from the macroscopic state which includes less microscopic states towards the macroscopic state which includes more microscopic states (在孤立系统中，过程的发生方向总是从小几率状态向大几率状态转变，从微观角度来说，即过程总是从含有微观状态较少的的宏观状态向含有更多微观状态的宏观状态转变).This is the statistical significance of the second law of thermodynamics.

5.5.4　Carnot's Theorem

Before the first and the second law of thermodynamics were found, based on the analysis of various factors deciding the conversions of the heat and the work in steam engines and general heat engines, French engineer Carnot brought forward the Carnot's theorem. Its contents are as follows.

(1) All the reversible heat engines working between the same high-temperature heat reservoir and the same low-temperature heat reservoir have the same efficiency, and this efficiency is independent of the working substances.

(2) The efficiencies of all the irreversible heat engines working between the same high-temperature heat reservoir and the same low-temperature heat reservoir must be less than the efficiency of the reversible heat engine working in the same conditions.

All the heat reservoirs mentioned above are the heat reservoirs with the uniform and constant temperatures, and the reversible heat engines are the Carnot's heat engines. The Carnot's theorem can be proved with the first and the second laws of thermodynamics.

5.6　Entropy and Principle of Entropy Increase

We have many statement forms to express the second law of thermodynamics, although these expression manners are equivalent, it is obviously very inconvenient for us to judge whether an arbitrary process can go on automatically by these statements. The reason is that, for the spontaneous processes, each process has its corresponding standard for judging on the possibility. One example is the heat transferring process. In this case, heat always flows automatically from the high-temperature object to the low-temperature object until the two objects get the same temperature; here, the standard for judging on the direction and the limit of heat transferring process is temperature. Another example is the free diffusion process of the gas. The gas molecules are always diffused from the region of higher density to the region of lower density until the two regions have the same uniform density; here, the standard for judging the direction and the limit of the diffusion process is the molecular numerical density. There are many phenomena in nature similar to these, and each process has its own standard for judging, so it was thought that if a common standard can be found in the thermodynamic systems for judging the directions of the processes. The answer is yes, this standard is a function of the state entropy (熵).

5.6.1　Entropy

According to a Carnot cycle and its efficiency, we know that

$$\eta = \frac{Q_1 - |Q_2|}{Q_1} = \frac{T_1 - T_2}{T_1}$$

Rearrange the above equation, we have

$$\frac{Q_1}{T_1} + \frac{Q_2}{T_2} = 0$$

This formula indicates that for a Carnot cycle, the algebraic sum of the ratio $\dfrac{Q}{T}$ is zero, where Q is the heat that the system absorbed from its surroundings and T was the very temperature when it absorbed the heat.

This conclusion is also suitable for any reversible cycles. The reason is that we can divide this reversible cycle into many infinitesimal Carnot cycles, as shown in Figure 5-9. For each tiny Carnot cycle, the above conclusion is applicable. By summing these infinitesimal Carnot cycles, we have

$$\sum_i \frac{\Delta Q_i}{T_i} = 0$$

In case of the limit, i.e., when the number the tiny Carnot cycles tends to infinity, the sum to the quantity of $\Delta Q_i/T$ for all these tiny Carnot cycles will become the integral to the quantity of dQ/T along the path of this arbitrary cyclic process, so there is:

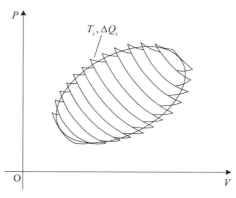

Figure 5-9　A reversible cycle is divided into numerous mini Carnot cycles

图 5-9　许多微小的卡诺循环代替可逆循环

$$\oint \frac{dQ}{T} = 0 \tag{5-18}$$

Equation (5-18) is called Clausius equality (克劳修斯等式).

Now let's assume that an arbitrary reversible cycle is divided into two component processes, as shown in Figure 5-10. One process is AL_1B, and the other is BL_2A. So Clausius equality can be rewritten as

$$\oint \frac{dQ}{T} = \int_{A(L_1)}^{B} \frac{dQ}{T} + \int_{B(L_2)}^{A} \frac{dQ}{T} = 0$$

By the equation above we have

$$\int_{A(L_1)}^{B} \frac{dQ}{T} = \int_{A(L_2)}^{B} \frac{dQ}{T}$$

It indicates that the integral value of $\int_{A}^{B} \frac{dQ}{T}$ is independent of the path from equilibrium state A to another equilibrium state B, but depends only on the initial and final states.

We know that the work done by a conservative force is independent of the path, but depends only on the initial and final positions, and then we have introduced the difference between the potential energies of a particle at the initial and the final positions. Similarly, according to the above conclusion, i.e., the character of $\int_{A(L_1)}^{B} \frac{dQ}{T} = \int_{A(L_2)}^{B} \frac{dQ}{T}$, we can now introduce a function, which is only related to the state of the system in thermodynamics. This function is the entropy (熵), it is denoted as S, and written as the following formula

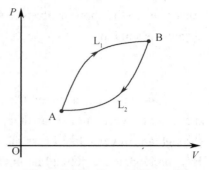

Figure 5-10   A reversible cycle
图 5-10   任一可逆循环

$$S_B - S_A = \int_A^B \frac{dQ}{T}$$

Where A and B represent the two equilibrium states given arbitrarily, S_A is the entropy of the system in the initial state, S_B represents the entropy of the system at the final state. We should notice that, the value of the entropy at the final state S_B contains the value of the entropy at the initial state S_A, in general, for a thermodynamic system, the quantity which has the real practical significance is the amount of the change of the entropy from the initial state to the final state, i.e., the entropy change (熵变) or the difference of entropy (熵差) denoted by ΔS,

$$\Delta S = S_B - S_A = \int_A^B \frac{dQ}{T} \tag{5-19}$$

The unit of entropy is J/K.

5.6.2   Principle of Entropy Increase

The above discussion shows that, for a reversible process, its entropy difference between the final state and the initial state can be obtained by Equation (5-19), i.e.

$$\Delta S = S_B - S_A = \int_A^B \frac{dQ}{T}$$

If the process is reversible adiabatic process, then $dQ = 0$, so

$$\Delta S = S_B - S_A = 0$$

That is, for a reversible adiabatic process, the entropy of the system will remain fixed. While for an irreversible adiabatic process, how will the entropy of the system change? Let's discuss it as follows.

According to Carnot's theorem, we know that the efficiency of any irreversible heat engine working between two temperatures is less than the efficiency of the reversible heat engine working in the same conditions, that is

$$\frac{Q_1 - |Q_2|}{Q_1} < 1 - \frac{T_2}{T_1}$$

Then the above formula can be rewritten as

$$\frac{Q_1}{T_1} + \frac{Q_2}{T_2} < 0$$

According to the above analysis to the principle we can infer that for any irreversible cycle, the following formula is suitable.

$$\oint \frac{\mathrm{d}Q_{\text{irreversible}}}{T} < 0 \qquad (5\text{-}20)$$

Equation (5-20) is called Clausius inequality. For further discussion, we assume that there was such a cycle passed through an irreversible process the system proceeds from A to B, expressed as the dotted line in Figure 5-11. Then through a reversible process from B to A, as the solid line in Figure 5-11, the system returns and this constitutes a cycle. Since the former process from A to B is an irreversible process, so the whole cycle is still an irreversible cycle. According to Equation (5-20) we have

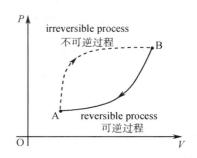

Figure 5-11 An irreversible cyclic process
图 **5-11**　不可逆循环过程

$$\int_{A}^{B} \frac{\mathrm{d}Q_{\text{irreversible}}}{T} + \int_{B}^{A} \frac{\mathrm{d}Q_{\text{reversible}}}{T} < 0$$

That is

$$\int_{A}^{B} \frac{\mathrm{d}Q_{\text{irreversible}}}{T} - \int_{A}^{B} \frac{\mathrm{d}Q_{\text{reversible}}}{T} < 0$$

Because

$$\int_{A}^{B} \frac{\mathrm{d}Q_{\text{reversible}}}{T} = S_{B} - S_{A}$$

The above formula can be written as

$$\Delta S = S_{B} - S_{A} > \int_{A}^{B} \frac{\mathrm{d}Q_{\text{irreversible}}}{T} \qquad (5\text{-}21)$$

Equation (5-21) is a universal inequality for any irreversible processes to obey; it is the mathematical expression of the second law of thermodynamics for any irreversible processes.If the irreversible process is adiabatic, while, $\mathrm{d}Q_{\text{irreversible}} = 0$, according to formula (5-21) we have

$$\Delta S = S_{B} - S_{A} > 0$$

To sum up, when the system undergoes a reversible adiabatic process, its entropy is numerically invariant; when the system undergoes an irreversible adiabatic process, its entropy will numerically increase. That is to say, for an isolated thermodynamic system, when it proceeds from an equilibrium state to another equilibrium state, its entropy would never be reduced (对一个孤立的热力学系统而言，当它从某一个平衡态到达另外一个平衡态时，其熵值永远不会减少), this conclusion is called the principle of entropy increase (熵增加原理).

All the spontaneous processes in nature are irreversible processes. So, for any spontaneous process occurs in an isolated system, its entropy always increases. After getting the equilibrium state, the entropy of the system reaches the maximum. Therefore, the entropy is the standard for judging the direction and the extent of the process proceeding in an isolated system.

5.6.3   Calculation of the Entropy Change

Entropy is a function only of the state of a system regarding the definition of entropy. The entropy is confirmed when a certain equilibrium state of a system is achieved. And the entropy is independent of the path to obtaining the state. We have two very useful methods to calculate the entropy.

(1) For a thermodynamic system, the entropy change between any two given equilibrium states is equal to the integral of $\dfrac{\mathrm{d}Q}{T}$ along any reversible process, which connects these two equilibrium states.

(2) For a system undergoes an irreversible process from initial equilibrium state to another final equilibrium state, the methods to calculate the entropy change between the initial and final states in the irreversible process are as follows. ① We can assume a reversible process, which connects the same two initial and final states, and then use Equation (5-19) to work out the entropy change. ② We can take the entropy as a state parameter and calculate its function of expression with the state, then substitute the values of the parameter of the initial and final states into the function to calculate the entropy change. ③ For a certain thermodynamic system, we can draw a diagram of the value of entropy with another parameter corresponding to series of equilibrium states. For example, T-S diagram in physical chemistry; then using this diagram we can calculate the entropy change between the initial and final states.

Example 5-3   What is the entropy change in melting 1kg of ice at 0℃ into water at 0℃? (The heat of fusion of ice is $\lambda = 3.35 \times 10^5 \text{J/kg}$).

Solution   When the process takes place, the temperature is constant, $T = 273$ K. Therefore, the entropy change is

$$\Delta S = \int \frac{\mathrm{d}Q}{T} = \frac{Q}{T} = \frac{m \cdot \lambda}{T} = \frac{1 \times 3.35 \times 10^5}{273} = 1.23 \times 10^3 \text{J/K}$$

So the entropy change is 1.23×10^3J/K.

Example 5-4   What is the entropy change in warming 1kg of water from 0℃ to 10℃? (The isobaric specific heat of water is $C_P = 4.18 \times 10^3 \text{J} / \text{kg} \cdot \text{K}$).

Solution

$$\Delta S = \int \frac{\mathrm{d}Q}{T} = \int \frac{mC_P \mathrm{d}T}{T} = mC_p \int_{273}^{283} \frac{\mathrm{d}T}{T} = 1 \times 4.18 \times 10^3 \times \ln \frac{283}{273} = 1.5 \times 10^2 \text{J/K}$$

So the entropy change is 1.5×10^2J/K.

重 点 小 结

1. 热力学第一定律：$Q = \Delta E + A$

2. 内能计算：$\Delta E = \dfrac{M}{\mu} \dfrac{i}{2} R\left(T_2 - T_1\right)$

3. 做功计算：$A = \displaystyle\int_{V_1}^{V_2} P \cdot \mathrm{d}V$

4. 热量计算：$Q = \dfrac{M}{\mu} C(T_2 - T_1)$

5. 定容摩尔热容：$C_V = \dfrac{i}{2}R$

6. 定压摩尔热容：$C_P = C_V + R$

7. 绝热方程：$PV^\gamma = $ constant; $V^{\gamma-1}T = $ constant; $P^{\gamma-1}T^{-\gamma} = $ constant

8. 热机效率：$\eta = \dfrac{A_{\text{useful}}}{Q_1}\% = \dfrac{Q_1 - |Q_2|}{Q_1}\%$

9. 卡诺热机效率：$\eta_{\text{Carnot}} = 1 - \dfrac{T_2}{T_1}$

10. 熵变计算：$\Delta S = S_B - S_A = \displaystyle\int_A^B \dfrac{dQ}{T}$

习 题 五

习题参考
答案

5-1. What are the physical meanings of the signs of the physical quantities Q, A, and ΔE in the equation of the first law of thermodynamics $Q = A + \Delta E$? Is it possible to express the first law of thermodynamics with the equation of $Q = A + \Delta E$? If it is possible, how will we define the signs for the quantities of Q, A, and ΔE?

5-2. How will the quantities of the pressure P, the volume V, and the temperature T change, if an ideal gas is undergoing an adiabatic expansion process or an adiabatic compression process?

5-3. For a certain amount of some gas, it absorbs the quantity of heat of 800 J and does the work of 500 J to the surroundings simultaneously when it changes from one state to another. What is the quantity of the increment of its internal energy?

5-4. Under the fixed pressure of 1.5×10^5 Pa, the volume of gas changes from 0.1m^3 to 0.5m^3, the heat absorbed by the system is 9×10^4 J. Determine the quantity of the increment of the system's internal energy.

5-5. If a system changes from initial state to the final state through the path of l_1, it absorbs the quantity of heat of 400 J. When the surroundings does the work of 200 J to the system, the system will come back to the final state from the initial state through another path of l_2, and releases a quantity of heat of 500 J. Determine the work done by the system to the surroundings through the path l_1.

5-6. Try to prove the Meyer's formula.

5-7. When a gas is expanded from the volume of V_1 to the volume of V_2, the relationship between the pressure and volume of the gas is $\left(P + \dfrac{a}{V^2}\right)(V - b) = K$, where a, b, and K are constants. Try to calculate the work done by the gas to the surroundings.

5-8. As shown in Figure 5-12, when a system proceeds from initial state A to the final state B along the path of ACB, a quantity of heat of 500 J is transferred into the system. Meanwhile, the system does the work of 100J to the surroundings.

(1) If the system proceeds along the path of ADB, the work done by the system to the surroundings will be 50 J, now, what is the quantity of heat transferred into the system?

(2) if $E_D - E_A = 150$ J, determine respectively the quantities of

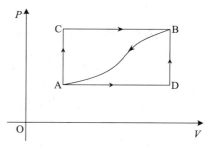

Figure 5-12 Diagram for Exercise 5-8

heat absorbed by the system along the path AD and the path DB;

(3) If the system returns to the state A from the state B along the curve of BA, the work done by the surroundings to the system is 70 J, try to decide: will the system absorb or release heat? And what is the quantity of heat transferred?

5-9. In Figure 5-13, a certain changing process of an ideal gas composed of some monatomic molecules is shown. If the system proceeds from state p to state q along with a straight line, determine the molar heat capacity of the system in this process.

5-10. One mole of some monatomic ideal gas has a quasi stationary cycle along the route ABCD as shown in Figure 5-14. If the isochoric molar heat capacity of the gas is known as $C_V = \dfrac{3}{2}R$, determine the efficiency of the cycle.

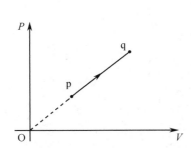

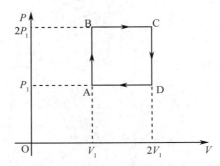

Figure 5-13   Diagram for Exercise 5-9   Figure 5-14   Diagram for Exercise 5-10

5-11. A Carnot heat engine is working between the temperatures of 1000 K and 300 K, depended on the efficiency of this heat engine. If the temperature of the heat reservoir with the high temperature is increased to 1100 K or if the temperature of the heat reservoir with the low temperature is decreased to 200 K, determine how much the efficiency of the heat engine will increase to.

5-12. For a Carnot heat engine, the temperature of the low-temperature heat reservoir is 300 K, and the efficiency of the heat engine is 40%. Now, the efficiency of the heat engine is improved to 50%.

(1) If the temperature of the low-temperature heat reservoir is kept constant, how much should the temperature of the high-temperature reservoir be increased?

(2) If the temperature of the high-temperature heat reservoir is kept constant, how much should the temperature of the low-temperature reservoir be decreased?

5-13. A Carnot heat engine is working between the high-temperature heat reservoir with a temperature of 373 K and the low-temperature reservoir with the temperature of 273 K. After a cycle, the system does a useful work of 800 J to the surroundings. Now, the temperature of the low-temperature heat reservoir remains unchanged, the temperature of the high-temperature heat reservoir is increased, so that the useful work is increased to 1600J. Determine.

(1) How much the temperature of high-temperature heat reservoir will be increased to.

(2) How much the efficiency of the heat engine will be increased to. (It is assumed that the two cycles are both working between the same two adiabats)

5-14. When 1kg of water is cooled from the temperature of 20℃ to 0℃, what is the entropy change? It is known that the isobaric specific heat of water is a constant of $C_P = 4.18 \times 10^3$ J/(kg·K).

5-15. 0.5kg of ice with the temperature of 0℃ is contacted to a heat reservoir, and the ice is melted completely.

(1) What is the entropy change of the ice?

(2) If the heat reservoir is a huge object with the temperature of $20\,^{\circ}\!C$, what is the entropy change of this object?

(3) What is the total entropy change of the ice and heat reservoir? What does the result reflect? (It is known that the heat of fusion of water is $\lambda = 3.35 \times 10^5$ J/kg).

5-16. Some ideal gas of (M/μ) moles changes from the initial state of (P_1, V_1, T_1) to the final state of (P_2, V_2, T_2). Try to

(1) express the entropy change with the quantities of V and T;

(2) express the entropy change with the quantities of P and T.

Chapter 6　Electrostatic Field and Bioelectric Phenomena
第 6 章　静电场与生物电现象

PPT

 学习目标

知识要求

1. 掌握　库仑定律及其适用条件、静电场的电场强度和场强叠加原理及其在求解简单电场强度问题中的应用；高斯定理及用高斯定理计算电场强度的条件和方法；电势的概念及其计算问题。

2. 熟悉　静电场与电介质的相互作用的规律、电偶极子的概念、电介质的极化；生物电现象、心电图波形成的物理原理。

3. 了解　能斯特方程、心电向量和心电向量环等概念。

能力要求

1. 明确本章的核心内容是静电场的概念及其性质，掌握描述静电场特性的物理量以及静电场的一些基本规律。

2. 学会根据基本概念和定律等去构建静电学基本知识体系框架；学会利用综合分析方法以及运用数学工具解决静电场中典型题型。

3. 通过生物电部分的学习，对细胞的电学特性和心电图波形的形成机制有初步的理解，为后续专业课程的学习和临床、科研等工作奠定基础。

In this chapter, we will study the physical properties of the electrostatic field (静电场). An electrostatic field means the field produced by a stationary electric charge with respect to the observer (静电场是指相对于观察者静止的电荷产生的场). In this chapter, we will also briefly study the interactions between the electrostatic field and the objects in it, and the electric phenomena accompanying with the living processes of organisms, which is so-called bioelectric phenomena. Bioelectricity exists widely in the phenomena of lives and relates to almost all the functions and activities of human bodies.

The content of this chapter is the important theoretical basis of other related knowledge that we will study in the future. This chapter mainly introduces the basic principles of electrostatics. Starting from the theory of describing the interaction between two point charges i.e. Coulomb's law, it introduces a basic physical quantity to describe the properties of electrostatic field — electric field intensity. On the basis of these, we will discuss the superposition principle of electric field intensity and Gauss's law, they both can reflect the basic properties of the electrostatic field. To discuss the work done by the electrostatic field force acting on the electric charges in the field, we will introduce the potential of electrostatic field and

医药大学堂
WWW.YIYAODXT.COM

the principle that the work of electric force is independent of the path. We'll also discuss the properties of dielectrics in electrostatic field and the phenomenon of polarization in electrostatic field. Finally, we are going to briefly introduce the mechanism of bioelectric phenomena and the basic physical principles of the formation of ECG waves .

6.1 Electric Field Intensity

6.1.1 Coulomb's Law

Based on previous experiments and theories, Coulomb who is a French physicist summarized a very important conclusion about the interaction between electric charges in 1785. That is"in the vacuum, there must be interaction force between two point charges with the electric quantities of q_1 and q_2 respectively; the direction of the force is along the direction of the straight line connecting the two point charges, if the two charges are of the same sign, the charges repel each other; if the two charges are of opposite sign, they will attract each other, the magnitude of the force is proportional to the product of the electric quantities of q_1 and q_2, and is inversely proportional to the square of the distance between the two point charges r". This is called Coulomb's law.(在真空中,电量分别为q_1 和 q_2的两个点电荷之间存在着相互作用力，作用力的方向沿着这两个点电荷的连线方向，且同号电荷相斥，异号电荷相吸，作用力的大小与电荷q_1 和 q_2的乘积成正比，与这两个点电荷之间的距离 r 的平方成反比。这就是库仑定律。) The mathematical expression of Coulomb's law is

$$F = \frac{1}{4\pi\varepsilon_0}\frac{q_1 q_2}{r^2} \tag{6-1a}$$

Where ε_0 is called the permittivity in vacuum (真空中的介电常数), whose value is 8.85×10^{-12} C^2/(N · m^2). If taking the vector character of the force into account, the acting force of q_1 on q_2 is written as

$$\boldsymbol{F} = \frac{1}{4\pi\varepsilon_0}\frac{q_1 q_2}{r^2}\hat{\boldsymbol{r}} \tag{6-1b}$$

Where $\hat{\boldsymbol{r}}$ expresses the unit vector (单位矢量) from q_1 to q_2.

The discussion of Coulomb's law is only about the electrostatic force between two point charges. In a case of more than two point charges in vacuum, another principle — superposition principle should be presented. Its content is the integrated electrostatic force acting on each charge equals to the vector sum of the electrostatic forces acting on it by other point charges when each of them is respectively alone at its location, which is the superposition principle (叠加原理).

6.1.2 Electric Field Intensity

In order to research the properties of each point in an electrostatic field, we can imagine to perform an experiment with a point charge q_0, here, this charge q_0 is called the test charge (试验电荷). The test charge shall satisfy the following conditions.

(1) q_0 is a positive charge; its dimension must be small enough, so that it can be regarded as a point charge.

(2) the electric quantity of q_0 is small enough, so that the distribution of electrostatic field set up by the original charges can not be disturbed by its presenting.

As we know, even without contacting, there are interactions between any two charged bodies. The reason is that around any charged body there is a special kind of substance — the electrostatics field. Now, let's discuss the electrostatic field set up by a point charge q in its surrounding space first. We call the point to be studied in the electric field the field point (场点). Imagine to place a stationary test charge q_0 at the field point, according to Coulomb's law, we can get the electrostatic field force acting on q_0.

$$F = \frac{1}{4\pi\varepsilon_0}\frac{q\,q_0}{r^2}\hat{r} \tag{6-2}$$

Where r is the distance between point charge q and field point. It can be seen from the above equation that F associates with both field point and the test charge q_0. However, the ratio of F/q_0 is a quantity just associated with the field point but not with q_0. It is dependent only on the ability of exerting force by the electric field itself.

In order to describe the property of exerting force at the field point, we call the ratio of F/q_0 at every point in the field the electric field intensity (电场强度) or field intensity (场强) of that point, denoted by E, i.e.,

$$E = \frac{F}{q_0} \tag{6-3}$$

The electric field intensity E is a physical quantity that describes the electric field property at a certain point in the electric field. The field intensity E is a vector, its magnitude is equal to the electric field force acting on a unit test charge by the electric field, its direction is as same as the direction of the force acting on the test charge by the electric field (场强是一个矢量，其大小等于单位试验电荷在该点所受电场力的大小，其方向与试验电荷在该点所受电场力的方向相同), i.e., the direction of the electric field force on a positive charge. The unit of electric field intensity is N/C.

If the electric field is established by a system of many point charges $q_1, q_2, \ldots, q_n$, according to the superposition principle, the electric field intensity at a field point in space E must be equal to the vector sum of the electric field intensities $E_1, E_2, \ldots, E_n$ which are established respectively by the point charges when each of them is alone at its location (电场强度E应等于每一点电荷单独存在时在该场点产生的场强 E_1、E_2、$\cdots$，E_n 的矢量和), i.e.,

$$E = E_1 + E_2 + \cdots + E_n = \sum E_i \tag{6-4}$$

This regularity is called the superposition principle of electric field intensity (电场强度的叠加原理). By applying it, we can calculate the electric field intensities set up by arbitrary systems of charged bodies.

6.1.3 Calculation of Electric Field Intensity

1. Electric Field Intensity of the Field Generated by a Point Charge q

By the definition of the field intensity Equation (6-3) and the Coulomb's law, we know that the electric field intensity at a certain point in the field set up by the point charge q should be

$$E = \frac{1}{4\pi\varepsilon_0}\frac{q}{r^2}\hat{r} \tag{6-5}$$

Where $\hat{r}$ is the unit vector from point q directing to the field point, r is the distance from q to the field point. When q is positive, the direction of E is the same as $\hat{r}$'s direction, i.e., the field intensity emits from the point of q; when q is negative, the direction of E is opposite to the direction of $\hat{r}$, i.e., the direction of the field intensity is towards the point of q.

2. Electric Field Intensity of the Field Generated by a System of Point Charges

Supposing the field is set up by n point Charges $q_1, q_2, \ldots, q_n$ i.e., a system of point charges (点电荷系), the electric field intensity at a certain point in the field is equal to the vector sum of the electric field intensities which are produced respectively by each point charge. Considering the formula of field intensity for a point charge, we can get the formula for calculating the electric field intensity of the field set up by a system of point charges:

$$E = \sum_{i=1}^{n} E_i = \frac{1}{4\pi\varepsilon_0}\sum_{i=1}^{n}\frac{q_i}{r_i^2}\hat{r}_i \tag{6-6}$$

3. Electric Field Intensity of the Field Generated by a Linear Charges

Supposing the electric charge is distributed continuously in a thin rod. If the distance between the field point and the thin rod is much bigger than its thickness, the thickness could be neglected, and the charge can be looked as distributed on a curve L as shown in Figure 6-1. Assume that the electric quantity on a unit length or the linear charge density (线电荷密度) is λ, it can be expressed as a mathematical formula:

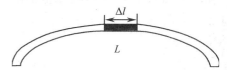

Figure 6-1 A thin rod with electric charge
图 6-1 带电的细棒

$$\lambda = \lim_{\Delta l \to 0}\frac{\Delta q}{\Delta l} = \frac{\mathrm{d}q}{\mathrm{d}l}$$

Where $\mathrm{d}q$ is the electric quantity in a linear element on the thin rod with the length of $\mathrm{d}l$, $\mathrm{d}q = \lambda \cdot \mathrm{d}l$. Then the electric field intensity will be calculated as:

$$E = \frac{1}{4\pi\varepsilon_0}\int_L \frac{\lambda \cdot \mathrm{d}l}{r^2}\hat{r} \tag{6-7}$$

Where r is the distance from the linear element $\mathrm{d}l$ to the field point; $\hat{r}$ is the unit vector from $\mathrm{d}l$ pointing to the field point; the integral is throughout the whole curve L.

4. Electric Field Intensity of the Field Generated by a Surface Charge

Supposing the electric charge is distributed continuously on a surface with area S. Taking a surface element around a certain point on the surface, the surface element of area ΔS carries the electric quantity of Δq, so the electric quantity on a unit area or the surface charge density (面电荷密度) σ is

$$\sigma = \lim_{\Delta\sigma \to 0}\frac{\Delta q}{\Delta S} = \frac{\mathrm{d}q}{\mathrm{d}S}$$

When we calculate the field intensity set up by the whole charged surface S, we can regard every surface element $\mathrm{d}S$ as a point charge with the electric quantity of $\mathrm{d}q$, and $\mathrm{d}q = \sigma \cdot \mathrm{d}S$. So the calculation of the field intensity can be expressed as the following:

$$E = \frac{1}{4\pi\varepsilon_0}\iint_S \frac{\sigma \cdot \mathrm{d}S}{r^2}\hat{r} \tag{6-8}$$

Where r is the distance from the surface element $\mathrm{d}S$ to the field point; $\hat{r}$ is the unit vector from $\mathrm{d}S$ pointing to the field point; the integral is throughout the whole charged surface S.

5. Electric Field Intensity of the Field Generated by a Volume Charge

If the electric charge is distributed continuously in a volume of V; a small volume element ΔV is chosen around a certain point in the volume; if the electric quantity in ΔV is assumed to be Δq, the electric quantity in the unit volume i.e. , the volume charge density (体电荷密度) ρ will be

$$\rho = \lim_{\Delta V \to 0} \frac{\Delta q}{\Delta V} = \frac{\mathrm{d}q}{\mathrm{d}V}$$

When we calculate the field intensity of a certain field point in the field generated by a charged body with the volume of V, we could divide it into numerous volume elements $\mathrm{d}V$; and look each $\mathrm{d}V$ as a point charge with the electric quantity of $\mathrm{d}q$, and $\mathrm{d}q = \rho \cdot \mathrm{d}V$; then we get the calculation of field intensity as:

$$E = \frac{1}{4\pi\varepsilon_0} \iiint_V \frac{\rho \cdot \mathrm{d}V}{r^2} \hat{r} \tag{6-9}$$

Where r is the distance from the volume element $\mathrm{d}V$ to the field point; $\hat{r}$ is the unit vector from $\mathrm{d}V$ pointing to the field point; the integral is throughout the whole charged volume region V.

Example 6-1   A uniformly charged thin ring with the radius of a get the linear charge density λ. Determine the electric field intensity at point P that is on the central axis of the ring and has a distance of x from the ring's center. (here, $\lambda > 0$ is known)

Solution   Assuming to choose a segment of linear element with the length of $\mathrm{d}l$ on the ring as shown in Figure 6-2. The electric quantity on the element will be $\mathrm{d}q = \lambda\,\mathrm{d}l$; and the field intensity $\mathrm{d}E$ at point P produced by the charge element $\mathrm{d}q$ will have the magnitude of:

$$\mathrm{d}E = \frac{1}{4\pi\varepsilon_0} \cdot \frac{\lambda \cdot \mathrm{d}l}{r^2}$$

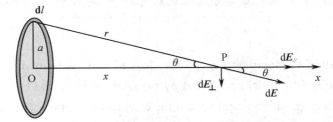

Figure 6-2   The field intensity on the central axis of uniformly charged thin ring
图 6-2   均匀带电细圆环中心轴线上的场强

The direction of it is as shown in the figure, where r is the distance between $\mathrm{d}l$ and point P. For the electric field intensity $\mathrm{d}E$ can be divided into two components: one is $\mathrm{d}E_{//}$ which is parallel to the direction of the axis, the other is $\mathrm{d}E_\perp$ perpendicular to the axis direction. And because point P is located on the central axis of the ring, in the light of the symmetry, the perpendicular components of field intensities $\mathrm{d}E$ produced respectively by the charge elements and the opposite charge elements on the ring are offset each other, so at point P, only the parallel components remain to compose the field intensity there. Then the integrated electric field intensity at point P is the sum of the parallel components of field intensities produced respectively by all the charge elements. So we can get

$$dE_{/\!/} = dE \cdot \cos\theta$$

Where θ is the angle made by dE and the direction of central axis. The integrated electric field intensity at point P is

$$E = \int dE_{/\!/} = \int dE\cos\theta = \int \frac{1}{4\pi\varepsilon_0} \frac{\lambda \cdot dl}{r^2} \cos\theta$$

By the geometric relation of $r^2 = x^2 + a^2$, we know that the electric field intensity at point P is

$$E = \frac{\lambda x}{4\pi\varepsilon_0 (x^2 + a^2)^{3/2}} \int_0^{2\pi a} dl = \frac{2\pi a \lambda x}{4\pi\varepsilon_0 (x^2 + a^2)^{3/2}} = \frac{a\lambda x}{2\varepsilon_0 (x^2 + a^2)^{3/2}}$$

Because the total electric quantity in the ring is $q = 2\pi a\lambda$, the integrated electric field intensity at point P can also be written as

$$E = \frac{1}{4\pi\varepsilon_0} \frac{qx}{(x^2 + a^2)^{3/2}} \tag{6-10}$$

It can be seen from the above equation that, when $x = 0$, then $E = 0$, That indicates the field intensity at the center of the ring is zero; when $x \gg a$, it can be considered $(x^2 + a^2)^{3/2} \approx x^3$, then the electric field at point P is

$$E = \frac{q}{4\pi\varepsilon_0 x^2}$$

It shows that, in a place far away from the ring's center, the electric charge on the ring can be looked as concentrated at the central point as a point charge; this result is exactly the same as the formula for calculating the field intensity of a point charge.

6.2 Gauss's Law in the Electrostatic Field

When the distribution of electric charges of a charged body is known, in principle, the electric field intensity at any point in the field produced by the charged body can be determined by means of Coulomb's law and the superposition principle, but the calculation is often comparatively complicated. If the charge distribution of the charged body has a certain symmetry,

we shall introduce a new method in order to make the calculation of the electric field intensity easier in this section, i.e., to solve problems about the distribution of electric field intensity by applying Gauss's law.

Before introducing Gauss's law, let's make an expatiation on two basic concepts: one is the electric field lines (or the lines of electric force), and another is the electric flux.

6.2.1 Electric Field Lines

In order to describe the distributions and properties of an electric field visually, we can imagine to draw a series of curves in the field, and to make a tangent line at any point on the curves. The direction of the tangent line at each point must be the same as the intensity of the electric field at that point. Those imagining curves are called electric field lines. The electric field line is also called the line of electric force (电力线).

The density of electric field lines can reflect the intensity of electric field, where the curves are denser, the electric field intensity is bigger; and where the curves are sparse, the electric field intensity is smaller. When describing the electric field intensity at a certain point, we can take a surface element $\Delta S_\perp$ near that point, that $\Delta S_\perp$ is perpendicular to the electric field intensity. If the number of electric field lines passing across the surface element $\Delta S_\perp$ is assumed to be $\Delta \Phi$, then the magnitude of the field intensity at that point is defined as:

$$E = \frac{\Delta \Phi}{\Delta S_\perp}$$
(6-11)

6.2.2 Electric Flux

We call the total number of the field lines that penetrate through an area in the electric field the electric flux of passing through this area (穿过电场中某一面积的电场线总数称为通过该面积的电通量) and express it with Φ.

In a uniform electric field, the electric flux through a plane with area of S that is perpendicular to the field intensity is $\Phi = E \cdot S$, if the normal direction n of the plane makes an angle of θ with E, the electric flux passing through S should be

$$\Phi = ES\cos\theta = E \cdot S$$
(6-12)

Where S is defined as a vector, its magnitude is S, its direction is the normal direction n of the plane, as shown in Figure 6-3 (a).

For a non-uniform electric field and a curved given surface, the surface should be divided into numerous planar elements dS. The field intensity can be looked as uniform in the region of each planar element. If the normal direction of a planar element dS makes an angle with the field intensity E at that point, as shown in Figure 6-3 (b), the electric flux passing through the planar element dS is

$$d\Phi = E \cos\theta dS$$

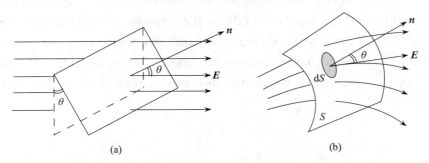

(a)　　　　　　　　　　　(b)

Figure 6-3　The calculation of the electric flux
图 6-3　电通量的计算

Then in the electric flux passing through the whole surface should be

$$\Phi = \iint_S d\Phi = \iint_S E \cos\theta dS = \iint_S E \cdot dS$$
(6-13)

Where dS is a vector, its magnitude is dS, its direction is the direction of the outer normal line n of the surface at that point.

If the surface S is a closed surface, the above formula should be rewritten as:

$$\Phi = \oiint_S \boldsymbol{E} \cdot \mathrm{d}\boldsymbol{S} \tag{6-14}$$

For a closed surface, there is a mathematical rule: the positive direction of the normal $\boldsymbol{n}$ at any point on the surface is perpendicular to the surface at that point and is outward. Hence, the electric fluxes passing through all the surface elements $\mathrm{d}\Phi$ will be possible of being positive or negative. When θ is a acute angle, $\mathrm{d}\Phi > 0$; when θ is an obtuse angle, $\mathrm{d}\Phi < 0$.

6.2.3　Gauss's Law

Gauss's law is the theory for calculating the electric fluxes of closed surfaces. Now let's start with the simplest case of a field generated by a point charge q, we imagine making a spherical surface with the radius of r, and the charge q is at the sphere center, then take a surface element with the area of $\mathrm{d}S$ near an arbitrary point on the spherical surface, as shown in Figure 6-4 (a), the electric flux passing through $\mathrm{d}\boldsymbol{S}$ is

$$\mathrm{d}\Phi = \boldsymbol{E} \cdot \mathrm{d}\boldsymbol{S} = \frac{1}{4\pi\varepsilon_0}\frac{q}{r^2}\mathrm{d}S$$

The electric flux passing through the entire spherical surface is

$$\Phi = \oiint_{\text{sphere}} \mathrm{d}\Phi = \oiint_{\text{sphere}} \frac{1}{4\pi\varepsilon_0}\frac{q}{r^2}\mathrm{d}S = \frac{1}{4\pi\varepsilon_0}\frac{q}{r^2}\oiint_{\text{sphere}}\mathrm{d}S$$

Where $\oiint_{\text{sphere}} \mathrm{d}S$ is just the area of the sphere, which is equal to $4\pi r^2$, so the electric flux is expressed as

$$\Phi = \frac{q}{\varepsilon_0} \tag{6-15}$$

It shows that the electric flux passing through the spherical surface is only related to the electric quantity of the interior point charge, and independent on the radius. If the surface which encloses the point charge q is an arbitrary closed surface, as shown in Figure 6-4 (b), the number of times for any field line to penetrate through the closed surface is always an odd number as being seen from the diagram , according to the mathematical rule for the definition of the positive or negative sign of electric flux, what should merely be considered is the final time for the field line penetrating through, the contribution of the rest even number times to the flux will be canceled out each other in pairs. So it can be proved that, by calculating the electric flux passing through any closed surface, Equation (6-15) is also correct.

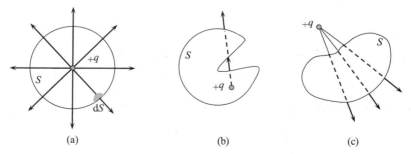

Figure 6-4　The electric fluxes passing through closed surfaces
图 6-4　闭合曲面的电通量

In the case that an arbitrary closed surface does not enclose any point charge inside, as shown in Figure 6-4 (c), the number of the field lines penetrating into the closed surface must be equal to the number of the field lines penetrating out from the closed surface. So, the total flux passing through the closed surface is zero.

The above discussion mentions the electric flux passing through any closed surface in the electric field produced by a single point charge. When any closed surface S encloses several point charges $q_1, q_2, \ldots, q_n$, in the light of the superposition principle and the results of above discussion, the total electric flux passing through the closed surface is:

$$\Phi = \oiint_S \boldsymbol{E} \cdot \mathrm{d}\boldsymbol{S} = \oiint_S \sum \boldsymbol{E}_i \cdot \mathrm{d}\boldsymbol{S} = \sum \oiint_S \boldsymbol{E}_i \cdot \mathrm{d}\boldsymbol{S} = \sum \Phi_i$$

Acording to the result of Equation (6-15), we have

$$\Phi = \oiint_S \boldsymbol{E} \cdot \mathrm{d}\boldsymbol{S} = \frac{\sum q_i}{\varepsilon_0} \tag{6-16}$$

Equation (6-16) is the mathematical expression for Gauss's law in electrostatic field (静电场中高斯定律的数学表达式). It is shown that the electric flux passing through any closed surface is equal to the quotient of the algebraic sum of the charges enclosed inside the surface divided by the permittivity of vacuum ε_0, and is be independent of the charges outside the closed surface (穿过电场中任一闭合曲面的电通量等于该闭合曲面内电荷的代数和除以ε_0，与闭合曲面外的电荷无关). This conclusion is called the Gauss's law in the electrostatic field (静电场中的高斯定理), and the closed surface S is known as the Gauss's surface (该闭合曲面叫作高斯面). When the charge distributions are of some symmetry, it is easier to determine the magnitude of the electric field intensities by using Gauss's law.

Example 6-2   Determine the electric field intensity inside and outside a uniformly charged spherical shell. Here we know that the total electric quantity carried by the shell is q, and its radius is R.

Solution   First let's assume a point P outside the spherical shell discretionarily, then imagine making a spherical surface S with the radius of r ($r > R$) and let it pass the point P and be a homocentric one with the charged spherical shell. We take S as the Gauss's surface, as shown in Figure 6-5. According to Gauss's law we can get

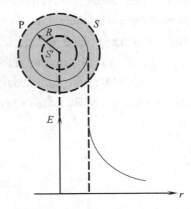

Figure 6-5   The electric field intensity of a uniformly charged spherical shell
图 6-5   均匀带电球壳的场强

$$\oiint_S \boldsymbol{E}_{\text{out}} \cdot \mathrm{d}\boldsymbol{S} = E_{\text{out}} \iint_S \mathrm{d}S = E_{\text{out}} \cdot 4\pi r^2 = \frac{q}{\varepsilon_0}$$

so

$$E_{\text{out}} = \frac{q}{4\pi \varepsilon_0 r^2}$$

It can be seen from the above equation, the electric field intensity at any point outside a uniformly charged spherical shell is equal to the electric field intensity at the same point when all the charge on the shell looked as concentrated at the central point as an equivalent point charge.

We discuss further about the field intensity at any point inside the charged spherical shell. Imagine making a spherical surface S' with the radius of r ($< R$) and let it pass an arbitrary point inside the shell and also be a homocentric one with the charged spherical shell. We then take S' as the Gauss's surface. According to Gauss's law we can get

$$\oiint_{S'} \boldsymbol{E}_{\text{in}} \cdot \mathrm{d}\boldsymbol{S} = E_{\text{in}} \cdot 4\pi r^2 = 0$$

So

$$E_{\text{in}} = 0$$

It is to say that, at any point inside a uniformly charged spherical shell, the electric field intensity is always zero. According to the above results, we can draw a function curve of the magnitude of the electric intensity E, which is changing with the distance of r from the center of spherical shell to the field point, as shown in Figure 6-5.

Example 6-3　Try to determine the electric field intensity set up by an infinitely large plane which is uniformly charged with positive charge. Here we know the surface charge density of the infinite charged plane is σ.

Solution　We imagine making a cylindrical surface as the Gauss's surface. Let the cylinder's axis perpendicular to the charged plane and the area of the shade area is S, as shown in Figure 6-6. Then the electric flux passing through the lateral side is zero, well, all of the field lines penetrating through the two undersides are perpendicular to the undersides. Let $\boldsymbol{E}$ be the field intensity around the infinite charged plane, the electric flux passing through the two undersides, i.e., the electric flux through the whole Gauss's surface is $2ES$, meanwhile, the total charge which is enclosed by the Gauss's surface is σS. By Gauss's law we have

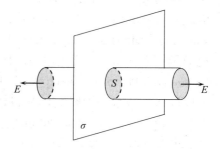

Figure 6-6　The electric field intensity of an infinitely large plane
图 6-6　均匀无限大带电平面的场强

$$2ES = \frac{\sigma S}{\varepsilon_0}$$

So

$$E = \frac{\sigma}{2\varepsilon_0}$$

It indicates that the electric field near an infinite charged plane is a uniform electric field.

6.3　Work Done by the Electric Field Force, Potential

Whenever an electric charge moves in an electrostatic field, the electric field force acting on the charge will do work to it. Study the regularity of doing work by the electrostatic force is of great significance to understand the properties of the electrostatic field.

6.3.1　Work Done by the Electric Field Force

A test charge q_0 is assumed to move from point A to point B via any path in the electric field set up by a point charge of $+q$, as shown in Figure 6-7. We can divide the whole path into numerous displacement elements and select any displacement element dl randomly. Let the electric intensity at the point where this dl exists is E. The work element done for the displacement element by the electrostatic force F is

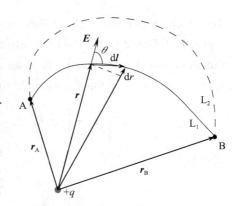

Figure 6-7　Work done by the electric field force

图 6-7　电场力所做的功

$$\mathrm{d}A = F \cdot \mathrm{d}l = q_0 E \cdot \mathrm{d}l = q_0 E \cos\theta \mathrm{d}l$$

Where θ is the angle between the direction of electric field intensity E and direction of dl, by the geometric relation we have

$$\cos\theta \mathrm{d}l = \mathrm{d}r$$

Where dr is the increment of the length of the radial vector, it is also known that, the magnitude of field intensity produced by the point charge q should be

$$E = \frac{1}{4\pi\varepsilon_0} \frac{q}{r^2} \hat{r}$$

During the whole process for the test charge q_0 moving from point A to point B, the work done by the electric field force is

$$A_{AB} = \int \mathrm{d}A = \int_A^B q_0 E \cos\theta \, \mathrm{d}l = \frac{qq_0}{4\pi\varepsilon_0} \int_{r_A}^{r_B} \frac{\mathrm{d}r}{r^2}$$

That is

$$A_{AB} = \frac{qq_0}{4\pi\varepsilon_0} \left(\frac{1}{r_A} - \frac{1}{r_B} \right) \tag{6-17}$$

Equation (6-17) shows that, when the test charge q_0 moves in the field set up by a point charge q, the work done by the electric field force only depends on the initial and final positions of the moving charge, not on the path. So the electrostatic force is the conservative force (静电力是保守力). This is an important property of the electrostatic field; however, the fields with this property are called the fields of conservative force (保守力场).

　　The above conclusion can be extended to the case of the electric field set up by a system of point charges of q_1, q_2, ..., q_n. When a test charge q_0 moves from point A to point B in the electric field, the total work done by the integrated electric force acting on the test charge is the algebraic sum of the works each of them is respectively done by the electric field force of the corresponding point charge on the test charge. That is

$$A_{AB} = \int_A^B q_0 E \cdot \mathrm{d}l = \int_A^B q_0 E_1 \cdot \mathrm{d}l + \int_A^B q_0 E_2 \cdot \mathrm{d}l + \cdots + \int_A^B q_0 E_n \cdot \mathrm{d}l = \sum_{i=1}^n \frac{q_i q_0}{4\pi\varepsilon_0} \left(\frac{1}{r_{Ai}} - \frac{1}{r_{Bi}} \right) \tag{6-18}$$

The work done by the electric field force of a system of point charges is also independent of the path.

　　If the test charge moves circularly along a closed path in the electrostatic field, for example, it goes from point A to point B along curve L_1, and then comes back from B to A along curve L_2, as shown in Figure 6-7. Based respectively on Equation (6-17) in the electric field set up by a point charge, and on Equation (6-18) in the electric field set up by a system of point charges (or by any charged body), we can get the work done by the electric field force in this case is

$$A = \oint_L q_0 \boldsymbol{E} \cdot \mathrm{d}\boldsymbol{l} = \int_A^B q_0 \boldsymbol{E}_1 \cdot \mathrm{d}\boldsymbol{l} + \int_B^A q_0 \boldsymbol{E}_2 \cdot \mathrm{d}\boldsymbol{l} = \sum_{i=1}^n \frac{q_i q_0}{4\pi\varepsilon_0}\left(\frac{1}{r_{Ai}} - \frac{1}{r_{Bi}}\right) + \sum_{i=1}^n \frac{q_i q_0}{4\pi\varepsilon_0}\left(\frac{1}{r_{Bi}} - \frac{1}{r_{Ai}}\right)$$

That is

$$\oint_L \boldsymbol{E} \cdot \mathrm{d}\boldsymbol{l} = 0 \tag{6-19}$$

Equation (6-19) shows that, in any electrostatic field, the loop integral of the electric field intensity $\boldsymbol{E}$ along any closed curve is zero. This is another important property of the electrostatic field; we call it the field intensity loop theorem in the electrostatic field (静电场中的场强环路定理).

6.3.2 Electric Potential Energy and Electric Potential

We can see from the above discussion that, the electrostatic force is a conservative force, and the electrostatic field is a conservative force field. So we can introduce the concept of the potential energy in the electrostatic field, that is to say, an electric charge has a certain potential energy at anywhere in the electric field. We call this potential energy the electric potential energy (静电场力是一种保守力，而静电场是保守力场，因此我们在静电场中可以引入势能的概念，就是说，电荷在电场中的任何位置都具有一定的势能，我们把这个势能叫作电势能). The work done by the electric force on the charge is the scale to measure the change of electric potential energy. If the electric potential energy at point A or point B is expressed respectively by W_A or W_B, when the test charge q_0 moves from point A to point B in the electric field, the relation between the work done by the electric field force on it and the change of the electric potential energy satisfies

$$A_{AB} = q_0 \int_A^B \boldsymbol{E} \cdot \mathrm{d}\boldsymbol{l} = W_A - W_B$$

Like gravitational potential energy, the electric potential energy is also a relative quantity. If we are going to define the magnitude of the electric potential energy at a point in an electric field, we must have a referential zero mark of the electric potential energy. Usually, when the distribution of electric charge, which sets up the field, is in a limited range, the potential energy at the point infinitely far away is defined as zero. Therefore, the electric potential energy of the test charge q_0 at any point of A is numerically equal to the value of the work done by the electric field force on it during the process when it is removed from point A to infinity. So, according to Equation (6-17), we can determine the electric potential energy of the test charge q_0 at any point of A in the electric field set up by a point charge q:

$$W_A = \int_A^\infty q_0 \boldsymbol{E} \cdot \mathrm{d}\boldsymbol{l} = \frac{q q_0}{4\pi\varepsilon_0} \int_{r_A}^\infty \frac{\mathrm{d}r}{r^2} = \frac{q q_0}{4\pi\varepsilon_0 r_A} \tag{6-20}$$

Where r_A is the distance between the field point to point charge q. From Equation (6-20) we can see that, the magnitude of electric potential energy at some point in the field is related not only with the charge which excites the field and the position of the field point, but also with the quantity of the test charge q_0. However, the ratio of W/q_0 is a quantity independent of the electric quantity of the test charge q_0, which can reflect the energy property at any given point in a electrostatic field. We use a physical quantity to describe this property that is potential or electric potential (电势或电位), and use a letter U to represent it. So the electric potential at some point A is

$$U_A = \frac{W_A}{q_0} = \int_A^\infty \boldsymbol{E} \cdot \mathrm{d}\boldsymbol{l} \tag{6-21a}$$

Equation (6-21a) is the definition for the electric potential at some point A in any electrostatic field, and the referential point of zero for potential is just same as the point for the electric potential energy. Thus, the potential at some point is numerically equal to the value of work done by the electric field force on a unit positive point charge during the process when it is removed from this point to infinity along any path (某点的电势在数值上等于沿任意路径移动单位正电荷，从该点到无穷远处电场力所做的功). In Equation (6-21a), although the integral path can be chosen arbitrarily, in the calculation of potential, the integral path should be actually chosen as a line along which the distribution regularity of electric field is known. The potential is a scalar, and its unit is volt (V).

From Equation (6-20) we know that, the electric potential at some point in the electric field set up by a point charge q is

$$U = \frac{W}{q_0} = \frac{q}{4\pi\varepsilon_0} \int_r^\infty \frac{\mathrm{d}r}{r^2} = \frac{q}{4\pi\varepsilon_0 r} \tag{6-21b}$$

Where r is the distance between the field point to point charge q.

The electric potential at some point in the electrostatic field set up by a system of point charges equals to the algebraic sum of electric potentials at that point, each component potential is generated by the corresponding point charge when it exists alone (静电场中某点的电势等于各个点电荷单独存在时在该点产生的电势的代数和). This conclusion is called the superposition principle of electric potential (电势的叠加原理). That is

$$U = \sum_{i=1}^n \frac{q_i}{4\pi\varepsilon_0 r_i} \tag{6-21c}$$

This principle gives another method for the calculation of the electric potential at some point in the field produced by any charged body.

In practical instances, we often use the concept of potential difference to describe the differences of electric field's states at different points in the field. So called potential difference (电势差) represents the difference of electric potentials at any two points A and B in electric field. That is

$$\Delta U = U_{AB} = U_A - U_B = \int_A^B \boldsymbol{E} \cdot \mathrm{d}\boldsymbol{l} \tag{6-22}$$

6.4   Dielectric in Electrostatic Field

6.4.1   Dielectric and Electric Dipole

1. Dielectric and Its Classification

The dielectric sometimes called the insulator, is a kind of material with extremely poor conductive property. Owing to the difference in the internal structure, the dielectric can also be classified to two kinds, i.e., the dielectric of polar molecules and the dielectric of non-polar molecules.

We have known that, each molecule is made of atoms, and an atom is composed of negatively charged electrons and positively charged nucleus. Positive and negative charges in each molecule are distributed to the entire volume occupied by the molecule. Looked from a point with the distance much more than the dimension of a molecular, the effect (such as the electric field) produced by an entire molecule can be approximately described by an "center model", i.e., all positive and negative charges are considered to be concentrated respectively at two geometric points, which are respectively called the positive charge center and the negative charge center. In this way, at that "far" place the electric field produced by an entire molecule is same as the field produced by all of the positive and negative charges when they are concentrated respectively to the two "centers".

According to the distribution of positive and negative "centers", we classify the dielectric to two kinds: for one kind of dielectric, in each of the molecules, positive and negative centers are superposed together, this kind of molecules is called non-polar molecules (无极分子). The dielectric which is composed of non-polar molecules is called the dielectric of non-polar molecules (无极分子电介质). For example, molecules such as H_2, N_2, CH_4 etc. are non-polar molecules. For another kind of dielectric, in each of the molecules, positive and negative centers are not superposed together, and this kind of molecules is called polar molecules (有极分子). The dielectric composed of polar molecules is called the dielectric of polar molecules (有极分子电介质). For example, molecules such as CO, H_2O, HCl etc. are non-polar molecules.

2. Electric Dipole

The So-called electric dipole refers to a system constructed by two point charges which carry respectively equivalent electric quantities of different signs and are very near apart. The electric quantities of the two point charges are respectively $+q$ and $-q$. The straight line connecting these two point charges is called the axis and the distance between them is l. The direction of the vector from negative charge to positive charge l is assumed as the positive direction of the axis. The electric dipole moment (电偶极矩) of the electric dipole, or the electric moment (电矩), is the product of the electric quantity q and l ,. Electric dipole moment is a vector and represented with p, its direction is the direction of the vector l, i.e.

$$p = ql \tag{6-23}$$

Electric dipole moment is a physical quantity to describe the overall electrical properties of electric dipole. For a non-polar molecule, because the centers of positive and negative charges are superposed together, so its electric dipole moment is $p = 0$; for a polar molecule, the molecular electric dipole moment $p \neq 0$. We can take a polar molecule as an electric dipole, and the dielectric as an entireness composed by numerous small electric dipoles.

6.4.2 Polarization of Dielectric and Electric Polarization Intensity

1. Polarization of Dielectric

In the case of the absence of any external electric field: for the non-polar molecules, because the electric moment of every molecule is zero, the dielectric of non-polar molecules shows no electric significance to the surroundings; for polar molecules, although the electric dipole moment of each molecule is not zero, but the molecules keep continuously the irregularly thermal motion, every molecule's electric dipole moment may point stochastically to any direction, so, macroscopically, the dielectric of polar molecules shows still no electric significance to the surroundings. When a dielectric is in an external electric field, the arrangement of electric moments of either polar molecules or non-polar molecules must have some change. This change leads to the polarization of the dielectric. The polarization can be classified to two kinds: the displacement polarization and orientation polarization. Now, let's introduce them as the following.

(1) Displacement polarization of non-polar molecules: Under the action of the external electric field E_0, the centers of positive and negative charges in a non-polar molecule will have a tiny displacement to the opposite direction, as shown in Figure 6-8. At this time, the centers of positive and negative charges in the non-polar molecule will no longer be superposed together, but form an electric

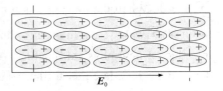

Figure 6-8　Displacement polarization of non-polar molecules
图 6-8　无极分子的极化

dipole. For the whole piece of dielectric, because each molecule forms an electric dipole, and the direction of every electric moment of the electric dipole is the direction of the external electric field E_0, being looked macroscopically, on one side of the dielectric there will be positive charges, and negative charges on the other side. These positive and negative charges cannot move freely in the dielectric, so, such charges are called the polarization charges (极化电荷). Under the action of the external electric field, the polarization charges with two different signs will appear respectively on the two sides of the dielectric corresponding to the direction of the electric field. This phenomenon is called the dielectric polarization (电介质在外电场的作用下，与电场方向对应的表面上分别出现极化电荷的现象称为电介质的极化). Due to the mass of an electron is much smaller than the mass of a nucleus, so under the action of the external electric field, the displacement is mainly the change of electrons' position. This kind of polarization of non-polar molecules is called the displacement polarization of electrons (电子位移极化) or the displacement polarization (位移极化).

(2) The orientation polarization of polar molecules: For the dielectric composed of polar molecules, under the action of the external electric field E_0, every polar molecule will be acted by a torque of the electric forces, as shown in Figure 6-9 (a), the electric field forces make the electric moment of each molecule turn to the direction of the external electric field. Although the molecules cannot be pointed neatly to the direction of the external electric field and lined up because of the interference of the irregularly thermal motion of molecules, the overall trend is consistent. For the whole piece of dielectric, the polarization charges are also produced on the corresponding two sides. This is the polarization phenomenon of polar molecules. Because the polarization of the polar molecules depends mainly on the change of the direction of the molecules' electric dipoles themselves, this kind of polarization of the polar molecules is called the orientation polarization (取向极化), as shown in Figure 6-9 (b).

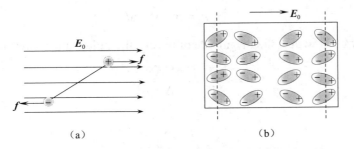

（a）　　　　　　　　　　　　（b）

Figure 6-9　Orientation polarization of polar molecules
图 6-9　有极分子的取向极化

2. Electric Polarization Intensity

We can see from the above explanation to the mechanism of the polarization of dielectric that: when the dielectric in the state of polarization, if we choose a small volume element ΔV in the dielectric, the vector sum of the electric dipole moments of the molecules within ΔV can not offset each other, i.e., $\sum \boldsymbol{p}_i \neq 0$. When the dielectric is not polarized, because of the irregularity of the molecular motion, the result is $\sum \boldsymbol{p}_i = 0$. So, in order to quantitatively describe the degree of polarization of the dielectric, we introduce a new physical quantity — the electric polarization intensity vector (电极化强度矢量), and denoted by $\boldsymbol{P}$, it is equal to the vector sum of the molecular electric dipole moments vector in a unit volume, i.e.,

$$P = \frac{\sum p_i}{\Delta V} \tag{6-24}$$

The unit of electric polarization intensity vector $\boldsymbol{P}$ is C/m^2. Now that the polarization phenomenon is caused by the electric field, there must be some corresponding relationship between the polarization intensity and the electric field intensity. It has proved theoretically and experimentally that at any point in the isotropic and uniform medium, the direction of the polarization intensity $\boldsymbol{P}$ is the same as the direction of the integrated field intensity $\boldsymbol{E}$, and its magnitude is proportional to the field intensity's, i.e.

$$P = \varepsilon_0 \chi E \tag{6-25}$$

Where χ is called the electric polarizability (电极化率) of the dielectric, as a unit-less digital number, it depends on the properties of the dielectric.

Because the degrees of polarizations of the dielectric are different, the amounts of the polarization charges induced are different. Here, we are going to discuss the relationship between the polarization intensity of the dielectric and the amount of the polarization charges.

In the isotropic medium, we assume a cylindrical volume element ΔV and let the axis of ΔV is parallel to the direction of polarization $\boldsymbol{P}$, as shown in Figure 6-10. The area of the undersides of the small cylinder are both ΔS and the length of it is Δl. The surface polarization charge density on the two undersides are respectively $+\sigma'$ and $-\sigma'$. Then the small cylinder can be looked as a bigger dipole with the electric moment's magnitude of $\sigma' \cdot \Delta S \cdot \Delta l$. In this way, the magnitude of the vector sum of electric moment vectors of all molecules in ΔV is

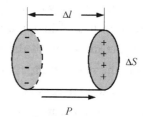

Figure 6-10　Dipole of a volume element
图 6-10　体积元的电偶极子

$$\sum p_i = \sigma' \cdot \Delta S \cdot \Delta l$$

By Equation (6-24), we know that, the magnitude of the electric polarization intensity is

$$P = \frac{\sum p_i}{\Delta V} = \frac{\sigma' \cdot \Delta S \cdot \Delta l}{\Delta S \cdot \Delta l} = \sigma'$$

That is

$$P = \sigma' \tag{6-26}$$

Equation (6-26) shows that, when the isotropic dielectric is in the polarization state, the surface density of polarization charges appears on the two sides of being perpendicular to the external electric field is equal to the magnitude of the electric polarization intensity.

6.4.3　Electric Field in Dielectric　Dielectric Constant

Whenever there is an external electric field E_0, a dielectric will be polarized and there will be polarization charges generated. These charges will also set up an additional electric field E' around in the space. In the light of the superposition principle of electric field, the integrated field intensity E at some point inside the dielectric should be the vector sum of external electric field E_0 and the additional electric field E', i.e.

$$E = E_0 + E'$$

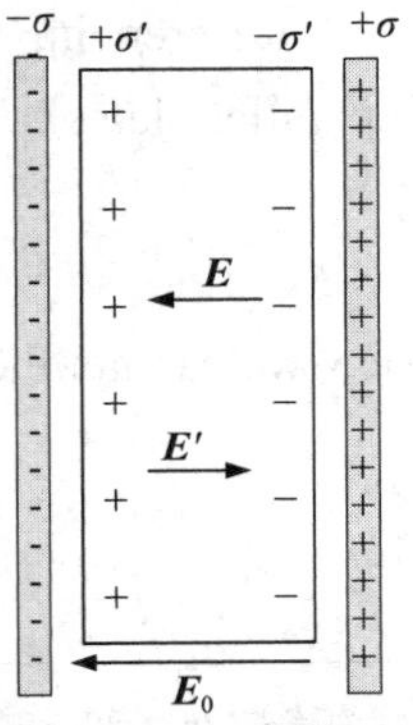

In order to describe quantitatively the field inside the dielectric, let's imagine filling the space between the two plates of an "infinite" parallel-plate capacitor with an isotropic dielectric, as shown in Figure 6-11. The surface charge densities on the two parallel plates of the capacitor are $+\sigma$ and $-\sigma$, the field intensity produced is E_0; surface polarization charge densities resulted from the polarization of the dielectric are $+\sigma'$ and $-\sigma'$, the additional electric field produced is E'. E_0 and E' have just the opposite directions, so the magnitude of the integrated field intensity E in the dielectric is

$$E = E_0 - E'$$

Figure 6-11　The electric intensity in the dielectric
图 6-11　电介质中的场强

Because $E' = \dfrac{\sigma'}{\varepsilon_0}$ and $P = \sigma' = \chi \varepsilon_0 E$, by taking them into above equation, we get:

$$E = E_0 - \frac{\chi \varepsilon_0 E}{\varepsilon_0} = E_0 - \chi E$$

Further more we have:

$$E = \frac{E_0}{1 + \chi} = \frac{E_0}{\varepsilon_r} \tag{6-27a}$$

We call $\varepsilon_r = 1 + \chi$ in the above equation the relative permittivity (电介质的相对介电常数)(or relative dielectric constant) of the dielectric. Its value is dependent on the property of the dielectric, in vacuum $\varepsilon_r = 1$, and in any other dielectric $\varepsilon_r > 1$. The relative permittivity is also a unit-less digital number. The above equation shows that, the field intensity in the dielectric is $\dfrac{1}{\varepsilon_r}$ times of the original field intensity.

Considering $E_0 = \dfrac{\sigma}{\varepsilon_0}$, we can also rewrite the electric field in the dielectric as

$$E = \frac{\sigma}{\varepsilon_0 \varepsilon_r} = \frac{\sigma}{\varepsilon} \tag{6-27b}$$

In physics, $\varepsilon = \varepsilon_0 \varepsilon_r$ is also called the dielectric constant of some dielectric material (电介质的介电常数).

Example 6-4　The liquid inside and outside the membrane of a nerve cell are both supposed to be the electrically conductive electrolyte, and the membrane of the cell is an excellent insulator with the relative dielectric constant of being about 7. In the resting state, a layer of positive charges is distributed

121

on the outer side of the membrane, and on the inner side of the membrane is a layer of negative charges. If the transmembrane potential differential is −70 mV, the thickness of the membrane is 6 nm, determine: ① the electric field intensity within this cell membrane; ② the surface charge densities on both sides of the membrane.

Solution ① The electric field intensity within the membrane:

$$E = \frac{U}{d} = \frac{70 \times 10^{-3}}{6 \times 10^{-9}} = 1.2 \times 10^7 \ \text{N} / \text{C}$$

② Referencing the formula of calculating the electric field intensity when there is dielectric between two parallel plates

$$E = \frac{\sigma}{\varepsilon} = \frac{\sigma}{\varepsilon_0 \varepsilon_r}$$

Hence, we can get the theoretical value of the charge density on both sides of the membrane

$$\sigma = \varepsilon_r \varepsilon_0 E = 7 \times 8.85 \times 10^{-12} \times 1.2 \times 10^7 = 7.4 \times 10^{-4} \text{C} / \text{m}^2$$

6.5 Bioelectrical Phenomena

Bioelectrical phenomena are common electrical phenomena existing among all kinds of organism. They are closely related with the states of lives, and happen along with all the processes of lives' activities. Many routine clinical examinations in modern medicine such as electrocardiogram (ECG), electroencephalogram (EEG), electromyogram (EMG), etc. are the records of human bioelectrical phenomena in different forms, and these records are regarded as important indexes to judge the physiological or pathological states of activities of organs. The research to bioelectrical phenomena will help us to understand the essences of life states. The basic knowledge of the bioelectrical phenomena and electrical characteristics of neural conduction will be introduced as the following.

6.5.1 Nernst Equation

The cell membrane is a semi permeable membrane. There are some different ions in different concentrations in the electrolytes on both sides of the membrane (Table 6-1), those more important are K^+, Na^+ and Cl^-. The state in which a cell is not stimulated by any kind physical and chemical factors (such as heat, cold , light, sound and smell, and so on) is known as the resting state (静息状态). In the resting state, the outer side of the membrane is positively charged, and inner side is negatively charged. Larger numbers of Na^+ and Cl^- exist on the outer side of the cell membrane, and a larger number of K^+ exists on the inner side of the membrane. Because there are differences of the ions' concentrations on both sides of the cell membrane, there will be a certain potential difference ΔU between the inner and outer sides of the cell membrane. It is called the membrane potential (膜电位), or the transmembrane potential (跨膜电位). Now let's explain the reasons of the formation of the cell membrane potential.

Table 6-1　Ions' concentrations in the electrolytes inside and outside a cell membrane (mol/L)

细胞膜内外液中离子浓度

ion type 离子种类	intracellular concentration C_1 细胞内浓度 C_1	extracellular concentrations C_2 细胞外浓度 C_2
Na^+	0.010	0.142
K^+	0.141	0.005
Cl^-	0.004	0.103
other negative ions (其他负离子)	0.147	0.044
total (总计)	0.151	0.147

Suppose the concentrated ① and the dilute ② solutions of some kind of electrolyte are separated by a semipermeable membrane; and the concentrations of the solutions are respectively C_1 and C_2, $C_1 > C_2$, as shown in Figure 6-12(a). It is assumed that, the semipermeable membrane can only allow positive ions to pass through, while the negative ions are not. So, the positive ions will diffuse from left with higher concentration to right with lower concentration, however, because of the attraction from the excess negative ions on the left, the positive charges can not go farther. The result is: positive and negative ions will accumulate respectively on both sides of the membrane, and the polarization phenomenon is formed. An electric field E which counterworks the further diffusion of positive ions is set up. Finally, a homeostasis is achieved, and a potential difference between the both sides of the membrane is formed, too, as shown in Figure 6-12 (b). The formation of the cell membrane potential must have two conditions: firstly, there must be an ions' concentration difference on inner and outer sides of the membrane; secondly, the cell membrane has a selecting permeability to ions (首先，膜内外存在着离子浓度差；其次，细胞膜对离子具有选择通透性). The theoretical calculations can give the equation for calculating the membrane potential:

$$\varepsilon = \pm \frac{kT}{Ze} \ln \frac{C_1}{C_2} = \pm 2.3 \frac{kT}{Ze} \lg \frac{C_1}{C_2} (V) \tag{6-28}$$

Equation (6-28) is called Nernst's equation (能斯特方程), and $\varepsilon = U$ is also called Nernst electric potential (能斯特电位). Where k is Boltzmann constant mentioned in chapter 3; T is the thermodynamic temperature of the solution; e is the electric quantity of electronic charge; Z is the number of charges of the ion, i.e., the number of valences of the ion; C_1 and C_2 are respectively the concentrations of the solution on two sides of the membrane. The minus sign in the equation is for the permeation of positive ions, and plus sign is for the permeation negative ions.

When a cell is in the resting state, and the temperature is $T = 300K$ (27℃), by taking the data including

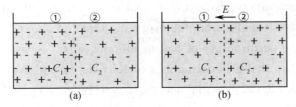

Figure 6-12　The formatiom of the membrane resting potential

图 6-12　膜电位的产生

concentrations of sodium, potassium, chloride ions from Table 6-1, k, T, e, and others into the equation, we can get the membrane potentials generated by these ions: $\varepsilon_{K^+} = -89\text{mV}$, $\varepsilon_{Na^+} = 70\text{mV}$, $\varepsilon_{Cl^-} = -86\text{mV}$.

Comparing the calculated results with the membrane potential measured actually i.e., 85mV, we can see that, ε_{Cl^-} is just in the state of balance. This means the numbers of Cl^- ions diffusing in and out of the cell through the membrane are in equilibrium. The numerical value of ε_{K^+} is slightly lower than that actually measured value; this means there is still a small amount of K^+ ions diffuse from the inside to the outside through the membrane. Although the numerical value of ε_{Na^+} differs from that actually measured value very much, because the permeability of cell membrane to Na^+ ions is very small in the resting state, there is only a small amount of Na^+ ions can diffuse from the outside with higher concentration to the inside with lower concentration through the membrane.

6.5.2 Resting Potential and Action Potential

When a cell is not disturbed by the environment, the potential difference between the inside and the outside of the cell membrane is called the resting potential (静息电位). The membrane resting potential corresponds to the state that the inner side of the cell membrane is negatively charged, and the outer side is positively charged. It is caused by the differences of ions' concentrations inside and outside the cell membrane and also by the permeability of the cell membrane which is different for different ions. We usually take the potential on the outer side of a cell membrane as the zero reference point (我们通常将膜外作为零电势参考点). The potential value inside the membrane, people often talk about, it actually is the potential difference between the both sides of the membrane.

In the resting state, ions of K^+ and Cl^- can permeate through the cell membrane, and the permeability of the membrane to Na^+ is very small. However, the permeability of cell membrane to the Na^+ can be adjusted. When a cell is stimulated and excited, the permeability of the cell membrane to Na^+ increases rapidly. The membrane potential will have a rapid and brief change on the basis of the resting potential, and the change of potential can spread around, this potential change is known as the process of the action potential (动作电位). The process for an action potential can be divided into two parts: depolarization process (除极过程) and repolarization process (复极过程).

When the permeability of a cell membrane to Na^+ increases rapidly, because the concentration of Na^+ ions on the outer side of the membrane is much higher than that inside, meanwhile, the potential inside the membrane is lower than the potential outside, so, there is a influx of Na^+ ions into the cell. This causes a rapid increase of the numerical value of the positive ions and a rapid increase of the potential on the inner side of the membrane. This increase of the potential on the inner side of the membrane then blocks the further diffusion of Na^+ ions toward the inside of the membrane and builds up a homeostasis, the inner side of the membrane will be positively charged and the outer side of the membrane will be negatively charged, the polarization state of the membrane is reversed, the membrane potential increases rapidly from the original −85mV to about +60mV. This is the process of depolarization. Later, the permeability of cell membrane to Na^+ is restored, and the permeability to K^+ suddenly increases, so that a large number of K^+ ions diffuse through the membrane to the outside. In this way, the membrane potential decreases rapidly from a positive to a negative, until the original state of polarization is achieved. This is the process of repolarization. The relationship between action potential and time is shown in Figure 6-13.

During the action potential process of the cell membrane responding to an external stimulation, a large number of Na^+ and K^+ ions diffuse respectively from the regions of their higher concentrations into the regions of lower concentrations. However, the concentrations of ions in the resting state remain unchanged. How to explain this problem? The hypothesis of potassium pump and sodium pump is provided, the cell membrane is assumed to have a mechanism similar to the function of a water pump, which is called the sodium pump (or Na pump)(钠泵). The pump plays the role of bringing

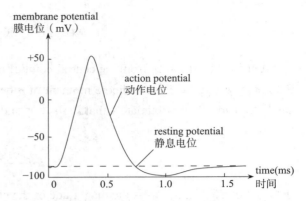

Figure 6-13　The action potential

图 6-13　动作电位

the Na^+ or K^+ ions back to the higher concentration region from the lower concentration region against the concentration difference, so that, the normal distribution of ions on both sides of the membrane is maintained. The corresponding study has found the sodium pump is a special protein, which is studded in the lipid bilayer of the membrane. In addition to the function of transporting Na^+ and K^+ ions, it has also the activity of enzyme for adenosine triphosphate (ATP), and it can decompose ATP to release its energy.

Under normal physiological conditions, accompanying with the decomposition of 1 ATP molecule, three Na^+ ions can be transported out through the membrane, at the same time, two K^+ ions will be transported to the inner side of the membrane, and a current to the outside of the membrane will be formed. It was this current that could cause the hyperpolarization of the cell membrane, and maintain the resting potential of a cell.

6.6　Basic Principle of the Formation of ECG Waves

6.6.1　Potential in the Electric Field of Electric Dipole

As we have mentioned previously, the concept of electric dipole means a system constructed with two point charges which have the equal electric quantity and different signs, and are separated near apart. The electric quantities of the two point charges of the electric dipole are respectively $+q$ and $-q$, and the distance between them is l. Now we are going to discuss the potential status at some field point A in the space around such an electric dipole, as shown in Figure 6-14. Assume that the distances to the field point A from $+q$ and from $-q$ are respectively r_1 and r_2. According to Equation (6-21c), if $K = \dfrac{1}{4\pi\varepsilon_0}$, at point A, the potential generated by the electric dipole is

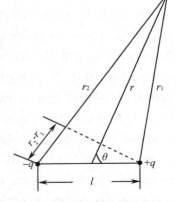

Figure 6-14　The potential in the electric field of a dipole

图 6-14　电偶极子电场的电位

$$U = U_+ + U_- = K\left(\frac{q}{r_1} - \frac{q}{r_2}\right) = Kq\frac{r_2 - r_1}{r_1 r_2} \tag{6-29}$$

Let r be the distance from the central point of the electric dipole's axis to point A, the angle between the line of r and the electric dipole moment of p be θ. Because r_1, r_2 and r are much greater than l, so it can be considered approximately that $r_1 \cdot r_2 \approx r^2$ and $r_2 - r_1 \approx l\cos\theta$. Taking these two results into equation (6-29), we have

$$U = Kq\frac{l\cos\theta}{r^2} = K\frac{p\cos\theta}{r^2} \tag{6-30}$$

In Equation (6-30), $p = ql$ is the magnitude of the electric dipole moment. We can see from this equation that: at some point with the distance of r from the midpoint of electric dipole's axis, such as point A, the potential is proportional to the electric dipole moment p, and is inversely proportional to the square of the distance r, and it is also associated with the angle θ. If point A is on the extended line of the axis ($\theta = 0$, or π), potential of point A is $U = \pm K\frac{p}{r^2}$; if point A is on the plane which is perpendicular to the axis of the electric dipole ($\theta = \pi/2$, or $3\pi/2$), the potential of point A is $U = 0$. Because in the first or the fourth quadrants $\cos\theta$ is positive, and in the second and third quadrants, it's negative, so the space of the potential distribution corresponding to the field of electric dipole is divided into two regions which are symmetric for positive and negative. The potential in the region where $+q$ exists is positive; and the potential in the region where $-q$ exists is negative. This is the distribution character of the potential produced by the electric dipole. Knowing this distribution will be very helpful for our understanding the formation of ECG waves.

6.6.2 Electrocardiovector and Ring of Electrocardiovector

The heart consists of a large number of myocardial cells, these cells have an elongated shape, a typical myocardial cell has the length of about 100 μm and width of about 15 μm, each cell is surrounded by a layer of cell membrane with the thickness of 8~10 nm. Inside the cell, there is the conductive intracellular fluid, outside the cell, there is the conductive intercellular fluid, and they are both electrolytes. If there is not any stimulation received, these myocardial cells are in the resting state, then, the outer side of a cell membrane is positively charged and the inner side is negatively charged. This state is also called the polarization state (极化状态), as shown in Figure 6-15 (a).

When a myocardial cell, which is originally in the polarization state, is stimulated and becomes excited, the cell membrane's permeability to ions will have a change; this will cause an action potential. Accompanying with the action potential of the myocardial cell, the electric potentials on the inner side and the outer side of the membrane will change inevitably, so that the original polarization state will be destroyed. We call this phenomenon the depolarization phenomenon (除极现象). The depolarization starts at the point of excitement and spreads around along the cell. As shown in Figure 6-15 (b) and (c), its spread is from the left to the right. In the process of depolarization, the myocardial cell is equivalent to an electric dipole; the direction of the electric moment is same as the spreading direction. Depolarization process is a very short process. After that, the cell gradually restore to the original state, i.e., the outside is positive and the inside is negative, as shown in Figure 6-15 (d). This process is called repolarization process (复极现象). Here, the cell is also equivalent to an electric dipole, but the direction of the electric moment is opposite to the direction of the electric moment when the depolarization happens. When the repolarization finishes, the whole cell returns to the original polarization state. In conclusion, during the myocardial cell's depolarization and repolarization processes, it will form a changing electric moment, thus, it will cause a potential change in the surrounding space.

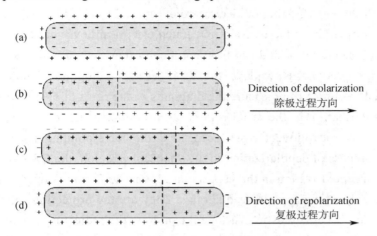

Figure 6-15　The depolarization and repolarization in a myocardial cell
图 6-15　心肌细胞的除极和复极过程

Because a myocardial cell can be regarded as an equivalent electric dipole during the processes of the depolarization and the repolarization, when an external stimulation transfers from one cell to another, this transfer can be considered equivalently as the transfer of an electric dipole. For a piece of myocardial muscle composed of numerous myocardial cells, its depolarization and repolarization processes can also be regarded as the transferring processes of many electric dipoles of this kind.

Each electric dipole has a corresponding physical quantity electric moment p_i. By using the method of vector superposition, we can compose an integrated dipole moment vector with several vectors of electric moments. In a piece of myocardial tissue, the spreading process of depolarization is expressed as the manner of the depolarization front's extending forward, (the depolarization front is the interface of the part depolarized and part not depolarized), as shown in Figure 6-16. We can see from the figure above, during the process of the depolarization in a piece of myocardial tissue, the directions of electric moments of those small dipoles are not all the same. We integrate all the electric moments of these many small electric dipoles according to the method for calculating vector sum at any time, and finally, get an integrated vector. We call this integrated vector P, which is composed at some moment, the transient integrated electrocardiovector (瞬间综合心电向量), or the electrocardiovector (心电向量) for short. Here in Figure 6-16 $P = \sum p_i$.

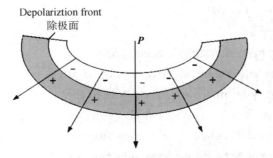

Figure 6-16　The schematic diagram of the myocardial depolarization front
图 6-16　心肌除极面示意图

During the processes of depolarization and repolarization in a piece of myocardial tissue, the corresponding electrocardiovector constantly changes with time, both in the direction and the magnitude. In a period of heartbeat, the space track linking all the transient electrocardiovectors' arrow points forms a ring. We call this ring the ring of electrocardiovector (心电向量环). Once we know the ring of electrocardiovector, we will have the transient integrated electrocardiovector at any moment. The heart electrical activity in a heartbeat period can be theoretically represented with a series of the transient integrated electrocardiovectors. Nowadays, the VCG (vectorcardiogram) diagnostic instrument (心 电向量诊断仪) used in clinics can measure the diagrams of the rings of electrocardiovectors. During the process of depolarization in the atrial region, at any moment there will be the corresponding transient integrated electrocardiovector produced, thus, the corresponding space vector ring of *P* is formed; during the process of depolarization in the ventricular region, the QRS vector ring is formed; during the process of repolarization in the ventricular region, the T ring is formed as shown in Figure 6-17. In this figure only shows the planar diagrams. They are the projections of spatial vector rings in a plane. A practical VCG diagnostic instrument can draw the projecting planar diagrams in three-dimensional planes.

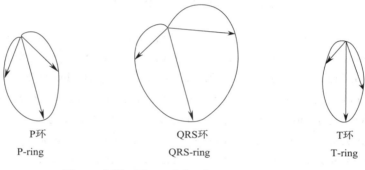

P环
P-ring

QRS环
QRS-ring

T环
T-ring

Figure 6-17   Rings of the electrocardiovectors
图 6-17   心电向量环

6.6.3   The Formation of the Electrocardiogram Waves

When myocardial muscle is excited, there will be electrocardiovectors generated at any moment. We can take the transient integrated electrocardiovector equivalently as an electric dipole moment of an electric dipole. The change of this electric dipole moment will cause the change of potential on body surface. According to Equation (6-30), we can get this potential change:

$$U = K\frac{p\cos\theta}{r^2}$$

Where p is the magnitude of the transient integrated electrocardiovector (the electric moment of the equivalent electric dipole), r is the distance from the central point of the electric dipole to the detected point. This body surface potential, which keeps on varying with the heartbeat period, is called the electrocardiogram (心电图)(ECG), when it is expressed by a planar diagram. As shown in Figure 6-18, the vertical axis represents the potential

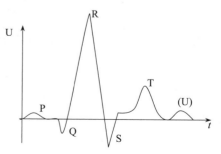

Figure 6-18   A normal ECG wave
图 6-18   常规心电图波型

value, the horizontal axis represents time, and the curve shows the potential value at every moment at some point on the body surface. In clinical, ECG is one of the important physical diagnostic indexes to examine whether the generation of the heart's excitement, the spread of the heart's excitement, and the recovery process are in normal state or not. It has been playing an important role in the diagnosis of heart diseases.

重 点 小 结

1. 库仑定律矢量表达式：$\boldsymbol{F} = \dfrac{1}{4\pi\varepsilon_0}\dfrac{q_1 q_2}{r^2}\hat{\boldsymbol{r}}$

2. 电场强度的矢量定义式：$\boldsymbol{E} = \dfrac{\boldsymbol{F}}{q_0}$

3. 场强度叠加原理：$\boldsymbol{E} = \boldsymbol{E}_1 + \boldsymbol{E}_2 + \cdots + \boldsymbol{E}_n = \sum \boldsymbol{E}_i$

4. 电场强度计算

（1）点电荷形成的电场的场强：$\boldsymbol{E} = \dfrac{1}{4\pi\varepsilon_0}\dfrac{q}{r^2}\hat{\boldsymbol{r}}$

（2）点电荷系形成的电场的场强：$\boldsymbol{E} = \sum\limits_{i=1}^{n} \boldsymbol{E}_i = \dfrac{1}{4\pi\varepsilon_0}\sum\limits_{i=1}^{n}\dfrac{q_i}{r_i^2}\hat{\boldsymbol{r}}_i$

（3）任意带电体形成的电场的场强：$\boldsymbol{E} = \dfrac{1}{4\pi\varepsilon_0}\displaystyle\int \dfrac{\mathrm{d}q}{r^2}\hat{\boldsymbol{r}}$

5. 通过任意形状曲面 S 的电通量：

$$\varPhi = \iint_S \mathrm{d}\varPhi = \iint_S E\cos\theta\,\mathrm{d}S = \iint_S \boldsymbol{E}\cdot\mathrm{d}\boldsymbol{S}$$

6. 高斯定理数学表达式：$\varPhi = \oiint_S \boldsymbol{E}\cdot\mathrm{d}\boldsymbol{S} = \dfrac{\sum q_i}{\varepsilon_0}$

7. 静电场场强环路定理：$\oint_L \boldsymbol{E}\cdot\mathrm{d}\boldsymbol{l} = 0$

8. 电场中任意点 A 的电势：$U_\mathrm{A} = \dfrac{W_\mathrm{A}}{q_0} = \displaystyle\int_\mathrm{A}^{\infty} \boldsymbol{E}\cdot\mathrm{d}\boldsymbol{l}$

9. 点电荷形成的电场中电势的计算：

$$U = \dfrac{W}{q_0} = \dfrac{q}{4\pi\varepsilon_0}\int_r^{\infty}\dfrac{\mathrm{d}r}{r^2} = \dfrac{q}{4\pi\varepsilon_0 r}$$

10. 电势叠加原理：空间某点的电势等于各个点电荷单独存在时在该点产生的电势的代数和，即 $U = \sum\limits_{i=1}^{n}\dfrac{q_i}{4\pi\varepsilon_0\ r_i}$。

11. 电场中任意两点间的电势差：$\Delta U = U_\mathrm{AB} = U_\mathrm{A} - U_\mathrm{B} = \displaystyle\int_\mathrm{A}^\mathrm{B}\boldsymbol{E}\cdot\mathrm{d}\boldsymbol{l}$

12. 在外电场 $\boldsymbol{E}_0$ 中电介质产生极化的电极化强度：$\boldsymbol{P} = \dfrac{\sum \boldsymbol{p}_i}{\Delta V}$

习 题 六

6-1. According to the formula for calculating the electric field around a point charge $E = \dfrac{1}{4\pi\varepsilon_0}\dfrac{q}{r^2}\hat{r}$ someone may conclude the following statement: when $r \to 0$, $E \to \infty$. However, the field intensity can not be infinite. Try to explain the reason.

6-2. Give a brief description for the polarization processes of the dielectrics which are respectively composed of polar molecules and non-polar molecules.

6-3. Give a brief description for the mechanism of the human ECG waves.

6-4. There is a uniformly charged straight wire AB with the length of $l = 15$cm, and positive line charge density of $\lambda = 5 \times 10^{-9}$C/m. Determine:

(1) the field intensity at point P with a distance of 5cm from one end of the wire B and on the extensional line of the wire;

(2) the field intensity at point Q with a distance of 5cm from the center of the wire and on the perpendicular bisector of the wire.

6-5. A small charged ball with the mass of 1×10^{-6}kg, and the electric quantity of 2.0×10^{-11}C, is hanging by a string at the lower end, now, put it near to a huge uniformly charged plate which is placed vertically; and then the thread makes an angle of 30° with the charged plate. Try to determine the surface charge density of the charged plate.

6-6. (1) There is a uniformly charged ring with the radius of R, and the linear charge density of λ. Determine the electric field intensity at point P that is on the central axis of the ring and has a distance of x from the ring's center;

(2) By using the result from (1), try to determine the electric field intensity at point P that is on the central axis of a uniformly charged disc which has a radius of R and a surface charge density of σ. The distance from point P to the disc's central point O is x.

6-7. Determine the magnitude of the field intensities inside and outside a straight infinitely long electric charged tube, which has a radius of R, and a surface charge density of σ.

6-8. Determine the magnitude of the field intensity around a uniformly charged infinitely long straight fine stick with the linear charge density of λ.

6-9. Suppose a circular hole with the radius of R and the center of O is digged on a uniform charged infinitely large plate, which has a surface charge density of σ. Determine the magnitude of the field intensity at point P, which has a distance of x from the central point O. Here, the line segment PO is perpendicular to the plate.

6-10. Determine the field intensity at point P, which is on the extensional line of the axis of an electric dipole and has a distance of r from the center of the dipole. The situation is shown in Figure 6-19. (Here, the distance between two point charges $\pm q$ of the electric dipole is l)

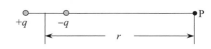

Figure 6-19   Diagram for Exercise 6-10

6-11. There is a sphere of radius R, which is uniformly charged with the electric quantity of q, and its volume charge density is ρ. Determine the field intensities at any points inside and outside the sphere.

6-12. As shown in Figure 6-20, there is a test charge q_0 moves in the electric field set up by two point charges q_1 and q_2. The known quantities are: $r = 8$cm, $a = 12$cm, $q_1 = q_2 = 1.3 \times 10^{-8}$ C, $q_0 = 10^{-9}$ C. Determine:

(1) the work done by the electric field force on q_0, during the process when q_0 moves from point A to point B;

(2) the work done by the electric field force on q_0, during the process when q_0 moves from point C to point D.

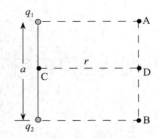

Figure 6-20 Diagram for Exercise 6-12

Chapter 7　Direct Current Circuit
第 7 章　直流电路

 学习目标

知识要求

1．掌握　电流强度的概念；一段含源电路的欧姆定律；闭合回路的欧姆定律；基尔霍夫定律及其应用。

2．熟悉　电流密度、电动势、节点、支路和回路等概念；惠斯通电桥的原理和应用。

3．了解　电泳现象，电疗的原理及常见应用。

能力要求

1. 学会一段含源电路的欧姆定律、闭合回路的欧姆定律并能用其分析实际电路。

2. 能够熟练地应用基尔霍夫定律解决复杂电路的实际问题。

3. 学会惠斯通电桥的原理，并能理解应用电桥测量电阻和温度等物理量实例。

4. 对电泳、电疗有初步的了解，为日后从事医药学临床工作和科研工作奠定基础。

The application of electric current is extremely wide. Electric current can be used for energy transportation and also for information convection. Wherever in modern science and technology or in our routine lives we have close relations with electric current. Meanwhile, electric current also plays important roles in the living processes of human beings. The electric current is formed by the directional motion of electric charges in the electric field. If the direction of the current does not change with time, the current is called the direct current (直流电). In this chapter, we will discuss the conditions to form the direct current and Ohm's law in a section of circuit with sources of emf; based on these, we will introduce Kirchhoff's rules and the corresponding applications for solving problems of complicated circuits; and finally, we will introduce some knowledge about the applications of electrotherapy.

7.1　Current Density

7.1.1　Current Intensity

In an electric field, the moving direction of positive charges is always opposite to the direction of negative charges. We define the moving direction of positive charges as the direction of a current. So, it is not difficult for us to conclude that, in a piece of conductor the direction of a current always points from a place of higher potential to the place of lower potential along the direction of the electric field.

There are some conditions only on which a current can exist in the conductor: firstly, there is the existence of charge carriers that moves freely in the conductor; secondly, there is the existence of potential difference between the two terminals of the conductor, i.e., there is an electric field in it. We define the current intensity (电流强度) as the net electric quantity passing through any cross-section area in a unit time. As a physical quantity, current intensity is used to describe the strength of a current, it is denoted by I. Thus, if a net electric quantity passing through the area in a time interval of Δt is Δq, the current intensity flowing through the area is defined as

$$I = \frac{\Delta q}{\Delta t} \tag{7-1}$$

If both the magnitude and the direction of a current are not varying with time, the current is called a steady current (稳恒电流). When the magnitude of a current varies with time, the current intensity is then expressed as

$$I = \lim_{\Delta t = 0} \frac{\Delta q}{\Delta t} = \frac{\mathrm{d}q}{\mathrm{d}t} \tag{7-2}$$

The unit of current intensity in SI system is ampere. It is denoted by A, 1 A = 1C/s, and other common units of current intensity are mA and μA.

7.1.2　Current Density (Vector)

In the case of calculation for a general circuit, what we need to know is merely the current intensity flowing through the cross-section in each branch of the circuit, and we needn't to consider whether the distribution of the current is uniform or not in the cross-section area. When a current is flowing in a big block of conductor, generally, different points inside the conductor have different currents, so the magnitudes and the directions of the current intensities are different. This kind of conductor is so called the volume conductor (容积导体). It is obvious that we should introduce a new physical quantity for describing the distribution of the current inside a volume conductor exactly. This quantity is called the current density (电流密度).

At some point inside the conductor, assume to take a cross-section with the area of $\Delta S_{\perp}$, which is perpendicular to the direction of the field intensity at that point. We define the limit of the ratio of the current flowing through this cross-section ΔI to the area $\Delta S_{\perp}$ as the magnitude of the current density at that point, i.e.,

$$j = \lim_{\Delta S \to 0} \frac{\Delta I}{\Delta S_{\perp}} = \frac{\mathrm{d}I}{\mathrm{d}S_{\perp}} \tag{7-3}$$

The current density is a vector, denoted by j; its direction is same as the direction of the field intensity there. It is a physical quantity for describing the current distribution inside a conductor; its unit is A/m^2.

For the ease of applying, let's derive another expression of the current density vector. As shown in Figure 7-1, assume that a cross-section with the area of $\Delta S_{\perp}$ is put perpendicularly to the direction of the field intensity. The charge carriers (those a large number of charged particles can move freely in the conductor) flow along the direction of being perpendicular to $\Delta S_{\perp}$. Supposing the number of the charge carriers in the unit volume i.e. the numeral density of the charge carriers is n; the average drift velocity of the charge carriers is $\overline{v}$; the electric quantity of every charge carrier is Ze (here, Z is the valence of the charge carrier, e is the electric quantity of an electron); the distance that the charge carriers traveled during a time interval Δt is

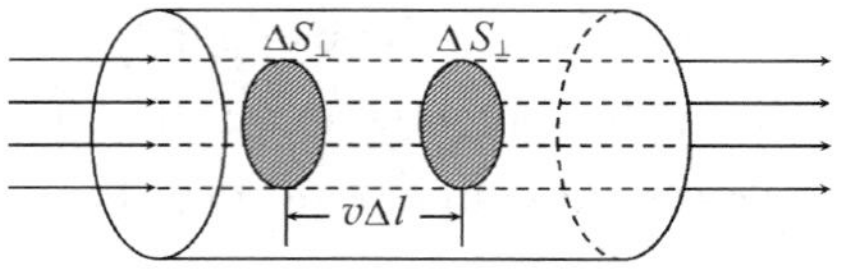

$$\Delta l = \overline{v}\Delta t ;$$

the electric quantity passing through the cross-section will be

$$\Delta q = nZe\Delta l\Delta S_{\perp} = nZe\overline{v}\Delta t\Delta S_{\perp}$$

Figure 7-1   The relation between the current density and the average drift velocity

图 7-1   电流密度和平均漂移速度的关系

The current intensity flowing through the cross-section $\Delta S_{\perp}$ is

$$\Delta I = \frac{\Delta q}{\Delta t} = nZe\overline{v}\Delta S_{\perp}$$

According to Equation (7-3), we can get the magnitude of the current density

$$j = \lim_{\Delta S \to 0}\frac{\Delta I}{\Delta S} = nZe\overline{v} \tag{7-4}$$

Equation (7-4) shows that the magnitude of the current density is the product of the three quantities: n means the numeral density of the charge carriers in the conductor, Ze means the electric quantity of each charge carrier, $\overline{v}$ means the average drift velocity of charge carriers.

In the case of a piece of metal as the conductor, there are numerous free electrons moving irregularly inside it. If an electric potential difference is put on the two terminals of it, the electrons will drift along the opposite direction of the electric field intensity E, and form an electric current of directional motion. The average drift velocity of the free electrons is very slow in the metal. In a piece of metal conductor with the numeral density of the free electrons n and with their average drift velocity of $\overline{v}$, we assume to take a cross-section with the area of $\Delta S_{\perp}$. The electric quantity of an electron is known as e, so, the electric quantity passing through the cross-section $\Delta S_{\perp}$ in a time interval of Δt is $\Delta q = ne\overline{v}\Delta t\Delta S_{\perp}$; the current intensity flowing through it is $\Delta I = \frac{\Delta q}{\Delta t} = ne\overline{v}\Delta S_{\perp}$; here, the magnitude of the current density will be

$$j = \frac{\Delta I}{\Delta S} = ne\overline{v} \tag{7-5}$$

Example 7-1   The electric current with the intensity of 200 mA is flowing in a piece of copper wire with the diameter of 0.15cm. There are 8.5×10^{28} free electrons per cubic meter in the wire. Determine the average drift velocity of the free electrons in the wire.

Solution

Because $j = \frac{\Delta I}{\Delta S_{\perp}} = ne\overline{v},\quad \Delta S_{\perp} = \pi r^2$

$$\overline{v} = \frac{j}{ne} = \frac{\Delta I}{ne\Delta S_{\perp}} = \frac{\Delta I}{ne\pi r^2}$$

$$= \frac{200\times10^{-3}}{8.5\times10^{28}\times1.6\times10^{-19}\times3.14\times\left(\dfrac{0.15\times10^{-2}}{2}\right)^2} = 8.3\times10^{-6}\,\text{m}/\text{s}$$

We can see from the result of Example 7-1, The average drift velocity of the free electrons in the directional motion of a wire is much lower than the speed of electric current traveling through a conductor (i.e. the light speed). As soon as the potential difference is put on the two terminals of a circuit, the electric field will be set up in the whole circuit; at nearly same moment, the free electrons in the conductor will start the directional motion and form an electric current.

In the case of an electrolyte solution as the conductor, the charge carriers are positive and negative ions. If the solution is put in an electric field, the positive ions in it will drift along the direction of the field intensity to form an electric current and the negative ions will drift conversely to form another electric current. Here, the total current density is the sum of the current densities formed by the positive ions and negative ions, i.e.,

$$j = j_+ + j_- = Zen\overline{\boldsymbol{v}}_+ + Zen\overline{\boldsymbol{v}}_- \tag{7-6}$$

Where Z represents the valence of the ions. For a certain kind of electrolyte, under a certain temperature, j is proportional to E, and they have the same direction.

7.2   Ohm's Law in a Section of Circuit with Sources

7.2.1   Electromotive Force (emf) of a Source

If an electric current is formed in a conductor, two conditions must be had, one is that there must be a numerous of free charges inside, the other is that there must be a potential difference on the two terminals of a conductor. The function of a source is to create and maintain this potential difference by means of a non-electrostatic force. If the potential difference is maintained, a steady current will be obtained.

In different sources the work done by the non-electrostatic force will be different. The electromotive force (电动势) of a source is a physical quantity to describe the ability of the non-electrostatic force to do work inside the source. The electromotive force of a source is equal to the work done by the non-electrostatic force on a unit positive charge during the process when the charge is transported from the cathode to the anode via the inside of the source (电源的电动势等于把单位正电荷从电源负极经电源内部移动到电源正极时非静电力所做的功). If the electric quantity of the charge being transported is q, the work is W, the emf will be

$$\varepsilon = \frac{W}{q} \tag{7-7}$$

The electromotive force is a scalar; it has the same unit as potential's, i.e., volt (V). For applying conveniently, an emf is defined to have a direction; its direction is commonly regulated as the direction from the cathode to the anode via the inside of the source.

The magnitude of the emf is only dependent on the properties of the source itself and independent on the constructing forms of outer circuit. The resistance inside a source is called its inner resistance. When an electric current flows inside the source the current will also be resisted. The drop of the potential on the outer circuit is called the terminal voltage (路端电压). If the outer circuit is an open circuit, the terminal

$R_3 = 3\Omega$. Determine

(1) the magnitude and the direction of the current intensity;

(2) the potentials at point A and point B;

(3) U_{AD} and U_{CD}.

7-4. In the circuit shown in Figure 7-9, we know that $\varepsilon_1 = 6V$, $\varepsilon_2 = \varepsilon_3 = 3V$, $R_1 = R_2 = R_3 = 2\Omega$. Determine U_{AB}, U_{AC} and U_{BC}.

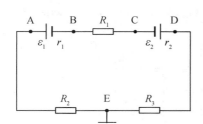

Figure7-8   Circuit for Excise 7-3

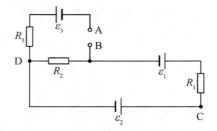

Figure7-9   Circuit for Excise 7-4

7-5. In the circuit shown in Figure 7-10, we know that $\varepsilon_1 = 6V$, $\varepsilon_2 = 2V$, $R_1 = 6\Omega$, $R_2 = 2\Omega$, and $R_3 = R_4 = 4\Omega$. Determine

(1) the current intensity flowing through each resistor;

(2) the potential difference between point A and point B U_{AB}.

7-6. In the circuit shown in Figure 7-11, we know that $\varepsilon_1 = 2V$, $\varepsilon_2 = 1V$, $R_1 = 4\Omega$, $R_2 = 2\Omega$, and $R_3 = 3\Omega$. Determine

(1) the current intensity flowing through each resistor;

(2) the potential difference between point A and point B.

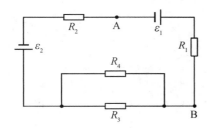

Figure7-10   Circuit for Excise 7-5

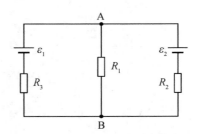

Figure7-11   Circuit for Excise 7-6

7-7. In the circuit shown in Figure 7-12, we know that $\varepsilon_1 = 12V$, $\varepsilon_2 = 9V$, $\varepsilon_3 = 8V$, $r_1 = r_2 = r_3 = 1\Omega$, $R_1 = R_2 = R_3 = R_4 = 2\Omega$, and $R_5 = 3\Omega$. Determine

(1) the potential difference between point A and point B;

(2) the potential difference between point C and point D;

(3) the current intensity flowing through R_5 when point C and point D are connected to form a short circuit.

7-8. In the circuit shown in Figure 7-13, we know that $\varepsilon_1 = 2V$, $\varepsilon_2 = \varepsilon_3 = 4V$, $R_2 = 2\Omega$, $R_1 = R_3 = 1\Omega$, and $R_4 = R_5 = 3\Omega$. Determine

(1) the current intensity flowing through each resistor;

(2) the potential difference between point A and point B.

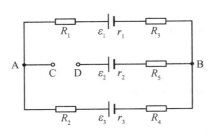

Figure7-12   Circuit for Excise 7-7

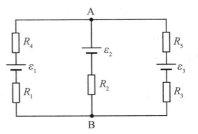

Figure7-13   Circuit for Excise 7-8

Chapter 8　Electromagnetic Phenomena
第 8 章　电磁现象

PPT

学习目标

知识要求

1. 掌握　磁感应强度的定义、安培环路定理及其应用、电磁感应定律以及利用电磁感应定律解决简单实际问题的方法。

2. 熟悉　磁通量、磁场中的高斯定理、洛伦兹力的矢量表达、带电粒子在磁场中的运动规律、安培定律、电磁感应现象本质及其应用。

3. 了解　霍尔效应、生物磁场及生物磁效应的应用。

能力要求

1. 通过分析磁学中实验现象、总结实验规律的科学过程，学会分析和解决问题时相应的科学方法；能建立起统一电磁场的概念以及电磁场的物质性、相对性和统一性。

2. 进一步加强运用电磁学知识的能力，加强应用微积分的手段解决有关电磁学问题能力的训练。

Electromagnetic motion is one of the basic motion forms of substances. Over the years, electric phenomena and magnetic phenomena had been considered independent with each other. The relationship between electricity and magnetism was not noticed until Hand Christian Oersted discovered that there was an effect acted on a compass needle by an electric current in 1819; and Andre Mari Ampére discovered that there was also an effect on a current by a magnet in 1820. Electromagnetic inducement was first observed by Michael Faraday, which not only enabled people to have a deeper understanding of the relationship of electricity and magnetism, but also set up the foundation for modern electric technique, furthermore, it paved the way for the wide utilization of electric energy and promoted the development of social productivity.

In this chapter, we will explain the properties of magnetic field more explicitly in terms of theoretical studies and practical applications. We'll mainly focus on the discussion of Ampére's circuital law, the formula for Lorentz force, and so on. Finally, we will give a brief introduction of bio-magnetism and magnetic therapy.

8.1 Magnetic Fields Induced by Electric Currents

8.1.1 Magnetic field—Magnetic induction

In the space around any moving electric charges or currents, there will be the electric field similar to the one set up by stationary charges; besides, there is another special substance — the magnetic field (磁场). The interactions between magnets are passed on by the magnetic field. A magnetic field exerts magnetic forces on moving charges (or currents) in it; the interactions between moving electric charges, or currents, or between a current and a magnet can be regarded as the result that the magnetic field produced by any one of them exerts an acting force on the other. As electric field the magnetic field is another existing form of substance, it has also got energy, mass and momentum.

In principle, we could take any one of them: a moving charge, a piece of current carrying wire, or a piece of permanent magnet as a "test charge", and give the magnetic field a quantified description by introducing the intensity of the magnetic field according to the characters of the force on it in the magnetic field. An element of current carrying wire is taken as a test unit to introduce magnetic induction (磁感应强度) B (i.e. a physical quantity to describe the intensity of the magnetic field) in the discussion of this chapter. In order to determine the property at each point and make sure that the measurements are accurate, it is required that the original characteristics of the field won't be affected after the current carrying wire element was put in. Meanwhile, the dimension of the current carrying wire element must be very small. This current carrying wire element is called test current carrying wire unit (试验载流导体元).

Experimental results show that if a test current carrying wire element is put at any point in a magnetic field, there must be a specific direction along which the current is flowing. And it was in this situation that there isn't any magnetic force exerted on the current carrying wire element, i.e., $F = 0$. If the direction turns an angle of $\pi/2$, the magnetic force exerted on the element is maximum, and the magnitude of this force is not only associated with the position in the magnetic field, but also proportional to the length of the current carrying wire unit dl and the current intensity I, i.e. $F_{max} \propto Idl$, moreover, the direction of magnetic force is perpendicular to the plane which determined by that specific direction and Idl. The experimental results also prove that at the same point in the magnetic field, the ratio of F_{max}/Idl is a constant for any different value of Idl. That is to say this ratio reflects the nature of the magnetic field itself. Hence, we define the ratio as the magnitude of magnetic induction B, i.e.

$$B = \frac{F_{max}}{I\,dl} \tag{8-1}$$

From the discussion above, we come to the conclusion that at each point in a magnetic field, the magnetic induction B is numerically equal to the maximum magnetic force on per unit current carrying wire element; and its direction can be determined as follow: if the current is along which there will not any magnetic force exerted on the wire element, and it would point towards the orientation determined uniquely by right hand rule, as shown in Figure 8-1.

The unit of magnetic induction is tesla (T) in the SI system. In practice, gauss (Gs) is also a common-used unit of **B**, $1\ \text{T} = 10^4\ \text{Gs}$.

In a magnetic field if the magnetic induction **B** has the same magnitude and the same direction at any points, the field is called a uniform magnetic field (匀强磁场); otherwise, it is called the nonuniform magnetic field.

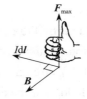

Figure 8-1   Right-hand screw rule
图 8-1   右手螺旋法则

The magnetic induction on the surface of the earth is about $0.3 \times 10^{-4}\ \text{T}$ (equator) — $0.6 \times 10^{-4}\ \text{T}$ (two poles); the magnetic induction of the permanent magnet in a normal instrument is about $10^{-2}\ \text{T}$; the magnetic induction of the large-scale electromagnetic object can be 2 T; the electromagnetic object made from superconductive material can produce the magnetic induction of $10^2\ \text{T}$; in the microscopic field, it has been found that the magnetic fields around some atomic nuclei can reach the magnetic induction of $10^4\ \text{T}$.

8.1.2   Magnetic Flux Gauss's Law in Magnetism

1. Magnetic Field Lines

In order to describe the magnetic field vividly, let's introduce the idea of the magnetic field lines. The cases shown in Figure 8-2 are some specific distributions of magnetic fields lines demonstrated by experiments. As shown by the distributions of these magnetic fields lines, they are all closed curves encircling the currents or the lines coming from infinity and going to infinity, without starting and terminal points. We can perceive from the character of these closed curves that magnetic field and electric field are different in nature. What we need to notice is that the magnetic field lines are some imagined curves for graphically describing the magnetic field, while, the magnetic field is an objective real substance.

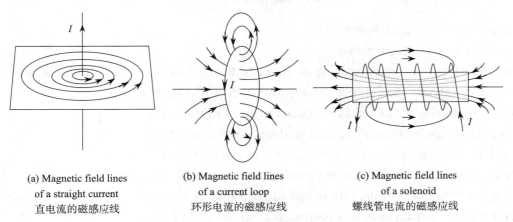

(a) Magnetic field lines
of a straight current
直电流的磁感应线

(b) Magnetic field lines
of a current loop
环形电流的磁感应线

(c) Magnetic field lines
of a solenoid
螺线管电流的磁感应线

Figure 8-2   Sketch for distributions of magnetic field lines
图 8-2   磁感应线的分布图

The magnetic field lines can not only describe the direction of a magnetic field but also express the intensity of the magnetic field. Everywhere in the field, the tangential direction of the line is the same to the direction of magnetic field **B** at that point; the number of the magnetic field lines penetrating through per unit area which is perpendicular to the direction of the magnetic induction **B** is the magnitude of the magnetic induction. So, where the magnetic field is more intense the magnetic field lines are denser (磁场较强处，磁感应线更密集); otherwise, where the magnetic field lines are sparse, the magnetic field is

微课 1
（磁通量——
高斯定律）

less intense.

2. Magnetic Flux

The total number of magnetic field lines penetrating through a given surface is called the magnetic flux (磁通量) through that surface, denoted by Φ. If there is a plane with the area of S in a uniform magnetic field, and the angle between its normal direction and the direction of the magnetic induction $\boldsymbol{B}$ is θ, as shown in Figure 8-3, we can get the corresponding magnetic flux of

$$\Phi=BS\cos\theta$$

If the magnetic field is not uniform, in evaluating magnetic flux through any curved surface, we can assume an element $\mathrm{d}S$ on the surface, and the magnetic field in the region of the element can be looked as a uniform one. If the angle between the normal direction of the element $\mathrm{d}\boldsymbol{S}$ and the direction of magnetic induction $\boldsymbol{B}$ at that point is θ, shown as Figure 8-4, the magnetic flux through the element $\mathrm{d}\boldsymbol{S}$ is

$$\mathrm{d}\Phi=B\cos\theta\,\mathrm{d}S$$

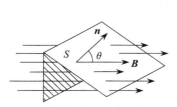

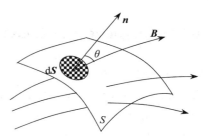

Figure 8-3 Magnetic flux of uniform magnetic field
图 8-3 均匀磁场的磁通量

Figure 8-4 Sketch of magnetic flux
图 8-4 磁通量

So the magnetic flux through a limited curved surface S is

$$\Phi = \iint_S B\cos\theta\,\mathrm{d}S = \iint_S \boldsymbol{B}\cdot\mathrm{d}\boldsymbol{S} \tag{8-2}$$

The SI unit of magnetic flux is weber (Wb).

3. Gauss's Law in Magnetism

For a closed curved surface, because the magnetic field lines induced by currents are always closed or coming from infinity and going to infinity, the number of magnetic induction lines entering the closed surface must be equal to that exiting the surface. The angle between a magnetic field line penetrating into the surface and its outer normal direction is an obtuse angle, so it corresponds to a negative flux; on the contrary, the angle between a magnetic field line penetrating from the inside of the surface and its outer normal direction is an acute angle, it corresponds to a positive flux, as shown in Figure 8-5; these two parts will cancel out. So the net magnetic flux through any closed surface in a magnetic field is always zero, i.e.

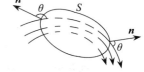

Figure 8-5 Magnetic flux of a closed curve surface
图 8-5 闭合曲面的磁通量

$$\oiint_S \boldsymbol{B}\cdot\mathrm{d}\boldsymbol{S} = 0 \tag{8-3}$$

Equation (8-3) is called Gauss's Law in Magnetism (磁场的高斯定理). It is similar to the Gauss's law in electrostatics, but they have the material differences. In an electrostatic field, the electric flux may not be zero, due to the fact that there are free independent charges in the nature. It indicates that an electric field is a field with origins starting at positive charges and ending at negative charges. While in a magnetic field, there are not independent magnetic poles with the single sign in the present nature, so the net magnetic flux through any closed surface must be zero, which demonstrates that magnetic field is a field without the origin (无源场). In other words, magnetic field and electrostatic field are different in nature. So Gauss's law in magnetism is exactly one of the most important theorems to describe the characteristics of the magnetic field.

8.1.3   Ampére's Circuital Law

In the study of electrostatic field, we have proved that the integral of electric field intensity **E** along a closed path L is zero, denoted by $\oint_L \boldsymbol{E} \cdot \mathrm{d}\boldsymbol{l} = 0$. The conclusion means the electrostatic field is a conservative force field. Whether the magnetic field is a conservative field or not? What is the integral of the magnetic induction **B** along a closed path L $\oint_L \boldsymbol{B} \cdot \mathrm{d}\boldsymbol{l}$ in a magnetic field? What characteristics of the magnetic field can be expressed by the integral? These are the main issues to be discussed in this section.

For these, our discussion starts from the distributing situation of the magnetic field around current carrying wires. Experimental results show that the magnetic field distribution around current carrying wires is associated with the shapes, current intensities, and the distribution of medium there.

Firstly, we are going to study the magnetic field produced by an infinitely long straight current-carrying wire. Suppose the current intensity through the wire is I, according to what we have learnt in middle school, we can get the magnetic induction at any point in space

$$B = K\frac{I}{r} \tag{8-4}$$

Where r is the distance from that point to the wire, and K is a proportional coefficient, its value is related with the choice of its unit. In SI system, K is conventionally expressed as $\dfrac{\mu_0}{2\pi}$, μ_0 is called permeability of the vacuum (真空中的磁导率) and its value is

$$\mu_0 = 4\pi \times 10^{-7}\,\mathrm{T \cdot m/A}$$

In this way, Equation (8-4) can be rewritten as

$$B = \frac{\mu_0 I}{2\pi r} \tag{8-5}$$

The direction of magnetic induction **B** is perpendicular to the plane determined by the wire and that point, and it is towards the direction determined by the right-hand rule.

Secondly, in the following cases we will calculate the value of the integral $\oint_L \boldsymbol{B} \cdot \mathrm{d}\boldsymbol{l}$ along any closed loop L on the plane perpendicular to the infinitely long current-carrying wire, L is called Ampére loop (安培环路).

1. There Is a Current Encircled in the Ampére Loop

As shown in Figure 8-6, L is a random Ampére loop. Let's consider any linear element $\mathrm{d}l = \overline{\mathrm{KM}}$ in the loop; and on the plane with L, let's take the point at which the current appears as the centre O to draw an arc with the radius of $r = \overline{\mathrm{OK}}$, the arc contacts to OM at point N. The triangle $\Delta\mathrm{KMN}$ is approximately a right triangle, the angle $\angle\mathrm{NKM} = \theta$ is the angle made by **B** and d*l*. So we have $\mathrm{d}l\cos\theta = \overline{\mathrm{KN}}$. On the other hand, suppose the central angle corresponding to d*l* at point O is dϕ, then, the length of arc

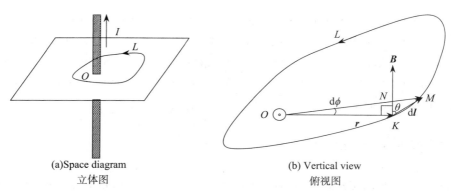

Figure 8-6　The proof of Ampére's law

图 8-6　安培环路定理证明

is $\overline{KN} = r\,\mathrm{d}\phi$, therefore

$$\mathrm{d}l\cos\theta = r\mathrm{d}\phi$$

so

$$\oint_L \boldsymbol{B}\cdot\mathrm{d}\boldsymbol{l} = \oint_L B\mathrm{d}l\cos\theta = \int_0^{2\pi}\frac{\mu_0 I}{2\pi r}r\mathrm{d}\phi = \frac{\mu_0 I}{2\pi}\int_0^{2\pi}\mathrm{d}\phi = \mu_0 I$$

Obviously, if the direction of I is reversed, the direction of $\boldsymbol{B}$ will be reversed too, and θ will be an obtuse angle, $\mathrm{d}l\cos\theta = -r\mathrm{d}\phi$. The mere difference with the above integral will be the negative sign. It is suggested that in calculating the integral if the direction of Ampére loop and the current is conformity with the right hand rule, the sign of current is positive, otherwise, it is negative.

2. There Isn't Current Encircled in the Ampére Loop

In the case shown in Figure 8-7, there is another linear element $\mathrm{d}\boldsymbol{l}'$ corresponding to each $\mathrm{d}\boldsymbol{l}$. They have the same central angle respecting to the point O. But the magnetic induction $\boldsymbol{B}$ at the point of $\mathrm{d}\boldsymbol{l}$ makes an acute angle θ with $\mathrm{d}\boldsymbol{l}$; while, the magnetic induction $\boldsymbol{B}'$ at the point of $\mathrm{d}\boldsymbol{l}'$ makes an obtuse angle θ' with $\mathrm{d}\boldsymbol{l}'$. If the distance from point O to $\mathrm{d}\boldsymbol{l}$ is r, and the distance to point $\mathrm{d}\boldsymbol{l}'$ is r', we have

$$\mathrm{d}l\cos\theta = r\mathrm{d}\phi \text{ and } \mathrm{d}l'\cos\theta' = -r'\mathrm{d}\phi$$

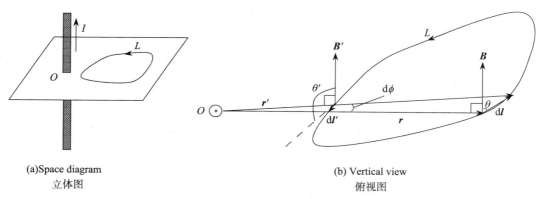

Figure 8-7　The proof of Ampére's law

图 8-7　安培环路定理证明

The magnitudes of the magnetic inductions at those two points are respectively $B = \dfrac{\mu_0 I}{2\pi r}$, and $B' = \dfrac{\mu_0 I}{2\pi r'}$

so we have

$$\boldsymbol{B} \cdot \mathrm{d}\boldsymbol{l} + \boldsymbol{B}' \cdot \mathrm{d}\boldsymbol{l}' = B\mathrm{d}l \cos\theta + B'\mathrm{d}l' \cos\theta' = \frac{\mu_0 I}{2\pi r} r\mathrm{d}\phi - \frac{\mu_0 I}{2\pi r'} r'\mathrm{d}\phi = 0$$

It suggests that the contributions of the two linear elements to the integral cancel out in pairs, so we can get the illation that the integral along the whole closed loop is zero.

From the calculations in the above two cases, we know that the value of $\oint \boldsymbol{B} \cdot \boldsymbol{l}$ is only related to the currents encircled in the Ampére loop, independent of the currents outside the loop. If there are many straight current-carrying wires with the current intensities of $I_1, I_2 \ldots I_n, I_{n+1} \ldots I_k$, and among them only $I_1, I_2 \ldots I_n$ pass through the Ampére loop, according to the principle of the superposition of the magnetic field intensity, we can generalize the above results and get

$$\oint_L \boldsymbol{B} \cdot \mathrm{d}\boldsymbol{l} = \mu_0 \sum_{i=1}^{n} I_i = \mu_0 \sum_{(\mathrm{in})} I_i \tag{8-6}$$

Here, the sign (+ or −) for a current intensity is dependent on the direction of the current and the rounding direction of integral circulation. Accordant with the right-hand rule, the current intensity is positive; otherwise, if they are not accordant with the right-hand rule, the corresponding current intensity is negative.

Although the above result is derived from the case in which the magnetic field is produced by infinitely long straight current-carrying wires, but in the static magnetic field induced by steady currents, it can be proved that, no matter how the current distributions are and to any closed integral path shape, Equation (8-6) is always valid. In other words, in a static magnetic field, the line integral of $\boldsymbol{B}$ along any closed path is equal to the μ_0 times of the algebraic sum of all currents through the loop. This conclusion is called Ampére's circuital law (安培环路定理).

According to Ampére's circuital law, it is known that magnetic fields are distinct from electric fields in characteristics, the line integral of a magnetic field does not necessarily be zero. Therefore, the magnetic force is not conservative, i.e., the magnetic field is not a field with potential.

The above derivation suggests that we should pay attention to understanding the meanings of each physical quantity in the equation of Ampére's law. The sum of currents ΣI_i on the right side of Equation (8-6) includes only the currents passing through the Ampére loop, but on the left side, $\boldsymbol{B}$ represents the vector sum of magnetic inductions, including the magnetic inductions induced by all the currents in this space no matter what pass through the loop L or not. Well, for the currents outside the loop, the total effect of the integral of the corresponding magnetic inductions along the closed path is zero.

8.1.4　Applications of Ampére's Circuital Law

Ampére's circuital law can be used in the calculation of some special distributions of magnetic fields induced by certain symmetric current carrying wires. Let's take the calculation of magnetic field induction induced by a long uniform solenoid for example to go on our following discussion.

Suppose there is a long uniform closely winded solenoid with a current intensity of I flowing through. Due to its length, the magnetic field at the internal middle range of the solenoid is approximately uniform, and the direction is parallel to the axis of the solenoid which can be determined by right-hand rule. While outside the solenoid, the magnetic field is so feeble that can be negligible (see Figure 8-8). In order to determine the magnetic induction at point P in the internal middle range of the solenoid, we can

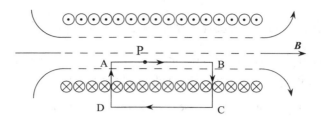

Figure 8-8   To determine the magnetic field inside a long straight solenoid with Ampére's circuital law

图 8-8   应用安培环路定理计算无限长螺线管内的磁场

draw a closed rectangle path ABCDA via P. The line segment CD and parts of BC and DA are outside of the solenoid, where $\boldsymbol{B} = 0$. Though the other parts of BC and DA are inside the solenoid, where $\boldsymbol{B} \neq 0$, but the dl there is perpendicular to $\boldsymbol{B}$, that is, $\boldsymbol{B} \cdot \boldsymbol{l} = 0$. So we get the integral of $\boldsymbol{B}$ along this closed path

$$\oint_L \boldsymbol{B} \cdot \mathrm{d}\boldsymbol{l} = \int_A^B \boldsymbol{B} \cdot \mathrm{d}\boldsymbol{l} + \int_B^C \boldsymbol{B} \cdot \mathrm{d}\boldsymbol{l} + \int_C^D \boldsymbol{B} \cdot \mathrm{d}\boldsymbol{l} + \int_D^A \boldsymbol{B} \cdot \mathrm{d}\boldsymbol{l} = \int_A^B \boldsymbol{B} \cdot \mathrm{d}\boldsymbol{l} = B \cdot \overline{\mathrm{AB}}$$

It is supposed that the length of the solenoid is L and it consists of N turns, we find that there will be $N/L = n$ turns per unit length. If all the turns carry the same current I, the sum of currents encircled in the closed path ABCDA is $\overline{\mathrm{AB}}nI$. According to right-hand rule, the sign of the currents I are positive, by applying Ampére's law we can get

$$\oint_L \boldsymbol{B} \cdot \mathrm{d}\boldsymbol{l} = B\overline{\mathrm{AB}} = \mu_0 \overline{\mathrm{AB}}nI$$

Therefore,

$$B = \mu_0 nI \tag{8-7}$$

Form the above calculation we can realize a method for calculating magnetic induction with the application of Ampére's circuital law. This method is convenient only on some special situations (e.g. the magnetic fields are uniform and symmetrical). In addition, we can also use Ampére's circuital law for calculating the magnetic field inductions near an axis-symmetric current carrying conductor or near an infinite current carrying plane.

8.2 Magnetic Force on Moving Charges

8.2.1 Lorentz Force

Force exerted on a moving charge by the magnetic field is called Lorentz force (洛伦兹力). We've already learnt in our middle school study that when a positive charge q is moving with the velocity of $\boldsymbol{v}$, which makes an angle θ with the magnetic field $\boldsymbol{B}$, the magnitude of Lorentz force exerted on the moving charge f is.

$$f = qvB\sin\theta \tag{8-8}$$

The direction of the force is perpendicular to the plane determined by the velocity $\boldsymbol{v}$ of the moving charge and the magnetic field **B**, moreover, the relationship among the directions of **v**, **B**, and **f** submits to right-hand rule, that is to say, when the four fingers of right hand turn to **B** from **v** via the included angle less than 180°, then the thumb direction represents the direction of Lorenz force **f** ; If the charge is negative, the direction is just opposite, as shown in Figure 8-9. So that, the formula can be written in vector expression

$$f=qv×B \tag{8-9}$$

Equation (8-9) shows that, when $\sin\theta = 0$ or **v** = 0, the force **f** = 0. It indicates that, ① when **v** is parallel or anti-parallel to **B**, a moving charge is free from the magnetic force; and ② so is the charge at stationary, which means magnetic forces act only on moving charges. From Equation (8-9), we can see that, Lorenz force **f** is always perpendicular to the velocity **v**, in other words, Lorenz force can only change the direction of the velocity, but not its magnitude. So Lorenz force can never do work on a moving charge.

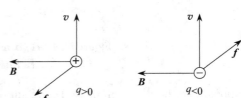

Figure 8-9   The directions of Lorenz forces
图 8-9   洛伦兹力的方向

8.2.2   Motion of Charged Particles in a Uniform magnetic field

As we have learnt in middle school study, if a charged particle with the mass of m and the electric quantity of q enters into a uniform magnetic field with the velocity of **v** perpendicular to the magnetic induction **B**, the particle will perform a uniform circular motion in the magnetic field, the radius of its circular orbit, i.e., the radius of gyration (回旋半径) is

$$R = \frac{mv}{qB} \tag{8-10}$$

The time required for one revolution of the particle's gyration, that is, the period of gyration (回旋周期) is

$$T = \frac{2\pi R}{v} = \frac{2\pi m}{qB} \tag{8-11}$$

Revolutions of the charged particle performed per unit time, that is, the frequency of gyration (回旋频率) is

$$v = \frac{1}{T} = \frac{qB}{2\pi m} \tag{8-12}$$

Equation (8-11) and Equation (8-12) indicate that the period T and frequency v are independent of the magnitude of particle's velocity **v** and the radius of gyration R. In other words, a particle with higher velocity will move along a circle with the bigger radius, and vice versa. To the same kind of particles, their periods for their circular gyrations are equal. This is a very important conclusion. It is the fundamental principle of the mass spectrometer (质谱仪), the circular accelerator (回旋加速器) and the magnetic focus technology (磁聚焦技术).

Generally, when the velocity **v** isn't perpendicular to magnetic field **B**, the velocity will be decomposed into two components $v_{//} = v\cos\theta$ and $v_{\perp} = v\sin\theta$, as shown in Figure 8-10, which are parallel and perpendicular to the magnetic field respectively. It is the perpendicular component of the velocity $v_{\perp}$ that assists the charged particle moving in uniform circular motion on the plane perpendicular to **B**, and the parallel component $v_{//}$ assists the charged particle moving in uniform linear motion with or

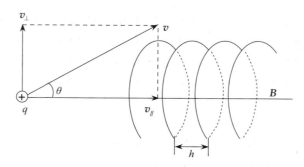

Figure 8-10   Helix motion of a moving charge in a magnetic field
图 8-10   电荷在磁场中的螺旋运动

opposite to the direction of **B**. The result of composition of these two motions is an integrated motion of the particle along a helical path. Its screw pitch (螺距) h, which is the distance traveled along the helix axis per revolution, is determined as

$$h = v_{//}T = \frac{2\pi m v_{//}}{qB} \tag{8-13}$$

It is independent of the perpendicular component of the velocity $v_\perp$.

The result shown above gives the simplest principle of the magnetic focusing technology. Supposing there is an emitted point A in a magnetic field from which a narrow beam of charged particles are emitted, and their velocities are nearly the same value of v, the angles between their moving directions and magnetic induction **B** are all very small, as shown in Figure 8-11, so we have

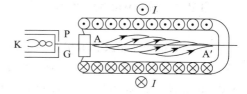

Figure 8-11   Magnetic focusing
图 8-11   磁聚焦

$$v_{//} = v\cos\theta \approx v$$
$$v_\perp = v\sin\theta \approx v\theta$$

Particles with different perpendicular components of velocity $v_\perp$ will move along different helixes with different radiuses under the actions of magnetic forces. But as their parallel components of the velocity $v_{//}$ are approximately equal, after travelling a distance of $h = v_{//}T \approx \dfrac{2\pi m v}{qB}$, they will meet again at another point. This is similar to the phenomenon of light focus after passing through a lens, so it is called the phenomenon of magnetic focusing (磁聚焦现象).

What we discussed above is the phenomenon of magnetic focusing in a uniform magnetic field, which could be realized by a long solenoid. While, in practical applications, what we used most is the magnetic focus in the non-uniform magnetic field produced by short coils, here, a short coil plays the similar role as an optical focusing lens, so it is called a magnetic lens (磁透镜). This technology is widely used in many kinds of vacuum systems, e.g., the electron microscope, etc.

8.2.3   Hall Effect

In 1879 E. H. Hall discovered that when an electrical current passes through the both ends of a thin sample of conductor placed in a uniform magnetic field, which is perpendicular to the planes of the sample, a weak potential difference is built up on the other two sides of the sample. This effect is known as the Hall effect (霍尔效应), and the corresponding potential difference is called Hall voltage (霍尔电压).

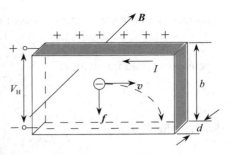

Figure 8-12   Hall effect
图 8-12   霍尔效应

The Hall effect can be explained with the principle of the Lorenz force acting on the charged particles. The particles, which take part in conducting electric current, also called current carriers (载流子) in metal conductors, are free electrons. As shown in Figure 8-12, there is a piece of conductor with the width of b and the thickness of d; and a current I is flowing through it. When the current is flowing in the metal, it means the electrons are moving in the opposite direction inside the metal. If the average drift velocity of the electrons is v, the magnitude of the Lorenz force acting on an electron will be $f = evB$, and its direction is downward. So the electrons turn downward and accumulate on the bottom surface, at same time, there will be extra positive charges accumulated on the top surface; across the metal sample there will be an electric field between the two sides. This electric field will become more and more intense as the process of the charges' accumulation. When the electrostatic force acting on an electron is balanced by the Lorenz force on it the accumulation of charges reaches steady. The potential difference at that state is just Hall voltage. Experiments show that, in a magnetic field of not so intense, Hall voltage is directly proportional to the current intensity and the magnetic induction, and inversely proportional to the thickness of the metal sample, i.e.,

$$V_{\mathrm{H}} = k \frac{IB}{d} \tag{8-14}$$

Where $k = \dfrac{1}{nq}$ is a constant called Hall coefficient (霍尔系数), which is related with the concentration of the current carriers in the metal n.

Besides metals, semiconductors are also the materials in which Hall effect can take place. Semiconductors can be divided into two types: n-type semiconductors and p-type semiconductors, the current carriers in the former are mainly electrons and in the latter are mainly holes. A hole corresponds to a positively charged particle with the electric quantity e. Because Hall coefficient is inversely proportional to the concentration of the current carriers, in general metals the concentrations of the current carriers are denser, Hall effect is not obvious. While, in the semiconductors the concentrations of the current carriers are not so dense, Hall effect is more obvious when the other conditions are same. Therefore, the common Hall pieces (霍尔元件) are made of semiconductors.

In the study of semiconductors, the types of current carriers can be determined with the polarities of the Hall voltage; according to the relationship among Hall voltage V_{H}, B, I, and the concentration of the current carriers n. Hall effect can also be used for measuring magnetic field, strong electric current (of thousands ampéres), and the concentrations of current carriers. The magnetohydrodynamic generators can also be designed with the principle of Hall effect.

One of the important applications of Hall effect in medicine is the electromagnetic flow-meter (电磁流量计). It is an instrument for measuring the quantity of blood flow by using Hall effect. Suppose that the diameter of a tube is D, inside which the blood is flowing with the average velocity of v. A magnetic field B is applied in the direction perpendicular to the axis of the tube, then, the positive and negative ions will turn apart under the actions of Lorenz forces and form a Hall voltage V_{H}. When the Lorenz force is balanced with the electrostatic force, i.e.,

$$qE = qvB$$

The electric field intensity is

$$E = \frac{V_{\mathrm{H}}}{D}$$

So that, the flow rate

$$Q = Sv = \frac{\pi D^2}{4} \frac{E}{B} = \frac{\pi D V_{\mathrm{H}}}{4B}$$

In the measurement of the quantity of blood flow inside a section of blood vessel with an electromagnetic flow-meter, it is necessary cut the vessel by operation and to put it in the magnetic space of the flow-meter. This is a wounded measurement of flow rates and commonly used in animal experiments and the operations of hearts and arteries.

In the industry and agricultural productions the electromagnetic flow-meter has widely applied, it is mainly used in measuring the volume flow rates of conductive liquids in a closed tube including the corrosive liquids, such as acid, alkali, salt and so on. It is also used in the fields such as petroleum industry, chemical engineering, metallurgy, textile manufacture, food, pharmacy, paper making and environmental protection, municipal administration, water conservancy, etc.

8.2.4   Mass Spectrometer

The mass spectrometer is an apparatus for analyzing the isotopes of chemical elements, and measuring their masses and their contents. The principle of the mass spectrometer has been mentioned in your middle school study, so, it is not necessary to repeat the statement. Because the isotopes of one kind element have the same chemical properties, we can not distinguish them by chemical methods; instead, we can merely take advantage of physical methods to distinguish them. The mass spectrometers used nowadays are very precise apparatuses. They can not only distinguish the particles with the same charges and different masses, but also detect the ratios of any isotopes in some kind of element.

8.3 Magnetic Force on a Current Carrying Conductor

8.3.1   Ampére Force

As we know that in a magnetic field a moving electric charge is acted by the Lorenz force. Since a current is formed when charges perform directional motion, in a magnetic field each moving charge inside the current carrying conductor will be acted by the Lorenz force. Due to the restraints exerted by the conductor, these charges will convey the corresponding forces to the conductor, and the integrated result is that the conductor totally experiences a magnetic force, which is called Ampére force (安培力).

Now let's derive the expression of Ampére force from the Lorenz force acted on each moving charge. Assume that there is a current carrying element $Id\boldsymbol{l}$ with the current intensity of I and length of $d\boldsymbol{l}$, and with the cross-section area of S, as shown in Figure 8-13. On average, the Lorenz force acting on each charge performing the directional motion inside the current carrying element is

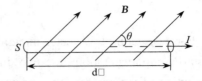

Figure 8-13   The derivation of Ampére force
图 8-13   安培力的推导

$$\boldsymbol{f} = -e\boldsymbol{v} \times \boldsymbol{B} \tag{8-15}$$

In Equation (8-15), where $\boldsymbol{v}$ is the directional drift velocity of the electrons, which is in the opposite direction with current density vector $\boldsymbol{j}$, i.e., $\boldsymbol{j} = -ne\boldsymbol{v}$, and n is the number of the free electrons in per unit volume, so the integrated magnetic force on all the directionally moving electrons in this element is

$$d\boldsymbol{F} = N\,(-e\boldsymbol{v} \times \boldsymbol{B}) = S\,d\boldsymbol{l}\,(-ne\boldsymbol{v} \times \boldsymbol{B}) = S\,d\boldsymbol{l}\,\boldsymbol{j} \times \boldsymbol{B}$$

On the condition of current carrying element, the direction of current density is represented by $d\boldsymbol{l}$, and the current intensity $I = jS$, so the equation above is rewritten as

$$d\boldsymbol{F} = Id\boldsymbol{l} \times \boldsymbol{B} \tag{8-16}$$

Equation (8-16) is the expression of the integrated magnetic force on all charges performing directional motion inside this element, i.e., the force transmitted to the current carrying conductor; and the current element (电流元) or the current carrying conductor segment as a whole experiences a magnetic force with the magnitude of

$$dF = I\,dl\,B\sin\theta \tag{8-17}$$

Where θ is the angle between the current element $Id\boldsymbol{l}$ and magnetic induction $\boldsymbol{B}$. The direction of the force is given by right-hand rule as shown in Figure 8-14, and the vector expression Equation (8-16) is called equation of Ampére force (安培力公式). For the Ampére force on a finite length straight current carrying conductor L, it is equal to the vector superposition of all Ampére forces acted on all current elements, i.e.

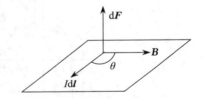

Figure 8-14   Direction of Ampére force
图 8-14   安培力的方向

$$\boldsymbol{F} = \int_L d\boldsymbol{F} = \int_L Id\boldsymbol{l} \times \boldsymbol{B} \tag{8-18}$$

Example 8-1   Try to analyze the force acted on a semi-circle current carrying conductor in a uniform magnetic field.

Solution   As shown in Figure 8-15, a semi-circle-typed wire with the radius of R carrying a current I. The magnetic field is perpendicular to the plane of the wire and the coordinate system Oxy is selected corresponding to the plane. By the known conditions we can get the magnitude of Ampére force exerted on each current element is $dF = BId l$, radially and the direction is outward from the centre. So the force on the whole wire is equal to the vector superposition (integral) of all Ampére forces acted on all current elements.

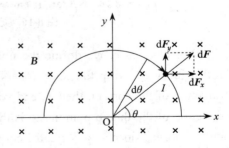

Figure 8-15   Analysis of the force exerted on a semi-circle current carrying conductor in a uniform magnetic field
图 8-15   均匀磁场中半圆形载流导体的受力分析

$$F = \int_L \mathrm{d}F$$

For calculating this vector integral, we should decompose the force acted on each current element $\mathrm{d}F$ into components along the two directions of x and y, i.e., $\mathrm{d}F_x$ and $\mathrm{d}F_y$. Because the symmetrical distribution of the current, the x-component of the integrated force is zero, and the y-component of the force on an element is

$$\mathrm{d}F_y = \mathrm{d}F\sin\theta = BI\mathrm{d}l\sin\theta$$

So, the direction of the integrated force is the direction of y axis, because $\mathrm{d}l = R\,\mathrm{d}\theta$, its magnitude is

$$F = \int_L \mathrm{d}F_y = \int_L BIR\sin\theta\,\mathrm{d}\theta = 2BIR\int_0^{\frac{\pi}{2}}\sin\theta\,\mathrm{d}\theta = 2BIR$$

Obviously, as the integrated force F acts on the center of the semi-circle and its direction is upward.

8.3.2 Action Exerted on a Current Carrying Loop by Magnetic Field

As shown in Figure 8-16, a rectangular coil ABCD with the area of S carrying a current of I is put in a uniform magnetic field with magnetic induction B. When the angle between the plane of the coil and the direction of the magnetic field is θ, and the sides AB and CD are both perpendicular to the magnetic induction, we can get the formula to calculate the magnitude of the torque exerting on the coil by the magnetic field

$$M = BIS\cos\theta$$

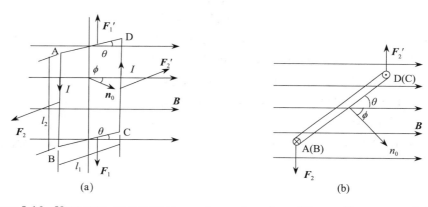

(a)　　　　　　　　　　　　　(b)

Figure 8-16　Net torque on a current carrying rectangular coil in a uniform magnetic field
图 8-16　矩形载流线圈在匀强磁场中所受的净力矩

For easy case, we define the normal direction of the plane of the current carrying coil in the following way: wrap the four fingers of your right hand around the perimeter of the coil along the direction of the current, then extend your thumb, so that it is perpendicular to the plane of the coil, the direction of the thumb pointing to is the normal direction of current carrying coil plane, denoted by the unit vector n_0; since $\theta + \phi = \pi/2$, the equation above can be rewritten as

$$M = BIS\sin\phi$$

If there is N turns in the coil, then the magnitude of the torque exerting on the current carrying coil is

$$M = BINS\sin\phi = mB\sin\phi \qquad (8\text{-}19)$$

Where $m = INS$ is called the magnitude of magnetic moment (磁矩). It is often defined as a vector determined by the characteristic of current carrying coil itself. Its direction is the same as the normal of the current carrying coil.

$$m = INSn_0 \tag{8-20}$$

Apparently, the torque exerting on a current carrying coil is equal to the cross product of magnetic moment m and B, represented as

$$M = m \times B \tag{8-21}$$

Equation (8-20) and Equation (8-21) are not only valid for rectangle current carrying coils, but also for current carrying planar coils of any shapes in uniform magnetic fields. Even for the magnetic moments formed by charged particles as their rotating along closed paths or as their spinning, the magnetic moments and the torques can be described respectively by these two equations. Later, in the discussion of atomic spectrum and nuclear magnetic resonance, the concept of magnetic moment will be mentioned again.

We can draw a conclusion from Equation (8-19) that the magnitude of the torque is not only dependent on the magnitudes of m and B, but also on the angle between m and B. The torque is greatest when $\phi = \pi/2$; and it is zero when ϕ is 0 or π, which corresponds to the two equilibrium positions of coil. The case when $\phi = 0$ corresponds to the stable equilibrium position. While, the case when $\phi = \pi$ corresponds to an unstable equilibrium state in which the resultant torque tends to rotate the coil back to the equilibrium state of $\phi = 0$, whenever the coil is deflected slightly form this position. It is clear that, when a current carrying coil is in a magnetic field, under the action of the magnetic force, its direction will always be accordant with the direction of the external magnetic field; then the current carrying coil will be in a stable equilibrium state. The regularity of the torque exerted on a current carrying coil by the magnetic field is one of the basic principles for manufacturing electric motors and electric meters.

In the applications of Equation (8-21), if the unit of the magnetic induction B is T and the unit of the magnetic moment m is A · m^2, the unit of magnetic torque will be N · m.

8.3.3   Energy of a Magnetic Moment in an External Magnetic Field

In the discussion of the action exerted on a current carrying coil by a magnetic field, we can conclude that, when the direction of the magnetic moment of a current carrying coil is changed in an external magnetic field B, the magnetic field (or the external force) will do work on it, this means there is a corresponding potential energy. The zero potential point can be selected arbitrarily. If the potential energy is defined as zero at the position that the magnetic moment is perpendicular to the external magnetic field, i.e., at the position of $\phi = \pi/2$, we can define the potential energy of a current carrying coil at any position of ψ as: the potential energy is equal to the work done by the magnetic torque during the process of turning the coil from the position of zero potential energy to that position of ψ, i.e.

$$E_m = A = \int_{\frac{\pi}{2}}^{\psi} mB \sin\phi \, d\phi = mB \int_{\frac{\pi}{2}}^{\psi} \sin\phi \, d\phi = mB \cos\psi$$

Its vector form is

$$E_m = -m \cdot B \tag{8-22}$$

Equation (8-22) is the expression of the potential energy of a current carrying coil at any position in a magnetic field.

8.4 Law of Electromagnetic Induction

8.4.1 Description of the Law of Electromagnetic Induction

Since the discovery of the magnetic effect of the electric current, there had been people engaging in the experimental study on producing electric current with magnetism. It was not until the year 1831 that Faraday discovered the phenomenon of electromagnetic induction and got an explicit conclusion: when the magnetic flux passing through the area encircled by a closed loop experiences a change, there will be current emerging in the loop. This phenomenon is called the electromagnetic induction (电磁感应) and that current is called the induced current (感应电流).

In 1833, based on the investigations of Faraday, Heinrich Friedrich Ernie Lenz summed up a rule from experiments for determining the direction of induced current. The direction of an induced current in a closed loop always makes the new magnetic field aroused by the current impede the change of the magnetic flux which causes the induced current. This conclusion is called Lenz's law (楞次定律). We can determine the direction of the induced current by this law.

There is an induced current in a closed loop caused by the change of magnetic flux means there is an electromotive force in the loop. This emf caused by the change of magnetic flux in a closed circuit is called induced electromotive force (感应电动势). In fact, it is independent on the structure of the circuit and of the situation whether the circuit is closed or not; so, it can reflect the nature of electromagnetic induction phenomenon more clearly. Faraday summarized the relationship between induced emf and the change of magnetic flux from experiments, which is called Faraday's law of electromagnetic induction (法拉第电磁感应定律). It indicates that the magnitude of induced emf in a closed circuit is proportional to the ratio of the increment of magnetic flux and the corresponding time interval $\dfrac{\mathrm{d}\Phi}{\mathrm{d}t}$ passing through the circuit. Its mathematical expression is

$$\varepsilon_i = -\frac{\mathrm{d}\Phi}{\mathrm{d}t} \tag{8-23}$$

Where the negative sign " – " expresses that the induced emf is impeding the change of the magnetic flux, so, it is also the mathematic expression of Lenz's law.

We should notice that Equation (8-23) is for the case of a single loop i.e. the coil with only one turn. If the circuit is consist of a coil of N turns, when the magnetic flux is changing, each turn of the coil will produce an induced emf, so the total emf of N turns will be

$$\varepsilon_i = -N\frac{\mathrm{d}\Phi}{\mathrm{d}t} \tag{8-24}$$

We will explain Faraday's law of induction and Lenz's law with the example of the following case in which a part of a closed circuit moves in a uniform magnetic field.

Example 8-2　There is a uniform magnetic field with magnitude of the magnetic induction of

B =0.22 Wb/m^2, and its direction is pointing into the page perpendicularly, as shown in Figure 8-17. Now, the side CD of the rectangle loop is sliding to the right with a constant speed v = 0.5m/s, the length of side CD is l = 10cm. Find the induced emf in this rectangle loop.

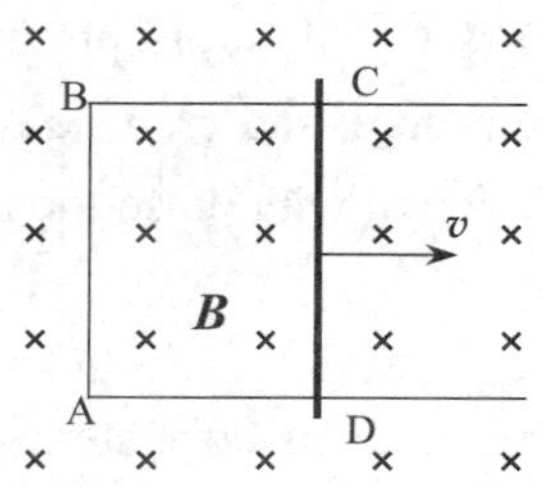

　　Solution　As shown in Figure8-17, the magnetic flux passing through the loop ABCD at any time is

$$\Phi=Blx$$

Figure 8-17　induced emf produced by the sliding side of a wire frame

图 8-17　线框边滑动产生感应电动势

Where $x = \overline{AD} + vt$. As CD sliding towards right, the magnetic flux increases, so $\dfrac{\mathrm{d}\Phi}{\mathrm{d}t} = Bl\dfrac{\mathrm{d}x}{\mathrm{d}t} = Blv > 0$, that is,

$$\varepsilon_\mathrm{i} = -\frac{\mathrm{d}\Phi}{\mathrm{d}t} = -Blv = -0.22 \times 0.10 \times 0.50 = -0.011\mathrm{V}$$

Where the negative sign "–" means the direction of e_i is from D to C. The direction of the induced current is same as the direction of the induced emf. That is the magnetic field produced by the induced current directs oppositely to that of the original magnetic field, in other words, it impedes the increase of the magnetic flux. For sure, the direction of the induced current can be determined directly by Lenz's law.

8.4.2　Nature of Electromagnetic Induction

Faraday's induction law indicates whenever there is a change of the magnetic flux in a closed loop there will be a corresponding induced emf. There are mainly two reasons to cause the changes of the magnetic flux. One is the case that the magnetic field is fixed but the conductor (which may be a part of the circuit or the entire circuit) is moving; the other one is that the circuit is fixed but the magnetic field is changing with time. The induced emf in the circuit produced by the first reason is called motional electromotive force (动生电动势); and the induced emf in the circuit produced by the second reason is called induced electromotive force (感生电动势).

1. Motional Electromotive Force

　　As described in Example 8-2, there, the magnetic field is stationary, the only reason to cause the change of magnetic flux is the motion of the metal rod CD, and an induced emf is produced in the rod CD, that is, motional emf. The reason to cause the motional emf can be regarded as being caused by Lorenz Force. When the conductor rod CD moves to the right with a constant velocity $\boldsymbol{v}$, the free electrons inside the conductor also move with the same velocity to the right. Therefore, every free electron will accumulate towards the end D under the action of Lorenz Force $\boldsymbol{f} = -e(\boldsymbol{v} \times \boldsymbol{B})$, as a result, the end D is negatively charged while the end C is positive. If we take this moving conductor part as a source, then the end D is cathode and C is anode. The non-electrostatic force in the source is exactly the Lorenz Force on a unit positive charge:

$$\boldsymbol{E}_\mathrm{k} = -\frac{\boldsymbol{f}}{-e} = \boldsymbol{v} \times \boldsymbol{B}$$

Therefore, the motional emf is equal to

$$\varepsilon_i = \int_-^+ \boldsymbol{E}_\mathrm{k} \cdot \mathrm{d}\boldsymbol{l} = \int_\mathrm{D}^\mathrm{C} (\boldsymbol{v} \times \boldsymbol{B}) \cdot \mathrm{d}\boldsymbol{l}$$

Where d$\boldsymbol{l}$ represents a small displacement in the process in which the unit positive charge moves from point D to C. The cross product of **v** and **B** is the magnitude and direction of force acting on per unit positive charge, and in this case **v** is perpendicular to **B**, that means the cross product of **v** and **B** is in the same direction with d**l**, so the integral above is equal to

$$\varepsilon_i = \int_D^C (\boldsymbol{v} \times \boldsymbol{B}) \cdot \mathrm{d}\boldsymbol{l} = \int_D^C v\,B\mathrm{d}l = Bvl$$

This result is consistent with the conclusion of Example 8-2, which is derived by the ratio of the change of magnetic flux passing through the loop to the time interval.

We've discussed the special case of a straight wire in a uniform magnetic field, and in which the wire moves perpendicularly to the magnetic field. For a wire L of any shape moving or deforming in any magnetic field, it will also induce a motional electromotive force. Then we can divide the wire into numerous infinitesimal elements d**l**, and the motional emf produced by an element d**l** is

$$\mathrm{d}\varepsilon_i = (\boldsymbol{v} \times \boldsymbol{B}) \cdot \mathrm{d}\boldsymbol{l}$$

Where **v** denotes the velocity of the element d**l**, and **B** is the magnetic induction of the point where the element is at. So the total motional emf produced by the whole wire is

$$\varepsilon_i = \int_L (\boldsymbol{v} \times \boldsymbol{B}) \cdot \mathrm{d}\boldsymbol{l} \tag{8-25}$$

Equation (8-25) provides another way to calculate induced emf. In the case that the circuit is not closed, Faraday's induction law can't be applied directly but the equation above is still valid.

From the above discussion, we see that motional emf can only exist in the moving part of the conductor in magnetic field, while there is no emf in the stationary part of the conductor. The stationary part only provides a passageway for current to complete the circuit. In the case there is only a section of wire moving in the magnetic field, not a closed circuit, though there is no induced current, there may still exist motional emf in this part of wire. If there will be a motional emf produced in a moving wire section or not depends on the manner of how the wire moving in the magnetic field. There are only the two conditions on which there would be motional emf produced: one is the angle between the velocity of the wire **v** and **B** is not zero, and the other is the angle between the cross-product of (**v** × **B**) and d**l** is not π/2.

Lorenz force does no perform work on electric charges, but the above description indicates that the motional emf is the production of Lorenz force. Are these two statements contradicted? Actually, they are not at all. In the previous discussion only one part of the Lorenz forces is taken into account. If we consider totally, we will find that the electrons in the conductor move not only with a velocity **v** (same as the velocity of the moving conductor), but also with another directional velocity **u** relative respect to the conductor, as shown in Figure 8-18. It is exactly the latter motion of the electrons that produces the induced current. In integrate, the Lorenz force exerted on an electron is

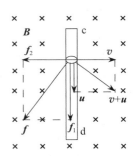

Figure 8-18 Lorenz force does no work
图 8-18 洛伦兹力不做功

$$\boldsymbol{f} = -e\,(\boldsymbol{u} + \boldsymbol{v}) \times \boldsymbol{B}$$

Where the force **f** is perpendicular to the resultant velocity (**u** + **v**), so the integrated Lorenz force does no perform work on electrons. However, the force $\boldsymbol{f}_1 = -e\,(\boldsymbol{v} \times \boldsymbol{B})$ as a component of force **f** does do positive work on electrons and produces a motional emf; while the other component $\boldsymbol{f}_2 = -e\,(\boldsymbol{u} \times \boldsymbol{B})$ whose direction is opposite to the velocity –**v** is an impediment to the motion of the conductor, thus its work is negative. It can be proved that the total work done by these two components is zero. Therefore, Lorenz force doesn't provide energy but merely transmits energy, which means that the work done by the external force in overcoming a component of Lorenz force turns into the energy of induced current via another component.

Example 8-3　There is a copper rod AB with the length of L in a uniform magnetic field. It rotates about point A in the plane perpendicular to the magnetic field with the angular velocity ω, as shown in Figure 8-19. Find the electric potential difference between the two ends of the copper rod.

Solution　(1) we may solve the problem by applying the equation

$$\varepsilon_i = \int_L (\boldsymbol{v} \times \boldsymbol{B}) \cdot \mathrm{d}l$$

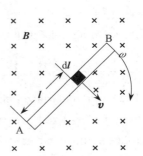

Let's select an element $\mathrm{d}l$ arbitrarily on the copper rod and assume the distance between point A and this element $\mathrm{d}l$ is l. Then the magnitude of its velocity respect to the magnetic field is $v=\omega l$, and the direction is as shown in Figure 8-19. Since $\boldsymbol{v} \perp \boldsymbol{B}$, the direction of $(\boldsymbol{v} \times \boldsymbol{B})$ is consistent with $\mathrm{d}l$, the electric potential on the element is

$$\mathrm{d}\varepsilon_i = (\boldsymbol{v} \times \boldsymbol{B}) \cdot l = vB\,\mathrm{d}l = \omega B l\,\mathrm{d}l$$

So, the emf produced by the whole copper rod is

Figure 8-19　The potential difference between two ends U_{AB}

图 8-19　U_{AB} 两端的电势差

$$\varepsilon_{AB} = \int_A^B \omega B l\,\mathrm{d}l = \omega B \int_0^L l\,\mathrm{d}l = \frac{1}{2}\omega B L^2$$

We can know from the right-hand rule for motional emf that the direction of the emf directs from A to B, and the potential difference is

$$U_{AB} = -\varepsilon_{AB} = -\frac{1}{2}\omega B L^2$$

The negative sign "–" means the electric potential at point B is higher than that at A.

(2) Readers may get the same solution by applying Faraday's law here.

2. Induced Electromotive Force

Experiments show that the induced emf in a loop caused by the change of magnetic field has nothing to do with the category and character of the conductor, it is only related to the situation of the change of magnetic flux. This indicates that the induced emf is produced by the change of magnetic field itself. After analyzing some of the phenomena about electromagnetic induction, Maxwell came up with the hypothesis that there is electric field in the shape of vortex around the changing magnetic field, which is called rotational electric field (涡旋电场) or induced electric field (感生电场). The induced emf in a conductor is exactly the result of this electric field force exerted on free charges inside it.

Both the rotational electric field and the static electric field have a common characteristic that they both exert forces on electric charges. Meanwhile, there are also differences: on the one hand, the rotational electric field isn't produced by electric charges, instead, it is produced by the changing magnetic field; on the other hand, the electric field lines describing the rotational electric field are all closed, so this kind of field is not conservative. The mathematical expression for this is

$$\oint_L \boldsymbol{E}_r \cdot \mathrm{d}l \neq 0$$

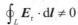

While, the non-electrostatic force to produce the induced emf is just this rotational electric field, i.e.

$$\varepsilon_i = \oint_L \boldsymbol{E}_r \cdot \mathrm{d}\boldsymbol{l} \tag{8-26}$$

Generally, the total electric field in the space $\boldsymbol{E}$ is the superposition of the electrostatic field $\boldsymbol{E}_p$ and rotational field $\boldsymbol{E}$. That is

$$\boldsymbol{E} = \boldsymbol{E}_r + \boldsymbol{E}_p$$

Amidst it, $\oint_L \boldsymbol{E}_P \cdot \mathrm{d}\boldsymbol{l} = 0$, so, induced emf can be rewritten as

$$\varepsilon_i = \oint_L \left(\boldsymbol{E}_r + \boldsymbol{E}_p \right) \cdot \mathrm{d}\boldsymbol{l} = \oint_L \boldsymbol{E} \cdot \mathrm{d}\boldsymbol{l}$$

While, according to Faraday's induction law we have

$$\varepsilon_i = -\frac{\mathrm{d}\Phi}{\mathrm{d}t} = -\frac{\mathrm{d}}{\mathrm{d}t} \iint_S \boldsymbol{B} \cdot \mathrm{d}\boldsymbol{S}$$

The range of surface integral S in the equation is a curved surface encircled by the closed path L. If the closed path is fixed, we can transpose the order of the derivative to time with the surface integral on the surface in the above equation, and get:

$$\oint_L \boldsymbol{E} \cdot \mathrm{d}\boldsymbol{l} = -\iint_S \frac{\partial \boldsymbol{B}}{\partial t} \cdot \mathrm{d}\boldsymbol{S} \tag{8-27}$$

The equation above expresses that the line integral of electric field intensity along a closed path is equal to the negative value of changing rate of the magnetic flux in the surface encircled by the path.

In a stationary case, every quantity won't change with time, then, $\frac{\partial \boldsymbol{B}}{\partial t} = 0$, $\boldsymbol{E}_r = 0$, so Equation (8-27) turns into $\oint_L \boldsymbol{E} \cdot \mathrm{d}\boldsymbol{l} = 0$, this is the circuital theorem in the electrostatic field. As you see that, it is a special case of Equation (8-27).

Here, we should indicate that the motional emf and induced emf can not be partitioned absolutely from each other. From different coordinate systems, an emf may be a motional one or an induced one. But it is not in all the cases that we can convert the conceptions of motional emf and induced emf by means of the changes coordinate systems. The self-induction phenomenon is an example. In addition, we should notice that the original expression of Faraday's induction law is suitable only for the closed circuits structured by conductors; but Maxwell's hypothesis is suitable for various situations, no matter where there are conductors or not, it is in the mediums or in the vacuum.

3. Self Induction

Whenever the electric current in a current carrying coil changes, the magnetic flux passing through the coil will change with it, so that, an induced emf will be aroused in the coil. This kind of electromagnetic induction phenomenon caused by the coil's own change of the current is called self induction (自感), and the corresponding emf is called the self induced electromotive force (自感电动势).

In practical utilizations, people find the value of self induced emf is closely related with the characters of the coil itself. So a physical quantity called the coefficient of self induction (自感系数) or the inductance (电感) is introduced to describe these characters of the coil. The inductance is denoted by L, in the SI system its unit is H (henry). After introducing the inductance, we can express the magnetic flux passing through the coil as

$$\Phi = LI$$

By applying Faraday's induction law we can get the self induced emf in a closed circuit

$$\varepsilon_i = -\frac{d\Phi}{dt} = -L\frac{dI}{dt} \tag{8-28}$$

We see from Equation (8-28) that the value of the self induced emf is proportional to the ratio of the change of current to corresponding time interval; in the case that this ratio is fixed, the bigger is the coefficient L the bigger the self induced emf will be, and the more intensive the function to impede the change of the current will be.

8.5 Magneto-biology and Magneto Therapy

Bio-magnetism is also called magneto-biology. It is a branch of learning to investigate the correlations between the magnet of materials or magnetic field and activities of lives, along with the applications of magnetism in biomedicine. In this section we will only introduce some main concepts briefly.

8.5.1 Bio-magnetic Fields

Similar to generating the bioelectricity any creatures can also generate bio-magnetism. Meanwhile, there are magnetic fields produced by the activities of lives, these magnetic fields are bio-magnetic fields. The sources of the bio-magnetic fields are mainly in the following cases. ① The magnetic field is generated by bioelectric currents. The moving charges can arouse corresponding magnetic field. Anywhere inside the organism if there is a bioelectric phenomenon there must be a bio-magnetic field accompanied with, like the magnetic fields in the heart, brain, and muscles. ② The magnetic field is set up by bio-magnetic materials. Some materials to compose the organisms of the creatures are magnetic, so, under the effect of the external magnetic field they will have the induced magnetic fields. The tissues composing the organs such as the liver, the spleen and so on are this kind of bio-magnetic materials. ③ The magnetic field is set up by intensive magnetic materials inside the organisms. Some particles of intensive magnetic materials may be taken into the lung or along with foods into the stomach and deposited there. After being magnetized by external magnetic field, these particles would stay in the body as small magnetite pieces which will magnetize the organisms around and set up bio-magnetic fields. The magnetic fields in lungs and in abdomens are this kind of bio-magnetic fields.

The bio-magnetic fields are very weak. The magnetic fields of lungs are most intensive, the corresponding magnetic inductions are at the level of $10^{-11} - 10^{-8}$ T; the magnetic field of heart is about 10^{-10} T; the spontaneous magnetic field of brain is merely about 10^{-12} T; the incented magnetic field of brain and magnetic field of retina are weaker. The interference of magnetic fields of surroundings and magnetic noise are much stronger. The induction of the geomagnetic field is nearly the level of 0.5×10^{-4} T, and magnetic fields of alternating current magnetic noises in modern cities can reach to the level of 10^{-8} T $- 10^{-6}$ T. So to measure the magneto-biological signal is rather difficult. In recent years, many kinds of magnetic measuring apparatuses have been developed in succession, such as superconducting quantum interference device, SQUID for short. With a higher resolution about 10^{-15}T, this kind of systems can measure almost any magnetic fields of the organisms inside human body. It is the main apparatus for measuring the bio-magnetic fields at present.

8.5.2　Biological Effects of Magnetic Field

The influences on life activities made by external magnetic field are called Biological effects of magnetic field, which is one of the significant research subjects in magneto-biology.

1. Biological Effect of Geomagnetic Field

The earth is a huge magnet and the geomagnetic field is a long-standing environmental physical factor, relying on which the living creatures could subsist. Many biologic phenomena are relevant to the geomagnetic field. For examples, pigeons can fly back from the distance of several thousand kilometers away; sea turtles will perform their thousand kilometers' breeding migration; migrant birds complete their yearly migrations on courses; in addition, some bacteria are able to swim along the direction of geomagnetic field and so on. Some scientific researches have found that inlayed in the organisms some creatures, there are some natural magnet pieces as compasses, which can perceive the geomagnetic field and navigate for them. Researches also reveal that the circadian rhythms of human beings and animals are relevant to the alteration of geomagnetic field. So, just as the air, sunlight, water, and suitable temperature, geomagnetic field is one of the important factors for lives.

2. Biological Effects of Constant Magnetic Field

Biological effects of constant magnetic fields are different due to the differences of intensity, gradient and acting time. If a laboratory rat is raised for a year in a uniform magnetic field of 4×10^{-1} T, the activity of oxidase in its liver may have some change, the contents of sodium and potassium in urine may increase sharply, and pathological changes may also happen in adrenal glands. But when a laboratory rat is put into a stronger magnetic field, there is not distinct abnormal change. Experiments show that biological effect is dependent on the intensity and acting time, so we take the product of the intensity and acting time as the dose of the action of the magnetic field to express the extent of its biological effect.

Some research data show that when exposed in the magnetic fields of 50×10^{-4} T, 400×10^{-4} T, 5000×10^{-4} T, the erythrocyte agglutination velocity of human being will increase by 21%, 25% and 30% respectively. And some of people working long time in high-intensity magnetic field for 3-5years would suffer from vegetosis symptoms such as the increase of hand perspiration, headache, insomnia, inappetence and vestibular dysfunction.

3. Biological Effects of Extremely Weak Magnetic Field

Extremely week magnetic fields acting on different living creatures have different influences, for example, if the tissue of chicken embryo is in a magnetic field of 5×10^{-9}T for 4 days' fostering, there is no influence on the embryo. But if a laboratory rat is put into a magnetic field of 10^{-7} T, after 1 year's fostering, the rat's life may be shorten for 6 months and it may lose the ability of giving any birth. As the developments of aerospace technology and science of cosmos, researches in this field are of great significance, for the magnetic fields in cosmos space are much weaker than the geomagnetic field.

4. Biological Effect in Alternating Magnet Field

Because there are additional effects of bioelectric currents produced by electromagnetic induction, the biology effects caused by alternating magnetic fields are more complicated than which by constant magnetic fields. Constant magnetic field plays a suppressive role in the regeneration and healing of the tissues, but alternating and pulse magnetic fields can help promote the healing of bone fractures well. The alternating and rotational magnetic field can influence the lymphocyte transformation, and boost the immunity of organisms as well.

8.5.3   Applications of Magneto-biological Effect in Medicine

1. Magnetic diagnostics Techniques

The curve of the relationship that human body's magnetic field varies with time is called human body magnetic diagram (人体磁图). Similar to the electrocardiogram diagnosing, by the method of comparing the abnormal diagrams with the normal ones, the human body magnetic diagram is a kind of evidence to diagnose diseases.

The magnetic probe for measuring the human magnetic graph shouldn't contact to the organisms so as to avoid the contact interference; the apparatus can measure constant, alternating magnetic field and components of a magnetic field in different direction. We can also change the position of probe to acquire a distribution of human magnetic field in three-dimensional space. Hence, with the help of computer analyzing, we can be obtaine the distribution of bioelectric current sources that induce the magnetic fields in organisms.

Nowadays, the commonly used human body magnetic diagrams include magnetocardiogram, magnetoencephalogram and magnetopneumogram. Among them, magnetocardiogram is a curve of magnetic field produced by the cardiac current varying with time. It is a new diagnosing technology in the field of cardiac function's non-damaging examination. Compared with the electrocardiogram, it can diagnose some diseases such as myocardial ischemia and coronary heart disease more sensitively and more accurately. The magnetocardiogram can give some special information that cannot be obtained from ECG. For example, it has got the application in surveying the cardiac function of the fetus, for the reason that the signal from the fetus heart is so weak that it is often covered up by the signals from the maternal body. Even though the signal is hardly detected by ECG, but the heart rate of the fetus can displayed by the magnetocardiogram. Likewise, compared with the electroencephalogram, the magnetoencephalogram has many advantages. Nowadays, as the development of technology, the magneto-myogram, the magneto-hepatogram and the magneto-oculogram are also improved a lot. All in all, the magnetic diagnosis technique has got its increasingly wide application in medicine.

Another important application of magnetism in medicine is the nuclear magnetic resonance tomography (or NMRCT). It is a technology to display the distribution of nuclei of some chemical element, i.e. the distribution of the concentration of this element on a cross-section in human body or in the organism of some creatures by means of the principle of the nuclear magnetic resonance and the computer processing technology. The nuclear magnetic resonance tomography for the nuclei of hydrogen element is the common application at present. This technology has more advantages than the computerized tomography of X-ray (or X-ray CT). The correlative details will be introduced in the latter chapters.

2. Magnetic Therapy Techniques

The method to make use of magnetic field acting on some particular parts of the body for treating diseases is known as magnetic therapy. The corresponding techniques can be divided into following categories.

(1) Magnetostatic therapy (静磁疗法)   Magnetostatic therapy is the application of the static magnetic fields produced by magnetic sheets, or DC electromagnet onto some acupoints or nidus

locations to implement the therapy. The materials and equipments include magnetic sheets, magnetic needles, electromagnetic therapy devices, magnetic chairs, and magnetic beds, etc.

(2) Motional magnetic field therapy (动磁场疗法)   It is the application of the alternating magnetic field with low frequency, pulsed magnetic field, rotating magnetic field produced by rotating magnetic sheets, and so on, in the treatment of diseases.

(3) Magnetized Water Therapy (磁化水疗法)   After flowing through the water magnetizer, normal water will turn into magnetized water immediately. Experiments show that the water been processed by magnetic field doesn't have any magnetism, but its oxygen content, PH value, osmotic pressure, and surface tension become different from ordinary water. The magnetized water is effective in the treatment of diseases like calculosis, hypertension and so on.

(4) Magneto-fluid therapy (磁流体疗法)   Magneto-fluid is also called magnetic liquid, which has both magnetism and fluidity. Its main ingredients are magnetized powder, surface active agents and basic liquid. For example, by mixing the anticancer drug with magneto-fluid, and guiding the drug to the place where tumor located with an intense magnetic field outside the body, this method can improve the effect of the drug and reduce side effect.

Clinical applications of magnetic therapy have effects in the aspects of pain relieving, inflammation diminishing, detumescence, decompression, blood fat reducing, and so on. It has the advantages of economical, simple and convenient, painless, noninvasive, and has few side effects. Nowadays, the researches and applications of magnetic therapy are carried on in many countries. For example, Americans are curing tumors and cancers with heating method of superconductive magnetic field and high frequency magnetic field, etc..

重 点 小 结

1. 磁感应强度：磁感应强度 $\boldsymbol{B}$ 是反映磁场本身性质的物理量，其大小定义为：$B = \dfrac{F_{\max}}{Idl}$，方向由右手螺旋定则确定。

2. 磁通量：通过磁场中某一曲面的磁感应线总数称为通过该面的磁通量。

$$\Phi = \iint_S B\cos\theta \mathrm{d}S = \iint_S \boldsymbol{B} \cdot \mathrm{d}\boldsymbol{S}$$

3. 磁场中的高斯定理：在磁场中通过任一闭合曲面的总磁通量为零。

$$\oiint_S \boldsymbol{B} \cdot \mathrm{d}\boldsymbol{S} = 0$$

4. 安培环路定律：在稳恒磁场中，磁感应强度沿任意闭合回路的线积分等于穿过该回路所有电流的代数和的 μ_0 倍。

$$\oint_L \boldsymbol{B} \cdot \mathrm{d}\boldsymbol{l} = \mu_0 \sum_{i=1}^n I_i = \mu_0 \sum_{(\mathrm{in})} I_i$$

5. 洛伦兹力：（1）运动电荷在磁场中所受到的力称为洛伦兹力

$$\boldsymbol{f} = q\boldsymbol{v} \times \boldsymbol{B}$$

（2）回旋半径：$R = \dfrac{mv}{qB}$；回旋周期：$T = \dfrac{2\pi m}{qB}$；螺距：$h = v_{//} T = \dfrac{2\pi m v_{//}}{qB}$

6. 安培力：电流元 $Id\boldsymbol{l}$ 在磁场 $\boldsymbol{B}$ 中所受到的磁场作用力为安培力

$$\mathrm{d}\boldsymbol{F} = I\mathrm{d}\boldsymbol{l} \times \boldsymbol{B}$$

7. 磁场对载流线圈的作用：在磁场中载流线圈所受磁力矩为

$$\boldsymbol{M} = \boldsymbol{m} \times \boldsymbol{B}$$

其中 $\boldsymbol{m} = INS\boldsymbol{n}_0$ 为线圈的磁矩。

8. 法拉第电磁感应定律：闭合回路中感应电动势的大小正比于穿过该闭合回路磁通量的变化率。

$$\varepsilon_\mathrm{i} = -\frac{\mathrm{d}\Phi}{\mathrm{d}t}$$

9. 动生电动势：任意形状导线 L 在磁场中运动或变形时，产生的感应电动势称为动生电动势。

$$\varepsilon_\mathrm{i} = \int_L (\boldsymbol{v} \times \boldsymbol{B}) \cdot \mathrm{d}\boldsymbol{l}$$

10. 感生电动势：仅由磁场变化引起的磁通量变化，在导体中产生的感应电动势称为感生电动势。

$$\varepsilon_\mathrm{i} = \oint_L (\boldsymbol{E}_\mathrm{r} + \boldsymbol{E}_\mathrm{p}) \cdot \mathrm{d}\boldsymbol{l} = \oint_L \boldsymbol{E} \cdot \mathrm{d}\boldsymbol{l}$$

11. 自感电动势：由法拉第电磁感应定律可得自感电动势为

$$\varepsilon_\mathrm{i} = -\frac{\mathrm{d}\Phi}{\mathrm{d}t} = -L\frac{\mathrm{d}I}{\mathrm{d}t}$$

习 题 八

习题参考答案

8-1. Try to illustrate with examples whether the magnetic inductions at any points on a magnetic line are constant vectors or not.

8-2. Inside the electronic devices, we usually twist two current-carrying wires with the current intensities of same magnitude and opposite directions together to reduce their magnetic fields in the distance. Try to explain the reason.

8-3. As shown in Figure 8-20, three current carrying wires penetrate through the surface encircled by a closed path L. Find out whether the line integral along the path $\oint_L \boldsymbol{B} \cdot \mathrm{d}\boldsymbol{l}$ and magnetic field induction at each point on the path will change or not in the following cases:

(1) the direction of one of these currents is changed;

(2) the intensities of the currents are kept unchanged, the angle between one wire and the surface penetrated through, is changed;

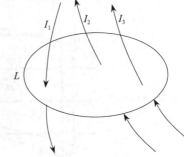

Figure 8-20　Diagram for Exercise 8-3

(3) the positions of the wires and the distances among the three wires are changed within the range of the closed path L;

(4) one of the wires is taken out of the closed path L of the line integral.

8-4. In the case that the gravitational force is negligible, if a charged particle is passing across a particular region in the space but is not deflected, can you make sure whether there is magnetic field or not in this region? If the particle is deflected, whether there must be magnetic field in the region?

8-5. When a moving positive charge passes by point A in a magnetic field, shown as Figure 8-21, its velocity is along the direction of axis x. Determine the direction of the magnetic induction, if the magnetic force exerted on the particle is in the following cases:

(1) the charge is free from any force;

(2) the direction of the force is along z axis, and the magnitude of the force is the maximum;

(3) the direction of the force is opposite to z axis, and the magnitude of the force is half of the maximum.

8-6. An electron gun shoots two electrons at the same time as shown in Figure 8-22, the direction of their initial velocities are both perpendicular to the uniform magnetic field and the magnitudes of their velocities are respectively v and $2v$. After experienced the deflection by the magnetic field, which electron can be back to the starting point earlier? Find the ratio of the radius to the velocity for each charge.

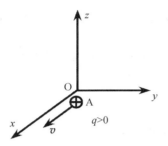

Figure 8-21   Diagram for Exercise 8-5   Figure 8-22   Diagram for Exercise 8-6

8-7. Assume that the angle between the uniform magnetic field B and the normal direction of the rectangles current carrying wire frame is ϕ, as shown in Figure 8-23. Find whether there is any relationship between the angle ϕ and the magnitude of the force acting on each of the four sides, whether there is any relationship between the angle ϕ and the resultant force acting on the frame, whether there is any relationship between the angle ϕ and the resultant torque acting on the frame.

8-8. Put a solid prism-like box ABCDFE (see Figure 8-24 for the sizes) in the magnetic field with a magnitude $B=2.0T$ and with the direction of x axis. Determine the magnetic fluxes through the surface of ABCD and through the whole enclosed surface.

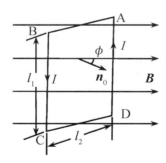

Figure 8-23   Diagram for Exercise 8-7   Figure 8-24   Diagram for Exercise 8-8

8-9. There is a square with the side length of b is put besides an infinite long straight current carrying wire with the current intensity of I. The distance between them is a (see Figure 8-25 for the direction of the current). Determine the magnetic flux through the square.

8-10. There is an electric current flowing along the side wall of a long straight thin hollow metal tube. Try to find the distributions of magnetic inductions inside and outside the tube.

8-11. There is an infinite long column of conductor with the radius of R_1 coated by a cylinder. The inner and outer radiuses of the cylinder are respectively R_2 and R_3. A steady current I flows into the column and out of the cylinder, as shown in Figure 8-26. Try to find the distribution of the magnetic induction in the space.

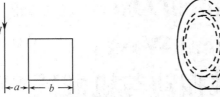

Figure 8-25　Diagram for Exercise 8-9

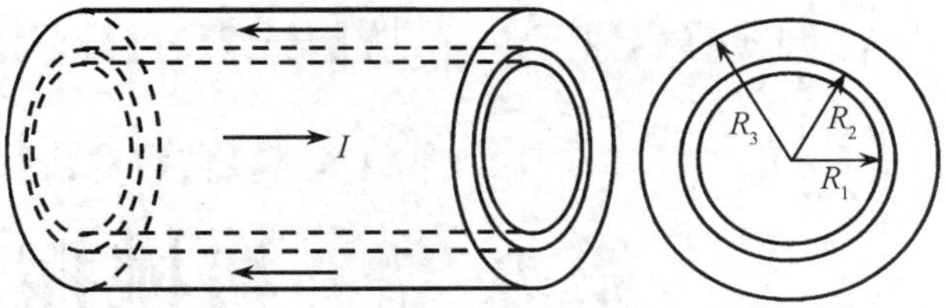

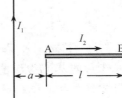

Figure 8-26　Diagram for Exercise 8-11

8-12. Two parallel straight long wires carry with currents intensities I and $4I$ respectively. The distance between them is d. Find the zero point of the magnetic induction, when the two currents is flowing in the same direction.

8-13. An infinite long straight current carrying wire and another straight current carrying wire AB are placed perpendicularly, as shown in Figure 8-27. The currents are respectively I_1 and I_2, and the length of AB is l, the distance between the end A and the infinite long wire is a. Find the force acting on the wire AB.

Figure 8-27　Diagram for Exercise 8-13

Chapter 9   Mechanical Oscillations and Mechanical Waves
第 9 章   机械振动与机械波

学习目标

知识要求

1. 掌握   简谐振动的基本规律和两个同方向、同频率简谐振动的合成；描述机械波波动的基本物理量，能根据给定条件写出波动方程；惠更斯原理、波的干涉，能运用相位差和波程差确定相干波的干涉结果。

2. 熟悉   简谐振动的能量描述；机械波的能量、多普勒效应、声波声强级和响度级的概念。

3. 了解   两个互相垂直的简谐振动的合成和李萨如图形；波的衰减、声波的基本概念、超声波的特性及医学应用。

能力要求

1. 通过机械振动和机械波的学习，掌握简谐振动方程和机械波的方程描述。

2. 能够运用相位差和波程差判断相干波的干涉结果，为下一章中光的干涉、衍射和吸收的学习奠定基础。

3. 能够分辨简谐振动能量和机械波能量描述中的联系与区别。

4. 能够理解多普勒效应和声波声强级的概念。

A mechanical oscillation (or mechanical vibration, 机械振动) refers to the motion of an object that moves back and forth about a fixed position. The phenomena of mechanical oscillations exist widely in many fields of the science and technology and also in daily life. There are so many mechanical oscillations, such as the reciprocating motion of the cylinder's piston, the heartbeat, the vibrations of the vocal cords, the strings' vibrations of some musical instrument, the tiny quiver at each part of a machine during its running etc.

There are many other phenomena in nature also belonging to the generalized oscillatory phenomena, such as alternating current, alternating electromagnetic field, and so on. In those cases, the motions are not essentially the mechanical motions, but in mathematical descriptions, the regularity of those motions is similar to mechanical oscillations.

The simplest periodic linear oscillation is the simple harmonic motion. Any complex oscillation can be considered as a composition of several or many simple harmonic motions. Therefore, the simple harmonic motion is the most essential content of oscillatory theories.

A wave motion is the propagation process of an oscillation. The systems exciting the waves are called wave sources (波源). Generally speaking, there are two kinds of waves.

Mechanical waves (机械波) are the disturbance and propagation of mechanical oscillations through the media. The ripples in the water due to a dropped pebble and a sound wave are examples of mechanical waves. Electromagnetic waves (电磁波) refer to the propagations of varying electric fields and varying magnetic fields. The radio waves, light waves, and the X-rays are examples of electromagnetic waves. They are a special class of waves that do not require media for propagating. These two kinds of waves are essentially different, but they have common characteristics and regularity of waves. For examples, they have certain propagation speeds, and can display the phenomena of reflection, refraction, diffraction and interference as well. We know that, the oscillations' propagations are accompanied by the energy transmissions, so waves are the propagating processes of energy transmission and crucial forms of motions of substances as well. Problems about waves can be encountered when we study in many physical phenomena.

In this chapter, we shall mainly discuss the essential nature and motion regularity of the simple harmonic motions and the simple harmonic waves; we then reveal some physical properties of sound waves and ultrasonic waves and introduce some applications of ultrasonic waves in medicine.

9.1　Simple Harmonic Motion

9.1.1　Simple Harmonic Motions and the Resonance Equation

In the case of periodic linear oscillations, the most basic and the most important instances are the simple harmonic motions (简谐振动).

Let's take the vibration of a spring oscillator as the example to discuss the basic regularity of a simple harmonic motion.

As shown in Figure 9-1, the left end of a light spring is fixed, and the right end is attached to an object with the mass of m, then place it on a smooth and horizontal plane. If the object is displaced a bit, it will oscillate back and forth by the action of the spring's elastic force. The whole system is called the spring oscillator (弹簧振子).

When the object is at the position of O, the spring has the original length, i.e., it is neither extended nor shortened, as shown in Figure 9-1 (a). There isn't any force in the horizontal direction acting on the object; and in the vertical direction, the gravity and the supporting force keep balanced with each other. In this way, if the object at the position of O, the resultant force acting on it is zero, then the position of O is called the equilibrium position (平衡位置).

Let's take the equilibrium position as the original position

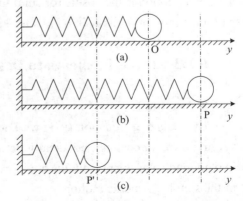

Figure 9-1   A system of spring oscillator
图 9-1　弹簧振子系统

of the coordinate, the direction of object's vibration as y axis, and the direction from the equilibrium position to the right as the forward direction of y axis. When the object displaces from the equilibrium position during the oscillation, the resultant force acting on it is the elastic force of the spring along the y direction given by Hooke's law. If the displacement from the equilibrium position is y, the elastic force is directly proportional to the extension (or the compression) of the spring y as shown in Figure 9-1 (b) and Figure 9-1 (c), i.e.

$$F = -ky \tag{9-1}$$

Here, k is a positive constant called the coefficient of stiffness of the spring; and the negative sign in the equation signifies that the force exerted by the spring is always directed opposite to the displacement from the equilibrium position. We call the force in Equation (9-1) a linear restoring force (线性回复力). According to Newton's second law, the equation of motion of the object is

$$m\frac{\mathrm{d}^2 y}{\mathrm{d}t^2} = -ky \tag{9-2}$$

Which is a homogeneous linear second-order differential equation. Equation (9-2) describes that the acceleration is proportional to the displacement of the object on the equilibrium position and is in the opposite direction of it. The oscillatory motion with this characteristic is called simple harmonic motion (简谐振动), or harmonic motion (谐振动). Thus, we know that the motions of objects only under the actions of the elastic forces are harmonic motions. That is to say, if an object is only under the action of a linear restoring force (the word linear refers to the force is proportional to the displacement), its motion is a harmonic motion.

If we denote the ratio of (k/m) with the quantity ω^2, then Equation (9-2) can be rewritten as

$$\frac{\mathrm{d}^2 y}{\mathrm{d}t^2} + \omega^2 y = 0$$

The solution to it is the following cosine function

$$y = A\cos(\omega t + \phi) \tag{9-3}$$

or

$$y = A\sin\left(\omega t + \phi + \frac{\pi}{2}\right)$$

Here, A and ϕ are constants. Thus, the displacement y of the object (or a particle) undergoing a simple harmonic motion is the cosine (or sine) function of time t. Equation (9-3) is called the equation of simple harmonic motion (简谐振动方程), also known as the resonance equation.

9.1.2　Three Elements to Describe a Simple Harmonic Motion

1. Amplitude

By analyzing Equation (9-3) we know that, as time goes by, the displacement y of the object m is varying or reciprocating periodically between the values $+A$ and $-A$. Here A is the absolute value of the maximum displacement from the equilibrium position of the vibrating object. So A is called the amplitude of the simple harmonic motion.

2. Period and Frequency

The time required to complete a full oscillation (one round trip) for an oscillating particle is called the period of the harmonic motion, denoted by T. The unit of it is s. The reciprocal of the period is called the frequency, which represents the number of oscillations that the particle performs per unit time, denoted by v. The unit of it is Hz. The quantity ω in Equation (9-3) is called the angular frequency (角频率) or the circular frequency (圆频率) of the oscillation, it represents the oscillatory times of the oscillating particle in a time interval of 2π seconds, whose unit is rad/s, that is

$$T = \frac{1}{v} = \frac{2\pi}{\omega} \tag{9-4}$$

For a spring oscillator, because $\omega^2 = \dfrac{k}{m}$, its period should be

$$T = 2\pi\sqrt{\frac{m}{k}} \tag{9-5}$$

3. Phase

The quantity $(\omega t + \phi)$ in Equation (9-3) is called the phase of the harmonic motion (振动的相位), or the phase (相位). The phase is a very important physical quantity. It can determine the motion state of an oscillating particle. Because the motion state of an oscillating particle is constantly changing during a period of oscillation, this varying physical quantity, phase $(\omega t + \phi)$, is chosen for describing the oscillating particle's motion state. For example, in the state of $(\omega t + \phi) = \dfrac{\pi}{2}$ and the state $(\omega t + \phi) = \dfrac{3\pi}{2}$, the particle is the same as the equilibrium position. But the motion states are not the same, because the corresponding velocities are different, i.e., the velocities' directions of the former and the latter are just opposite.

The constant angle ϕ is the phase when $t = 0$, called the initial phase (初相位). Initial phase determines the displacement when $t = 0$. When two harmonic oscillations are compared to detect whether they are consistent in phase or not, and what the superposition result of them is, the factor playing the decisive role is the phase difference. If two harmonic motions have the same frequency, the corresponding simple harmonic motion equations for both of them can be written respectively as

$$y_1 = A_1 \cos(\omega t + \phi_1)$$
$$y_2 = A_2 \cos(\omega t + \phi_2)$$

Represented as $\Delta\phi$, the phase difference between them is

$$\Delta\phi = (\omega t + \phi_2) - (\omega t + \phi_2) = \phi_2 - \phi_1$$

We can describe the motion state of any simple harmonic motion system at any time with these three physical quantities, the amplitude, the frequency (or the period) and the phase, so these three physical quantities are called the " three elements" to describe a simple harmonic motion.

9.1.3　Velocity and Acceleration of a Simple Harmonic Motion

By the equation of simple harmonic motion $y = A\cos(\omega t + \phi)$ we see the functional relationship between the displacement of a particle undergoing simple harmonic motion y and the time t. Thus, we can obtain the velocity v and the acceleration a of the particle from the equation:
The velocity is

$$v = \frac{dy}{dt} = -A\omega\sin(\omega t + \phi) \tag{9-6}$$

The acceleration is

$$a = \frac{dv}{dt} = \frac{d}{dt}\left[-A\omega\sin(\omega t + \phi)\right]$$

That is

$$a = -\omega^2 A\cos(\omega t + \phi) \tag{9-7}$$

In this equation, $A\cos(\omega t + \phi) = y$. Because the acceleration can be also expressed as $a = \frac{d^2y}{dt^2}$, Equation (9-7) can be written as

$$\frac{d^2y}{dt^2} = -\omega^2 y$$

After being deformed, Equation (9-2) can be rewritten as

$$\frac{d^2y}{dt^2} = -\frac{k}{m}y$$

For the ratio $\frac{k}{m} = \omega^2$, the two equations have just the same form. This indicates that $y = A\cos(\omega t + \phi)$ is indeed the solution of the differential Equation (9-2).

Example 9-1 A spring oscillator has the relationship between its displacement y and time t: $y = 5\cos(10\pi t + 0.5\pi)$cm. Try to determine the amplitude, the frequency, the period and the initial phase of the oscillation; then find the displacement, the velocity and the acceleration at $t_1 = 1$s.

Solution By comparing the equation $y = 5\cos(10\pi t + 0.5\pi)$cm with the general equation for simple harmonic motion Equation (9-3), we get,

the amplitude

$$A = 5\text{cm},$$

the angular frequency

$$\omega = 10\pi\text{s}^{-1}$$

by using Equation (9-4), we have the period of the oscillation

$$T = \frac{2\pi}{\omega} = 0.2\text{s}$$

the frequency of the oscillation

$$v = \frac{1}{T} = 5\text{Hz}$$

and the initial phase of the oscillation

$$\phi = 0.5\pi$$

By substituting $t_1 = 1$s, in the displacement expression, we have the displacement

$$y|_{t=1} = 5\cos(10\pi + 0.5\pi) = 0\text{cm}$$

the velocity

$$v = \frac{dy}{dt} = -5 \times 10\pi \sin\left(10\pi t + 0.5\pi\right)$$

$$v\big|_{t=1} = \frac{dy}{dt} = -50\pi \sin 0.5\pi = -50\pi \text{ cm/s}$$

and the acceleration

$$a = \frac{dv}{dt} = -5 \times \left(10\pi\right)^2 \cos\left(10\pi t + 0.5\pi\right)$$

$$a\big|_{t=1} = 0\text{cm/s}^2$$

9.1.4   Energy of a Simple Harmonic Oscillator

Taking the system of the spring oscillator shown in Figure 9-1 as the example, we shall discuss the energy of a simple harmonic motion.

Supposing an oscillating particle with the mass of m acted by the elastic force of a massless spring is undergoing a simple harmonic motion. Because the particle has the velocity, it should also have the kinetic energy. The corresponding kinetic energy is

$$E_k = \frac{1}{2}mv^2$$

In addition, the system has the elastic potential energy, too. The elastic potential energy is the work done by the external force to overcome the elastic force. If the equilibrium position of the particle is zero point of the potential energy, the elastic potential energy will be

$$E_p = \frac{1}{2}ky^2$$

Combining Equation (9-6) with $E_k = \frac{1}{2}mv^2$ and Equation (9-3) with $E_p = \frac{1}{2}ky^2$, we have

$$E_k = \frac{1}{2}m\omega^2 A^2 \sin^2\left(\omega t + \phi\right) \tag{9-8}$$

$$E_p = \frac{1}{2}kA^2 \cos^2\left(\omega t + \phi\right) \tag{9-9}$$

For a simple harmonic oscillating particle, both its velocity and displacement vary periodically with time, so its kinetic energy and potential energy will also vary periodically with time. When the particle gains the maximum displacement, the system's potential energy reaches the maximum value, but the kinetic energy is zero; well, if the displacement is zero, the potential energy is zero, but the kinetic energy reaches the maximum value. For a spring oscillator, its total energy (denoted by E) is the sum of its kinetic energy and potential energy, i.e.,

$$E = E_k + E_p = \frac{1}{2}m\omega^2 A^2 \sin^2\left(\omega t + \phi\right) + \frac{1}{2}kA^2 \cos^2\left(\omega t + \phi\right)$$

For a spring oscillator $m\omega^2 = k$, the formula can be written as

$$E = \frac{1}{2}kA^2 \tag{9-10}$$

or

$$E = \frac{1}{2} m\omega^2 A^2 \qquad (9\text{-}11)$$

By the discussion above we know that, the kinetic and potential energy of a spring oscillator varies periodically with time. But its total energy (mechanical energy) does not change with time. That is to say, even the kinetic energy and the potential energy transform to each other during the oscillation. The mechanical energy of an isolated simple harmonic oscillator system is a constant during the motion (振动过程中，孤立的简谐振动系统的机械能为常量) and proportional to the square of the amplitude.

9.1.5 Superposition of Two Simple Harmonic Motions in the Same Direction and with the Same Frequency

Now let's suppose that there is an object undergoing two simple harmonic motions in the same direction along one straight line and with the same frequency. If we take this straight line as y axis and the equilibrium position of the particle as the origin point O of the y axis, then the two oscillations can respectively be expressed by the corresponding equations at any time t.

$$y_1 = A_1 \cos\left(\omega t + \phi_1\right)$$

$$y_2 = A_2 \cos\left(\omega t + \phi_2\right)$$

In the equations above, A_1, A_2 and ϕ_1, ϕ_2 represent respectively the amplitudes and initial phases of the two oscillations. According to the conditions set up, y_1 and y_2 are the displacements from the same equilibrium position and in the same direction of the straight line. According to the principle of superposition of motion, the resultant displacement of the object must be along the same straight line (y axis) and be the algebra sum of the displacements of the two oscillations, i.e.,

$$y = y_1 + y_2 = A_1 \cos\left(\omega t + \phi_1\right) + A_2 \cos\left(\omega t + \phi_2\right)$$

By using the trigonometric function formula, we can get the simplification of it

$$y = A \cos\left(\omega t + \phi\right)$$

Here, A and ϕ have the values respectively

$$A = \sqrt{A_1^2 + A_2^2 + 2A_1 A_2 \cos\left(\phi_2 - \phi_1\right)} \qquad (9\text{-}12)$$

$$\tan\phi = \frac{A_1 \sin\phi_1 + A_2 \sin\phi_2}{A_1 \cos\phi_1 + A_2 \cos\phi_2} \qquad (9\text{-}13)$$

A and ϕ represent respectively the amplitude and initial phase of the resultant oscillation. It can be seen from the above results that the resultant motion of two simple harmonic motions, which is in the same direction and with the same frequency, is still a simple harmonic motion. And the direction and the frequency of the resultant motion are exactly the same as the two component oscillations'. The resultant oscillation's amplitude and initial phase can be determined by the amplitudes of and initial phases of those two oscillations.

By analyzing Equation (9-12) we can see that the resultant amplitude A is dependent not only on the component amplitudes A_1 and A_2 but also on the phase difference of the two component oscillations $\Delta\phi = \phi_2 - \phi_1$. Here, let's discuss two special cases and the general cases.

微课 1
（两个同方向
同频率简谐
振动的合成）

1. Two Component Oscillations Are Cophase (or In-phase)

When $\Delta\phi = \phi_2 - \phi_1 = \pm 2k\pi$ $(k = 0, 1, 2, \cdots)$, the phase difference of two oscillations is an integer multiple of 2π, $\cos(\phi_2 - \phi_1) = 1$ and $A = \sqrt{A_1^2 + A_2^2 + 2A_1 A_2} = A_1 + A_2$.

Now, the resultant amplitude reaches the maximum value and the effect of the superposition of the two component oscillations is to make the amplitude of the vibration be strengthened. Just as shown in Figure 9-2 (a); The two thin lines represent the motion curves of the two component vibrations and the thick line represents the motion curve of the resultant oscillation.

2. Two Component Oscillations Are Having the Reversed Phases (or Anti-phases)

When $\Delta\phi = \phi_2 - \phi_1 = \pm(2k + 1)\pi$ $(k = 0, 1, 2, \cdots)$, the two oscillations' phase difference $\Delta\phi$ is an odd multiple of π, $\cos(\phi_2 - \phi_1) = -1$ and $A = \sqrt{A_1^2 + A_2^2 - 2A_1 A_2} = |A_1 - A_2|$.

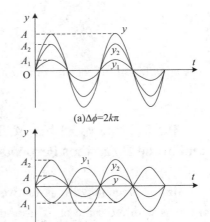

Figure 9-2　Two special situations of resultant amplitude

图9-2　合振动振幅的两种特殊情况

Now, the resultant amplitude (because the amplitude is always positive, the right side of the formula takes an absolute value) has the minimum value and the effect of the superposition of the two component oscillations decreases the amplitude of the vibration. The situation is shown in Figure 9-2 (b).

If $A_1 = A_2$, the result of the superposition will make the object be at rest $(A = 0)$.

3. A General Situation (the Two Component Vibrations are Neither Inphase Nor Antiphase)

When $\Delta\phi = (\phi_2 - \phi_1)$ is not the integer times of π, the amplitude of the resultant oscillation A has a value between $(A_1 + A_2)$ and $|A_1 - A_2|$.

Example 9-2　A particle is undergoing two simple harmonic motions along the same straight line:

$y_1 = 4\cos\left(2t + \dfrac{\pi}{6}\right)$ and $y_2 = 3\cos\left(2t - \dfrac{5\pi}{6}\right)$, try to determine the amplitude, the initial phase and the equation of the resultant oscillation (here, y is in cm and t is in s).

Solution　This is the problem about the superposition of two simple harmonic motions with the same frequency and in the same direction. By the motion equations given, we see that, the amplitudes $A_1 = 4\mathrm{cm}$, $A_2 = 3\mathrm{cm}$ and the initial phases $\phi_1 = \dfrac{\pi}{6}$, $\phi_2 = -\dfrac{5\pi}{6}$, therefore, we know that the phase difference

$$\Delta\phi = \phi_2 - \phi_1 = -\frac{5\pi}{6} - \frac{\pi}{6} = -\pi$$

Using Equation (9-12) and Equation (9-13) we can evaluate the amplitude and the initial phase of the resultant oscillation and then get its equation of motion:

(1) The amplitude

$$A = \sqrt{A_1^2 + A_2^2 + 2A_1 A_2 \cos\left(\phi_2 - \phi_1\right)} = \sqrt{4^2 + 3^2 + 2 \times 4 \times 3 \cos\left(-\pi\right)} = 1\mathrm{cm}$$

$$\tan\phi = \frac{A_1 \sin\phi_1 + A_2 \sin\phi_2}{A_1 \cos\phi_1 + A_2 \cos\phi_2} = \frac{4 \times \dfrac{1}{2} + 3 \times \left(-\dfrac{1}{2}\right)}{4 \times \dfrac{\sqrt{3}}{2} + 3 \times \left(-\dfrac{\sqrt{3}}{2}\right)} = \frac{\sqrt{3}}{3}$$

(2) The initial phase

$$\phi = \frac{\pi}{6}$$

The equation of the resultant motion is $y = \cos\left(2t + \frac{\pi}{6}\right)$

9.1.6 Superposition of Two Simple Harmonic Motions with the Same Frequency and in the Directions Perpendicular to Each Other

In the preceding discussion we dealt with some problems about the superposition of two harmonic motions with the same oscillatory direction. Moreover, there are also problems about the superposition of two harmonic motions with the oscillatory directions perpendicular to each other. The researches for this kind of problems, especially when the two oscillations have the same frequency, have their important meanings in applications in electrical technology and optics.

Supposing there is a particle undergoing two simple harmonic motions and the two motions have the same frequency (the common angular frequency is ω, the oscillatory direction of one is along the x axis and the other one is along the y axis, i.e., they are perpendicular to each other.

The equations for the two component simple harmonic motions are respectively:

$$x = A_1 \cos\left(\omega t + \phi_1\right)$$

and
$$y = A_2 \cos\left(\omega t + \phi_2\right)$$

At any moment t, the particle is at the position of (x, y). When t changes, the position of (x, y) also changes, so we can say that, the two equations above are the parameter equations of the particle's motion orbit by the parameter t. If the parameter t is eliminated, then we obtain the corresponding equation of the orbit in the right-angled coordinate system.

$$\frac{x^2}{A_1^2} + \frac{y^2}{A_2^2} - 2\frac{xy}{A_1 A_2}\cos\left(\phi_2 - \phi_1\right) = \sin^2\left(\phi_2 - \phi_1\right) \tag{9-14}$$

Equation (9-14) is an elliptic equation. For some special values of the phase difference $\Delta\phi = (\phi_2 - \phi_1)$ there will be some corresponding special cases.

1. Two Component Oscillations Are In-phase

When $\Delta\phi = (\phi_2 - \phi_1) = 0$, phase difference of two oscillations is 0 or they have the same phase. Equation (9-14) is simplified as

$$\left(\frac{x}{A_1} - \frac{y}{A_2}\right)^2 = 0$$

i.e.

$$\frac{x}{A_1} = \frac{y}{A_2} \quad \text{or} \quad y = \frac{A_2}{A_1}x \tag{9-15}$$

Now, the particle's moving trace is a straight line. The line is in the 1st and 3rd quadrants and passes through the original point of the coordinate, its slope is the ratio of the two oscillations' amplitudes $\frac{A_2}{A_1}$, as shown in Figure 9-3 (a).

With the change of time t, the particle's displacement from equilibrium position is

$$s = \sqrt{x^2 + y^2} = \sqrt{A_1^2 + A_2^2} \cos(\omega t + \phi)$$

From the equation above we know that, the resultant oscillation is a simple harmonic motion oscillating along that line. Its frequency is the same with the two oscillations, frequency and the amplitude is $\sqrt{A_1^2 + A_2^2}$.

2. Two Component Oscillations Have the Phase Difference with $\frac{\pi}{2}$

When $\Delta\phi = \phi_2 - \phi_1 = \frac{\pi}{2}$, in this case, Equation (9-14) is simplified as

$$\frac{x^2}{A_1^2} + \frac{y^2}{A_2^2} = 1$$

As shown in Figure 9-3 (b), the motion orbit of the particle is an ellipse taking the coordinate axis x as its main axis. The arrow on the ellipse indicates the direction of motion of the particle.

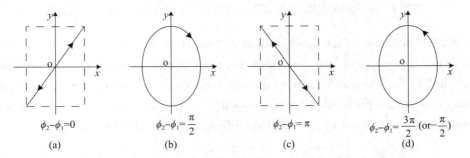

$$\phi_2 - \phi_1 = 0 \qquad \phi_2 - \phi_1 = \frac{\pi}{2} \qquad \phi_2 - \phi_1 = \pi \qquad \phi_2 - \phi_1 = \frac{3\pi}{2} \, (or - \frac{\pi}{2})$$

(a)   (b)   (c)   (d)

Figure 9-3   Composition of two simple harmonic motions with the same period and perpendicular oscillating directions

图 9-3   两个同频率、互相垂直方向振动的简谐振动的合成

3. Two Component Oscillations are Anti-phase

When $\Delta\phi = (\phi_2 - \phi_1) = \pi$, the two oscillations have conversed phases. Equation (9-14) is simplified as

$$\frac{x^2}{A_1^2} + \frac{y^2}{A_2^2} - 2\frac{xy}{A_1 A_2} = 0, \quad \left(\frac{x}{A_1} + \frac{y}{A_2}\right)^2 = 0$$

or

$$y = -\frac{A_2}{A_1}x \tag{9-16}$$

That is, the particle oscillates along another straight line $y = -\frac{A_2}{A_1}x$. The line is in the 2nd and 4th quadrants and passes through the original point of the coordinate. As shown in Figure 9-3 (c), the oscillation is similar to the above case.

4. Two Component Oscillations Have the Phase Difference with $-\frac{\pi}{2}$

When $\Delta\phi = \phi_2 - \phi_1 = -\frac{\pi}{2}$, The simplified form of Equation (9-14) is still

$$\frac{x^2}{A_1^2} + \frac{y^2}{A_2^2} = 1$$

Then the motion orbit of the particle is the ellipse similar to the ellipse of the case (2), as shown in Figure 9-3(d), but the direction of motion of the particle is just opposite to the direction shown in Figure 9-3(b).

When the phase difference $\Delta\phi = \phi_2 - \phi_1 = \pm\frac{\pi}{2}$, if the amplitudes of two vibrations are equal i.e. $A_1 = A_2$ the ellipse will become a circle, as shown in Figure 9-4.

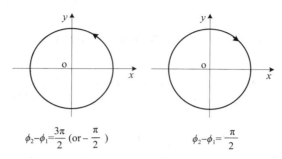

$$\phi_2 - \phi_1 = \frac{3\pi}{2} \ (or - \frac{\pi}{2}\ ) \qquad\qquad \phi_2 - \phi_1 = \frac{\pi}{2}$$

Figure 9-4　The composition of two simple harmonic motions with the same amplitude, a difference of phase and perpendicular oscillating directions
图 9-4　两个振幅相同、相位不同、互相垂直方向振动的简谐运动的合成

In short, in the situation of the superposition of two harmonic motions with the same period and oscillating in mutually perpendicular directions, the motion orbit is an ellipse. The characters of the ellipse are defined by the phase difference of the two oscillations $\Delta\phi$. Figure 9-5 shows the diagrams of the superposition of two simple harmonic motions with the same frequency and in mutually perpendicular oscillating directions, in situations of several phase differences and different amplitudes.

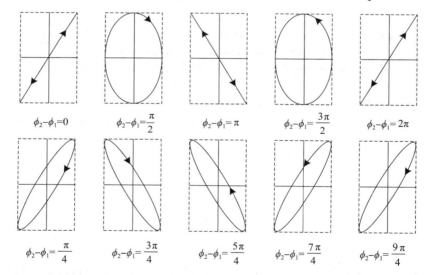

$$\phi_2 - \phi_1 = 0 \qquad \phi_2 - \phi_1 = \frac{\pi}{2} \qquad \phi_2 - \phi_1 = \pi \qquad \phi_2 - \phi_1 = \frac{3\pi}{2} \qquad \phi_2 - \phi_1 = 2\pi$$

$$\phi_2 - \phi_1 = \frac{\pi}{4} \qquad \phi_2 - \phi_1 = \frac{3\pi}{4} \qquad \phi_2 - \phi_1 = \frac{5\pi}{4} \qquad \phi_2 - \phi_1 = \frac{7\pi}{4} \qquad \phi_2 - \phi_1 = \frac{9\pi}{4}$$

Figure 9-5　The superposition of two simple harmonic motions with the same frequency, different amplitudes and perpendicular oscillating directions
图 9-5　两个频率相同、振幅不同、互相垂直方向振动的简谐运动的合成

The above discussion also shows that: Any of a linear harmonic motion, an elliptical motion or a circular motion with a uniform speed can be represented by two simple harmonic motions in mutually perpendicular oscillatory directions.

For any two simple harmonic motions with the perpendicular oscillating directions, if the ratio of frequencies of the oscillations is an integer ratio, the traces of the resultant motion will be regular stable closed curves. This kind of regular patterns are known as the Lissajou's figures (李萨如图形).Table 9-1 shows merely the patterns of the resultant motions with the frequency ratios of 1:2 and 2:3. Readers can obtain Lissajou's figures of other patterns on the screen of the oscilloscope in laboratory, for example the patterns with the frequency ratios of 1:3, 3:4, and so on.

Table 9-1　Lissajou's figures

表9-1　李萨如图形

phase difference（相位差） atio of frequencies（频率比）	$\phi_2-\phi_1=0$	$\phi_2-\phi_1=\dfrac{\pi}{4}$	$\phi_2-\phi_1=\dfrac{\pi}{2}$	$\phi_2-\phi_1=\dfrac{3\pi}{4}$	$\phi_2-\phi_1=\pi$
$\omega_x:\omega_y=1:2$					
$\omega_x:\omega_y=2:3$					

9.2　Fundamental Theories of Wave Motions

9.2.1　Overview

The propagation of an oscillation in the medium forms a wave motion (波动). Wave motions are a special kind of motions of substances. Sound waves, waves on the surface of water, the wave through a rope generated by shaking one end of it, pulse waves, seismic waves, light and electromagnetic waves, etc. are all wave motions. Different kinds of waves have different natures, and each has its particular properties and follows special rules. But in the expression, they possess many common characteristics and expressive rules, i.e., all of them have certain velocities and the energy transmission accompanied by, they can generate the phenomena of reflection, refracting, interference and diffraction, and they have similar mathematical expressions as well.

In this chapter, we shall mainly discuss the characteristics and the regularity of mechanical waves, or more concretely, of the most basic waves — sinusoidal harmonic waves. We shall also introduce the special forms of waves — sound waves and ultrasonic waves, which have many applications in medical studies.

If all the particles in the space of a medium are contacted each other by the elastic force, this medium is called the elastic medium (弹性介质). In the elastic medium, because of the connection of the elastic force, the oscillation of any particle will cause oscillations of neighboring particles. Oscillations of neighboring particles will cause more oscillations of other neighboring particles, in this way, the oscillations will propagate at a certain speed and spread out from the near to the distant in all directions. The processes of propagations of mechanical oscillations in the elastic media are called mechanical waves (机械波).

1. Two Conditions for Constituting a Mechanical Wave

(1) A source of disturbance (or a wave source)(波源), i.e., an object creating mechanical oscillation.

(2) The medium (elastic medium)(介质), i.e., the medium substance which is capable of propagating mechanical oscillations, such as air, water and so on.

2. Two Common Types of Mechanical Waves

The two basic types of mechanical waves are transverse waves (or shear waves) and longitudinal waves. We have known that, the mechanical waves are propagations of mechanical oscillations in the media. As a wave travels, if the particles of the medium undergo displacements parallel to the direction of propagation, the wave is called a longitudinal wave (纵波); and if the particles of the disturbed medium move perpendicularly to the direction of propagation, the wave is called a transverse wave (横波). Generally speaking, the oscillatory situations of particles in the medium are very complex, so the wave motions resulted from the oscillations are also very complex. But these complex wave motions can be considered as superpositions of transverse waves and longitudinal waves. These two kinds of waves are all simple harmonic waves — the propagations of simple harmonic motions in elastic media — the topic of simple harmonic waves is the key content of our discussion.

3. Three Physical Quantities Required to Describe Mechanical Waves

There are three important commonly used physical quantities for describing mechanical waves, they are wavelength (波长), frequency (频率)(or period as a substitution), and wave speed (波速). One wavelength is the minimum distance between any two identical points on a wave; the frequency of the wave is the same as the frequency of simple harmonic motion of a particle of the medium; the wave speed is the velocity of the propagation of oscillatory state, it only depends on the properties of the medium through which the wave travels. These three physical quantities are denoted respectively by λ, v (or T) and c; and the relationship among them is:

$$c = \frac{\lambda}{T}, \text{ or } c = \lambda v$$

9.2.2　Simple Harmonic Waves

If a wave source is performing a simple harmonic motion, it will cause a series of oscillations of the particles around it in the medium. The oscillations of the adjacent particles are all simple harmonic motions with the same frequency of the wave source. So the propagation of the simple harmonic motion of the source in elastic medium forms a simple harmonic wave (简谐波). This kind of waves is the most essential and the simplest form of wave, so it has special significance to study the regularity of simple harmonic waves.

As shown in Figure 9-6, a planar cosine simple harmonic wave (平面余弦简谐波) is propagating along the direction of x axis. The source of it is just set at the origin of coordinate O, the wave speed is c; the x axis can represent the equilibrium position of each particle; the quantity y represents the displacement (or the distance from the equilibrium point) of each particle in the oscillatory direction. The

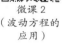

微课2
（波动方程的
应用）

医药大学堂
WWW.YIYAODXT.COM

initial phase of the wave source is supposed to be $\phi = 0$, the amplitude to be A, and the angular frequency to be ω. So the equation for the simple harmonic motion at the wave source is

$$y = A\cos\omega t \tag{9-17}$$

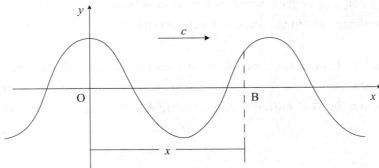

Figure 9-6   The graph for deriving the equation of wave
图 9-6   波动方程的推导图

Suppose there is a particle at point B with a distance of x from the source in the direction of the wave propagation. The oscillation of the particle at point B is disturbed by the wave transmitted from point O.

So the oscillation of point B is behind the oscillation of point O by a time interval $\dfrac{x}{c}$, it is just the time required for the wave traveling from point O to point B. That means, the oscillating displacement of particle at point B at the moment t is equal to the displacement of particle at point O at the moment $\left(t - \dfrac{x}{c}\right)$. Hence, the equation for the simple harmonic motion at point B can be written as

$$y = A\cos\omega\left(t - \frac{x}{c}\right) \tag{9-18}$$

Point B is selected at random, so Equation (9-18) represents the displacement at any point along the direction of wave transmission and at any time. We call this equation the equation of a planar simple harmonic wave (平面简谐波的波动方程), or the wave equation (波动方程) for short.

Because

$$\omega = \frac{2\pi}{T} = 2\pi v$$

and $cT = \lambda$, therefore, Equation (9-18) can be rewritten as

$$y = A\cos 2\pi\left(vt - \frac{x}{\lambda}\right) \tag{9-19}$$

or, be rewritten as

$$y = A\cos 2\pi\left(\frac{t}{T} - \frac{x}{\lambda}\right) \tag{9-20}$$

Now let's discuss the physical significance of the wave equation. The wave equation contains two variables x and t. Here, three cases are discussed respectively as follows.

(1) If x is fixed (i.e., to consider the particle of the medium at this point "x"), then y is only a function of t. That is, the wave equation expresses the oscillating displacement of the particle at a fixed point with a distance of x from the original point O (or wave source) varying with the time t, it also expresses the

motion state of the simple harmonic motion of the particle, or, it is the equation of the simple harmonic motion at point "x".

(2) If *t* is fixed (i.e., a general view of all particles on the wave curve at a given moment of "*t*") then the displacement of *y* will only be the function of position *x*. The wave equation expresses the distribution of the displacements of particles on the wave curve at a given moment, it describes a waveform at a given moment "*t*".

(3) If *x* and *t* are both variables, then the wave equation expresses the displacements of different particles at different positions of the wave curve during an advancing time *t*, or more vividly, the wave equation, includes wave forms at different moments, which reflect the wave propagation, as shown in Figure 9-7.

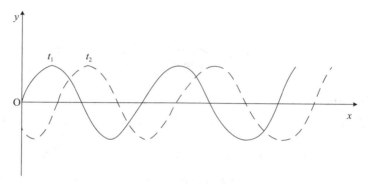

Figure 9-7   The graphs for showing the propagation of a transverse wave
图 9-7   横波的波动图

Example 9-3   A simple harmonic wave has the wavelength $\lambda = 1.0$m, the amplitude of $A = 0.4$m, and the period of $T = 2.0$s. (1) Try to write out the corresponding wave equation; (2) determine the equation for the simple harmonic motion of the particle at the point with a distance of $\dfrac{\lambda}{2}$ from the wave source.

Solution   (1) By substituting the numerical values of the wavelength $\lambda = 1.0$ m, the amplitude $A = 0.4$m, and the period $T = 2.0$s in the general wave equation $y = A\cos 2\pi\left(\dfrac{t}{T} - \dfrac{x}{\lambda}\right)$ we have

$$y = 0.4\cos 2\pi\left(\frac{t}{2} - x\right) \text{ (m)}$$

(2) By using the equation above, with $x = \dfrac{\lambda}{2}$, we have the equation of harmonic motion at this point

$$y = 0.4\cos \pi(t - 1) \text{ (m)}$$

9.2.3　Energy of a Wave

When a wave propagates to somewhere in medium, the originally steady particles begin to oscillate, thus they begin to have kinetic energy. At the same time, the medium will have a deformation, and thus it will have the potential energy. For the wave propagation, the units of the medium oscillate from the near to the distant and one layer after another. Therefore, the energy is gradually transported out. This is one of the most important characteristics of wave motions, too.

The following study is on a planar simple harmonic wave. Supposing a wave is propagating in a medium with the density of ρ. For a volume element dV in the medium its mass will be $dm = \rho \cdot dV$. When the wave travels to it, the volume element obtains a kinetic energy of dE_k. Due to the deformation of the medium the element has the elastic potential energy of dE_p simultaneously. The oscillatory kinetic energy of this element is

$$dE_k = \frac{1}{2}v^2\,dm = \frac{1}{2}\rho v^2\,dV$$

The velocity v can be obtained from the equation of oscillation (9-18)

$$v = \frac{\partial y}{\partial t} = -A\omega \sin\left(t - \frac{x}{c}\right) \tag{9-21}$$

If we substitute Equation (9-21) for the velocity in the expression of the kinetic energy, the kinetic energy of this element can then be expressed as

$$dE_k = \frac{1}{2}\rho A^2 \omega^2 \sin^2 \omega\left(t - \frac{x}{c}\right)dV$$

We bypass the proof of $dE_k = dE_p$, and use the conclusion of illation directly, we can obtain

$$dE_p = \frac{1}{2}\rho A^2 \omega^2 \sin^2 \omega\left(t - \frac{x}{c}\right)dV$$

so the total energy of this element is

$$dE = dE_k + dE_p = 2dE_k = \rho A^2 \omega^2 \sin^2 \omega\left(t - \frac{x}{c}\right)dV \tag{9-22}$$

Equation (9-22) can be rewritten as

$$w = \frac{dE}{dV} = \rho A^2 \omega^2 \sin^2 \omega\left(t - \frac{x}{c}\right) \tag{9-23}$$

We call w the energy density of the wave (能量密度), it represents the energy in a unit volume of medium. From the hint in Equation (9-23) we can see that the energy density of a wave is always changing with time. So we usually use the average value over a period of time. Because the mean square value of a sinusoidal function over a period of time is $\frac{1}{2}$, the average energy density during a period of time is

$$\overline{w} = \frac{1}{2}\rho A^2 \omega^2 \tag{9-24}$$

This formula is applicable to all simple harmonic planar waves.

From Equation (9-24) we see that, the energy of a mechanical wave is proportional to the square of its frequency and the square of its amplitude, and proportional to the density of medium.

We have already known that, the energy of a wave is transported with the wave propagation in the medium. The energy transported through an area of the medium in a unit time interval is called the energy flow (能流) through the area. In the medium, assume to take a cross section with the area of S perpendicular to the direction of the wave's propagation (wave speed c), and consider the energy through the area of S in a unit time interval. This quantity must equals to the energy in the volume of cS, as shown in Figure 9-8. Because energy is periodically varying, we usually use the average energy flow, denoted by $\overline{P}$, and its unit is W.

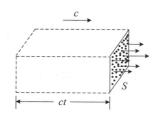

$$\overline{P} = \overline{w}cS$$

Here, $\overline{w}$ is the average energy density.

The average energy flow transported through a unit area and perpendicular to the direction of wave propagation is called the energy flux density (能流密度) or the intensity of wave I (波的强度) i.e.,

Figure 9-8   The energy passing through the area of S in a unit time interval
图 9-8   单位时间间隔内通过面积 S 的能量

$$I = \overline{w}c = \frac{1}{2}\rho cA^2\omega^2 \tag{9-25}$$

Here, I is actually a vector, which indicates the direction of energy flux density is the same as the direction of wave speed. The magnitude of I can express the strength of a wave, or the wave's intensity, and its unit is W/m^2.

In acoustics, the intensity of a sound wave referred to intensity of sound (声强) is an example of the definition above.

In Equation (9-25), $\rho c = Z$ is called the acoustic resistance of the medium (声阻抗), it only depends on the properties of the medium. A and ω are respectively the amplitude and the angular frequency of the wave, they depend on the properties of wave source. Equation (9-25) integrates the two necessary and sufficient conditions of constituting a mechanical wave. Here, I is proportional to Z, A^2, and ω^2.

9.2.4   Absorption to a Wave

In fact, as a planar harmonic wave propagating in a homogeneous medium, the medium will always absorb a portion of the energy. Hence, the intensity of the wave, the amplitude and the wave energy will gradually decrease. The energy absorbed will be converted into other forms of energy (such as the internal energy of the medium). This phenomenon is called the absorption to the wave. (波的吸收) When the absorption happens, the regularity of attenuation of the planar wave's amplitude can be derived by the following method. Suppose there is a little attenuation of amplitude $-dA$ after the wave penetrates through a thin slice of medium with a thickness of dx. For the amplitude weakened, dA itself is a negative value. The decreased value of amplitude of $-dA$ is proportional to the amplitude of A (the corresponding value when the wave travels onto the thin slice) and also to the slice's thickness of dx, i.e.,

$$-dA = \alpha A dx$$

After the integral operation, we have

$$A = A_0 e^{-\alpha x}$$

Here, A_0 and A represent respectively the amplitudes at $x = 0$ and $x = x$, and α is a constant, and called the absorption coefficient (吸收系数) of the medium. The above formula indicates the regularity of the attenuation of the planar waves' amplitudes.

Because the intensity of a wave I is proportional to the square of the amplitude A, we can also get the regularity of the attenuation of a planar wave's intensity, i.e.,

$$I = \frac{1}{2}\rho cA^2\omega^2 = \frac{1}{2}\rho cA_0{}^2 e^{-2\alpha x}\omega^2 = I_0 e^{-2\alpha x} \tag{9-26}$$

In Equation (9-26), $I_0 = \dfrac{1}{2}\rho c A_0^2 \omega^2$ is the wave intensity at $x = 0$, and I is the wave intensity at $x = x$.

Example 9-4   The absorption coefficient of air to the sound wave is $\alpha_1 = 2 \times 10^{-11} v^2$ (m^{-1}), the absorption coefficient of steel to the sound wave is $\alpha_2 = 4 \times 10^{-7} v^2$ (m^{-1}). The quantity v in the formula represents the frequency of the sound wave. After penetrating respectively through air and steel, the intensity of an ultrasonic wave with frequency of 5MHz will be both reduced to 1% of the original value. Determine the thickness of air x_1 and the thickness of steel x_2.

Solution   Using the formula for the absorption coefficients given in the problem, with frequency　$5\,\text{MHZ}$, we have the absorption coefficients of air and steel are respectively:

$$\alpha_1 = 2 \times 10^{-11} \left(5 \times 10^6\right)^2 = 500 \ \text{m}^{-1}$$

$$\alpha_2 = 4 \times 10^{-7} \times \left(5 \times 10^6\right) = 2 \ \text{m}^{-1}$$

By transforming the formula $I = I_0 e^{-2\alpha x}$, we get the expression of the thickness

$$x = \frac{1}{2\alpha}\ln\frac{I_0}{I}$$

By using the hint of $\dfrac{I_0}{I} = 100$ and substituting the values of α_1 and α_2 respectively into the expression of the thickness, we get the thickness of air is

$$x_1 = \frac{1}{1000}\ln 100 = 0.046 \ \text{m}$$

and the thickness of steel is

$$x_2 = \frac{1}{4}\ln 100 = 1.15 \ \text{m}$$

From the above solution we know the fact: For a high-frequency ultrasonic wave, it is hard to penetrate through gases, but easy to penetrate through solids.

9.2.5   Characteristics of Waves

Wave motions, either mechanical waves or electromagnetic waves, have the common characteristics of waves, i.e., they all have the propagation speed and the transportation of energy accompanied with. At the same time, they follow the regularity of the wave's propagation and can generate some phenomena such as reflection, refraction, diffraction, interference and so on.

1. Huygens' Principle

(1) The geometrical description of mechanical waves   The physical conceptions for describing the mechanical waves geometrically are wave rays, wave surfaces, and the wavefront. Figure 9-9 is the graph of showing the relative displacement of each particle from its respective equilibrium position, and showing the scene of each displacement's change with time. As for two-dimensional and three-dimensional waves, it is too difficult to display them in this way. The usual method to describe a wave is to utilize the wave rays, the wave surfaces, and the wavefront.

We connect all the homologous crest points together to form a surface and all the homologous trough points together to another surface; or more generally, if we connect all the points of some certain phase of oscillation to a surface, for different phases there will be some different surfaces corresponded in the medium, and these surfaces are called the surfaces of wave (波面), shown in Figure 9-9 by the fine real lines. The leading wave surface in the front is called the wavefront (波前), which is also called the wave surfaces, shown in Figure 9-9 by the outer thick real line. There are also some dotted lines in Figure 9-9, the tangential direction at any point on any dotted line represents the direction of propagation of the wave at this point; these dotted lines are called the wave rays (波线), also known as the wave lines. The energy of wave is transported in the direction of the wave rays. In an isotropic medium, the wave rays are perpendicular to the wave surfaces.

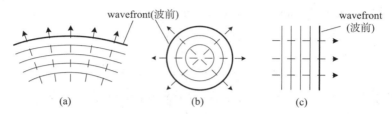

Figure 9-9   The geometrical descriptions of waves
图 9-9   波的几何描述

The wave with its wave surfaces being spherical surfaces is called a spherical wave (球面波). A spherical wave is the wave emitted from a point wave source and transmitted in an isotropic homogeneous medium, its wave surfaces are a series of spherical surfaces with the same center of O—the wave source.

A wave with all its wave surfaces of planes is called the plane wave (or the planar wave, 平面波). We may assume that the wave transmitting from a wave source very far away is a plane wave. In the study of a plane wave, what we need is just to study the propagation along the direction of the wave rays. It is similar to the study of one-dimensional wave.

Wave surfaces, wavefront and wave rays can lay out a picture of wave propagation vividly.

(2) Huygens' principle   Huygens' principle (惠更斯原理) tells us the regularity of the direction of the wave's propagation. By the previous discussion we have seen that, the wave is disturbed by the oscillation of the wave source, and the oscillation is spread out by the interactions of particles in the medium. In the continuously distributed medium, the oscillation of any particle will directly cause the oscillations of the particles near it. So, in the medium, any oscillating particle at any point can be seen as a new wave source. A wave of arbitrary shape propagating on the water surface is shown in Figure 9-10. If there is no obstacle encountered, the shape of the wavefront will

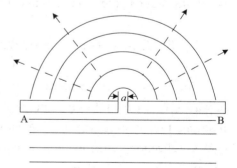

Figure 9-10   A wave passing through a small hole
图 9-10   通过小孔的波

keep on its original form during the wave's propagating process. If the wave encounters with an obstacle AB, which a small hole with the diameter of a is on it, as long as the hole's diameter is extremely small compared to the wavelength, no matter what the original wavefront's shape is, the new wavefront of the wave passed through the small hole will become the circular pattern taking the small hole as the center of it. This has nothing to do with the original waveform. This small hole can be considered as a new wave source, and the newly derived wave from this new wave source is called wavelet (子波).

It was Huygens that summarized the above phenomenon and put forward the following principle in 1690. In the medium, any point that the wave arrives at can be regarded as a new wave source of transmitting the secondary wave (a wavelet). Thereafter, at any moment, the envelope (common tangent surface) of those wavelets "generated" from some certain wavefront is the new wavefront. This is Huygens' principle (惠更斯原理). Figure 9-11(a) and Figure 9-11(b) are respectively the examples of the application of Huygens' principle to spherical wave and plane wave.

Suppose there is a spherical wave transmitted from the wave source O and propagated around (in an isotropic homogeneous medium) with a common speed c. We know that the spherical surface S_1 is the wavefront at the moment t, and its radius $R_1 = ct$, therefore, according to Huygens' principle the wavefront at moment $(t + \Delta t)$ can be determined. We acknowledge that, all the points on surface S_1 can be seen as the new wave sources of secondary wavelets. So we can draw a series of small hemispherical surfaces (as wavelets) with the common radius $r = c\Delta t$; the centers of them are corresponding points on the surface. The common tangent surface or the envelope of these wavelets S_2 is the new wavefront of the wave at the moment $(t + \Delta t)$ as shown in Figure 9-11 (a). The situation we discussed is in isotropic homogeneous medium, so it is clear that S_2 is also a spherical surface with the radius $R_2 = R_1 + c\Delta t$, and it has the same center O. Similarly, if the wavefront of a plane wave is known as S_1 at a certain moment t, according to Huygens' principle, we can also obtain the new wavefront S_2 at a later moment $(t + \Delta t)$, as shown in Figure 9-11 (b).

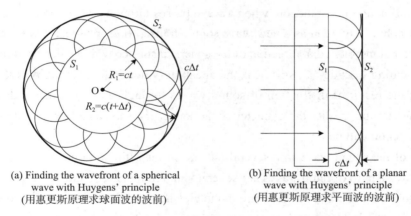

(a) Finding the wavefront of a spherical
wave with Huygens' principle
(用惠更斯原理求球面波的波前)

(b) Finding the wavefront of a planar
wave with Huygens' principle
(用惠更斯原理求平面波的波前)

Figure 9-11　To illustrate the propagations of waves with Huygens' principle
图 9-11　用惠更斯原理解释波的传播

Huygens' principle is applicable to any waves in propagating: Either the wave is a mechanical wave or electromagnetic wave; either the medium, which the wave transmits through, is uniform or non-uniform. As long as we know the wavefront at a certain moment t, according to this principle, we can determine the wavefront at the next moment $(t + \Delta t)$. By using this geometric method, we can also solve the problems of wave propagations in very broad ranges.

2. Interference of Waves

The phenomenon of interference of waves is one of special characteristics that sound wave possesses uniquely. Because only there is wave synthesis, the phenomenon of interference generates, which is not only significant to the optics and the acoustics, but also plays an important role in the development of the modem physics.

In daily life, we can identify the sound of each instrument when we are listening to a band playing, and also we are able to distinguish each voice if several people speak at the same time. This shows that: ① Each wave has the nature to maintain its original characteristics (frequency, wavelength, direction of vibration, etc.) unchanged, moreover, it keeps on transmitting forward in its original propagating direction and it will never be affected by other waves; ② In the area several waves encountered, the resultant displacement of each particle in the medium is the vector sum of the displacements caused by every wave separately at this point. This is so called the principle of superposition of waves (波的叠加). If two wave sources have the same frequency, the same oscillating direction and the same phase or have a fixed difference of initial phase, the two wave sources are called the coherent wave sources (相干波源). The waves transmitted from two coherent wave sources are called coherent waves (相干波). When two coherent waves meet in space, according to the principle of superposition of waves, there will be some places where the oscillation is always strengthened, while, other places where the oscillation is always diminished or completely offset. This phenomenon is called the phenomenon of the interference of waves (波的干涉现象).

We will have a detailed discussion for the conditions of strengthening and diminishing of coherent waves with the example of light wave, see Chapter 10 Wave Optics.

3. Diffraction of Wave

When a wave encounters an obstacle in the path it travels, it will change its direction of propagation and bypass the obstacle. This phenomenon is called the diffraction of wave (波的衍射). What shown in Figure 9-10 is a diffraction phenomenon, when a wave passes through a small hole. Due to the diameter $a \ll \lambda$, the small hole can be seen as a new wave source transmitting spherical wave, i.e., the wave will be transmitted outer along the radial direction of the spherical surface with the center of the small hole.

A person standing outside can still hear the speaking voice indoor, though there is the block of the wall. This is the result of diffraction of sound waves through the doors or windows. Theory and experiments show that the smaller the diameter or the longer the wavelength is, the more significant the diffraction phenomenon will be.

Wavelength of the sound waves are several meters, so the diffraction phenomenon of sound waves is obvious; the wave length of radio waves are several hundred meters, so the diffraction phenomenon of radio waves is more obvious. Even if there are mountains between the radio station and the receiver, the radio waves can also be received. Ultrasonic waves have very short wavelengths, hence, the diffraction phenomenon of ultrasonic waves is not obvious, and thus we can achieve directional transmissions of ultrasonic waves.

In wave optics, we shall discuss the diffraction phenomenon in more detail.

4. Doppler Effect

In everyday life, when a whistling ambulance is approaching to you, you will feel the higher tone or higher frequency; when the ambulance is passing by and moving away from you, you will feel the change in tone to lower, the frequency becomes lower. Actually, the tone of the ambulance siren does not change at all, but your ear really hears the change of the tone. The phenomenon, in which the received frequency is changed, takes place when the source or the observer moves relatively to the propagation medium. This phenomenon is called the Doppler effect (多普勒效应).

The Doppler effect is a common feature of all kinds of waves in propagating. Here we only study this phenomenon in the example of sound waves. Generally, the waves can be divided into mechanical waves, electromagnetic waves and etc. The Doppler effect happens not only in the mechanical waves (for example, sound waves), but also in the electromagnetic waves (such as light waves). The formations of the Doppler effect in these two cases follow similar principles, but there are also essential differences existed between them, which lead to the fact that, we need two series of formula to give descriptions respectively. We know the propagation of a mechanical wave is dependent on the elastic medium. In the discussion of the Doppler effect of a mechanical wave, for both the observer and the wave source, their motion velocities are relative to the medium. The two motions cause the different effects. However, in the discussion of a light wave, for its propagation does not depend on the elastic medium, as long as there is a relative motion (relative speed v is known) between the light source and the observer, the relative formula of frequency variation caused by the Doppler effect can be determined. That is, we need not to distinguish which one is moving, the light source or the observer; what we need to know is the relative speed between them.

The Doppler effect has its important applications. For example, by the observation of the frequency variation of the electromagnetic wave emitted by a satellite, we can determine the operation situation of the satellite. This is one of the important applications of the Doppler effect in the modem science and technology. In addition, the Doppler effect can also be used to alarm, to inspect the speed of a vehicle. In daily life and scientific observations (for example, astronomical observations), we often encounter the phenomena that the wave source is moving or the observer is moving, or especially, they both moves relatively to the medium. Therefore, the study of the regularity of the Doppler effect and the research to its applications in practice are so significant. The following is the analysis of the phenomenon of the Doppler effect.

For simplicity, supposing the relative motion between the wave source S and the observer B is along the straight line connected them. The speed of the wave source relative to the medium is set to be v_S, the speed of the observer relative to the medium is set to be v_B, and c still represent the speed of the wave propagation in the medium. In addition, they are provided that as follows. ① If the wave source approaches to the observer, v_S is positive; conversely, if the wave source leaves away from the observer, v_S is negative. ② If the observer approaches to the wave source, v_B is positive; contrarily, if the observer goes away from the wave source, v_B takes a negative value. ③ Wave speed c is constantly positive value. The following is our discussion.

(1) Both the wave source and the observer are static with respect to the medium ($v_S = 0$, $v_B = 0$) (波源和观测者相对介质静止). The number of completed oscillations of the wave source within a unit time (the frequency of oscillation) is the frequency of the wave disturbed by the wave source; while, the frequency felt by the observer is the number of the complete waveforms received within a unit time by the observer (by the instrument or by the human ear). Suppose, at a certain moment, the wavefront is just passing by the observer as shown in Figure 9-12 (a) . After 1s, this original wavefront will go forward a distance of the value of the wave speed c. Due to the wavelength is λ, so the number of the complete waveforms received by the observer within a unit time is

$$v' = \frac{c}{\lambda} = \frac{c}{cT} = \frac{1}{T} = v$$

That is, the frequency of the wave received by the observer is just the same as the oscillatory frequency of the wave source.

(2) The wave source is static and the observer is moving with the speed v_B with respect to the medium ($v_S = 0$, $v_B \neq 0$)(波源静止，观测者运动).

a. The motion of the observer is toward the wave source (观测者向波源运动). In this case $v_B > 0$, within a unit time, the original wavefront at the observer's place will advance a distance of the value of the speed c to the right; while, the observer own will go leftward a distance of the value of the speed v_B; which is equivalent to the fact that: Relatively, this wavefront leaves the observer and goes forward a total distance of $c + v_B$, as shown in Figure 9-12 (b) II. Within a unit time, the number of complete waveforms received by the observer is

$$v' = \frac{c + v_B}{\lambda} = \frac{c + v_B}{cT} = \left(\frac{c + v_B}{c} \right) v \tag{9-27}$$

This indicates that, if the observer is moving toward the wave source the apparent frequency of the wave received v' will be $\left(\dfrac{c + v_B}{c} \right)$ times of the real frequency of the wave source.

b. The motion of the observer is away from the wave source (观测者远离波源运动). In this case, the above formula can still be applied, but this time the speed is a negative value, thus the apparent frequency received by the observer is reduced. When $v_B = -c$, $v' = 0$. This corresponds to the situation that the observer is moving together with the original wavefront, and can obviously not receive the oscillation.

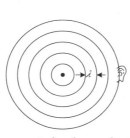

I. the moment when the wavefront
just passes by the observer
(波前经过观测者的时刻)

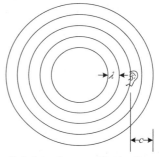

II. 1s later, the wavefront has been
c meters away from the observer
(1秒后，波阵面已经离观测者c米远了)

(a) both the wave source and the
observer are kept steady
(波源和观测者都保持静止)

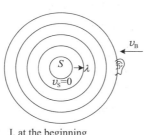

I. at the beginning
moment(初始时刻)

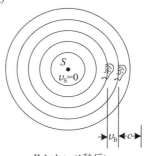

II.1s later(1秒后)

(b) the wave source is steady while
the observer is moving
(波源静止，观测者移动)

Figure 9-12　The illustrating sketch for explaining Doppler effect
图 9-12　多普勒效应的说明图

(3) The observer is static and the wave source is moving with the speed v_S with respect to the medium ($v_S \neq 0$, $v_B = 0$) (观测者静止波源运动).

a. The wave source moves toward the observer (波源向观测者靠近). In this case, the speed $v_S > 0$, first, it is assumed that the speed $v_S < c$, the wave speed c depends only on the nature of the medium and is irrespective to the motion of the wave source, as shown in Figure 9-13. Suppose at some moment the wave source begins to emit a wave at point B. One period T later, the "head of the wave" will reach to the point C. If the wave source does not move, the waveform will be shown as the dotted curve. But in fact, after one period of time T, i.e., when

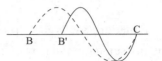

Figure 9-13   The Doppler effect for a moving wave source

图 9-13   波源运动的多普勒效应

the "wave end" is just emitted, the wave source itself advances to point B′, $\overline{\text{BB}'} = v_S \cdot T$. The whole wave is squeezed in the length B′C, as shown in real curve of the waveform. For the wave source is moving with a constant speed, the compression is uniform, the waveform has not distortion. The only thing happened is that the wavelength becomes shorter, and its value is

$$\lambda' = \overline{\text{B'C}} = \lambda - v_S T = cT - v_S T = \left(c - v_S\right)\frac{1}{v}$$

According to the formula of the relationship among wave speed c, frequency v and wavelength λ we can get

$$v' = \frac{c}{\lambda'} = \frac{c}{c - v_S} v \tag{9-28}$$

This indicates that, when the wave source is moving toward the observer, the apparent frequency felt by the observer is the $\dfrac{c}{c - v_S}$ times of the real frequency of the wave source.

b. The wave source moves away from the observer (波源远离观测者). In this situation the above formula can still be applied, but in the formula the value of v_S will be a negative. Then $v' < v$, i.e., the observer feels that the apparent frequency becomes lower than the frequency of the wave source.

The conclusions of (2) and (3) show that when either the wave source or the observer moves individually, even if $v_S = v_B$ the changed values of the frequency caused by the motions are different. When the wave source is moving relatively to the medium with speed v_S and the observer is at rest,

$$v' = \frac{c}{c - v_S} v = \frac{1}{1 - \dfrac{v_S}{c}} v = \frac{1 + \dfrac{v_S}{c}}{1 - \dfrac{v_S^2}{c^2}} v = \frac{\dfrac{c + v_S}{c}}{1 - \dfrac{v_S^2}{c^2}} v$$

If v_S in the above formula is equal to v_B, it is obviously that, v' is never equal to the apparent frequency $\dfrac{c + v_S}{c} v$ felt by the moving observer with the speed $v_B = v_S$ while the wave source is at rest.

(4) Both the observer and the wave source move with respect to the medium ($v_B \neq 0$, $v_S \neq 0$)(波源和观测者同时相对于介质运动). Colligating the conclusions of (2) and (3), for the observer is moving with the speed v_B it corresponds to that the wave is moving with the speed of $c + v_B$ respect to the observer; meanwhile, because the motion of the wave source with the speed v_S, the wavelength is shortened with the ratio $\dfrac{c - v_S}{v}$. According to the basic relationship among the wave speed, the frequency and the

wavelength, the apparent frequency felt by the observer is

$$v' = \frac{c + v_B}{\dfrac{c - v_S}{v}} = \frac{c + v_B}{c - v_S} v \qquad (9\text{-}29)$$

Equation (9-29) includes all the situations discussed above. What we should pay close attention to is the signed provisions of v_B's and v_S's values when we use them. If v_B and v_S is not along the line connected the wave source and observer, the values of v_S and v_B in the above equation will be substituted by the component speeds in the direction of the connection line.

Example 9-5   A train whistles with the frequency of 2000Hz and runs along the rail at a speed of 25m/s. What will be the frequencies received by your ear, if (1) the train is moving toward you; (2) the train is moving away from you?

Solution   (1) When the train is moving toward you, $v_S = 25$m/s, and the speed of sound is always $c = 340$m/s. Substituting these values into $v' = \dfrac{c}{c - v_S} v$, we have

$$v' = \frac{340 \times 2000}{340 - 25} = 2159\text{Hz}$$

(2) When the train is moving away from you, $v_S = -25$m/s, substituting it into $v' = \dfrac{c}{c - v_S} v$, we have

$$v' = \frac{340 \times 2000}{340 - (-25)} = 1863\text{Hz}$$

9.3 Sound Waves

9.3.1   Sound Waves

Sound waves (or acoustic waves, 声波) are mechanical waves. We have discussed the general regularity of mechanical waves in the previous section, and now we only discuss some of the special problems mentioned in acoustics.

When a propagating mechanical wave travels and comes into your ear, it will cause a corresponding forced oscillation of the eardrum, so as to stimulate the auditory nerve. Then it exerts the feeling of the sound. Thus, we call this kind of waves the audible sound waves (可闻声波), or the sound waves for short. In fact, only mechanical waves with the frequency band of about 20—20000Hz can cause the human's feeling of voice. Any frequency in this band is called the audio frequency (or acoustic frequency)(音频). The mechanical waves with frequencies higher than 20000Hz are called ultrasonic waves (or supersonic waves) (超声波); the mechanical waves with frequencies lower than 20Hz are called the infrasound waves (次声波)(the frequency can be as low as 10^{-4}Hz). The waves caused by the earthquake and the tsunami are instances of infrasound waves. Oscillations within the audible frequency band are known as acoustic oscillations (声振动), the sound wave is the propagation of acoustic oscillations.

Considering the characteristics and functions of sound waves, 20Hz and 20000Hz are not clear dividing lines. For example, high frequency audible sound waves will already have some of the characteristics and functions of the ultrasound waves. In the field of ultrasonic technology, the study of the characteristics and effects of the high frequency audible sound waves is often included, too.

The propagation of acoustic oscillations in the air is relatively important. Therefore, the speed of sound that we often talk about refers mainly to the propagation speed of sound in the air. The propagating speed of the sound waves depends on the nature of the medium and temperature, and is independent on the frequency of the sound waves. Under standard atmospheric pressure and at the temperature of 0 ℃, the speed of sound waves in the air is about 331m/s. The higher the temperature is, the quicker the propagation of sound waves will be; while, the lower the temperature is, the slower the propagation of sound waves will be. At room temperature, the speed of sound is about 340m/s. In the propagating process of sound, just as other waves, the sound waves have the features of the reflection, the refraction, the diffraction, and so on.

9.3.2 Sound Pressure, Sound Intensity and Sound Intensity Level

1. Sound Pressure and Sound Intensity

(1) Sound pressure   Let's take the sound waves propagating in the air as an example to discuss the conception of the sound pressure (声压). If there is not any sound wave passing through a range in the medium of air, the steady air pressure at any point is the atmospheric pressure P_0. When an acoustic wave is propagating, the pressures of all points in the air of this range will change, at some points the densities of the air become increased and at some other points the densities become decreased, i.e., in the denser places the pressure is bigger than P_0, while, in the thinner places the pressure will be lower than P_0. At a certain moment and at a certain point, the difference between the pressure of the steady medium and the pressure of the medium disturbed by the sound wave, or the changed amount of the pressure, is called the instantaneous sound pressure (or the sound pressure, 瞬时声压) at the point, denoted by P.

If the wave equation of the sound wave is

$$y = A\sin\left(t - \frac{x}{c}\right)$$

The sound pressure P at any point in the medium can be proved as

$$P = \rho c \omega A \cos \omega \left(t - \frac{x}{c}\right) \tag{9-30}$$

Equation (9-30) is called the equation of sound pressure. Where ρ is the density of the medium, c is the speed of sound; and ω is the angular frequency, A is the amplitude of the acoustic oscillation. If we define

$$P_m = \rho c \omega A \tag{9-31}$$

Then we can rewrite the expression of the sound pressure as

$$P = P_m \cos \omega \left(t - \frac{x}{c}\right)$$

Here, P_m is called the amplitude of sound pressure (声压幅值), also called as the acoustic amplitude (声幅) for short. The common-said sound pressure often refers to the effective sound pressure P_e. If the sound pressure varies with the cosine regularity, $P_e = P_m / \sqrt{2}$. The magnitude of the sound pressure corresponds to the strength of the sound waves.

(2) Acoustic resistance (声阻)   We have known that, in the transporting process of electricity in a circuit, there will be the existence of electric resistance, that is, there will be the existence of the energy loss. Similarly, in the propagating process of a sound wave, there will also $v_m = A\omega$ be the acoustic resistance. We define the ratio of the sound pressure amplitude $P_m = \rho c \omega A$ and the amplitude of velocity acoustic resistance (or the acoustic impedance), denoted by Z:

$$Z = \frac{P_m}{v_m} = \frac{\rho c \omega A}{\omega A} = \rho c \tag{9-32}$$

The unit of the acoustic resistance is kg/(m² · s). The acoustic resistance is a physical quantity to express the properties of the media. It affects the propagation of the sound waves severely. Table 9-2 lists several values of the acoustic resistances and the acoustic speeds in some media.

Table 9-2   Values of the acoustic resistances and the acoustic speeds in several media
表9-2   几种介质的声速和声阻抗

media (介质)	speeds of sound c (m/s) (声速)	densities (kg/m²) (密度)	acoustic impedances (声阻抗)
Air (空气)	3.32×10^2 (0℃)	1.29	4.28×10^2
Air (空气)	3.44×10^2 (20℃)	1.21	4.16×10^2
Water (水)	14.8×10^2	988.3	1.48×10^6
Fat (脂肪)	14.0×10^2	970	1.36×10^6
Brain tissue (脑组织)	15.3×10^2	1020	1.56×10^6
Muscle (肌肉)	15.7×10^2	1040	1.63×10^6
Denser bone (密质骨)	36.0×10^2	1700	6.12×10^6
Steel (钢)	50.0×10^2	7800	39.4×10^6

(3) Sound intensity   The sound intensity (声强) is the energy flux density or the intensity of a sound wave I, i.e., the average energy transported through a unit area perpendicular to the direction of the sound wave's propagation in a unit time interval. Equation (9-25) shows the sound intensity:

$$I = \frac{1}{2}\rho c A^2 \omega^2 \tag{9-33}$$

By Equation (9-30) and Equation (9-33), we can see that, if a sound wave has a higher frequency it will have the higher sound pressure and stronger sound intensity.

2. Sound Intensity Level

The audible sound waves have not only a certain range of frequency, but also have a certain range of the sound intensity. Both of the two ranges have the upper and lower extreme values. If the sound intensity is below the lower limit, it cannot cause the sense of hearing; and if it is higher than the upper limit, it can only cause sense of pain.

It can be seen from the Figure 9-14 that if the sound frequency is 1000Hz, the strongest sound intensity which can be heard by a normal person's sense of hearing is 1W/m², and the minimum sound intensity can be heard is 10^{-12}W/m². Generally, this lowest sound intensity is defined as the standard of measurement of sound intensity, represented by I_0. Since there is a great disparity in the order of magnitude of the difference between the highest and the lowest sound intensities, a logarithmic scale is commonly used to describe the intensity extent of the sound waves. When the sound intensity of an sound wave is I, the common logarithm of the ratio of I to I_0 — the value of L — is a new scale to measure the intensity extent of the sound wave, i.e.,

$$L = \lg \frac{I}{I_0} \tag{9-34}$$

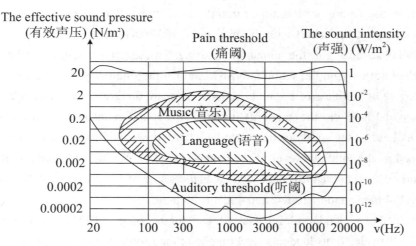

Figure 9-14　The range of normal human's sense of hearing
图 9-14　正常人耳的听觉范围

Here, L is called the sound intensity level (声强级), the unit of it is bel (贝尔). In the practical application this unit bel is too big, so a conventional unit of 1/10 bel is usually used. This unit is known as decibel (分贝dB). To take decibel as the unit, we should rewrite the above equation as

$$L = 10\lg \frac{I}{I_0} \, (\text{dB}) \tag{9-35}$$

Table 9-3 lists the sound intensities and the sound intensity levels of several common waves.

Table 9-3　Sound intensities and sound intensity levels of several common sound waves
表9-3　几种通常声音的声强与声强级

types of sound (声音类型)	sound intensities I (W/m²) (声强)	sound intensity levels (dB) (声强级)
sound of normal breath (正常呼吸音)	10^{-11}	10
sound of a clock (钟表声)	10^{-10}	20
whispering (耳语)	10^{-8}	40
talking loudly (大声讲话)	10^{-4}	80
sound of a plane engine (5m away) (飞机引擎声)	10^{0}	120
sound could result in deafness (致聋声音)	10^{4}	160

3. Loudness Levels and Loudness Curves

The ambulance siren sounds louder, while the speaking voice of a conversation is not so loud. This subjective feeling of being louder or not is dependent not only on the intensities of the sound waves, but also on the frequencies of the sound waves. For some sound waves with the same frequency, if the sound intensities are different the loud extents of the sounds are also different. For example, if two sound waves have the same frequency, the sound of 30dB feels louder than the sound of 10dB according to the feeling of the human ear. For some sound waves with the same sound intensity, if the frequencies of the sound waves are different, the sounds are felt different in the loud extent. For example, if two sound waves have the same sound intensity, the sound with the frequency of 1000Hz feels louder than the sound with the frequency of 400Hz according to the human ear hearing. The subjective loudness (the loud extent) of a sound is dependent not only on the sound intensity but also the frequency of the sound wave. In order to determine the degree of loudness of a sound, we shall compare this sound with a standard sound (usually, take the pure tone of 1000Hz as the standard). To adjust the sound intensity level of the pure tone of 1000 Hz, till it feels as loud as the sound of being studied, here, this sound intensity level of the pure tone of 1000Hz is defined as the loudness level of the sound (响度级). The unit of loudness level is phon. For example, a sound of 100Hz and 49dB feels as loud as the sound of 1000Hz and 20 dB, so we can say that, the loudness level of the sound of 100Hz and 49dB is 20 phon.

By the defination of the loudness level, it is clear that, for the sound of 1000 Hz, its sound intensity level (in dB) is numerically the value of its loudness level (in phon); for a sound with the frequency of not 1000 Hz, its sound intensity level and its loudness level are numerically different. As shown in Figure 9-15, we can draw a series of curves each of them connects the points which correspond to the sounds with the same loudness level but the different sound frequencies, these curves are called the loudness curves (等响曲线).

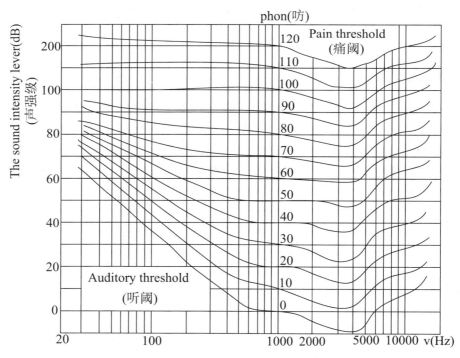

Figure 9-15　Loudness curves of normal human ears
图 9-15　正常人耳的等响曲线

For a sound with a certain frequency, it cannot be heard by human ear until the sound intensity reaches to a specific value. So there will be a lowest value of the sound intensity level. If the sound intensity level is not lower than this value the sound can cause a sense of hearing. This weakest sound intensity is called the threshold (听阈) of hearing to this frequency. The sounds with different frequencies have different thresholds of hearing. All thresholds of hearing in different frequencies correspond to the same loudness level of zero phon. The curve connecting the points of the loudness level of zero on different frequencies is called the zero loudness level curve or auditory threshold curve (听阈曲线). In general, the sound with the loudness level below this curve cannot be heard by human ear.

For a sound with a certain frequency, as the sound intensity becomes stronger, the loudness of the sound felt by human ear becomes bigger as well. If the sound intensity becomes strong enough, and reaches to a certain value, the sound will cause the sense of pain inside human ear. This value is called the pain threshold (痛阈). The curve connecting the pain threshold points of different frequencies is called the pain threshold curve (痛阈曲线).

Example 9-6　The noise generated by one running motor has the sound intensity of 10^{-7}W/m^2. Determine ① the sound intensity level of the noise in decibels, when one motor is running; ② the sound intensity level of the noise in decibels if two same motors are running at the same time.

Solution　By applying Equation (9-35) $L = 10\lg\dfrac{I}{I_0}$ and $I_0 = 10^{-12}\,\text{W/m}^2$

we can get:

$$① \quad L = 10\lg\frac{I}{I_0} = 10\lg\frac{10^{-7}}{10^{-12}} = 50\,(\text{dB})$$

$$② \quad L = 10\lg\frac{2I}{I_0} = 10\lg 2 + 10\lg\frac{10^{-7}}{10^{-12}} = 53\,(\text{dB})$$

From the result of the above calculation, we can find that if the sound intensity increases twice, the increment of sound intensity level is only approximately the value of 3dB.

9.4　Ultrasonic Waves and Infrasound Waves

9.4.1　Natures of Ultrasonic Waves

The mechanical waves with frequencies higher than 20000 Hz, which cannot be heard by human ear, is called ultrasonic waves (or supersonic waves, 超声波). For ultrasonic waves, besides the general natures of the mechanical waves, there are some particular properties.

1. Good Directionality (方向性好)

Due to the shorter wave lengths, the diffraction phenomenon of ultrasonic waves is not significant, so their propagations are directive and along straight lines approximately. Like a beam of light, a beam of ultrasonic wave is easy-to-focus, and can be used as a directional transmission.

2. Strong Intensity (强度高)

Because the sound intensity is proportional to the square of the frequency, the ultrasonic waves have stronger intensities and the greater powers.

3. Wonderful Penetrating Ability (穿透本领强)

We know that, the ultrasonic waves will be attenuated very greatly in the air, but have little attenuation when travelling in liquids and solids. So they can penetrate to certain depths within media, and have a strong penetrating ability, which is exactly contrary to the feature of the radio waves, so applying the ultrasonic waves in ocean technology is the most convenient. Ultrasonic waves can be used in oceans to reconnaissance submarines and underwater reefs, to measure the depth of the sea, to survey the seabed, to map the topography of the sea bottom, and to look for schools of fish in the ocean, etc. These have been constructed into a subject—underwater acoustics.

9.4.2 Effects of Ultrasonic Waves on the Matters

The propagating characteristics of an ultrasonic wave in a medium, such as velocity, attenuation, absorption, etc., are closely related with the macroscopic and non-acoustic physical quantities of the medium. For example, the velocities of ultrasonic waves have relations with the elastic modulus and the densities of media, and also with temperature, the ingredient compositions of gases and other relevant factors. The attenuation of sound intensity has relations with the void ratio of the material, viscosity and so on. Taking advantage of these characteristics, people have manufactured various kinds of ultrasonic instruments for measuring the correlative physics quantities.

In essence, the propagating characteristics of ultrasonic waves depend on the molecular properties of the media. Sound speed, absorption, the energy of the molecules, and molecular structures, etc., are closely related. It is convenient to measure ultrasonic waves, a lot of experimental data can be obtained, so in the productive practice and scientific research, many special effects of ultrasonic waves on materials have been found, and these special effects have got their wide applications.

The following is the introduction to three main characteristics of ultrasonic waves, i.e., mechanical effect, cavitation and thermal effect.

1. Mechanical Effect

When a beam of high-frequency ultrasonic wave propagates in a medium, the particles of the medium will undergo the forced oscillations with the same high frequency. If the power is strong enough, the mechanical structure of the medium will be damaged. This means the high-frequency ultrasonic waves have the ability of splitting, so they are often used for crushing, cutting, drilling, cleaning, and agglomerating.

2. Cavitation

When a beam of high-frequency ultrasonic wave with stronger power propagates in a liquid medium, it will cause the variation liquid denseness. In the areas with denser the medium is compressed; in the sparse areas the medium is extended. Since the liquid media have such weak anti-tensile ability, at some spots (especially where the liquid media containing impurities and bubbles) the liquid will be pulled off to form tiny cavities; well, the following positive sound pressure will generate the local high temperature, high pressure and discharging phenomenon at the moment of the cavities' closing. This effect is called cavitation (空化作用). The cavitation effect of the ultrasonic wave is commonly used in cleaning, spraying, emulsifying, promoting chemical reactions, and so on. For example, if a chemical reaction cannot occur under the situation of normal temperature and pressure, in the role of cavitation effect the reaction may often proceed. Another example is that: Mercury can be broken up into tiny particles, and can be evenly mixed together with water to form emulsion under the action of cavitation effect. In medicine, the cavitation effect can be used to mash drugs into various medicaments; the cavitation effect can also be used in food industry to produce various kinds of sauces. In the construction industry the cavitation effect can be used to process cement emulsion and other materials.

3. Thermal Effect

Thermal effect (热作用) refers to the phenomenon that when a beam of ultrasonic wave acting on a material, its energy is partly absorbed by the material, so the material's temperature will become higher.

The absorption of ultrasonic wave can cause the rise of the medium's temperature. On the one hand, the higher of the frequency is, the more obvious of the effect will be; on the other hand, on the interface between two different media, especially on the interface between a fluid medium and a solid medium, or on the interface between a fluid medium and the suspended particles, a lot of ultrasonic waves energy will be converted into heat energy to cause the local higher temperature, and even to cause the ionization effect on the interface. Thermal effect has also many important applications.

The above three kinds of effects are the most basic functions of ultrasonic waves. In addition, ultrasonic waves have many other effects (such as the chemical effects, biological effects and so on).

9.4.3 Generation of Ultrasonic Waves (超声波的产生)

Ultrasonic frequencies (higher than 20000Hz) are much higher than the frequencies of normal sound (acoustic frequencies: 20—20000Hz), so unlike the methods of generating audio vibrations, the methods to generate the ultrasonic waves are different. Even though there are many methods to generate ultrasonic waves, the current ultrasonic generators used in medical ultrasonic diagnostics, are mainly manufactured according to the principles of the piezoelectric effect. The piezoelectric effects include the positive piezoelectric effect and the inverse piezoelectric effect. The positive piezoelectric effect refers to the following phenomenon: If there is a compressing force applied in a certain direction of some crystals, as the compressed deformation occurs, there will be positive charges on the upper surface and negative charges on the undersurface, as shown in Figure 9-16 (a); if there is a stretching force in this direction, as the crystal's stretched deformation occurs, there will be negative charges on the upper surface and positive charges on the undersurface, as shown in Figure 9-16 (b). This means that if the compression and the stretch are applied in a certain direction of some crystal, the crystal's opposite surfaces will have converse charges. This phenomenon is known as the piezoelectric effect (压电效应) in physics. The crystal with the piezoelectric effect is called a piezoelectric crystal (压电晶体). If converse charges are put on the piezoelectric crystal's opposite surfaces (or an electric potential difference is acted on the direction), the crystal will have a compressed or stretched deformation in the corresponding direction. This phenomenon is called the inverse piezoelectric effect (逆压电效应). If a high frequency (ultrasonic frequency) alternating voltage is put on a crystal with this character, the crystal will have a corresponding high-frequency mechanical oscillation and emit an ultrasonic wave.

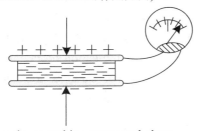
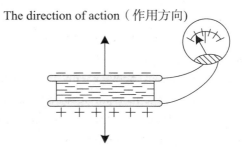

The direction of action（作用方向）   The direction of action（作用方向）

(a)When the crystal is compressed, there are charges on the opposite surfaces
当晶体受压时，在相对表面上的出现等量异性电荷

(b) When the crystal is stretched，the charges on the corresponding surfaces are conversed
当晶体被拉伸时，其表面上的电荷极性发生转换

Figure 9-16   The principle of piezoelectric effect
图 9-16   压电效应原理

In the probe of a common ultrasonic diagnostic apparatus, the main element is a piece of piezoelectric crystal. During operating, because of the inverse piezoelectric effect, the crystal piece is activated to generate ultrasonic oscillations, i.e., to convert electrical energy into mechanical energy. Due to the positive piezoelectric effect, the ultrasonic oscillation reflected back from the human body's organs will act on the crystal piece to generate a high-frequency alternating voltage on it, i.e., the mechanical energy is converted to electrical energy. Therefore, the ultrasonic probes are a kind of transducers. Nowadays, the commonly used crystal pieces in this kind of transducers are made of artificial or natural crystals such as lead zirconate, titanate barium, quartz, lithium sulfate, and so on.

9.4.4   Applications of Ultrasonic Waves in Medicine

There are fairly extensive applications of ultrasonic waves in medical treatment and diagnosis. In the recent years, there are reports of applications of ultrasonic waves in the treatments of diseases such as hemiplegia, facial paralysis, polio sequelae, mastitis, breast hyperplasia, and hematoma etc. Meanwhile, as a non-invasive and non-intrusive diagnostic method, ultrasonic diagnostics is widely used in clinical examinations. In this section we shall only discuss the A-type, B-type, M-type, D-type ultrasonic diagnostic apparatus. These apparatus are designed upon the principles of reflection or on the physics laws. With various scanning methods, they can transmit ultrasonic waves into the human bodies and let ultrasonic waves spread within the organs. If there is a difference of acoustic resistance between normal tissue and pathological tissue, the ultrasonic wave will reflect and scatter from the corresponding interface, therefore, there will be echo signals received. Then, the echo signals will be treated and displayed as waveforms, curves or an image. According to the characteristics of different echoes, and combining with physiology, pathology, and anatomy knowledge in clinical analysis, doctors can make judgments to the locations and natures of patients' pathological changes.

1. A-type Ultrasonic Diagnostic Apparatus

Before examination a layer of acoustic coupling agent such as liquid paraffin should be applied between the probe and the skin to prevent the spacing, which will affect the intensity of ultrasonic wave transmitting into the body. For the acoustic resistances of different tissues and organs are different, so that, the different reflected waves are formed from the interfaces, and these waves are called echoes. Figure 9-17 is the working principle diagram of the A-type ultrasonic diagnostic apparatus (A 型超声诊断仪). When the ultrasonic generator (U) is running there will be a beam of ultrasonic wave transmitting into the body, on any interface encountered a portion of ultrasonic wave will be reflected. The reflected waves can be received by the same probe (T), and transformed into electric signals then treated and displayed on the screen of the diagnostic apparatus as output echo pulses. On the displaying screen, the horizontal axis represents the distance (depth) of the different tissue interface away from the skin, and the vertical axis represents the intensity of corresponding echo pulse.

The diagram of echo pulses in Figure 9-17 (a) represents the normal tissue; the diagram in Figure 9-17 (b) represents the situation of a pathological tissue. Here, echo pulse "i" represents to the reflected wave when the ultrasonic wave reached the pathological tissue and echo pulse "O" represents to the reflected wave when the ultrasonic wave penetrated out the pathological tissue. By analyzing the waveform in Figure 9-17 (b), doctors can determine the location, size and nature of the pathological tissue or the foreign body appeared in the organ. Figure 9-18 (a) and Figure 9-18(b) are the echo diagrams of detecting a brain tumor with A-type diagnostic apparatus.

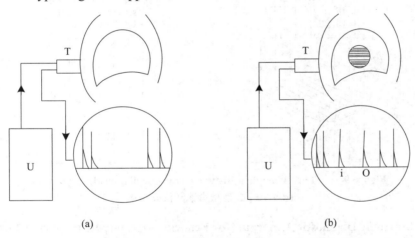

(a)   (b)

Figure 9-17   The working principle of an A-type ultrasonic diagnostic apparatus
图 9-17   A 型超声诊断仪的工作原理

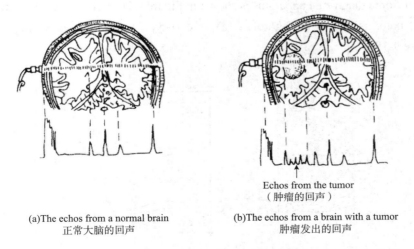

Echos from the tumor
（肿瘤的回声）

(a)The echos from a normal brain   (b)The echos from a brain with a tumor
正常大脑的回声   肿瘤发出的回声

Figure 9-18   The echo pulses of brains
图 9-18   大脑的回波脉冲

2. B-type Ultrasonic Diagnostic Apparatus

B-type ultrasonic diagnostic apparatus (B 型超声诊断仪) work on the principles similar to A-type ultrasonic apparatus'. The only main difference is that, in B-type ultrasonic diagnostic apparatus the display manner of amplitude modulation (used in A-type ultrasonic diagnostic apparatus) is improved as display of luminance modulation. That is, the stronger the echo is, the brighter the light element will be; and the weaker the echo, the dimmer the light element. If there isn't any echo the corresponding area will be fully dark. According to the characters of the echoes, doctors can observe the interfaces of various organs, tissues and the situations of the organs. The images displayed by B-type ultrasonic diagnostic apparatus are two-dimensional images of the site probed, they are more appropriate for examining the lesions in different parts of the body. Since B-type ultrasonic diagnostic apparatus can choose the site probed within a certain range, and have the function of displaying the continuously moving organs, so the echo images displayed by them are relatively close to the entity slice images seen visually. Therefore, it is easier for B-type ultrasonic diagnostic apparatus to be popularized than other types of ultrasonic diagnostic apparatus. Figure 9-19 is a diagram of B-type ultrasonic diagnostic apparatus, principle.

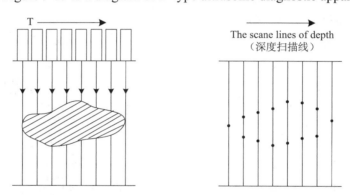

Figure 9-19   The principle of B-type ultrasonic diagnostic apparatus
图 9-19   B 型超声诊断仪原理图

3. M-type Ultrasonic Diagnostic Apparatus (or Echocardiography Instrument, M 型超声诊断仪)

M-type ultrasonic diagnostic apparatus are generally used for the diagnosis of cardiovascular diseases, so they are often called the echocardiographic instrument (超声心动仪). The working principle of the M-type ultrasonic diagnostic apparatus is shown in Figure 9-20. It has the characters of both A-type's [the probe T is fixed, as shown in Figure 17 (a)] and B-type's (the echo is displayed by luminance, referred to Figure 9-19).

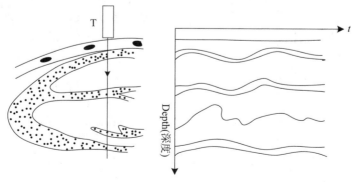

Figure 9-20   The principle of M-type ultrasonic diagnostic apparatus
图 9-20   M 型超声诊断仪的原理

During the operating course, the probe is at a certain position in front of the heart, as the heart beating regularly, a series of light elements moving up and down with the heart beat will be shown on the screen. As the scan line moving from left to right, these light elements are spreaded horizontally and an active state curve, which represents the structure of cardiac tissue layers during a beating period, will emerge. This is called echocardiography, and particularly suitable for the examination of heart function.

4. D-type Ultrasonic Diagnostic Apparatus (or Imaging Instrument, D型超声诊断仪)

The principle of the Doppler ultrasonic blood flow meter is based on Doppler Effect. This kind of instrument is widely used in clinical practice and mainly applied in the measurement of velocities of moving objects or fluids in vivo. Figure 9-21 shows the schematic principle of Doppler ultrasonic blood flow meter. It is a popular kind of D-type ultrasonic diagnostic apparatus.

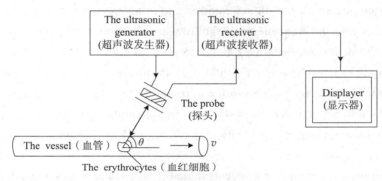

Figure 9-21　The principle of Doppler ultrasonic blood flow meter
图 9-21　多普勒超声血流仪的原理

When a beam of ultrasonic wave emitted by the probe meets the erythrocytes in the vessel it will be reflected. According to the Doppler effect, here, the ultrasonic generator is looked as the wave source, and the erythrocytes as observers moving with the speed v, so the frequency received by the erythrocytes is different from the frequency of the ultrasonic generator ν. When this ultrasonic wave is reflected by the erythrocytes and received by the ultrasonic receiver (the probe), every erythrocyte is looked as a wave source in moving and the ultrasonic receiver as the observer keeping static. In this way, the frequency received by the ultrasonic receiver will change again. The calculation results show that the difference of the frequency received by the receiver and the frequency emitted from the ultrasonic generator Δν and the blood flow speed v have the following relationship

$$v = \frac{c}{2\nu\cos\theta}\Delta\nu \tag{9-36}$$

Here, c is the propagation speed of the ultrasonic wave in the tissue, θ is the angle between the direction of the propagating wave and the direction of blood flow, and ν is the frequency of the ultrasonic wave emitted from ultrasonic generators.

Color Doppler flow imaging instrument is also called "color-ultrasonography". The principle of the instrument is by using of a high-speed phase-control array of scanning probes to get a plane scan. It belongs to a real-time two-dimensional blood flow imaging technology, which can show the anatomy configuration, size and the structure of the object and show the state of blood flow simultaneously. This provides an advanced kind of diagnostic apparatus for clinical application.

Ultrasonic waves can be applied not only for medical diagnosis but also for medical treatment. When the ultrasonic waves penetrate into the organismal tissue, the acoustic energy will convert to heat energy, i.e., the ultrasonic energy is absorbed by the tissue and results in the temperature of the tissue becoming higher. Meanwhile, the high frequency vibrations of ultrasonic waves will provide a special "massaging" function to the local tissue. Ultrasonic waves have a certain curative effect when they are applied to treat certain diseases such as arthritis, neuralgia, and so on.

9.4.5 Infrasound Waves

Infrasound waves (次声波), also known as sub-sonic waves, generally refer to the mechanical waves with the frequencies in the range of $(10^{-4} \sim 20)$ Hz. Volcanic eruptions, earthquakes, meteorites impinging against land, atmospheric turbulence, thunderstorms and other natural activities will accompany with infrasound waves. Because the frequencies of the infrasound waves are so low that the attenuation of the intensity is very limited. Comparing with the absorption to the sound waves, the absorbed energy of infrasound waves by the atmosphere is very little. For an infrasound wave, after having propagated in the atmosphere for millions meters, the absorption to it may be less than one thousandth of a decibel. For example, in 1883, the infrasound waves caused by a volcanic eruption located between Java and Sumatra traveled three circles around the earth, and lasted for 108 hours. The propagating speed of the infrasound waves is the same as the sound waves'.

With the development on various instruments to detect infrasound waves, the detection of infrasound waves has become a powerful tool to study the large-scale movement of the earth, the oceans, and the atmosphere. Researches on the generation, the transmission, the reception and application of infrasound waves and other aspects of researching on infrasound waves have founded a new branch of modem acoustics i.e., infrasonics.

Infrasound waves also affect on creatures. Intensive infrasound waves with some frequencies can cause fatigue and pain, and even result in blindness. It has been reported that intensive infrasound waves occurred on the ocean may cause the seafarers suffering from the abnormally terrified feelings and disembarking hastily, and eventually, lead to the persons' disappearance. For these reasons, the institutions to forecast infrasound waves have been established in some countries.

重 点 小 结

1. 简谐振动的定义

（1）简谐运动的微分方程：$m\dfrac{\mathrm{d}^2 y}{\mathrm{d}t^2} = -ky$

（2）简谐运动方程：$y = A\cos(\omega t + \phi)$

2. 简谐振动的三要素：振幅 A，周期 T（频率 v，角频率 ω）和相位 $(\omega t + \phi)$

（1）角频率、频率和周期之间的关系 $\omega = \dfrac{2\pi}{T} = 2\pi v$

（2）弹簧振子的角频率 $\omega = \sqrt{\dfrac{k}{m}}$

（3）相位（$\omega t + \phi$），决定 t 时刻简谐振动状态，初相位 ϕ 决定 $t = 0$ 时刻的振动状态。

3. 简谐振动的总能量指的是动能与势能之和 $E = E_k + E_p = \dfrac{1}{2}kA^2$

4. 两个同方向、同频率的简谐振动的合成，合成后仍为简谐振动。合振动的振幅和初相位表达式为：$A = \sqrt{A_1^2 + A_2^2 + 2A_1A_2\cos(\phi_2 - \phi_1)}$

$$\phi = \arctan\frac{A_1\sin\phi_1 + A_2\sin\phi_2}{A_1\cos\phi_1 + A_2\cos\phi_2}$$

若相位差满足 $\phi_2 - \phi_1 = 2k\pi, k = 0, \pm1, \pm2, \cdots$，合振动振幅最大，$A_{max} = A_1 + A_2$；

若相位差满足 $\phi_2 - \phi_1 = (2k+1)\pi, k = 0, \pm1, \pm2, \cdots$，合振动振幅最小，$A_{min} = |A_2 - A_1|$。

5. 描述波的物理量有波长 λ，周期 T，频率 υ，波速 c，它们之间的关系是

$$\lambda = cT = \frac{c}{\upsilon}$$

6. 平面简谐波的波动方程

$$y = A\cos\omega\left(t - \frac{x}{c}\right) \ \text{或} \ y = A\cos 2\pi\left(\upsilon t - \frac{x}{\lambda}\right)$$

7. 波的强度（声强）：$I = \dfrac{1}{2}\rho cA^2\omega^2$

8. 多普勒效应：由于波源或观测者相对于介质运动，造成观测频率与波源频率不同的现象。

9. 声强级：$L = 10\lg\dfrac{I}{I_0}$ (dB), $I_0 = 10^{-12}$ (W/m^2)。

习 题 九

习题参考
答案

9-1. An object is performing a simple harmonic motion, the equation of the motion is $y = 0.12\cos\left(\pi t - \dfrac{\pi}{3}\right)$ (m). Determine:

(1) The vibration's amplitude, the frequency, the period and the initial phase;

(2) The position, the velocity and acceleration of the object when $t = 0.5$s.

9-2. For a spring oscillator with the mass of $m = 0.64$kg and the coefficient of stiffness $k = 100$N/m, when $t = 0$, $y_0 = 0.10$m, $\upsilon_0 = -1.25\sqrt{3}$ m/s. Try to determine:

(1) The angular frequency ω and period T;

(2) The amplitude A and the initial phase, and write the equation of this oscillation;

(3) The displacement, velocity, acceleration and the elastic force f acting on it when $t = \dfrac{6}{25}\pi$ s.

9-3. An object is performing a simple harmonic motion along the y-axis as shown in Figure 9-1. The amplitude is 0.12m and the period is 2 s; when $t = 0$, the displacement of the object is 0.06 m, and it moves toward the positive direction of the y-axis. Determine the initial phase of this simple harmonic motion.

9-4. As shown in Figure 9-22, an even rod with the length of l and the mass of m is hanging on a horizontal axis O at one end, so that, the rod can swing freely in the vertical plane. When the swing is very slight, try to prove that the motion of the rod is a simple harmonic motion, and find its period.

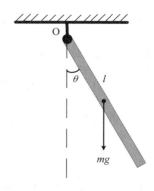

9-5. The equations of two simple harmonic motions in the same direction and with the same frequency are respectively

$$y_1 = 3.0\cos(\omega t + \pi)\ (\text{cm}) \text{ and } y_2 = 4.0\cos\left(\omega t + \frac{3\pi}{2}\right)(\text{cm}). \text{ Determine}$$

the amplitude, the initial phase and the equation of the resultant oscillation.

Figure 9- 22   Sketch for Exercise 9-4

9-6. The equation of a wave is $y = 0.05\cos\pi(5x - 100t)$ (m), Determine:

(1) The amplitude, the frequency, the period, the speed and the wavelength of the wave;

(2) The equation of oscillation and the initial phase of the oscillating particle at the point with a distance of $x = 2\text{m}$ from the wave source;

(3) The phase difference of the two oscillating particles respectively at point $x_1 = 0.2\text{m}$ and point $x_2 = 0.35\text{m}$.

9-7. A plane harmonic wave with the frequency of $v = 12.5$ kHz is propagating in a metal rod. The speed of propagation is $c = 5.0 \times 10^3$m/s, and the amplitude at the wave source is $A = 0.1$mm. Try to determine:

(1) The equation of oscillation at the wave source;

(2) The wave equation;

(3) The equation of oscillation of the particle at the point with a distance of 10cm from the wave source;

(4) The phase difference of two oscillating particles respectively at the points with the distances of 20cm and 30cm from the wave source;

(5) The waveform equation when the wave source has oscillated for a time of 0.0021s.

9-8. A large-amplitude ultrasonic wave with sound intensity of 120kW/cm^2 can be generated in the liquid by the method of focusing the ultrasonic wave. If the frequency is 500kHz, the density of the liquid is 1g/cm^3, the sound speed is 1500m/s, determine the amplitude of the oscillating liquid particles in this region of the liquid.

9-9. A car is traveling along a straight line. When it is passing by an observation station the observed frequency of the car's sound decreases from 1200Hz to 1000 Hz. and we know that the sound speed in the air is 340m/s. What is the speed of the car?

9-10. A train leaves a man and goes to the cave with the speed of 10m/s. If the train whistles with the frequency of 2000 Hz,

(1) What is the frequency of the whistle heard directly by the man?

(2) What is the frequency of the whistle reflected from the mountain and then heard by the man (the speed of sound in the air is 340m/s)?

9-11. A beam of ultrasonic wave with the frequency of 500kHz, the sound intensity of 1.2×10^7W/m^2, and the sound speed of 1500m/s is travelling in the water (the density of water is 1000 kg/m^3). What is the amplitude of the sound pressure with the unit of the atmospheric pressure? What is the amplitude of the displacement?

9-12. The range of sound intensity can be felt by human ears is from 10^{-12}W/m^2 to 1W/m^2. How to express this range with sound intensity level?

Chapter 10　Wave Optics
第 10 章　波动光学

 学习目标

知识要求

1. 掌握　单缝衍射的公式；光栅的构成、光栅常数、光栅公式 (明条纹的条件)、光栅衍射光谱的特点；偏振光的获取和检验方法，马吕斯定律，旋光现象及应用；光的吸收、朗伯－比尔定律。

2. 熟悉　光程、光程差的概念，光的干涉现象及获取相干光的方法；薄膜干涉现象、产生半波损失的条件及增透膜的概念；光的圆孔衍射现象及光学仪器的分辨本领。

3. 了解　惠更斯－菲涅耳原理；光栅光谱的缺级现象；朗伯定律的推导过程。

能力要求

1. 学会光学的基本原理及其主要应用技巧，内容包括：相干光、杨氏双缝干涉、劳埃镜、光程、薄膜干涉、光的衍射、光的偏振性、马吕斯定律和旋光现象。

2. 学会解决光学问题的基本实验方法和手段，为后续课程的学习、今后从事医药学研究工作中光学仪器的使用和理解光谱分析原理等打下良好的理论基础。

Generally, optics could be divided into geometrical optics and physical optics. The main study work of geometrical optics is the regularity of rectilinear propagation of light. The properties of rectilinear propagation of light only display in some special cases, and so far, the theories of rectilinear propagation is the basis for designing and manufacturing optical imaging instruments. The physical optics includes wave optics and quantum optics. In the theory of wave optics, the nature of light is the electromagnetic wave and the light is considered to travel in the form of wave. However, according to the theory of quantum optics, the particle property of light displays obviously. So, the features of light are including wave property and particle property.

In this chapter we'll study the wave optics, i.e., the theory of the phenomena and the regularity of the propagating light and the applications. Here, the wave optics mainly includes the interference, the diffraction, the polarization, and the absorption of light.

10.1　Light

10.1.1　Visible Light, Monochromatic Light, and White Light

Light (光) is one kind of electromagnetic waves. The difference between light, radio wave, microwave, X-ray, γ-ray and other electromagnetic waves depends on their wavelengths.

The electromagnetic wave which could be sensed by human's eyes is the visible light (可见光). The wavelength range of the visible light is 350-770 nm. The color of visible light is related to the frequency (or the wavelength). The relationship between color, wavelength and frequency of the visible light is shown in Figure 10-1.

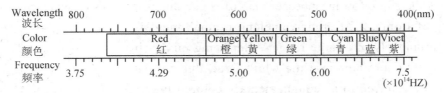

Figure 10-1　The colors and the frequencies of the visible light
图 10-1　可见光的颜色与频率

The visual sensitivity of human eyes for different colors of light is different. The curve of relative sensitivity of human eyes for different colors of light is shown in Figure 10-2. The yellow - green light with the wavelength of 550nm is the most sensitive one for human eyes; meanwhile, the red light and violet light have the lower sensitivities. There are not strict boundaries on both sides of the wavelength range of the visible light. For different people there are different boundaries and even for the same person

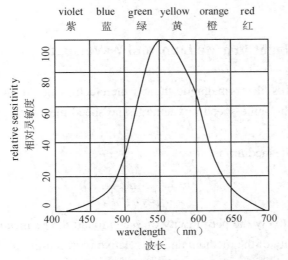

Figure 10-2　The relationship between relative sensitivity of human eyes and the wavelength of light
图 10-2　视觉相对灵敏度与波长的关系

the wavelength range will change with the intensity of light. The light with the wavelength longer than the longest wavelength limit of visible light is called the infrared light (红外光); and the light with the wavelength shorter than the shortest wavelength limit of visible light is called the ultraviolet light (紫外光). The infrared light and the ultraviolet light are invisible for the human eyes.

The light containing only one wavelength is called the monochromatic light (单色光). The strict monochromatic light does not exist in nature. In fact, the light from any light source contains a lot of different wavelengths. If the wavelength range of light is narrow enough, the light could be called as quasi-monochromatic light (准单色光) and the monochromatic property of the light is dependent on its wavelength range. In practice, we can only get the quasi-monochromatic light. For example, the red light could be obtained from the white light by passing through the normal red glass, and the wavelength range is about several hundred angstroms. In laboratories, approximately monochromatic light could be obtained commonly from the laser source. For example, the yellow light with wavelength of 589.3nm could be obtained by a sodium lamp.

The white light (白光) is the mixed light with various colors. The light from a common heat source (such as the sun or an incandescent lamp) is containing a series of wavelength components. The intensity of light of different wavelength component is distributed continuously in a large range. After being mixed, if two colored lights could compose the white light, this pair of colored lights are referred to as complementary colored lights. The pairs of opposite colored lights in Figure 10-3 constitute complementary colored lights (互补色光), such as red and green, blue and yellow, orange and green, and so on. If a colored light is filtered out from the white light, the light remained will be the complementary colored light to the former one. For example, the green light could be obtained by filtering the red light from white light, and the yellow-green light could be obtained by filtering

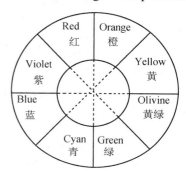

Figure 10-3 Complementary colors
图 10-3 互补色

violet light from white light, and vice versa. Note that, both of the complementary colored lights are not monochromatic light.

10.1.2 Speed of Light in a Medium, and Wavelength

According to Maxwell's electromagnetic theory, the electromagnetic waves or light with different wavelengths (波长) have the same speed in vacuum. The speed measured with experiments is $c = 299$ 792 458m/s.

The speed of light in the medium is

$$v = \frac{1}{\sqrt{\varepsilon_0 \varepsilon_r \mu_0 \mu_r}} \tag{10-1}$$

Where ε_0 and μ_0 are respectively the permittivity of vacuum and the permeability of vacuum; and ε_r and μ_r are the relative permittivity of the medium and the relative permeability of the medium. In the vacuum, $\varepsilon_r = 1$ and $\mu_r = 1$, so the speed of electromagnetic waves in the vacuum is

$$c = \frac{1}{\sqrt{\varepsilon_0 \mu_0}} \qquad (10\text{-}2)$$

If the known data was applied in the equation, the speed of electromagnetic waves is equal to the speed of light. This result suggests that there is some relationship between the electromagnetic phenomena and optical phenomena. Subsequently, the theory and practice shows that the light is one kind of electromagnetic waves, and the wavelength of light is much shorter than radio waves.

According to the Equation (10-1) and Equation (10-2), the speed of light wave in the medium is

$$v = \frac{c}{\sqrt{\varepsilon_r \mu_r}}$$

Where $\varepsilon_r > 1$ and $\mu_r \approx 1$, their values are dependent on the properties of the medium. So, the speeds of light wave in different medium are different, and the speed of light wave in medium is lower than the speed light wave in the vacuum.

The frequency of a light wave is dependent on its light source. So that, even spreading in different media the same light wave has the same frequency. According to the relationship between velocity, wavelength and frequency, i.e. $\lambda = \frac{v}{\nu}$, since the same light wave spreading in different media have different velocities, the same light wave spreading in different media would have different wavelengths, and the wavelength of light wave in a medium is shorter than the wavelength of light wave in the vacuum. We learnt in middle school study that the refractive index of a medium (介质的折射率) is defined as $n = \frac{c}{v}$. Now, we get $n = \frac{c}{v} = \frac{\lambda}{\lambda'}$ (λ' and λ represent respectively the wavelength of the light wave in medium and the wavelength of the light wave in the vacuum).

Example 10-1　The wavelength of a light wave in water is 440 nm, what is the wavelength of this light wave in air? Here, the refractive index of water is $n = 1.33$, and $n = \frac{\lambda}{\lambda'}$.

Solution　The refractive index of the air is about 1. So, the wavelength of light wave in air is equal to the wavelength of light wave in the vacuum approximately.

So the wavelength of the light wave in the vacuum or in the air should be $\lambda = n\lambda'$.

$$\lambda = 1.33 \times 440 = 588 \text{nm}$$

10.2　Interference of Light

Light is one kind of electromagnetic wave, and the phenomenon of interference is one of the basic characteristics of the wave property of light.

When two special light waves on some conditions encounter, in the space where these two light waves met, there will be a stable distribution of the intensity of light or a stable distribution of bright and dark degree. This phenomenon is called the interference of light (光的干涉).

10.2.1　Coherent Lights

If two light waves have the common oscillation direction, the same frequency, and a constant phase difference (同方向、同频率、相位差恒定)(these conditions are conditions for coherence (相干条件)), these two light waves are called coherent lights (相干光), and there may be a corresponding phenomenon of interference.

The light wave from an ordinary light source (including heat light source or gas discharge light source) is the electromagnetic wave radiated out when the moving states of the atoms (or molecules) in the light source change. It corresponds to a series of random un-continuous spontaneous radiations. The duration for each radiation of an atom is rather short, only 10^{-10} — 10^{-8}s; and a wave with certain frequency and certain oscillating direction is radiated. It is called a wave train (波列). The wave train irradiated in this case is very short (much less than a meter). The wave trains radiated by an atom at different moment or by different atoms in a normal light source are independent wave trains with random different oscillating directions and uncertain phase difference, and they are irrelative to each other. Therefore, when these un-continuous wave trains meet at a point P and superpose together, the phase differences and oscillating directions are haphazard, so the phenomenon of interference will not happen, since the conditions for the interference are unsatisfied.

Well, how to get the coherent lights?

The common method is that the light from one point on a normal light source is divided into two beams traveling in two different paths and then meeting together. The phenomenon of interference occurs when they meet because at this moment each original wave train after being divided on two paths has the common oscillation direction, the same frequency, and the constant phase difference. That is to say, these two beams that are derived by dividing from one point could satisfy the coherent conditions and play the roles of the coherent lights beams. The common methods to get coherent lights by divided light beams are usually the wave front segmentation method and the oscillation amplitude segmentation method. Both methods will be introduced later.

10.2.2　Optical Path and Optical Path Difference

The optical path (光程) is different from the geometrical path. The geometrical path is the length of the path of light propagation, while the optical path depends not only on the geometrical path, but also on the refractive index of the medium n. Therefore, we call nr, the product of the refractive index and the geometrical path, the optical path, written as

$$\delta = nr \tag{10-3}$$

Generally speaking, the optical path is longer than the geometrical path. Only when the refractive index $n = 1$ (in the vacuum or in the air), the optical path will be equal to the geometrical path.

When a light propagates from the air to a medium, the wavelength of light in the medium $\lambda' = \dfrac{\lambda}{n}$ will be shortened i.e., in the same geometrical path r, the wave number will increase. As shown in Figure 10-4, compared with the case in the vacuum, the value of phase difference for the light arriving at the same position P through the medium will be changed. In this way, phase difference cannot be calculated based on the difference of geometrical path. For this reason, we introduce the concept of optical path, which is to say, for the same change of phase, the geometrical path r for light propagating in a medium is equal to the geometrical path nr of light propagating in the vacuum, and the change of phase is

$$\Delta\phi = 2\pi \cdot \frac{r}{\lambda'} = 2\pi \cdot \frac{nr}{\lambda} \qquad (10\text{-}4)$$

The relationship between the phase difference and the optical path difference (光程差) is

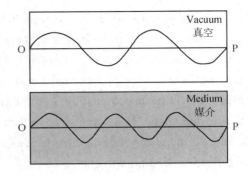

Figure 10-4   Sketch of optical path

图 10-4   光程示意图

$$\Delta\phi = \frac{2\pi}{\lambda}\delta \qquad (10\text{-}5)$$

With the concept of the optical path, we can correspond any propagation path of a monochromatic light in the different medium to the propagation path of this monochromatic light in the vacuum. And by this method, it becomes more convenient for the discussion of interference of light. For example, if two coherent light waves travel in the same medium (such as in the air) and the wavelength is constant, according to the relationship between the phase difference and the optical path difference, $\Delta\phi = \frac{2\pi}{\lambda}\delta$, the phase difference could be determined by the geometrical path difference. Further more, in the case of the interference, the condition of bright and dark of light could also be determined.

10.2.3   Interference with the Division of Wave Front

We may generate two beams of coherent light by dividing a certain wave front of the monochromatic light emitted from a light source into two parts and superpose them at some place to form the phenomenon of interference. And this process would precisely perform in laboratory with some optical devices by using reflection, refraction or diffraction. The methods of obtaining interferences in this way are called the methods of the division of wave front. If an interference phenomenon is obtained by the means of division of wave front (分波阵面法), the interference is called the interference with the division of wave front (分波阵面干涉).

1. Young's Double-slit Interference

In 1801, Thomas Young (1773—1829) obtained the interference phenomenon in the first place. Young's double-slit interference was achieved by superposing two coherent light beams got from a double-slit device, as shown in Figure 10-5. A monochromatic light beam with the wavelength of λ irradiated out from a light source passes through the single slit S on the screen P_1 first; so that S can be looked as a slit light source. In front of S, two slits S_1, and S_2 are laid in a very close distance on the screen P_2, and the distance from S_1 to S is equal to the distance from S_2 to S. According to Huygens' principle, S_1 and S_2 can be looked as two secondary light

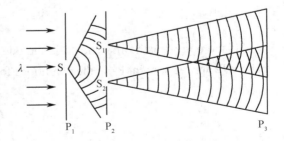

Figure 10-5   Experiment of Young's double-slit interference

图 10-5   杨氏双缝干涉实验

sources; they can both produce light waves which satisfy the conditions for coherence. Therefore, S_1 and S_2 are called coherent light sources (相干光源). In this way, the interference phenomenon will be produced when the light beams emitted by S_1 and S_2 respectively meet in the space. If a screen P_3 is place in front of S_1 and S_2, the steady interference fringes consisted of bright and dark bands will appear on it.

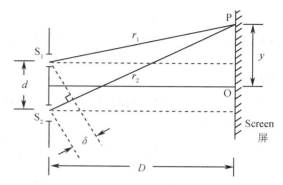

Figure 10-6　Sketch for studying Young's double-slit interference
图 10-6　杨氏双缝干涉原理图

The condition satisfied for producing the fringes consisted of bright and dark bands on the screen can be analyzed quantitatively as below. As shown in Figure 10-6, the corresponding quantities are assumed as: The distance between S_1 and S_2 is d; the distance between the plane P_2 on which the double slits and the screen P_3 is D. To select a discretionary point P on the screen, and the distance from it to S_1 and S_2 are respectively r_1 and r_2. Therefore, the optical path difference between the lights emitted from S_1 and S_2 respectively to point P on the screen is $\delta = r_2 - r_1$.

According to the Pythagorean theorem, there are

$$r_1^2 = D^2 + \left(y - \frac{d}{2}\right)^2$$

$$r_2^2 = D^2 + \left(y + \frac{d}{2}\right)^2$$

The subtraction result of two equations is

$$r_2^2 - r_1^2 = (r_2 - r_1)(r_2 + r_1) = \delta(r_1 + r_2) = 2yd$$

Because $D \gg d$, $(r_1 + r_2) \approx 2D$, therefore,

$$\delta = \frac{yd}{D} \tag{10-6}$$

If the optical path difference δ is an integer multiple of the wavelength λ of incident light, there will be a bright band appeared at point P. So the conditions for bright bands are

$$\left.\begin{array}{l}\delta = \dfrac{yd}{D} = \pm k\lambda \\[3mm] \text{or} \\[2mm] y = \pm k\dfrac{D}{d}\lambda, \quad k = 0, 1, 2, \ldots\end{array}\right\} \text{bright bands} \tag{10-7}$$

If the optical path difference δ is the odd multiple of the half-wavelength of incident light, a dark band will appear at point P. So the conditions for dark bands are

$$\left.\begin{array}{l}\delta = \dfrac{yd}{D} = \pm(2k-1)\dfrac{\lambda}{2} \\[3mm] \text{or} \\[2mm] y = \pm(2k-1)\dfrac{D}{d} \cdot \dfrac{\lambda}{2}, \quad k = 1, 2, 3, \ldots\end{array}\right\} \text{dark bands} \tag{10-8}$$

For point P, if the optical path difference δ follows neither the conditions of the bright bands nor the conditions of the dark bands, then point P is neither the brightest nor the darkest.

Experimental results show that, the distributions of interference fringes are symmetrical about point O on both sides; and the distance between adjacent two bright bands or two dark bands can be calculated with

$$\Delta y = \frac{\lambda}{d} D \qquad (10\text{-}9)$$

According to Equation (10-9), we can get:

(1) Δy, the distance between adjacent two bright bands is proportional directly to the wavelength of the incident light λ, the shorter the wavelength of the incident light λ is, the smaller the distance between adjacent bright bands will be. If the white light is used in this experiment, the colored fringes from violet to red will appear on both sides except the central bright (white color) band since the bright bands corresponding to different wavelengths appear at different positions.

(2) If the values of d and D are known, after measuring the value of y for the k order bright band, the wavelength of the monochromatic light λ can be calculated from the above equation.

(3) Due to the wavelength of the monochromatic light λ is very short, the distance d between S_1 and S_2 should be short enough, and the distance D between the plate on which the double slits are and the screen P should be long enough, only in this way, Δy the distance between adjacent two bright bands, could be observed directly by human's eyes.

2. Lloyd Mirror Experiment

Lloyd mirror (劳埃镜) experiment is a kind of interference experiment that uses a reflective equipment to achieve the division of wave front. The experiment equipment is as shown in Figure 10-7.

In Figure 10-7, MB is a reflective mirror. As wave front W is emitted from the light source S, one part of it shoots directly on the screen P, and the other part casts on the mirror MB and is reflected to the screen. We can regard the reflected light as being

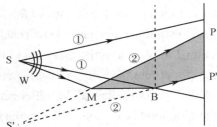

Figure 10-7　Lloyd mirror experiment
图 10-7　劳埃镜

radiated by a dummy light source S'. Comparing with Young's double-slit interference experiment, S and S' compose a couple of coherent light sources, and at this time, the fringes with bright and dark bands can also be seen on the screen. The analysis and discussion of Young's double-slit interference experiment could also be applicable to the Lloyd mirror experiment.

An important physical phenomenon can be observed in the Lloyd mirror experiment. If the screen is placed at the position B'B and touches the mirror, a dark band appears at the touching point. According to the analysis shown in Figure 10-7, the distances of light beams radiated by S and S' and arrived respectively at point B are equal. It seems that the bright band should appear at point B. However, the fact of the experiment is that a dark band appears at the touching point, why does this phenomenon happen?

The study results show that when the incident light shoots from a medium with the smaller refractive index onto the surface of another with the bigger refractive index and is reflected, on the conditions of the incident angle $i \approx 0°$ or $\approx 90°$, the phase of reflected light has a phase transition of π comparing with that of the incident light. From the viewpoint of the optical path, it seems that there is an optical path difference of a half wavelength $\lambda/2$. This phenomenon is called the half-wave loss (半波损失). In the

Lloyd mirror experiment, the condition of the incident angle $i \approx 90°$ is followed and the light is incident from the optically thinner medium (air, the medium with smaller refractive index) onto the surface of the optically denser medium (mirror, the medium with bigger refractive index) and is reflected from it, so the phase of reflected light has a transition of π comparing with that of the incident light. Therefore, at the touching point B, the phase difference between reflected light and the light shoot directly on the screen P is π, and the result of the interference is a dark band.

10.2.4 Interference with the Division of Amplitude

When a beam of light is incident onto the interface of two transparent media, the energy of the light will be reflected partly and refracted partly. The method to divide a beam of light into two parts is called the method of the division of amplitude (分振幅法). The interference phenomenon generated by the method of the division of amplitude is called the interference with the division of amplitude (分振幅干涉). If the interference of the division of amplitude is realized with a thin film, the interference phenomenon is called the film interference (薄膜干涉). In daily life, the colorful fringes on soap films, on oil films floating on water by white light's shining are just the results of this kind of interference.

Now, let's discuss the phenomenon of the film interference. As shown in Figure 10-8, there is a film with the refractive index of n_1 and the thickness of d. It is assumed that, a light beam emitted from a point at a monochromatic light source shoots onto the surface of the film with the incident angle of i. Then, part of the light beam is reflected by the surface of the film (light beam 1 as shown in the figure), and the other part of the light beam penetrates into the film and then is reflected by the bottom interface of the film, and refracted thereafter gets out from the upper surface of the film (light beam 2 as shown in the figure).

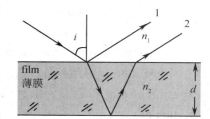

Figure 10-8 The film interference
图 10-8 薄膜干涉

The optical path of light beam 2 is longer than the optical path of light beam 1, and the optical path difference between light beam 2 and light beam 1 is $2nd$ (to assume that, the light beam is perpendicularly incident onto the film). Because the light is incident from the optically thinner medium onto the optically denser medium, the phase of reflected light 1 has a phase transition of π comparing with that of the incident light, than the half wave loss exerts. So the optical path difference between light beam 2 and light beam 1 should be $\delta \approx 2nd - \dfrac{\lambda}{2}$. According to the knowledge mentioned above, there are

(1) The interference condition of bright bands

$$\delta = 2nd - \frac{\lambda}{2} = k\lambda \quad (k = 0,1,2,...) \tag{10-10}$$

(2) The interference condition of dark bands

$$\delta = 2nd - \frac{\lambda}{2} = (2k-1)\frac{\lambda}{2} \quad (k = 1,2,3,...) \tag{10-11}$$

The discussion above is about the interference phenomenon of a monochromatic light. If the light source is polychromatic, the interference fringes should be multicolor, because there are lots of different wavelengths. For example, when the film of gasoline on the wet surface of road was shined by the sunlight, the multicolor fringes could be observed.

Example 10-2　As shown in Figure 10-9, a film of a transparent medium with the refractive index of n_t is covered on the surface of a glass base with the refractive index n. Now, a monochromatic light beam with the wavelength of λ is perpendicularly incident onto the film from air (with the refractive index of n_0). If the lights reflected respectively from upper interface and bottom interface could just be canceled out each other, what is the thinnest thickness of the transparent medium (it is assumed that $n_0 < n_t < n$)?

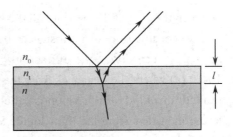

Figure 10-9　The antireflection film
图 10-9　增透膜

Solution　As shown in Figure 10-9, the thickness of the film of the transparent medium is l, the condition of destructive interference is

$$2n_t l = (2k-1)\frac{\lambda}{2} \quad (k=1,2,3,...)$$

and the thinnest thickness of the film of the transparent medium should be ($k = 1$), and then

$$l = \frac{\lambda}{4n_t}$$

This kind of film of a transparent medium is called the antireflection film (增透膜). An antireflection film plays the role of canceling the reflecting light and strengthening the penetrating light. The antireflection films are widely used in the optical instruments, such as the shots of microscope or camera lens, and lens of glasses. The commonly used material for antireflection films is magnesium fluoride (with the refractive index of $n = 1.38$). Oppositely, some other optical pieces require to be coated with films of transparent media for reducing the intensity the penetrating light and strengthening the reflecting light. This kind of film of transparent medium is called the reflection increasing film (增反膜). For example, there are multilayer of films of high reflectivity for infrared on the surface of the astronaut helmets to preserve astronauts from the strong radiation of infrared from the universe.

10.3　Diffraction of Light

10.3.1　Diffraction Phenomenon of Light

Light as a king of wave, when it travels by a barrier in the transmission, it may bypass the barrier and spreads out to the shadowed regions of the barrier. This phenomenon is called the diffraction of light (光的衍射).

Diffraction phenomenon is another important feature of waves. Due to the wavelength of light is short and the size of the barrier is relatively larger, the diffraction phenomenon could not be observed generally. So, the obvious diffraction phenomenon could be observed when there is not much difference between the size of the barrier and the light wavelength, or thereabouts.

According to relevant distances between the light source and the diffraction slit (or barrier), and the screen, we can divide the diffraction phenomena into two kinds. The first one is what shown in Figure 10-10 (a) where the distances from the light source to the diffraction slit (or barrier) and to the screen are limited; this kind of diffraction is called Fresnel diffraction (菲涅耳衍射). In this kind of diffraction, due to the light rays from the light source S to the diffraction slit are not parallel, and the wave front is not a plane, the Fresnel diffraction could be observed conveniently, but the quantitative discussion of it is very complicated. The second one is what shown in Figure 10-10 (b) where the distances are "infinite" long, so the light rays of both the incident light and the diffracted light are respectively parallel; this kind of diffraction phenomenon is called Fraunhofer diffraction (夫琅禾费衍射).

In fact, the diffraction phenomenon of the parallel light could be observed by two convergent lenses. As shown in Figure 10-10 (c), the light source S is placed on the focal point of lens L_1, and the screen P is placed on the focal plane of lens L_2, then the diffraction phenomenon of the parallel light could be obtained on the screen.

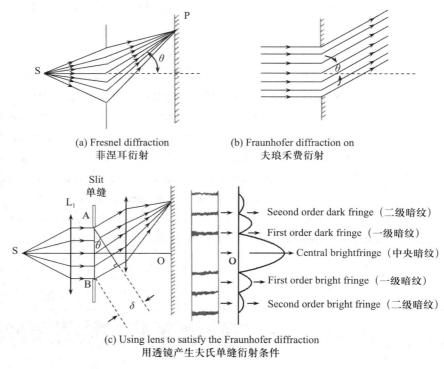

(a) Fresnel diffraction
菲涅耳衍射

(b) Fraunhofer diffraction on
夫琅禾费衍射

(c) Using lens to satisfy the Fraunhofer diffraction
用透镜产生夫氏单缝衍射条件

Figure 10-10   Different kinds of diffractions
图 10-10　衍射类型

10.3.2　Huygens-Fresnel Principle

According to the Huygens principle, every point on the wave front could be considered as the new wave source of the secondary spherical wavelet, and the enveloping surface of all the spherical wavelets constitute the new wave front at the next moment. However, Huygens principle could not explain the intensity distribution of the diffracted light, because the secondary spherical wavelets in Huygens principle do not involve the periodical characteristics of time and space of waves. So, the Huygens principle could not be used to study quantitatively the diffraction phenomenon. Fresnel, according to the principle of the wave superposition and interference, raised the concept of "the coherent superposition of wavelets", and this concept developed and extended Huygens principle. According to the Huygens-Fresnel principle, wavelets emitted from any points on the same wave front are coherent, as propagating and meeting at the certain point in the space, the result of the coherent superposition of all the wavelets determines the wave's amplitude at that place.

Huygens-Fresnel principle is the theoretical foundation of studying the diffraction phenomenon and it perfects the wave theory of light, too.

10.3.3   Single-slit Diffraction

The experimental apparatus of Fraunhofer single-slit diffraction is as shown in Figure 10-11. When a beam of parallel light is perpendicularly incident on the single slit, the diffraction light is focused by the lens L_2 on the screen placed at the focal plane, and the diffraction pattern is formed on it. The diffraction pattern is parallel to the slit, and appears as a group of fringes which are bright and dark bands distributed symmetrically on both sides of the central bright band as shown in Figure 10-11.

Figure 10-12 is the sectional sketch of Figure 10-11. In Figure 10-12, AB is the section of the single-slit with the width of α. In order to study conveniently, we enlarge the width of the single-slit. In fact, the width of the single-slit is much narrower than the diameter and the focal length of lens.

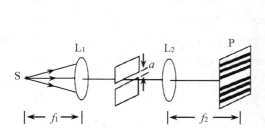

Figure 10-11   Fraunhofer single-slit diffraction
图 10-11   夫琅禾费单缝衍射

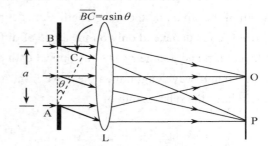

Figure 10-12   Sectional sketch of the single-slit diffraction experiment
图 10-12   单缝衍射实验截面图

A beam of monochromatic light is perpendicularly incident on the single-slit. According to the Huygens-Fresnel principle, every point on the wave front surface AB can be looked as a source of a coherent wavelet. As all the coherent wavelets only propagate forward, they will be focused by the lens L_2 and meet on the screen placed at the focal plane. The interference of these coherent wavelets occurs, so the diffraction pattern could be observed. The angle θ between the diffracted light and the normal direction of the slit is called the angle of diffraction. If the interference is enhanced or is weakened by the superposition of these coherent wavelets on any point on the screen should be determined by the optical path differences of all the diffracted lights arrived at this point.

Now, let's discuss this question by means of the simple and applicable method of Fresnel's half-wave zone (菲涅耳半波带法).

As shown in Figure 10-12, point O is the intersection point of the screen and the perpendicular bisector of the single-slit AB. Due to the beam of parallel light is perpendicularly incident on the single slit, surface AB corresponds to a wave surface with the same phase, and the optical paths of all the rays are the same after being focused by the lens, so they keep the same phase as they arriving at point O; in this way, they will intensify to each others, and there will be a bright band at the central place O that is just faced to the center of the slit. This bright band is called the central band, which has its central angle of diffraction $\theta = 0$.

To assume that, point P is a random point on the screen. As shown in Figure 10-12, a beam of parallel light is irradiated from AB and is focused by the lens L on the point P on the screen with the angle of diffraction θ. Here, it should notice that, the optical paths of the rays of the wavelets are not equal as they arrive at point P. It can be seen from Figure 10-12, the optical path difference between the rays of wavelets emitted respectively from point A and point B is

$$\delta = \overline{BC} = a\sin\theta \qquad (10\text{-}12)$$

This is the biggest optical path difference between the rays of wavelets arriving at point P. It determines the intensity distribution at point P and the occurrence of bright bands or dark bands. The method of Fresnel's half-wave zone enables us to get the brief picture of the diffraction pattern distribution.

To draw a series of planes that are parallel to BC and let these planes cut the wave front AB into several pieces of wave zone with the equal area, as shown in Figure 10-13. If the optical path difference between the two rays emitted from two edges of some wave zone arriving at the focused point respectively is $\lambda/2$, then these pieces of wave zones are called the half-wave zones. On the conditions that the width of the slit a and the wavelength λ are defined, the number of the half-wave zones divided on the wave front AB is depended only on the angle of diffraction θ. As shown in Figure 10-12, according to the knowledge of plane geometry, if δ the optical path difference between AB and the focus point P equals m times of the half-wavelength, then the wave front AB could be divided into m pieces of half-wave zones. They will have the relationship of

$$a\sin\theta = \frac{\lambda}{2} \cdot m$$

The bigger of the angle θ, the more the half-wave zones could be divided into. Because the areas of all the pieces of half-wave zones are equal, the intensity of the optical vibrations on the focal point irradiated by the wavelets from the half-wave zones are equal too.

As shown in Figure 10-13 (a), if AC is just equal to even times of half of the wavelength, that is the wave front AB can just be divided into the even number of half-wave zones, therewith, for any two wavelets from two adjacent half-wave zones would interfere destructively in pair on the focal point of the screen, because the optical path difference is $\lambda/2$. And then, the dark band would appear on the corresponding place on the screen. According to the analysis above, when the diffraction angle θ meets the condition of a dark band would appear. Equation (10-13) is the equation for dark bands of single-slit diffraction. Where, k is the order of the dark band. The positive and negative symbols express that the dark bands are distributed symmetrically on both sides of the central bright band.

$$a\sin\theta = \pm 2k \cdot \frac{\lambda}{2} = \pm k\lambda \qquad (k = 1, 2, 3, \ldots) \qquad (10\text{-}13)$$

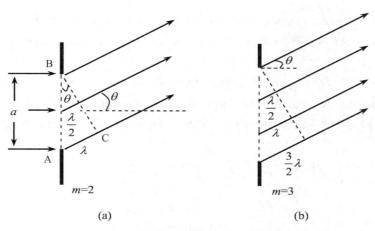

Figure 10-13　The division of Fresnel half-wave zones
图 10-13　菲涅耳半波带的划分

As shown in Figure 10-13 (b), if AC is just equal to an odd number times of half of the wavelength, that is the wave front AB can just be divided into odd number of half-wave zones, at this time, the two wavelets corresponding to the adjacent two half-wave zones interfere destructively in pear, too; as the result, there must be an only one wavelet corresponding to the remain half-wave zone cannot be counteracted and it will arrive at point P after the lens' focusing. Therefore, there will be a bright band appeared at point P. According to the above analysis, when the diffraction angle θ meets the condition of a bright band would appear on the screen. Equation (10-14) is the equation for bright bands. Where k is the order of the bright band, and the positive and negative symbols express that the bright bands distribute symmetrically by both sides of the central bright band.

$$a\sin\theta = \pm(2k+1)\cdot\frac{\lambda}{2} \quad (k=0,1,2,...) \tag{10-14}$$

To some angel θ, if neither the bright band condition nor the dark band condition could be satisfied, i.e., AB could not be divided into integer of half-wave zones, there will be some vibrations that could not be canceled out, and at the corresponding point on the screen there will be some light with the brightness between the bright and dark bands.

The distance between the two first order dark bands by both sides of the central bright band is its width. Normally, the diffraction angle is very small, so we have $\sin\theta \approx \theta$, and the distance x_1 from first order dark band to the center of central bright band is

$$x_1 = \theta f = \frac{\lambda}{a}f \tag{10-15}$$

Where f is the focal length of the lens L. Therefore, the width of the central bright band is

$$\Delta x_0 = 2x_1 = 2\frac{\lambda}{a}f \tag{10-16}$$

The width of the kth order bright band is the distance between the centers of the kth order dark band and $(k+1)$th order dark band.

$$\Delta x = x_{k+1} - x_k$$

$$\Delta x = \frac{\lambda}{a}f \tag{10-17}$$

It is obvious that all other bright bands have the same width, and the width of central bright band is twice of the other bright bands'. If we know the Δx, a and f, we can determine the light wavelength of the light λ by Equation (10-17).

Example 10-3 A beam of parallel green light with the wavelength of 546.0 nm irradiated from a mercury lamp is vertically incident on a single slit with the width of 0.437mm. There is a lens with the focal length of 40cm behind the single slit. What is the width of the central bright band on the focal plane?

Solution According to Equation (10-16), we have

$$\Delta x_0 = 2\frac{\lambda}{a}f$$

$$\Delta x_0 = \frac{2 \times 5.46 \times 10^{-7} \times 0.40}{0.437 \times 10^{-3}} = 1.0 \times 10^{-3} \text{ m} = 1.0 \text{ mm}$$

Example 10-4 On the conditions of Example 10-3, what is the distance between the second order dark band and the third order dark band?

Solution According to Equation (10-17), there is

$$\Delta x = \frac{\lambda}{a}f$$

and

$$\Delta x = \frac{\Delta x_0}{2} = \frac{\lambda}{a}f = 0.5 \text{ mm}$$

When the diffraction angle θ is very small, the width of the bright band by both sides of the central bright band is unrelated to the order of the band. The width is $\frac{\lambda}{a}f$, and it is depended only on λ, a, and f.

10.3.4 Hole Diffraction

If the slit from the experimental apparatus of single-slit diffraction (衍射) is replaced with a small hole, there will be the diffraction phenomenon when the light beam travels through the small hole. As shown in Figure 10-14, it appears on the screen a diffraction pattern in which there is a round brightest spot at the center point surrounded by a series of the bright and dark rings with the decreasing brightness.

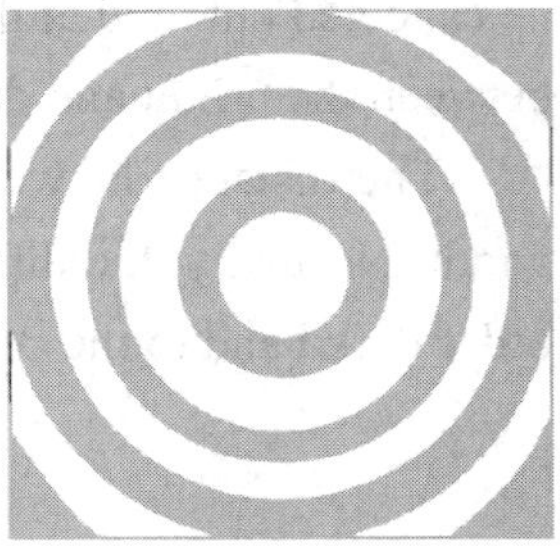

With the theoretical analysis we know that, the diffraction angle φ of the first order dark ring of the hole diffraction pattern meets

$$\sin\varphi = 1.22\frac{\lambda}{D} \tag{10-18}$$

Figure 10-14 **The pattern of hole diffraction**
图 **10-14** 圆孔衍射图样

where λ is the wavelength of the monochromatic light, and D is the diameter of the small hole.

The studying of the hole diffraction has an important practical significance. Because the lenses and the diaphragms in most of the optical instruments can be looked as holes, the diffraction phenomenon will take place when the light beam penetrates through them. Therefore, the problem of the hole diffraction should be considered in the manufacture of optical instruments.

Usually, an optical instrument is an optical system constituted by some lenses. They could be replaced by a lens L, and equivalent to a small hole. When the image of an object is formed by an optical instrument, each point of object should have a corresponding point on its image. However, due to the diffraction of light, the point on the image is not a geometrical point, but an Airy disk (艾里斑) with a certain size. Therefore, to two near points of object, two respectively corresponding Airy disks may overlap to each other, so that it may be impossible to get the resolvable images to the two object points. When two object points can just be resolved, the corresponding field angle to the lens light center to two object points is called the minimum resolvable angle (最小可分辨角). The reciprocal of the minimum resolvable angle is called the resolution capability (分辨本领).

10.3.5　Grating Diffraction

1. Grating Diffraction

The diffraction grating (光栅衍射) is composed of many parallel slits with equal separation distance and equal width. The grating is usually used to measure the wavelength, and to study the structure and intensities of spectral lines. The structure of the commonly used diffraction grating is the glass plate on which numerous parallel lines with equal separation distance and equal width are scratched. And the number of notches in every centimeter can reach to ten thousand or more. The scratched strips can be looked as strips of ground glass and scatter the light away. When a beam of light is irradiating on the grating, the light can only pass through the separation parts between scratched strips, and the separation parts are equivalent to single slits. To assume that the width of each slit is a, and the width of a scratched strip is b, then, $a + b$ is called the grating constant (光栅常数) denoted by d; or $d = a + b$, as shown in Figure 10-15.

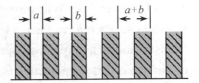

Figure 10-15　A grating
图 10-15　光栅

Generally, the grating constant of a normal grating is about the order of magnitude of $10^{-5} \sim 10^{-6}$ m. There are two kinds of gratings. One is the transmission grating mentioned above, and the other is reflection grating.

Now let's study the regularities of the transmission gratings.

Figure 10-16 is the schematic of the transmission grating imaging. Here, MN is the grating. When a beam of monochromatic light is irradiating on the grating, the wavelet through every slit produces the diffraction, and light waves through different slits will produce the interference. As the resultant effect of diffraction and the interference, there may be the fringes on the screen. It is assumed that the diffracting light waves irradiating along the direction of the diffraction angle θ from two adjacent slits are focused at point P on the screen by the lens L. If the corresponding optical path difference $d \cdot \sin\theta$ is just the integral times of the wavelength of incident light, these wavelets will interfere and enhance each other in pairs, so that a bright band will appear. Therefore, the general condition of the bright bands of the grating diffraction is that

$$\delta = d \sin\theta = \pm k\lambda \quad (k = 0, 1, 2, \ldots) \tag{10-19}$$

Equation (10-19) is called the grating equation (光栅公式). According to the grating equation above, the bright band corresponding to k is called the kth order bright band. It can be proved that the smaller the grating constant is, the bigger the diffraction angle θ will be, and the longer the distance between

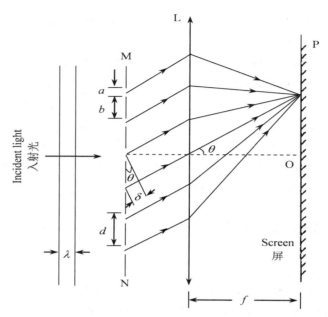

Figure 10-16　The schematic diagram of grating diffraction

图 10-16　光栅衍射形成图

bright bands will be. When the grating constant d is fixed, the diffraction angle θ is proportional to the wavelength. Therefore, when a beam of polychromatic light is irradiating on the grating, a colored bright bands of the same order will spread out from violet to red without overlap together, except the central bright band. This phenomenon is called the grating dispersion (光栅色散).

Sometimes in the direction of a certain diffraction angle θ, although the θ satisfies the condition of Equation (10-19), this θ happens to meet the condition of Equation (10-13) for dark band of single slit diffraction as well as, the result is that this bright band will not appear. It is called the order shortage phenomenon (光栅缺级现象). On the condition that the above two equations are satisfied, the quantity $\sin\theta$ can be eliminated from the simultaneous Equation of (10-13) and Equation (10-19), i.e.,

$$a\sin\theta = \pm k'\lambda$$

$$(a+b)\sin\theta = \pm k\lambda$$

$$k = \frac{a+b}{a}k' \tag{10-20}$$

Therefore, when the formula of $\dfrac{a+b}{a}$ is an integer, the order shortage phenomenon will take place on the bright bands which k is integer.

According to the grating equation, it can be proved that when the wavelength of incident light is fixed, the smaller the grating constant is, the longer the distance between bright bands will be, and the brighter the bands will be. Therefore, the wavelength could be determined accurately by the grating equation.

Meanwhile, some spectrum bands in the spectrums of high orders may superpose with each other. In other words, the bright bands of different order corresponding to the lights with different wavelengths may appear at the same position on the screen. Therefore, the optical path difference corresponding to the same diffraction angle θ, should meet the enhancing conditions of both wavelengths, i.e.,

$$d \sin \theta = k_1 \lambda_1 = k_2 \lambda_2 \tag{10-21}$$

So, the superposing phenomenon could only be observed on the condition of different wavelengths with different orders. If in the same order with different wavelengths or the same wavelength in different orders, there will only be the change of density of fringe patterns, but not superposing phenomenon.

Example 10-5　A beam of light from a mercury lamp (λ = 590 nm) irradiates on a diffraction grating with the grating constant of 1/5000cm. What is the biggest order of bright band could be observed?

Solution　According to the grating equation $d \sin\theta = k\lambda$, when the value of $\sin\theta$ is the biggest, the order of bright fringe is the biggest too. So we have

$$k = \frac{d}{\lambda} = \frac{10^{-2}}{5000 \times 590 \times 10^{-9}} = 3.4$$

Due to k should only be an integer, the number of $k = 3$ will be adopt, so, the third order of bright band is the biggest order that could be observed. That means we can find 7 (0, ±1, ±2, ±3) bright fringes on the screen at most.

2. Grating Diffraction Spectrum

It is known from the grating equation that, as the grating constant $a+b$ and the order of bright band are fixed, the value of diffraction angle θ is related only with the wavelength of incident light. When the diffraction angle is very small, θ seems to be proportional to the wavelength λ. Since the light with the short wavelength has the small diffraction angle and the light with the long wavelength has the big diffraction angle. Therefore, in a bright band of the same order, the diffraction angle of violet light is smaller than the diffraction angle of red light. To irradiate a beam of white light on a grating, we can find that all of the diffracting bright bands are colored spectral bands, except the central main bright band which is still white one with the mixed light of all colors. These spectral bands are called the diffraction spectrums (衍射光谱). In each order of colored bright band arranged symmetrically by two sides of the central main bright band the colors are distributed separately from violet to red. The violet light is close to the central bright band, and the red light is away from the central bright band as shown in Figure 10-17(a). Therefore, the grating could also be used in spectrophotometer. As shown in Figure 10-17, the width of spectrum band is increased with the increase of the order. A part of the second order spectral band and a part of the third order spectral band are superposed to each other. Therefore, in the grating diffraction spectrum, a part of spectral band with the longer wavelength will superpose with the other part of spectral band of the high order with the shorter wavelength, except in the first order spectral band. So, for getting a complete continuous grating spectrum the first order spectral band of the grating diffraction spectrum should be chosen.

There will be the dispersion for the white light when it is refracted by a prism. The corresponding colored spectral band is called dispersion spectrum (色散光谱). This is because the refraction index of the glass is related with the wavelength of light. And the deflection angle of the light passing through the prism is not proportional simply to the refraction index. The deflection angle of the red light passing through the prism is the least, and the deflection angle of the violet light is the biggest as shown in Figure 10-17(b). The scatter range of the violet light is bigger than that of the red light in the spectral band.

The main differences between the diffraction spectrum and the dispersion spectrum of prism are mentioned as follow.

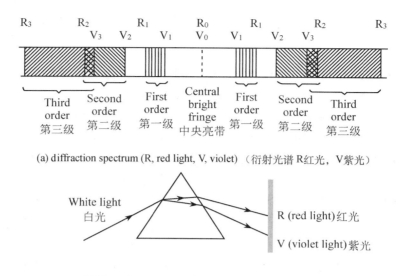

(a) diffraction spectrum (R, red light, V, violet) （衍射光谱 R 红光，V 紫光）

(b) dispersion spectrum of prism （棱镜的色散光谱）

Figure 10-17   The diffraction spectrum and the dispersion spectrum of prism
图 10-17   衍射光谱与棱镜的色散光谱

(1) In the grating diffraction spectrum, the diffraction angles of the lights with different wavelengths are proportional to the wavelengths. The distances from different colored spectral lines to the centre on the screen are also proportional to the wavelengths. So the diffraction spectrums are arranged uniformly. However, in the dispersion spectrum of prism, the shorter the wavelength is, the bigger the deflection angle is and the more significant the phenomenon of dispersion will be. Therefore, the scatter range of the violet light is bigger than that of the red light in the spectral band. So, the dispersion spectrum is not uniformly arranged.

(2) In the grating diffraction spectrum, the distribution of the colored spectral lines in any spectral band are according to the increase of the diffraction angles from smaller to bigger corresponding to the colors from violet to red. Oppositely, in the dispersion spectrum of prism, the distribution of the colored spectral lines are according to the increase of the deflection angles from smaller to bigger corresponding to the colors from red to violet.

The grating diffraction spectrums formed by lights from different kinds of light sources are different. The spectrum of light emitted from a broiling object is a continuous spectral band, which is called the continuous spectrum (连续光谱) and consists of every wavelength of the visible light. The spectrum formed by the light from the atoms emitting of the gas inside a discharging tube or of some material being heated in a flame is called the bright line spectrum (明线光谱), which consists of some individual bright lines corresponding to certain wavelengths. Every element has its characteristic spectral lines. This result suggests that the characteristic spectral lines emitted by atoms are related to the internal structures of the atoms. To heat an object till emitting light with continuous spectrum, and let the light pass through certain material then irradiate to a grating, we can obtain a spectrum with a series of dark lines appeared in it. This kind of spectrum is called absorption spectrum (吸收光谱).

For certain substances there are certain characteristic absorption spectrums. The wavelengths corresponding to the dark lines in the absorption spectrum are just the wavelengths corresponding to the bright lines in the bright line spectrum. According to the bright line spectrum or the absorption spectrum of some material, we can qualitatively analyze the elements and compounds contained in the material. We can also make the quantitative analysis for the elements contained in it with the intensities of the spectral lines. This method is called spectrum analysis (光谱分析), and it has been applied widely in the pharmacology researches.

10.4　Polarization of Light

10.4.1　Nature Light and Polarized Light (自然光和偏振光)

The phenomena of the interference and the diffraction of light indicate the wave character of light. The phenomenon of the polarization of light confirms further that light is the transverse wave. The reason is that, it is only for transverse waves that could produce the polarization phenomenon, but not for longitudinal waves.

1. Natural Light

Light emitted by a normal light source (sunlight, the incandescent lamp) is the composition of the electromagnetic waves of different wavelengths and different vibrating directions radiated by numerous molecules and atoms. It involves light vectors of E in all directions, and has no directional dominates. This means that in every possible direction, the amplitude of E is equal. This kind of light is called the natural light (自然光).

The representation of nature light is as shown in Figure 10-18. Figure 10-18 (a) shows that the amplitudes of light vectors Es can be regarded as equal in every possible direction. Using decomposition method, we can decompose the natural light vectors Es into two mutually perpendicular and independent components with the same amplitude, as shown in Figure 10-18 (b). Moreover, each component contains half of the natural light energy, and axis z represents the direction of the travel of light. For describing light travel more simply, we often use the vertical short lines with arrows to express the light waves vibrating in the direction of the paper plane, and the black spots to express that vibrating perpendicularly to the paper plane. For describing the natural light, the numbers of the short lines and the spots are uniformly distributed, as shown in Figure 10-18 (c) and Figure 10-18(d).

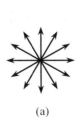
(a)
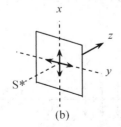
(b)
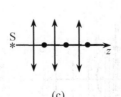
(c)
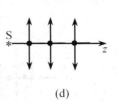
(d)

Figure 10-18　The schematic diagram of nature light
图 10-18　自然光的图示法

2. Polarized Light

Light with its vibration only in a certain direction, is called the linear polarized light (线偏振光). The plane consisted of the vibrating direction of the polarized light and its propagating direction is called the vibration plane (振动面). Because light vector E is always in this plane, the linear polarized light is also called the planar polarized light (平面偏振光).

Figure 10-19 is the schematic diagram for linear polarized lights. Figure 10-19 (a) shows the linear polarized light with the vibrating direction in the paper plane, and Figure 10-19 (b) shows the linear polarized light with its vibrating direction perpendicular to the paper plane.

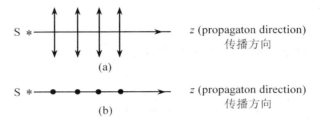

Figure 10-19   The schematic diagram of linear polarized lights
图 10-19   线偏振光的图示法

In optical experiment, a linear polarized light can be obtained by removing the vibration of certain direction from the natural light. For example, as we have known, the vector of the natural light E can be decomposed into two mutually perpendicular and independent components with the same amplitude. If one of the two mutually perpendicular vibrations can be partly removed, this kind of light is called the partial polarized light. And, if one of the two mutually perpendicular vibrations can be completely removed, this kind of light is called the complete polarized light, i.e., the linear polarized light. A polarized light can only be distinguished from the natural light with the help of instruments. That means human eyes have not the function to distinguish the polarized light from the natural light.

10.4.2   Polarizer and Polarization Analyzer

1. Polarizer

The optical device to transform the natural light into the linear polarized light is called a polarizer (起偏器).

There are many kinds of polarizers, but the function of them is to let the light vibrating in only one direction pass through. This specific direction is called polarization direction of the polarizer, also know as the transmission axis (the direction of PP' as shown in Figure 10-20). The polarizer is the commonly used one of polaroids.

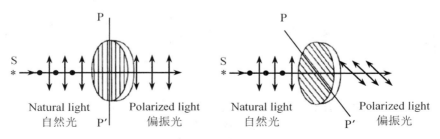

Figure 10-20   The polarizer
图 10-20   起偏器

In practice, polaroids are produced with small crystals of dichroism arranged along some certain orientations on the thin films of polyvinyl alcohol.

2. Polarization Analyzer

The polaroids can be used not only for making the nature light be the polarized light, but also for checking if the light is the polarized light, and a polaroid played the latter role is called the polarization analyzer (检偏器) or the analyzer.

The division of the polarizer and the analyzer is according to their functions. Figure 10-20 shows the polaroid used as a polarizer in different orientations.

As shown in Figure 10-21, there are two polaroids PP′ and AA′, while, a beam of natural light shoots on and passes through them. If AA′ has the same polarization direction [the angle between PP′ and AA′ is 0°, as shown in Figure 10-21 (a)], the light passed through PP′ can pass totally through AA′; this results in a bright field with the strongest light intensity.

If the polarization directions of them are perpendicular to each other, as shown in Figure 10-21(b), the polarized light passed through PP′ can not pass through AA′, and the result is that the visual field is complete dark without any light intensity. Therefore, during the process of turning AA′ a round, the light passed through the two polaroids undergoes the completely bright and completely dark situations twice.

The polarization analyzer can be used not only for distinguish the polarized light from the nature light, but also for determining its polarization direction.

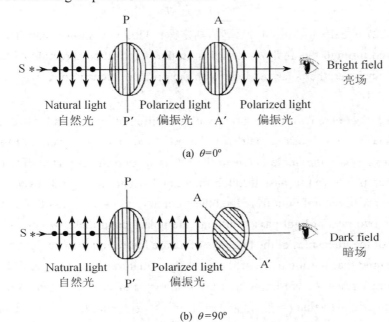

Figure 10-21　Polarizer and polarization analyzer
图 10-21　起偏和检偏

10.4.3　Malus Law

In Figure 10-22, PP′ and AA′ represent a polarizer and an analyzer respectively, where θ is the angle between their polarization directions. Assume the intensity of polarized light passed through PP′ is I_0, and its amplitude is E_0. Here E_0 is decomposed into two mutually perpendicular components (E_1 and E_2), and

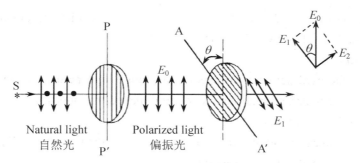

Figure 10-22   Malus law
图 10-22   马吕斯定律

E_1 has the same direction with the polarization direction of AA′, so

$$E_1 = E_0 \cos \theta$$

$$E_2 = E_0 \sin \theta$$

For the function of the analyzer, it will just allow the component E_1 which is parallel to its polarization direction passing through and block the component E_2.

Because the intensity of light is proportion directly to the amplitude, i.e., $E_1^2 = E_0^2 \cos^2 \theta$, the intensity of light passing through the polarization analyzer AA′ should be

$$I = I_0 \cos^2 \theta \tag{10-22}$$

Equation (10-22) is called Malus law (马吕斯定律). This law shows that: The intensity of the polarized light passed through the analyzer depends on the polarization direction of the analyzer. After passing through the analyzer, the polarized light with the original intensity of I_0 will change its intensity to $I_0 \cos^2 \theta$.

Example 10-6   There are two light sources with the different intensities located at the same place. Now, they are observed with the same pair of polaroids (one is as polarizer, and the other is as the polarization analyzer). When the angle between their polarization directions is 30°, the ray of natural light from one source is allowed to pass through them; and when the angle between their polarization directions is 60°, the ray of natural light from the other source is allowed to pass through them. Moreover, the intensities of the two rays of light passed through the polaroids in these two cases are just the same. Determine the ratio of the intensities of the two rays of nature light from the two light sources.

Solution   Assume that the intensity of the first ray of natural light is I_1, and the intensity of the second ray of natural light is I_2. We know that after being polarized the intensity of light should be reduced to half of the original value (自然光经偏振后，强度减小为原来的一半). Hence, the intensities of the corresponding polarized light rays are $I_1/2$ and $I_2/2$ respectively, after they passed through the polarizer. We also know that the intensities of the rays of light passed the polaroids $I_1' = I_2'$. According to Malus law, there are

$$I_1' = \frac{I_1}{2} \cos^2 \theta_1 , \ \theta_1 = 30°$$

$$I_2' = \frac{I_2}{2} \cos^2 \theta_2 , \ \theta_2 = 60°$$

So, the ratio of the intensities is

$$\frac{I_1}{I_2} = \frac{\cos^2 60°}{\cos^2 30°} = \frac{1}{3}$$

10.4.4   Optical Rotation

When a beam of polarized light passes through some special transparent materials, the vibration plane of this polarized light will rotate an angle as shown in Figure 10-23. This property is called the optical rotation (旋光性) or the optical activity (旋光性) and the materials, such as quartz, turpentine, and the solutions of the saccharides, which have the strong activity of the optical rotation, are called optically active materials (旋光性物质). The phenomenon that the vibration plane of a polarized light rotates an angle after penetrating through some material is called the phenomenon of the optical rotation (旋光现象), as shown in Figure 10-23.

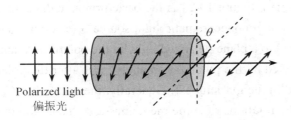

θ

Polarized light
偏振光

Figure 10-23   The phenomenon of the optical rotation
图 10-23   旋光现象

The optical activity includes levo-rotation and dextro-rotation. Watching opposite to the ray of incident light, if its vibration plane is rotated clockwise, the corresponding optical activity is called dextro-rotation (右旋); and if its vibration plane is rotated counterclockwise, the corresponding optical activity is called levo-rotation (左旋). The crystals of quartz in nature and the solutions of different saccharides have the properties of the optical rotations of levo-rotation and dextro-rotation; glucose is dextrorotary, and fructose is levorotary.

According to the experiments, when a beam of monochromatic polarized light with certain wavelength penetrates through some optically active material such as quartz, the rotation angle of its vibration plane is proportional directly to the thickness of the material. The corresponding formula is

$$\theta = \alpha l \tag{10-23}$$

This equation is called the optical activity law. Where the constant α is called the specific rotation (旋光率), and different materials have different specific rotations. Moreover, the specific rotation is also related to the wavelength. Table 10-1 represents how the specific rotation is changed when the wavelength changes.

Table 10-1   Quartz's specific rotation values to different wavelengths
表 10-1   石英的旋光率与波长的对应

λ (nm) (波长)	α (°/mm) (旋光率)
404.656	48.945
435.834	41.548
508.582	29.728

(continued)

λ (nm) (波长)	α (°/mm) (旋光率)
546.072	25.535
589.290	21.724
643.847	18.023
728.135	13.924

In a solution, the rotation angle of vibration plane θ—the optical rotational degree of the solution (溶液的旋光度) is in proportional directly to the thickness of the solution l and its concentration C as well.

$$\theta = \alpha' C l \qquad (10\text{-}24)$$

θ in degrees (°), where α' is the specific rotation of the solute (溶质的比旋光率) with the unit of (°) · cm^3/(dm·g), which is mainly related to the wavelength of incident light and properties of the solution. Based on Equation (10-24), the concentration of an optical rotary solution can be detected with the instrument called the polarimeter (旋光计). Figure 10-24 is the basic principle diagram of the polarimeter. A beam of natural light emitted from the monochromatic light source S (a sodium lamp with the wavelength of $\lambda_0 = 589.3nm$) is transformed to a plane polarized light by the polarizer A, and then the rotation angle of vibration plane can be detected by the polarization analyzer B after the polarized light passes through the sample solution poured in the glass tube T. Generally, the units of θ, C, and l are respectively (°), g/cm^3, and dm. The specific rotations of some medicines are also called their specific rotary powers, the specific rotary powers of some medicines are listed in Table 10-2. In pharmacology analyses, we can measure the rotation angle of some solution with a polarimeter first, then find out the specific rotation of its solute. Finally, by applying Equation (10-24) we can detect the concentration of the solution reliably. So, this is a widely adopted method.

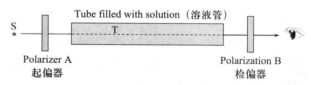

Figure 10-24　Principle diagram of the polarimeter
图 10-24　旋光计原理

Table 10-2　The specific rotation of some medicines
表 10-2　一些药物的比旋光率

Medicine name (药名)	$\alpha'[(°) · cm^3/(dm · g)]$ (比旋光率) ($\lambda_0 = 589.3nm$)
glucose (葡萄糖)	+52.2 ~ +53
lactose (乳糖)	+52.2 ~ +52.6
cane sugar (蔗糖)	+65.9
castor oil (蓖麻油)	+50 above
cassia oil (桂皮油)	−1 ~ +1
menthol (薄荷脑)	−49 ~ +50
camphor (alcoholic solution)(樟脑)(醇溶液)	+41 ~ +43
santonin (alcoholic solution)(山道年)(醇溶液)	−170 ~ −175

10.4.5 Optical Rotation Saccharometer

A saccharometer (糖量计) is an optical measurement instrument designed base on the principle of optical rotation, its structural diagram is shown in Figure 10-25. Linear polarized light produced by polarizer P_1 passes through a solution of saccharides, and the rotation angle of vibration plane θ can be detected with the polarization analyzer P_2. Then, the concentration of the solution C can be determined by Equation (10-24). This method is not only reliable but also fast.

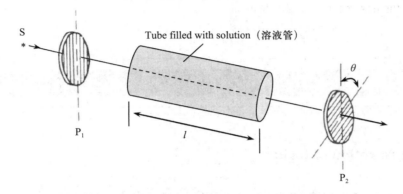

Figure 10-25   The structural diagram of an optical rotation saccharometer
图 10-25   糖量计结构示意图

Example 10-7 There is a piece of quartz crystal of dextro-rotation placed perpendicularly with its surface to the optical axis. Its optical rotation can just offset the rotation of the vibration plane of the yellow sodium light with the wavelength of 589.290nm caused by a solution. This solution is the solution of levorotary fructose (左旋果糖) with the concentration of 10% and the length of 20cm. What is the thickness of the quartz crystal piece? Here we known the specific rotation of this kind of fructose is $88.16° \cdot cm^3/(dm \cdot g)$.

Solution   Assume that the thickness of the quartz crystal piece is l, based on Equation (10-23) and Equation (10-24), we have

$$\alpha l = \alpha' C l'$$

According to Table 10-1, we know that $\alpha = 21.724$ °/mm, l' is the length of fructose solution. Hereby,

$$l = \frac{\alpha' C l'}{\alpha} = \frac{88.16 \times 0.10 \times 2.0}{21.724} = 0.81 \text{mm}$$

In natural world, there are some materials with the same chemical components but different chemical structures. In other words, they have the same molecular formula, but the inner constructional sequences of molecules are different. The substances of this kind are called the optical isomers (旋光异构体), including levorotary and dextrorotary substances. For example, in the solutions of saccharides, the saccharides in nature are all dextrorotary, but synthetic saccharides are the substances of levorotation and dextrorotation with half and half. Creatures prefer the dextrorotary saccharides to the levorotary ones for digestive absorption. In addition, proteins are composed of over twenty kinds of amino acids, and the amino acids inside the creatures are all levorotary except the simplest glycine. This means the amino acids to construct any proteins of any kinds of creatures are all levorotary, no matter what kinds of creatures from which the proteins come. But the synthetic amino acids are equally the substances of levorotation and dextrorotation.

Many organic medicines and alkaloid, all kinds of saccharides and amino acids inside creatures have the optical rotation; and they include levorotary and dextrorotary optical isomers. It is important to distinguish levorotation from dextrorotation for understanding the structures of molecules and their properties. Although the levorotary and dextrorotary optical isomers of some medicine have the same molecular formula, the therapeutic effects of them may be completely different. For example, only the levorotary chloramphenicol has curative effect, the synthetic syntomycin is the mixture of levorotary chloramphenicol and dextrorotary chloramphenicol, so its therapeutic effect is only half of the pure levorotary syntomycin. In general, the optical rotation saccharometer is also used to detect the levorotation and the dextrorotation of substances.

10.5 Absorption of Light

10.5.1 Absorption of Light

When a light wave passes through a medium, its energy will be absorbed more or less, which results in its intensity reduces with the depth of penetration (It should be noted that the absorption discussed in this section does not include the reduction of the intensity caused by scattering).

The essence of the absorption of media to light is the interaction between light and molecules and atoms in media. A part of light energy is transformed to the energies of molecules and atoms, and this results in the reduction of the light energy or the absorption of light on the macroscopic viewpoint.

In general, the absorption (吸收) is selective. In other words, for the lights with different wavelengths there will be different absorbing degrees. For example, the absorption of quartz to the visible light is extremely little, and that to the infrared light with the wavelength of 3.5—5.0 μm is very intense. The former is called the general absorption, which has the character of absorbing with little and being almost fixed in a given wavelength range. The latter is called the selective absorption, which has the character of absorbing with a lot and changing the degree of absorption remarkably for different wavelengths. The absorption of every substance to light consists of these two kinds. That is to say, a certain substance which is transparent to some wavelength ranges may be non-transparent to the other wavelength ranges. For quartz, it is transparent to the visible light and non-transparent to infrared light.

10.5.2 Absorption Laws

A ray of monochromatic light with the intensity of I_0 is perpendicularly incident onto a homogeneous substance with the thickness of l, as shown in Figure 10-26. It is assume that there is a film of the substance with the thickness of $\mathrm{d}x$ at the place with the distance of x from the surface. When the light arrives at the film its intensity is I_x; and there must be a differential intensity reduction of $\mathrm{d}I_x$ after the light passing through the film. It can be proved that this reduction of light intensity $\mathrm{d}I_x$ is proportional to both the intensity of the light when it arrives at the film I_x and the thickness of the film $\mathrm{d}x$, i.e.,

$$-\mathrm{d}I_x = kI_x\mathrm{d}x$$

where k is called the absorption coefficient (吸收系数), which is related to the property of the substance and the wavelength of incident light. For $\mathrm{d}I_x$ is a negative quantity, the negative sign is put into the equation. The above equation can be also rewritten as

$$\frac{\mathrm{d}I_x}{I_x} = -k\mathrm{d}x$$

To perform the integral between limits $0 \sim l$, and assume the intensity of incident light is I_0, and the intensity of penetrated light is I, we have

$$\int_{I_0}^{I} \frac{\mathrm{d}I_x}{I_x} = -k\int_0^l \mathrm{d}x$$

or

$$\ln I - \ln I_0 = -kl$$

i.e.,

$$I = I_0\mathrm{e}^{-kl} \tag{10-25}$$

Equation (10-25) is called Lambert law (朗伯定律). By this equation we can find that the intensity of light decreases exponentially with the increase of the thickness of the substance, i.e., the absorption to light increases sharply with the increase of the thickness.

Experiments indicate that, when light is absorbed by the solute dissolved in some transparent solvent, the absorption coefficient k is proportional directly to the concentration of the solution C, i.e., $k = \chi C$, where χ is called molar absorption coefficient (摩尔吸收系数), which is only dependent on the molecular property of the solute rather than the concentration of the solution. In this way, Equation (10-25) can be expressed as

$$I = I_0\mathrm{e}^{-\chi Cl} \tag{10-26}$$

The equation above is called Lambert-Beer law (朗伯–比尔定律). It suggests that the light energy absorbed is proportional directly to the number of molecules in light path, and it is only correct when the absorption capacity of every molecule is not affected by the surrounding molecules. Therefore, this law is only applicable for the solutions with lower concentrations.

On the condition that the above law is tenable, the concentration of a solution can be determined by detecting the proportion of the light absorbed in the solution with Equation (10-26).

The important application of Lambert-Beer law is to detect the concentrations of solutions. Let a monochromatic light passes respectively through the solution with a standard concentration and the solution of same kind and same thickness with unknown concentration. Because the concentrations are different, the absorptions to the light are different; and the intensities of the light penetrated will be different, too. Based on this, the concentration of the unknown solution can be determined. This method is called colorimetric method (比色法), which is a commonly applied method for pharmacology analysis.

In biology and chemistry, Equation (10-26) can be rewritten as

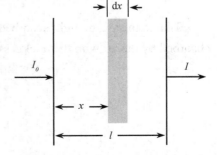

Figure 10-26　The absorption of light
图 10-26　光的吸收

$$\frac{I}{I_0} = e^{-\chi Cl}$$

where I and I_0 are still the intensities of incident light and penetrated light respectively, and C and l are the concentration and the thickness of the solution respectively.

To assume

$$T = \frac{I}{I_0}$$

that is $T = e^{-\chi Cl}$, therefore, we have

$$\lg T = -\chi Cl \lg e$$

Moreover, to assume $A = -\lg T$ and $\varepsilon = \chi \lg e$, we have

$$A = \varepsilon Cl \tag{10-27}$$

where ε is called the extinction constant (消光常数), which is related to the kind of the absorption substance. Its unit is m^2/mol. A is called the absorbance (吸收度). Which indicates the extent of the absorption to the light. The bigger the value of A is, the stronger the absorption to the light will be. In addition, $T = \dfrac{I}{I_0}$ is called the transmissivity (透射率) or the transmittance (透射度).

Equation (10-27) indicates that the absorbance is proportional directly to the product of the concentration and the thickness of the solution.

Example 10-8　The absorption coefficients of the glass and the air are $k_1 = 10^{-4}$ m^{-1} and $k_2 = 10^{-7}$ m^{-1}, respectively. Determine the thickness of the air through which the light absorbed is equal to the light absorbed in the glass with the thickness of 1cm.

Solution　According to Lambert law, the intensity of light absorbed by some substance is

$$I_0 - I = I_0(1 - e^{-kl})$$

When two beams of light with the same intensity penetrate respectively through the glass and the air, if the light absorbed in the glass with the thickness of l_1 and the light absorbed in the air with the thickness of l_2 are equal, there must be

$$1 - e^{-k_1 l_1} = 1 - e^{-k_2 l_2}$$

i.e.,

$$k_1 l_1 = k_2 l_2$$

$$l_2 = \frac{k_1 l_1}{k_2} = \frac{10^{-4} \times 10^{-2}}{10^{-7}} = 10\text{m}$$

That is to say, the light absorbed by the glass with the thickness of 1cm is corresponding to the light absorbed by the air with the thickness of 10m.

重 点 小 结

1. 光的干涉

（1）相干光的条件：频率相同，振动方向相同且相位差恒定的两列光波。

（2）获得相干光的方法：分波阵面法和分振幅法。

2. 光程：是指把光波在某一介质中通过的几何路程 r 与该介质的折射率 n 的乘积，写为

$$\delta = nr$$

3. 相位差与光程差的关系：$\Delta\phi = \dfrac{2\pi}{\lambda}\delta$

4. 杨氏双缝干涉

（1）产生明纹的条件：$\delta = \dfrac{yd}{D} = \pm k\lambda$ 或：$y = \pm k\dfrac{D}{d}\lambda$ ，$(k = 0,1,2,\cdots)$

（2）产生暗纹的条件：$\delta = \dfrac{yd}{D} \pm (2k-1)\dfrac{\lambda}{2}$ 或：$y = \pm(2k-1)\dfrac{D}{d}\cdot\dfrac{\lambda}{2}$ ，$(k = 1,2,3,\cdots)$

式中 D 为双缝到屏幕的垂直距离，d 为两缝之间的距离。

5. 薄膜干涉

（1）干涉的明纹条件：$\delta = 2nd - \dfrac{\lambda}{2} = k\lambda, (k = 0,1,2,\cdots)$

（2）干涉的暗纹条件：$\delta = 2nd - \dfrac{\lambda}{2} = (2k-1)\dfrac{\lambda}{2}, (k = 1,2,3,\cdots)$

6. 单缝衍射

（1）当衍射角 θ 满足 $a\sin\theta = \pm 2k\cdot\dfrac{\lambda}{2} = \pm k\lambda$ 时，则出现暗纹。

（2）当衍射角 θ 满足 $a\sin\theta = \pm(2k+1)\cdot\dfrac{\lambda}{2}$ 时，则出现明纹。

7. 光栅衍射

（1）光栅常数：$d = a + b$（a 为狭缝的宽度，b 为刻痕的宽度）

（2）光栅公式：$\delta = d\sin\theta = \pm k\lambda$ $(k = 0,1,2,\cdots)$，满足此公式时即产生明纹。

8. 马吕斯定律：强度为 I_0 的偏振光，通过检偏器后，出射光的强度为 $I_0\cos^2\theta$（θ 为两个偏振片的偏振化方向的夹角）

9. 朗伯 - 比尔定律：$I = I_0 \mathrm{e}^{-\chi Cl}$

习 题 十

习题参考答案

10-1. In the experiment of Young's double-slit interference, the distance between the double slits is 0.2mm, and the distance between the double-slit and screen is 80cm. on the screen the distance between the first order bright band and the third order bright band is 5mm. what is the wavelength of the the monochromatic light used in this experiment?

10-2. In the experiment of Young's double-slit interference, the third order bright band with the wavelength of 500nm is overlapping with a third dark band with the other light. What is the wavelength of the other light?

10-3. A beam of parallel light with the wavelength of 500nm irradiates on a slit with the width of 0.1mm. There is a lens with the focal length of 500cm located behind the slit and a screen is placed at the focal plane of the lens. What are the width of the central bright band and the width of other order bright band?

10-4. A beam of monochromatic light irradiates perpendicularly on a grating which is made by scratching one thousand strips within 1mm. The angle between the first order of bright band and the direction of incident light is 30°. What is the wavelength of the monochromatic light?

10-5. A beam of monochromatic light with the wavelength of 600nm irradiates perpendicularly on a grating and the angle between the first order of bright band and the direction of incident light is 28.7°. How many strips are scratched within 1mm?

10-6. A beam of monochromatic light with the wavelength of λ irradiates perpendicularly to a transparent film with the refractive index $n > 1$. If we want to enhance the intensity of the reflected light, what is the thinnest thickness of the transparent film?

10-7. A light source is observed with a pair of polaroids and the angle between their polarization directions is 45°; meanwhile, another light source is observed with a pair of polaroids and the angle between their polarization directions is 60°. The intensities of the two rays of light observed through these two pairs of polaroids are just the same. Determine the ratio of the intensities of the two rays of nature light from the two light sources.

10-8. When a ray of light penetrates through certain solution, the corresponding transmissivity is 1/2. If the thickness of the solution is fixed and its concentration is changed, the transmissivity is measured to be 1/8 then. What is the ratio of the two concentrations of the solution?

10-9. For certain solution of cane sugar , the specific rotation of it is 66.4°cm³(dm · g) to the sodium light at the temperature of 20°C. Now pour some of the solution fully into a polarization tube with length of 20cm and detect its rotation angle as 8.3°C. Determine the concentration of this solution of cane sugar.

10-10. The absorption coefficient of the glass is 10^{-2}cm^{-1} and the absorption coefficient of the air is 10^{-5}cm^{-1}. If the light absorbed by the glass with the thickness of 2cm is just equal to that absorbed by a layer of the air with some thickness, determine the thickness of the air layer.

Chapter 11　Quantum Physics
第 11 章　量子物理学

PPT

📖 **学习目标**

知识要求

1．掌握　描述热辐射和吸收的物理量辐出度与吸收比；黑体的定义；黑体辐射的斯忒藩－玻尔兹曼定律及维恩位移定律；普朗克量子假说；爱因斯坦光电效应方程；微观粒子的波粒二象性；玻尔的氢原子理论；原子光谱和分子光谱的特点；激光的特点及其医药学应用。

2．熟悉　基尔霍夫热辐射定律；分子光谱与原子光谱各自的特点及两者的区别；激光产生的原理。

3．了解　量子物理学的发展历程；康普顿效应、康普顿波长、康普顿公式及其物理意义；量子力学中描述原子中电子运动状态的四个量子数；激光器的种类和结构。

能力要求

1．能在头脑中建立起量子物理学理论体系的基本框架，并学会利用量子物理的理论和观点正确理解微观物体运动的规律。

2．能够利用量子力学的观点和方法解决一些简单的实际问题。

3．对光电效应的现象和激光的特性有正确的理解，并能够结合专业，举一反三设想出一些医药学方面的实际应用。

Wave theories of light explain the phenomena such as interference, diffraction, polarization, etc. perfectly. And it succeeded in explicating the nature of light, that is, the nature of electromagnetic wave. But in the experimental investigations of thermal radiation, photoelectric effect and other regularities, it encounters difficulties. In 1900, a German physicist Max Plank proposed the hypothesis of energy quantum, which successfully explained the experimental laws of thermal radiation. In the enlightenment of this hypothesis, Albert Einstein put forward the photon hypothesis, with which the experimental laws of photoelectric effect is explained successfully. In the year of 1923, the explanation of the experimental law of Arthur Compton effect in terms of photons confirmed the correctness of the photon theory. And again, in 1924, French physicist Lours de Broglic came up with the idea that any entity particle has the wave-particle duality in nature. Based on this, Erwin Schrödinger and W. Heisenberg et al. founded the system of quantum mechanics, which extends the physics investigations from macroscopic field into microcosmic field. As the development of physics, the researches of atomic and molecular spectrums have been deepening continuously. Those researches have provided clearer evidences in identifying the microstructure of matters as mighty tools. It has been found that the factors such as the wavelength of light either absorbed or emitted under any conditions are essentially connected with the structural characteristics of the matters. The connection can be revealed by spectroscopy, and spectroscopy has been widely used in chemical and medicinal analyses.

In this chapter, the corpuscular property of light will be explicated with the explanation of experimental laws of thermal radiation and photoelectric effect, and then the wave particle duality of light will also be proved. It will be elaborated that particle entities have wave-particle duality by the electronic diffraction experiment which confirmed the hypothesis brought up by Lours de Broglic. We will mainly focus on the introduction to the uncertainty principle that reflects the motional laws in microscopic space. Then we will also emphasize on the presentation of the regularity of hydrogen atomic spectrum, N·Bohr's theory of hydrogen atom and the physical interpretations of the four quantum numbers. Finally, we will give a brief introduction to the atomic spectrum and the molecular spectrum; at the same time we will summarize the principle of laser in the aspects of its production, feature, applications, and so on.

11.1 Thermal Radiation

11.1.1 Radiant Exitance and Absorptance of a Radiating Object

The phenomenon that any object at the temperature above absolute zero radiates energy in the form of electromagnetic wave is called the thermal radiation (热辐射). This kind of radiation is caused by the thermal motion of charged particles within the object. Total energy radiated from the unit surface during one unit time is called the radiant exitance (辐出度), denoted by M and its unit is W/m^2. The value of M is the function of the temperature T, namely $M = M(T)$.

Experiments show that thermal radiation spectrum consists of a continuous distribution of total light spectrum. The energy of electromagnetic wave within a unit range of wavelength near the wavelength λ radiated from unit surface per unit time is called the monochromatic radiant exitance (单色辐出度). Apparently, monochromatic radiant exitance is the function of thermodynamic temperature T and the wavelength λ, denoted by $M(\lambda, T)$ whose unit is W·m^{-3}. Thus the value of $M(T)$ can be described by the integral in all wavelengths range:

$$M(T) = \int_0^\infty M(\lambda, T)\mathrm{d}\lambda \tag{11-1}$$

Any object can never exist in isolation. As it's radiating, the object absorbs energy emitted by the surroundings constantly. When the energy radiated is equal to the energy absorbed, the radiation approximate to the dynamic equilibrium which means that the temperature remains unchanged. We define the ratio of the partial energy an object absorbed and the total energy irradiated on its surface corresponding to a particular wavelength as the monochromatic absorptance (单色吸收比). It is the function of the temperature of the object T and the incident wavelength λ, denoted by $\alpha(\lambda, T)$. The monochromatic absorptance of an object should be less than 1, because it only absorbs part of the radiate energy incident on its surface and the rest of the energy is reflected or transmitted. The object that can absorb all the radiation incident on it completely, or, the object which has a monochromatic absorptance of $\alpha_0 (\lambda, T) = 1$ for any wavelength is called the absolute black body (绝对黑体), or black body (黑体). It is an ideal model.

11.1.2　Kirchhoff's Radiation Law

Suppose there are several different objects B_0, B_1,..., B_i, as shown in Figure 11-1, in the thermostat A at the temperature T. In the state of equilibrium, all of them are at the same temperature. So during a time interval, for each object the energy emitted and the energy absorbed must be equal. This state is called the equilibrium thermal radiation (热平衡辐射) state. It is deduced theoretically by Gustar Rober Kirchhoff that in this state, the ratio of the monochromatic radiant exitance and the monochromatic absorptance of any object for the same wavelength has a same value, and furthermore the value of this ratio is equal to the radiant exitance of the black body for the wavelength at the same temperature, i.e.,

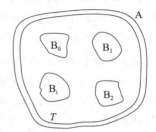

Figure 11-1　Objects in a container with a constant temperature
图 11-1　恒温器中的物体

$$\frac{M_1(\lambda, T)}{\alpha_1(\lambda, T)} = \frac{M_2(\lambda, T)}{\alpha_2(\lambda, T)} = \cdots = \frac{M_i(\lambda, T)}{\alpha_i(\lambda, T)} = \frac{M_0(\lambda, T)}{\alpha_0(\lambda, T)} \tag{11-2}$$

Here, $M_1(\lambda, T)$, $M_2(\lambda, T)$, ..., $M_i(\lambda, T)$, and $\alpha_1(\lambda, T)$, $\alpha_2(\lambda, T)$, ..., $\alpha_i(\lambda, T)$, in the equation above represent the specific values of the monochromatic radiant exitances and absorptances of B_1, B_2, ..., B_i respectively. Assume that B_0 is a black body, and $\alpha_0(\lambda, T) = 1$, $M_0(\lambda, T)$ is the maximum one, so black body is also called a full radiator (全辐射体). When the equilibrium state is maintained, although the temperature remains constant, there are still heat exchanges among the objects. It is merely the case that for any object the energy absorbed and the energy emitted in per unit time and on per unit area have the same value, and the greater the radiant exitance, the larger the absorptance. To sum up, in the state of equilibrium thermal radiation, the ratios of monochromatic radiant exitances and monochromatic absorptances of any objects are the same and equal to the monochromatic radiant exitance of the black body at the same temperature $M_0(\lambda, T)$, and the ratios have nothing to do with the properties of the objects. This conclusion is called Kirchhoff's radiation law (基尔霍夫辐射定律).

11.1.3　Radiation Laws for the Black Body

In the nature, the absorptance of any object is less than 1; so there isn't any black body at all. But the following model can be regarded as a black body approximately. Let's open a tiny hole on a hollow cavity of any shape made from non-transparent materials, as shown in Figure 11-2. If electromagnetic radiations enter into the cavity from the hole, after being reflected for many times by the inner wall, nearly all of the incident energy is absorbed. So this cavity with a hole on it can be taken as an ideal black body. If this black body is heated and maintained with a certain temperature T, the radiation out

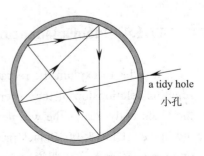

a tidy hole
小孔

Figure 11-2　Model of a black body
图 11-2　黑体模型

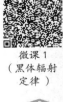

微课 1
（黑体辐射
定律）

of the tiny hole is the radiation emitted by the black body at the temperature T. As for the electromagnetic radiations of various wavelengths emitted from the hole, they can be separated by the spectrometer and the radiation energies of different wavelengths during a unit time can also be measured separately. If we change the temperature and repeat the above experiment, we can get the distribution curves of the monochromatic radiant exitance of the black body versus the wavelength at different temperatures, as shown in Figure 11-3. With these experimental curves, the following two experimental laws for the radiation of the black body can be concluded.

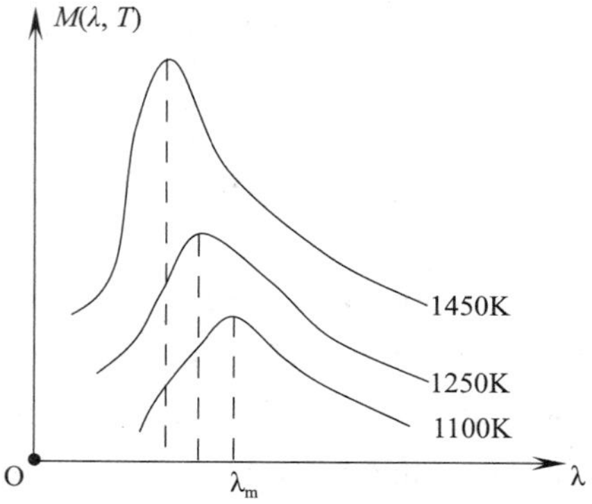

Figure 11-3   Distribution of monochromatic radiant exitance of the blackbody versus wavelength

图 11-3   黑体单色辐出度按波长的分布

1. Stefan-Boltzmann Law (斯忒藩—玻尔兹曼定律)

From experiments J. Stefan drew a conclusion that the radiant exitance of a black body (the area under the distribution curve, as shown in Figure 11-3) is proportional to the fourth power of the thermal dynamical temperature T, i.e.

$$M_0(T) = \int_0^\infty M_0(\lambda, T)\mathrm{d}\lambda = \sigma T^4 \tag{11-3}$$

Here, $\sigma = 5.67 \times 10^{-8}\,\mathrm{W}/(\mathrm{m}^2 \cdot \mathrm{K}^4)$ is the Stefan constant. L. Boltzmann derived the same conclusion on the basis of theory of thermal dynamics, so this result is called Stefan-Boltzmann Law which is only fit to the radiation of black bodies.

2. Wien's Displacement Law (维恩位移定律)

By analyzing these experimental curves shown in Figure 11-3, we can conclude that for any distribution curve there is a maximum of the monochromatic radiant exitance and there is a corresponding wavelength, i.e., the peak wavelength (峰值波长) λ_m; as the temperature increases this wavelength λ_m will shift towards the direction of shorter wavelength. Wien pointed out that the peak wavelength of λ_m is inversely proportional to the temperature T, i.e.

$$\lambda_\mathrm{m} T = b \tag{11-4}$$

Here, the constant $b = 2.897 \times 10^{-3}\,\mathrm{m} \cdot \mathrm{K}$ is called Wien constant; and this relation is called Wien's displacement law.

The regularities of the radiation of the black body have been widely used in modern technology and daily life, such as in modern cosmology, infrared remote sensing, infrared tracking, and optical measurement of high temperature, and so on.

11.1.4   Planck Quantum Hypothesis

In order to explain the radiation laws of the black body, many scientists attempted to deduce the function relationship of the experimental distribution curves of the monochromatic radiant exitance of the black body versus the wavelength shown in Figure 11-3, by classical physical theories, but they all did in vain. Until 1900, Planck provided the revolutionary hypotheses, i.e., the hypothesis of quantization of energy (能量量子化假说) which could interpret the radiation laws of the black body successfully. Its contents are as follows.

(1) An irradiator is supposed to be composed of many charged linear harmonic oscillators (带电线性谐振子) which radiate electromagnetic wave and exchange energy with the electromagnetic field around as they are oscillating. Each harmonic oscillator has a different frequency and emits or absorbs the radiation of a mono-wavelength, thus, all of these numerous harmonic oscillators emit or absorb the radiation of the continuous wavelengths.

(2) Each linear harmonic oscillator can only remain in a series of particular discrete energy states, in which the corresponding energy can only be the integral multiple of a minimum energy. If this minimum energy is ε, then the energy of the harmonic oscillator can only be one of the discrete values ε, 2ε, 3ε, 4ε, ... , $n\varepsilon$. Here, n is positive integer called quantum number (量子数), ε is the energy quantum (能量子), or simply the quantum. So the energy of the oscillator is in a discontinuous quantized state. For an oscillator, when it emits electromagnetic waves to the outside or absorbs energy from surroundings, its energy can only leap from one of the quantum states to another.

(3) The energy quantum ε is proportional to the frequency of linear the harmonic oscillator ν, that is

$$\varepsilon = h\nu \tag{11-5}$$

Here, h is called Planck constant (普朗克常数), $h = 6.63 \times 10^{-34} \, \text{J} \cdot \text{s}$.

Based on the hypotheses mentioned above, Planck derived the empirical equation for the radiation of the black body:

$$M_0(\lambda, T) = \frac{2\pi hc^2 \lambda^{-5}}{e^{\frac{hc}{k\lambda T}} - 1} \tag{11-6}$$

Here, c represents the speed of light, $c = 3 \times 10^8 \, \text{m/s}$, and k is Boltzmann constant, $k = 1.38 \times 10^{-23} \, \text{J/K}$. This equation is in complete agreement with the experimental results of the radiation of the black body, meanwhile, on the basis of which we can also derive the result of Stefan-Boltzmann law and Wien's displacement law. These facts verified the correctness of the Planck's hypothesis, since then, a new epoch of modern physics — quantum theory began.

11.2　Photoelectric Effect and Compton Effect

11.2.1　Photoelectric Effect

When a beam of light with a certain frequency irradiates on the surface of certain metal, there will be electrons escaped from the surface of the metal. This phenomenon is called the photoelectric effect (光电效应); and these electrons are called photoelectrons (光电子). The phenomenon that there are photoelectrons escaped out from the metal surface is called the external photoelectric effect (外光电效应). Besides, light can also penetrate into some objects (such as semi-conductors, crystals), and cause the inner atoms releasing electrons, while, those electrons will still remain inside the object so as to increase its electro-conductivity, this phenomenon is called the internal photoelectric effect (内光电效应).

微课 2
（光电效应）

1. Experimental Regularities of Photoelectric Effect

The schematic diagram for the study of external photoelectric effect is shown in Figure 11-4. There are an anode A and a cathode K in the vacuum glass vessel, where the cathode is metal plate. Now let's put the power through two poles, meanwhile, a beam of light with a certain frequency irradiates on the cathode, if there are electrons escaped from the cathode, then those photoelectrons will move towards the anode under the action of the electric field. At the same time there will be an electric current flowing through the circuit. This current is called the photocurrent (光电流). We can measure the magnitude of

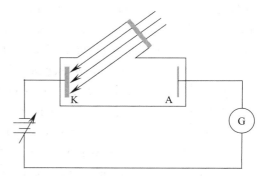

Figure11-4　Experiment of photoelectric effect
图 11-4　光电效应实验

the photocurrent with the galvanometer. After analyzing the experiment results, the following regularities can be summarized.

(1) The magnitude of photocurrent is proportional to the intensity of incident light.

(2) Initial kinetic energy of any photoelectron escaped from the cathode K moving towards the anode A is related only to the frequency of incident light and has nothing to do with its intensity.

(3) For a particular metal, there is not photocurrent only when the frequency of incident light is bigger than a special magnitude, and this frequency is called the threshold frequency (极限频率), also known as the red limit (红限). If the frequency of the incident light is below the threshold frequency, there will never be photoelectrons escaped from the metal, no matter how intense the light is and how long the irradiated time is.

(4) As long as the frequency of incident light is above the threshold frequency, the photoelectrons can be observed almost instantaneously while the surface is irradiated by the light (generally speaking the delay time is less than 10^{-9} s), regardless the intensity of the light.

2. Einstein's Equation of Photoelectric Effect

(1) Einstein's theory of photon　In order to explain the experimental regularities of photoelectric effect, Elbert Einstein proposed a hypothesis related to the nature of light based on the Planck quantum hypothesis of energy. Einstein believed that light is the particle flow with the speed of light, and these light particles are called light quanta (光量子), or simply photons (光子). If the frequency of the light is ν, the energy of each photon should be $\varepsilon = h\nu$, photons with different frequencies has different energies, but the light intensity is determined only by the photon numbers through per unit area in per unit time. According to the mass-energy relation in relativity $E = mc^2$ (相对论质能关系式), Einstein also pointed out that the relation between the momentum of a photon and the corresponding wavelength of light can be described as following:

$$p = \frac{h\nu}{c} = \frac{h}{\lambda} \tag{11-7}$$

This is what we called Einstein's theory of photon (爱因斯坦光子理论). Apparently, Einstein's theory of photon revealed the corpuscular property of light.

(2) Einstein's equation of photoelectric effect　According to Einstein's theory of photon, when light with the frequency of ν (greater than the threshold frequency) irradiating on the surface of a metal, each photon can only interact with one electron in the metal, and each electron can only absorb the whole

energy of a single photon $h\nu$ at one time. During the process partial of the energy act as the work function of the electron's escaping out from the metal surface A (电子的逸出功), and the rest of energy transform into the kinetic energy of the moving photoelectron $\frac{1}{2}mv^2$, which can be expressed as

$$h\nu = \frac{1}{2}mv^2 + A \tag{11-8}$$

Equation (11-8) is called Einstein's equation of photoelectric effect (爱因斯坦光电效应方程). We can get from Equation (11-8) that the initial kinetic energy is dependent only on the frequency of light and is independent of the intensity of the light. When the intensity of light increases, the number of photons increases as well, thus the number of photoelectrons escaped from the metal surface per unit time will also increase. Then there are more photons rushing towards the anode plate per unit time. So we know that, the greater the intensity of light, the larger the photocurrent will be. If the frequency of the incident light is not big enough, namely, the energy of a photon is less than the work function for the metal; there won't be any electron escaping out from the metal surface. There won't be photoelectric effect, until $h\nu \geqslant A$, so the threshold frequency is $\nu_0 = A/h$. When light irradiates on the metal surface, an electron can absorb all of the energy of a photon at one time and this process is in the instant without time accumulation. Thus, Einstein's theory of photon can fully explained the experimental regularities of photoelectric effect.

11.2.2   Compton Effect

1. Compton Effect

In 1923, when Arthur Holly Compton was studying the scattering phenomenon of X-ray penetrating through materials such as paraffin, graphite, metals and so on, he found that among the scattered rays, besides the rays with the same wavelength of the incident ray λ_0, there are scattered ray with the wavelengths of $\lambda > \lambda_0$. This phenomenon is called Compton effect (康普顿效应). In 1926, after lucubrating the experimental results about the Compton effect, our Chinese physicist Youxun Wu (吴有训) pointed out that the change of wavelength of a scattered ray $\Delta\lambda$ is only associated with the magnitude of scattering angle θ (衍射角) (the angle between the direction of incident ray and the direction of the scattering ray), and has nothing to do with the wavelength of incident ray or the scattered material.

The schematic diagram of Compton experiment is shown in Figure 11-5. After passing through the diaphragm D, a beam of X-ray with the wavelength of λ_0 irradiates on and is scattered by a scattering object S. The wavelength of different scattered ray can be measured by the X-ray spectrograph C.

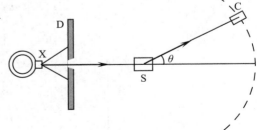

Figure 11-5   Experiment of Compton effect
图 11-5   康普顿实验

By analyzing the results of a huge amount of experiments, Compton equation was found:

$$\Delta\lambda = \lambda - \lambda_0 = 2K\sin^2\frac{\theta}{2} \tag{11-9}$$

Here, $K = 2.43 \times 10^{-12}$ m is called Compton wavelength (康普顿波长) which is the change of wavelength when the scattering angle is a right angle.

By means of Einstein's theory of photon, Compton explained the Compton effect successfully perfectly. He considered that the energy of X-ray photon is great enough, but the nuclear bound forces for outer electrons in atoms especially in light atoms are quite weak, so the electrons can be looked as free electrons approximately. The scattering of X-ray can be seen as the result of the elastic collisions between photons and free electrons. During the collision, a photon deliver part of its kinetic energy to an electron, so the energy of the scattered photon is reduced, then its frequency decreases and the wavelength increases accordingly.

2. Derivation of Compton Equation

According to Einstein's theory of photon, the photon has the energy of $E = h\nu$. By Einstein's mass-energy relation $E = mc^2$ (爱因斯坦质能关系式), we can get the mass of a photon moving at the speed of c:

$$m = \frac{h\nu}{c^2}$$

The theory of relativity indicates that the relationship between the rest mass of an object m_0 and the mass m as it is moving at the velocity of ν is

$$m = \frac{m_0}{\sqrt{1 - \dfrac{v^2}{c^2}}} \tag{11-10}$$

Because a photon is always moving at the speed of light c, we can conclude from Equation (11-10) that, the rest mass of a photon must be zero.

Since a photon has the mass of m when it is moving at the speed of light c, the momentum of the photon should be

$$p = mc = \frac{h\nu}{c} = \frac{h}{\lambda}$$

It just accords with Equation (11-7).

Now let's discuss the case in which there is an elastic collision between a photon with the energy of $h\nu$ and a free electron at rest, as shown in Figure 11-6. Based on the laws of conservation and conversion of energy, we can get

$$m_0 c^2 + h\nu_0 = mc^2 + h\nu$$

that is

$$mc^2 = h(\nu_0 - \nu) + m_0 c^2 \tag{11-11}$$

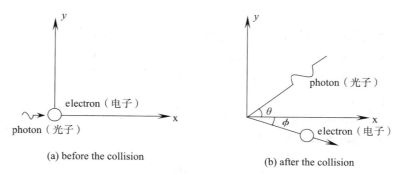

(a) before the collision (b) after the collision

Figure 11-6 Collision of a photon and an electron
图 11-6　光子与电子碰撞

Here, m_0 and m represent the rest mass and the motion mass of the electron respectively; v_0 and v represent the frequencies of the photon before and after the elastic collision with the electron.

According to the law of conservation of momentum we can also get

$$\frac{h v_0}{c} = m v \cos\phi + \frac{h v}{c} \cos\theta \tag{11-12}$$

and

$$0 = -m v \sin\phi + \frac{h v}{c} \sin\theta \tag{11-13}$$

To solve the simultaneous Equation (11-12) and Equation (11-13) and eliminate ϕ, we have

$$m^2 v^2 c^2 = h^2 v_0^2 + h^2 v^2 - 2h^2 v_0 v \cos\theta \tag{11-14}$$

To find the square of Equation (11-11), and then subtract Equation (11-14) from the result, after settling, we have

$$m^2 c^4 \left(1 - \frac{v^2}{c^2}\right) = m_0^2 c^4 - 2h^2 v_0 v (1 - \cos\theta) + 2m_0 c^2 h (v_0 - v) \tag{11-15}$$

To find the square on both sides of Equation (11-9), and multiply the result by c^4, we have

$$m^2 c^4 (1 - \frac{v^2}{c^2}) = m_0^2 c^4$$

To substitute it into Equation (11-15), we have

$$\frac{c}{v} - \frac{c}{v_0} = \frac{h}{m_0 c} (1 - \cos\theta)$$

that is

$$\Delta\lambda = \lambda - \lambda_0 = \frac{2h}{m_0 c} \sin^2 \frac{\theta}{2} \tag{11-16}$$

By comparing it with the experimental Equation (11-9), we can get the theoretical value of K, i.e. $K = \dfrac{h}{m_0 c}$, here, m_0 represents the rest mass of electron. To substitute the corresponding quantities with the known constants, we can finally get $K = 2.43 \times 10^{-12}$ m, which conforms to the value from the experimental results. It proves the correctness of the photon theory and indicates further the wave-particle duality of light (光的波粒二象性).

11.3　Wave Particle Duality

11.3.1　de Broglie Wave

Light has both wave and corpuscular properties. The corpuscular property presents only as the integrity when the photon exchanges the momentum and the energy. A photon can't be interpreted as a particle which has the motion characteristics as what in the classical mechanics, for example, a particle has a certain position and momentum at any moment, and has a definite track, etc. during the whole motion process. In macroscopic, the wave property and corpuscular property of light is inconsistent, but they are in concomitant in microscopic field. Only on different conditions, light behaves as the wave or particle behavior, in other words, light has the wave-particle duality.(光具有波粒二象性)

In 1924, inspired by the process of cognition of the wave-particle duality of the light, de Broglie (德布罗意) pointed out that the wave-particle duality is not only the feature of light but also the essence of any object particles. In optics, the expressions of $\varepsilon = h\nu$ and $p = h/\lambda$ connect the quantities of ν and λ which represent the wave property of light with the quantities of ε and p which represent the corpuscular property of light quantificationally. Thereupon, de Broglie supposed that the above relational expressions should be suitable for any object particles. When an object particle with the mass of m is moving at the velocity of υ, we have the following relational expressions:

$$\lambda = \frac{h}{p} = \frac{h}{m\upsilon} \tag{11-17}$$

$$\nu = \frac{\varepsilon}{h} \tag{11-18}$$

Such wave connected with the matter is called de Broglie wave or matter wave (德布罗意波或物质波). Equation (11-7) and Equation (11-18) are called de Broglie relational expressions (德布罗意关系式).

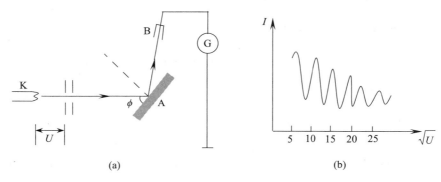

Figure 11-7　Experiment of electrons' diffraction
图 11-7　电子衍射实验

11.3.2　Experiment of Electron Diffraction

The validity of hypothesis of matter wave and De Broglie relational expressions could be demonstrated by the experiment of electron diffraction carried by Davisson and Germer. The diagram of experimental apparatus is shown as Figure 11-7(a). Under the action of the electric field with the voltage of U, the electrons sent from the filamentary cathode K pass through a slit to form a beam of electrons and project onto the nickel single crystal. The glancing angle (掠射角) of the beam of electrons to the surface of the crystal is ϕ. The electrons reflected from the crystal surface are collected by the current collector B to form a current, and the value of current I is detected by the galvanometer G. In the experiment the glancing angle is kept a constant. By changing the voltage U and measuring the corresponding I, we can draw the relational curve of I—$\sqrt{U}$, as shown in Figure 11-7(b).

Experiments indicate that the value of current I doesn't increase continuously with the increase of the acceleration voltage U. Only when the voltage equals some fixed values, the current I appears the corresponding peak values. We can't explain this experimental phenomenon in terms of the corpuscular property of electrons, because the reflection of electrons on the surface of the crystal should obey the law of reflection and the whole beam of electrons should be collected into B. The change of accelerating voltage could only cause the change of the velocity of electrons and shouldn't cause any undulatory change of the current I. But in terms of the wave property of object particles we can explain the phenomenon as: the reflection of the electrons on the crystal surface A is similar to the scattering of the X-ray; only when the relation among the wavelength λ, the glancing angle ϕ and the lattice constant of the nickel single crystal d complies to Bragg equation (布拉格方程) (similar to the film interference equation in optics)

$$2d\sin\phi = k\lambda \qquad k = 1, 2, 3, \cdots \tag{11-19}$$

The beam of electrons will comply to the law of reflection, otherwise, the electrons will be scattered in all directions. If the voltage is changed, the velocity of the electrons varies as well. According to the equation below, we can find the corresponding wavelength of the electron wave

$$\lambda = \frac{h}{mv} \tag{11-20}$$

The work done by electric field on some electron eU transformed into its kinetic energy, i.e.

$$\frac{1}{2}mv^2 = eU \tag{11-21}$$

Substitute it into Equation (11-20), we have

$$\lambda = \frac{h}{mv} = \frac{h}{\sqrt{2meU}} = \frac{1.225}{\sqrt{U}} \times 10^{-9} \text{ m} \tag{11-22}$$

Substitute Equation (11-22) into Equation (11-19) then we have

$$2d\sin\phi = k\frac{1.225}{\sqrt{U}} \times 10^{-9}$$

The equation above indicates that in the case when ϕ, d are constant, the change of the voltage will cause the change of the wavelength of de Broglie wave of these electrons. For some fixed voltages, if Bragg equation could just be satisfied, the peak values of current will be produced. Experiments have proved that the calculated values of voltage derived by the equation above conform to the experimental results. So the correctness of de Broglie hypothesis is proved.

Many experiments also demonstrate that apart from electrons, other microscopic particles such as neutrons, atoms and molecules have also the wave property. This shows that de Broglie equation is an essential equation for uncovering the wave-particle duality of microscopic particles.

11.4 Uncertainty Principle

Large number of experiments proved that all microscopic particles have wave-particle duality. In classical mechanics, particles of macroscopic motion move along certain tracks, and the moving state of any particle can be described by its position and momentum on the track at some moment. While, for the microscopic particles with the wave-particle duality, whether we can describe its motion with a definite coordinate and definite momentum at the same time or not? Next, let's give an illustration with the experiment of single slit diffraction of electrons, as shown in Figure 11-8.

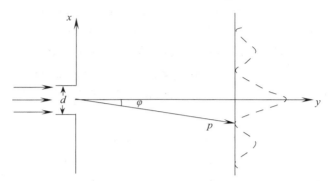

Figure11-8   Single slit diffraction of electrons
图 11-8　电子的单缝衍射

A beam of electrons is assumed to project onto the slit with the width of d along y axis. After passing through the single slit this beam of electrons is diffracted, and the diffraction pattern of electrons on the observing screen can be shot. The diffracting minimum condition for the wavelength of the matter wave of the electrons λ, the width of the slit d and the diffraction angle φ should follow the equation:

$$d \sin\varphi = k\lambda \quad (k = 1, 2, 3, \cdots)$$

For the first order of minimum (dark fringe), $k = 1$, and

$$d \sin\varphi = \lambda$$

According to the wave property, the uncertainty of position in the direction of x axis for some electron is equal to $\Delta x = d$ at the position of the slit; according to the corpuscular property; the x component of the momentum of this electron would be confined to a range of variation Δp_x.

For the first dark fringe

$$\Delta p_x = p\sin\varphi \tag{11-23}$$

To substitute $\sin\varphi = \dfrac{\lambda}{d}$, $\Delta x = d$ and de Broglie relation $p = \dfrac{h}{\lambda}$ into Equation (11-23) we have

$$\Delta p_x \cdot \Delta x = h$$

Because the electron can present in other higher orders of diffraction fringes, the uncertainty may ever be greater, so we have

$$\Delta p_x \cdot \Delta x \geqslant h \tag{11-24}$$

If Equation (11-24) is generalized in other coordinate directions, then it should be the form of

$$\Delta x \cdot \Delta p_x \geqslant h, \quad \Delta y \cdot \Delta p_y \geqslant h, \quad \Delta z \cdot \Delta p_z \geqslant h \tag{11-25}$$

These relational expressions are called Heisenberg uncertainty relation (海森堡不确定关系) which is stated as: for a particle, the product of the uncertainty of its position in a particular direction and the uncertainty of the component of its momentum in this direction can never be smaller than Planck constant

(对粒子而言，在某一方向上其位置的不确定度与它的动量在该方向分量不确定度的乘积，不能小于普朗克常数).

The uncertainty relation indicates that the uncertainty of the coordinate and the uncertainty of the momentum of a microscopic particle are in inverse proportion each other. The narrower the slit is, i.e., the smaller the uncertainty of the coordinate Δx of a particle, the bigger the uncertainty of the momentum p_x will be. It is impossible for the particle's position and momentum to have the certain values simultaneously. If the position of a particle is measured accurately enough, its moving direction couldn't be determined perfectly; and if its momentum is measured precisely, its position can't be determined at the same moment. This is the inevitable conclusion of the wave-particle duality of the microscopic particles. Therefore, for the microscopic particles, the concept of finding their tracks is meaningless.

In quantum mechanics, the uncertainty relation expressed with Equation (11-25) can be deduced as the uncertainty relation of the kinetic energy and the time. The uncertainty of energy is denoted by ΔE and the uncertainty of time is denoted by Δt, we can get

$$\Delta E \cdot \Delta t \geqslant h$$

The uncertainty relation is a fundamental objective regularity which is based on the wave-particle duality. It is the reflection of the natural characteristics of the microscopic particles, and is not caused by the defects of the apparatus's accuracy and the measuring methods. The uncertainty relation revealed the principles of motions in the microscopic world more truly.

11.5　Hydrogen Spectral Series and Bohr's Theory

11.5.1　Regularity of Hydrogen Spectral Series

As the development of physics, it is realized that the atomic spectrum is bright line spectrum. After a long-term accumulation of experimental results, it is found that many spectra emitted by scorching elements are bright line spectra, and for a certain spectral line, the wavelength of it is fixed. For the spectral lines, they are not in succession, or to say, they are separated and arranged in several spectral series.

To observing the spectral lines emitted by the hydrogen discharging in a low pressure discharge tube with a spectroscope, it can be found that hydrogen spectrum is a bright line spectrum composed of many separated spectral lines, and moreover the wavelengths of this spectral lines follow a certain principle. In 1885, J. J. Balmer summarized a simple formula to generalize the wavelength of each spectral line in the spectrum first, which is named Balmer formula (巴耳末公式) later.

$$\frac{1}{\lambda} = R\left(\frac{1}{2^2} - \frac{1}{n^2}\right) \tag{11-26}$$

Here, $n = 3, 4, \cdots$; and $\dfrac{1}{\lambda}$ is called the wave number (波数) in the spectroscopy, which represent the number of complete waves in a unit length; R is Rydberg constant (里德堡常数), its experimental value is $R = 1.097 \times 10^7 \, \text{m}^{-1}$. Balmer spectral series of hydrogen is shown in Figure 11-9. And the spectral lines marked in the diagram H_α, H_β, H_γ are measured with the spectroscopy, among them H_α is a bright red line and H_β, H_γ, H_δ represent cyanine, blue and violet lines respectively, the rest of the lines are in ultraviolet region.

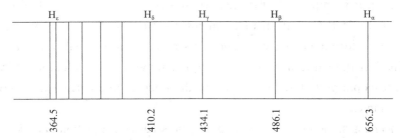

Figure 11-9   Balmer spectral series
图 11-9   巴耳末谱线系

Since then, during the years of 1915—1924, T. Lyman, F. Paschen, A. H. Pfund, and P. Brackett, etc. found some new spectral series of hydrogen successively in the ultraviolet region and infrared region and their names were used to name these spectral series. The wavelengths of the spectral lines in these spectral series can be calculated with the following similar equations.

$$\frac{1}{\lambda} = R\left(\frac{1}{1^2} - \frac{1}{n^2}\right) \quad n = 2,3,\text{L Lyman series (莱曼系)}$$

$$\frac{1}{\lambda} = R\left(\frac{1}{3^2} - \frac{1}{n^2}\right) \quad n = 4,5,\text{L Paschen series (帕邢系)}$$

$$\frac{1}{\lambda} = R\left(\frac{1}{4^2} - \frac{1}{n^2}\right) \quad n = 5,5,\text{L Brackett series (布拉开系)}$$

$$\frac{1}{\lambda} = R\left(\frac{1}{5^2} - \frac{1}{n^2}\right) \quad n = 6,7,\text{L A. H. Pfund series (普丰德系)}$$

The equations above can be integrated into one generalized equation, which is known as Rydberg formula (里德堡公式)

$$\frac{1}{\lambda} = R\left(\frac{1}{k^2} - \frac{1}{n^2}\right) \quad n = k+1, k+2, \cdots \tag{11-27}$$

Here, k is positive integer, as it is 1,2,3,4,5 the equation corresponds to the equations for Lyman, Balmer, Paschen, Brackett and A. H. Pfund series. So Equation (11-27) is also called the generalized Bamler formula (广义巴耳末公式).

In conclusion, the wavelength of each spectral line in each spectral series of hydrogen atom can be generalized by such a simple equation, and its calculated value is just consistent with the experimental result, which must reflect some regularity inside the hydrogen atom. The equation reveals that: the wave number corresponding to each spectral line can be expressed with the difference of two items, and the value of each item is only determined by a certain integer, i.e.

$$\frac{1}{\lambda} = T(k) - T(n)$$

For each spectral series, $T(k)$ is fixed and $T(n)$ is variable. $T(k)$ and $T(n)$ are called spectral terms (光谱项).

At that time, this regularity was not acceptable and comprehensible to the popular, so it was called the puzzle of Balmer Formula. As the development of science and technology, it has been explained in theory gradually.

11.5.2   Bohr's Theory of Hydrogen Atom

In 1911, E.Rutherford proposed the nucleus structural model of atom according to experiment of the scattering of a-particles (卢瑟福 α 粒子散射实验), which states that an atom is composed of a nucleus and several electrons rotating around the nucleus. Although this model could give the perfect explanations to some of the experimental results, it encountered difficulties when comes to the explanation of atomic spectrums. According to the classical electromagnetic theory, an electron orbiting around the nucleus should have a centripetal acceleration and should radiate electromagnetic wave continuously, therefore, the energy of the electron should be decreased gradually, which should result in the approach of the electron to the nucleus, finally, the electron would fall into the nucleus and be annihilated. Thus, an atom should be an unstable system, and the spectrums radiated should be continuous. But as the demonstrations of experiments, any atom is a steady system; moreover, the atomic spectrums are line spectrums.

For giving a reasonable explanation, in 1913, N. Bohr abandoned some classical conceptions and brought the idea of quantum into the theory of the atomic structure. He proposed his hypothesis which successfully explained the regularity in hydrogen spectral series. This is called Bohr's theory of the hydrogen atom (玻尔的氢原子理论). Bohr's postulates are as follows.

(1) For an atom there exist a series of stable states. In these states the atom has the decided energies and doesn't radiate any electromagnetic wave. These states are simply called stationary states (稳定态). In these states, the orbital angular momentum of the rotation of an extra-nucleus electron about the nucleus L must be the integer times of $h/2\pi$ which is expressed as

$$L = mvr_n = n\frac{h}{2\pi} \quad n = 1,2,\cdots \tag{11-28}$$

Here, m, v, r_n represent the mass, velocity, orbital radius of the electron respectively; h is Planck constant and n is called the quantum number (量子数).

(2) An atom emit or absorb electromagnetic wave with the fixed frequency as long as its electron makes a transition (跃迁) from one stationary state with corresponding energy level of E_n to another of E_k in it. The frequency of the photon which is radiated or absorbed is determined by the following equation

$$v = \frac{E_n - E_k}{h}$$

This equation is called the frequency condition (频率条件). Bohr worked out the orbital radius and energy levels of hydrogen atom and was rather successful in explaining the regularities of spectral series of hydrogen atom based on the postulates above.

For the purpose that taking the hydrogen atoms and the hydrogen-like atoms (类氢原子) into account at the same time, suppose a nucleus charge number is Z, an electron with the mass of m and the electric quantity of e is moving on an orbit with the radius of r_n at the velocity of v. The centripetal force was provided by electrostatic Coulomb force between the nucleus and the electron. It is expressed as

$$\frac{1}{4\pi\varepsilon_0} \cdot \frac{Ze^2}{r_n^2} = m\frac{v^2}{r_n} \tag{11-29}$$

To solve the simultaneous Equation (11-28) and Equation (11-29) and eliminate v, we can get

$$r_n = \frac{\varepsilon_0 n^2 h^2}{m\pi Ze^2} \quad n = 1, 2, 3, \cdots \tag{11-30}$$

When $Z = 1$, $n = 1$, we can get the minimum orbital radius, which is Bohr radius (玻尔半径), generally denoted by a_0, so we have

$$a_0 = \frac{\varepsilon_0 h^2}{\pi e^2 m} = 5.29 \times 10^{-11} \text{m}$$

In this way, Equation (11-30) can also be rewritten as

$$r_n = \frac{n^2}{Z} a_0 \quad n = 1, 2, 3, \cdots \tag{11-31}$$

The order of magnitude of a_0 conforms to the experimental result.

The total energy of the atom, when its electron is on the orbit with quantum number n, E_n should be the algebraic sum of the kinetic energy of the electron and the potential energy between the electron and the nucleus. If the electric potential energy while the electron is at infinity (i.e. $r_n = \infty$) is zero, then

$$E_n = \frac{1}{2}mv^2 - \frac{Ze^2}{4\pi\varepsilon_0 r_n}$$

From Equation (11-29) we can see that

$$\frac{1}{2}mv^2 = \frac{Ze^2}{8\pi\varepsilon_0 r_n}$$

So when quantum number is n, the total energy is

$$E_n = -\frac{Ze^2}{8\pi\varepsilon_0 r_n} = -\frac{mZ^2 e^4}{8\varepsilon_0^2 n^2 h^2} \quad n = 1, 2, 3, \cdots \tag{11-32}$$

Because it is defined that the potential energy between the electron and the nucleus is zero when the distance between the electron and the nucleus is infinity, the electron is in the bounded state, therefore the total energy of the whole atom must be negative. When $n = 1$, the energy is the minimum and the corresponding state of the atom is called the ground state (基态). In this way, we can work out the energy of ground state of hydrogen atom E_1, that is

$$E_1 = -2.81 \times 10^{-18} \text{J} = -13.6 \text{eV}$$

The value is just equal to the ionization energy of hydrogen atom as the experimental result. Equation (11-32) can also be written as

$$E_n = -13.6 \frac{Z^2}{n^2} (\text{eV}) \tag{11-33}$$

An atom gets the minimum energy when it is in the ground state. When the electron is on one of the outer orbits ($n > 1$), the energy of the atom will be in one of the corresponding states which has the energy higher than the energy of the ground state, and these states are all called the excited states (激发态). As an electron transits from the orbit with the quantum number of n, to another orbit with quantum number of k, according to the second postulate of Bohr's theory, we can determine the frequency of the corresponding photon of the transition radiation as follows.

$$\nu = \frac{E_n - E_k}{h} = \frac{me^4 Z^2}{8\varepsilon_0^2 h^3}\left(\frac{1}{k^2} - \frac{1}{n^2}\right) \quad (n > k)$$

and we have

$$\frac{1}{\lambda} = \frac{\nu}{c} = \frac{me^4 Z^2}{8\varepsilon_0^2 h^3 c}\left(\frac{1}{k^2} - \frac{1}{n^2}\right) = RZ^2\left(\frac{1}{k^2} - \frac{1}{n^2}\right) \tag{11-34}$$

Here,

$$R = \frac{me^4}{8\varepsilon_0^2 h^3 c} = 1.097 \times 10^7\,\text{m}^{-1}$$

This value conforms to the result of R detected by experiments, so the theoretical foundation for Rydberg constant and the theoretical explanation of the generalized Balmer Formula were found.

For the hydrogen atom, whose $Z = 1$, from Equation (11-34) we can get

$$\frac{1}{\lambda} = R\left(\frac{1}{k^2} - \frac{1}{n^2}\right)$$

Thus, the regularity of hydrogen spectral series was perfectly explained. Lyman series ($k=1$) is produced when electrons of atoms transit from the outer orbits to the most inner first orbits of atoms; likewise, Balmer series is produced, when electrons of atoms transit to the second orbits of atoms; similarly, when electrons of atoms transit to the third orbits of atoms, Paschen series is produced; and so forth.

These spectral line series produced as electrons' transitions among their orbits can also be described by the energy levels in Figure 11-10. Each directed line corresponds to a spectral line, and we can calculate the respective frequency of the spectral line according to the energy levels corresponding

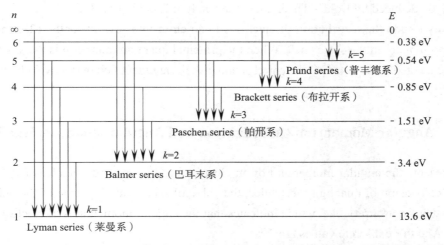

Figure11-10　Energy levels of hydrogen atom and the corresponding to spectral line series
图 11-10　氢原子的能级与对应的谱线系

starting and ending of the directed line. At some moment, one hydrogen atom can only emit one spectral line. While many electrons can emit many different spectral lines simultaneously. For the situation that numerous of atoms are excited at the same time, we can observe the whole spectrum. From the experimental results we can find that the intensities of different spectral lines are different, which indicates that at some moment, the number of atoms for radiating some special spectral line is different from the others.

11.6　Four Quantum Numbers

Bohr introduced the quantum hypothesis into classical physics. Though this theory can explain the regularity of the hydrogen spectral series rather perfectly, but its result can merely be extended to hydrogen-like ions, in which around a nucleus there is only one electron orbiting. For other more complex atoms or molecules, Bohr's theory can't be applied successfully, and its limitation is embodied. Until 1926, Schrödinger proposed the mechanics system for studying the motion of microscopic particles — wave mechanics (波动力学), which laid a groundwork for quantum mechanics (量子力学). In quantum mechanics the motional states of the electrons in an atom are mainly determined by four quantum numbers, as stated as follow.

11.6.1　Principal Quantum Number

It can be derived from the theory of quantum mechanics that the energy states of hydrogen atoms are several discrete values determined by the equation below.

$$E_n = -\frac{me^4}{8\varepsilon_0^2 h^2} \cdot \frac{1}{n^2} \quad n = 1,2,3,\cdots \tag{11-35}$$

Here, n is called the principal quantum number (主量子数). This expression is in complete agreement with the equation deduced by Bohr's Theory, i.e., the result of Equation 11-32.

We usually divide the distribution of electrons in an atom into several shells. Electrons with same principal quantum n are in the same shell. When the principal quantum number n is assigned respectively as one of these integers 1, 2, 3, 4, 5, 6, the corresponding shells are identified respectively by these letters K, L, M, N, O, P.

11.6.2　Angular Momentum Quantization and Angular Quantum Number

If L represents the angular momentum of an electron orbiting around a nucleus (电子绕核转动角动量), as the conclusion of quantum mechanics, the value of L can only be some of the definite discrete values, rather than an arbitrary one, which indicates that the angular momentums of electrons should also be quantized. And these discrete values are

3. 普朗克能量量子化假说为量子物理学奠定了基础，其中的能量子单位 $\varepsilon = h\nu$。

4. 爱因斯坦光子理论和对应的光电效应方程

$$h\nu = \frac{1}{2}mv^2 + A$$

5. 德布罗意假说中的物质波波长和频率

$$\lambda = \frac{h}{p} = \frac{h}{mv} \,, \quad \nu = \frac{\varepsilon}{h}$$

6. 不确定关系

$$\Delta x \cdot \Delta p_x \geqslant h, \quad \Delta y \cdot \Delta p_y \geqslant h, \quad \Delta z \cdot \Delta p_z \geqslant h; \quad \Delta E \cdot \Delta t \geqslant h$$

7. 描写氢原子光谱规律性的里德堡公式

$$\frac{1}{\lambda} = R\left(\frac{1}{k^2} - \frac{1}{n^2}\right) \quad k = 1, 2, 3 \ldots, \quad n = k+1, k+2, \cdots$$

其中 k 决定了谱线系 n 决定了谱线。

8. 由玻尔的氢原子假说推得的玻尔半径

$$a_0 = \frac{\varepsilon_0 h^2}{\pi e^2 m} = 5.29 \times 10^{-11}\,\mathrm{m}$$

9. 分子光谱与原子光谱在机构上的区别是，分子光谱为复杂的带光谱，原子光谱为线光谱。

10. 激光产生的条件是：粒子数反转、受激辐射和光学谐振腔的存在。

11. 激光的特点是：强度高、方向性好、单色性好、相干性好。

习 题 十 一

11-1. If the power of radiation from per unit surface of a black body is 5.67 W/cm^2, what is the surface temperature of the black body? [Here, we know the Stefan constant is $\sigma = 5.67 \times 10^{-8}\,\mathrm{W/(m^2 \cdot K^4)}$]

11-2. When the peak wavelength corresponding to the maximum monochromatic radiant emittance in the spectrum of a black body is 400nm, what is the temperature of the blackbody approximately?

11-3. If the stars like the sun can be looked as black bodies, and the peak wavelengths of some stars are measured as: for the sun $\lambda_m = 0.55$mm, for the Polaris (北极星) $\lambda_m = 0.35$mm and for the Sirius (天狼星) $\lambda_m = 0.29$mm. Try to determine their surface temperatures.

11-4. In the cases when the wavelengths of the incident lights are respectively $\lambda_0 = 400$nm and $\lambda_0 = 0.05$nm, if the scattering angle is $\theta = \pi$, calculate the wavelength change of Compton effect $\Delta\lambda$ and the ratio $\Delta\lambda/\lambda$.

11-5. Photons with the wavelength of $\lambda = 0.2$nm are scattered by the electrons in a piece of graphite, if we take the observation in the direction with an angle of 90° to the incident direction. Determine:

(1) the change of the wavelength of the scattered light $\Delta\lambda$;

(2) the kinetic energy of a recoil electron, it is supposed that the electron can be looked as static before the scattering.

11-6. Determine the de Broglie wavelength of an electron with the kinetic energy of 500 eV.

11-7. In a uniform magnetic field with the magnetic induction of $B = 0.025$T, an a-particle is moving along the circular orbit with the radius of $R = 0.83$cm. Determine:

习题参考
答案

(1) the de Broglie wavelength of this a-particle,

(2) the de Broglie wavelength of a small ball with the mass of $m = 0.1$kg and with the same speed as the a-particle's.

11-8. A bullet with the mass of 10g is flying at the speed of 1000m/s. Determine

(1) its de Broglie wavelength;

(2) what the uncertainty of the speed is, if the uncertainty of the position of the bullet is measured to be 0.10cm.

11-9. According to Bohr theory, the diameter of the orbit of the electron inside a hydrogen atom in ground state is about 10^{-10} m, and the speed of the electron is about 2.18×10^6 m/s. Suppose the coordinate uncertainty of an electron inside a hydrogen atom is 10^{-10} m, try to determine the speed uncertainty of the electron.

11-10. For a human erythrocyte with the diameter of 8μm, the thickness of 2~3μm, and the mass of 10^{-13} kg, it is supposed that the uncertainty of its location is 0.1μm. Try to calculate the uncertainty of its speed.

11-11. Suppose the speed of an electron is measured to be 200m/s with the precision of 0.1%. What is the uncertainty in determining the position of the electron?

11-12. The accelerating voltage in the television picture tube is 9kV, and the diameter of muzzle of the electric gun is 0.1mm, determine the uncertainty of the transverse component of the velocity as electrons are shot out from the electric gun. Could these electrons be looked as classical particles?

11-13. Determine the ionization energy (电离能) of the hydrogen atom.

11-14. Try to calculate the energy of the hydrogen atom in ground state.

11-15. Try to determine the longest and the shortest wavelengths in Balmer series in hydrogen spectrum.

11-16. Try to determine the corresponding frequencies of the highest and the lowest frequency spectral lines in Brackett series.

11-17. According to the Bohr theory, for a hydrogen atom in the state of $n = 2$, what are the orbiting radius, linear velocity and the angular momentum of its electron? And what is its total energy?

11-18. As the electron in a hydrogen atom is in the state of $n = 3$, what are the possible values of angular quantum number corresponding to the state? And what are the corresponding angular momentums?

11-19. If the hydrogen atoms in the ground state are bombarded by the electrons with the energy of 12.5 eV, which spectral lines could be produced?

11-20. What is the wavelength of the photon radiated, if the electron in a hydrogen atom jumps from the state of $n = 5$ to the state of $n = 2$?

11-21. In hydrogen atoms, as the electrons jump from the state of $n = 4$ to the ground state, what is the number of spectral lines in all the possible spectral series?

11-22. When $l = 3$, what are the possible values of the magnetic quantum number m for a hydrogen atom? And what are the corresponding components of the angular momentums in the direction of the external magnetic field?

11-23. If the spin quantum number of the electron is $s = 1/2$, what is the spin angular momentum of the electron? And what are the possible values of the components of the spin angular momentum along with the direction of the external magnetic field?

11-24. Compared with the atomic spectrum, what are the features of the molecular spectrum? And what are the reasons to form these features?

11-25. Population inversion is the prerequisite to cause the realization of the stimulated radiation in the operation of the laser. Then, how to realize the population inversion in a ruby laser?

Chapter 12　Nuclear Physics
第 12 章　原子核物理学

 学习目标

知识要求

1．掌握　原子核的结构、基本属性和衰变类型；放射性核素的衰变规律、半衰期和放射性活度。

2．熟悉　平均寿命、辐射剂量的定义及辐射防护的方法。

3．了解　核磁共振的基本概念，放射性核素和核磁共振在医学上的应用。

能力要求

1. 通过对原子核微观结构的分析以及对核衰变规律探究，学会应用于微观领域的抽象思维和逻辑分析方法。

2. 能进一步理解放射性核素及核磁共振在医药学领域的应用。

3. 对辐射剂量与辐射的防护有定性和定量的认知，为解决在日后从事医药学临床、科研工作中可能遇到的实际问题，充实标准化层面的知识。

Nuclear physics is a branch of physics, which studies the structures, properties and the inter-conversions of atomic nuclei. The research achievements of nuclear physics have provided many applications in medicine. The combination of nuclear technology and medicine has constituted the nuclear medicine. In this chapter, we will mainly introduce some basic properties of nuclei, unclear decay regularity, and the principle of nuclear magnetic resonance.

12.1　Composition of the Nucleus

The atomic nucleus consists of two kinds of nucleons (核子): protons (质子) and neutrons (中子). The mass of the nucleus is measured in unified atomic mass units (原子质量单位) u. 1u is defined as one twelfth of the mass of an unbound neutral atom of ^{12}C. The value is

$$1u = \frac{0.012}{N_A} \times \frac{1}{12} = 1.660565 \times 10^{-27} \, kg$$

where the constant N_A is called the Avogadro constant (阿伏伽德罗常量) and equals to 6.022×10^{23} entities per mole. Masses of micro particles are often expressed in terms of the atomic mass unit u. For

医药大学堂
WWW.YIYAODXT.COM

example, the masses of proton and neutron can be given respectively by $m_p = 1.007276$ u, $m_n = 1.008665$ u. The total number of nucleons (protons and neutrons) in the nucleus is called its mass number (质量数) A. The atomic nuclei of different kinds which have specific numbers of protons and neutrons are commonly called the nuclides (核素). Conventionally, a nucleus of certain kind or so-called a nuclide is denoted by the symbol X, with a superscript for the mass number A on the left and a subscript for the proton number Z on the left, written as $_Z^A X$, e.g., $_1^1 H$, $_8^{16} O$, etc.

A proton is positively charged with the electric quantity corresponding to the electric quantity of an electron, but the neutrons carry no charge. The force that binds protons and neutrons together in the nucleus, despite the electrical repulsions among the protons, is a strong interaction called the nuclear force (核力). This force does not depend on the charges and it has short acting range of the order of the nuclear dimension within 10^{-15} m. Different nuclides have different number of protons and neutrons. A neutron hasn't any net electric charge, so the number of charges in a nucleus is identical with the number of protons Z (atomic number).

12.2   Radioactivity and the Decay Law

We've acknowledged more than 2600 different nuclides now and about 90% are unstable. These unstable nuclides are called radioactive nuclides (放射性核素). Radioactivity is the phenomenon that an unstable nucleus emits spontaneously some rays and transfers to a new nuclide. This transforming phenomenon is called the nuclear decay or the radioactive decay (放射性衰变).

12.2.1   Decay Law (核衰变规律)

All decays obey the same statistical law: the number of the nuclei decayed $-dN$ in the time interval t to $t + dt$ is proportional not only to the time interval dt, but also to the number of the nuclei N i.e.,

$$-dN = \lambda N dt \tag{12-1}$$

where the constant λ is called the decay constant (衰变常数). It is the decay probability per unit time for a single radioactive nucleus, which relates to the properties of the nuclide. For the same nuclides, λ remains constant, for a different kind of nuclides, it has a different value. The value of λ for any isotope determines that the rate for which that isotope will decay. If N_0 represents the number of radioactive nuclei haven't decayed at $t = 0$, by integrating to Equation (12-1) we have

$$N = N_0 e^{-\lambda t} \tag{12-2}$$

This is called the decay law (核衰变规律). The radioactive decay is conversely exponential. The quantity of some nuclides may decay via two or more different processes simultaneously. Generally, these processes have different probabilities and different rates with different decay constants λ_1, $\lambda_2, \ldots, \lambda_n$. While, the total decay constant is given by the sum of the decay constants, i.e., $\lambda = \lambda_1 + \lambda_2 + \lambda_3 + \ldots + \lambda_n$.

12.2.2 Mean Life

Although the exact while for an individual atomic decay of a single nuclide cannot be predicted, it's measurable that the time period during which a given number some kind of nuclides are decayed out. This quantity is called the mean life (平均寿命), denoted by τ. Suppose at the moment of $t = 0$ the number of the nuclei in the sample is N_0, and at the moment of t the number of the nuclei in the sample is N; the number the radioactive nuclei delayed during t to $t + \mathrm{d}t$ is $-\mathrm{d}N = \lambda N \mathrm{d}t$, so lifetime of these delayed nuclei should be t. In this way, the mean lifetime of the N_0 nuclei is

$$\tau = \frac{1}{N_0} \int_{N_0}^{0} \mathrm{d}N \cdot t = \frac{1}{N_0} \int_{0}^{\infty} -\lambda N \, \mathrm{d}t \cdot t = \frac{-\lambda}{N_0} \int_{0}^{\infty} N_0 \mathrm{e}^{-\lambda t} \cdot t \, \mathrm{d}t = \frac{1}{\lambda} \qquad (12\text{-}3)$$

That is, the mean life is the inverse of the decay constant. The larger decay constant is, the faster the decay of nuclei is and the shorter the mean life is.

12.2.3 Half-life

Another quantity to describe the decay rate is the half-life (半衰期) which is defined as the time required for one half of the radioactive nuclei in a given sample to decay and is expressed by $T_{1/2}$. By setting $t = T_{1/2}$ and $N = N_0 / 2$ in Equation (12-2), we can get

$$\frac{N_0}{2} = N_0 \mathrm{e}^{-\lambda T_{1/2}}$$

$$T_{1/2} = \frac{\ln 2}{\lambda} = \frac{0.693}{\lambda} \qquad (12\text{-}4)$$

and combining it with Equation (12-2), we get

$$N = N_0 \left(\frac{1}{2}\right)^{t/T_{1/2}}$$

This is another form of decay law. Some examples of half-life and types of decays are shown in Table 12-1. Where the units of half-life are respectively: year (y), day (d), hour (h), minute (min), second (s), and so on.

Table 12-1　The half-lives and types of decays of some nuclides

表 12-1　一些放射性核素的半衰期和衰变类型

nuclide 核素	half-life 半衰期	type of decay 衰变类型	nuclide 核素	half-life 半衰期	type of decay 衰变类型
$^{3}_{1}\mathrm{H}$	12.33 y	β^-	$^{125}_{53}\mathrm{I}$	60 d	EC, γ
$^{11}_{6}\mathrm{C}$	20.4 min	β^+ (99.75%)　EC (0.24%)	$^{131}_{53}\mathrm{I}$	8.04 d	β^-, γ
$^{14}_{6}\mathrm{C}$	5730 y	β^-	$^{222}_{86}\mathrm{Rn}$	3.8 d	α, γ
$^{32}_{16}\mathrm{P}$	14.3 d	β^-	$^{226}_{88}\mathrm{Ra}$	1600 y	α, γ
$^{60}_{27}\mathrm{Co}$	5.27 y	β^-, γ	$^{238}_{92}\mathrm{U}$	4.5×10^{-9} y	α, γ

12.2.4　Radioactivity

Radioactivity is measured with the quantity of activity, or the number of nuclides decayed in a unit time. Higher radioactive means more number of decays happened in per unit time.

The radioactivity or activity (放射性活度或活度) of a radioactive sample is defined as the number of nuclides decayed per second. It is denoted by A, then

$$A = -\frac{dN}{dt} = \lambda N$$

From Equation (12-2), we get

$$A = \lambda N_0 e^{-\lambda t} = A_0 e^{-\lambda t} = A_0 \left(\frac{1}{2}\right)^{t/T_{1/2}} \tag{12-5}$$

where $A_0 = \lambda N_0$ is the initial activity when $t = 0$. Therefore, the activity of a radioactive sample decreases with the same rate exponentially as the number of radioactive nuclei.

The SI unit of activity is becquerel (贝可), denoted by Bq, and defined as 1 Bq = 1 decay/s. The traditional unit of activity is curie (居里), denoted by Ci, and defined as 1 Ci = 3.7×10^{10} Bq. For it is a large number of decays per second, the activity is usually expressed in the smaller multiples of: 1×10^{-3} Ci = 1 millicurie (mCi), or 1×10^{-6} Ci = 1 microcurie (μCi).

Example 12-1　A person is injected intravenously with salt water containing radioactive ^{131}I for thyroid scanning. 0.5 ml of injection should be taken when it was just produced. If it has been stored for 16 days since being produced, find the suitable volume of this injection for doing the same scanning. The half-life of ^{131}I is 8 d.

Solution　From

$$A = A_0 \left(\frac{1}{2}\right)^{t/T_{1/2}}$$

we get the relationship between the concentrations of C and C_0

$$C = C_0 \left(\frac{1}{2}\right)^{t/T_{1/2}}$$

then at $t = 16$ d

$$A = A_0 \left(\frac{1}{2}\right)^{t/T_{1/2}} = A_0 \left(\frac{1}{2}\right)^2 = \frac{A_0}{4}$$

Because the concentration has been decreased, to keep the same activity so as to reach the medical needs, the volume of injection should be increased due to concentration is inversely proportion to the volume of the solution, i.e.,

$$\frac{V}{V_0} = \frac{C_0}{C} = (2)^{t/T_{1/2}} = 4$$

It indicates that 2 ml of the solution is to inject now.

12.3 Radiation Dose and Radiation Protection

12.3.1 Radiation Dose

1. Exposure

The exposure (照射量) is the quantity of electric charge ionized in one unit mass of air by X-rays or g-rays as they penetrate a collecting volume. It is defined as

$$X = \frac{\mathrm{d}Q}{\mathrm{d}m} \tag{12-6}$$

Where d*m* is the mass of dry air and d*Q* is the total electric quantity within d*m*. But d*Q* is the absolute value of either positively charged or negatively charged ions'. The SI unit for exposure is C/kg, and its traditional unit is roentgen (伦琴), denoted by R, 1 R = 2.58 × 10⁻⁴ C/kg.

2. Absorbed Dose

The effects of ionizing radiation are very complicated. But all effects of the radiation are assumed to be directly proportional to the amount of the energy absorbed. The absorbed dose (吸收剂量) is defined as the energy absorbed by one unit mass of material, and denoted by *D*, so the absorbed dose is expressed as

$$D = \frac{\mathrm{d}E}{\mathrm{d}m} \tag{12-7}$$

Its unit is gray (戈瑞)(Gy), 1Gy = 1J/kg.

3. Dose Equivalent

Though there may be the same amount of energy absorbed by one unit mass of biological tissue from different types of radiations, the abilities for those radiations to produce biological effect differ from each other considerably. The dose equivalent (剂量当量) reflects the recognition of differences in the effectiveness of different radiations to inflict over all biological damages. The dose equivalent is denoted by *H* and is defined as

$$H = Q \cdot D \tag{12-8}$$

Where *Q* is the relative biological effectiveness or the quality factor (品质因素), as shown in Table 12-2. The greater the *Q*, the more effective the radiation. The SI unit for dose equivalent is sievert (希沃特)(Sv).

Table 12-2　Quality factor of radiation

表 12-2　核辐射的品质因素

type of radiation 辐射种类	quality factor *Q* 品质因素 *Q*	type of radiation 辐射种类	quality factor *Q* 品质因素 *Q*
X, β⁺, β⁻, γ -ray X, β⁺, β⁻, γ 射线	1	fast neutron, fast proton 快中子，快质子射线	10
slow neutron 慢中子射线	1~5	recoil nucleon, α-ray 反冲核，α 射线	20

12.3.2   Protection to Radiation

Different kinds of radioactive nuclides and radiopharmaceuticals are widely used in medical investigations and treatments and other fields. Meanwhile individuals that have to contact with radioactive nuclides have become more and more. So it is important to take precautions for the radioactive rays. Now let's learn several concepts commonly used in the protection to radiation.

1. Maximum Permissible Dose Equivalent

The radiation we all received continuously from natural background, occasionally from medical practices, and from some common commercial devices is part of our total radiation exposure. Regulatory agencies have set the allowable dose equivalent limit to the radiation accumulated during a period or received individually, which will not cause direct damage or harmful hereditary effect on the organism. This dose is called the maximum permissible dose equivalent (最大容许剂量当量).

In the standards of our country, the weekly limit of maximum permissible dose equivalent is 0.001Sv, and the annual limit is 0.05Sv for a professional staff; But the annual limit is 0.01Sv for a normal citizen (按我国的现行标准，对专业工作人员最大容许剂量当量为每周 0.001Sv，每年不超过 0.05Sv；对普通人每年不超过 0.01Sv).

2. Protection to the External Irradiation

The irradiation from the radioactive nuclides outside the body is called the external irradiation (外照射).

The dose of radiation received by a human body from the external irradiation is not only related to distance between the body and the radioactive source, but also to the time of staying around the source. Thus, for the persons who have to contact with radioactive sources it is necessary to use some special kinds of tools which can operate in distance so as to avoid long staying near the sources. Meanwhile, the shielding between the radioactive source and the operator can reduce the dose of radioactivity. For α-rays, because of its low penetrating power and the short irradiating range, we can wear protective gloves for protection. For β-rays, besides the distance and the time protection, the shielding made of materials such as plexiglass, aluminum, and so on which are composed of atoms with the middle atomic numbers will be used, because inside the materials with high atomic numbers the bremsstrahlungs take place easily. For X-rays and γ-rays with strong penetrability, the substances with higher atomic numbers (such as lead, concrete, etc.) are usually used as their shielding materials. For neutrons' shielding, the principle is to slow down the fast neutrons by using materials such as iron, lead, and so on; in addition, materials containing boron or lithium can absorb these neutrons.

3. Protection to the Internal Irradiation

The irradiation from radioactive nuclides taken into the body and deposited inside the body is called the internal irradiation (内照射). For its strong ionization, the α-ray will cause more serious damages than those caused by the β-ray or γ-ray radiation inside the organism. it is necessary to avoid any kind of internal irradiation, so for the individuals who have to contact with radioactive nuclides it should be forbidden to take into radioactive materials through the inhalation, the ingestion, or the injury.

12.4 Applications of Radioactivity in Medicine

12.4.1 In Therapy

In therapy, the applications of the radioactivity make use of its biological effects or the fact that different cells have different sensitivities to ionizing radiations. Internal irradiation therapy, external irradiation therapy and near-surface radiotherapy are usually used.

(1) In some special internal irradiation therapies radioactive substances (radiopharmaceuticals) are used for the treatment of some diseases. Radiopharmaceuticals which carry some kind of radionuclide may localize in patient's body according to the metabolic properties. Therefore, cancer cells and the diseased tissues may be destroyed by the radiations. A typical example is the radioiodine therapy by using ^{131}I for the treatment of the thyrotoxicosis or the thyroid cancer.

(2) If the tumor is located deep inside the body, it will be irradiated from the outside with highly penetrating radiation (such as X-rays or high-energy particles). This type of treatment is called external irradiation therapy. Cells which divide rapidly and have a high level of metabolic activity (such as those in malignant tumors) are more sensitive to radiations than those divide at a slower rate. Ionizing radiation, which is destructive to cells and tissues, can be used to treat tumors by killing tumor cells or controlling their growth. In hospitals, ^{60}Co is a commonly used material in radiotherapy. The powerful gamma rays produced by "cobalt bomb" can easily kill the cancer cells, which is mainly used in the treatment of deep tumors.

(3) Near-surface tumors can be treated with the radiation that does not penetrate deeply, such as the radiation of β-ray (close-range radiotherapy). The healthy tissue lying deeper can be preserved. The contact irradiation uses sealed sources of beta radiation such as ^{32}P, ^{90}Sr. These substances are held near the tumor tissue for a period of minutes or hours until the required dose to treat the tumor is satisfied.

12.4.2 In Diagnosis

1. Radioactive Tracers

Radioactive tracers are radioactive substances added in minute amounts to the reacting elements or compounds in a chemical process and traced through the process by appropriate detection methods. Compounds containing tracers are often called to be tagged or labeled. This method is highly sensitive, even 10^{-18}—10^{-14}g of radioactive substances can be checked out.

Radioisotope renography is a form of kidney imaging involving radioisotopes. 131-Iodine labeled OIH (Ortho Iodo Hippurate) is the most commonly used radiolabeled pharmaceutical. After injection into the venous system, the compounds are excreted by the kidneys and its progress through the renal system can be tracked with a gamma camera. Liver tumor can be detected by localized radioactivity with radioactive gold (^{198}Au) infusion. Colloidal ^{198}Au is retained in liver but not into the liver tumor and emits γ-radiation. Measurement of γ-radiation from outside can show the distribution of the marked colloidal ^{198}Au in the liver and give the determined size and location of the lesions.

2. Gamma Camera

Radiopharmaceuticals are taken internally, for example, intravenously or orally. Then, external detectors (gamma cameras) capture and form images from the γ-radiation emitted by the radiopharmaceuticals. These images give the distribution and metabolism of radioactive drugs in the body which is helpful for doctor's diagnosis.

Due to the computer technology, complex calculations perform quickly to convert the detected radiation into information, which is useful for radiologists. For example, a myocardial perfusion scan uses a few amount of a radioactive chemical to see how well blood can flow to the muscles of the heart. The gamma rays which are emitted from inside the body are detected by the gamma camera, are converted into an electrical signal, and sent to a computer. The computer forms an image by converting the differing intensities of radioactivity emitted into different colors or shades of grey. The images, created in a fraction of a second, allow doctors to follow the spread of the radioisotope throughout a patient's body in real time. This allows for early diagnosis of coronary heart disease, myocardial infarction, and for the evaluation of cardiac function.

3. Single Photon Emission Computed Tomography (SPECT)

SPECT imaging is performed by using a gamma camera to acquire multiple 2-D images; it is also called projections from multiple angles. A computer applies a tomographic reconstruction algorithm to the multiple projections and to yield a 3-D dataset. This dataset may then be manipulated to show thin slices along any chosen axis of the body. To acquire SPECT images, the gamma camera is rotated around the patient. Projections are acquired at defined points during the rotation. In most cases, a full 360-degree rotation is used to obtain an optimal reconstruction. SPECT imaging is the distribution of radioactive nuclide in the body tissues and organs, and is not related to the anatomical form.

4. Positron Emission Tomography (PET)

Positron Emission Tomography, or PET scanning, as its known, utilizes positrons as the following way. Certain radioactive isotopes decay by positron emission. Such isotopes can be injected into the body, inside the body they are collected at some specific sites. The positron emitted during the decay of the isotope will encounter an electron in the body tissue almost at once. This results in an annihilation of producing two γ-ray photons, which can be detected by devices mounted on a ring around the patient. The information from the numerous γ-ray photons then constitutes a computer-generated image that can be useful in diagnosing abnormalities at the sites where the radioactive isotope collected.

Nowadays, PET is widely used in the diagnosis of cardiovascular diseases, tumors and nerve diseases. The most commonly used imaging agents are labeled by ^{11}C, ^{15}N, ^{13}O or ^{18}F that are the isotopes of the basic elements of human tissues (C, N, O, F). PET is a non-invasive method to detect the metabolism and physiology of the body. Positron detection has greatly improved the sensitivity. PET can create vastly superior images of metabolic activity, and make possible more accurate and detailed diagnoses.

12.5 Nuclear Magnetic Resonance

12.5.1 Basic Principles of Nuclear Magnetic Resonance

1. Theory of Quantum Mechanics

Besides the natures of the mass and the electric charge, a nucleus has also the character of spinning. The spin angular momentum of a nucleus is

$$L_I = \sqrt{I(I+1)}\frac{h}{2\pi} \tag{12-9}$$

where I is the nuclear spin quantum number (核自旋量子数). Table 12-3 lists some values of the nuclear spin quantum numbers for some nuclei. Table 12-3 shows the value of any nuclear spin quantum number is always an integer or a half-integer which is determined by the experiments. According to the general quantum regularity, the component of L_I in a given direction of magnetic field, the Z-component L_z is

$$L_{IZ} = m_I\frac{h}{2\pi} \tag{12-10}$$

where m_I is the nuclear spin magnetic quantum number (核自旋磁量子数), m_I can be 0, ±1, …, ±I. Because the value of m_I can be any one the integers from $-I$ to $+I$, in an external magnetic field the nuclear spin angular momentum L_I, may have $2I+1$ different possible orientations.

Table 12-3　Nuclear spin quantum number

表 12-3　原子核的自旋量子数

nuclide 核素	spin quantum number I 自旋量子数 I	Lande factor g 朗德因子 g	nuclide 核素	spin quantum number I 自旋量子数	Lande factor g 朗德因子 g
$^{1}_{1}\mathrm{H}$	1/2	5.5854	$^{16}_{8}\mathrm{O}$	0	—
$^{13}_{6}\mathrm{C}$	1/2	1.4048	$^{23}_{11}\mathrm{Na}$	3/2	1.4783
$^{14}_{7}\mathrm{N}$	1	0.4036	$^{127}_{53}\mathrm{I}$	5/2	1.1238

Because a nucleus is positively charged and is keeping on spinning, it must have a spin magnetic moment (自旋磁矩). Suppose μ_I is the magnitude of the spin magnetic moment. The ratio of the μ_I to the magnitude of L_I is

$$\gamma = \frac{\mu_I}{L_I} = g\frac{e}{2m_\mathrm{P}} \tag{12-11}$$

which is called the gyromagnetic ratio (旋磁比). Where g is Lande factor (朗德因子), determined by the experiments and shown in table12-3, m_p is the mass of a proton, e is the quantity of charge of a proton. From Equation (12-11), we get

$$\mu_I = L_I \gamma = \sqrt{I(I+1)}g\frac{eh}{4\pi m_p} = \sqrt{I(I+1)}g\mu_N \tag{12-12}$$

Where $\mu_N = \dfrac{eh}{4\pi m_p} = 5.050824 \times 10^{-27} \mathrm{A \cdot m^2}$ is called the nuclear magneton (核磁子), as a common unit of magnetic moment.

The Z-component of μ_N is

$$\mu_{IZ} = \gamma L_{IZ} = g\frac{e}{2m_p} \cdot m_I \frac{h}{2\pi} = m_I g\mu_N \tag{12-13}$$

Suppose the magnetic field $\boldsymbol{B}$ is directed along the $+Z$-axis, as discussed previously, the energy E of the magnetic moment in the external magnetic field is

$$E = -\boldsymbol{\mu}_I \cdot \boldsymbol{B} = -\mu_I B\cos\theta$$

Where θ is the angle between $\boldsymbol{\mu}_I$ and $\boldsymbol{B}$, $\mu_I\cos\theta = \mu_{IZ}$, so

$$E = -m_I g\mu_N B \tag{12-14}$$

Equation (12-14) shows that, for the nucleus with the spin quantum number of I, its energy E may have $(2I+1)$ different possible values. This indicates that in the presence of an external magnetic field, the original nuclear energy level will be split into $(2I+1)$ distinct energy levels. According to selection rules in quantum mechanics, for an allowed transition corresponding to $\Delta m_I = \pm 1$, the energy differences of these two levels is

$$\Delta E = -g\mu_N B\big[m_I - (m_I - 1)\big] = g\mu_N B \tag{12-15}$$

This show thats, in an external magnetic field, the energy difference of two adjacent levels depends not only on the characteristics of the nucleus itself (Lande factor g), but also on the value of the external magnetic field B. It is the feature of the nuclear magnetic energy levels.

If the nuclear spin magnetic quantum number m_I of a nucleus is $\pm\dfrac{1}{2}$, we get $E = \pm\dfrac{1}{2}g\mu_N B$, so the energy difference of two energy levels is

$$\Delta E = g\mu_N B$$

This means that if the magnetic field B increases, so does ΔE, as shown in Figure 12-1.

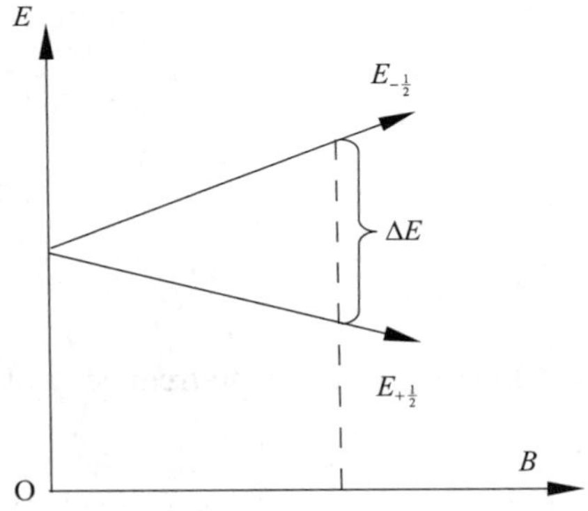

In thermal equilibrium state, fewer atoms are in higher-energy levels than in lower-energy levels. If a weak high-frequency alternating magnetic field is added to the direction perpendicular to the static magnetic field $\boldsymbol{B}$, and the frequency satisfies the following equation:

$$h\nu = \Delta E = g\mu_N B$$

i.e.,

Figure 12-1　Splitting of the energy levels
图 12-1　核磁能级

$$\nu = \frac{1}{h}g\mu_N B \tag{12-16}$$

The nuclei will absorb the energy of alternating magnetic field and jump to higher energy levels, the result is that there will be a macroscopic absorption of energy, which is called the nuclear magnetic resonance (核磁共振). If the number of atoms in lower-energy levels is much more than the number in higher-energy levels, the absorption is much more intense and resonance signal will be much stronger.

As soon as the high-frequency alternating magnetic field is added to the sample, transitions caused by absorptions begin to take place superiorly, but as the difference between the numbers of the atoms in respective the higher-energy levels and the lower-energy levels decreases the transitions slow down, until the transitions happen no longer, i.e., the so called saturation state is formed. In fact, another process will take place, in which some spinning nucleus may exchange energy with other spinning nuclei or particles around it. In this way, the nuclei in the higher-energy levels lose some of their energies and return to the lower-energy levels. This process is called the relaxation process (弛豫过程). On one hand, some nuclei leap from lower-energy levels to the higher ones in the transitions caused by absorptions; on the other hand, some nuclei leap from higher-energy levels to the lower ones in the relaxation process. As these two processes keep on proceeding, the system is in a dynamic equilibrium state, so the nuclear magnetic resonance will go on and on.

2. Classical Theory

In an external magnetic field B, the nucleus with the spin angular momentum of L and the magnetic moment of μ_I is acted by the magnetic torque M. The magnetic moment μ_I precesses about the direction of the magnetic field B. This precession is called Larmor precession (拉莫尔进动), it is similar to the precession of a spinning gyroscope which is under the action of the gravity, as shown in Figure 12-2.

As shown in Figure 12-2 (b), the relationship between dL and precession angle dϕ is d$L = L \sin \theta$dϕ, thus

$$\frac{\mathrm{d}L}{\mathrm{d}t} = L \sin \theta \frac{\mathrm{d}\phi}{\mathrm{d}t} = L \sin \theta \omega_\mathrm{p}$$

where ω_p is the angular velocity of Larmor precession (拉莫尔进动角速度). From the theorem of angular momentum, we have

$$\mathrm{d}L = M\mathrm{d}t$$

The magnetic torque exerted on the spinning nucleus is $M = \mu_I \times B$, so we get

$$M = \mu_I B \sin \theta = L \sin \theta \omega_\mathrm{p}$$

$$\omega_\mathrm{p} = \frac{\mu_I}{L} B = \gamma B$$

$$\gamma = \frac{\mu_I}{L} = g \frac{e}{2m_\mathrm{p}}$$

Finally, we have the frequency of Larmor precession:

$$\nu = \frac{\omega_\mathrm{p}}{2\pi} = \frac{\gamma}{2\pi} B = \frac{1}{h} g \mu_\mathrm{N} B$$

It is just as same as the result got from quantum mechanics, expressed by Equation (12-16).

When the magnetic moment of a nucleus precesses about the direction of the external magnetic field, the angle between the directions of the axis of nuclear spin and the external magnetic field θ is fixed, meanwhile, the additional potential energy of the precessing nucleus is fixed too, and given by $E = -\mu_I B \cos \theta$. When an alternating magnetic field with the frequency of the Larmor precession is added in the direction perpendicular to the direction of the stable external magnetic field B, the nucleus will intensively absorb energy from the alternating magnetic field. Then the angle θ and the additional potential energy of the precessing nucleus E will be increased. It results in the phenomenon the nuclear magnetic resonance. This is the classical theoretic explanation to the nuclear magnetic resonance.

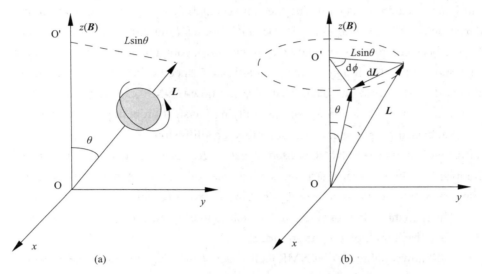

Figure 12-2   Diagram of Larmor precession
图 12-2   原子核的拉莫尔进动

12.5.2   The Applications of Nuclear Magnetic Resonance in Medicine

1. Structure and Principle of NMR

The structural diagram for the device of nuclear magnetic resonance is shown in Figure12-3. The steady magnetic field generated by the electromagnet can be adjusted from 0.5 T to 2.5 T by the direct current. Place the sample inside a rotating tube and such kind of rotation can make the action exerted on the sample by the external magnetic field more uniform. The alternating magnetic field is generated by a small coil surrounding the sample and provided by the variable-frequency oscillator. There is another small coil surrounding the sample for detecting signals. The axis directions of the coils must be perpendicular to each other and to the direction of the constant magnetic field. When the nuclei in the sample meets the resonance condition of $h\nu = g\mu_N B$, the energy of the alternating magnetic field will be absorbed intensely by the nuclei in the lower-energy levels, and these nuclei will leap to the higher-energy levels. At the same time, the induced signal in the detecting coil can be detected and recorded by

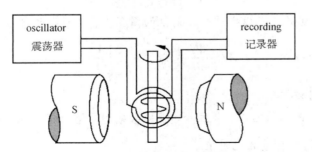

Figure 12-3   Sketch for a NMR apparatus
图 12-3   核磁共振仪示意图

the recording system.

2. Applications of NMR in Medicine

Nuclear Magnetic Resonance (NMR) spectroscopy is an analytical chemistry technique used in quality control and research for determining the contents and the purity of the organic compound as well as molecular structure. For example, NMR spectral libraries (atlases) for ten of thousands of organic compounds have been completed. For analyzing an unknown compound, we only need to detect its NMR spectrum first and then match it against the standard NMR spectral libraries to infer its basic structure and ingredients directly. Once the basic structure is known, NMR can be used for determining the molecular conformation in a solution as well as studying physical properties at the molecular level such as conformational exchange, phase changes, solubility, and diffusion.

In pharmaceutical research, NMR is used to get a great deal of qualitative information about the chemical compositions and chemical structures of samples of complex compounds. Meanwhile, NMR is used as an important tool of quantitative analysis. ^{1}HNMR examination is one of the most common NMR examinations. The amount of hydrogen atoms of each type of a pure sample can be determined directly from the integrals of each multiplet in the spectrum.

Another well-known application of NMR technology is the Magnetic Resonance Imaging (核磁共振成像术)(MRI), which is applied extensively in the medical radiology field to obtain image slices of soft tissues in the human body. MRI is a noninvasive imaging technique, which does not form artifacts like in CT; does not involve exposure to ionizing radiation and contrast medium injection. MR images of the soft-tissue structures of the body—such as the heart, liver and many other organs— are more likely to be identified and accurately characterize diseases than other imaging methods in some instances. This detail makes MRI an invaluable tool in early diagnosis and evaluation of many focal lesions and tumors. MRI has been proven to be applicable in a broad diagnosing range of any conditions, including cancers, heart and vascular diseases, and muscular and bone abnormalities. MRI provides a noninvasive alternative to X-ray, angiography or CT for diagnosing problems of the heart and blood vessels.

重 点 小 结

1. 原子核的放射性衰变规律：放射性核素自发地放出射线，发生结构或能级的变化，由一种核素变成另一种核素，这种现象称为放射性衰变或核衰变。

（1）核衰变定律：$N = N_0 e^{-\lambda t}$（其中 λ 为衰变常数）

（2）平均寿命、半衰周期及衰变常数的关系：$\tau = \dfrac{1}{\lambda} = \dfrac{T_{1/2}}{\ln 2}$

（3）单位时间内衰变的原子核数表示放射性的强弱，称为放射性活度，用 A 表示：

$$A = -\frac{\mathrm{d}N}{\mathrm{d}t} = A_0 e^{-\lambda t} = A_0 \left(\frac{1}{2}\right)^{t/T_{1/2}}$$

2. 辐射剂量与辐射防护

（1）照射量（X 表示）：$X = \dfrac{\mathrm{d}Q}{\mathrm{d}m}$，其中 $\mathrm{d}Q$ 为当辐射线在质量为 $\mathrm{d}m$ 的干燥空气中形成的任意一种（正或负）离子总电荷量的绝对值。

（2）单位质量受照射物质从电离辐射吸收的能量，称为吸收剂量（D 表示）：

$$D = \frac{\mathrm{d}E}{\mathrm{d}m}$$

（3）剂量当量反映不同种类射线生物效应的强弱程度（H 表示）：$H = Q \cdot D$

（4）辐射防护：最大容许剂量、外照射防护和内照射防护。

3. 核磁共振

（1）原子核的自旋角动量：$L_I = \sqrt{I(I+1)} \dfrac{h}{2\pi}$

（2）核自旋角动量在磁场方向上的分量：$L_{IZ} = m_I \dfrac{h}{2\pi}$

（3）原子核自旋磁矩：$\mu_I = \sqrt{I(I+1)} \dfrac{h}{2\pi}$

（4）核磁矩的空间分量：$\mu_{IZ} = m_I g \mu_N$

（5）磁矩在外磁场 $\boldsymbol{B}$ 中的能量：$E = -m_I g \mu_N B$

习 题 十 二

习题参考
答案

12-1　The half-life of ^{60}Co is 5.27y. What is its mean life?

12-2　The half-life for ^{198}Au is 2.7d. what is the ratio of the number of ^{198}Au atoms remained after 10 days' storage to the original number?

12-3　After 24h, the number of a certain radiopharmaceutical atoms remained is 1/8 of its original number. What is its half-life?

12-4　25% of some nuclei have been decayed in 5min. What is the decay constant and the half-life?

12-5　The half-life of a sample is 30y. What is the time t required for the activity to be decreased to 12.5% of the original value?

12-6　^{226}Ra has a half-life of 1590y. Find the activity of a 10 mg sample.

12-7　At 8:00 pm on the 10th of a month, the activity of ^{131}I is 10 μCi. What is the activity of this sample at 8:00 pm on the 22th of the same month? Here we know the half life of ^{131}I is 8d.

12-8　The amount of potassium contained in human body is 0.2% of the body weight. In the natural potassium, the content percentage of radionuclide ^{40}K is 0.012%. What is the initial activity of ^{40}K in a human body with the body weight of 75 kg? Here we know the half life of ^{40}K is 1.3×10^9 d

12-9　A small amount of solution of radioactive ^{24}Na with the half-life of 15h is given intravenously to a patient. Initially, 12000 nuclei are detected to be decayed per minute. After 30 hours, the corresponding rate in 1cm^3 blood is reduced to 0.5 per minute. Determine the total amount of blood in the patient's body.

12-10　The nuclear spin quantum number of ^{3}Li is $I = 1$. What are the spin angular momentum and its z-component? If the maximum component of spin magnetic moment is measured experimentally to be $0.8220\mu_N$, try to determine its Lande factor g, the spin magnetic moment and its z-component.

12-11　The half-life periods of the two radioactive nuclides are 8d and 10d respectively. If these two kinds of nuclides have the same activity, what is the ratio of their mole numbers?

Chapter 13　X-Rays
第 13 章　X射线

知识要求

1. 掌握　X射线的基本性质，X射线谱及其产生的微观机制。

2. 熟悉　X射线的产生条件，X射线的硬度和强度，X射线的衰减规律。

3. 了解　X–CT 的原理及 X 射线在医药学上的应用。

能力要求

1. 对 X 射线的基本性质、产生机制，X 射线的硬度、强度等概念有明确的认知；同时，对 X 射线谱产生的微观机制以及物质对 X 射线衰减作用的规律有进一步的理解。

2. 对 X 射线的医药学应用从原理上有所了解，为日后从事医药学临床工作和科研奠定基础。

In 1895, Wilhelm Conrad Röntgen, a German physicist, discovered the invisible but highly penetrating rays when he was performing the discharge experiments of rarefied gases. For not knowing what those emanations were, Röntgen named the rays he found after the term X-ray. Only three months after the publication of Röntgen's findings, X-rays were applied to clinical application. Nowadays, there have been latest developments of medical applications of X-rays in diagnosis and treatment. And application method of X-rays has become one of the most important parts in medical field.

In this chapter we will introduce the properties of X-rays, the generation principles X-rays followed, X-ray spectrum, the attenuation law and medical applications of X-rays.

13.1　Properties of X-rays

In 1912, Max von Laue discovered the diffraction of X-rays by crystals. It revealed that an X-ray is a form of electromagnetic wave. Laue also measured the wavelengths of X-rays. X-rays are electromagnetic radiations with very short wavelengths, and just like γ-rays emitted from the nucleus, X-rays are also high-energy photons. Apart from a varieties of common characteristics of electromagnetic waves, X-rays have many other properties.

13.1.1   Ionizing Function

X-rays enable the atoms and molecules to be ionized. This may result in the conduction of gases to electricity and induce various biological effects. The function of ionization can be used in measuring the intensity of X-rays and treating certain diseases.

13.1.2   Fluorescence Function

When the atoms and molecules, which are excited by X-rays, jump back to the ground states and release their excess energies the fluorescence will be emitted. Some excited states of the atoms or molecules are metastable. After being irradiated, the fluorescence may be emitted continuously for a while of time. Fluorescence function has been used in medical fluoroscopy for forming the image of X-rays penetrated through the human body.

13.1.3   Penetrating Effect

X-rays have different penetrating abilities to different materials. Researches suggest that the degree of absorption depends on the wavelength of the X-ray beam, the atomic number and the density of the substance. The shorter the wavelength of the X-ray is, the lower the absorption of the substance to it and the greater its penetrating ability will be. In medicine, X-rays can be used in the fluoroscopy and the radiography by taking advantage of the penetrating effect and the different extents of absorption in different materials.

13.1.4   Actinic Function

X-rays can cause many actinic reactions in many substances. For example, X-rays can affect sensitively negative film in the same way as light rays do. In medicine, negative films are commonly used to record the images of photosensitive effects.

13.1.5   Biological Effect

The principle of the biological effect is that the cells of creature tissues may be damaged, halted, or even be killed by undergoing the ionization and the excitation. For different sensitivities to X-rays of different cells of creature tissues, the damage degrees are different. On the one hand, X-rays can be used to kill the cancer cells dividing rapidly. On the other hand, X-rays may damage the normal tissues. So those who deal with X-ray should take necessary protections.

13.2   X-ray Generator

Figure 13-1 is a sketch of an X-ray generator. The major components are the X-ray tube and the high voltage generator. Two conditions for generating X-rays: High-speed electrons and a metal target used as the appropriate obstacle. The electrons are slowed down and deflected by the atoms of the target. The kinetic energy of the electrons is converted directly into the energy of the X-ray radiation.

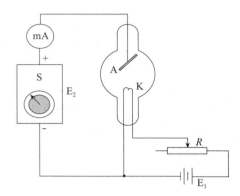

Figure 13-1   Sketch of an X-ray generator
图 13-1   X 射线机的示意图

The X-ray tube is a vacuum glass tube. It contains two electrodes: An anode (阳极) A, which collects the high velocity electrons as a target and is made of tungsten (or molybdenum), and a cathode (阴极) K, which is usually made of tungsten (filament). As shown in Figure 13-1, the filament is operated at 10 V supplied by the power E_1. Electric current flows through the filament, so that it is heated and emits electrons. The current of a few amperes, which is called the filament current (灯丝电流), it can be adjusted by the resistor R. A high DC voltage of 10^3 V — 10^6 V is generated between the cathode and the anode by the high-voltage power E_2, which is called the tube voltage (管电压), can be adjusted by the rotary knob S. The hot electrons emitted from the cathode are strongly attracted to the anode by the action of the electric field built between the cathode and the anode. The stream of electrons is the tube current (管电流). When the electrons with high speed collide onto the tungsten target (anode), the radiation of X-ray is produced.

13.3   Hardness and Intensity of X-rays

The hardness (硬度) refers to the penetrating ability of a beam of X-ray, which depends on its wavelength. The shorter the wavelength is, the larger the energy of the X-ray photons, the greater the penetrating ability, and the higher the hardness of the X-ray will be. This kind of X-ray is usually used to treat deep tissues. On the contrary, the longer the wavelength is, the smaller the energy of the X-ray photons, the poorer the penetrating ability, and the softer the X-ray will be. The X-ray with longer wavelength is suitable for the fluoroscopy and epidermis treatments.

The hardness of the radiation is dependent on the voltage across the X-ray tube. The higher the voltage of the tube is, the greater the kinetic energy of the electrons that strike the target, the greater the energy of the X-ray photons, and the harder the X-ray will be. Therefore, in medical field the tube voltage is usually used to measure the hardness of X-rays produced by the X-ray tube. Table 13-1 gives the classification of hardnesses of X-rays, the corresponding tube voltage, the minimum wavelength and the main applications.

Table 13-1　Classification of hardnesses of X-rays

表 13-1　X 射线硬度的分类

hardness 硬度	tube voltage (kV) 管电压	minimum wavelength (nm) 最短波长	main applications 主要用途
very soft 极软	5~20	0.25~0.062	photography for soft tissue and therapy for epidermis 软组织摄影、表皮治疗
soft 软	20~100	0.062~0.012	fluoroscopy and photography 透视和摄像
hard 硬	100~250	0.012~0.005	therapy for deep tissue 较深组织治疗
very hard 极硬	over 250	0.005 or shorter	therapy for very deep tissue 较深组织治疗

The intensity (强度) of a beam of X-ray is defined as the radiation energy of the X-ray penetrating perpendicularly through a unit area per unit time.

$$I = \sum_{i=1}^{n} N_i h v_i = N_1 h v_1 + N_2 h v_2 + \cdots + N_n h v_n$$

Here, $N_1, N_2, \cdots, N_n$ are respectively the numbers of photons which have different energies of $h v_1, h v_2, \cdots, h v_n$. As the tube current is increased, the number of electrons produced is increased. With the increasing number of electrons, the number of X-ray photons produced by colliding target of anode will be increased, so the intensity of X-ray is also heightened. When the tube voltage is increased, the energy of each X-ray photon will be increased. In fact, for getting the X-ray with proper hardness, the tube voltage should be first determined according to the application. The intensity of the X-ray is only determined by the tube current when the tube voltage is a constant. Hence, in medical applications, the intensity of the X-ray is commonly expressed by the tube current in milliamperes.

13.4　Diffraction of X-rays

13.4.1　Wave Properties of X-rays

X-ray is a form of electromagnetic wave with the wavelength range of 0.001—10nm, much shorter than the visible light. Since X-ray is an electromagnetic wave, its interference and diffraction should be observed. However, diffraction effects can not be observed when X-rays penetrates through an optical grating with the grating constant in the range of 10^{-6}—10^{-5}m, which is much longer than the wavelength of X-rays. The diffraction effects may be observed only when the grating constant is matched to the wavelength of an X-ray.

In 1912, Max von Laue suggested that the regular array of atoms in a crystal could act as a three-dimensional diffraction grating for X-rays. The corresponding experimental device is as shown in Figure 13-2. A collimated beam of X-ray is incident on a crystal. The X-ray beam passing through the crystal is irradiated on a photographic negative film. At the center of the film a dark spot is formed by the X-ray beam which directly hit the film along the straight line. There are also a number of spots symmetrically distributed around the center, and this distribution is called the Laue pattern (劳厄斑点). This phenomenon is the diffraction of the X-ray by the crystal. It confirms that X-rays are electromagnetic waves.

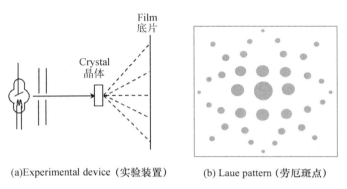

(a)Experimental device（实验装置）　　　　(b) Laue pattern（劳厄斑点）

Figure 13-2　Sketch of diffraction of X-ray
图 13-2　X 射线衍射示意图

13.4.2　Bragg Equation

A piece of crystal is composed of a set of particles (atoms, molecules or ions) arranged in an ordered pattern, so it is a natural diffraction grating. When a beam of X-ray is incident on an array of particles of a crystal, every particle could be looked as a center for radiating a wavelet. For the array of particles, the wavelets should be emitted in all directions. This phenomenon is called the scattering (散射) of X-ray. The diffracted beams will be intensified in certain directions corresponding to constructive interference for the wavelets reflected from layers of atoms in the crystal. Figure 13-3 shows the diffraction of X-ray by a piece of crystal. The dark pots refer to the particles in a crystal. The distance between two adjacent planes is d. An incident X-ray beam makes an angle θ with one of the planes. The beam of X-ray will be scattered by the particles on any planes. The interference peak can only be measured in the direction following the reflection law. As is shown in Figure 13-3, beam 1 is reflected from the upper plane and beam 2 is reflected from the lower plane. The path difference between the two beams is

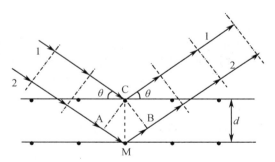

Figure 13-3　Principles of X-ray diffraction
图 13-3　X 射线衍射原理

$$\overline{AM} + \overline{BM} = 2\overline{AM} = 2d\sin\theta$$

Hence, the condition for constructive interference is

$$2d\sin\theta = k\lambda \ (k = 1, 2, 3, \cdots) \tag{13-1}$$

Equation (13-1) is called Bragg equation (布拉格方程). The angle θ can be measured experimentally. We call it the grazing angle (掠射角). Here, d is the spacing between the particles. It is also called lattice constant (晶格常数). If one of the quantities: the lattice constant d or the wavelength of X-ray is measured, the other one can be determined. In this way, both the X-ray spectrum analysis and crystal structure analysis could be achieved. In biomedicine researches, this method can also be used to investigate the fine structures of organisms, such as cells and proteins, etc. Nowadays, it has been developed into an independent scientific discipline, which is called X-ray structure analysis.

13.4.3   X-ray Spectrograph

Figure 13-4 is the sketch of principles of X-ray spectrograph. A beam of X-rays is incident on the crystal grating through the lead shielding slit B. By the rotating of the crystal C, the angle θ is changed, and this beam of X-rays with different wavelengths will be strengthened in several different certain directions. That is, when an angle θ satisfies Bragg Equation (13-1), the strength of a certain X-ray scattering from the crystal is the maximum. Correspondingly, the photographic sensitivity of the film

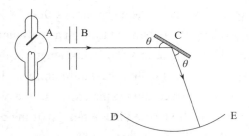

Figure 13-4   Principles of X-ray spectrograph
图 13-4   X 射线摄谱仪原理

DE will be a certain special stronger value. Because X-ray beam from the tube consists X-rays of different wavelengths, there will be different corresponding angles of $\theta_1, \theta_2, \theta_3 \ldots$. Thus a series of sensitive stripes arranged with the wavelengths is formed, namely X-ray spectrum.

13.5   X-ray Spectra

The X-ray produced from an X-ray tube is not monochromatic. It consists of a broad continuous spectrum of different wavelengths, within which there are a number of sharp lines of specific wave lengths, as is shown in Figure 13-5. The former is called the continuous X-ray spectrum (连续 X射线谱), while the latter is called the characteristic X-ray spectral lines (标识X射线谱).

13.5.1   Continuous X-ray Spectrum

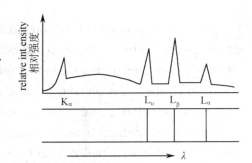

Figure 13-5   Diagram of X-ray spectra
图 13-5   X- 射线谱示意图

When the high-speed electrons are slowed down by the atoms of the target (anode), they convert a part of their kinetic energy into the energy of the X-ray photons radiated. This continuous radiation is called the bremsstrahlung (轫致辐射). It's from the German word for "braking radiation (制动辐射)", which is the best description of this process. When an electron with high speed collides onto the metal target (anode), under the action of the strong electric field of the nucleus, the electron will lose its kinetic energy and change its direction. It converts some of its kinetic energy ΔE_k into the energy of the X-ray photon radiated $h\nu$. The electrons moving along different tracks have varying distances form the corresponding nuclei, so there will be different changes of the velocities and different values of the kinetic energy lost ΔE_k. In this way, the X-ray photons with different energies are produced. So the bremsstrahlung interactions generate X-ray photons with a continuous spectrum of energy. Let's suggest U as the tube voltage and e as the electric quantity of the electron. The kinetic energy of the electron arriving at the anode is equal to the work done by the electric force in the tube, so $eU = m\upsilon^2/2$. It may undergo several interactions with the atoms of the target before the electron loses all of its kinetic energy. The value of kinetic energy lost for any given interaction can vary from zero up to the entire kinetic energy of the electron, i.e., $0 \sim eU$. X-ray photons with different energies, or X-rays with different wavelengths are emitted to form a continuous spectrum as the consequence of the collisions of numerous electrons. There is a short wavelength limit recorded on the side of short wavelength in the continuous spectrum, it is called the minimum wavelength (最短波长)(or short wavelength limit), denoted with symbol λ_0. Accordingly, the energy of the X-ray photon is the maximum (hc/λ_0). Obviously, the maximum energy is the whole kinetic energy of the electron which is transformed into a single X-ray photon in a single collision. So that

$$\frac{1}{2}m\upsilon^2 = eU = \frac{hc}{\lambda_0}$$

$$\lambda_0 = \frac{hc}{e} \cdot \frac{1}{U} \tag{13-2}$$

Here, h is Planck's constant and c is the speed of light in the vacuum. Equation (13-2) shows that the minimum wavelength λ_0 is inversely proportional to the tube voltage U. The larger the tube voltage U, the shorter the minimum wavelength λ_0, the greater the energy of the X-ray photon, and the stronger the penetrating power.

13.5.2 Characteristic X-ray Spectrum

When a high-speed electron bombards the target, it may knock an inner-shell electron of the atom out, as a result the atom is excited. The vacancy is then filled with an electron from an outer shell. This transition results in the emission of an X-ray photon with the energy of the energy difference between the two shells. Electrons in outer shells have much higher average energy than those in inner shells. Hence the photons emitted in such transitions correspond to a type of X-ray radiation with higher energy and shorter wavelength. If the electron is knocked out from the K (or L) shell, the X-rays emitted are called the characteristic radiations of K (or L) series. Figure 13-6 shows the K_α, K_β, and K_γ lines result from the transitions in which the vacancies in K shells of the excited atoms are filled respectively by electrons from different outer shells. These spectral lines are so called characteristic X-ray spectral lines because their wavelengths

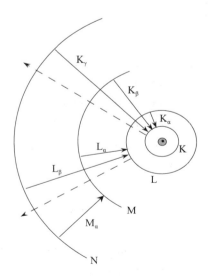

Figure 13-6 Sketch map of atomic shells and characteristic radiations
图 **13-6** 原子壳层与标识辐射示意图

are related to the nature of the target element and indicate the unique characteristics of the target element. In recent years, the technology of microanalysis has been developed. It can identify all the elements in a compound sample by taking advantage of the characteristic X-rays excited by a very fine beam of electrons incident on the sample. This technique has been used in medical research. For instance, the wavelengths of the K_α and K_β lines of tungsten are 0.021nm and 0.018 nm, while those of molybdenum are 0.071nm and 0.069 nm. The energy differences between the inner orbits and the outer orbits in the atoms are proportional to the atomic numbers. Thus, the higher the atomic number, the shorter the wavelengths of the characteristic X-ray lines.

It should be mentioned that, X-rays emitted by a medical X-ray tube are mainly composed of continuous X-rays and the characteristic X-rays distributed among them are so few. However, we can determine the atomic structure of inner shells by studying the characteristic X-ray spectra of various elements, just as that we can determine the atomic structure of outer shells by studying the optical spectra. The study of the characteristic X-ray spectra is very helpful to know the shell structures of atoms and is also very useful when analyzing the chemical elements.

13.6 Attenuation of X-rays

微课
（X 射线的衰
减规律）

The intensity of a beam of X-ray traveling along the incident direction decreases because of the interaction with some atoms when it passes through some materials. This is called the attenuation of X-ray. The attenuations of X-rays have two different manners: One is that the energy of the X-ray photons is absorbed and converted to other forms of energy; the other is that the X-ray photons are scattered by the atoms of the material and deviated from the original direction. In the latter case, although X-ray photons are not absorbed, the number of X-ray photons in the original direction is reduced. The absorption and the scattering of X-rays are two different ways in which X-rays are attenuated by a material (X 射线的吸收和散射是物质使得 X射线衰减的两个不同方式).

Suppose that I_0 is the intensity of an X-ray perpendicularly incident on a material and I is the intensity of the X-ray after penetrating through the material with the thickness of d. From experimental and theoretical conclusions it has been found that the intensity I decreases exponentially with the distance penetrated d:

$$I = I_0 e^{-\mu d} \tag{13-3}$$

Here, μ is the linear attenuation coefficient (线衰减系数) which depends on the material and the energy of the X-ray photon. If the unit of the thickness d is m, then the unit of μ is m^{-1}. Table 13-2 shows some linear attenuation coefficients of bone and muscle.

Table 13-2　Linear attenuation coefficients of bone and muscle

骨和肌肉的线衰减系数

X-ray photon energy (keV) X光子能量	μ (bone) (m^{-1}) 骨	μ (muscle) (m^{-1}) 肌肉	X-ray photon energy (keV) X光子能量	μ (bone) (m^{-1}) 骨	μ (muscle) (m^{-1}) 肌肉
0	496	73.0	60	47.7	19.6
30	168	34.2	100	32.3	16.7
40	88.4	24.9	150	27.0	14.7
50	60.3	21.4	200	24.4	13.5

The main component elements of the muscle tissue of a human body are H, O and C. Bone is composed mainly of calcium phosphate $Ca_3(PO_4)_2$. And the atomic numbers of the element Ca and the element P are greater than those of any other elements in muscle tissue. Thus, the value of the linear attenuation coefficient of bone is bigger than that of the muscle tissue. So the shadows corresponding to the bones can be formed on a photographic plate or a fluorescent screen more clearly. The thickness of a material which reduces the exposure rate by one-half is called the half-value thickness (半值厚度), or half-value layer (HVL), denoted with $d_{1/2}$. We can therefore determine the relationship between $d_{1/2}$ and μ by Equation (13-3). Suppose that $d_{1/2}$ is the thickness and $I = \dfrac{I_0}{2}$ is the transmitted intensity. Equation (13-3) then gives the half-value thickness as

$$d_{1/2} = \frac{\ln 2}{\mu} = \frac{0.693}{\mu} \tag{13-4}$$

which is inversely proportional to the linear attenuation coefficient. The value of half-value thickness depends on the material and the energy of the X-ray photon. For instance, the HVL of aluminum is 7mm and that of lead is 0.1mm corresponding to the X-ray photon of 50 keV. And the HVL of aluminum is 18.6mm and that of lead is 0.3mm corresponding to the X-ray photon of 150 keV. Lead is the most commonly used shielding material because of its high-attenuation properties.

13.7　Medical Applications of X-rays

X-rays have been applied widely in medicine. In summary, the applications can be divided into three aspects: In treatment, in drug analysis and in diagnosis.

13.7.1　Applications in Treatments

X-rays are mainly used to treat cancers. The mechanism is that ionization effect on human tissue can induce biological effects, stop the cell metabolism and damage the biological tissue especially to the cells that are rapidly dividing. Nowadays, X-rays have certain curative effects for some skin diseases and certain types of cancers. The X-ray stereotactic radiotherapy system (SRS) was developed in the 1980s. If a high dose of X-rays is fully focused on the infected part and the edge of this part would be cut down as a knife. So it is vividly called X-knife. SRS is operated by the rotation of the X-ray beam in a circle around the patient's tumor combining with the rotation or translation of the bed. Generally speaking, X-rays have intense energy to damage cancer cells. But different cancer cells have different sensitivities to X-ray. X-rays are not commonly used to treat the insensitive cancers. In the process of treatment, hardness and intensity of the X-ray depend on the extent of the disease and other factors. An appropriate exposure dose, which would kill all of the cancer cells without causing permanent damage and serious complications to normal tissues, is especially important. X-rays may also cause damage to normal tissues and even induce cancers. So it is necessary to take protective measures to avoid any unnecessary exposure.

13.7.2   Applications in Medicine Analyses

In the research of Chinese medicine, the characters of X-ray are used to analyze the structures of the active components and to seek their substitutes. This kind of applictions play a major role in protecting the natural environment. Generally speaking, there are two important methods.

1. X-ray diffraction (XRD)

It is the main method used to study the phases and crystal structures of substances. When a certain substance undergoes diffraction analysis, the substance produces different degrees of diffraction phenomena, under the effect of X-ray. The composition, crystal structure, type of molecular bonding and molecular geometry of this substance determine its distinctive diffraction pattern. If the material is a mixture, the diffraction pattern can be obtained from the superimposed diffraction effect of all components. X-ray diffraction provides a great deal of pattern information, and it is stable, reliable and recordable. Based on it we can make a qualitative analysis of the substance. By the analyses of rhizoma gastrodiae and its fake, fleece-flower root and its similar product, medicinal indianmulberry root and its similar product, and other proprietary Chinese medicines, a better identification result has been achieved.

2. X-ray fluorescence (XRF)

XRF is a non-destructive analysis of sample by scanning qualitatively with a spectrometer. The procedure of this method is: Putting the sample into an XRF spectrometer, make a qualitative scanning as routine test; Observe the species of elements from the scannogram, and then make the qualitative and quantitative analysis according to the contents of elements and the intensities of spectral lines shown in the scanning figure. XRF is used to make elemental analyses of keel, gypsum, oyster, Glauber's salt, talc and other minerals.

13.7.3   Applications in Diagnoses

1. Fluoroscopy and Radiography

X-ray can be used to check the interior of the human body because of the different attenuations by different organizations. For example, the intensities of X-ray penetrated through different parts of the human body have significant differences because bone has a greater linear attenuation coefficient than muscle. Shadows with different darkness produced on a fluorescent screen or a photographic plate can be observed. The former is called the fluoroscopy (透视), while the latter is called the radiography (摄影). There are two specific types of radiographies.

(1) Soft X-ray radiography (软X射线摄影法)   Soft X-rays usually refer to the low energy X-rays with the tube voltage less than 40 kV. The absorption by photoelectric effect is the predominant interaction mechanism in the soft X-ray absorption. Because of the significant differences of soft X-ray absorptions in different organizations, images of fat, muscle, gland and other soft tissues with similar densities it can form sharp contrast on photographic plates. This method is usually used to check female breast diseases. Clear images of breast gland tissue, connective tissue, fat, blood vessel and other fine structures, other mammary gland diseases and even the tumor edge, could be achieved.

(2) High-kV X-ray radiography (高千伏X射线摄影法)   High-kV X-rays refer to the X-rays with high energy of the tube voltage more than 120 kV. In this case, Compton scattering is the predominant interaction between X-rays and soft tissue. So it becomes easy to observe soft tissues overlapping upon the bone, fine structures of bone itself and gas filling lumen. Chest X-ray examination is very common. X-rays with the tube voltage of 140 ~ 150 kV will be used to take a chest radiograph. The texture or inflammation of the lung can be identified from the shadow on ribs. And the shadows of mediastinum, trachea and bronchia can also be observed easily in spite of the overlap with sternum and spine.

The degree of fracture, tuberculosis lesions, the location and size of tumor, organ shapes, and the location of foreign bodies, etc. can be clearly seen on fluoroscopy or radiography. Fluoroscopy can provide an observation lasting for a while, so that the movement of organs can be observed. It is better to have both position resolution and contrast resolution of radiography. And radiographs can be permanently preserved. If the difference of linear attenuation coefficient between the organ and its surrounding tissues is small, some contrast agent may be used to improve the contrast and make the image clearer. For example, in the examination for intestines and stomach disorders the patient need to swallow barium sulfate ($BaSO_4$) which would adhere to the stomach lining. So the images of intestines and stomach can be shown with X-ray irradiation. X-rays can damage biological tissues. Too much exposure of X-rays can cause leukemia, keratosis, and hair loss, etc. Thus, X-ray operators should take necessary protections and have regular health checks. Lead screens, leaded glass, leaded rubber dresses and gloves are all commonly used protective articles.

2. Digital Radiography and Digital Subtraction Angiography

(1) Digital Radiography   It is a technically forming digital image which would then be converted into analog images. The advantages include enhanced images, less radiation exposure to the patient and the ability to store and transfer, etc.

(2) Digital Subtraction Angiography   DSA, developed on the basis of analog subtraction angiography (模拟减影血管造影术), is a diagnostic method utilizing the combination of digital signal processing and traditional angiography. The principles are as follows.

① Time Subtraction Angiography (时间减影法)   The image of blood vessels filling with some contrast agent can be formed by subtracting the same other parts of two different digital images of the same area. First, an image of bone including the blood vessels is acquired, and the other image can be obtained with injecting contrast agent into the blood vessels. Then the image of blood vessels is ultimately formed by subtracting the first image from the later image by means of image processing. As

(9) $(a^x)' = a^x \ln a$

(10) $(\log_a x)' = \dfrac{1}{x \ln a}$

$(e^x)' = e^x$

$(\ln x)' = \dfrac{1}{x}$

(11) $(\arcsin x)' = \dfrac{1}{\sqrt{1-x^2}}$

(12) $(\arccos x)' = -\dfrac{1}{\sqrt{1-x^2}}$

(13) $(\arctan x)' = \dfrac{1}{1+x^2}$

(14) $(\text{arc}\cot x)' = -\dfrac{1}{1+x^2}$

1.4 Some Rules for the Operation of Derivative (导数运算法则)

If the two functions $u = u(x)$, $v = v(x)$ are both derivable, then

(1) $(u \pm v)' = u' \pm v'$

(2) $(uv)' = u'v + uv'$

(3) $(cu)' = cu'$

(4) $\left(\dfrac{u}{v}\right)' = \dfrac{u'v - uv'}{v^2} \ (v \neq 0)$

Ⅱ. Differentiation

2.1 Differential of the Independent Variable

In a function an arbitrary infinite small increment of its independent variable Δx is expressed as dx, i.e.

$$dx = \Delta x$$

2.2 The Differential of a Function

The differential of a function $y = f(x)$ is defined as the product of $f'(x)$ and dx, denoted by dy or $df(x)$, i.e.,

$$dy = df(x) = f'(x)dx$$

or

$$f'(x) = \dfrac{dy}{dx}$$

Derivative is the ratio of differentials dy and dx, so it is also called the differential quotient (导数也叫作微商).

2.3 Differentiation Formulas for Some Basic Elementary Functions

(1) $d(c) = 0$

(2) $d(x^n) = nx^{n-1}dx$ (n is a real number)

(3) $d(\sin x) = \cos x dx$

(4) $d(\cos x) = -\sin x dx$

(5) $d(\tan x) = \sec^2 x dx$

(6) $d(\cot x) = -\csc^2 x dx$

(7) $d(\sec x) = \sec x \tan x dx$

(8) $d(\csc x) = -\csc x \cot x dx$

(9) $d(a^x) = a^x \ln a dx$

(10) $d(\log_a x) = \dfrac{1}{x \ln a}dx$

$d(e^x) = e^x dx$

$d(\ln x) = \dfrac{1}{x}dx$

(11) $d(\arcsin x) = \dfrac{1}{\sqrt{1-x^2}}dx$

(12) $d(\arccos x) = -\dfrac{1}{\sqrt{1-x^2}}dx$

(13) $d(\arctan x) = \dfrac{1}{1+x^2}dx$

(14) $d(\text{arc}\cot x) = -\dfrac{1}{1+x^2}dx$

2.4　Some Rules for Differentiation

If the two functions $u(x), v(x)$ are both differentiable then

(1) $\mathrm{d}(u \pm v) = \mathrm{d}u \pm \mathrm{d}v$

(2) $\mathrm{d}(cu) = c\mathrm{d}u\ (c$ is a constant$)$

(3) $\mathrm{d}(uv) = v\mathrm{d}u + u\mathrm{d}v$

(4) $\mathrm{d}\left(\dfrac{u}{v}\right) = \dfrac{v\mathrm{d}u - u\mathrm{d}v}{v^2}\ (v \neq 0)$

2.5 Differentiation Rules of a Compound Function

It is supposed that $y = f\big[\varphi(x)\big]$ is a compound function of $y = f(u)$, and $u = \phi(x)$, then the differential of $y = f\big[\varphi(x)\big]$ is

$$\mathrm{d}f\big[\varphi(x)\big] = f'\big[\varphi(x)\big]\mathrm{d}\varphi(x) = f'\big[\varphi(x)\big]\varphi'(x)\mathrm{d}x$$

Ⅲ. Integral

3.1　Definition

It is supposed that $f(x)$ is continuous on the interval $[a, b]$, and the interval is divided into n subintervals $[x_{i-1}, x_i]$ of equal width $\Delta x_i = x_i - x_{i-1}$, $i = 1, 2, \cdots, n$ with the divisional points of $a = x_0 < x_1 < x_2 < \cdots < x_{n-1} < x_n = b$.

Assume to choose an arbitrary point $\xi(x_{i-1} \leqslant \xi_i \leqslant x_i)$ from each interval $[x_{i-1}, x_i]$, and find the summation of

$$\sum_{i=1}^{n} f(\xi_i)\Delta x_i$$

When $\lambda = \max\{\Delta x_i \mid i = 1, 2, ..., n\} \to 0$, if the limit of the formula above exists, then the limit is called as the definite integral of $f(x)$ between limits a and b, (函数 $f(x)$ 以 a, b 为上下限的定积分) denoted by

$$\int_a^b f(x)\mathrm{d}x = \lim_{\lambda \to 0} \sum_{i=1}^{n} f(\xi_i)\Delta x_i$$

3.2　Fundamental Formula of Definite integral (Newton–Leibniz formula)

It is supposed that $f(x)$ is a continuous function on the interval $[a, b]$ and also supposed that $F(x)$ is the anti-derivative (原函数) of $f(x)$, then

$$\int_a^b f(x)\mathrm{d}x = F(b) - F(a)$$

3.3　Some Elementary Integral Formulas

(1) $\int k\mathrm{d}x = kx + C$ (k is a constant)

(2) $\int x^n\mathrm{d}x = \dfrac{x^{n+1}}{n+1} + C$　$(n \neq -1)$

(3) $\int \dfrac{\mathrm{d}x}{x} = \ln|x| + C$

(4) $\int \dfrac{\mathrm{d}x}{1+x^2} = \arctan x + C$

(5) $\int \dfrac{\mathrm{d}x}{\sqrt{1-x^2}} = \arcsin x + C$

(6) $\int \cos x\mathrm{d}x = \sin x + C$

(7) $\int \sin x\mathrm{d}x = -\cos x + C$

(8) $\int \sec^2 x\mathrm{d}x = \tan x + C$

(9) $\int \csc^2 x\mathrm{d}x = -\cot x + C$

(10) $\int \sec x \tan x\mathrm{d}x = \sec x + C$

(11) $\int \csc x \cot x\mathrm{d}x = -\csc x + C$

(12) $\int e^x\mathrm{d}x = e^x + C$

(13) $\int a^x \mathrm{d}x = \dfrac{a^x}{\ln a} + C$

Ⅳ. Vector Algebra

4.1 Dot Product (or Scalar Product)

1. Definition

The dot product (or scalar product) of two vectors a and b is defined as the product of the modulus of a, the modulus of b and the cosine of the angle between a and b, denoted by $a \cdot b$, i.e.,

$$a \cdot b = |a| \cdot |b| \cos(a,b)$$

2. Laws for the operation of dot product

(1) The commutative law (交换律)

$$a \cdot b = b \cdot a$$

(2) The associative law (结合律)

$$\lambda(a \cdot b) = (\lambda a) \cdot b = a \cdot (\lambda \cdot b)$$

(3) The distributive law (分配律)

$$(c + b) \cdot c = a \cdot c + b \cdot c$$

4.2 Cross Product (or Vectorial Product)

1. Definition

As the cross product (or vectorial Product) of two vectors a and b, a new vector c is determined to satisfy the following definition

(1) The magnitude (or modulus) of c (矢量积c的模) is

$$|c| = |a||b|\sin(a,b) ;$$

(2) The direction of c is perpendicular to the plane which vectors a and b exist on, and its pointed direction is determined by the right-hand rule (矢量积c的方向由右手法则确定).

(3) The expression is by (矢量积c表示达式为)

$$c = a \times b$$

2. Laws for the operation of cross product

(1) The commutative law (交换律)

$$a \times b = -b \times a$$

(2) The distributive law (分配律)

$$a \times (b + c) = a \times b + a \times c$$

(3) The associative law with a scalar λ (与标量 λ 相乘的结合律)

$$\lambda(a \times b) = (\lambda a) \times b = a \times \lambda b$$

References
参考文献

[1] 章新友，侯俊玲 . 物理学 [M].9 版 . 北京：中国中医药出版社，2012.

[2] 杨华元，顾柏平 . 医用物理学 [M]. 9 版 . 北京：中国中医药出版社，2012.

[3] 洪洋 . 医用物理学 [M].4 版 . 北京：高等教育出版社，2018.

[4] Alan Giambattista, et al. College Physics [M]. 4th ed. 刘兆龙，改编 . 北京：机械工业出版社，2013.

[5] Paul G. Hewitt.Conceptual Physics [M]. 10th ed. 北京：清华大学出版社，2008.

[6] 马文蔚 . 物理学 [M]. 5 版 . 朱明，徐文轩，译 . 北京：高等教育出版社，2009.

[7] 张三慧 .University Fundamental Physics [M]. 北京：清华大学出版社，2009.

[8] Konrad B. Krauskopf, Arthur Beiser. The Physical Universe[M]. 14th ed. New York: McGraw-Hill，2012.

[9] 邵建华，侯俊玲 . 中医工程学导论 [M].8 版 . 北京：中国中医药出版社，2012.

[10] 樊亚萍 . 大学物理学学习指导 [M]. 西安：西安交通大学出版社，2017.

[11] 黄红亚 . 物理 [M]. 北京：中国医药科技出版社，2013.

[12] 李松山，李高申 . 医药物理学 [M]. 北京：中国科学技术出版社，2015.

[13] 刘幸平 . 物理化学 [M]. 武汉：华中科技大学出版社，2010.

[14] 张维杰，彭怀晴，蓝巍 . 物理因子治疗技术 [M]. 武汉：华中科技大学出版社，2012.

[15] 王玉蓉 . 物理药剂学 [M]. 北京：中国中医药出版社，2010 .

[16] 钟一青 . 医用物理 [M]. 上海：上海交通大学出版社，2018.

[17] 吉强，王晨光 . 医用物理实验 [M]. 北京：科学出版社，2019.

[18] Serway, Raymond A.; Jewett, John W. Physics for Scientists and Engineers with Modern Physics[M]. Cengage Learning，2013.